Перевод: Илья Кожа (dreamrandom@mail.ru)

От переводчика:
Хотел бы поблагодарить Ноама Тиролера за его прекрасный курс по тайской акупрессуре, за его открытость и терпение, за то, что доверил мне перевод своей книги.

Так же хотел поблагодарить моих сестру (Кожа Ксения) и жену (Кожа Мария) за огромную помощь в работе над переводом! Без них я бы не справился с этой работой.

Спасибо всем, кто помогал советами и комментариями: Любовь Сокольская, Лилия Костырева

Книга переведена без участия профессиональных корректоров или редакторов, поэтому о всех ошибках/опечатках, которые вы найдете вы можете написать мне на почту, в дальнейших изданиях их можно будет исправить. Заранее спасибо всем, кто откликнется и отнесется с пониманием.

นวดกดจุดบำบัดโรค

Нуат Код Джут

Тайская Акупрессура

При ортопедических нарушениях как предписано школой Wat Po, Бангкок

Нуат код Джут бамбут рок

(Массажные акупрессурные точки для лечения патологий)

Изучайте тайскую акупрессуру по видео

Страница в интернете www.thaiacu.com

КОНТАКТНАЯ ИНФОРМАЦИЯ

info@thaiacu.com

www.thaiacu.com

Тайская Акупрессура при ортопедических нарушениях

как предписано школой Wat Po (Wat Pra Chetuphon), Бангкок

ISBN 978-965-92242-4-1

Терапевтические процедуры, описанные в данной книге, должны быть использованы только опытными мануальными терапевтами.

Эта книга не имеет ввиду и не должна рассматриваться, как замена профессионального медицинского обследования. Для подобного обследования, пожалуйста, обратитесь к лицензированному специалисту.

Акупрессура не должна применяться лицами, непрошедшими необходимую подготовку.

Практикующие и пациенты должны руководствоваться пунктом "противопоказания", который есть в описании каждой из глав, а также соблюдать все меры предосторожности во время терапевтического сеанса акупрессуры. Если присутствуют какие-либо проблемы, связанные с травмой или заболеванием – необходима консультация с врачом-специалистом. Если во время проведения, или после акупрессурного лечения, пациент чувствует острую боль – возможно имеются проблемы, которые могли послужить первопричиной этой боли, и следует обратится за медицинской помощью для обследования.

Автор и редакторы не несут никакой ответственности за негативные последствия или результаты, за неумелое применение любой информации, содержащейся в этой книге.

Издано в Израиле Ноамом Тиролером в 2008
P.B. 430, Ha-Iros 37, Metula 10292, Israel

электронная почта: noamtyroler@gmail.com
страница в интернете: http://www.thaiacu.com

Редактор: **Робин Тристман**

Медицинский редактор: **Гилаад Холи-Ор**

Графический дизайн: **Николь Глюч**
при **участии Ноама Тиролера** и **Зохар Сде-Ор**

Вёрстка страниц: **Эми Кэрон**
при участии Чамутал Лекет

Фотограф: **Дуди Ардон**

Адаптация рисунков: **Алон Линденбаум**

Обработка фотографий: **Алон Линденбаум**

Анатомия: **Аяла Арад**

Расположение точек китайской акупрессуры: **Эран Голдштейн**

Модель пациент: **Даниэль Лобенштейн**

Модель практик: **Ноам Тиролер**

С преданной любовью к моим родителям Рейчел и Джано Тиролер, моей жене Эдит и моим дочерям Гал и Илил

Я бы хотел поблагодарить
Джуди Бекер Ворсли от всего сердца за то, что разрешила мне использовать превосходные изображения из её книги "Традиционные меридианы и точки китайской акупунктуры"

Также я бы хотел поблагодарить миссис Маурин Постинс
из "Worsley Inc» за её помощь и доброту.

Я бы хотел поблагодарить следующих людей:

Моего отца Джано Тиролера и моего друга Ицхара Ацмона
за их финансовую поддержку, которая сделала возможным создание этой книги.

Салли Ридман
президента и основателя Ридманского колледжа холистической медицины, за то, что сделала колледж тёплым домом, для меня и студентов тайского массажа и акупрессуры, и за поддержку.

Сангхати (Гэри) Кшепитски
за его значимую помощь и руководство, без которых эта книга бы не увидела свет.

Эрна Голдштэйн
за идею написать эту книгу, за помощь в локализации точек и за множество важных советов.

Рой Хениг
за хороший совет и вдохновение.

проф. Авшалом Мизрахи
академического директора и главу факультета натуропатии в Ридманском колледже, за его советы и вдохновение.

Мули Глэйзер
за его руководство и энтузиазм.

Далиа Авигдор
за её хороший совет.

Эмос Бахат
за его великодушие, помощь и наставления в процессе печати.

Спасибо:
Мистеру Приеду Тангтонгчитру – основателю школы Wat Po
Мистеру Серату Тангтонгчитру – менеджеру Wat Po, за его добрую отзывчивость на все мои нужды.

Я хотел бы поблагодарить своих замечательных учителей тайской медицинской акупрессуры:
Мистера Сучата Вонгурапрасерта (Тинг)
Миссис Гунига Пийапонг (Каника)

Я так же хотел бы поблагодарить всех моих учителей тайского массажа:
Учителей школы "Shivaga Kamarpaj Thai Massage School of the Traditional Old Hospital" в Чианг Мае.

Мистера Пишета Бунтами,
выдающегося мастера и учителя тайского медицинского массажа.

Мистера Чонгкол Сеттакорна (Джон),
отличного учителя и основателя
"International Training Massage School (ITM)"
в Чианг Мае.

Доктора Сомбата Тапанью,
прекрасного учителя и автора
"Traditional Thai Massage".

Мистера Сутичай Тамисаку (Пияк),
невероятно одарённого терапевта и великого учителя.

Миссис Нид Чаимонгкол,
очаровательную женщину и учителя.

Мистера Чаюта Приазита,
уникального практика и мастера бесчисленных техник тайского массажа.

Отдельное спасибо:
Ави Тристману, Даниэлю Лобенштайну, Аяле Арад, Зиву Равиву, Ринату Гофферу, Йоси Рачмани, Сарит Бараку, Рои Тсуку, Меирвалу Аврахаму, Шломи Патито и Хавъеру Юсупову.

Также я бы хотел поблагодарить всех моих студентов по тайскому массажу и акупрессуре за то, что всегда разделяли со мной любовь к этому древнему тайскому, целительному искусству.

Также я бы хотел выразить признательность поколениям учителей и студентов, кто улучшал и передавал это медицинское знание в их сердцах и умах, передавая их по наследству непрерывающейся цепью сквозь века.

●●● очень часто встречающиеся состояния

«часто» или «редко»

Каждая из 60 лечебных схем в книге помечена как часто или редко встречающаяся. Убедитесь, что подробно изучили все схемы, помеченные как «очень часто встречающееся состояние». Во время диагностики, обратите внимание, что скорее всего вы будете иметь дело с «очень часто встречающимся состоянием».

Название линий

Хотя терапевтические линии и являются частями линий "Сен", они названы не теми же именами, но другими, которые варьируются между учителями. Обычно, школа Wat Po использует теже названия линий, что представлены в данной книге.

Название точки

Название точек включает в себя название линий, на которых они располагаются, плюс их номер на линии. Первая точка на линии большого пальца – большой палец-1, третья точка на той же линии – большой палец-3 и т.д.

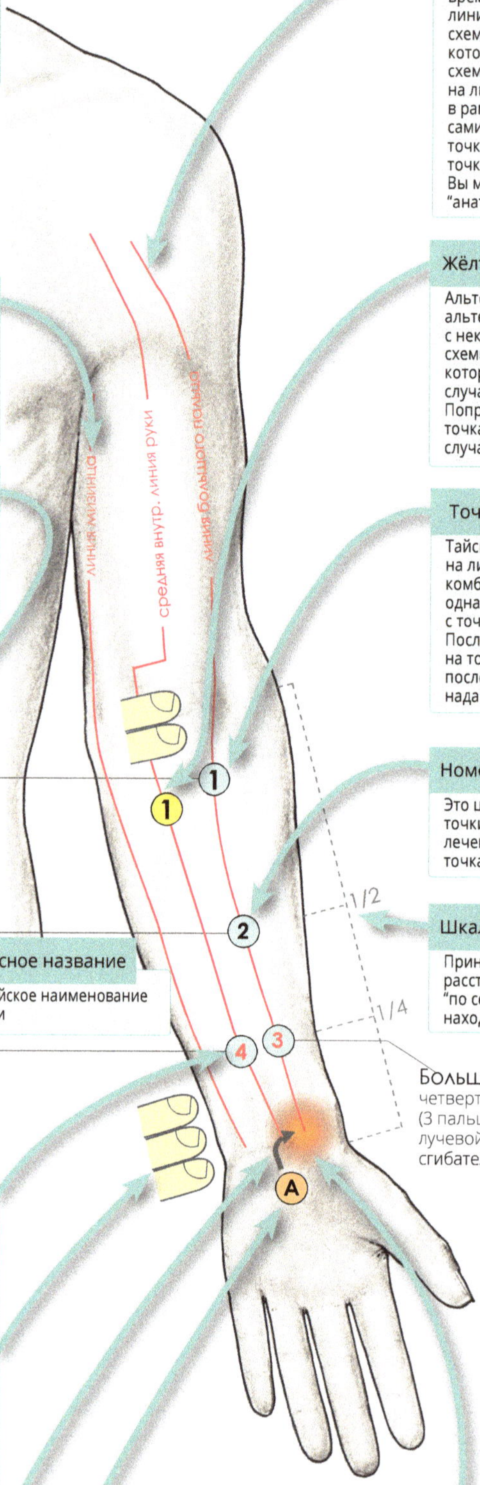

Большой палец-3
на 2 пальца ниже локтевой складки • в углублении между плечелучевой мышцей и локтевым сгибателем запястья • надавливать к кости • отдаёт в большой палец

Большой палец-2
по середине между запястьем и локтем, медиальнее лучевой кости • в углублении между плечелучевой мышцей и лучевым сгибателем запястья

Красное название

Китайское наименование точки

Средняя внутр. рука-1 (P–6)
четверть расстоянии от запястья до локтя (3 пальца от запястья) • в небольшом углублении между двумя сухожилиями – сухожилие длинной ладонной мышцы и локтевой сгибатель запястья

Большой палец-1 (Japanese LU-7 area)
четверть расстоянии от запястья до локтя (3 пальца от запястья) • в углублении между лучевой костью и сухожилием лучевого сгибателя запястья

Красный номер точки

Такая акупрессурная точка располагается в том же месте, что и китайская акупунктурная точка. Эта информация может облегчить нахождение такой точки для студентво и практиков со знаниями в китайской/японской медицине.

Пальцы

Единицы расстояния, использующие-ся для нахождения точек. Точки 3 и 4 находятся на ширине 3-х пальцев (вашего пациента) над запястьем. Используйте ваши пальцы, чтобы измерить это, но, если ваш пациент намного больше или меньше вас – добавьте или уменьшите немного от той дистанции, что вы измерили пальцами.

Стрелки

Стрелки показывают направление давления в тех случаях, когда оно отличается от обычного направления внутрь, к центру руки или ноги, или центру той части тела, где расположена точка.

Оранжевые точки

Дополнительная точка. В некоторых схемах есть необходимость добавить дополнительные точки. Выясните актуальны ли дополнительные точки или нет. Если они эффективны – используйте их как часть основной схемы. Если нет – просто игнорируйте их.

Линия

Акупрессурная линия - часть линии "сен", на которой расположены акупрессурные точки. Когда время позволяет, лучше сначала проработать линии, а потом уже «давить» на точки согласно схеме. Линиями схемы называются те линии, на которых находятся акупрессурные точки этой схемы. Во всех случаях, когда точка схемы "сидит" на линии – эта линия должна быть проработана в рамках этой схемы. Лечение линий схемы самих по себе, без дополнительной работы с точками, уже эффективно, однако в сочетании с точками эффективность сильно увеличивается. Вы можете найти карты терапевтических линий в "анатомическом атласе" в конце книги.

Жёлтая точка

Альтернативная точка. Жёлтая точка "1" является альтернативой обычной точке "1". При работе с некоторыми пациентами одна или две точки схемы могут иметь альтернативные точки, которые более эффективны и должны, в этом случае, использоваться вместо обычных точек. Попробуйте оба варианта, чтобы определить какая точка более эффективна для лечения. В многих случаях обе точки будут эффективны для пациента.

Точка

Тайская акупрессурная точка. Точки "сидят" на линиях. Лечебные схемы построены на комбинациях точек, которые надавливаются одна за другой на 10-15 секунд каждая, начиная с точки 1 и заканчивая последней точкой схемы. После завершения полного цикла надавливания на точки – начинается следующий, в той же последовательности, вплоть до 10 циклов надавливания на точки при необходимости.

Номер точки

Это цифра, обозначающая порядок, в котором точки должны быть нажаты, следую схеме лечения. Точка 1 – первая, точка 2 – вторая и точка 10 – десятая.

Шкала измерения

Принятые значения для определения расстояния между двумя точками, такие как "по середине" или на "1/4 расстояния". Точка 2 находится по середине между кистью и локтем.

Красное название + зона

Когда точка тайской акупрессуры находится очень близко к точке акупунктуры - к её названию добавляется слово "зона", и небольшое описание(красным цветом) того, как эта точка расположена относительно акупунктурной точки.

Центр боли

Изображённая на рисунке область показывает точное место, где чувствуется боль.

- Меры длины
- Тайские акупрессурные точки
- Альтернативные точки
- Дополнительные точки
- Акупунктурные точки
- Центр боли
- Направление давления

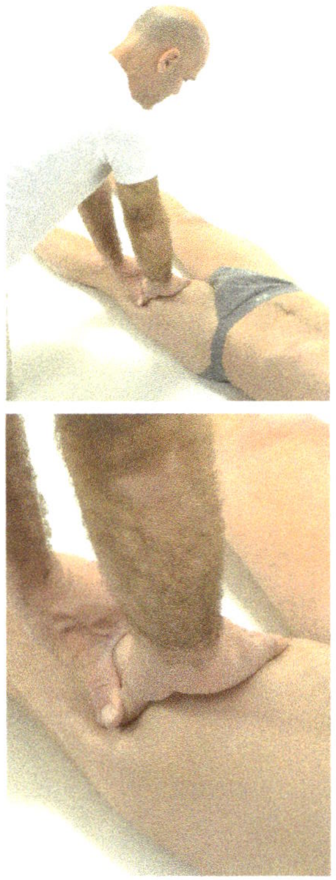

Перекрещенные большие пальцы
Используются для давления от себя или точно вниз. Самая распространённая техника надавливания.

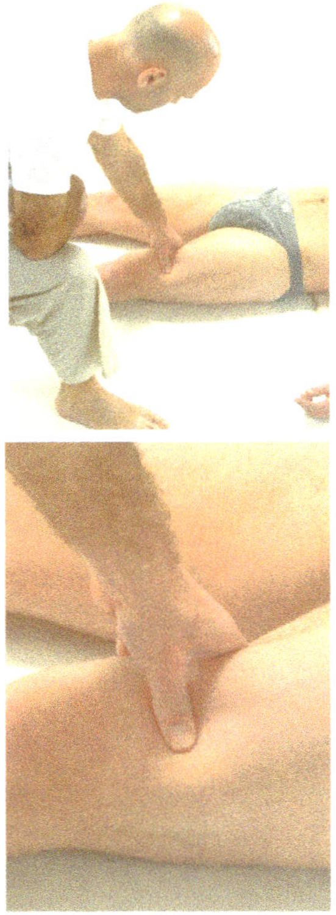

Один большой палец
Используется для давления от себя или к себе, а также точно вниз. Очень распространённая техника надавливания.

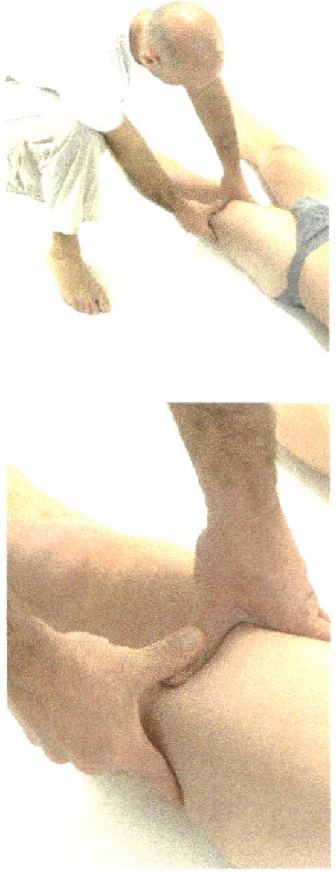

Большие пальцы один на другом
Используется для надавливания точно вниз или иногда от себя. Очень распространённая техника надавливания.

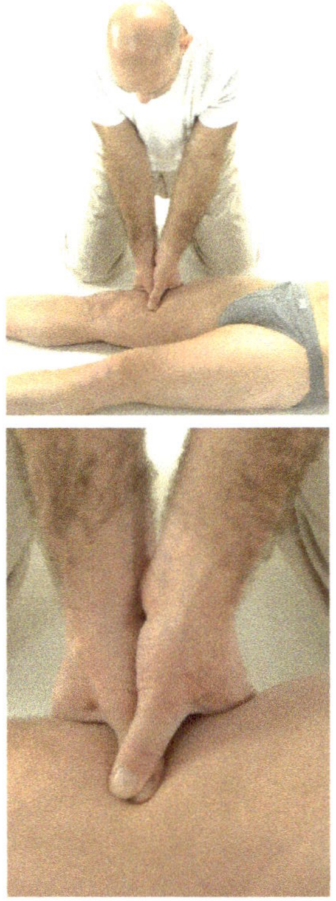

Большие пальцы один на другом боком
Используйте для надавливания вниз и по направлению к собственному телу. Используйте, когда вы не хотите менять положения или перемещаться относительно пациента.

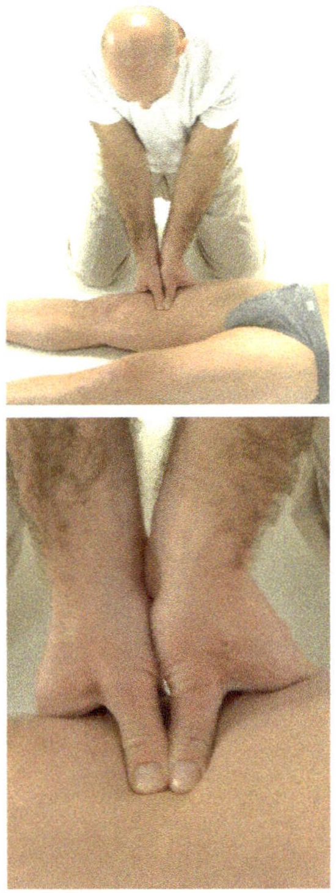

Большие пальцы бок о бок
Используется для надавливания вниз и по направлению к собственному телу. Используется для очень поверхностного надавливания.

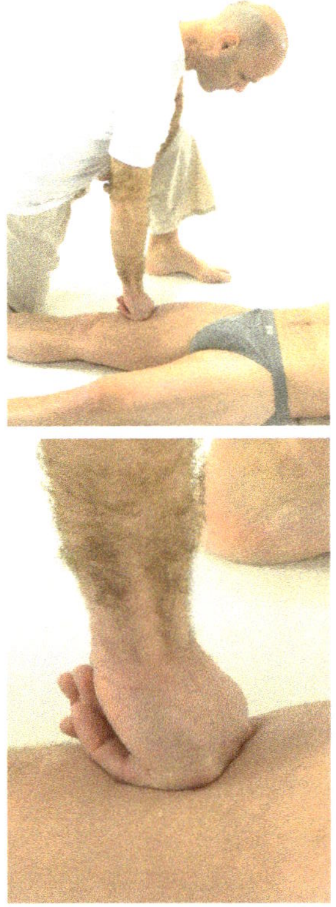

Кулак
Используется для давления вниз. Используется для очень мягкого, но глубокого надавливания. Используется, когда большие пальцы устали.

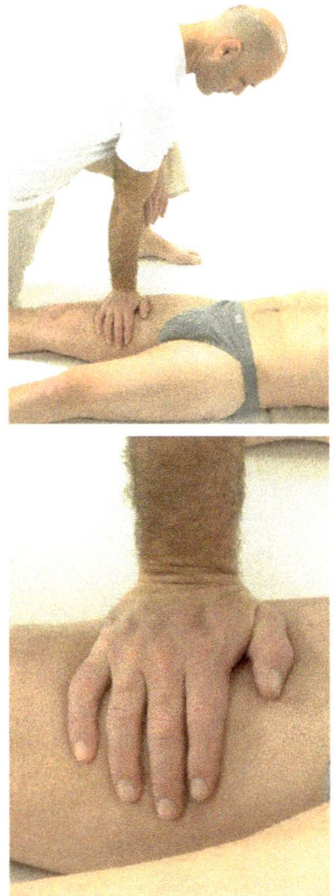

Ладонь
Используется для давления вниз. Используется для мягкого, непроникающего давления, когда работаете с чувствительным местом или пациентом.

ОГЛАВЛЕНИЕ

ТРАДИЦИОННЫЕ ТАЙСКИЕ АКУПРЕССУРНЫЕ ТОЧКИ – АНАТОМИЧЕСКИЙ АТЛАС:

Комбинации точек
Стандартный набор комбинации точек широко используется различными традициями акупунктуры и акупрессуры. Важным аспектом комбинаций точек является то, что они могут быть использованы как очень эффективное терапевтическое средство даже малоопытными практиками, обладающими лишь базовыми знаниями медицинской теории. В дополнение, использование комбинаций точек предоставляет солидную базу для развития интуитивного чувствования эффективных линий и точек тела.

Комбинации точек школы Wat Po
Данная книга представляет 60 комбинаций точек. Они включают в себя (вместе со схемами королевского медицинского массажа) стандартную основную коллекцию схем тайской акупрессуры. Они были сформированы и собраны в 1955 во время серии семинаров группой учителей, приглашенных основателем массажной школы Wat Po - Мистером Приида Тангтронгчитром. На этих семинарах знаниями делились и обменивались с целью сформировать стандарт общего терапевтического массажа и стандарт хорошо-известных, эффективных и проверенных, древних комбинаций точек для лечения простых ортопедических нарушений. Эти два основных стандарта знаний были заложены в курс обучения общему массажу и терапевтическому массажу в школе Wat Po в Бангкоке.

Простые ортопедические нарушения
Схемы в данной книге описывают большинство ортопедических нарушений, которые могут быть излечены при помощи мануальной терапии. Они используются для лечения заболеваний мягких тканей, таких как мышечный гипертонус и миофасциальные триггерные точки, мышечная слабость, растяжение мышц, нарушения сухожилий, такие как тендинит, тендиноз и тендовагинит, растяжения связок, остеоартрит и нейроваскулярные защемления. Схемы не могут применяться для лечения серьёзных патологий, таких как переломы, смещения суставов, ортопедические заболевания, вирусные, бактериальные или общие заболевания. Эта книга не включает множество схем, использующихся в Таиланде, для лечения других патологий и состояний. Вы можете изучить гораздо больше терапевтических схем, основанных на комбинациях точек, на продвинутых курсах различных школ Таиланда и у опытных практиков.
Эта книга написана как учебное пособие для студентов-практиков как тайской акупрессуры, так и практиков других видов мануальной терапии. 60 терапевтических схем могут быть использованы непосредственно на основе данной книги, без присутствия сертифицированного преподавателя. Однако, изучить данную традицию под руководством опытного учителя, безусловно, очень рекомендуется, и такая возможность есть.

Пожалуйста, используйте эти 60 схем, в начале, для лечения членов вашей семьи и друзей. Когда вы познакомитесь ближе с принципами этого простого метода и будете знать расположение точек и линий – лечение пациентов с использованием книги, как подсказки, станет вам легко доступно.

Эта книга представляет в простой и доступной форме древние устные знания, которые ранее передавались в путаной форме. Традиционно, эти знания передавались из уст в уста на протяжении огромного периода времени, но в наши дни, они трансформировались в очень короткие и интенсивные курсы, и более не могут быть познаны сердцем, так глубинно, как в старину. Единственный вариант изучить столь огромный объём знаний за короткий срок – опираться на данное настольное руководство, позволяющее вам тренироваться самостоятельно, усваивая учение месяцами, следуя методу.

Данная книга также делает это практически неизвестное медицинское знание доступным для всех практиков мануальной терапии. Мне неизвестны какие-либо другие методы лечения ортопедических заболеваний, которые были бы столь же эффективны, и в тоже время столь же просты, в изучении и практике. Представленные в книге схемы лечения подкупают и просятся к использованию, по причине их прямой работы с болевыми точками, и мгновенными ощущениями облегчения и чувствами "О да! Это то, что мне было нужно."

Важная часть в лечении ортопедических заболеваний – это поиск чувствительных и/или "голодных" линий и точек:
Вашему пациенту нужно, чтобы вы нашли "его точки". Часто он может сам найти некоторые точки и даже указать вам на некоторые из них. Чувствительные и опытные практики могут найти все значимые и нужные точки для идеального лечения. Я помню, как наблюдал за несколькими лечебными сессиями в Таиланде, которые проводили практики, никогда не изучавшие комбинации точек, и я был поражён глядя на то, как они находили точный и законченный набор точек для данного лечения.

В каждом ортопедическом нарушении важные линии и точки становятся чувствительными, недостаточно или избыточно, и требуют работы с ними. Это может быть иглоукалывание, акупрессура или массаж. Работа с этими точками – краеугольный камень терапии.

Готовые комбинации точек помогут практикующим с поиском тех точек, которые недостаточно или избыточно чувствительны. Немного практиков обладают достаточным опытом или талантом для того, чтобы самим найти все необходимые точки для лечения определённых патологий. Однако большинство практиков будут признательны за готовые комбинации необходимых точек. Следуя короткой диагностике пациента, описанной в книге, вы будете знать какую комбинацию (схему) точек использовать. Вы будете знать, где найти точки, которые ждут и нуждаются в вашем прикосновении.

Испытайте эти точки на ваших пациентах, и вы сами убедитесь в их исцеляющей силе. Я надеюсь, что вы влюбитесь в это древнее искусство исцеления из Таиланда, как в своё время сделал я сам.

Пожалуйста, обратите внимание, что везде в книге используется мужской пол (он, его).
Женский пол не упоминается в роли пациента или практикующего терапевта лишь для удобства использования книги. Все представленные материалы также подходят и для женщин.

Сеанс лечения по акупрессурным схемам

Акупрессурный сеанс лечения может быть проведён на матрасе, на полу, на кровати, на массажном столе или в кресле (когда речь идёт о заболеваниях верхней части тела). пациент полностью одет. В Таиланде мужчины иногда проходят сеанс лечения, обнажив верхнюю часть тела. В книге мой "пациент" практически обнажён для того, чтобы помочь вам лучше увидеть линии и точки, с которыми работает терапевт..

Схемы акупрессуры в сравнении с общим массажем

С медицинской точки зрения, общий массаж наилучшим образом используется в профилактических целях. В отличие от общего лечения всего тела – лечебные схемы нацелены на имеющиеся нарушения и сфокусированы на некоторых избранных областях, линиях и точках (иногда в комбинации с растяжками). Линии и точки выбранной схемы – это ядро лечения, в то время как остальные части тела игнорируются или добавляются в сеанс лечения по мере имеющегося времени. Когда у пациента есть конкретная проблема (нарушение) – лечение не соответствующих этой проблеме частей тела – лишь потеря времени и вовсе не то, что нужно вашему пациенту, или что он хочет от вас. Он или она хотят почувствовать, что их больное место проработано, и будут разочарованы, если вы не обратите ваше внимание на конкретное место, где ощущается боль. После того, как вы уделили точкам и линиям, связанным с болью, время и силу давления им необходимые – вы можете продолжить общим массажем остальных частей тела, избегая любых надавливаний или растяжений, создающих боль.

Короткие сессии – только точки – от 20 до 30 минут

Если вы ограничены во времени на сессию – используйте только комбинации точек.
Начните с первой точки, указанной в схеме, затем второй по порядку и так до конца схемы. После того, как вы проработали все точки схемы – начните сначала и повторяйте до конца времени вашей сессии. Надавливайте на каждую точку столько, сколько считаете правильным. Обычно, это промежуток между 10 и 15 секундами, а иногда и дольше. Надавливать обычно стоит глубоко и, в идеале, так сильно, как может вынести ваш пациент, получая от давления удовольствие – не заставляющее его сжиматься или отстраняться от руки.

Полные лечебные сессии – от 1,5 до 3 часов

Идеальная сессия длится так долго, сколько необходимо вашему пациенту для лечения. Некоторые патологии могут быть излечены за 20-30 минут, в то время как другим - может потребоваться полная 3-х часовая сессия. Большинство видов поясничной боли требуют долгих сессий, но также могут быть пролечены и за короткие (25-и минутные) сессии. В идеале сессия должна длиться до тех пор, пока не наступит заметное улучшение в состоянии пациента, и столь долго, сколько ваш пациент хочет, чтобы вы продолжали работу с ним. Остановитесь, когда точки "устанут". С опытом, практик начинает чувствовать, когда точки не нуждаются в дальнейшем давлении.

Лечение острых состояний

С огромной осторожностью! Лечите только те линии и точки, которые соответствуют выбранной схеме. В очень острых случаях, даже работа с линиями, может вызвать слишком много движения и болевых ощущений. В таких случаях работайте только с точками. Вы можете поработать с линиями позднее, когда боль немного спадёт. Надавливайте на одни и теже точки снова и снова, пока эти точки не будут полностью "удовлетворены". Вы потеряете драгоценное время сессии, если будете лечить не соответствующие проблеме части тела. Так же вы можете ухудшить состояние пациента растяжками или общим массажем в таких ситуациях.

Лечение хронических состояний

Когда лечите хронические состояния – такие как боль в пояснице, основной проблемой которой стала скованность, нежели острая боль – к улучшению может привести общий массаж и растяжки ног и спины. С улучшением состояния вашего пациента, вы можете использовать все больше и больше элементов общего массажа. Со временем, вы будете лечить пациента полным общим массажем всего тела, вместо отдельного внимания к его линиям, соответствующим проблеме. Общий массаж используется в "начале" и в "конце". В "начале" он используется как профилактическая мера, а в "конце" как реабилитационная. Еженедельный или ежемесячный общий массаж предотвратит основные нарушения, для лечения которых используются акупрессурные схемы.

Выберите одну схему и лечите пациента

Каждое ортопедическое нарушение имеет одну схему, установленную для его лечения. Эта книга поможет вам выбрать правильную схему и даст вам пошаговое руководство к полной лечебной сессии.

1. Найдите соответствующую главу

Установите точное мета боли и какие движения усиливают её.
Если боль ощущается, например, в шее и усиливается движениями шеи – следовательно это проблема шеи – переходите к соответствующей главе книги (шея). Так же, если боль ощущается в пояснице – переходите к главе "поясница".

2. Выберите одну схему из предложенных в главе

После того, как вы перешли к определённой главе – прочтите раздел "Выбор схемы" и "ДИАГНОСТИЧЕСКАЯ ТАБЛИЦА" и выберите ту схему, которая наиболее точно описывает состояние пациента. В некоторых случаях для лечения могут быть использованы две схемы.

3. Перейдите к странице "Последовательность лечения" и следуйте указаниям

Начните ваше лечение с шага номер 1 и продвигайтесь дальше по порядку.
Если вы ограничены во времени – используйте только шаг "Точки акупрессуры".

4. Определите расположение точек акупрессуры и терапевтических линий

Определите расположение точек при помощи рисунков, линий, схем и пальцев. Также используйте раздел "Избранные терапевтические точки" в конце "Последовательности лечения".

5. Когда вы не уверены на счёт расположения точек

Используйте анатомический атлас для более точного определения расположения точек.

Последовательность лечения

Разогрев

Когда время позволяет - начните вашу сессию с общего давления ладонями вдоль линий ног, рук или спины, или с общего массажа верхней части спины или живота, когда лечите эти области, как указано в последовательности лечения в выбранной вами главы.

Терапевтические линии

Продолжайте с более глубоким надавливанием большими пальцами на терапевтические линии схемы. Если время позволяет – проработайте линии, на которых находятся акупрессурные точки выбранной вами схемы, уделяя им основное внимание. Давление на соответствующие линии перед работай с точками на них – сильно повысит эффективность всего лечения. Лечение одних лишь линий также эффективно, но не в той же степени как при использовании соответствующих акупрессурных точек.

Комбинации точек

Наступает время самой важной части сессии – акупрессурные точки. Повторите работу с комбинацией точек несколько раз (сколько потребуется), но не более 10 раз. Когда время сессии ограничено – вы должны работать только с точками. Работа с одними лишь точками все равно будет очень эффективна.

Необязательные дополнительные процедуры

После завершения обязательной части лечения (работы с точками) продолжайте с необязательными дополнительными процедурами, как описано в разделе "Последовательность лечения". Например, когда работаете с хроническими случаями боли в шее, вы можете добавить несколько растяжений и работу с терапевтическими линиями спины и таза. Использование дополнительных процедур при лечении хронических случаев серьёзно повысит эффективность вашего лечения.

Процедуры основного лечения

Когда время позволяет и после завершения всех обязательных шагов – вы можете продолжить лечение общим массажем различных частей тела, если чувствуете, что они в нем нуждаются. Однако будьте уверены, что не причиняете боль на тех участках, лечение которых только что закончили.

Как выбрать правильную схему?
Тайские акупрессурные схемы выбираются на основе области боли (точного её места), движений, приводящих к боли или усиливающих ее. Найдите схему, которая, на ваш взгляд, наиболее точно описывает состояние вашего пациента. Диагностика опытным практиком обычно занимает пару минут.

1. Сначала определите место боли и затем движения, создающие или усиливающие её

Попросите пациента указать точку, где он ощущает боль.
Попросите его, аккуратно, показать вам движения и положения тела, в которых он чувствует боль или её усиление.
Когда во время демонстрации поз и движений, пациент почувствует боль – попросите его снова указать точку, где он её чувствует.
Определить место боли данным способом можно гораздо точнее.

2. Выберите одну схему

Выберите одну из схем, перечисленных в главах, опираясь на симптомы, соответствующие тайской диагностике, независимо от определения состояния, принятого в западной медицине. В случае совпадения симптомов, описанных пациентом с тем, что указано в одной из схем, попробуйте использовать данную схему и понаблюдайте за реакцией пациента. Если ваше воздействие приветствуется его телом – ваше лечение может принести прекрасные результаты. Если заметили улучшение – продолжайте. Некоторые состояния, одновременно, сформированы из двух схожих нарушений. В таких случаях лечение может быть проведено при помощи двух схем. Однако, имейте в виду, что использование двух схем, в то время как нужна лишь одна – это потеря драгоценного времени сессии.
Каждая из 60 лечебных схем в данной книге помечены как часто или редко встречающиеся. Во время диагностики помните, что большинство состояний подпадёт под пометку «часто (очень часто) встречающиеся», но в тоже время не забывайте, что, возможно, вы имеете дело и с редко встречающимся состоянием.

3. Начните лечение и убедитесь, что выбрали верную схему

Начните лечение и удостоверьтесь, являются ли точки выбранной вами схемы соответственными и эффективными. Важный момент диагностики присутствует в самом процессе лечения. Опытный терапевт сможет почувствовать - какая часть используемых точек и линий соответствует выбранному состоянию и эффективна для него. Отзывчивый пациент всегда сможет дать терапевту знать, если точки и линии, с которыми тот работает, эффективны для него и актуальны для его состояния. По мере надавливания на точки - следите за реакцией пациента. Не засыпайте его вопросами с самого начала! Позвольте ему сконцентрироваться на процессе глубже. Чаще всего ему потребуется некоторое время, чтобы понять и выразить (невсегда словами) эффективность точек, которые вы используете. Порой вы можете получить полезную для себя оценку от пациента лишь в момент работы с конкретной точкой. Обычно, когда ваш пациент получает удовольствие от лечения и хочет продолжения, спрашивает о дальнейших лечебных сессиях, или чувствует, что ваше лечение «удовлетворяет» его нужды – это чистые сигналы того, что ваше лечение – правильная «медицина» для него.

Для большей информации о диагностике – смотрите раздел «введение» в каждой отдельно взятой главе.

Подходящие и эффективные точки

Полезный навык в диагностике и лечении — это знание, эффективны и актуальны ли выбранные вами точки. Некоторые пациенты могут точно сказать вам - какие точки эффективны, а какие нет. Они помогут вам найти точное место конкретной точки, правильное направление давления и правильную силу, и длительность необходимого давления.

Другие пациенты будут неспособны сказать вам, когда точка не подходит для них, но смогут точно сказать, когда вы надавливаете на эффективную для них точку. Некоторые пациенты не смогут дать вам никакой дополнительной информации. В таких случаях вам придётся положиться на собственные ощущения при надавливании на точку и на невербальные сигналы, поступающие от пациента. Если ни то, ни другое не помогает – просто следуйте схеме лечения, описанной в книге.

Три распространённых типа эффективных точек

Подходящие и эффективные точки могут ощущаться по-разному для пациента и терапевта.

Первый и простейший тип соответствующих точек вы почувствуете как "жёсткие" и очень "полные". Таким точкам нужно много повторных воздействий. пациент может ощущать такие точки как чувствительные и болезненные, но одновременно чувствовать необходимость в надавливании на них. Он почувствует, что такие точки напрямую связаны с болью, которую он ощущает.

Второй тип точек не так просто найти, но он крайне важен. Они жёсткие, но "плоские". Они не "полные" в том смысле, что не поднимаются над поверхностью кожи. Они "пустые", "закрытые" и "безжизненные". У терапевта возникает позыв надавить на такую точку посильнее и подольше в поисках "жизни" – пульса и любого ответа. Пациент чувствует такие точки как онемевшие, практически не чувствуя давления на них. Он чувствует такую точку лишь после продолжительного или после крайне сильного надавливания со стороны терапевта.Так же пациент может ощущать сонливость при надавливании на подобные точки.

Третий тип точек в каком-то смысле проще заметить, и он тоже крайне важен. Такие точки "глубоко затягивают" палец терапевта и требуют надавить на них глубже и дольше (обычно больше 15 секунд, порядка 30-60 секунд или даже несколько минут) до тех пор, пока большой палец не будет "вытолкнут" телом. Пациент ощущает подобные точки как чувствительные и "голодные", то есть нуждающиеся в глубоком и долгом надавливании. При работе с ними пациент может чувствовать сонливость.

Классификация боли

Эффективность вашего лечения может быть измерена в изменении уровня боли. Попросите вашего пациента оценить уровень боли от 1 до 10, до начала сеанса лечения и дать оценку еще раз, после завершения. Если боль ослабла, а его общее самочувствие улучшилось – ваше лечение эффективно.

Классификация качества и радиуса движений

Определите радиус движений до начала лечения и после завершения. Если радиус движений увеличился, или качество движений стало более плавным и натуральным – ваше лечение эффективно.

Когда вы не уверены в эффективности лечения

Если линии и точки не "приветствуют" вашего давления на них, и пациент не чувствует, что болевые ощущения снижаются, или если одни точки имеют отношение к боли, а другие нет, это может означать, что необходимо выбрать другую схему для работы. Во время курса лечения вы можете иногда осознать, что симптомы, которые, казалось, указывают на одну схему – на самом деле относятся к другой; симптомы, которые принадлежат одной главе - могут относиться совсем к другой. Например, боль в плече часто может быть симптомом нарушений в шее и должна лечиться именно так.

Когда лечение усиливает проявление имеющихся симптомов или создаёт новые

Когда симптомы усиливаются или создаются новые – остановите лечение. Это может означать, что вы выбрали не ту схему для лечения или, что глубокое давление тайской акупрессуры может не подходить к данному конкретному случаю и противопоказано. В конкретных патологиях, таких как боль в пояснице – давление на точки спины может усугублять симптоматику, но другие части схемы, такие как работа с животом и ногами, все равно дадут прекрасный терапевтический результат.

Саммата ("Sammata")

Тайская акупрессура, как и другие мануальные техники лечения, работает через силу концентрации («саммата», «медитация»). Концентрация вашего пациента развивается естественно, сама по себе. Ваша концентрация также развивается естественно, сама по себе, но часто не так быстро или не так глубоко, как у вашего пациента. Ваша задача – позволить вашему пациенту погрузиться в более глубокие, медитативные состояния и беспокоить его настолько мало, насколько это возможно. Разговоры в большем объёме, чем необходимо, или ответы на телефонные звонки, или стук в дверь прервут концентрацию. Медитативное настроение и атмосфера сделают процедуру лечения гораздо более эффективной, однако, медитативное настроение не означает полного молчания и не должно быть слишком тяжёлым и серьёзным. Смысл в том, чтобы не тревожить собственное медитативное состояние или состояние вашего пациента.

Чувствуйте, что вы делаете

Эффективность вашего лечения и его терапевтические результаты во многом зависят от качества вашей техники.

Даже с правильным диагнозом, правильно выбранной схемой и определением точек ваше лечение может быть не очень эффективным. Эффективность лечения очень зависит от того, как вы нажимаете на точки и линии. Это сильно зависит от опыта, однако, множество новичков может проводить крайне эффективные лечебные сеансы. Типично для новичков проводить лечение очень «технично», торопясь с надавливанием на точки и линии схемы, без чувствования того, что они делают. Это просто превосходно! Когда учитесь акупрессуре, вы должны сначала научиться находить точки очень «поверхностно», но, когда вы начали хорошо ориентироваться в расположении точек и линий – вы естественно станете более проницательны и чутки во всех ваших движениях, позах, и ваш пациент и вы начнёте чувствовать, что вы делаете.

Сфокусируйте весь вес в одной точке

Попробуйте сфокусировать вес своего тела в одной акупрессурной точке, с которой работаете. Ключ к этому – удобное положение тела. Выясните, как расположиться так, чтобы вы могли работать с точкой глубоко в течение 10 или 15 секунд. Как только вы поняли, как надавливать очень глубоко, оставаясь в комфортном для себя положении – ваше лечение станет крайне эффективным.

Чувствуйте вашего пациента через одну точку

Чувствование собственного пальца, точки, пациента через надавливание на точку – вот что делает ваше лечение столь эффективным. Следуйте интуитивно тому, чего «хочет ваш палец».

Задайте себе следующие вопросы:

Перед тем как прикоснуться к точке: Как я буду действовать при работе с этой точкой? Как я должен её чувствовать? Когда прикасаетесь к точке: Нужно ли здесь моё прикосновение? В каком направлении мой палец хочет надавливать? Как глубоко эта точка хочет, чтобы я ею нажал? Где предел давления для этой точки? Следует ли мне надавить глубже? Достаточно ли сильно давление? Не слишком ли сильно давление? Нужно ли немного облегчить давление? Нужно ли мне надавливать дольше? Достаточно ли этой точке и можно ли двигаться дальше?

Лечение всего тела через одну точку

Головная боль, например, не только боль головы, но и всего тела.

Точки соответствующей схемы лечат всё тело, не только голову. Когда вы работаете с точкой, которая не входит в схему – вы просто надавливаете на эту конкретную точку. Но когда вы работаете с точкой, входящей в схему тайской акупрессуры – работа с ней имеет воздействие на всё тело. Если вы почувствуете, что сейчас через точку воздействуете на всё тело – ваше лечение станет очень эффективным.

Когда нарушения пациента не совпадают ни с одной комбинацией в книге

Постарайтесь найти соответствующие проблеме линии и точки самостоятельно. Начните с общего массажа области боли. Начните с надавливания с помощью ладоней и перейдите к работе большими пальцами по линиям. По мере проведения сеанса лечения вы можете почувствовать соответствующие проблеме линии и точки. Обычно, они будут ощущаться как более жёсткие и "полные", или "закрытые" и "безжизненные", или более глубокие. Эффективные точки и линии нуждаются в давлении, однако, в тоже время могут быть более чувствительными. Если ваш пациент отзывчив и чувствителен, он поможет вам найти точки и линии, которые нуждаются в вашей работе.

Лечение травматических повреждений

Травматические повреждения по причине автомобильной аварии, спортивной травмы, падения, или любого удара, полученного из вне и т.д. Тайские схемы в этой книге эффективны в лечении некоторых травматических повреждений, но неуместно и безрезультатно пытаться лечить ими серьёзные травмы, особенно в их острых фазах до того, как врач-специалист установит точный диагноз и степень состояния (острое,подострое,хроническое) пациента. Воспаление и спазм могут скрывать серьёзные патологии, такие как перелом, смещение суставов, связок: сухожилий, надрыв мышц, повреждение нервов, кровяных сосудов и/или внутренних органов. Лечение травмы в хронической фазе гораздо безопаснее и даст хорошие результаты, но при этом должно проводиться с большой осторожностью.

Лечение повреждений от чрезмерной нагрузки

Повреждения от чрезмерной нагрузки это заболевания мягких тканей, костей, фасций по причине плохой осанки, психологического стресса, недостатка физической активности, естественного износа, происходящего с годами или повторяющейся чрезмерной нагрузки на работе или спортивных мероприятиях. Тайские схемы очень подходящий, безопасный и эффективный способ для лечения травм, полученных от чрезмерной нагрузки, однако, острые фазы должны лечиться с особой осторожностью.

Лечение внутренних или общих заболеваний

Схемы тайской акупрессуры не лечат ортопедические нарушения, причиной которых является внутренние или общие заболевания, такие как бактериальные, или вирусные инфекции суставов, или центральной нервной системы, аутоиммунные заболевания, такие как подагра или ревматоидный артрит, генетические отклонения или другие внутренние заболевания.

Некоторые из перечисленных состояний могут служить причиной медицинского неотложного вмешательства. Если пациент с подобными нарушениями обратится к вам за лечением – немедленно направьте его к врачу! Общий тайский массаж может быть полезен в хронических состояниях между обострениями ревматоидного артрита или подагры, но тайские акупрессурные схемы, представленные в этой книге, не направлены на лечения подобных состояний. Лечение же пациентов с другими ортопедическими заболеваниями, неимеющими отношения к внутренним нарушениям (например, таких как диабет), безусловно принесёт пользу.

Лечение острых состояний

Термин “острый” используется в книге для обозначения состояния, включающего острые или резкие симптомы данного состояния на первой фазе его появления – на 1, 2, или иногда 3-ий дни. Это описывает состояние, в которых симптомы проявляются на их максимуме.

Когда повреждение сильное, из него вытекает острая фаза, а когда повреждение лёгкое - из него вытекает подострая фаза. Острая фаза обычно включает острую боль, выраженную чувствительность, мышечный защитный спазм, сильное ограничение в радиусе движений и заметное воспаление.

Тайские акупрессурные схемы могут быть использованы для лечения тяжёлых состояний, но терапевт должен точно разбираться в состояниях, требующих медицинского вмешательства, и случаях, когда тайские схемы могут усугубить состояние. Если вы сомневаетесь – проводите лечение только после того, как ваш пациент прошёл обследование у врача-специалиста. Когда вы приступили к лечению – работайте очень медленно и крайне осторожно, не используйте никаких растяжек и обращайте пристальное внимание на реакцию пациента на ваше лечение. Тайские схемы требуют использования очень глубокого и сильного давления и могут не подходить для лечения острых состояний, которые часто включают повышенную чувствительность. Если пациенту не нравится ощущение от вашего лечения, или он пытается отстраниться от вашего прикосновения, или его тело становится более жёстким и тугим – остановитесь. Если ваше давление усиливает симптомы или создаёт новые – остановитесь. Подождите несколько дней и затем снова попробуйте акупрессуру.

Лечение подострых состояний

Термин “подострый” используется в книге для описания состояний, в которых тяжёлая симптоматика более не на своём пике, и общее состояние изменилось к лучшему. Боль всё ещё присутствует, но не столь острая; чувствительность не столь высока; спазм сменился скованностью мышц; радиус движений стал немного шире, и воспаление до некоторой степени спало.

Подострые фазы могут всё же быть очень серьёзными, включая серьёзные симптомы. Лечение должно проводиться с большой аккуратностью. Работайте медленно и мягко, воздержитесь от растяжек и уделите пристальное внимание реакциям пациента. Можете применять более глубокое надавливание в случае необходимости, но сверьтесь с пациентом, не слишком ли это сильно для него в его состоянии.

Лечение хронических состояний

Термин “хронический” используется в книге для описания состояний, которые скорее лёгкие, или следуют за подострой фазой патологии. Это застойная фаза, в течение которой не происходит почти никаких изменений или улучшений в состоянии пациента. Боль ещё остаётся, но не острая; есть скованность; ограничения в движениях, и похоже пациент “застрял” в этом состоянии. Хроническая фаза может длиться несколько дней, несколько недель, или несколько лет, или всю жизнь в зависимости от первопричин состояния и того, как оно было пролечено. Состояния, которые вовсе не лечили, могут длиться очень долго. Хронические состояния могут сопровождаться серьёзными симптомами. Лечение должно проводиться с осторожностью. Работайте медленно и мягко, и используйте растяжки, как описано в разделе “Последовательность лечения” в каждой главе. В очень хронических и лёгких случаях вы можете использовать больше растяжек из общего массажа. Но если растягивание усиливает боль или создаёт новую – остановитесь. Вы можете надавливать сильнее при необходимости, но следите за реакцией пациента.

Патологии, как описано западной медициной, могут приводить к различным состояниям. Схемы, описанные в данной книге, способны лечить некоторые из этих состояний, но не могут воздействовать на другие состояния и симптомы той же патологии. Например, смещение межпозвоночного диска приведёт к возникновению различных состояний в зависимости от градуса смещения диска, его направления и расположения. Тайские схемы акупрессуры могут лечить некоторые состояния из перечисленных выше патологий, но не эффективны в других состояниях, вызванных теме же патологиями. С другой стороны, несколько различных патологий могут быть излечены одной единственной акупрессурной схемой. Схема «Боль в плече при подъёме руки», например, эффективна в лечении нескольких различных патологий плеч, таких как адгезивный капсулит (замёрзшее плечо), плечелопаточный периартрит, кальцифицирующий тендинит, плечолопаточный болевой синдром. Нижеприведённая таблица это перечень конкретных патологий. Те из них, для лечения которых могут быть использованы схемы, представленные в данной книге (в зависимости от их тяжести) - указаны в левой колонке; а конкретные патологии, у которых нет совпадений с тайскими схемам этой книги - в правой колонке. Читайте патологии, описанные западной медициной, и как они соотносятся с тайскими схемами в главах.

Патологии стопы, лодыжки и голени	
Может быть вылечено тайскими схемами	**Не лечится тайскими схемами**
Растяжение внешней лодыжки	Неврома Мортона
Растяжение внутренней лодыжки	Искривление большого пальца стопы наружу
Синдром тарзального канала	Молоткообразный палец стопы
Задний пяточный бурсит	Подошвенный фасцит
Патологии ахиллова сухожилия	Разрыв ахиллова сухожилия
Растяжение пальцев ноги	Компартмент-синдром
Растяжение синдесмоза голени	Расколотая голень
	Стрессовый перелом стопы
	Стрессовый перелом ноги

Колено и бедро	
Может быть вылечено тайскими схемами	**Не лечится тайскими схемами**
Тендинит коленной чашечки (колено прыгуна)	Растяжение мышц задней поверхности ног
Пателлофеморальный болевой синдром (колено бегуна)	
Препателлярный бурсит	
Киста Бейкера	
Синдром подвздошно-большеберцового тракта	
Повреждение мениска	
Синдром ущемления подколенной артерии	
Сдавление общего малоберцового нерва	
Растяжение передней крестообразной связки колена	
Растяжение задней крестообразной связки колена	
Растяжение медиальной коллатеральной связки колена	
Синдром подвздошно-большеберцового тракта (СПБТ)	
Растяжение приводящих мышц бедра	

Таз и тазобедренный сустав	
Может быть вылечено тайскими схемами	**Не лечится тайскими схемами**
Синдром грушевидной мышцы	
Дисфункция крестцово-подвздошного сустава	
Вертлужный бурсит	
Тендиноз ягодичных мышц	
Остеоартрит тазобедренного сустава	
Синдром «щелкующего» бедра	

Грудной и поясничный отделы позвоночника	
Может быть вылечено тайскими схемами	**Не лечится тайскими схемами**
Сполдилёз	
Поясничный фасеточный синдром	
Спондилолиз и спондилолистез	
Грыжа межпозвоночного диска	
Воспаление седалищного нерва	

Шейный отдел позвоночника	
Может быть вылечено тайскими схемами	**Не лечится тайскими схемами**
Шейный фасеточный синдром	
Грыжа межпозвоночного диска	
Остеоартрит шейных суставов	
Хлыстовая травма	
Кривошея	
Растяжение связок позвоночника	

Плечо, лопатка и верхняя часть спины	
Может быть вылечено тайскими схемами	**Не лечится тайскими схемами**
Адгезивный капсулит (замёршее плечо)	Смещение или вывих плеча
Плечелопаточный периартрит	
Кальцифицирующий тендинит	
Разрыв или тендинит вращательной манжеты плеча	
Субакромиальный синдром	
Тендинит/тендиноз сухожилия двуглавой мышцы плеча	
Отрыв верхней части суставной губы плечевого сустава	
Остеоартрит плечевого сустава	

Рука, локоть и предплечье	
Может быть вылечено тайскими схемами	**Не лечится тайскими схемами**
Компрессионный синдром верхней апертуры грудной клетки	Медиальный эпикондилит
Латеральный эпикондилит (теннисный локоть)	Бурсит головки локтевой кости
	Локтевой компресионный синдром
	Синдром круглого пронатора плеча

Рука и запястье	
Может быть вылечено тайскими схемами	**Не лечится тайскими схемами**
Туннельный синдром запястья	Синдром щёлкающего пальца
Синдром ложа Гийона	
Ганглиозная киста	
Тендовагинит разгибателя запястья	
Тендовагини́т де Керве́на	
Растяжения пальцев	

Схемы лечения тайской акупрессуры

ГЛАВЫ

ГЛАВА 1 ГОЛОВНАЯ БОЛЬ

Схемы лечения в этой главе

Схема - 1 **"Двухсторонняя головная боль"**

Схема - 2 **"Односторонняя головная боль, сопровождаемая сухостью глаз и затуманенным взглядом (мигрень)"**

Схема - 3 **"Головная боль напряжения"**

Схема - 4 **"Височная головная боль"**

Лечение головных патологий

Головная боль – крайне распространенное явление, столь распространенное, что зачастую воспринимается не как недуг, а как привычная ситуация в жизни. Большинство головных болей (98%) не связаны с какими-либо серьезными внутренними причинами и потому могут быть успешно вылечены с помощью мануальной терапии. Тайские схемы очень эффективны, когда речь идет об интенсивных головных болях (вызванных мышечными сокращениями) - самых распостраненных видах головной боли. И они так же эффективны, когда речь идет о сосудистых головных болях (мигрени), которые менее распостраненны и причиняют серьезную боль.

Схема "Односторонняя головная боль, сопровождаемая сухостью глаз и затуманенным взглядом" используется для лечения сосудистых головных болей. Лечение сосудистых головных болей наиболее эффективно на ранних стадиях головной боли. Лечение в острой фазе головной боли (если пациент в нем заинтересован) будет успешным лишь в какой-то мере, тогда как в подострой фазе оно будет крайне эффективным.

Схемы «Двухсторонняя головная боль», «Головная боль напряжения» и «Височная головная боль» используются, когда причиной боли является сокращение мышц.

Выбирите одну из четырех схем опираясь на симптомы, соответствующие тайской диагностике (смотреть диагностическую таблицу), независимо от определения состояния, принятого в западной медицине. В случае совпадения симптомов, описанных пациентом с тем, что указано в одной из схем – попробуйте использовать данную схему и понаблюдайте за реакцией пациента. Если ваше воздействие приветствуется его телом – ваше лечение может принести прекрасные результаты. Если заметили улучшение – продолжайте.

Тайские схемы	Возможные патологии, послужившие первопричиной
Двухсторонняя головная боль	Головная боль по причине сокращения мышц Сосудистая (при застоях кровообращения) головная боль
Односторонняя головная боль, сопровождаемая сухостью глаз и затуманенным взглядом	Головная боль по причине сокращения мышц Сосудистая (при застоях кровообращения) головная боль
Головная боль напряжения	Головная боль по причине сокращения мышц
Височная головная боль	Головная боль по причине сокращения мышц

Первопричины головной боли

Головная боль по причине сокращения мышц

90% всех головных болей подпадают под эту категорию. Причины включают растяжение мышц и сухожилий шеи, мышечное напряжение, вызванное стрессом или положением тела, смещение шейных позвонков с защемлением связок или спазмом мышц, смещение черепных костей или ВНС (височно-нижнечелюстной сустав), а также нарушения и триггерные точки в мышцах шеи, чья боль отдается в голове. Условия труда, связанные с молоподвижностью, - частые причины интенсивных головных болей.

Сосудистая (при застоях кровообращения) головная боль

8% головных болей подпадают под эту категорию. Это серьезные головные боли, причины которых ясны не до конца. Они начинаются постепенно, сужением кровеносных сосудов в одном полушарии, затем при расширении этих сосудов сильный поток крови возвращается к данному полушарию, создавая избыток жидкостного давления на мозговые оболочки, и приводит к невыносимой боли. Сосудистые головные боли гораздо больше распространены среди женщин нежели среди мужчин и связаны с генетической предрасположенностью. Симптомы включают в себя тяжелую боль с одной стороны головы, тошноту и иногда рвоту, а также гиперчувствительность к свету, звукам и движениям головы. Боль может длиться от нескольких часов до нескольких дней.

Подкатегории сосудистых головных болей включают:
Классическая мигрень - когда головной боли предшествует снижение остроты зрения и мерцания в глазах.
Обычная мигрень с пульсирующей болью с одной стороны головы и возможными выделениями из глаза или одной из ноздрей.
Кластерная головная боль – нетипичная головная боль, затрагивающая чаще мужчин, чем женщин. Приступы боли могут идти один за одним на протяжении продолжительного времени, вплоть до нескольких недель. Кластерные головные боли чаще происходят ночью. Могут приводить к отекам лица и потоотделению с одной стороны.
Синусовые головные боли это застойные головные боли, возникающие из-за пережатия пазух, а не давления на череп. Часто встречаются при воспалениях околоносовых пазух.

Тракционно-воспалительная головная боль
Данный тип головных болей является экстренным медицинским случаем и противопоказан для любого мануального воздействия, включая Тайские схемы.
2% всех головных болей – тракционно-воспалительные головные боли, вызванные одной из нижеперечисленных причин: бактериальное или вирусное поражение нервной системы (менингеальная инфекция), опухоли головного мозга или церебральные аневризмы. Симптомы могут включать жар, сильнейшие неослабевающие головные боли, долго длящиеся головные боли (4-5 дней), затруднения моторики.

Противопоказания и предупреждения

- Лечение тракционно-воспалительных головных болей
- Давление на чувствительные точки, которое усугубляет симптомы
- Надавливание, заставляющее пациента сжиматься или отстраняться от руки.

Красный свет!

Если наблюдаются следующие симптомы, пациента необходимо предложить обратиться к физиотерапевту.

- **Головная боль после недавней травмы.**

  Следующие симптомы могут быть признаками бактериального или вирусного заболевания, включая инфекции центральной нервной системы (менингеальные инфекции), опухоли головного мозга или аневризмы сосудов головного мозга:
- **Головная боль, сопровождаемая ярко выраженной жесткостью шеи с ограничением в движениях, особенно наклонами вперед**
- **Головная боль, сопровождаемая жаром**
- **Очень сильная повторяющаяся головная боль без спадов или облегчений**
- **Головные боли, которые длятся более 4-5 дней**
- **Головные боли, сопровождаемые затруднениями движения опорно-двигательного аппарата, невнятной речью и/или онемением отдельных участков тела**

Выбор схемы – основные советы:

1. Определите место боли, ее характеристики и то, как она началась - внезапно и сразу или нарастала по-немногу.

Попросите пациента:
указать место, которое болит и описать характеристики боли;
рассказать, как боль началась и развивалась.

2. Выберите одну схему

Выяснив место боли, характеристики боли и как она началась, следует выбрать одну схему лечения. (Смотри диагностическую таблицу.)

3. Начните лечение и убедитесь, что вы выбрали правильную схему

По мере нажатия на точки обращайте внимание на реакцию пациента и проверяйте являются ли точки, выбранной вами схемы, эффективными, и соответствуют ли они проблемам пациента. Пожалуйста, не засыпайте пациента вопросами с самого начала! Позвольте ему сконцентрироваться на процессе глубже. Чаще всего, ему потребуется некоторое время, чтобы понять и выразить (не всегда словами) эффективность точек, которые вы используете.

СХЕМА 1 (СТРАНИЦА 34)

Двухсторонняя головная боль

- Боль проявляется с обеих сторон головы
- Симптомы включают пульсирующую боль, которая возникает неожиданно, а не по нарастающей.
- Боль может возникнуть из-за слишком долгого чтения, долгой работы за компьютером или просмотра телевизора.

СХЕМА 2 (СТРАНИЦА 36)

Головная боль с одной стороны головы с сухостью глаз и затуманенным взглядом (мигрень)

- Боль обычно чувствуется с одной стороны головы и сопровождается болезненным давлением вокруг глаз.
- Симптомы могут включать сухие глаза и затуманенное зрение.
- Данная головная боль проявляется постепенно нарастая.
- При нарастании боли клиент становится чувствителен к резким движениям, громким звукам и яркому свету.

ОБЛАСТЬ БОЛИ

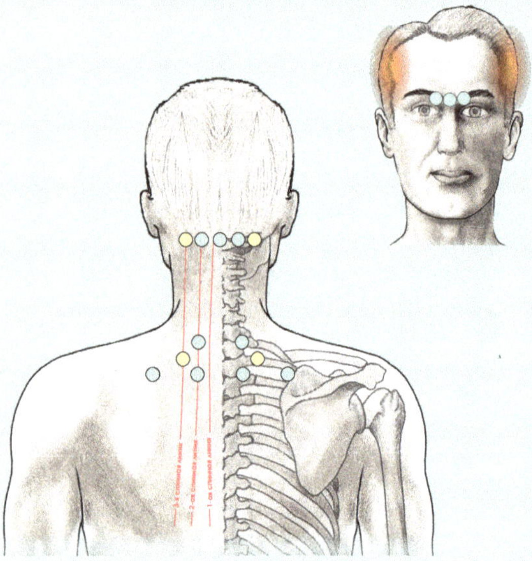

ОБЛАСТЬ БОЛИ

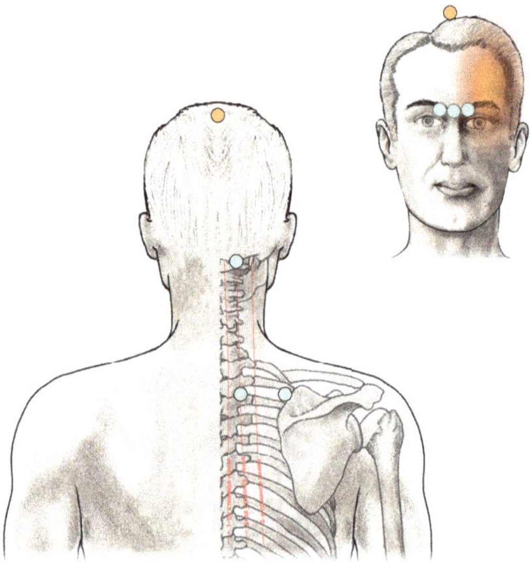

СХЕМА 3 (СТРАНИЦА 38)

Головная боль напряжения

- Боль ощущается во всей голове.
- Симптомы могут включать жесткость в шее, плечах, воротниковой зоне и в лопатках .
- Боль может быть вызвана чрезмерной нагрузкой на глаза при одновременной нагрузке на руки, плечи, лопатки или шею. Порой боль может быть вызвана ментальным напряжением, эмоциональным напряжением или стрессом.

ОБЛАСТЬ БОЛИ

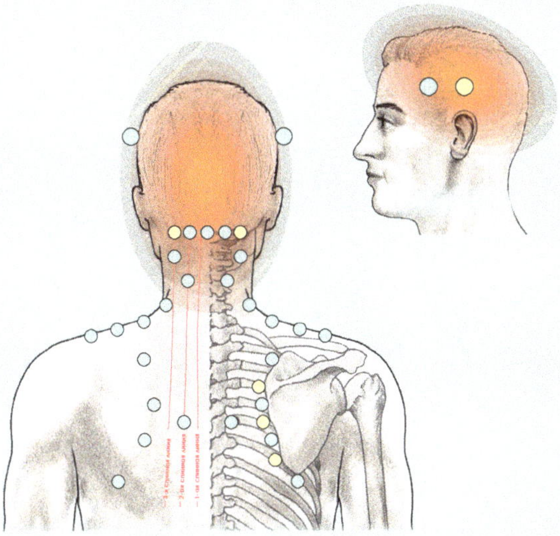

СХЕМА 4 (СТРАНИЦА 40)

Височные головные боли

- Боль ощущается в висках – с одной или с обеих сторон головы.
- Боль сконцентрированна в небольшой зоне между внешним краем глаза и ухом и не распространяется на большие участки головы, как прочие головные боли.
- Симптомы могут включать быстрые пульсирующие боли.

ОБЛАСТЬ БОЛИ

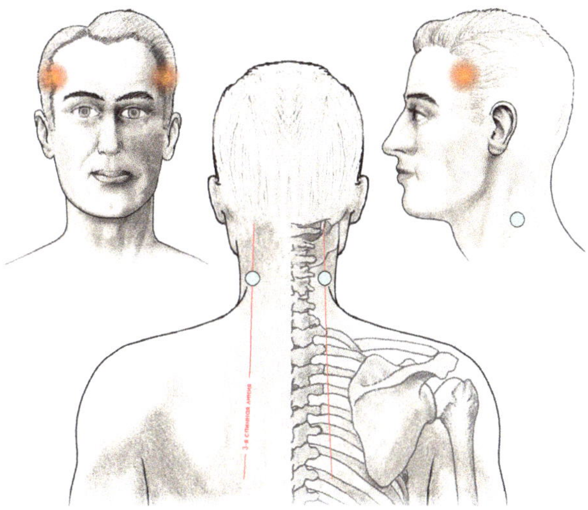

Схема - 1 ГОЛОВНЫЕ БОЛИ
Двухсторонняя головная боль

●●● очень часто встречающееся состояние

Медиальная точка брови (BL-2)
На медиальном конце брови • на 1 палец латеральнее центральной линии • в надглазничной вырезке

Центральная лицевая-2 (Yintang)
над переносицей • между внутренними краями бровей (надпереносье)

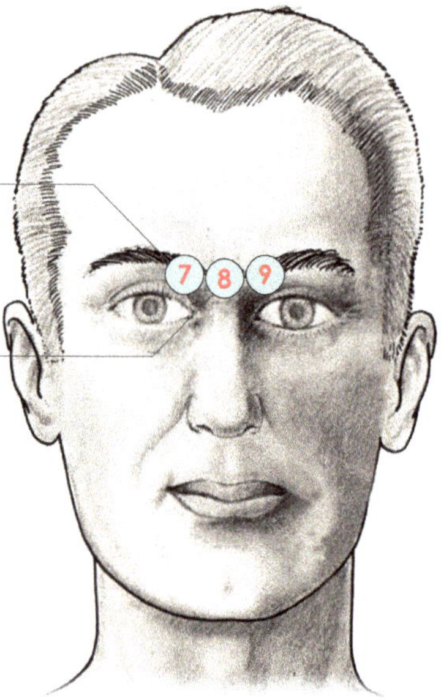

2-ая спинная-6 (Ding chuan)
на 1 палец латеральнее остистого отростка С-7 • на верхней точке параспинальных мышц • надавливать вглубь и под 45° вниз

3-я спинная-9
на 2 пальца латеральнее остистого отростка Т-1 •под С-7 в углублении латеральнее мышц спины • на середине между верхним углом лопатки и С-7 • надавливать вглубь

Лопатка-3 (SI-14)
верхний угол лопатки • на 1 палец над лопаточной остью • проведите пальцем вверх до медиальной границы лопатки, где она становится латеральной и исчезает под мышцей, поднимающей лопатку; нажмите на точку, не позволяйте мышце убегать из под пальца • это жесткая и чувствительная точка, ощущения от которой расходятся во все стороны, в том числе в голову

3-я спинная-1 (GB-20)
below the occipital line in the под затылочной линией в углублении между трапециевидной мышцей и ГКС (грудинно-ключично-сосцевидной) • на 4 пальца латеральнее медиальной линии и над С-1 • надавливать к центру шеи, одновременно придерживая голову другой рукой

2-ая спинная-1 (BL-10)
в основании черепа, сразу под затылочной костью • на 1 палец латеральнее центральной линии • в верхней точке трапециевидной мышцы • надавливать вперед большим пальцем, придерживая голову другой рукой

Средняя затылочная (GV-16)
в углублении под затылком точно по середине • над С-1

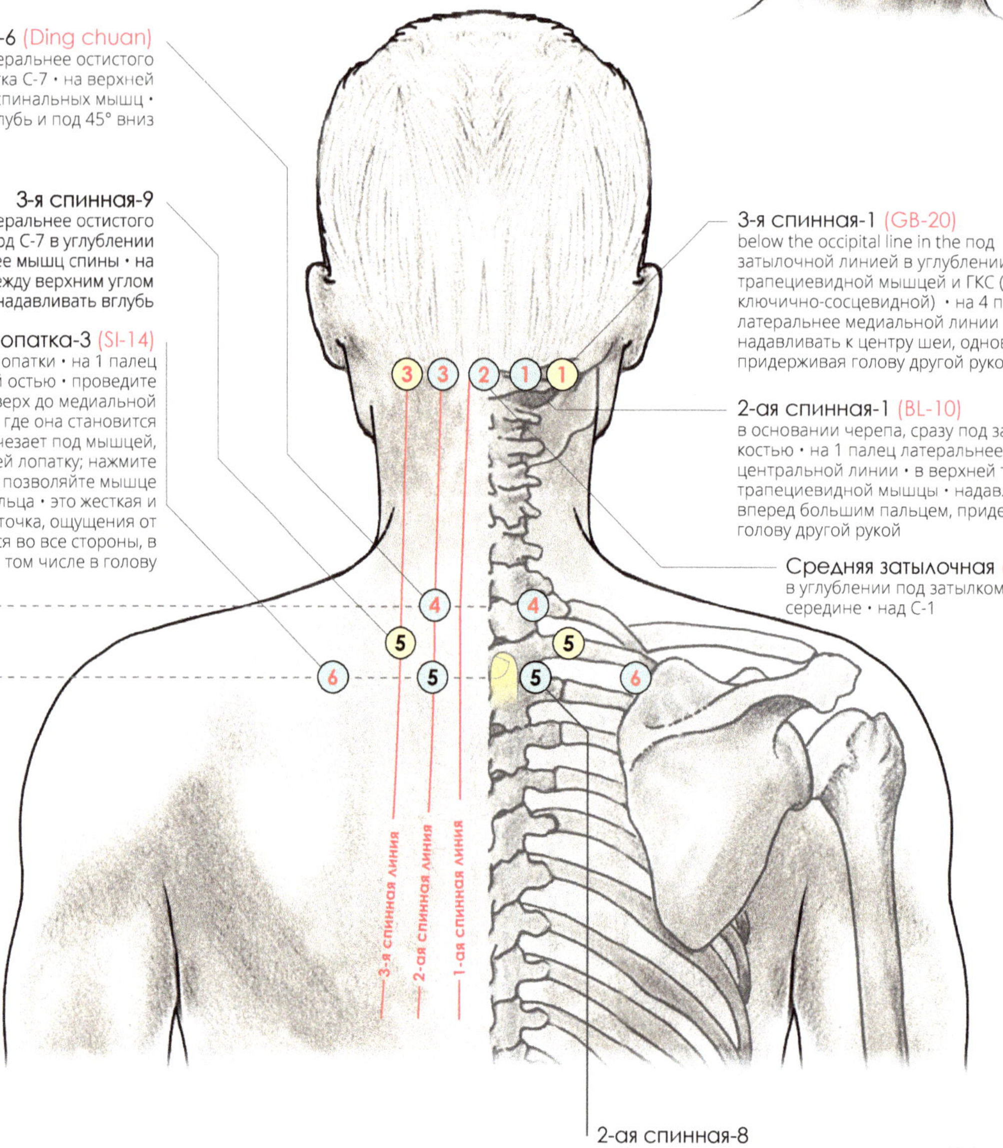

2-ая спинная-8
на 1 палец латеральнее остистого отростка Т-2 • на 1 палец ниже С-7 • на уровне верхнего угла лопатки • в верхней точке параспинальных мышц • надавливать вглубь и под 45° вниз

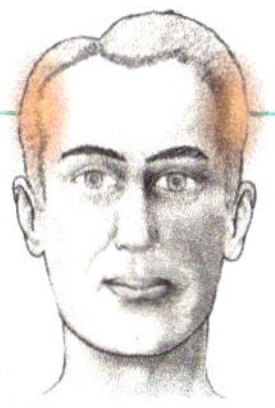

Описание проблемы:

- *Боль ощущается с обеих сторон головы*
- *Симптомы включают пульсирующую боль, которая возникает резко, а не нарастает.*
- *Боль может возникнуть из-за слишком долгого чтения, работы за компьютером или просмотра телевизора.*
- *При усилении боли клиент становится чувствителен к резким движениям, громким звукам и яркому свету.*

Последовательность лечения

1. Организуйте спокойную обстановку

Притушите свет и/или задерните окна шторами при ярком наружном свете. Позвольте пациенту посидеть спокойно, желательно без движения. Двигайтесь медленно, лечите медленно, говорите тихо и только то, что неоходимо для процесса. Убедитесь, что ваш пациент выпил достаточно воды и не испытывает жажды.

2. Лечение шеи и плеч

Попросите клиента сесть со скрещенными или выпрямленными ногами. Если пациенту неудобно на полу – предложите подушки или используйте кресло. Начните с массажа шеи, верхней части спины и между лопатками, используя любую знакомую вам технику массажа, но избегайте растяжек!

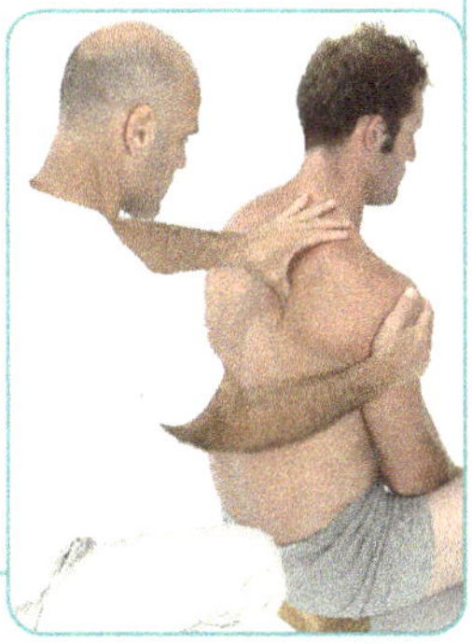

3. Точки акупрессуры

Первая фаза: Надавите поочередно на точки с (1) по (6). используя большой палец. Надавливайте на каждую точку от 10 до15 секунд. Повторяйте надавливание на точки до тех пор, пока не наступит улучшение, вплоть до 10 повторений. Прекратите работу, если точки стали чувствительными. Используйте силу давления, которая устраивает вашего клиента.

Вторая фаза: Надавите поочередно на точки с (7) по (9), используя большой палец. Надавливайте на каждую точку 5-10 секунд. Точки (7) и (9) надавите одновременно и лишь затем точку (8). Повторите надавливание на эти три точки еще несколько раз (по желанию клиента). Эти точки крайне чувствительны. Используйте силу давления, которая устраивает вашего пациента.

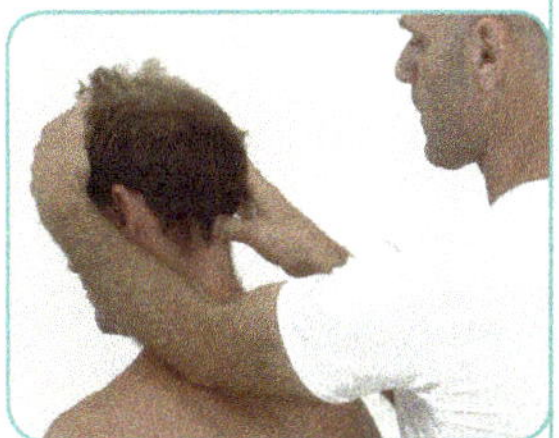

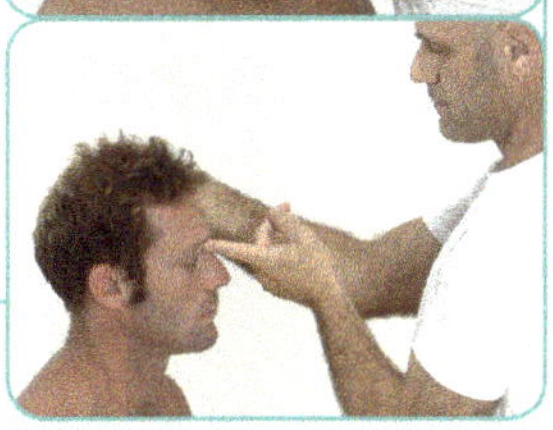

Необязательные дополнительные процедуры

4. Массаж лица

Следуя схеме лечения вы можете продолжить сеанс массажем лица в положении сидя или лежа на спине.

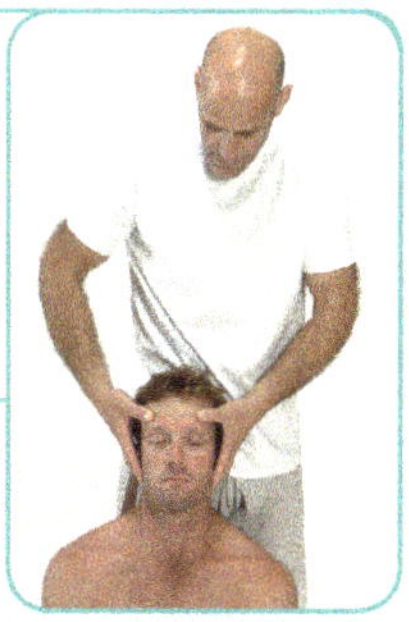

5. Массаж рук и стоп

Следуя схеме лечения вы можете продолжить сеанс общим массажем рук и стоп в положении сидя или лежа на спине.

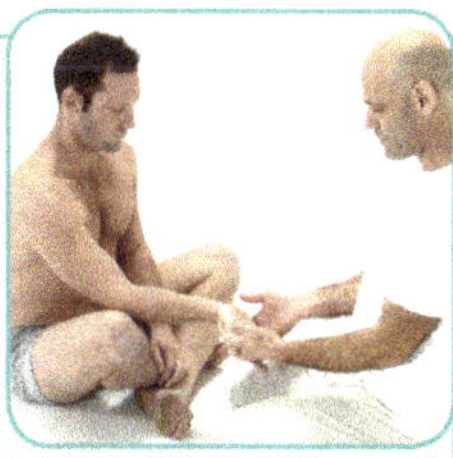

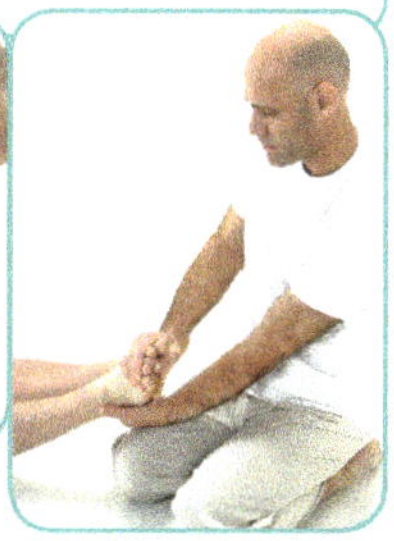

Меры предосторожности:

- *Проконсультируйтесь со специалистом в случаях острой боли или когда состояние пациента вам непонятно*
- *Постарайтесь избегать движений головы пациента, так как любое движение головы может усугубить его головную боль.*
- *Не включайте свет и постарайтесь сохранять тихую обстановку. Говорите медленно и мягко.*
- *Убедитесь, что пациент выпил достаточно воды.*
- *Проводите лечение лишь при наличии головной боли – не используйте схему как профилактическое лечение.*
- *Использование данных схем в целях профилактики может привести к возникновению головной боли.*

Избранные терапевтические точки

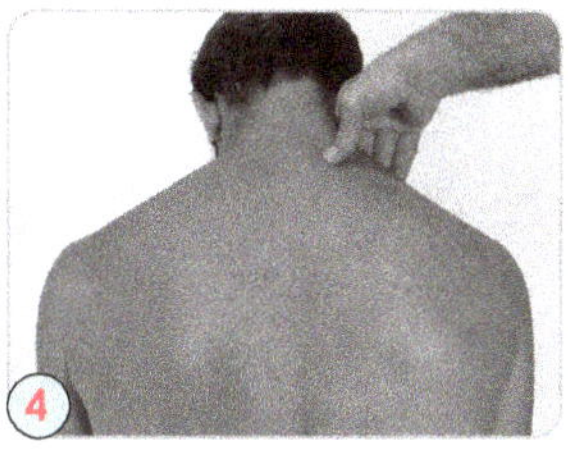

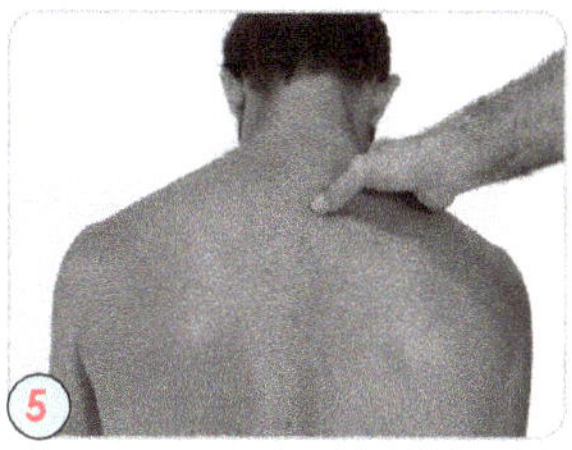

Схема - 2 ГОЛОВНЫЕ БОЛИ

Головная боль с одной стороны - мигрень

●●● очень часто встречающееся состояние

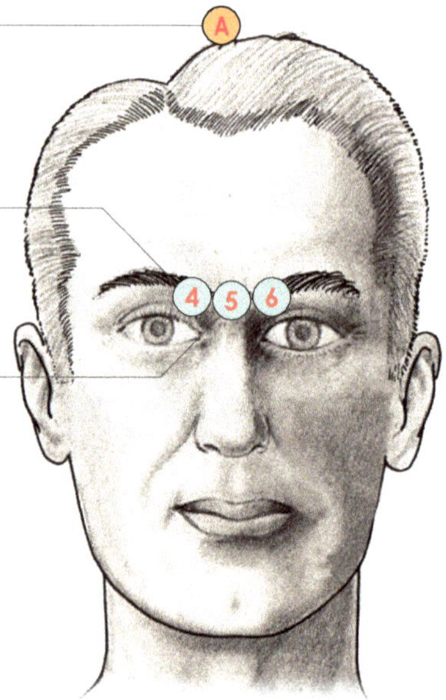

Макушка (GV-20)
Верхняя точка головы на линии, соединяющей собой задние края ушей

Медиальная точка брови (BL-2)
На медиальном конце брови • на 1 палец латеральнее центральной линии • в надглазничной вырезке

Центральная лицевая-2 (Yintang)
над переносицей • между внутренними краями бровей (надпереносье)

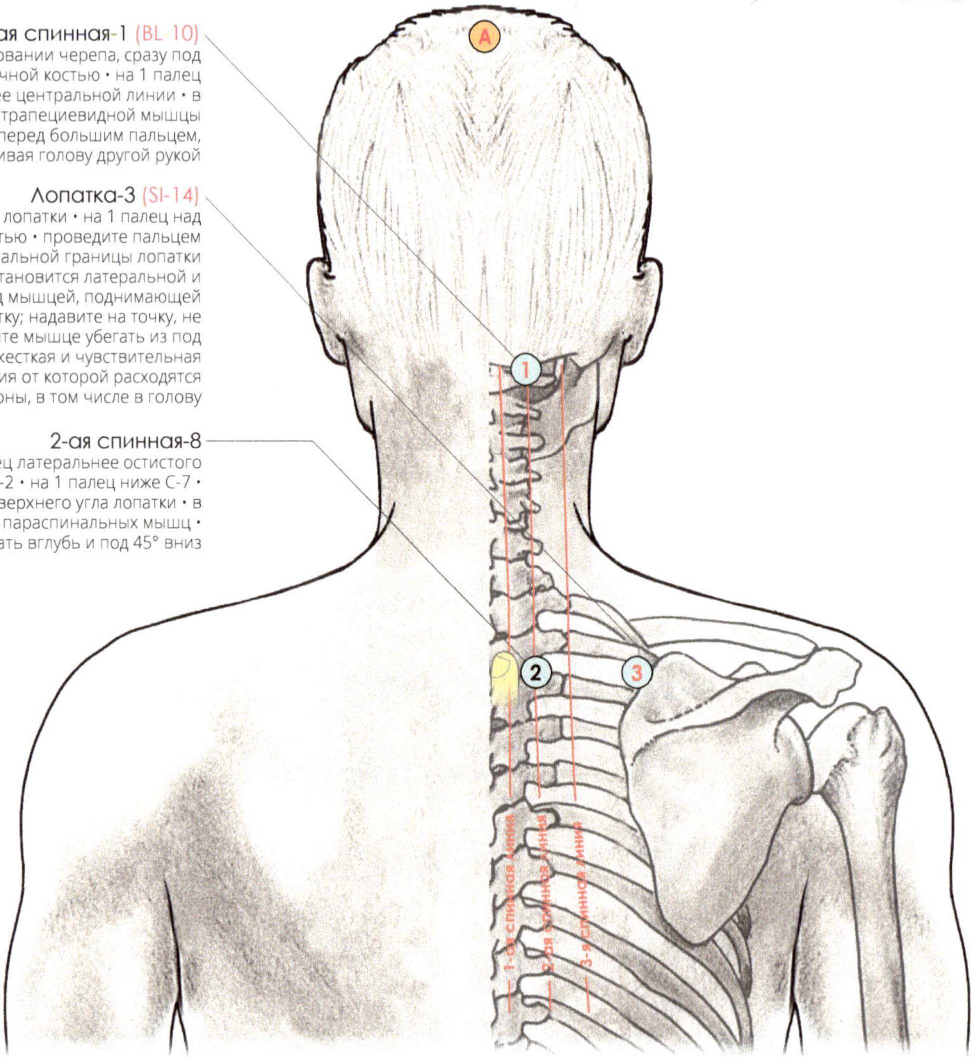

2-ая спинная-1 (BL-10)
в основании черепа, сразу под затылочной костью • на 1 палец латеральнее центральной линии • в верхней точке трапециевидной мышцы • надавливать вперед большим пальцем, придерживая голову другой рукой

Лопатка-3 (SI-14)
верхний угол лопатки • на 1 палец над лопаточной остью • проведите пальцем вверх до медиальной границы лопатки где она становится латеральной и исчезает под мышцей, поднимающей лопатку; надавите на точку, не позволяйте мышце убегать из под пальца • это жесткая и чувствительная точка, ощущения от которой расходятся во все стороны, в том числе в голову

2-ая спинная-8
на 1 палец латеральнее остистого отростка T-2 • на 1 палец ниже C-7 • на уровне верхнего угла лопатки • в верхней точке параспинальных мышц • надавливать вглубь и под 45° вниз

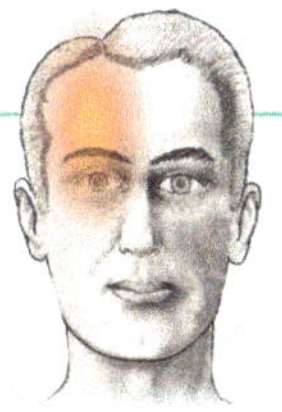

Описание проблемы:

- *Боль обычно чувствуется с одной стороны головы и сопровождается болезненным давлением вокруг глаз.*
- *Симптомы могут включать сухие глаза и затуманенное зрение.*
- *Данная головная боль проявляется постепенно нарастая.*
- *При нарастании боли клиент становится чувствителен к резким движениям, громким звукам и яркому свету.*

Последовательность лечения

1. Организуйте спокойную обстановку

Притушите свет и/или задерните окна шторами при ярком наружном свете. Позвольте пациенту посидеть спокойно, без движения. Двигайтесь медленно, лечите медленно, говорите тихо и только то, что неоходимо для процесса. Убедитесь, что ваш пациент выпил достаточно воды и не испытывает жажды.

2. Лечение шеи и плеч

Попромите пациента сесть со скрещенными или выпрямленными ногами. Если пациенту неудобно на полу – предложите подушки или используйте кресло. Начните с массажа шеи, верхней части спины и между лопатками, используя любую знакомую вам технику массажа, но избегайте растяжек!

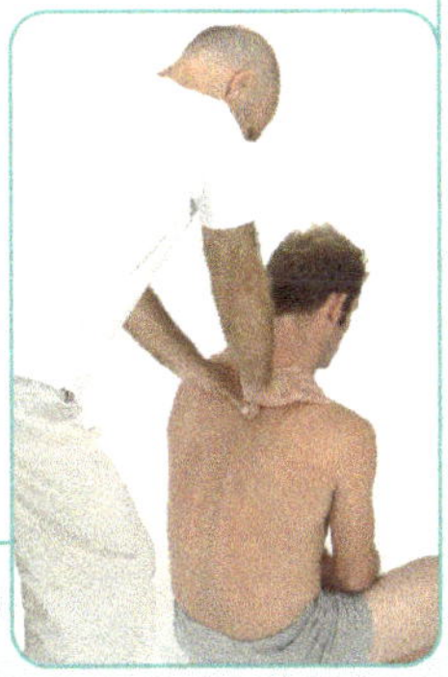

3. Точки акупрессуры

Первая фаза: Надавите поочередно на точки с (1) по (3), используя большой палец. Надавливайте на каждую точку от 10 до15 секунд. Повторяйте надавливание на точки до тех пор, пока не наступит улучшение, вплоть до 10 повторений. Прекратите работу, если точки стали чувствительными. Используйте силу давления, которая устраивает вашего пациента.
Вторая фаза: Надавите поочередно на точки с (4) по (6), используя большой палец. Надавливайте на каждую точку 5-10 секунд. (4) и (6) точки надавите одновременно и лишь затем точку (5). Повторите надавливание на эти три точки еще несколько раз (по желанию пациента). Эти точки крайне чувствительны. Используйте силу давления, которая устраивает вашего пациента.
Третья фаза: Надавите большим пальцем на дополнительную точку (A). Если точка работает – повторите 2-3 раза.

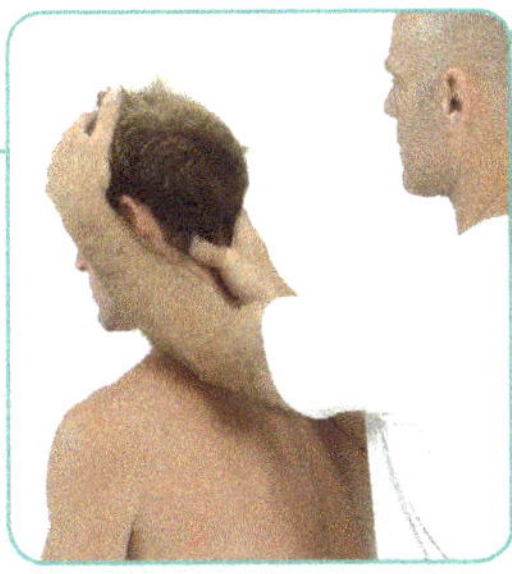

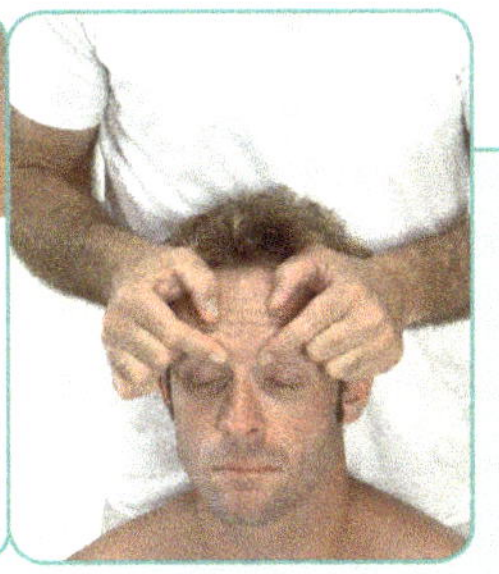

Необязательные дополнительные процедуры

4. Массаж лица

Следуя схеме лечения вы можете продолжить сеанс массажем лица в положении сидя или лежа на спине.

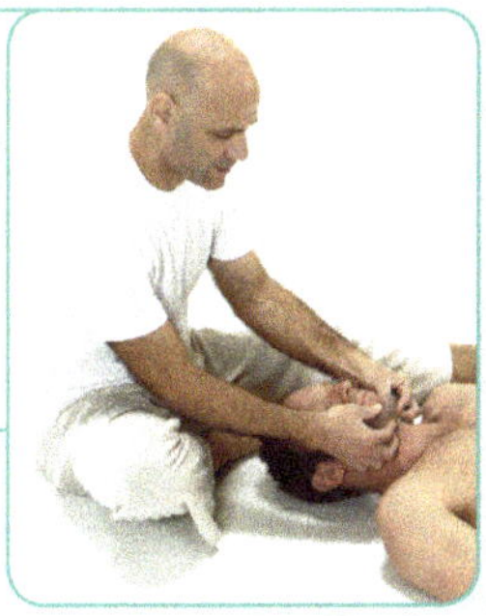

5. Массаж рук и стоп

Следуя схеме лечения вы можете продолжить сеанс общим массажем рук и стоп в положении сидя или лежа на спине.

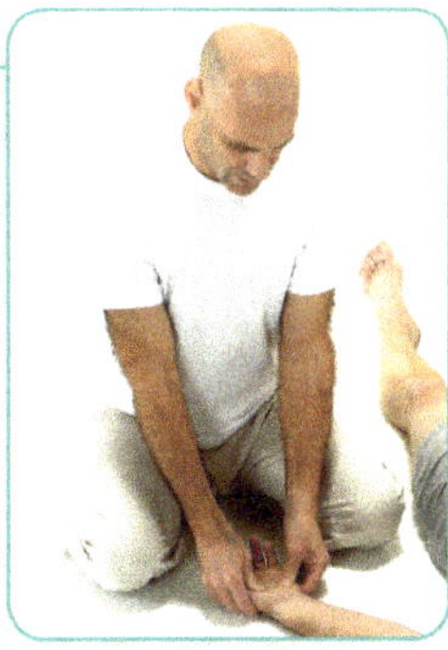

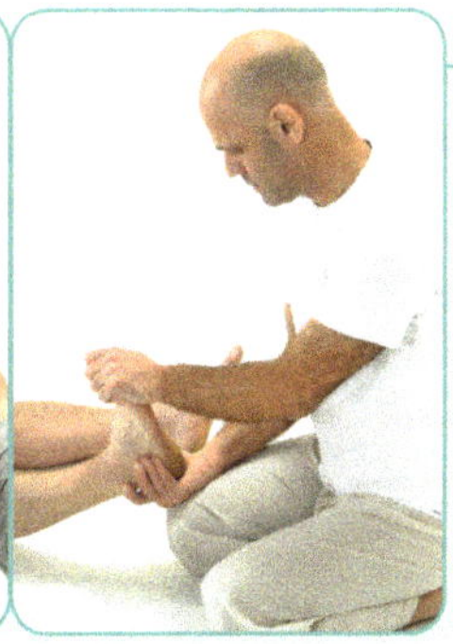

Меры предосторожности:

- *Проконсультируйтесь со специалистом в случаях острой боли или когда состояние пациента вам непонятно*
- *Постарайтесь избегать движений головы пациента, так как любое движение головы может усугубить его головную боль.*
- *Не включайте свет и постарайтесь сохранять тихую обстановку. Говорите медленно и мягко.*
- *Убедитесь, что пациент выпил достаточно воды.*
- *Проводите лечение лишь при наличии головной боли – не используйте схему как профилактическое лечение.*
- *Использование данных схем в целях профилактики может привести к возникновению головной боли.*

Избранные терапевтические точки

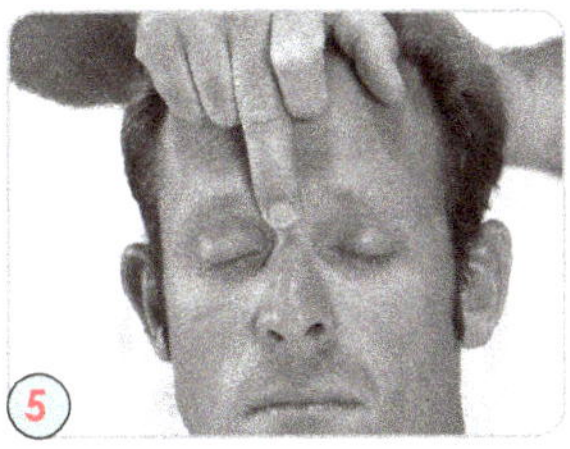

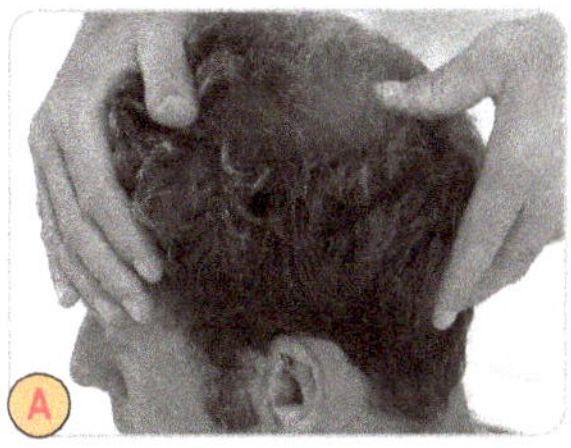

Схема - 3 ГОЛОВНЫЕ БОЛИ

Головная боль напряжения

●●● очень часто встречающееся состояние

2-ая спинная-1 (BL-10)
в основании черепа, сразу под затылочной костью • на 1 палец латеральнее центральной линии • в верхней точке трапециевидной мышцы • надавливать вперед большим пальцем, придерживая голову другой рукой

3-я спинная-1 (GB-20)
под затылочной линией в углублении между трапециевидной мышцей и мышцей-ГКС • на 4 пальца латеральнее медиальной линии и над С-1 • надавливать к центру шеи, одновременно придерживая голову другой рукой

3-я спинная-2
на 2 пальца ниже затылочной линии в углублении между трапециевидной мышцей и мышцей-ГКС • в пределах верхней трети шеи • надавливать к центру шеи, одновременно придерживая голову другой рукой

3-я спинная-4
на 4 пальца латеральнее края остистого отростка С-6 • болезненная точка на изгибе шеи • надавливать под 45° к центру и вниз в сторону С-7

3-я спинная-5
на верхнем крае трапециевидной мышцы • на линии медиальной границы лопатки • жесткая, но чувствительная точка – надавливать с осторожностью

3-я спинная-6 (GB-21)
на верхнем крае трапециевидной мышцы • по середине между акромионом и медиальной линией • жесткая, но чувствительная точка – надавливать с осторожностью

3-я спинная-7
на верхнем крае трапециевидной мышцы, чуть медиальнее плечевого сустава • надавливать вниз в сторону сухожилия надостной мышцы

Головная боковая
над ухом • на уровне виска • надавливайте ладонью, не пальцем!

Висок
на одном уровне с центральной линий-1 • на 1 палец выше линии, продолжающейся от латерального края брови • чувствительная- будьте внимательны! • надавливайте ладонью, не пальцем!

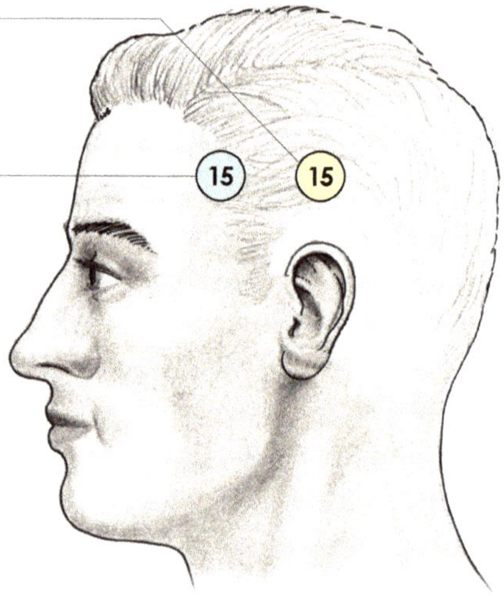

Средняя затылочная (GV-16)
в углублении сразу под центром затылка • над С-1

2-ая спинная-3
посередине между затылком и С-7 • на 1 палец латеральнее средней линии • на сгибе шеи при запрокидовании головы • в верхней точке параспинальных мышц

Лопатка-3 (SI-14)
верхний угол лопатки • на 1 палец над лопаточной остью • проведите пальцем вверх до медиальной границе лопатки, где она становится латеральной и исчезает под мышцей, поднимающей лопатку; надавите на точку, не позволяйте мышце убегать из под пальца

Лопатка-4
на линии медиального края лопаточной ости

Лопатка-5
медиальнее медиального края лопатки • на одном уровне с линией лежащей под лопаточной остью

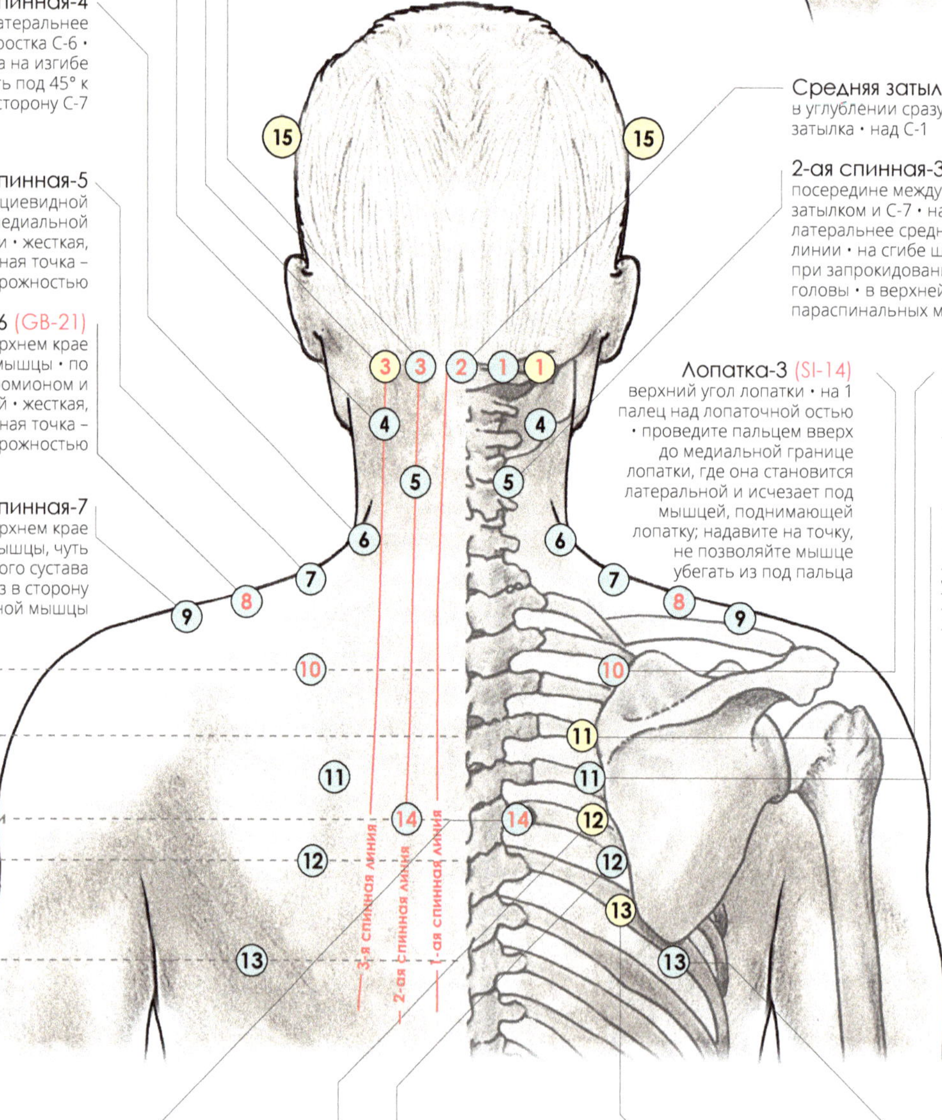

2-ая спинная-11 (BL-15)
на 1-1.5 пальца латеральнее остистого отростка Т-5 • на одном уровне с точкой по середине медиальной границы лопатки • в верхней точке параспинальных мышц

Лопатка-6
точка по середине медиальной границы лопатки

Лопатка-7
медиальнее медиального края лопатки • одна треть от нижнего угла к верхнему углу лопатки • на 1 палец ниже точки в середине медиальной границы лопатки

Лопатка-8
медиальнее медиального края лопатки • 1/5 от нижнего угла к верхнему углу лопатки • на 1 палец выше нижнего угла лопатки

Лопатка-9
под нижним углом лопатки и немного латеральнее • найдите тонкий, "скользский" мускул

Описание проблемы:

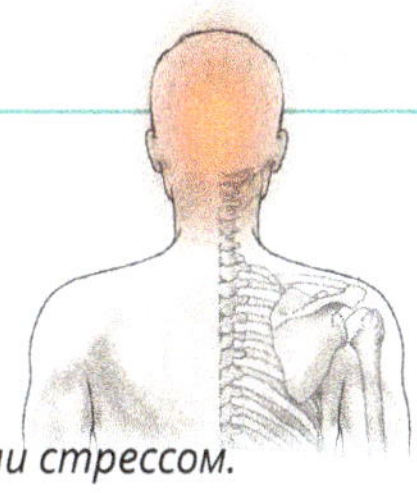

- *Боль ощущается во всей голове.*
- *Симптомы могут включать жесткость в шее, плечах, воротниковой зоне и в лопатках .*
- *Боль может причинять чрезмерное движение глаз одновременно с руками, плечами, лопатками или шеей. Порой боль может быть вызвана ментальным напряжением, эмоциональным напряжением или стрессом.*
- *При нарастании боли пациент становится чувствителен к резким движениям, громким звукам и яркому свету.*

Последовательность лечения

1. Организуйте спокойную обстановку

Притушите свет и/или задерните окна шторами при ярком наружном свете. Позвольте пациенту посидеть спокойно, без движения. Двигайтесь медленно, лечите медленно, говорите тихо и только то, что неоходимо для процесса. Убедитесь, что ваш пациент выпил достаточно воды и не испытывает жажды.

2. Лечение шеи и плеч

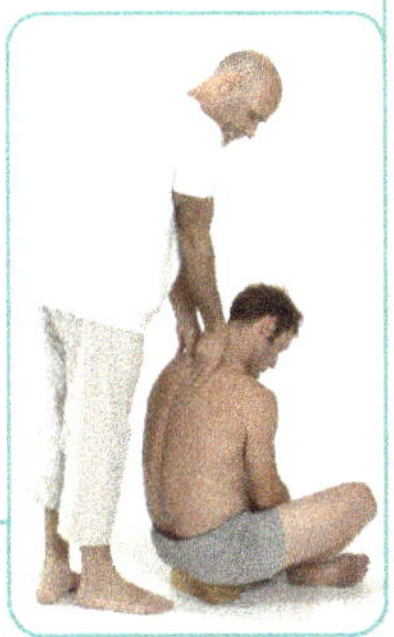

Попросите пациента сесть со скрещенными или выпрямленными ногами. Если пациенту неудобно на полу – предложите подушки или используйте кресло. Начните с массажа шеи, верхней части спины и между лопатками, используя любую знакомую вам технику массажа, но избегайте растяжек!

3. Точки акупрессуры

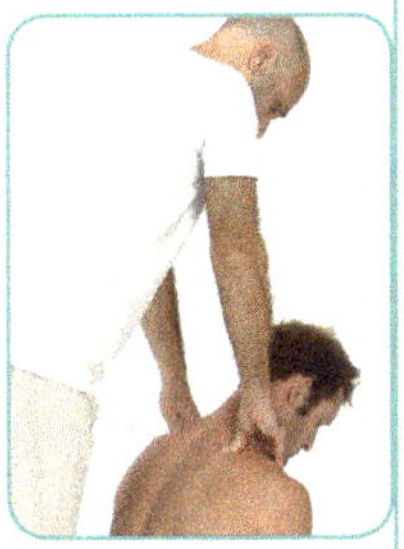

Первая фаза: Надавите поочередно на точки с (1) по (14), используя большой палец. Надавливайте на каждую точку от 10 до15 секунд. Точку (10) следует нажимать одновременно с обеих сторон. Повторяйте надавливание на точки до тех пор, пока не наступит улучшение, вплоть до 10 повторений. Прекратите работу, если точки стали чувствительными. Используйте силу давления, которая устраивает вашего пациента.

Вторая фаза: Надавите одновременно на точку (15), используя ладонь, не палец! Аккуратно надавите и потяните вверх на 5 секунд, затем отпустите и повтороте еще раз. Повторите это еще 3-4 раза, если пациенту это требуется. Эти точки крайне чувствительны – не передавливайте их. Проверьте работу альтернативных точек и работайте с наиболее эффективными из них. Используйте альтернативные точки вместе с основными, если это приносит желаемый результат.

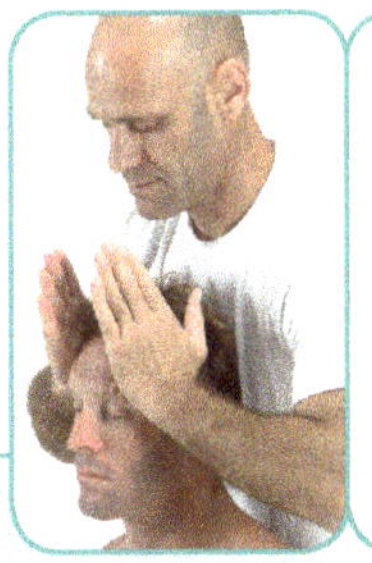

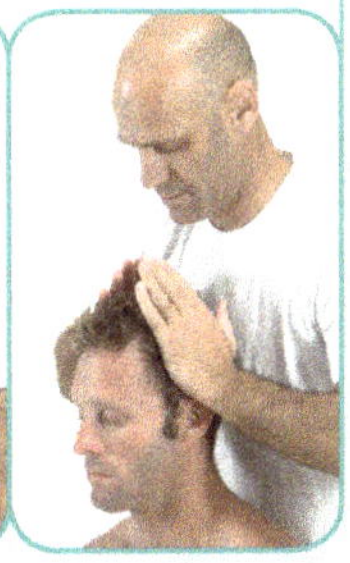

Необязательные дополнительные процедуры

4. Массаж лица

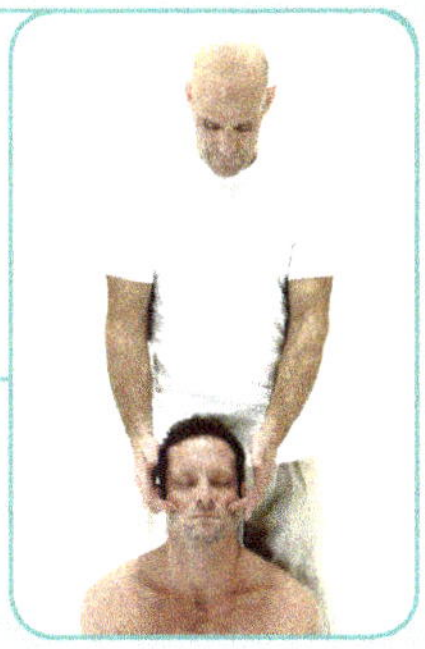

Следуя схеме лечения, вы можете продолжить сеанс массажем лица в положении сидя или лежа на спине.

5. Массаж рук и стоп

Следуя схеме лечения, вы можете продолжить сеанс общим массажем рук и стоп в положении сидя или лежа на спине.

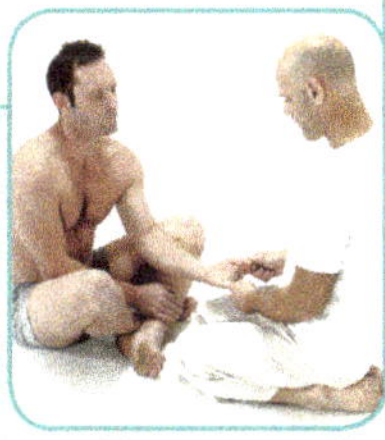

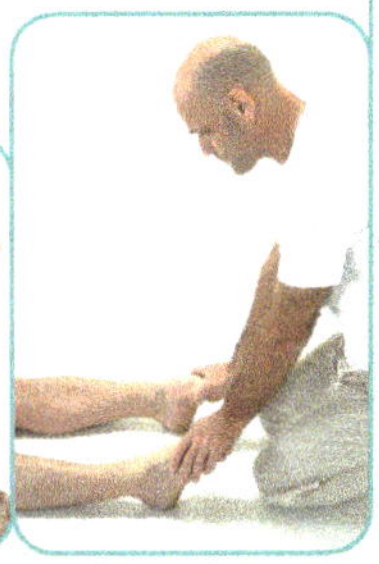

Меры предосторожности:

- *Проконсультируйтесь со специалистом в случаях острой боли или когда состояние пациента вам непонятно.*
- *Постарайтесь избегать движений головы пациента, так как любое движение головы может усугубить его головную боль.*
- *Не включайте свет и постарайтесь сохранять тихую обстановку. Говорите медленно и мягко.*
- *Убедитесь, что пациент выпил достаточно воды.*
- *Проводите лечение лишь при наличии головной боли – не используйте схему как профилактическое лечение.*
- *Использование данных схем в целях профилактики может привести к возникновению головной боли.*

Избранные терапевтические точки

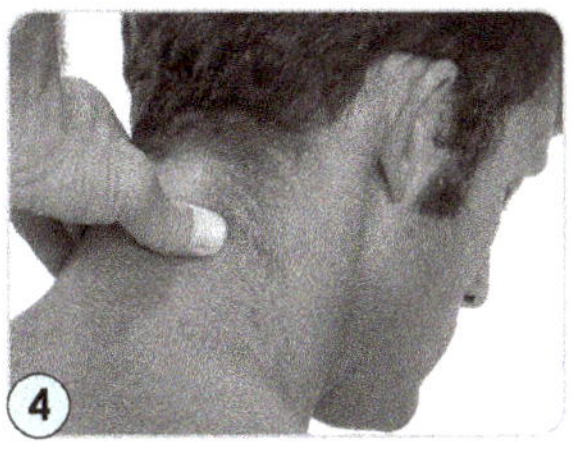

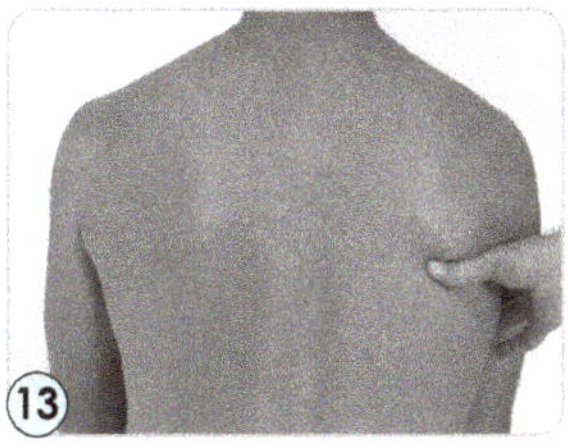

Схема - 4 ГОЛОВНЫЕ БОЛИ

Височная головная боль

● редко встречающееся состояние

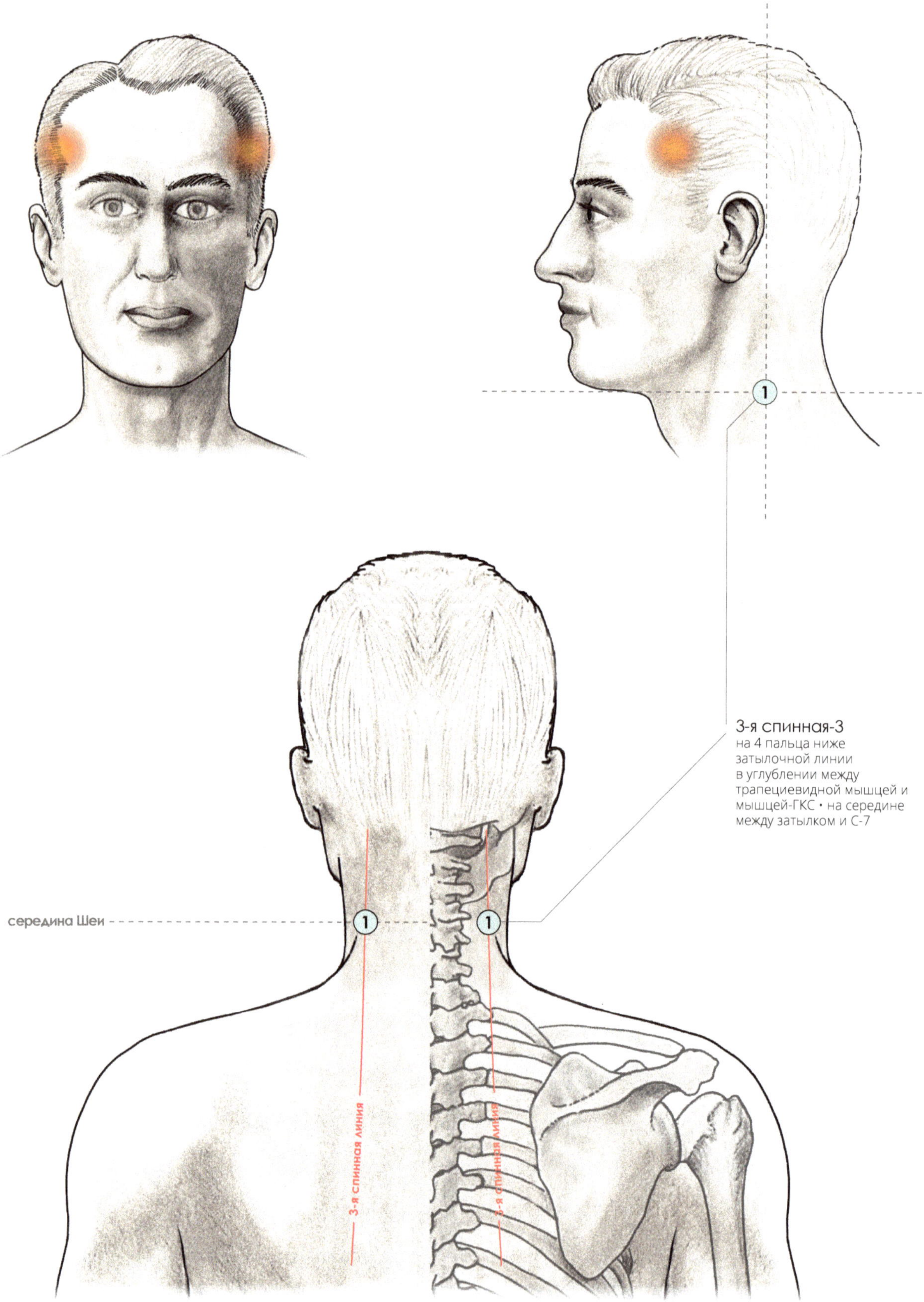

3-я спинная-3
на 4 пальца ниже затылочной линии в углублении между трапециевидной мышцей и мышцей-ГКС • на середине между затылком и С-7

Описание проблемы:

- *Боль ощущается в висках – с обеих сторон головы.*
- *Боль сконцентрирована в небольшой зоне между внешним краем глаза и ухом и не ощущается на большей части головы, как при прочих головных болях.*
- *Симптомы могут включать быстрые пульсирующие боли.*
- *При нарастании боли пациент становится чувствителен к резким движениям, громким звукам и яркому свету*

Последовательность лечения

1. Организуйте спокойную обстановку

Притушите свет и/или задерните окна шторами при ярком наружном свете. Позвольте пациенту посидеть спокойно с минимумом движений. Двигайтесь медленно, лечите медленно, говорите тихо и только то, что неоходимо для процесса. Убедитесь, что ваш пациент выпил достаточно воды и не испытывает жажды.

2. Лечение шеи и плеч

Попросите пациента сесть со скрещенными или выпрямленными ногами. Если пациенту неудобно на полу – предложите подушки или используйте кресло. Начните с массажа шеи, верхней части спины и между лопатками, используя любую знакомую вам технику массажа, но избегайте растяжек!

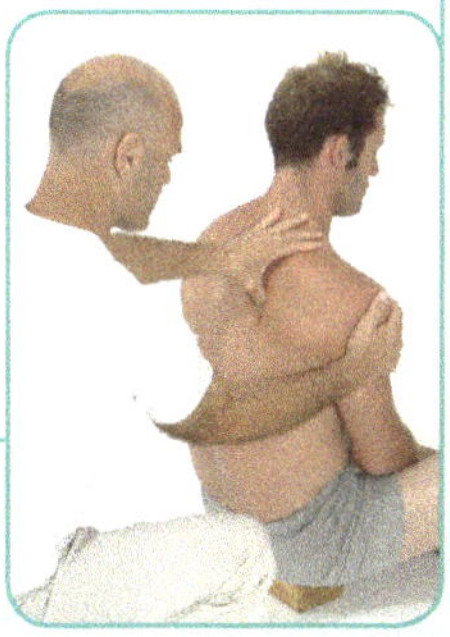

3. Точки акупрессуры

Надавите пальцем на точку (1) с той стороны, где ощущается боль или с обеих сторон, если боль двухсторонняя. Если боль с двух сторон – надавите с двух сторон одновременно несколько раз. Переплетите ваши пальцы в замок и надавите на точки большими пальцами на 10-15 секунд. Повторяйте надавливание на точки до тех пор, пока не наступит улучшение, вплоть до 10 повторений. Прекратите работу, если точки стали чувствительными. Используйте силу давления, которая устраивает вашего пациента.

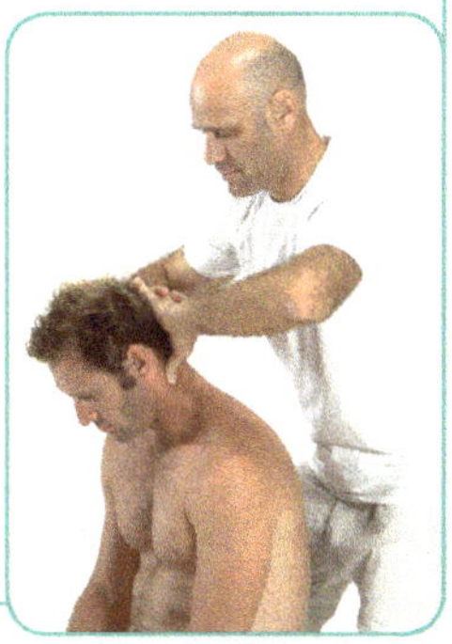

Необязательные дополнительные процедуры

4. Массаж лица

Следуя схеме лечения, вы можете продолжить сеанс массажем лица в положении сидя или лежа на спине.

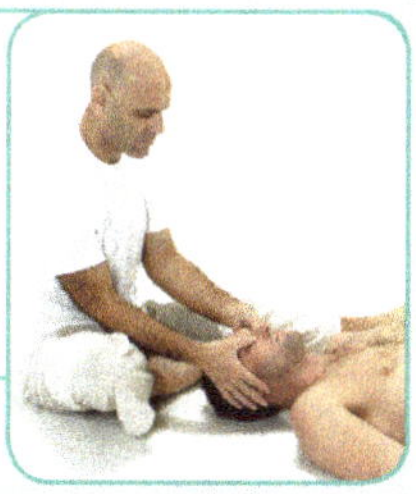

5. Массаж рук и стоп

Следуя схеме лечения, вы можете продолжить сеанс общим массажем рук и стоп в положении сидя или лежа на спине.

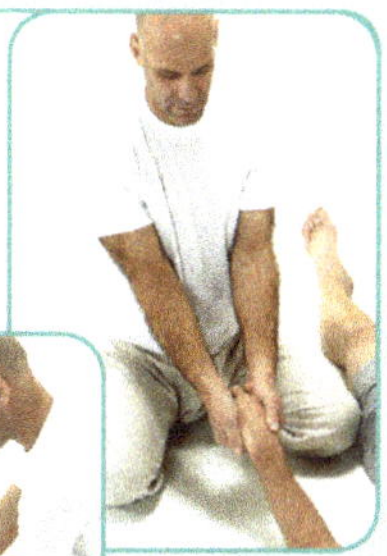

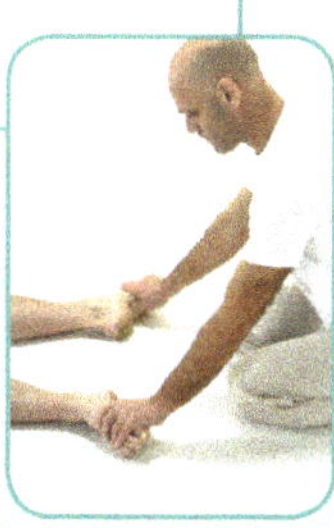

Проинструктируйте вашего пациента

Вы можете проинструктировать вашего пациента о том, как он может личить себя сам переплетенными пальцами в замок с надавливанием большими пальцами на обе точки одновременно.

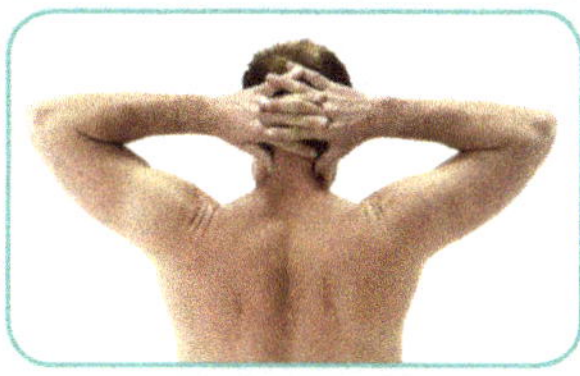

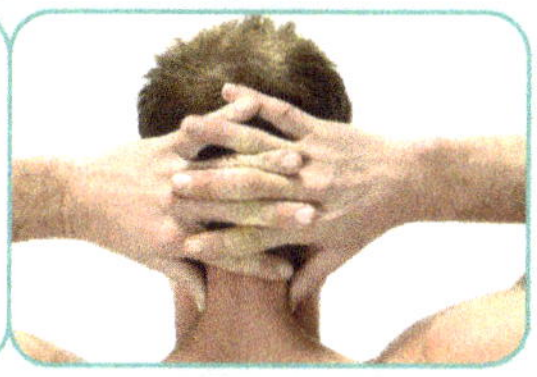

Меры предосторожности:

- *Проконсультируйтесь со специалистом в случаях острой боли или когда состояние пациента вам непонятно.*
- *Постарайтесь избегать движений головы пациента, так как любое движение головы может усугубить его головную боль.*
- *Не включайте свет и постарайтесь сохранять тихую обстановку. Говорите медленно и мягко.*
- *Убедитесь, что пациент выпил достаточно воды.*
- *Проводите лечение лишь при наличии головной боли – не используйте схему как профилактическое лечение.*
- *Использование данных схем в целях профилактики может привести к возникновению головной боли.*

Схемы лечения в этой главе

Схема - 5 **"Перекос рта (паралич Белла)"**
Схема - 6 **"Боль в челюсти (дисфункция ВНЧС)"**

Лечение лицевых патологий

Перекос рта и боль в челюсти (дисфункция ВНЧС) - не часто встречающиеся состояния. Схемы тайской акупрессуры могут лечить оба случая вполне эффективно. Выберите одну из двух схем, полагаясь на признаки, совпадающие с тайской диагностикой (смотрите диагностическую таблицу), не обращая внимания на западные диагностические определения. В любом случае, если симптомы вашего пациента совпали с симптомами, описанными в схемах тайской акупрессуры – попробуйте использовать эти схемы и оценить реакцию клиента. Если ваше давление приветствуется его телом, ваше лечение может быть очень эффективным. Если заметили любые улучшения, продолжайте!

Тайские схемы	Возможные патологии, послужившие первопричиной
Перекос рта (паралич Белла)	Дисфункция лицевого нерва (паралич Белла)
Боль в челюсти (дисфункция ВНЧС)	Дисфункция височно-нижнечелюстного сустава (ВНЧС)

Лицевые патологии

Дисфункция ВНЧС

Симптомы и дисфункции височно-нижнечелюстного сустава происходят из-за неправильного прилегания сустава, артрита или гипертонуса мышц вследствие стресса или перегрузки (когда жевание происходит лишь с одной стороны), а также стиснутых зубов во время сна. Симптомы могут включать боль и чувствительность в челюсти, скованность челюсти, ограничения и боль при широком открывании рта, болезненные щелчки в челюсти при жевании, боль в ушах, головные боли, боль в шее и верхнем отделе спины.

Дисфункция лицевого нерва (паралич Белла)

Временная слабость или паралич мышц с одной стороны лица по причине инфекции, сдавливания или воспаления лицевого нерва в месте, где он проходит через узкое отверстие в основании черепа. Воспаление чаще всего связано с вирусными инфекциями, такими как герпес, вирус Эпштейна-Барра или грипп, а так же связано с возбудителями болезни Лайма. Симптомы обычно проявляются в течение 1-2 недель с момента заражения вирусной инфекцией и исчезают сами со временем (от 3-х недель до 3 месяцев). Если симптомы исчезли без лечения, лицевая слабость может стать постоянной. Симптомы могут включать в себя обвисание одной стороны лица, скованность этой стороны, частичную или полную её неподвижность, затруднения при попытке закрыть один глаз полностью, а также потерю вкусовой чувствительности передней части языка с повреждённой стороны. Обычно без болевых ощущений.

Противопоказания и предупреждения

- **Давление на чувствительные линии и точки, которое приводит к появлению или усугублению симптомов.**
- **Надавливание, заставляющее пациента сжиматься или отстраняться от руки.**

Красный свет!

Если наблюдаются следующие симптомы, клиенту необходимо предложить обратиться к физиотерапевту для установления степени тяжести заболевания.

- **Недавно полученная травма.**
- **Симптомы заметны не только на лице, но и по всему телу.**
- **Постоянная или усиливающаяся боль.**
- **Постоянные внезапные боли, возникающие без видимых причин.**
- **Очень острые состояния.**
- **Любые нетипичные признаки.**

Выбор схемы – основные советы:

1. Проверьте, с чем именно вы имеете дело — с дисфункцией одной стороны лица или с болью в области челюстного сустава, возникающей при жевании или открывании рта.

2. Выберите одну схему

3. Начните лечение и убедитесь, что вы выбрали правильную схему.

По мере нажатия на точки обращайте внимание на реакцию пациента и проверяйте, являются ли точки выбранной вами схемы действительно соответственными и эффективными. Пожалуйста, не засыпайте пациента вопросами с самого начала! Позвольте ему сконцентрироваться на процессе глубже. Чаще всего ему потребуется некоторое время, чтобы понять и выразить (не всегда словами) эффективность точек, которые вы используете. Порой достоверную реакцию пациента вы сможете получить лишь на втором круге работы с точками. Используйте короткие вопросы типа «Здесь?» «Достаточно?» «Болезненно?». Если линии и точки приносят ожидаемые плоды, продолжайте работу - вы выбрали правильную схему.

СХЕМА 5 (СТРАНИЦА 46)	СХЕМА 6 (СТРАНИЦА 48)

Перекос рта (паралич Белла)

- Одна половина лица парализована по причине дисфункции или обвисания лицевых мышц. Могут так же наблюдаться сложности с глотанием и закрыванием глаза с этой стороны лица.
- Боль обычно отсутствует или незаметна.
- Данное состояние возникает внезапно и проходит само спустя несколько дней.
- Проблема может затронуть только глаз или только рот.

Боль в челюсти (дисфункция ВНЧС)

- Боль сконцентрирована в области точек и может распространяться на шею и плечи.
- Боль усиливается при жевании или широком открывании рта.
- Выраженная скованность челюстных мышц.
- Это состояние может быть вызвано продолжительным удержанием рта в открытом положении у дантиста, привычкой жевать одной стороной рта или постоянным сжиманием зубов во сне или в результате стресса.

ОБЛАСТЬ БОЛИ

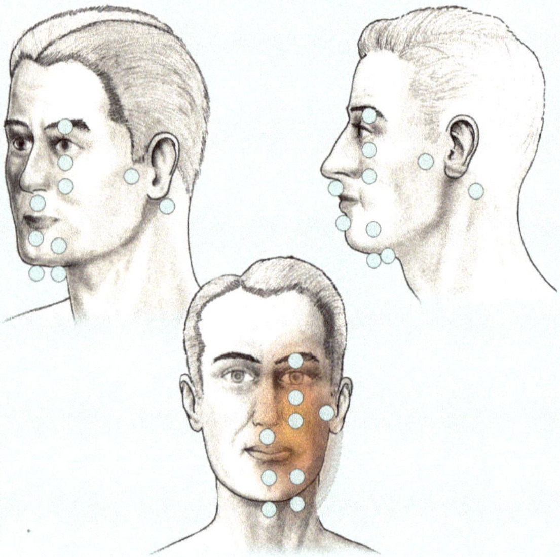

ОБЛАСТЬ БОЛИ

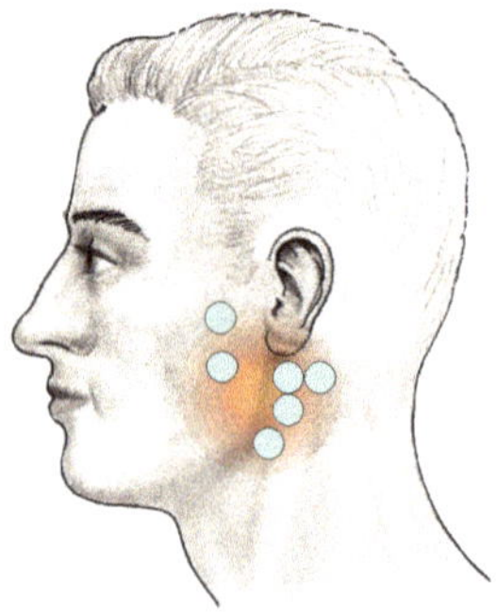

Схема - 5 ЛИЦО

Перекос рта (паралич Белла)

● редко встречающееся состояние

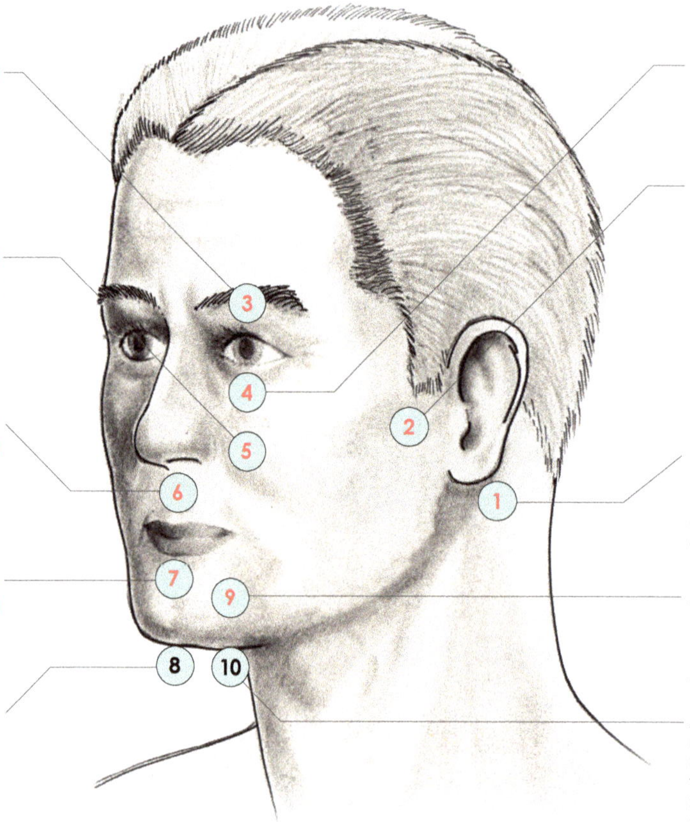

Средняя точка брови (Yuyao)
чувствительная точка в центре брови • точно над зрачком • на надглазничной дуге • надавите на выступающую вперёд часть кости или, как вариант, на нижнюю поверхность кости снизу вверх

Лицевая-2 (ST - 3)
точно под зрачком • на одном уровне с ноздрями • с латеральной стороны носогубного желобка, под костью

Центральная лицевая-3 (GV-26)
на расстоянии одной трети от носа к верхней губе (в желобке)

Центральная лицевая-4 (CV-24)
в углублении сразу над подбородком • надавливать вниз

Центральная лицевая-5
под подбородком • за нижней челюстью • на мягких тканях в основании ротовой полости (передняя двубрюшная мышца) • надавливание отдаёт в язык

Лицевая-1 (ST-2)
на 1 палец ниже зрачка • небольшое углубление в верхней челюсти (подглазничное отверстие)

Лицевая-9 (ST-7)
в небольшом углублении под скулой (скуловая дуга) • когда рот раскрыт широко, это углубление исчезает • на 1 палец по направлению к уху • проведите пальцем от носа под скулой в направлении уха и остановитесь на расстоянии 1 пальца до уха • перед мыщелковым отростком нижней челюсти • отдает в зубы, рот, нос, глаза, виски

Сосцевидный отросток (GB-12)
чуть позади и ниже относительно нижнего края сосцевидного отростка • надавите на ГКС-мышцу

Лицевая-3 (Jiachengjiang)
на 1 палец латеральнее Центральной лицевой-4 • выше подбородка, над подбородочным отверстием • надавливать вниз

Лицевая-4
под подбородком (точка 9) • за нижней челюстью • на мягких тканях в основании ротовой полости (передняя двубрюшная мышца) • надавливание отдаёт в язык

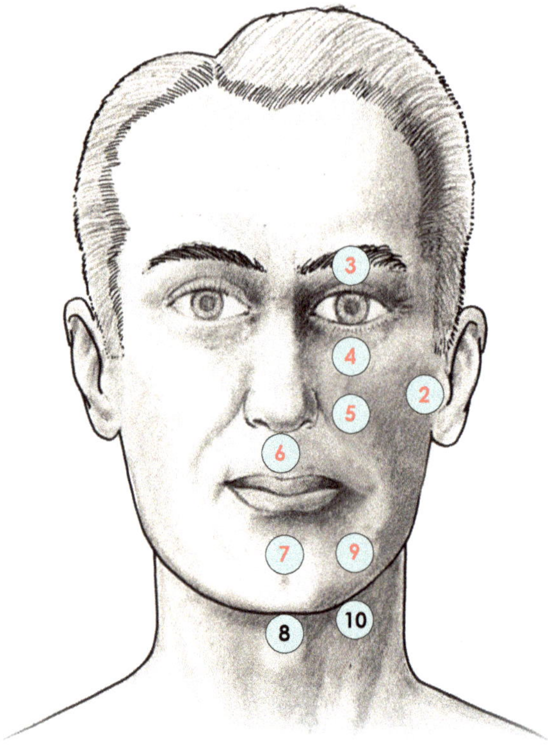

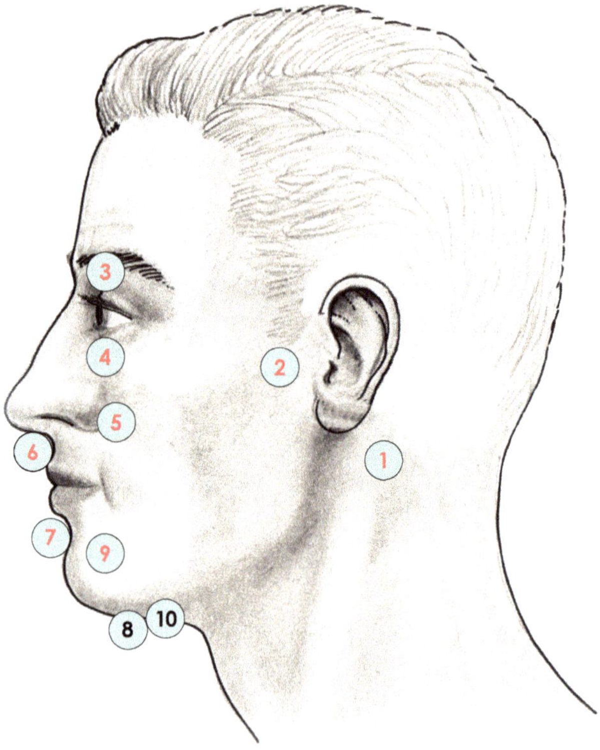

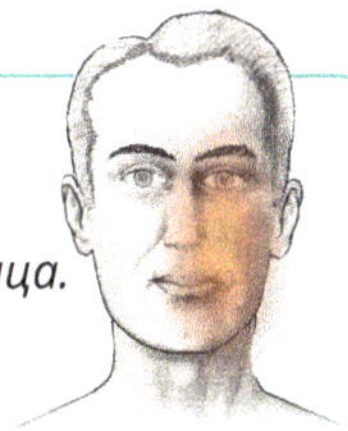

Описание проблемы:

- *Одна половина лица парализована по причине дисфункции или обвисания лицевых мышц. Могут также наблюдаться сложности с глотанием и закрыванием глаза с этой стороны лица.*
- *Боль обычно отсутствует или незаметна.*
- *Данное состояние возникает внезапно и проходит само спустя несколько дней. Однако симптомы могут наблюдаться дольше, требуя долгосрочного лечения продолжительностью в несколько месяцев.*
- *Лечение ускорит восстановление и предотвратит возможные необратимые повреждения.*
- *Проблема может затронуть только глаз или только рот (см. пункт 1 «последовательности лечения»).*

Последовательность лечения

1. Точки акупрессуры

Надавите поочерёдно на точки с (1) по (10), используя большой палец. Повторяйте надавливание на точки до тех пор, пока не наступит улучшение, вплоть до 10 повторений. Прекратите работу, если точки стали чувствительными. Используйте силу давления, которая устраивает вашего пациента. Когда проблема затрагивает только глаз, используйте только точки с (1) по (4). Если проблема затрагивает только рот, пропустите точки (3) и (4).

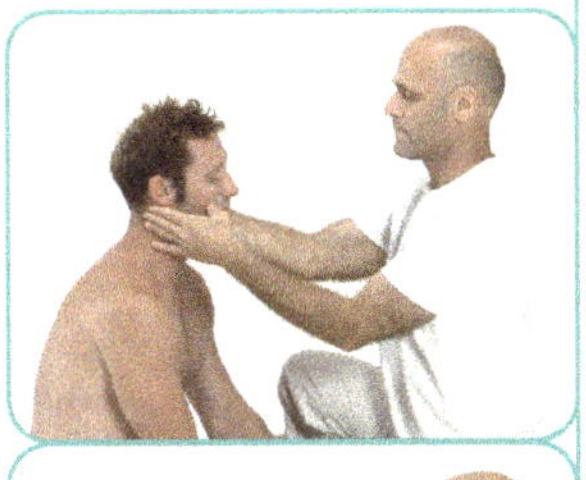

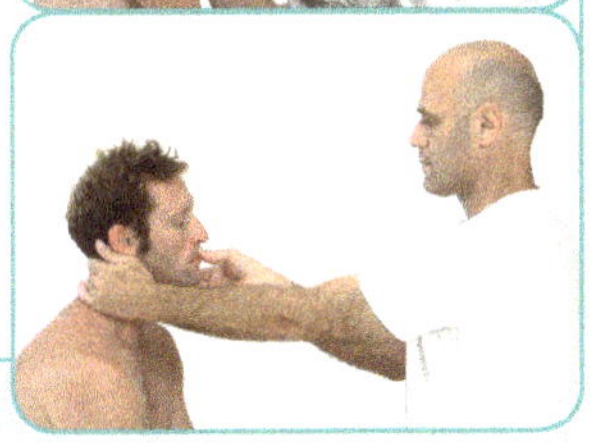

4. Лечение шеи и плеч

Полный вариант общего массажа шеи, плеч, верхней части спины и зоны лопаток может иметь очень благотворный эффект.

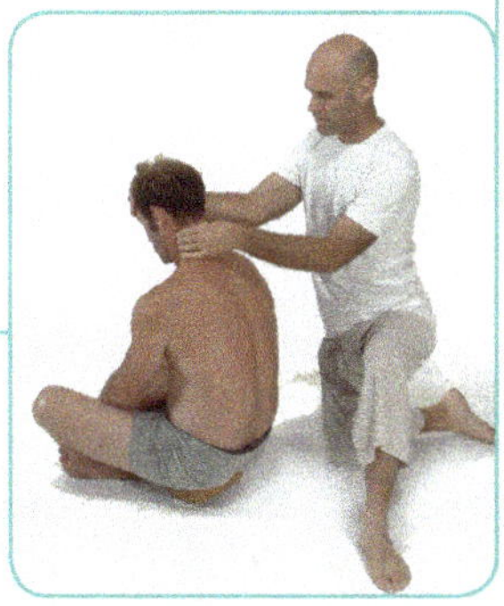

Меры предосторожности:

- *Проводите лечение лишь после диагностики, проведенной специалистом.*
- *Проводите лечение ежедневно до восстановления. В хронических неострых состояниях проводите лечение дважды в неделю.*
- *Не проводите лечение, пока у пациента не прошли болевые ощущения после прошлого сеанса (если таковые имелись).*

Необязательные дополнительные процедуры

2. Растяжка лица

Используйте вашу руку, чтобы мягко потянуть кожу от носа к уху, скользя рукой по лицу пациента. Повторите несколько раз. Вы также можете провести указательным пальцем в направлении от носа к уху, при этом палец идёт под скулой непосредственно вдоль неё.

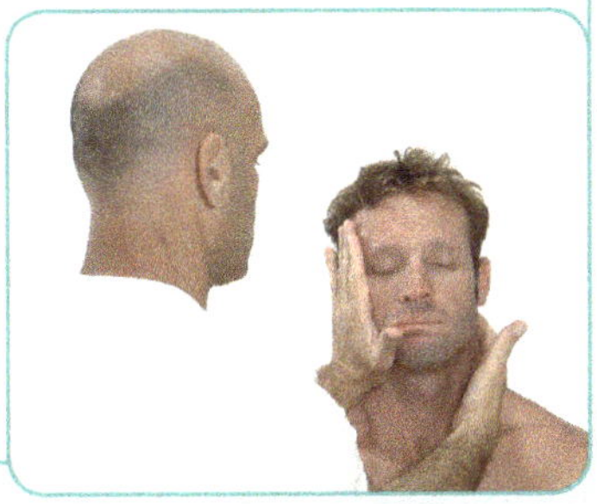

3. Массаж лица

Следуя схеме лечения, вы можете продолжить сеанс полным массажем лица.

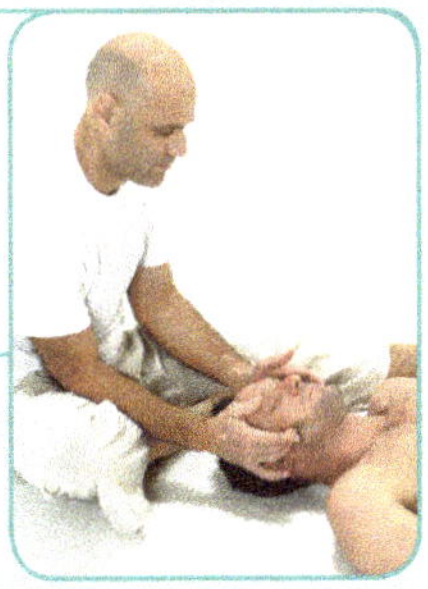

Избранные терапевтические точки

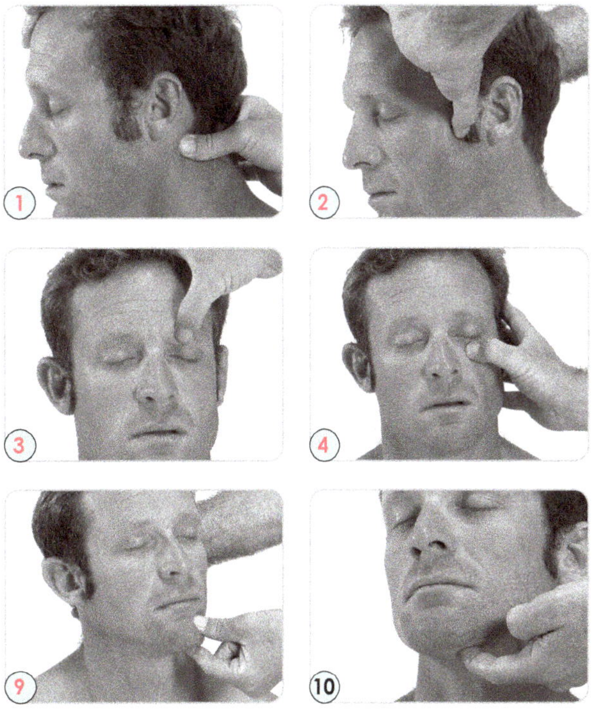

Схема - 6 ЛИЦО

Боль в челюсти (дисфункция ВНЧС)

●● часто встречающееся состояние

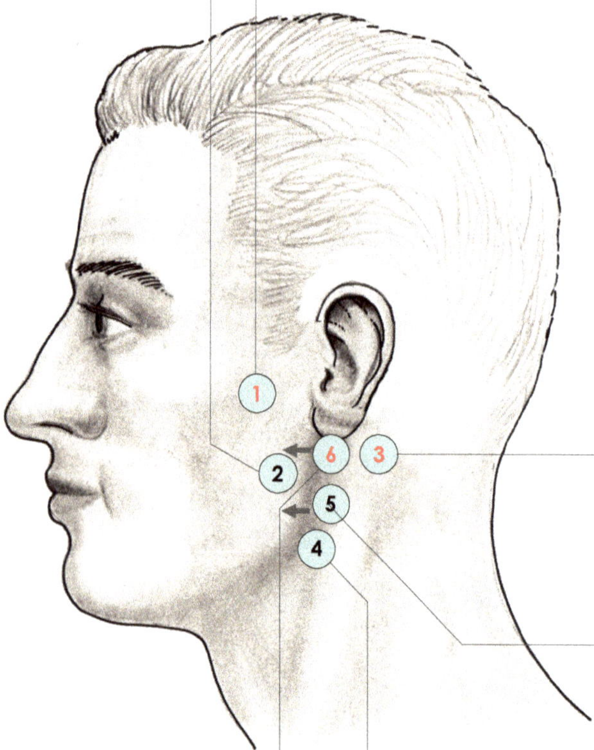

Лицевая-8
точно на 1 палец ниже Лицевой-9 • точно под уровнем мочки уха • на 1 палец ближе вперёд относительно заднего края нижней челюсти • найдите маленькую жёсткую мышцу (мышца смеха)

Лицевая-9 (ST-7)
в небольшом углублении под скулой (скуловая дуга) • когда рот раскрыт широко – это углубление исчезает • на 1 палец по направлению к уху • проведите пальцем от носа под скулой в направлении уха и остановитесь на расстоянии 1 пальца до уха • перед мыщелковым отростком нижней челюсти • отдает в зубы, рот, нос, глаза, виски

Сосцевидный отросток (GB-12)
чуть позади и ниже относительно нижнего края сосцевидного отростка • надавите на ГКС-мышцу

Лицевая-6
на заднем краю нижней челюсти • над Лицевой-5 • поместите кончик вашего пальца между нижней челюстью и ГКС-мышцей и надавите на кость

Лицевая-7 (TW-17)
в углублении между нижней челюстью и ГКС-мышцей • точно под уровнем сосцевидного отростка • надавите на челюсть

Лицевая-5
на заднем углу нижней челюсти или чуть-чуть над ним • проведите кончиком пальца между нижней челюстью и ГКС-мышцей и потяните кость на себя, ощущая сопротивление

Описание проблемы:

- *Боль сконцентрирована в области точек и может распространяться на шею и плечи.*
- *Боль усиливается при жевании и мешает широкому раскрыванию рта.*
- *Выраженная скованность челюстных мышц.*
- *Это состояние может быть вызвано продолжительным удержанием рта в открытом положении у дантиста, привычкой жевать одной стороной рта или постоянным сжиманием зубов во сне или в результате стресса.*

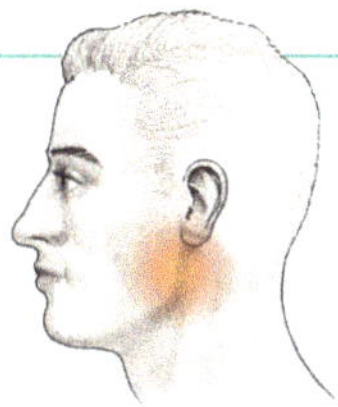

Последовательность лечения

1. Точки акупрессуры

Надавите поочерёдно на точки с (1) по (6), используя большой палец. Работайте с точкой (4) следующим образом: поместите ваш указательный палец за нижнюю челюсть и используйте его как крючок, чтобы потянуть кость на себя (смотрите фото). Повторяйте надавливание на точки до тех пор, пока не наступит улучшение, вплоть до 10 повторений. Прекратите работу, если точки стали чувствительными. Используйте силу давления, которая устраивает вашего пациента.

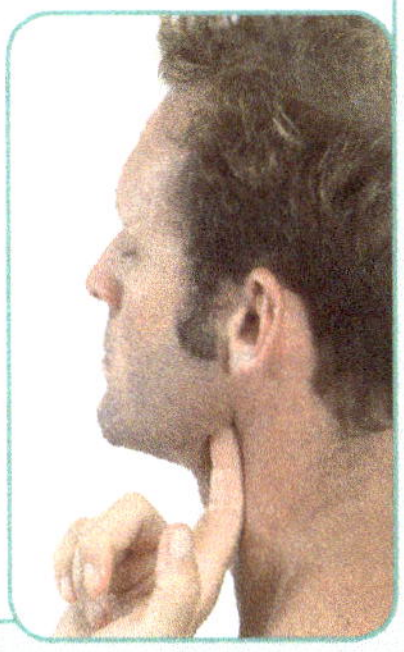

Меры предосторожности:

- *Проконсультируйтесь со специалистом в случаях острой или неясной боли в челюсти.*
- *Проводите лечение ежедневно до восстановления. В хронических неострых состояниях проводите лечение дважды в неделю.*
- *Не проводите лечение, пока у пациента не прошли болевые ощущения после прошлого сеанса (если таковые имелись).*

Избранные терапевтические точки

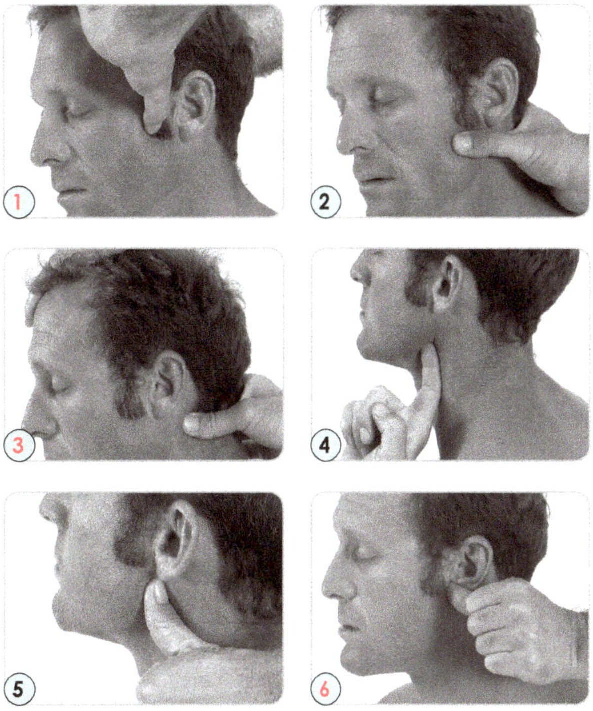

Необязательные дополнительные процедуры

2. Массаж лица

Следуя схеме лечения, вы можете продолжить сеанс полным массажем лица.

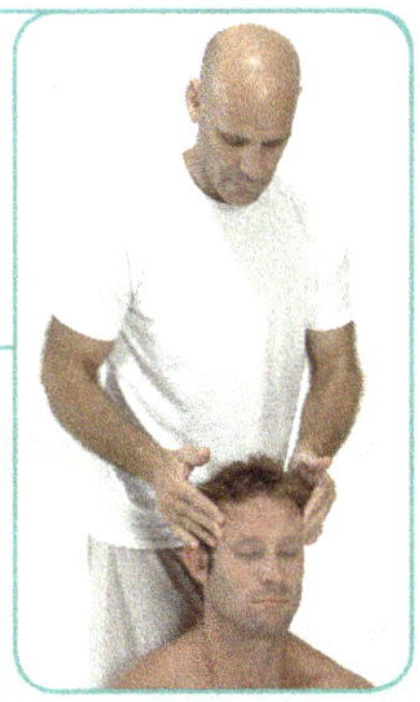

3. Лечение шеи и плеч

Полный вариант общего массажа шеи, плеч, верхней спины и зоны лопаток может иметь очень благотворный эффект.

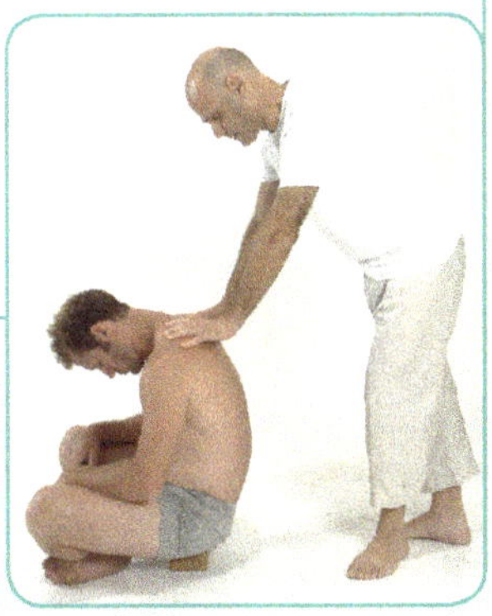

Схемы лечения в этой главе

Схема - 7 **"Растяжение шеи"**

Схема - 8 **"Жёсткая шея"**

Схема - 9 **"Боль в шее при повороте головы 1"**

Схема - 10 **"Боль в шее при повороте головы 2"**

Лечение шейных патологий

Боли в шее – крайне распространённое явление, уступающее разве что болям в пояснице. Роль шеи заключается в поддержке головы, предоставляя широкий спектр движений, что подвергает мышцы и связки сильнейшим нагрузкам. Шейный отдел позвоночника также меньше защищён по сравнению с грудным и поясничным отделами и может быть целью для множества повреждений: неправильные постуральные привычки, постуральные отклонения, стресс, регулярное перенапряжение, а также повреждения и травмы могут быть первопричинами дисфункций шеи. Подавляющее большинство болей в шее могут быть успешно сняты Тайскими схемами. Тяжёлые состояния, включающие серьёзные патологии шейных позвонков, которые не требуют хирургического вмешательства, также будут хорошо поддаваться лечению Тайскими схемами, однако терапевтический эффект будет проявляться медленнее и будет не так ярко выражен. Выберите одну из четырёх схем, опираясь на симптомы, соответствующие Тайской диагностике (смотреть диагностическую таблицу), независимо от определения состояния, принятого в западной медицине. В случае совпадения симптомов, описанных пациентом с тем, что указано в одной из схем, попробуйте использовать данную схему и понаблюдайте за реакцией пациента. Если ваше воздействие приветствуется его телом – ваше лечение может принести прекрасные результаты. Если заметили улучшение – продолжайте.

Тайские схемы	Возможные патологии, послужившие первопричиной
Растяжение шеи	Повреждение шейных связок (хлыстовая травма) Растяжение мышц Растяжение связок позвоночника Гипертония и миофасциальные триггерные точки Грыжа межпозвоночного диска Артроз шейного отдела позвоночника (спондилез) Шейный фасеточный синдром Стеноз шейного отдела позвоночника Кривошея Шейный Кифоз Синдром «компьютерной шеи» (шея сильно наклонена вперёд) Гиполордоз
Жесткая шея	Растяжение мышц Растяжение связок позвоночника Гипертония и миофасциальные триггерные точки Грыжа межпозвоночного диска Шейный фасеточный синдром Артроз шейного отдела позвоночника (спондилёз) Стеноз шейного отдела позвоночника Шейный Кифоз Синдром «компьютерной шеи» (шея сильно наклонена вперёд) Гиполордоз
Боль в шее при повороте головы I	Гипертония и миофасциальные триггерные точки Растяжение мышц Растяжение связок позвоночника Шейный фасеточный синдром Артроз шейного отдела позвоночника (спондилёз)
Боль в шее при повороте головы 2	Гипертония и миофасциальные триггерные точки Кифоз

Шейные патологии:

Обычно боль в шее означает, что мы имеем дело больше, чем с одной патологией или с каким-то одним изменением в тканях.

Шейный фасеточный синдром

Повреждённые, раздражённые при травме края суставов, постуральные отклонения и дегенерация позвоночных дисков. Симптомы включают боль в шее и, возможно, отражённую боль в трапециевидных мышцах, лопаточной зоне, руках и голове. Боль по утрам типична, как и боль при определённых положениях тела. Боль усиливается при разгибании и боковом сгибании, но больше всего, когда дужки позвонков оказываются в «сжатом» положении (поворот + боковое сгибание в ту же сторону).

Грыжа межпозвоночного диска и поражение нервов из-за межпозвонковой грыжи (радикулопатия)

Из-за грыжи дисков передавливаются связки и чаще всего близлежащий нервный корешок или дуальный мешок позвоночника. Грыжа или смещение диска может быть результатом травмы или результатом развивающейся дегенерации, связанной с процессом старения; она может быть обусловлена плохими постуральными привычками, приводящими к натяжению шеи, а также перенапряжением или незначительными травмами в прошлом. Серьёзные проблемы (необратимые неврологические повреждения) могут быть вызваны продолжительным раздражением нерва. Прямая (центральная) грыжа с прямым давлением на твёрдую мозговую оболочку и позвоночник может привести к моторной или сенсорной неврологической недостаточности. Симптомы могут быть хроническими или острыми и могут включать боль в шее, верхней части спины и лопаточной зоне. Диапазон движений шеи может быть сильно ограничен, а сами движения в определённых направлениях болезнены - с возможными «прострелами», отдающими в плечи и руки и/или вызывающими онемение в пальцах, вспышки боли, жара или холода, уходящие в нижнюю часть тела и вызывающие затруднения при ходьбе. Возможно, что симптомы ощущаются только в предплечьях и руках, усиливаясь при определённых положениях шеи.

Артроз шейного отдела позвоночника (спондилёз)

Дегенерация суставов вследствие естественного износа и процесса старения включает в себя и хрящи фасеточных суставов шейного отдела позвоночника, и межпозвонковые диски и связки, вызывая воспаление и дестабилизируя суставы, что приводит к образованию остеофитов и повышению давления на нервные корешки и позвоночник. Остеоартроз обычно проявляется в пятом, шестом и седьмом позвонке, поскольку именно на них приходится основная нагрузка, вызванная неправильным положением шеи. Хронические симптомы включают жёсткость, болезненность шеи и вешнего отдела спины, ограничение диапазона движений, также иногда боль, отдающуюся в руках. Острые симптомы в тяжёлых случаях включают сильные боли с сильными ограничениями в движениях в некоторых направлениях, возможные боли в руках и/или голове, слабость определённых групп мышц, изменение в рефлексах, онемение, паралич и покалывания. На поздних стадиях позвонки могут срастись вместе в жёсткую связку, удерживая шею в постоянно согнутом положении.

Стеноз шейного отдела позвоночника

Стеноз шейного отдела позвоночника — это естественное осложнение спондилёза или хронического последствия травмы. Это хроническое сужение одного или более спинномозговых отверстий и/или одного или нескольких мест в позвоночном канале, вызванное утолщением позвонков или ростом остеофитов. Сужение спинномозговых отверстий создаёт давление на нервный корешок, а сужение позвоночного канала – на позвоночный столб. Подобная ситуация может приводить к серьёзным последствиям, когда давление на нервный корешок или позвоночный столб достаточно ощутимо для создания прогрессирующей неврологической недостаточности, которая, в свою очередь, может привести к необратимому повреждению, если источник давления не устранён вовремя при помощи хирургического вмешательства. Задержка с лечением в несколько недель может привести к необратимым неврологическим повреждениям. Позвоночный стеноз встречается в основном у людей после 50. Но и в более молодом возрасте при повреждении позвоночника или сужении позвоночного канала риск велик. Симптомы могут появляется постепенно или не проявляться совсем в зависимости от места и силы давления на нерв. Симптомы включают боль в шее, верхнем отделе спины, зоне лопаток, а также онемение, слабость или боль в руках и/или ногах. Затруднения при ходьбе с простреливающей болью, жаром или холодом, отдающими в нижнюю часть тела и обе ноги – знак серьёзного давления на позвоночный столб. Дисфункция кишечника и мочевого пузыря (недержание) – считаются очень серьёзными и могут стать необратимыми. В подобных случаях операция неизбежна.

Хлыстовая травма

Значительные или незначительные травмы шеи чаще всего происходят в результате дорожно-транспортных происшествий и приводят к повреждению мышц, связок, дисков, фасеточных суставов и, возможно, смещению суставов, растяжению позвоночного столба и повреждениям мозга.

Симптомы варьируются в зависимости от тяжести полученной травмы и могут включать боль в шее, головные боли, боль в плечах или между лопаток, боль в пояснице, боль или онемение в руке и/или ладони, головокружение, звон в ушах, размытое зрение, сложности с концентрацией или вспоминанием, нарушения сна, усталость и даже паралич.

Кривошея
Голова повёрнута в сторону с мышечным спазмом с одной стороны шеи вследствие незначительной травмы, стресса или перенапряжения. Острые случаи включают сложности с удержанием шеи в прямом положении ввиду слабости мышц-стабилизаторов шеи. При хронических состояниях тело поддерживает постуральные отклонения. Кривошея может быть результатом генетических нарушений нервной системы. Детская кривошея может быть вызвана поворотом головы плода на поздних стадиях беременности, что приводит к мышечной и суставной деформациям. Симптомы включают скованность, боль, ограниченный диапазон движений при положении головы, зафиксированной в небольшом повороте на бок.

Растяжения позвоночных сухожилий
Легкие или сильные надрывы связок вследствие травмы при перерастяжении или лёгкого, но повторяющегося перерастяжения при занятиях спортом или другой активной физической деятельностью. Вывихи связок могут приводить к хроническим состояниям ослабленности, сопровождающимся скованностью мышц, нестабильностью суставов и их износу. Симптомы могут включать боль и жёсткость в шее, боль в плечах или в межлопаточной области, ограничения и болезненные ощущения при движении. Растянутые связки могут приводить к головным болям, болям в груди и руках.

Растяжение мышц
Сильное перерастяжение мышц вокруг позвоночника вследствие легкой травмы, и возможно хроническая скованность мышц и боль. Микро-надрывы мышечной ткани и фасции, которые не были полностью вылечены – могут приводить к жесткости, боли, ограниченному радиусу движений и появлению чувствительных точек и областей.

Гипертония мышц и миофасциальные триггерные точки
Напряжённость мышц шейного отдела позвоночника ввиду плохих постуральных привычек, постуральных нарушений, повторяющегося перенапряжения и микротравм мышечных тканей и оболочек приводит к скованности, болезненности и ограничениям подвижности. Болезненные натяжения/растяжки этих мышц могут сообщаться мышечным тканям и оболочкам, провоцируя боль в шее, верхней части спины, плечах и лопатках. Гипертония мышц может так же указывать на серьёзные патологии позвоночника.

Кифоз (горб)
Увеличенный кафолический изгиб, причиной которого может служить генетическое предрасположенность, общие системные отклонения (остеопороз, ревматоидный артрит, болезнь Шеермана-Мау), плохая осанка и/или пожилой возраст. Кифоз может быть первопричиной различных специфических и неспецифических патологий, приводящих к таким симптомам, как: усталость, боль в шейном и грудном отделах позвоночника и отражённая боль в лопатках, плечах и руках.

Синдром компьютерной шеи («Выдвинутая голова»)
Нижняя часть шеи согнута вперёд (сгибание), в то время как голова запрокинута назад (разгибание) вследствие плохих хронических постуральных привычек, вызывающих ослабление мышц грудного отдела. Триггерные точки шейного и грудного отделов провоцируют боль в шее, верхней части спины и груди, эта боль может отдаваться в голове и челюсти. Поза «выдвинутой головы» может быть первопричиной многих шейных патологий.

«Шея военного» (Гиполордоз)
Потеря шейного лордоза вследствие травмы (хлыстовой травмы, падения или хирургического вмешательства) обычно является временным отклонением по причине защитного мышечного спазма или генетической предрасположенности, или просто плохих постуральных привычек. «Шея военного» обычно сопровождается гипертонией мышц и миофасциальными триггерными точками и может быть также причиной фасеточного раздражения суставов, дегенерации дисков и грыж.

Предупреждения

Острые состояния, относящиеся к шее (особенно вследствие травм), могут требовать медицинского вмешательства в течение часов с момента проявления. Некоторые ухудшающиеся состояния, связанные с шеей, требуют хирургического вмешательства в первые дни или недели для предотвращения необратимых неврологических повреждений. Такие состояния необязательно связаны с болью в шее. Слабость в ногах при ходьбе, к примеру, может указывать на серьёзное давление в шейном отделе позвоночника. При лечении острых состояний, связанных с шеей (только с разрешения лечащего врача), работайте медленно и крайне осторожно и не делайте растяжек!!!

Сильное надавливание, используемое в схемах Тайской акупунктуры, может не подойти в случае острых состояний - таких, как хлыстовая травма, сопровождаемая воспалительными процессами или ярко выраженным защитным спазмом мышц. Травмы типа хлыстовой могут проявляться в тяжёлой или умеренной форме. Воздержитесь от работы в моменты обострения (первые 3 дня после травмы шеи), когда боль и мышечные спазмы особо ярко выражены. Проводите лечение в подострой фазе, когда боль и спазмы ослабли и только после осмотра состояния пациента у специалиста и с его разрешения.

Будьте крайне бдительны и деликатны, когда надавливаете пальцами на шею пациента, которому уже исполнилось 60 (особенно если это женщина), так как есть риск повредить кровеносные сосуды или суставы, находящиеся в плачевном состоянии вследствие дегенерации вызванной остеоартритом, остеопорозом или ревматоидным артритом, которые часто связаны с повреждением верхнего отдела шеи в районе С-2.

Ухудшающееся состояние спинального стеноза может стать серьёзной патологией, требующей обследования и лечения у специалиста. Хирургическое вмешательство может стать неизбежным. Акупрессурные точки могут быть неэффективны в случаях спинального стеноза, но если ваш пациента был обследован и ему не была назначена операция, то определённо стоит попробовать провести несколько сеансов акупрессурного лечения. Лечение в основном принесёт краткосрочные облегчения, но также может дать и долгосрочные результаты.

Ситуации, связанные с грыжей межпозвоночных дисков, могут вызывать серьёзные патологии, несмотря на то, что межпозвоночные грыжи часто не проявляют симптомов. Некоторые терапевты полагают, что дисковое раздражение связок и мышц без ущемления нервных корешков – основная причина болей в шее. Раздражённые связки и мышцы могут быть источником боли. Совсем необязательно, что боль вызывает именно раздражённый или ущемлённый нервный корешок. Когда раздражён нервный корешок, ощущается неприятная постоянная ноющая боль или покалывания вдоль рук в определённых зонах. Эти ощущения могут быть эпизодическими или длиться периодами в несколько недель или даже лет, в зависимости от степени выпячивания грыжи. В подобных ситуациях приступайте к лечению только с допуска медицинского специалиста. Улучшения в подобных случаях могут наступать очень медленно и потребовать немало сессий. Лечение может вообще не принести плодов, если речь идет о долгосрочном хроническом случае.

Противопоказания и предупреждения

- **Прямое надавливание на выраженный защитный спазм мышц**
- **Прямое надавливание на воспалённые ткани**
- **Надавливание на чувствительные точки или линии, которое приводит к появлению или усилению симптомов**
- **Надавливание, заставляющее пациента сжиматься или отстраняться от руки**
- **Сильное надавливание на шею пожилого пациента (за 60)**

Красный свет!

Если наблюдаются следующие симптомы, пациенту необходимо предложить обратиться к физиотерапевту для обследования.

- **Недавно перенесённая травма**
- **Постоянная или прогрессирующая боль**
- **Устойчивая боль, которая появилась внезапно и без видимой причины**
- **Непрерывная пульсирующая или ноющая боль, ощущение покалывания или жара, отдающее вниз по руке (особенно когда обе руки опущены) или онемение и покалывание пальцев (особенно если в обеих руках) – могут быть сигналом о серьёзном ущемлении нервного корешка.**
- **Ярко выраженная жёсткость шеи и ограничения в подвижности (особенно при наклонах вперёд), сопровождаемые головными болями, могут быть сигналом о менингите.**
- **Любые острые состояния**
- **Необычные признаки**

Следующие симптомы могут говорить о неврологической проблеме:

- **Головная боль**
- **Головокружения**
- **Звон в ушах или затуманенный взгляд**
- **Если сложно сконцентрироваться или вспоминать**
- **Раздражительность, беспокойный сон, утомлённость**
- **Ноющая боль, онемение или слабость в руках и ногах, без существенной боли в шее**
- **Потеря силы, жёсткость ног или проблемы при ходьбе**
- **Стреляющая боль, жар или холод, отдающие вниз по телу и в ноги**
- **Смена в работе мочевого пузыря или кишечника, особенно появление недержания мочи**
- **Стреляющая боль, отдающая в плечи, лопатки и дальше в руку или онемение, или покалывание в пальцах**

Выбор схемы – основные советы:

1. Определите область боли и положение/движение, которое её создаёт или усиливает.

Попросите пациента:

Наклонить голову вперёд и коснуться подбородком груди.

Разогнуть шею назад, запрокинув голову.

Повернуть лицо влево и вправо.

Когда вследствие предложенных манипуляций боль проявилась – попросите пациента указать точнее место, где он чувствует боль.

Определение боли таким методом более точное.

2. Выберете одну схему

Выяснив место боли и движение, которое её создаёт, вы можете выбрать соответствующую схему.

3. Начните лечение и удостоверьтесь, что вы выбрали правильную схему

По мере нажатия на точки обращайте внимание на реакцию пациента и проверяйте, являются ли точки выбранной вами схемы соответственными и эффективными. Пожалуйста, не засыпайте пациента вопросами с самого начала! Позвольте ему сконцентрироваться на процессе глубже. Чаще всего ему потребуется некоторое время, чтобы понять и выразить (не всегда словами) эффективность точек, которые вы используете. Порой вы можете получить полезную для себя оценку от пациента лишь в момент работы с конкретной точкой. Используйте короткие вопросы типа «Здесь?» «Достаточно?» «Болезненно?». Если линии и точки приносят ожидаемые плоды – продолжайте работу, вы выбрали правильную схему.

Как найти С-7

При движении пальцев по центральной линии шеи первый позвонок, который вы почувствуете будет С-6. Если ваш пациент запрокинет голову, данный позвонок перестанет прощупываться. Следующий за ним позвонок – С-7. Его гораздо проще почувствовать, и он продолжит прощупываться при запрокидывании головы. При повороте головы С-7 будет немного вращаться, тогда как Т-1, следующий позвонок – нет.

СХЕМА 7 (СТРАНИЦА 58)

Растяжение шеи

- Хроническая или острая боль в месте любой точки схемы, но больше всего в зоне позвонка С-7 и над верхним углом лопатки
- Обычно боль ощущается с двух сторон, но с одной стороны сильнее, чем с другой.
- При внимательном осмотре боль в шее не проявляется выше С-7.
- Обычно боль отдаёт в точки вдоль позвоночника на уровне середины лопатки и иногда до медиальной границы лопатки, латеральной границы лопатки и в руку.
- Боль усиливается при сгибании шеи в попытке достать подбородком до груди и часто при запрокидывании головы назад.
- Поворот головы обычно является самым болезненным движением, зачастую в одну сторону.
- При повороте головы вправо боль будет проявляться справа (с той же стороны) и наоборот.
- Положение шеи может быть искривлено.

ОБЛАСТЬ БОЛИ

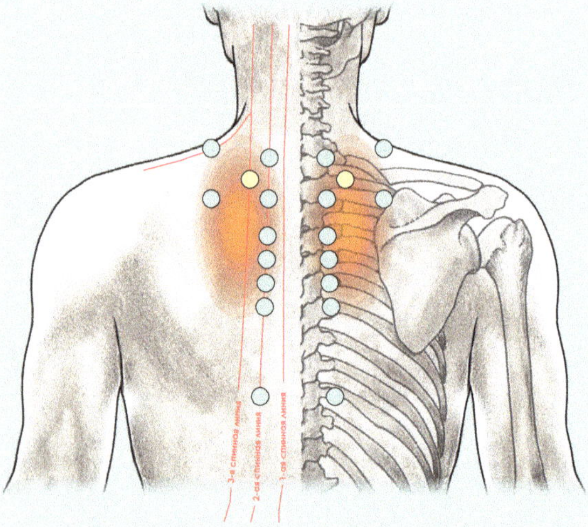

ДВИЖЕНИЯ, ВЫЗЫВАЮЩИЕ БОЛЬ

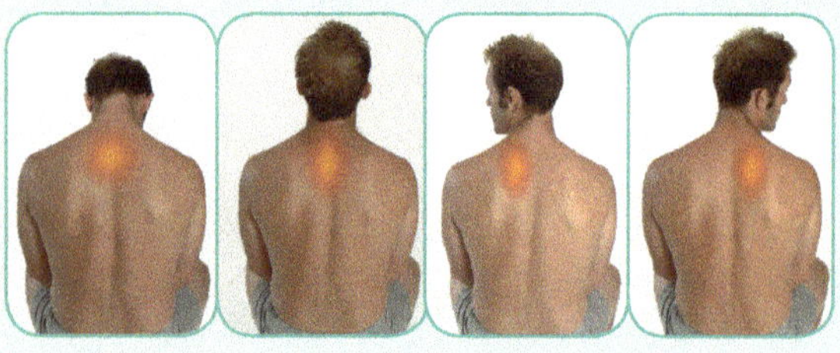

СХЕМА 8 (PAGE 60)

Жёсткая шея

- Хроническая скованность, с болью или без, ощущается в любой или во всех точках схемы, но в основном в зоне ниже С-7 и над верхним углом лопатки.
- Боль неострая и чаще пациент жалуется больше на скованность, чем на боль.
- Боль или скованность двухсторонняя, и чаще одна сторона реагирует более болезненно, чем другая.
- Боль отдаётся в точках вдоль позвоночника, на уровне середины лопатки и иногда в точку над серединой позвоночника.
- Боль усиливается при запрокидывании головы. В основном боль ощущается в месте сгиба шеи.
- Сгибание шеи может быть затруднено, с неприятными ощущениями.
- Скованность обычно ощущается больше всего при повороте головы из стороны в сторону, но с одной стороны сильнее.
- При повороте головы вправо боль будет проявляться слева (с противоположной стороны) и наоборот.

ОБЛАСТЬ БОЛИ

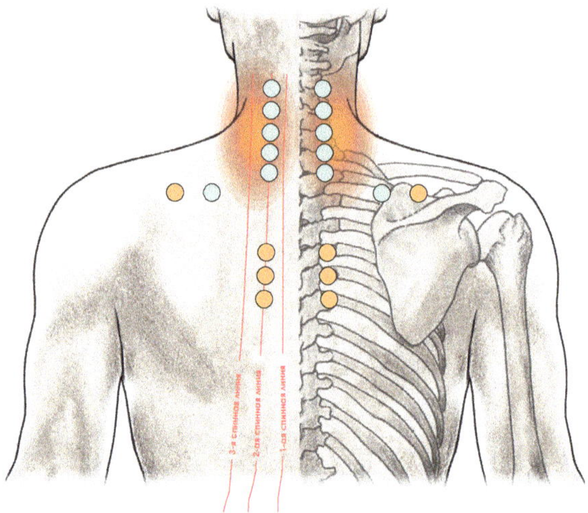

ДВИЖЕНИЯ, ВЫЗЫВАЮЩИЕ БОЛЬ

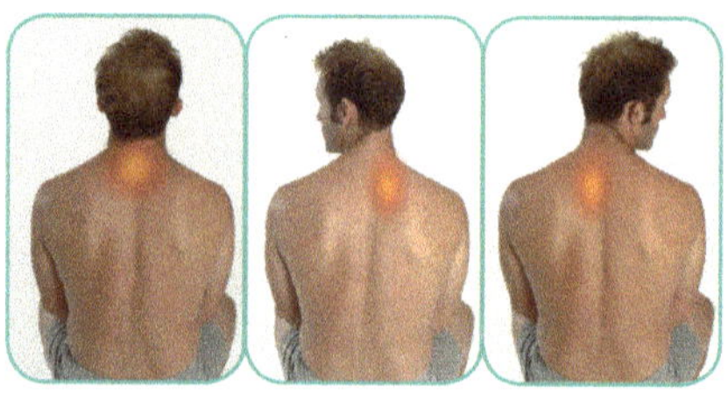

СХЕМА 9 (СТРАНИЦА 62)

Боль в шее при повороте головы 1

- Хроническая или острая боль ощущается в любой или во всех точках схемы, но в основном в зоне ниже С-7 и над верхним углом лопатки.
- Боль отдаёт вверх вдоль по стороне шеи (линия 3) и вдоль верхней части трапециевидной мышцы.
- Боль также может отдавать в плечо и руку.
- Боль почти всегда ощущается, с одной стороны.
- Лишь изредка боль усиливается при наклоне или запрокидывании головы.
- Поворачивать голову всегда болезненно, обычно в одну сторону. При повороте головы вправо боль будет проявляться справа (с той же стороны) и наоборот.
- Временами, поднимание руки может вызывать боль и ограничения, словно это проблема в плече.

ОБЛАСТЬ БОЛИ

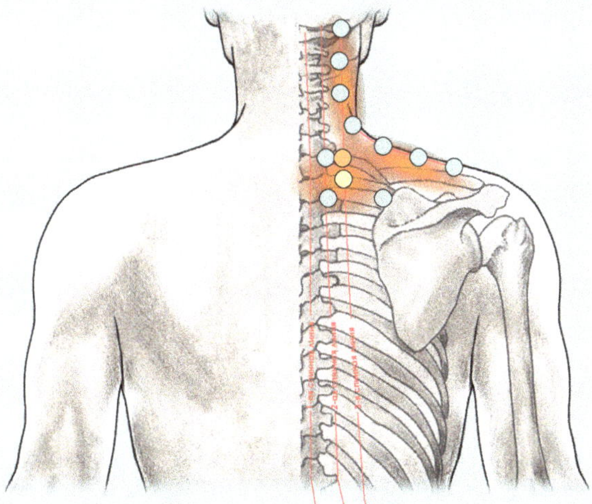

ДВИЖЕНИЯ, ВЫЗЫВАЮЩИЕ БОЛЬ

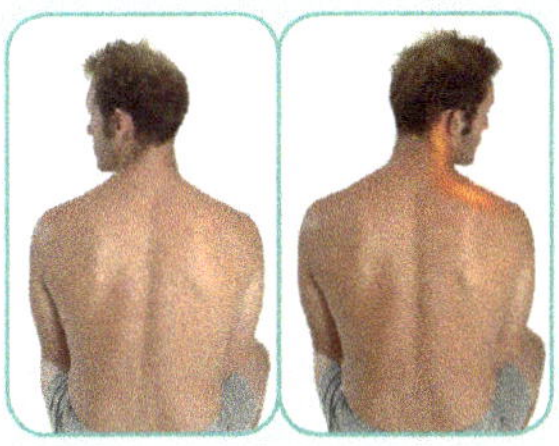

СХЕМА 10 (СТРАНИЦА 66)

Боль в шее при повороте головы 2

- Хроническая боль и скованность ощущаются в трёх точках схемы на шее.
- Боль может отдавать в верхнюю часть трапециевидной мышцы.
- Лишь изредка боль усиливается при наклоне или запрокидывании головы.
- Поворачивание головы обычно болезненно лишь с одной стороны. При повороте головы вправо, боль будет проявляться слева (с противоположной стороны) и наоборот. Иногда может проявляться с той же стороны.

ОБЛАСТЬ БОЛИ

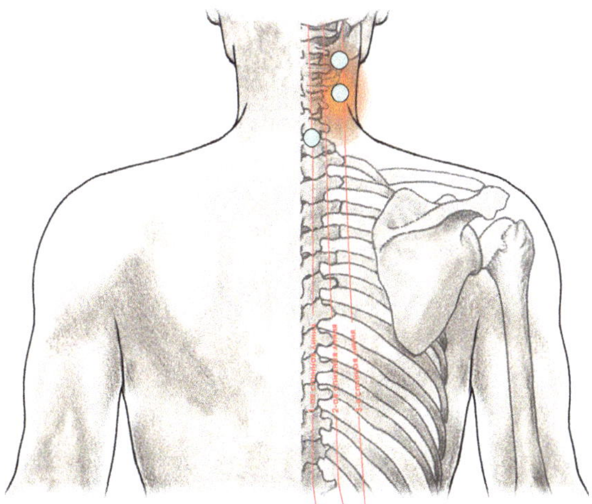

ДВИЖЕНИЯ, ВЫЗЫВАЮЩИЕ БОЛЬ

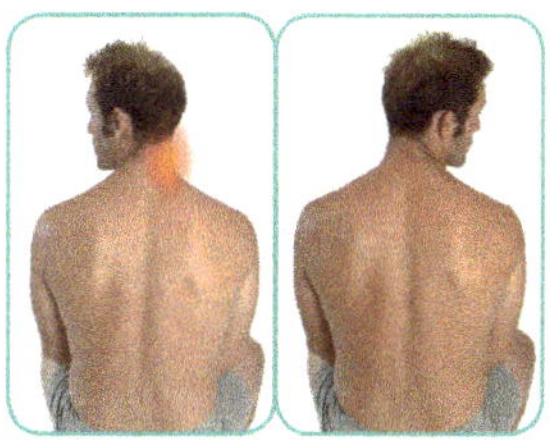

Схема - 7 ШЕЯ

Растяжение шеи

●●● очень часто встречающееся состояние

2-ая спинная-6 (Ding chuan)
на 1 палец латеральнее остистого отростка С-7 • в верхней точке параспинальных мышц • надавливать вперёд и под 45° вниз

3-я спинная-9
на 2 пальца латеральнее края остистого отростка Т-1 • ниже С-7 в углубление латеральнее относительно спинных мышц • посередине между верхним углом лопатки и остистым отростком С-7 • надавливать вперёд

2-ая спинная-8
на 1 палец латеральнее остистого отростка Т-2 • на 1 палец ниже С-7 • на одном уровне с верхним углом лопатки • в верхней точке параспинальных мышц • надавливать вперёд и под 45° вниз

3-я спинная-5
на верхнем крае трапециевидной мышцы • на одной линии с медиальной границей лопатки • жёсткая и чувствительная точка, надавливать вниз осторожно

Лопатка-3 (SI-14)
верхний угол лопатки • на 1 палец над лопаточной остью • проведите пальцем вверх до медиальной границы лопатки, где она становится латеральной и исчезает под мышцей, поднимающей лопатку; нажмите на точку, не позволяйте мышце убегать из-под пальца • это жёсткая и чувствительная точка, ощущения от которой расходятся во все стороны, в том числе в голову

2-ая спинная-9 (BL-13)
на 1 палец латеральнее края остистого отростка Т-3 • на одном уровне с медиальным краем лопаточной ости • в верхней точке ромбовидной мышцы • надавливать вперёд

2-ая спинная-10 (BL-14)
на 1 палец латеральнее края остистого отростка Т-4 • на 1 палец выше точки 2-ая спинная-11 • в верхней точке параспинальных мышц • на одном уровне с линией, которая пролегает под лопаточной остью • надавливать вперёд

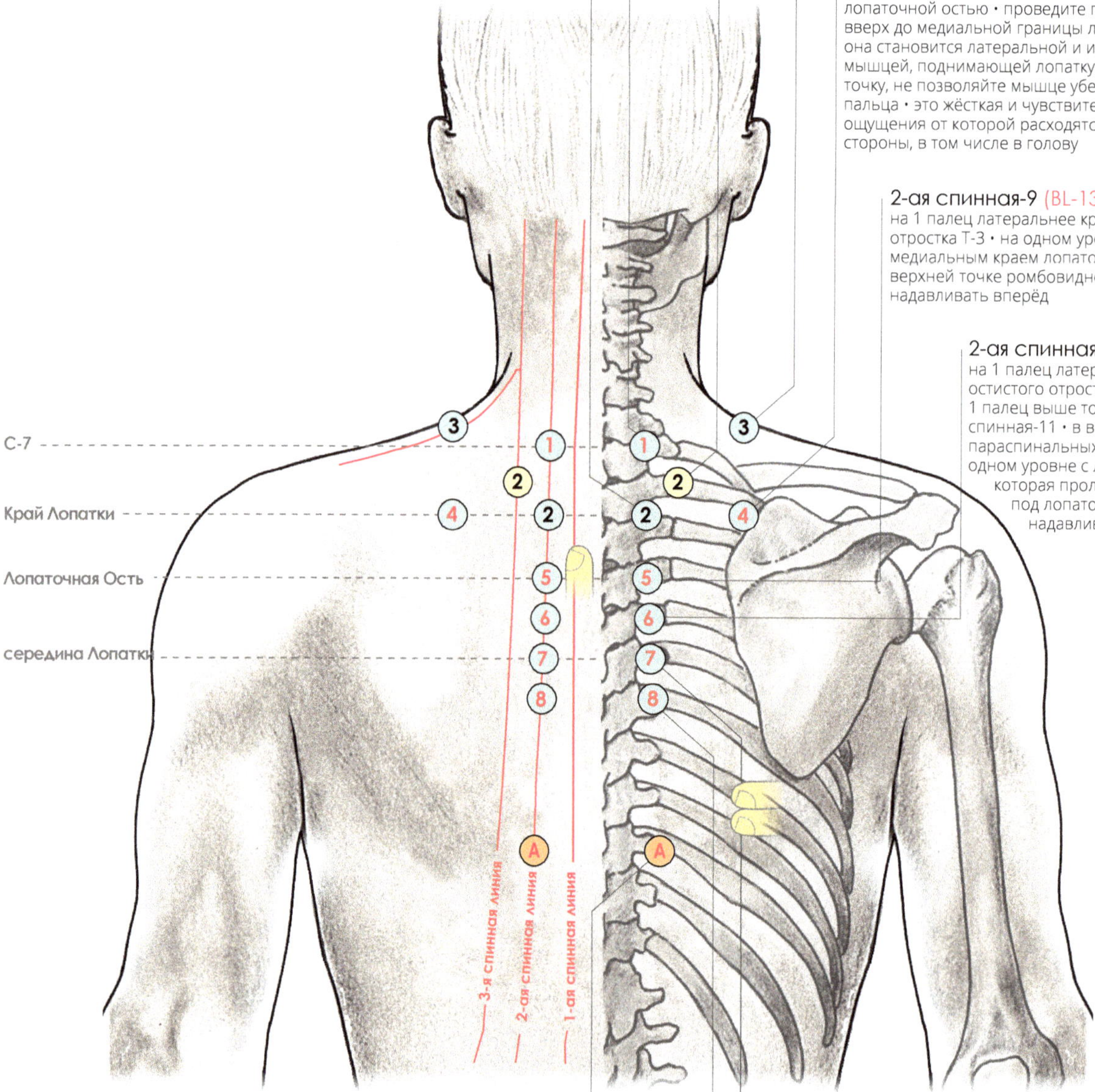

2-ая спинная-14 (BL-18)
на 1.5 пальца латеральнее остистого отростка Т-9 • на 2 пальца под нижним концом лопатки • в верхней точке параспинальных мышц

2-ая спинная-11 (BL-15)
на 1-1.5 пальца латеральнее остистого отростка Т-5 • на уровне середины медиальной границы лопатки • в верхней точке параспинальных мышц

2-ая спинная-12 (BL-16)
на 1-1.5 пальца латеральнее остистого отростка Т-6 • на уровне одной трети линии, соединяющей верхний и нижний углы лопатки • на 1 палец ниже точки 7 • в верхней точке параспинальных мышц

Описание проблемы:

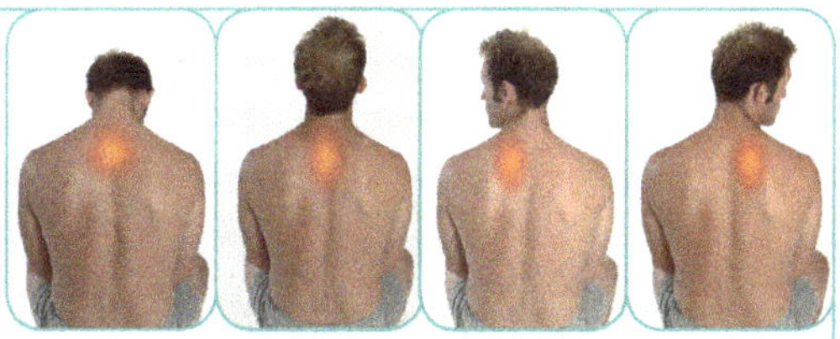

- *Хроническая или острая боль ощущается в области всех точек, но больше всего в точках (1), (2), (3) и (4).*
- *Боль часто ощущается с двух сторон, но одна сторона болит сильнее.*
- *При внимательном осмотре боль в шее не проявляется выше С-7.*
- *Основные болевые центры — это точки 1, 2, 3 и 4, но иногда боль встречается и на медиальной границе лопатки и латеральной границе лопатки и может ощущаться в руках.*
- *Боль усиливается при наклоне головы вперёд, но часто и при запрокидывании головы.*
- *Поворачивать голову всегда наиболее болезненно (обычно больно с одной стороны). При повороте головы вправо боль будет проявляться справа (с той же стороны) и наоборот.*
- *Положение шеи может быть искривлено*

Последовательность лечения

1. Лечение шеи и плеч

Попросите пациента сесть со скрещенными или выпрямленными ногами.
Если пациенту неудобно на полу – предложите подушки или используйте кресло.
Начните с массажа шеи, верхней части спины и области вдоль позвоночника, используя любую знакомую вам технику массажа, но избегайте растяжек!

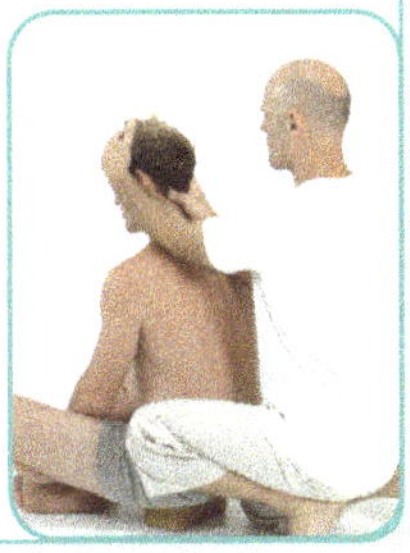

2. Точки акупрессуры

Надавите поочередно на точки с (1) по (4) с одной стороны и затем с другой.
Надавите на точки вплоть до (8)-ой на одной стороне, затем повторите на другой. Проверьте точки (A) и, если они дают положительный эффект – используйте их. Используйте силу давления, которая устраивает вашего пациента.

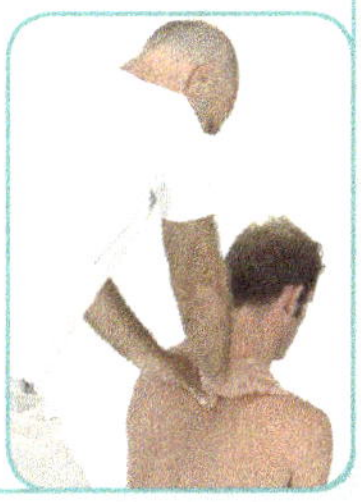

Необязательные дополнительные процедуры

3. Сгибание и вытяжение шеи

Используя вместе оба больших пальца, надавите на точку (1) с двух сторон. Попросите вашего пациента согнуть шею, наклоняя голову вниз, и разогнуть её, запрокидывая голову назад – делать это нужно медленно, дважды, пока вы надавливаете на точки. Перейдите к точкам (2), (5), (6) и в конце к точке (7), и попросите вашего пациента повторить эти движения при надавливании на каждую точку.
Убедитесь, что пациент не перерастягивает шею – движения должны быть приятными и неболезненными.

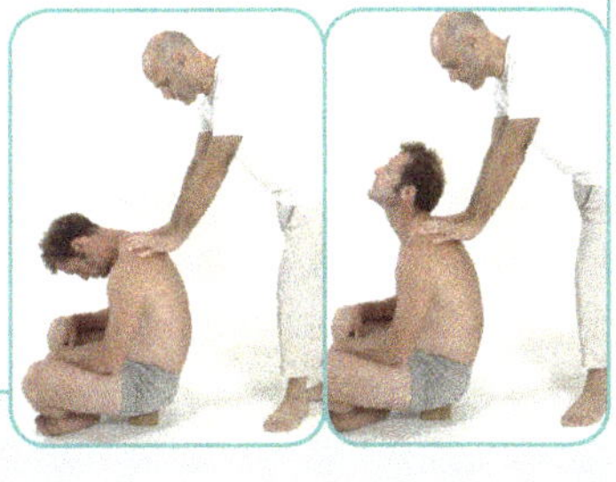

4. Повороты шеи

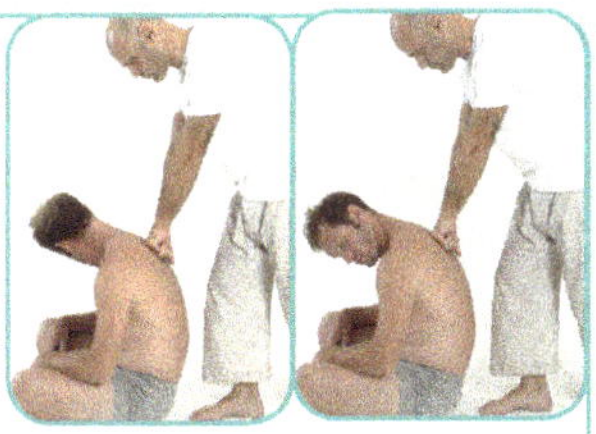

Повторите те же точки, что указаны в пункте 3, но используйте костяшки пальцев вместо подушечек пальцев. Попросите вашего пациента наклонить голову, и в этом положении, аккуратно, повернуть голову из стороны в сторону. Убедитесь, что при этом не возникает болевых ощущений.

5. Массаж спины и тазобедренной области

Следуя схеме лечения, вы можете проработать линии вдоль всей спины и поработать с зоной тазобедренного сустава, в позиции на боку.

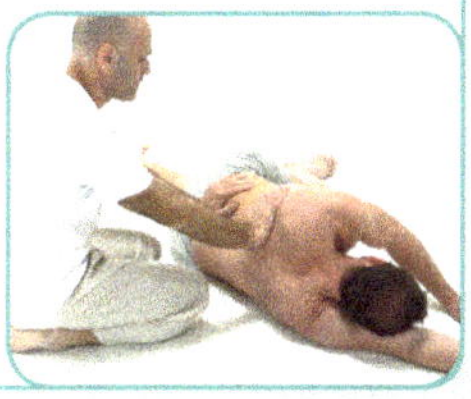

6. Растяжения шеи

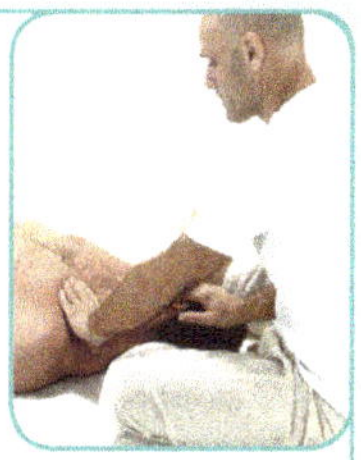

Следуя схеме лечения для неострых состояний, вы можете очень осторожно сделать растяжку шеи. Если во время растяжки чувствуется боль – прекратите. Для практиков тайского массажа: используйте техники растяжки шеи в позиции лёжа на спине – они безопаснее растяжек в сидячем положении.

Меры предосторожности:

- *Проконсультируйтесь со специалистом в случаях острой боли или когда состояние пациента вам непонятно.*
- *Воздержитесь от растяжек во время лечения острых состояний*
- *Будьте особенно осторожны и деликатны при давлении на шею пожилого пациента (за 60).*
- *Проводите лечение ежедневно до восстановления. При хронических состояниях и при отсутствии острых болей проводите лечение дважды в неделю.*
- *Не проводите лечение, пока у пациента не прошли болевые ощущения от прошлого сеанса (если таковые имелись).*
- *Попросите пациента воздерживаться от внезапных и быстрых движений и любых нагрузок или активности, причиняющих боль в области шеи.*
- *Объясните пациенту, что ему не стоит спать на животе, но, если это его нормальное положение, он не должен использовать подушку.*

Схема - 8 ШЕЯ
Жёсткая шея

●●● очень часто встречающееся состояние

2-ая спинная-3
по середине между затылком и С-7 • на 1 палец латеральнее средней линии • на сгибе шеи, при запрокидывании головы • в наиболее выпуклой точке параспинальных мышц • надавливать к центру шеи, придерживая голову другой рукой

2-ая спинная-4
под точкой 2-ая спинная-3 • на 1 палец латеральнее средней линии • на верхней точке параспинальных мышц • надавливать вперёд к центру шеи, придерживая голову второй рукой

2-ая спинная-5
на 1 палец латеральнее средней линии • на уровне остистого отростка С-6 • сразу над С-7 • на верхней точке параспинальных мышц • надавливать вперёд к центру шеи, придерживая голову второй рукой

2-ая спинная-6 (Ding chuan)
на 1 палец латеральнее остистого отростка С-7 • на верхней точке параспинальных мышц • надавливать вглубь и под 45° вниз

2-ая спинная-7
на 1 палец латеральнее остистого отростка Т-1 • сразу под С-7 • на верхней точке параспинальных мышц • надавливать вперёд и под 45° вниз

Лопатка-3 (SI-14)
верхний угол лопатки • на 1 палец над лопаточной остью • проведите пальцем вверх до медиальной границы лопатки, где она становится латеральной и исчезает под мышцей, поднимающей лопатку; нажмите на точку, не позволяйте мышце убегать из-под пальца • это жёсткая и чувствительная точка, ощущения от которой расходятся во все стороны, в том числе в голову

Лопатка-1 (SI-12)
выше лопаточной ямки над лопаточной остью • край акромиона и остистого отростка • на 1 палец латеральнее точки 6

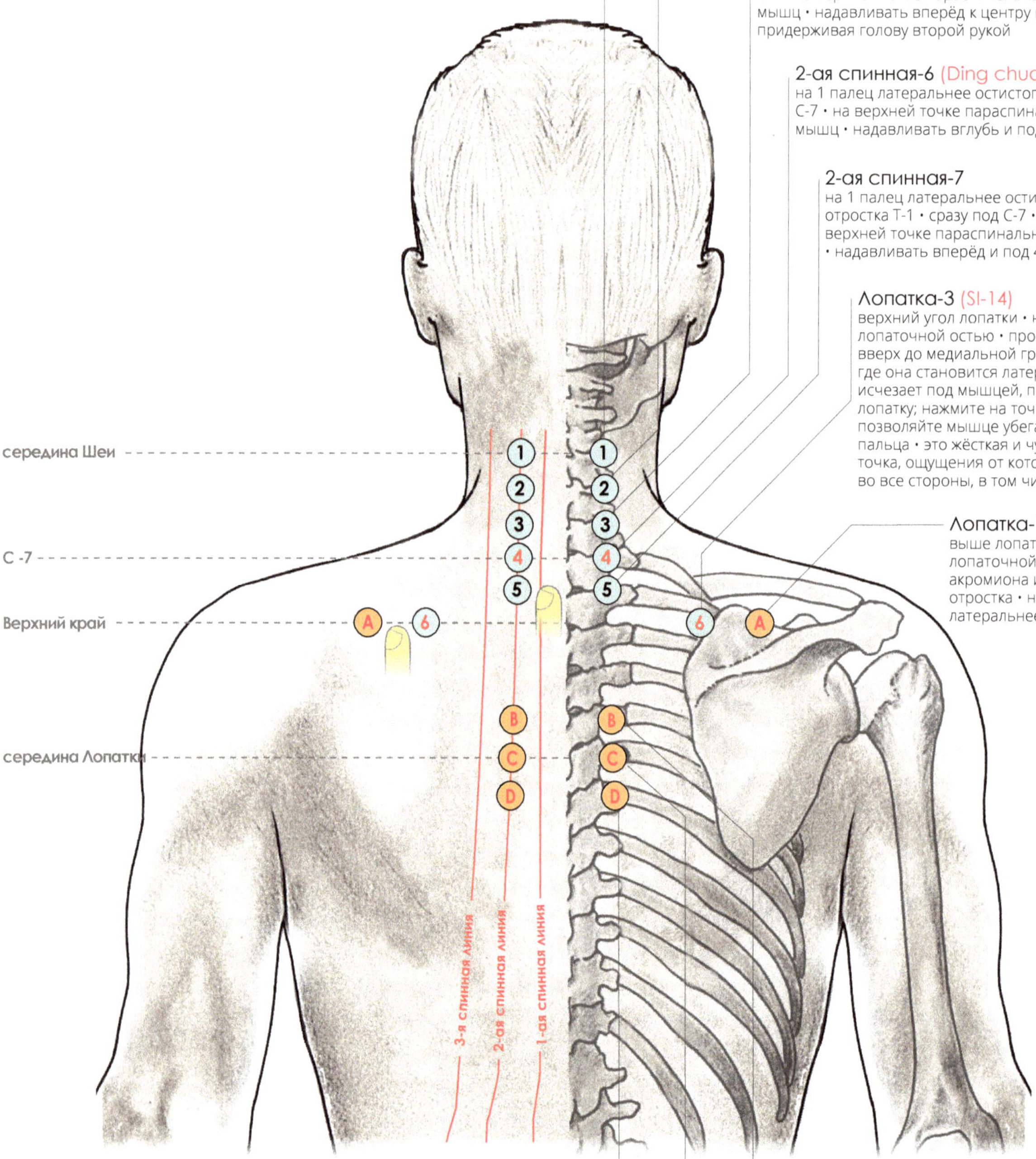

2-ая спинная-12 (BL-16)
на 1-1.5 пальца латеральнее остистого отростка Т-6 • на уровне одной трети линии, соединяющей верхний и нижний углы лопатки • в верхней точке параспинальных мышц

2-ая спинная-10 (BL-14)
на 1 палец латеральнее края остистого отростка Т-4 • на одном уровне с линией, которая пролегает под лопаточной остью • надавливать вперёд

2-ая спинная-11 (BL-15)
на 1-1.5 пальца латеральнее остистого отростка Т-5 • на уровне середины медиальной границы лопатки • в верхней точке параспинальных мышц

Описание проблемы:

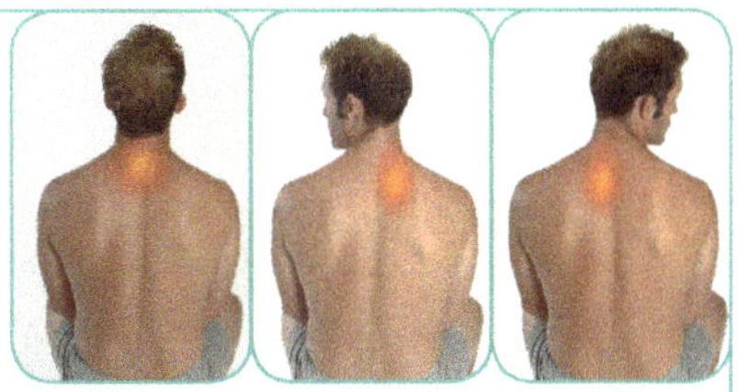

- *Хроническая или острая боль ощущается в области всех точек, но больше всего в точках 4, 5 и 6.*
- *Боль неострая, и жалобы обычно больше на жёсткость, чем на боль.*
- *Боль или жёсткость с одной или с обеих сторон.*
- *Боль отдаёт в точки 3, 2, и 1, и иногда в точки A, B, и C.*
- *Боль усиливается при запрокидывании головы назад, в основном боль ощущается в точке 1, на сгибе шеи.*
- *Наклонять голову может быть проблематично и болезненно.*
- *Жёсткость обычно ощущается больше всего при повороте головы из стороны в сторону, но больше- с одной стороны.*

Последовательность лечения

1. Лечение шеи и плеч

Попросите пациента сесть со скрещенными или выпрямленными ногами. Если пациенту неудобно на полу – предложите подушки или используйте кресло. Начните с массажа шеи, верхней части спины и области вдоль позвоночника, используя любую знакомую вам технику массажа, но избегайте растяжек!

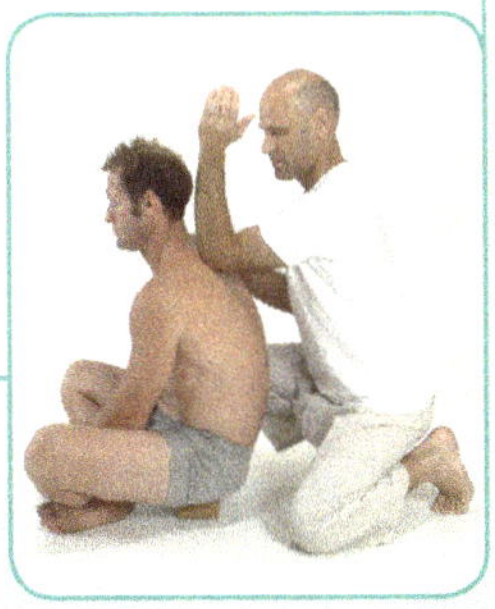

2. Точки акупрессуры

Надавите поочерёдно на точки с 1 по 6 и с A по D, используя большой палец. Надавливайте на каждую точку от 10 до15 секунд. Повторяйте надавливание на точки до тех пор, пока не наступит улучшение, вплоть до 10 повторений. Если точки с A по C или точки D неэффективны – пропустите их. Прекратите работу, если точки стали чувствительными. Используйте силу давления, которая устраивает вашего пациента.

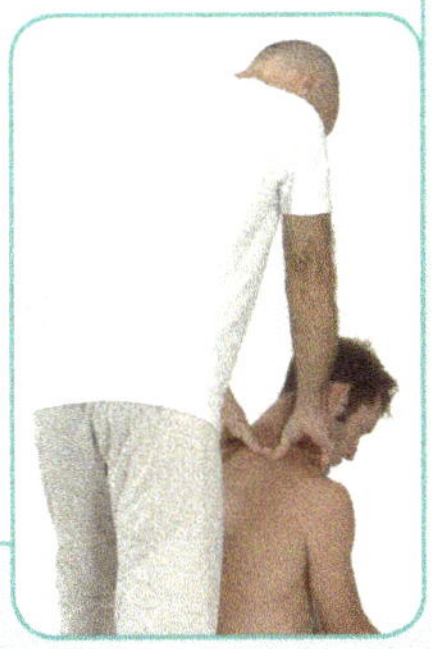

4. Растяжения шеи

Следуя схеме лечения для неострых случаев, вы можете очень осторожно сделать растяжку шеи. Если во время растяжки чувствуется боль – прекратите. Для практиков тайского массажа: используйте техники растяжки шеи в позиции лёжа на спине – они безопаснее растяжек в сидячем положении.

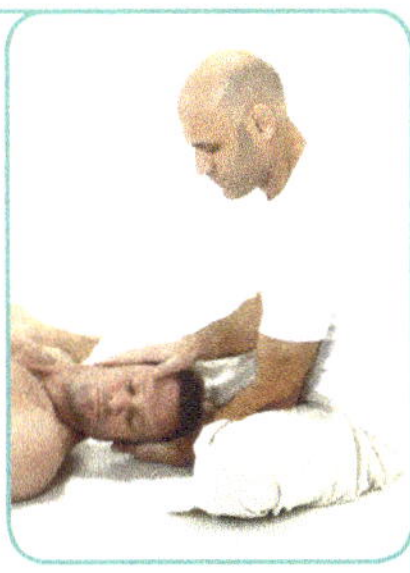

Меры предосторожности:

- *Проконсультируйтесь со специалистом в случаях острой боли, или когда состояние пациента вам непонятно.*
- *Воздержитесь от растяжек во время лечения острых состояний.*
- *Будьте особенно осторожны и деликатны при давлении на шею пожилого пациента (за 60).*
- *Проводите лечение ежедневно до восстановления. При хронических состояниях и при отсутствии острых болей проводите лечение дважды в неделю.*
- *Не проводите лечение, пока у пациента не прошли болевые ощущения от прошлого сеанса (если таковые имелись).*
- *Попросите пациента воздерживаться от внезапных и быстрых движений, а также любых нагрузок или активности, причиняющей боль в области шеи.*
- *Объясните пациенту, что ему не стоит спать на животе, но, если это его нормальное положение – он не должен использовать подушку.*

Необязательные дополнительные процедуры

3. Массаж спины и тазобедренной области

Следуя схеме лечения, вы можете проработать линии вдоль всей спины и поработать с зоной тазобедренного сустава в позиции на боку.

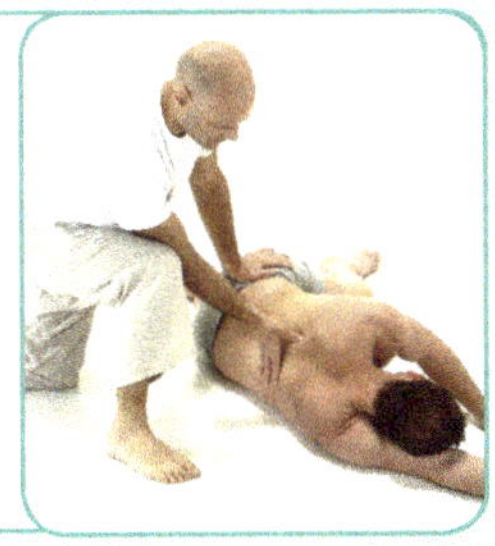

Избранные терапевтические точки

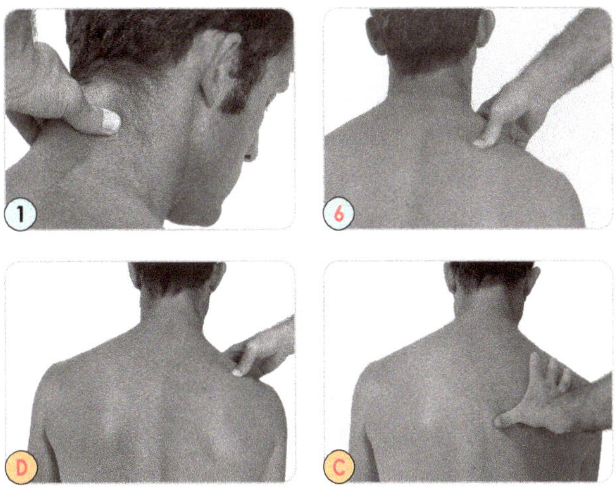

Схема - 9 ШЕЯ

Боль в шее при повороте головы 1

●●● очень часто встречающееся состояние

3-я спинная-2
на 2 пальца ниже затылочной линии, в углублении между трапециевидной мышцей и мышцей-ГКС • в пределах верхней трети шеи • надавливать к центру шеи, одновременно придерживая голову другой рукой

3-я спинная-1 (GB-20)
под затылочной линией, в углублении между трапециевидной мышцей и мышцей-ГКС • на 4 пальца латеральнее медиальной линии и над С-1 • надавливать к центру шеи, одновременно придерживая голову другой рукой

3-я спинная-3
на 4 пальца ниже затылочной линии, в углублении между трапециевидной мышцей и мышцей-ГКС • на середине между затылком и С-7

3-я спинная-4
на 4 пальца латеральнее края остистого отростка С-6 • болезненная точка на изгибе шеи • надавливать под 45° к центру и вниз в сторону С-7

3-я спинная-8
на 2 пальца латеральнее остистого отростка С-7 • в тонкой бороздке латеральнее позвоночных мышц • надавливать под 45° внутрь и вперёд

3-я спинная-5
на верхнем крае трапециевидной мышцы • на одной линии с медиальной границей лопатки • жёсткая и чувствительная точка, надавливать вниз осторожно

2-ая спинная-6 (Ding chuan)
на 1 палец латеральнее остистого отростка С-7 • на верхней точке параспинальных мышц • надавливать вглубь и под 45° вниз

3-я спинная-6 (GB-21)
на верхнем крае трапециевидной мышцы • по середине между акромионом и медиальной линией • жёсткая, но чувствительная точка – надавливать с осторожностью

3-я спинная-7
на верхнем крае трапециевидной мышцы, чуть медиальнее плечевого сустава • надавливать вниз в направлении сухожилия надостной мышцы

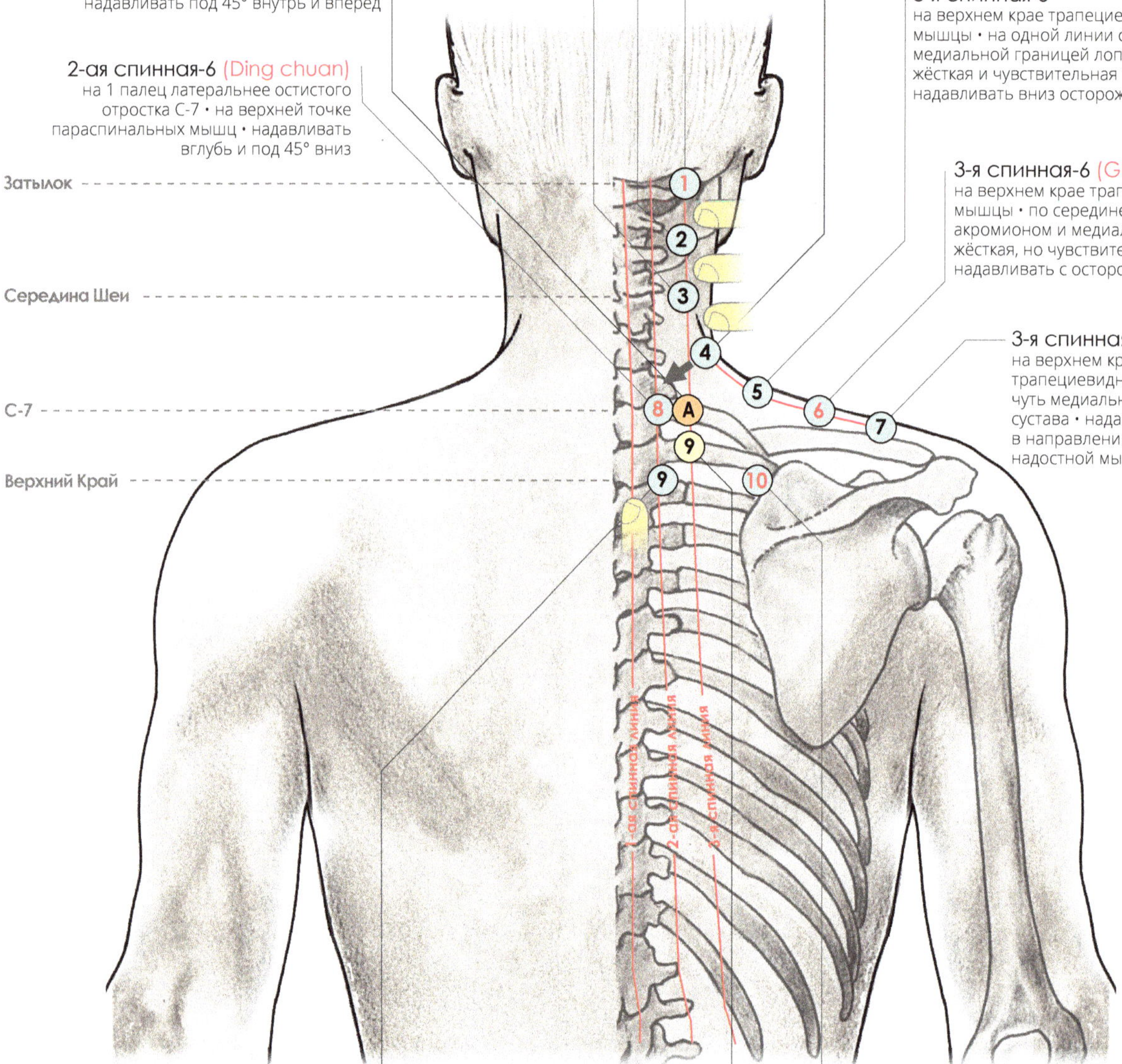

2-ая спинная-8
на 1 палец латеральнее остистого отростка Т-3 • на 1 палец ниже С-7 • на линии медиального края лопаточной ости • на верхней точке параспинальных мышц • надавливать вперёд

3-я спинная-9
на 2 пальца латеральнее края остистого отростка Т-1 • ниже С-7 в углублении, латеральнее относительно спинных мышц • посередине между верхним углом лопатки и остистым отростком С-7 • надавливать вперёд

Лопатка-3 (SI-14)
верхний угол лопатки • на 1 палец над лопаточной остью • проведите пальцем вверх до медиальной границы лопатки, где она становится латеральной, и исчезает под мышцей, поднимающей лопатку; нажмите на точку, не позволяйте мышце убегать из-под пальца • это жёсткая и чувствительная точка, ощущения от которой расходятся во все стороны, в том числе в голову

Описание проблемы:

- *Хроническая или острая боль ощущается в области всех точек, но больше всего в точках (5), (8), (9) и (10).*
- *Боль ощущается в зоне точек (1), (2), (3), (4) и точек (6) и (7).*
- *При внимательном осмотре боль в шее не проявляется выше С-7.*
- *Боль может отдавать в плечо и руку.*
- *Боль лишь в редких случаях возникает при сгибании/разгибании шеи.*
- *Поворот головы всегда вызывает боль, в основном, с одной стороны.*
- *Поворачивать голову всегда наиболее болезненно. Обычно больно, с одной стороны. При повороте головы вправо боль будет проявляться справа (с той же стороны) и наоборот.*

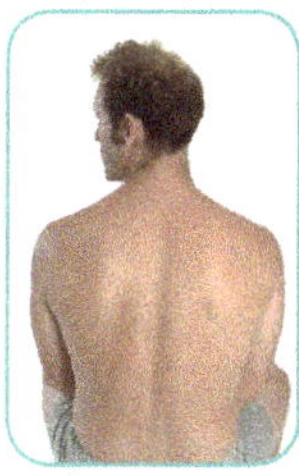

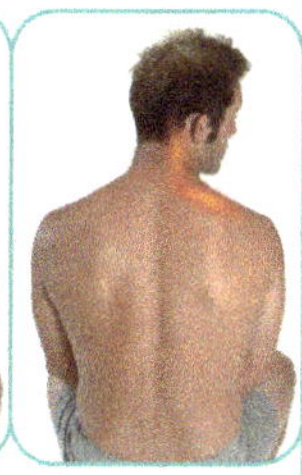

Последовательность лечения

1. Лечение шеи и плеч

Попросите пациента сесть со скрещенными или выпрямленными ногами. Если пациенту неудобно на полу – предложите подушки или используйте кресло. Начните с массажа шеи, верхней части спины и области вдоль позвоночника, используя любую знакомую вам технику массажа, но избегайте любых растяжек!

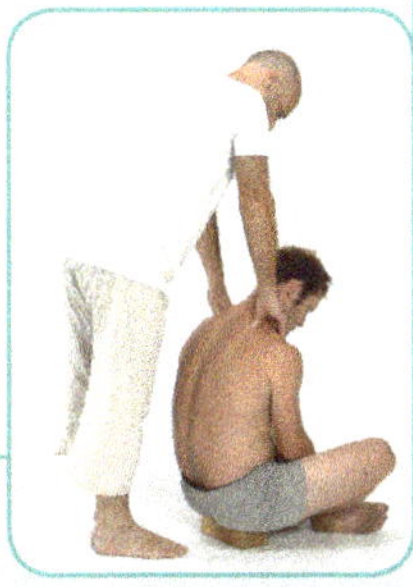

2. Точки акупрессуры

Надавите поочерёдно на точки с (1) по (10), используя большой палец. Надавливайте на каждую точку от 10 до15 секунд. Повторяйте надавливание на точки до тех пор, пока не наступит улучшение, вплоть до 10 повторений. Прекратите работу, если точки стали чувствительными. Используйте силу давления, которая устраивает вашего пациента.

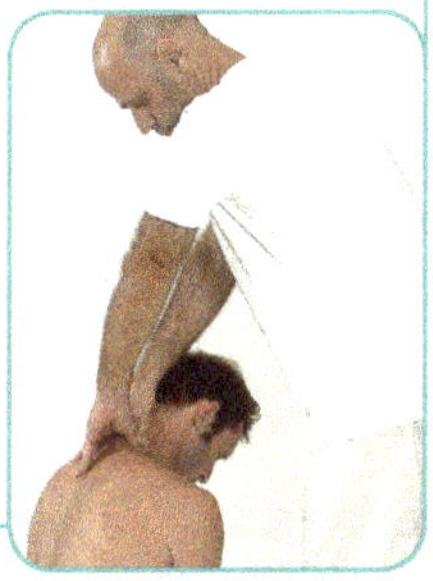

Необязательные дополнительные процедуры

3. Массаж локтями

Используйте локти для массажа зоны точек (8), (9), и (10) следующим образом: расположите локоть на точке и нежно оттяните кожу пациента вниз. Затем нажмите и толкните кожу вверх, ощущая, как под локтем перекатывается мышца. Толчок вверх – важная часть этой техники. Это очень эффективный и глубокий приём, который может быть одновременно немного болезненным и приятным. Если это слишком чувствительно для вашего пациента – остановитесь.

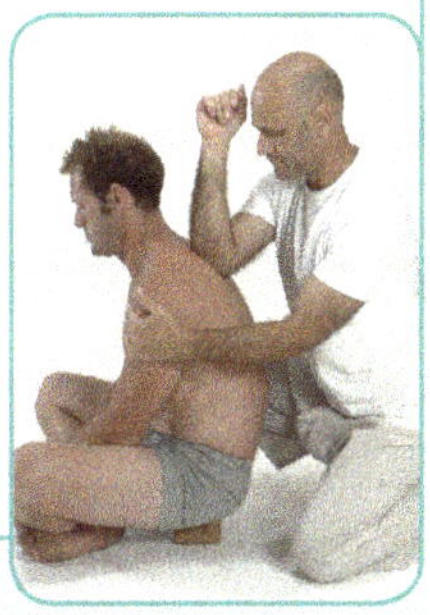

4. Скручивание

Попросите вашего пациента положить руки (пальцы переплетены в замок) на заднюю поверхность шеи. Потяните его к себе за один локоть, одновременно толкая противоположную лопатку. Аккуратно придерживайте его бедро стопой, чтобы обездвижить нижнюю часть его тела, в то время, как скручиваете его верхнюю часть. Ещё раз!!! Не надавливайте на бедро – лишь удерживайте его от движения. Скрутите его настолько, насколько возможно без каких-либо болевых ощущений, затем скрутите его в противоположную сторону тем же способом. Повторите дважды.

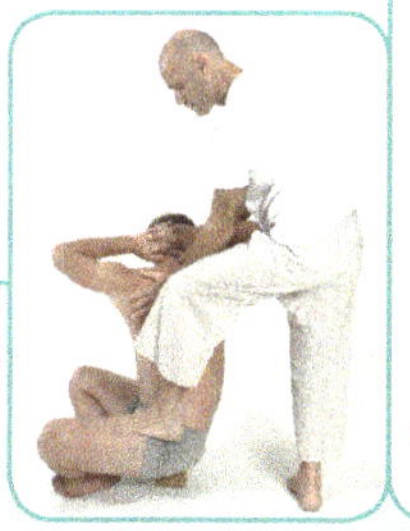

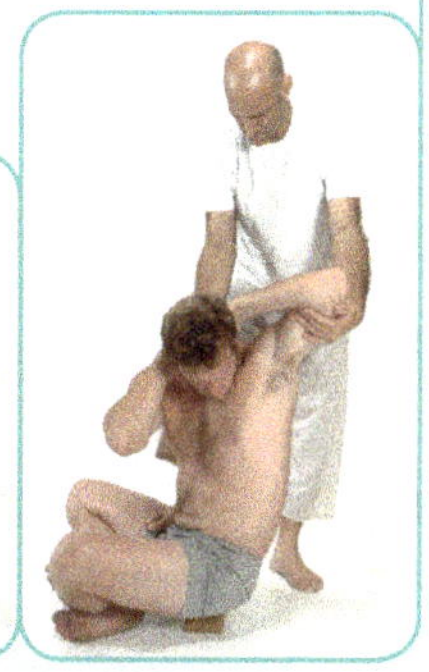

5. Манипуляции с грудным отделом позвоночника

Не используйте данную процедуру в реальном лечении до тех пор, пока не будете полностью уверены во владении данной техникой. Попросите пациента скрестить руки на груди и полностью расслабиться, оперевшись спиной о ваши колени. Ваши колени по обеим сторонам его позвоночника, по центру спины. Теперь отклонитесь назад и потяните его за руки, одновременно толкая коленями, постепенно усиливая давление. Продолжайте тянуть его торс на собственные колени, пока не услышите щелчок (или несколько) в позвоночнике. Повторите приём ещё дважды, каждый раз перемещая колени на пять пальцев выше вдоль позвоночника.

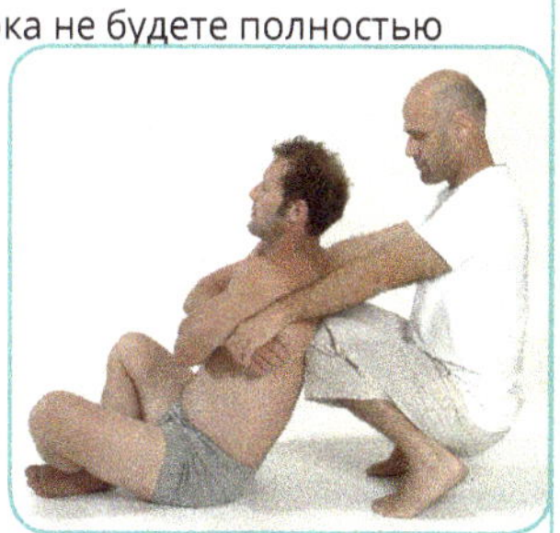

продолжение на следующей странице ➤

➤ *продолжение*

Боль в шее при повороте головы 1

6. Повороты шеи

Надавите большим пальцем на точку (4) (или альтернативно на точку (5)), и попросите вашего пациента покрутить головой из стороны в сторону, пока вы надавливаете на точки. Надавливайте в течение 20 секунд, затем перестаньте на несколько секунд- и повторите процедуру ещё несколько раз. Надавливание может быть болезнено для пациента, что нормально, но убедитесь, что пациент не перерастягивает шею при поворотах. При растяжениях не должно быть какой-либо боли.

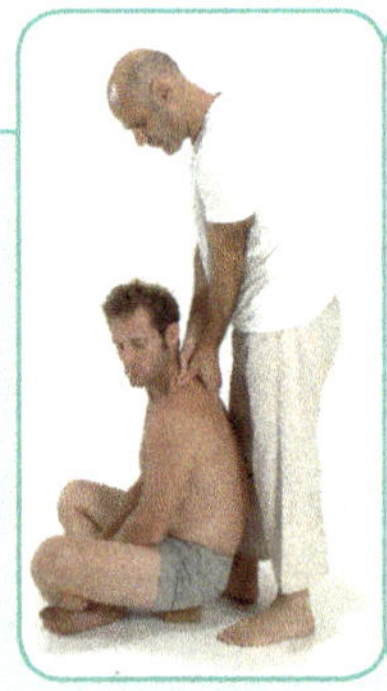

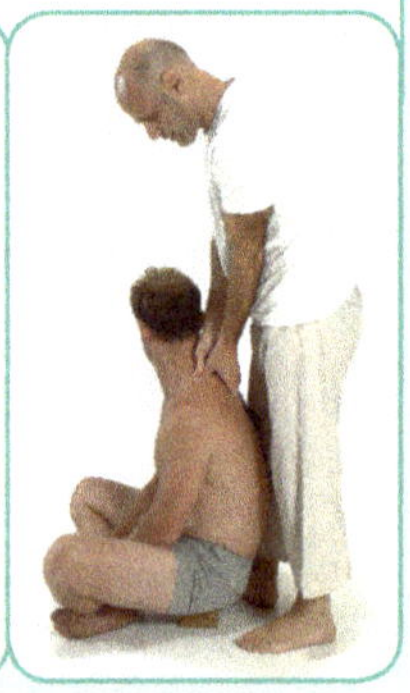

7. Массаж спины и тазобедренной области

Следуя схеме лечения, вы можете проработать линии вдоль всей спины и поработать с зоной тазобедренного сустава в позиции на боку.

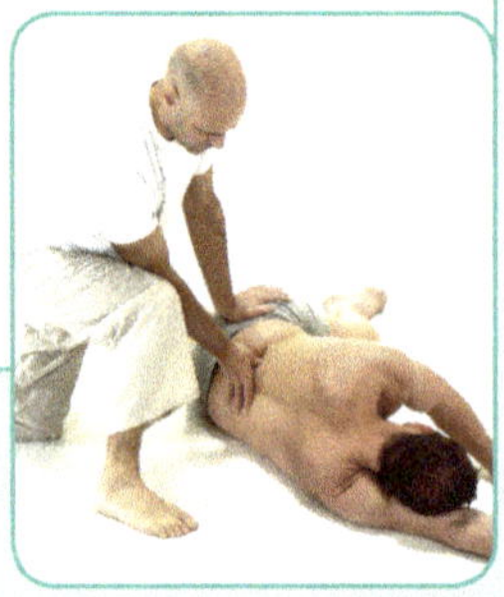

8. Растяжки для шеи

Следуя схеме лечения для подострых состояний, вы можете очень осторожно сделать растяжку шеи. Если во время растяжки чувствуется боль – прекратите. Для практиков тайского массажа: используйте техники растяжки шеи в позиции лёжа на спине – они безопаснее растяжек в сидячем положении.

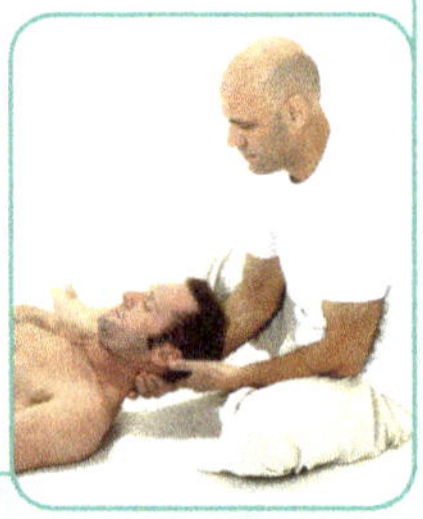

Меры предосторожности:

- *Проконсультируйтесь со специалистом в случаях острой боли, или когда состояние пациента вам непонятно.*
- *Воздержитесь от растяжек во время лечения острых состояний.*
- *Будьте особенно осторожны и деликатны при давлении на шею пожилого пациента (за 60).*
- *Проводите лечение ежедневно до восстановления. При хронических состояниях и при отсутствии острых болей проводите лечение дважды в неделю.*
- *Не проводите лечение, пока у пациента не прошли болевые ощущения от прошлого сеанса (если таковые имелись).*
- *Попросите пациента воздерживаться от внезапных и быстрых движений, а также любых нагрузок и активности, причиняющей боль в области шеи.*
- *Объясните пациента, что ему не стоит спать на животе, но, если это его нормальное положение – он не должен использовать подушку.*

Избранные терапевтические точки

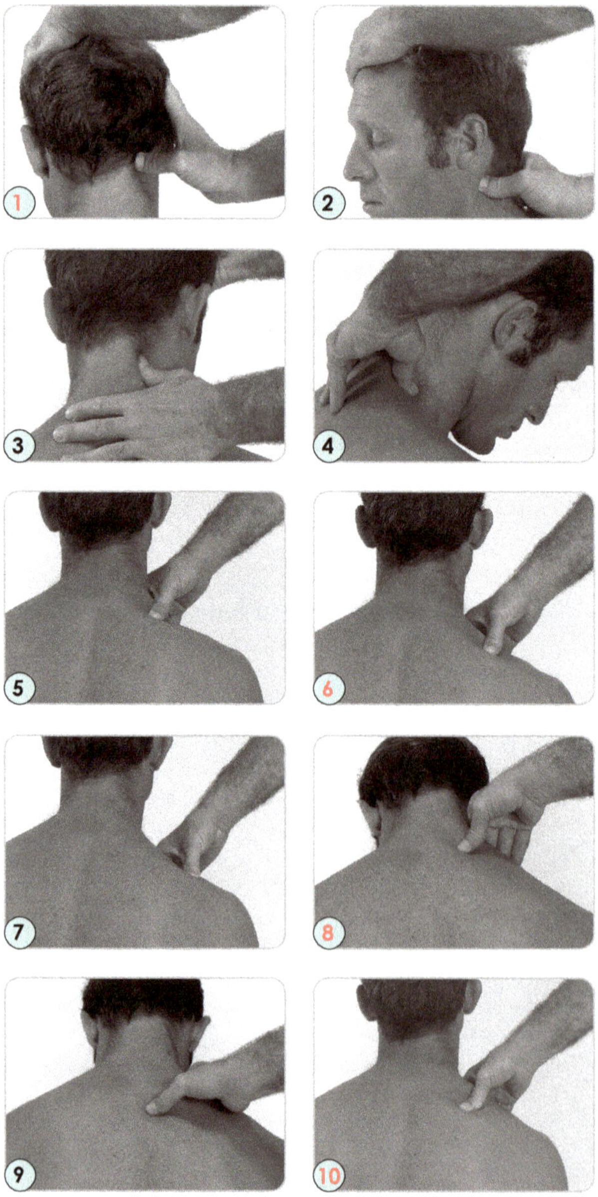

Схема - 10 ШЕЯ

Боль в шее при повороте головы 2

● редко встречающееся состояние

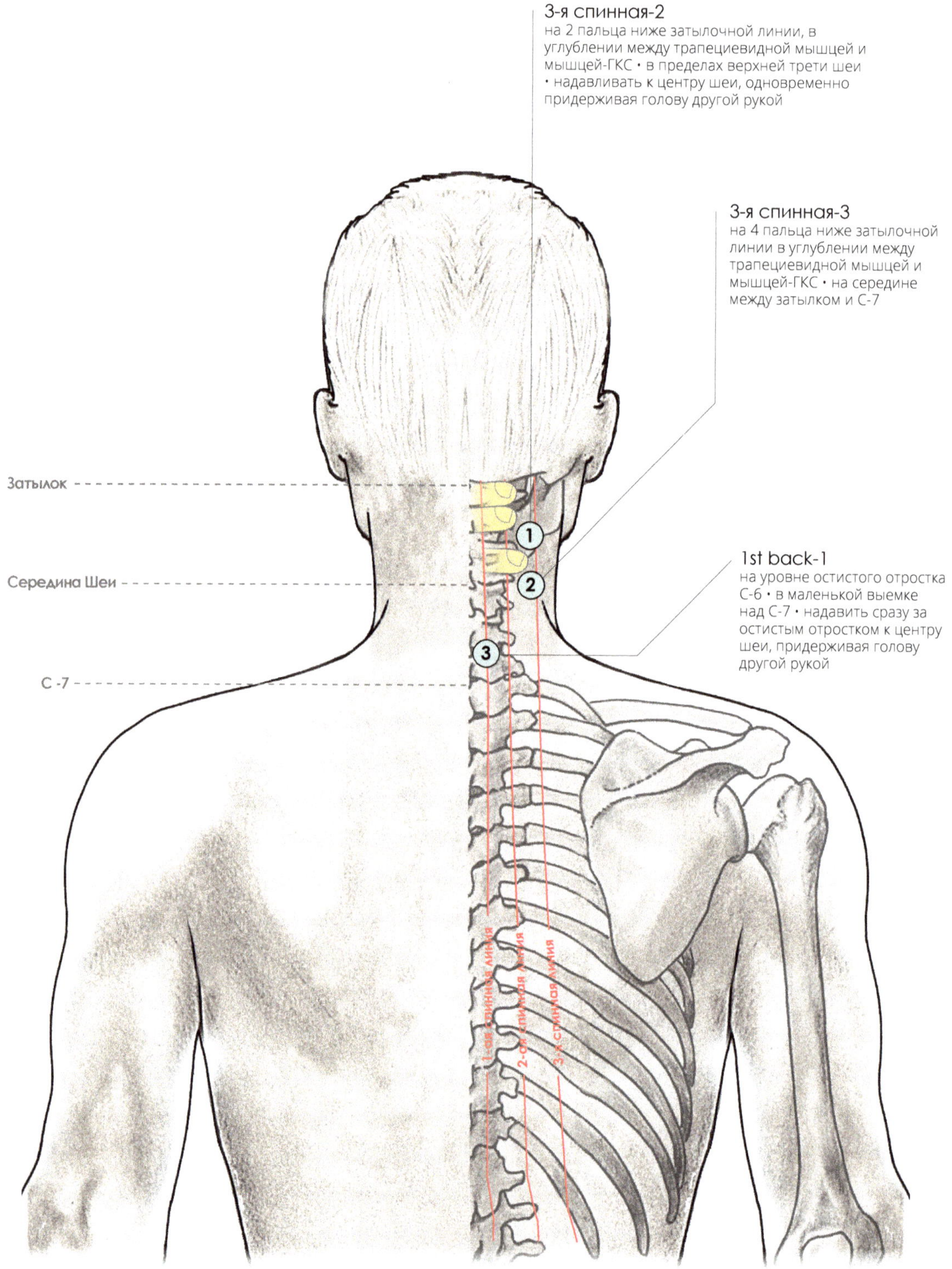

Описание проблемы:

- *Хроническая боль и жёсткость ощущаются во всех трёх точках схемы.*
- *Боль может отдавать в верхнюю часть трапециевидных мышц.*
- *Боль редко проявляется при сгибании/разгибании шеи.*
- *Поворачивание головы обычно болезненно лишь, с одной стороны. При повороте головы вправо боль будет проявляться слева (с противоположной стороны) и наоборот. Иногда может проявляться с той же стороны.*

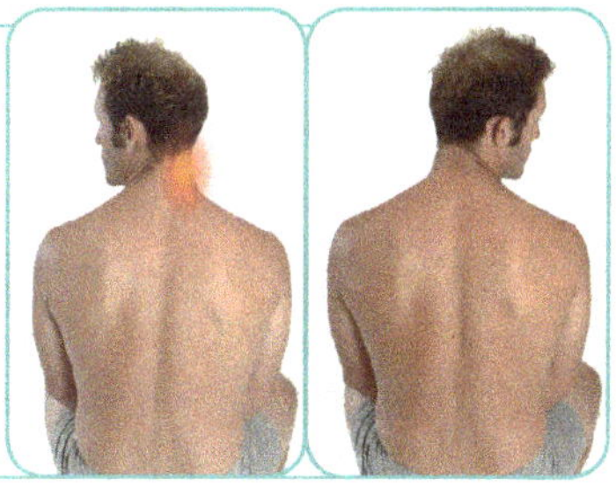

Последовательность лечения

1. Лечение шеи и плеч

Попросите пациента сесть со скрещенными или выпрямленными ногами. Если пациенту неудобно на полу – предложите подушки или используйте кресло. Начните с массажа шеи, верхней части спины и области вдоль позвоночника, используя любую знакомую вам технику массажа, но избегайте любых растяжек!

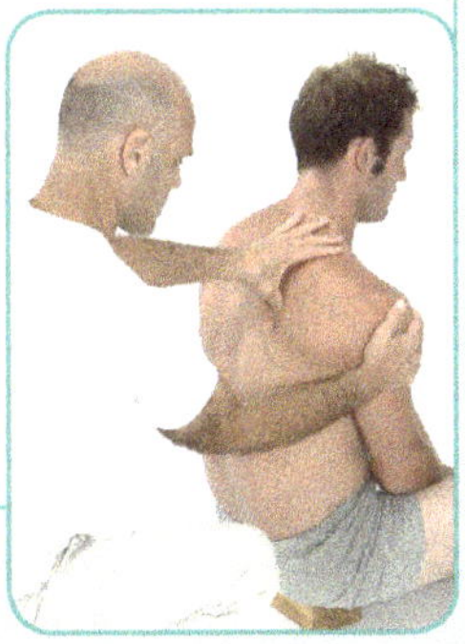

2. Точки акупрессуры

Надавите поочерёдно на точки с (1) по (3) , используя большой палец. Надавливайте на каждую точку от 10 до15 секунд. Повторяйте надавливание на точки до тех пор, пока не наступит улучшение, вплоть до 10 повторений. Прекратите работу, если точки стали чувствительными. Используйте силу давления, которая устраивает вашего пациента.

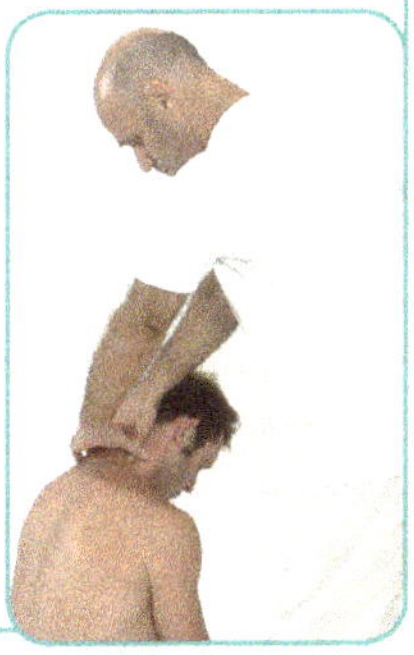

Необязательные дополнительные процедуры

3. Массаж спины и тазобедренной области

Следуя схеме лечения, вы можете проработать линии вдоль всей спины и поработать с зоной тазобедренного сустава в позиции на боку.

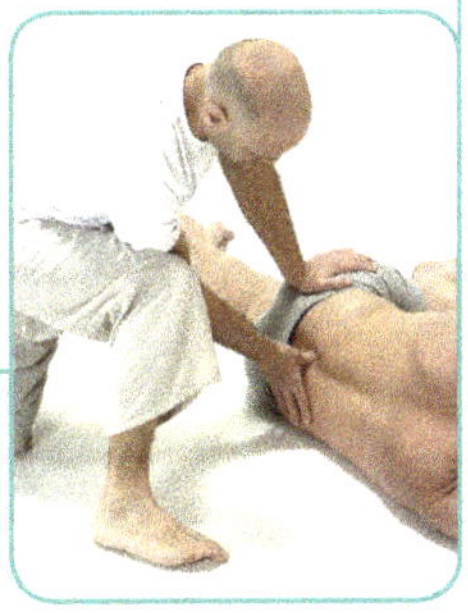

4. Растяжки для шеи

Следуя схеме лечения для неострых состояний, вы можете очень осторожно сделать растяжку шеи. Если во время растяжки чувствуется боль – прекратите. Для практиков тайского массажа: используйте техники растяжки шеи в позиции лёжа на спине – они безопаснее растяжек в сидячем положении.

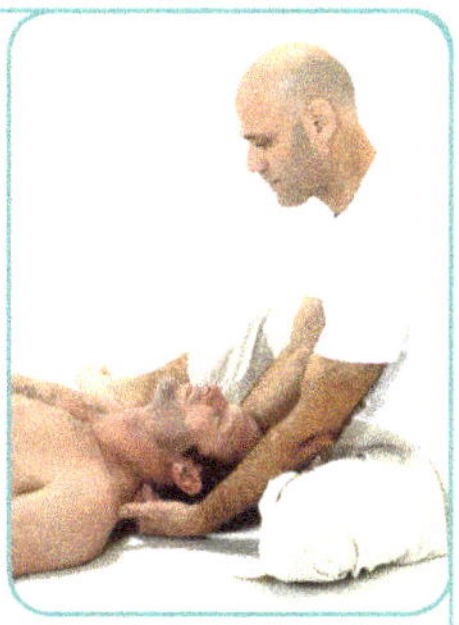

Меры предосторожности:

- *Проконсультируйтесь со специалистом в случаях острой боли, или когда состояние пациента вам непонятно.*
- *Воздержитесь от растяжек во время лечения острых состояний.*
- *Будьте особенно осторожны и деликатны при давлении на шею пожилого пациента (за 60).*
- *Проводите лечение ежедневно до восстановления. При хронических состояниях и при отсутствии острых болей проводите лечение дважды в неделю.*
- *Не проводите лечение, пока у пациента не прошли болевые ощущения от прошлого сеанса (если таковые имелись).*
- *Попросите пациента воздерживаться от внезапных и быстрых движений и а также любых нагрузок и активности, причиняющей боль в области шеи.*
- *Объясните пациенту, что ему не стоит спать на животе, но, если это его нормальное положение – он не должен использовать подушку.*

Избранные терапевтические точки

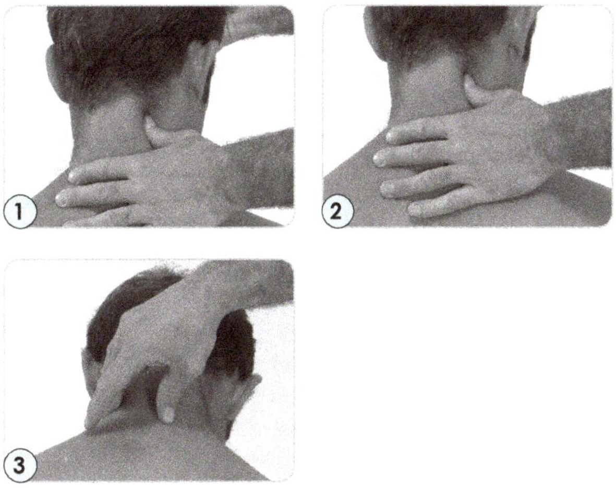

Последовательности лечения в этой главе

Боль в этих четырёх состояниях не зависит от движений плечами:

Схема - 11 **"Боль в центре внутреннего края лопатки"**

Схема - 12 **"Боль в нижней трети внутреннего края лопатки"**

Схема - 13 **"Боль в плече, сопровождающаяся болью при дыхании"**

Схема - 14 **"Боль сразу за нижней медиальной частью лопатки, сопровождающаяся болью вдоль шейного отдела позвоночника"**

Боль в этих двух состояниях создается движением плеч:

Схема - 15 **"Тугоподвижное плечо, с болью при поднятии руки"**

Схема - 16 **"Боль в плече при сгибании руки за спиной"**

Лечение верхней части спины, лопаток и плечевых патологий

Боль в плечах - третья в списке самых распространенных после поясницы и шеи.

Боль в плечах может являться следствием травмы, но чаще причинами являются: спортивные растяжения, плохие постуральные привычки, плохая осанка или обычный стресс. Схемы в данной главе распределены на две группы: дисфункции плеч (причиняющие боль), связанные с движением плеч, и нарушения в верхней части спины и плечах (причиняющие боль), не зависящие от движений плеч. В первой группе нарушения, связанные с плечевым суставом (гленогумеральный и акромиоклавикулярный сустав), которые являются более серьезными ситуациями и требуют больше времени на лечение, тем не менее, тайские схемы акупрессуры показали великолепные результаты в большинстве случаев, когда не требовалось хирургическое вмешательство. К наиболее сложным случаям в этой группе нарушений следует отнести синдром "замороженного" плеча (адгезивный капсулит плеча). Часто вылечить его может только время. Проходит само по себе в течение 1-3 лет.

Во второй группе - нарушения в грудном отделе и лопатках, как правило, не относящиеся к сложным случаям, и где применение тайских схем показывает быстрые терапевтические результаты. Тайские схемы не лечат разрыв акромиально-ключичного сочленения или подвывих плеча, так как это требует вмешательства специалиста. Вы можете лечить хронические состояния, вызванные данными травмами, исключая все виды растяжек плеч, доступные в техниках традиционного тайского массажа. Выберите одну схему из шести предложенных, опираясь на симптомы, соответствующие тайской диагностике (смотреть диагностическую таблицу), независимо от определения состояния, принятого в западной медицине. В случае совпадения симптомов, описанных пациентом с тем, что указано в одной из схем, попробуйте использовать данную схему и понаблюдайте за реакцией пациента. Если ваше воздействие приветствуется его телом, ваше лечение может принести прекрасные результаты. Если заметили улучшение – продолжайте.

Тайские схемы	Возможные патологии, послужившие первопричиной
Боль в цетре внутреннего края лопатки	Мышечный гипертонус и миофасциальные триггерные точки Растяжение мышц Неспецифические нейроваскулярные зажимы Кифоз (горб) Сколиоз
Боль в нижней трети внутреннего края лопатки	Мышечный гипертонус и миофасциальные триггерные точки Растяжение мышц Неспецифические нейроваскулярные зажимы Кифоз (горб) Сколиоз
Боль в плече, сопровождающаяся болью при дыхании	Мышечный гипертонус и миофасциальные триггерные точки Растяжение мышц Неспецифические нейроваскулярные зажимы Боль в позвоночно-реберном сутсаве Кифоз (горб) Сколиоз
Боль сразу за нижней медиальной частью лопатки, сопровождающаяся болью вдоль шейного отдела позвоночника	Мышечный гипертонус и миофасциальные триггерные точки Неспецифические нейроваскулярные зажимы Кифоз (горб) Сколиоз

Тугоподвижное плечо, с болью при поднятии руки	Адгезивный капсулит (синдром “замороженного плеча”) Плечелопаточный периартрит Кальцифицирующий тендинит Тендиноз Синдром болезненной дуги Тендинит бицепса или лучевой стилоидит SLAP-синдром (травма плечевого сустава) Остеоартрит гленогумерального сустава Акромиально-ключичное растяжение Последствия разрыва акромиально-ключичного сочленения Последствия вывиха или смещения плеча Мышечный гипертонус и миофасциальные триггерные точки Неспецифические нейроваскулярные зажимы Кифоз (горб) Сколиоз
Боль в плече при сгибании руки за спиной	Адгезивный капсулит (синдром “замороженного плеча”) Кальцифицирующий тендинит Синдром болезненной дуги Двуглавый тендинит или лучевой стилоидит SLAP-синдром (травма плечевого сустава) Мышечный гипертонус и миофасциальные триггерные точки Неспецифические нейроваскулярные зажимы Акромиально-ключичное растяжение Кифоз (горб)

Патологии плеча, лопаток и верхней части спины:

При боле в плече обычно выявляется несколько патологий или тканевых дисфункций.

Адгезивный капсулит (синдром “замороженного плеча”)

Серьезная потеря мобильности вследствие спаек в гленогумеральной суставной капсуле и связках, сокращение и угнетение суставной подвижности, сопровождаемые болевыми ощущениями. Подобное состояние может быть причиной аутоимунного нарушения и лечение может занять очень много времени.

Плечелопаточный периартрит

Воспаление подакромиальной сумки по причине ее пережатия клювовидно-акромиальной дугой, вызванное повторяющимся стрессом или травмой и сопряжённое с болью и ограничением движения плеча, особенно при поднятии руки.

Кальцифицирующий тендинит

Состояние сухожилия, вызванное отложением кальциевых кристаллов в сухожилиях двуглавой мышцы или любой из мышц-вращателей плеча, но чаще в надостной мышце, сопряжённое с болью и ограничением движения плеча.

Тендиноз

Самая распространенная плечевая патология, связанная с незначительными или усугубляющимися последствиями травмы или перегрузки четырех отдельных мышц и сухожилий – надостной, подостной, малой круглой и подлопаточной, – причиняющая боль и ограничивающая движения плеча, иногда приводящая к дестабилизации сустава и щелчкам при движениях плечом. В редких случаях функции плеча могут быть резко ограничены.

Синдром болезненной дуги (СБД)

Пережатие мягких тканей между головкой плечевой кости и клювовидно-акромиальной дугой, приводящее к воспалению сухожилий или плечевой сумки. Происходит по причине постуральных отклонений или различных плечевых патологий. Типичным для “СБД” является ограничение отведения плеча в районе 90 градусов.

Тендинит бицепса или лучевой стилоидит

Тенденит передней части плеча, или теносиновит сухожилий короткой или длинной головки двуглавой мышцы плеча, причиной которого является накопленное напряжение, связанное с професииональной деятельностью или другими повторяющимися движениями, создающими боль в передней части плеча и ограничения в радиусе движений.

SLAP-синдром (травма плечевого сустава)

Повреждение – чаще разрыв – суставной губы (хряща) плечевого сустава по причине травмы, перегрузки или дегенерации. Данное состояние распространено среди спортсменов, занимающихся бросковыми видами спорта или подъемом тяжестей. Симптомы включают в себя жесткую боль и ограничение движений плеча.

Остеоартрит гленогумерального сустава

Дегенерация суставов (хряща и сухожилий), вызывающая воспаление и нестабильность сустава - что приводит к росту остиофита, пережатию мягких тканей, боли и ограничению в подвижности плеча.

Акромиально-ключичное растяжение

Растяжение связок акромиально-ключичного сустава ввиду легкой или серьезной травмы, причиняет плечу боль и сковывает его. Боль усиливается при различных движениях, но, в основном, при горизонтальном приведении.

Вывих или смещение плеча

Вывих или смещение в гленогумеральном суставе по причине травмы. Вывих или смещение плеча сопровождается растяжением мышц-вращателей плеча. Симптомы включают сильную боль и затруднённое движение плеча.

Не лечите – направьте клиента к физиотерапевту! Вы можете лечить хронические состояния, вызванные данной травмой, с помощью тайских схем, но исключите любые растяжения плеч, входящие в общий тайский массаж!

Растяжение мышц

Перерастяжение мышц плечевого пояса и верхней части спины, по причине серьезной или легкой травмы, может вызывать боль и жесткость.

Мышечный гипертонус и миофасциальные триггерные точки

Жесткость мышц шейного, грудного и плечевого поясов, возникшая в результате повторяющихся движений, постуральной, эмоциональной нагрузки и травм. Миофасциальные триггерные точки – чувствительные узлы в тканях перенапряженных мышц шейного, грудного, плечевого поясов и лопаток – их развитие сопровождается скованностью и болевыми ощущениями как в самих точках, так и в связанных с ними зонах.

Неспецифические нейроваскулярные зажимы

Сдавливание нервных корешков в шейном или грудном отделе позвоночника (радикулопатия) или периферический нерв (невропатия) и/или кровеносных сосудов в грудном, шейном или плечевом участке. Защемление в результате травмы причиняет резкую боль, а в результате продолжительного нахождения в одной позе или плохой осанки или/и мышечного гипертонуса – обусловливает хронические состояния. Симптомы могут включать: боль, жжение, покалывание, ощущение тяжести и слабости или онемение в грудном отделе, лопатках, плечевом поясе или руках и ладонях. Симптомы могут усиливаться при различных движениях или позах, включая позу сна, создающую давление на зону защемленного нерва.

Кифоз (горб)

Ненормально увеличенный кифотический изгиб, причиной которого может быть генетическая предрасположенность, общее состояние организма (остеопороз, ревмотоидный артрит, болезнь Шейерманна), развивающееся нарушение, плохая осанка и/или пожилой возраст. Кифоз может быть первопричиной для многих характерных патологий и не характерных общих отклонений, создающих следующие симптомы: утомляемость, боль в шейном и грудном отделах, и боль, отдающая в лопатки, плечи и руки.

Сколиоз

Боковая и вращательная деформация, в основном грудного отдела позвоночника, но также и поясничного, или обоих отделов позвоночника. Сколиоз может быть функциональным или структурным, наследственным или приобретенным, в результате мышечного дисбаланса или костных деформаций позвоночника. Симптомы включают в себя боль в поясничном или грудном отделах, или боль вдоль позвоночника в обоих отделах, а также ограничения в движениях. Сколиоз может быть первопричиной многих различных патологий нижней и верхней частей спины, как и патологий плечевого пояса и лопаток. Однако, люди со сколиозом (даже с серьезными искривлениями), которые ежедневно занимаются поддержанием своей физической формы и практикуют корректирующий метод упражнений, могут не испытывать симптомы вовсе!

Боль в позвоночно-реберных суставах

Сустав между ребром и позвоночником, воспаленный по причине легкой травмы или из-за плохой осанки, включающий местную боль или боль, которая ощущается при различных движениях груди (таких как дыхание) или грудного отдела позвоночника.

Противопоказания и предупреждения

- **Не проводите лечение, если вы подозреваете, что у пациента смещение, расслоение или вывих**
  После лечения, пройденного у специалиста – тайские схемы могут быть крайне полезными в лечении симптомов, созданных смещением, расслоением или вывихом плеча. Исключите любые растяжки плеча.
- **Не проводите растяжек плеча у пациента, который перенес смещение, расслоение или вывих данного сустава**
- **Воздержитесь от работы в первые три дня после полученной травмы плеча, когда боль и спазмы ярко выражены**
  Проводите лечение в подострой фазе, когда боль и спазмы спали, и лишь руководствуясь оценкой состояния специалиста, и с его разрешения.
- **Не применяйте растяжки, когда боль возникает при движениях плеча**
  Осторожные растяжки могут быть полезны лишь в хронических случаях.
- **Не надавливайте напрямую на воспаленные участки плеча**
  Однако неглубокий массаж может быть полезен в особо хронических случаях.
- **Не применяйте надавливание, которое заставляет пациента сжиматься или отстраняться от руки**

Красный свет!

Если наблюдаются следующие симптомы, пациенту необходимо предложить обратиться к физиотерапевту для установления степени тяжести заболевания

- **Недавно перенесенная серьезная травма, такая как дорожно-транспортное происшествие или падение**
- **Острая боль в кости может сигнализировать о трещине или травме связки.**
- **Сильный, защитный мышечный спазм может скрывать серьезную проблему в суставе.**
- **Постоянная или прогрессирующая боль**
- **Непроходящая боль без видимых причин, которая проявилась внезапно**
- **Боль, которая по своей природе не связана с нарушением механики плеча.**
- **Боль в плече, вызывающая нервозность и иногда потоотделение может быть сигналом проблем с сердцем.**
- **Любые нетипичные признаки**

Выбор схемы – основные советы:

1. Во-первых, установите, какое движение вызывает или усиливает боль.

Попросите вашего пациента:
Согнуть его плечо, поднимая руку вперед с выпрямленным локтем.
Отвести плечо, поднимая руку вбок с выпрямленным локтем.
Горизонтально отвести плечо, пытаясь дотронуться до противоположного плеча, как если бы он хотел обнять себя.
Разогнуть плечо, поднимая руку сзади с выпрямленным локтем.
Повернуть плечо внутрь, сгибая руку за спиной.

2. Когда движения плеча не являются основной причиной боли, попросите вашего пациента определить точное место боли:

Она на внутренней границе лопатки, посередине между нижним и верхним углами лопатки?
Она на внутренней границе лопатки, но ниже, чем предыдущая точка, на 2 или 3 пальца выше нижнего угла лопатки?
Боль фокусируется между нижней частью лопатки и позвоночником, и сопровождается болью в грудном отделе?
Она на второй спинной линии, на уровне внутреннего края лопаточной ости?
Сопровождается ли глубокий вдох болью?

3. Выберите одну схему

Когда вы нашли место и определили последовательность движений, вызывающих боль, вы можете точно выбрать схему лечения (смотреть диагностическую таблицу).

4. Начните лечение и убедитесь, что вы выбрали правильную схему

По мере нажатия на точки обращайте внимание на реакцию пациента, и проверяйте, являются ли точки, выбранной вами схемы, действительно подходящими и эффективными. Пожалуйста, не засыпайте пациента вопросами с самого начала! Позвольте ему сконцентрироваться на процессе глубже. Чаще всего ему потребуется некоторое время, чтобы понять и выразить (невсегда словами) эффективность точек, которые вы используете. Порой достоверную реакцию пациента вы сможете получить лишь на втором круге работы с точками. Используйте короткие вопросы типа «Здесь?» «Достаточно?» «Болезненно?». Если линии и точки приносят ожидаемые плоды, продолжайте работу - вы выбрали правильную схему.

СХЕМА - 11 (СТРАНИЦА 78)

Боль в цетре внутреннего края лопатки

- Скованность с болью или без нее, в районе внутреннего края лопатки, в средней точке между нижним и верхним краями лопатки.
- Боль может возникнуть неожиданно по причине "неудачного" движения или после ночи, проведенной в позе лежа на плече.
- Боль может отдавать в груди.
- Боль может усиливаться при движениях шеи, или при попытке дотронуться рукой до противоположного плеча, как будто обнимая себя (горизонтальное приведение), или при скручивании.

ОБЛАСТЬ БОЛИ

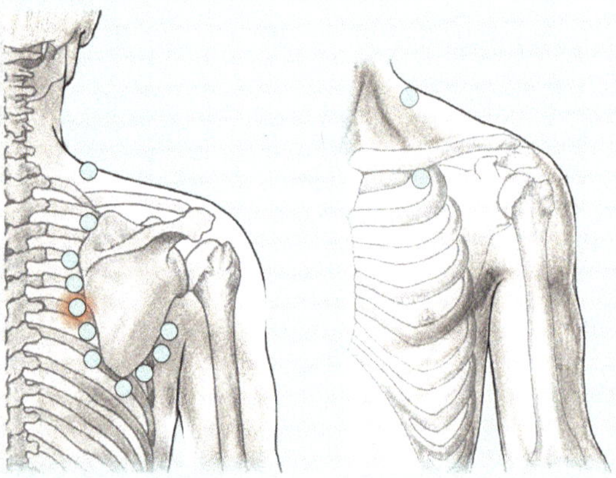

СХЕМА - 12 (СТРАНИЦА 80)

Боль в нижней трети внутреннего края лопатки

- Хроническая скованность с болью в районе внутреннего края лопатки на 1/3 или 1/5 расстояния между нижним и верхним краями лопатки. На 2-3 пальца выше нижнего края лопатки.
- Боль может быть результатом движений, повторяющихся на протяжении месяцев и даже лет, или же результатом стресса/напряжения и может вызывать нарушения сна.
- Также присутствует ярко выраженная жёсткость мягких тканей в области боли.

ОБЛАСТЬ БОЛИ

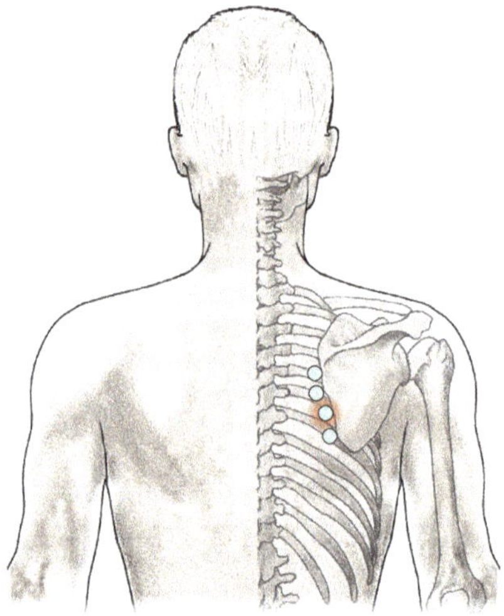

СХЕМА - 13 (СТРАНИЦА 82)

Боль в плече, сопровождающаяся болью при дыхании

В данной схеме под одним именем, на самом деле, две разные схемы схожих, но раздельных патологий. Когда боль, вместе с тем, возникает в груди – используются 3 акупрессурные точки на спине, но когда сопровождающая боль ощущается в спине – используются точки на груди.

- Хроническая или острая боль в точке 3, в верхней части спины.
- Вдох сопровождается болью в точке 3 на спине, или в точке 1 на груди. Боль, возникающая при вдохе не надо, обычно вторична, по соотношению с болью в точке 3.

СХЕМА - 14 (СТРАНИЦА 84)

Боль сразу за нижней медиальной частью лопатки, сопровождающаяся болью вдоль шейного отдела позвоночника

- Боль ощущается вдоль грудного отдела позвоночника и в нижней, внутренней части лопатки.
- Также присутствует ярко выраженная жесткость мягких тканей вдоль внешнего края лопатки.

ОБЛАСТЬ БОЛИ

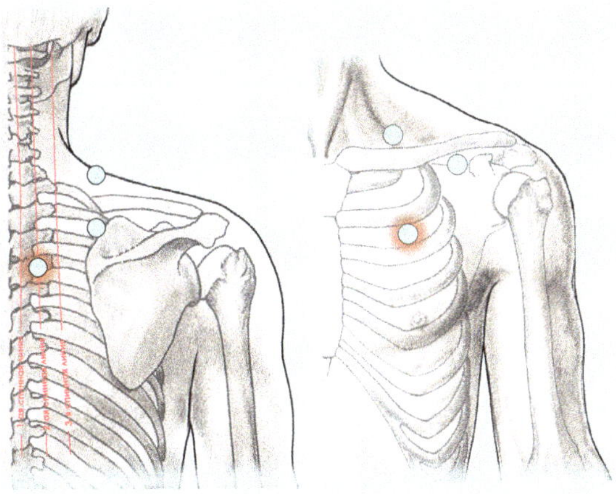

ОБЛАСТЬ БОЛИ

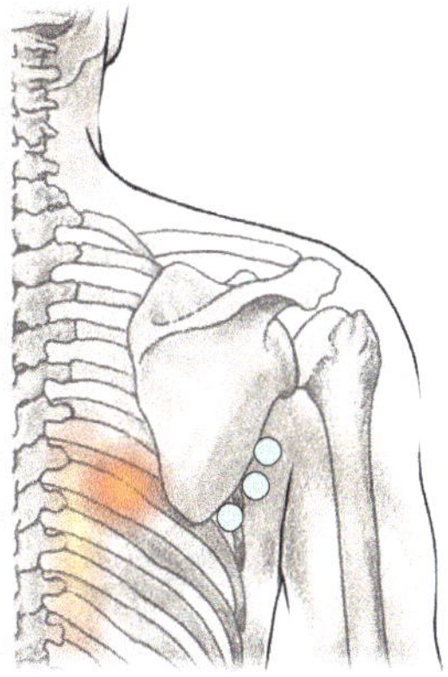

СХЕМА - 15 (СТРАНИЦА 86)

Тугоподвижное плечо с болью при поднятии руки

- Хроническая или острая боль ощущается на передней и/или задней стороне плеча.
- Боль усиливается при поднятии руки вперед, в сторону, при попытке коснуться противоположного плеча (попытке обнять себя) или во время сгибания руки за спиной.

СХЕМА - 16 (СТРАНИЦА 88)

Боль в плече при сгибании руки за спиной

- Хроническая или острая боль локализуется в передней части плеча.
- Боль усиливается при поднятии руки назад (разгибание) и еще больше при сгибании ее за спиной (вращение к центру).

ОБЛАСТЬ БОЛИ

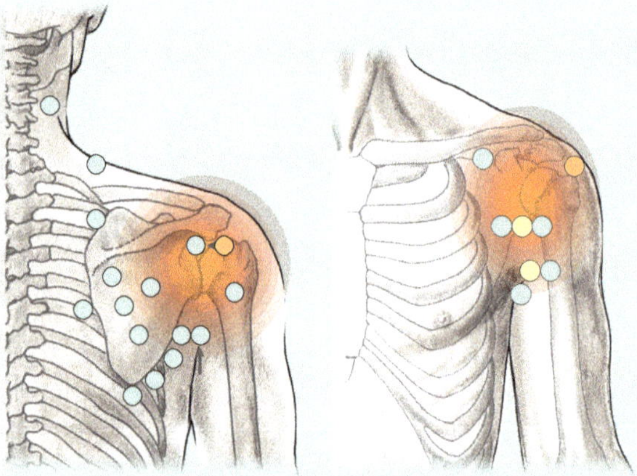

ОБЛАСТЬ БОЛИ

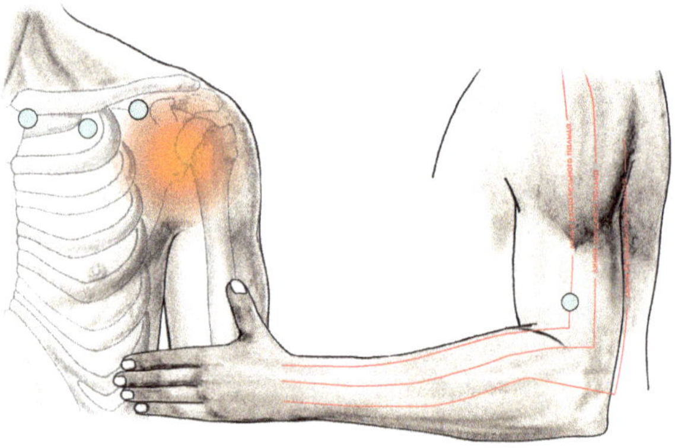

БОЛЕЗНЕННЫЕ ДВИЖЕНИЯ

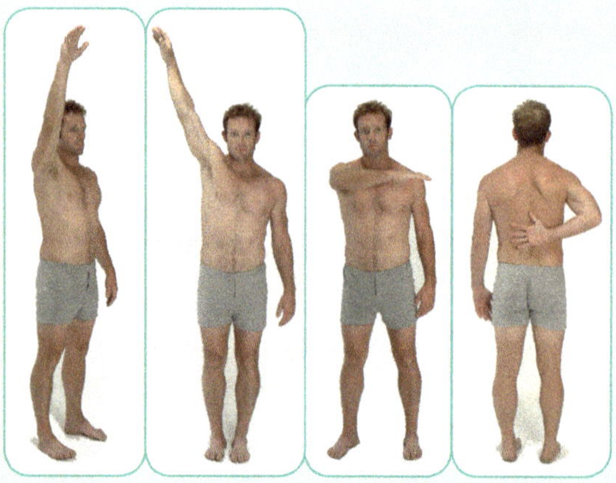

БОЛЕЗНЕННЫЕ ДВИЖЕНИЯ

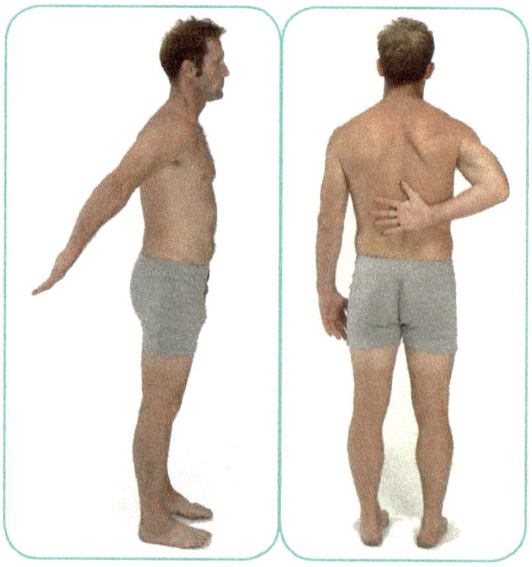

Схема - 11 ПЛЕЧО И ЛОПАТКА

Боль в цетре внутреннего края лопатки

●● часто встречающееся состояние

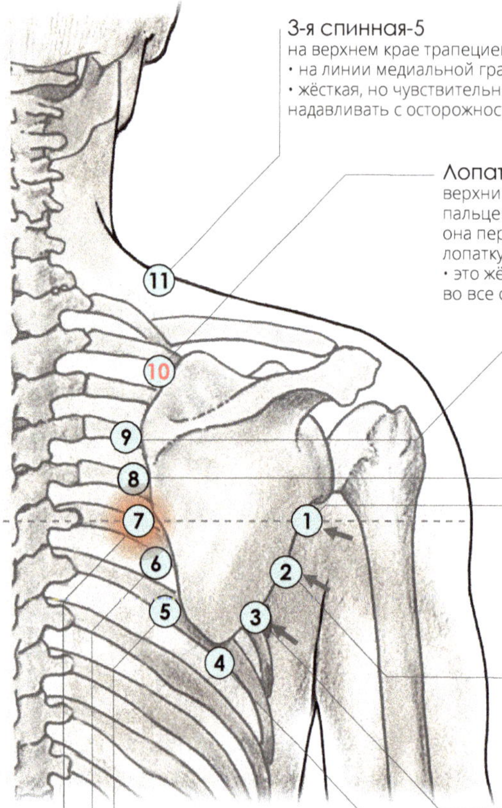

середина лопатки

3-я спинная-5
на верхнем крае трапециевидной мышцы • на линии медиальной границы лопатки • жёсткая, но чувствительная точка – надавливать с осторожностью

Лопатка-3 (SI-14)
верхний угол лопатки • на 1 палец над лопаточной остью • проведите пальцем вверх вдоль медиальной границы лопатки до того места, где она переходит в заднюю часть и исчезает под мышцей, поднимающей лопатку; надавите на точку, не позволяйте мышце убегать из-под пальца • это жёсткая и чувствительная точка, ощущения от которой расходятся во все стороны, в том числе и в голову

Лопатка-4
медиальнее внутреннего края лопатки • на линии медиального края лопаточной остилопатки

Лопатка-5
медиальнее внутреннего края лопатки • на одном уровне с линией, лежащей под лопаточной остью

Лопатка-12
латеральнее внешнего края лопатки • на 2 пальца выше подмышечной впадины • надавливать внутрь • очень чувствительная точка над малой круглой мышцей

Лопатка-11
латеральнее внешнего края лопатки • на одном уровне с подмышечной впадиной • надавливать к краю лопатки, на кость

Лопатка-10
латеральнее внешнего края лопатки • на середине расстояния между нижним углом лопатки и подмышечной впадиной • надавливать к краю лопатки, на кость

Лопатка-6
точка по середине медиальной границы лопатки

Лопатка-7
медиальнее внутреннего края лопатки • на расстоянии одной трети между нижним и верхним углом лопатки • на 1 палец ниже точки в середине медиальной границы лопатки

Лопатка-8
медиальнее внутреннего края лопатки • на расстоянии 1/5 от нижнего к верхнему углу лопатки • на 1 палец выше нижнего угла лопатки

Лопатка-9
под нижним углом лопатки и немного латеральнее • найдите тонкую, "скользскую" мышцу

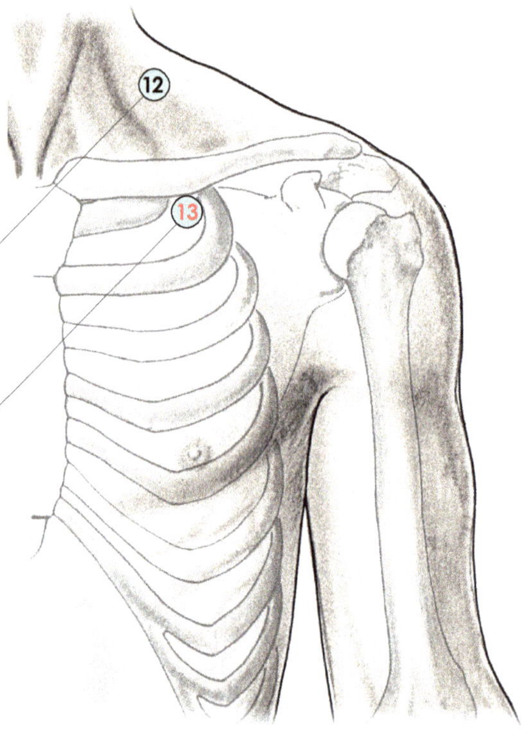

Задняя лестничная мышца
чувствительная точка на одной линии с внешним краем шеи • надавливайте на заднюю лестничную мышцу поверх трапециевидной мышцы

Грудь-2 (ST-13)
точно под ключицей • на середине между средней линией и внешней границей груди • на 3 пальца латеральнее средней линии • на одной линии с внешним краем шеи

Описание проблемы:

- *Тугоподвижность плеча с болью или без, в районе внутреннего края лопатки, в средней точке между нижним и верхним краями лопатки.*
- *Боль может возникнуть неожиданно по причине “неудачного” движения или после ночи, проведенной в положении лежа на плече.*
- *Боль может отдаваться в груди.*
- *Боль может усиливаться, при попытке дотронуться рукой до противоположного плеча, как будто обнимая себя (горизонтальное приведение), или при скручивании.*

Последовательность лечения

1. Лечение шеи и плеч

Попросите пациента сесть со скрещенными или выпрямленными ногами. Если пациента неудобно на полу – предложите подушки или используйте кресло. Начните с массажа шеи, верхней части спины и области вдоль внутреннего края лопатки, используя любую знакомую вам технику массажа, но избегайте растяжек!

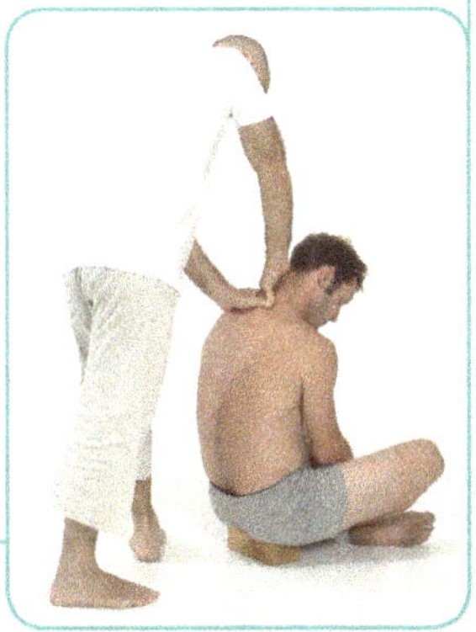

2. Точки акупрессуры

Надавите поочерёдно на точки с (1) по (12) два-три раза, затем на точку (13) на груди, используя большой палец. Повторите точки (1) - (12) на спине и затем снова поработайте с точкой (13). Надавливайте на каждую точку от 10 до15 секунд. Повторяйте надавливание на точки до тех пор, пока не наступит улучшение, вплоть до 10 повторений. Прекратите работу, если точки стали чувствительными. Используйте силу давления, которая устраивает вашего пациента.

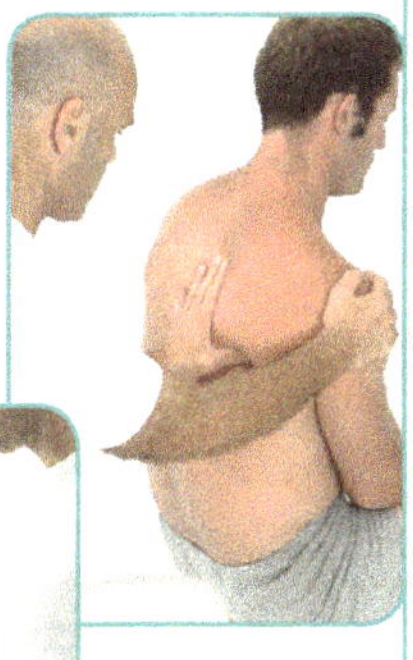

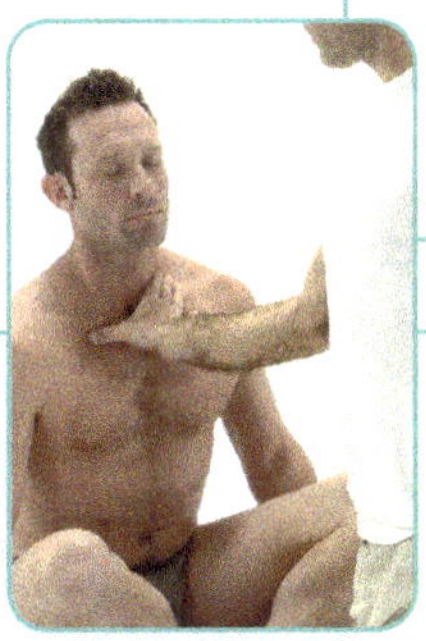

Меры предосторожности:

- *Проконсультируйтесь со специалистом в случаях острой или неясной боли в плече.*
- *Избегайте растяжек при лечении острых состояний.*
- *Проводите лечение ежедневно до восстановления.*
- *Не проводите лечение, пока у пациента не прошли болевые ощущения после прошлого сеанса (если таковые имелись).*
- *Попросите пациента воздерживаться от внезапных и быстрых движений и движений, вызывающих боль.*

Избранные терапевтические точки

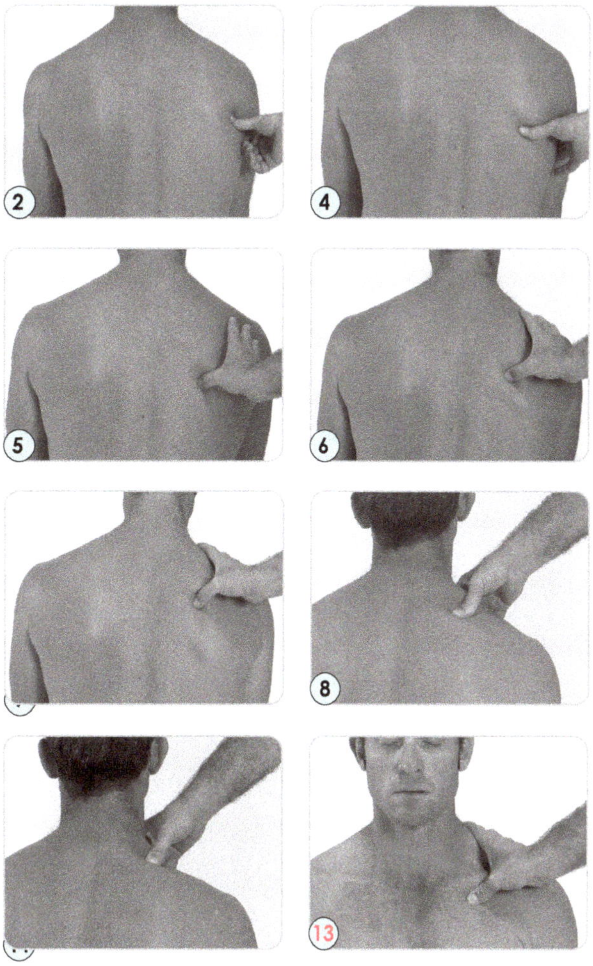

Схема - 12 ПЛЕЧО И ЛОПАТКА

Боль в нижней трети внутреннего края лопатки ●● часто встречающееся состояние

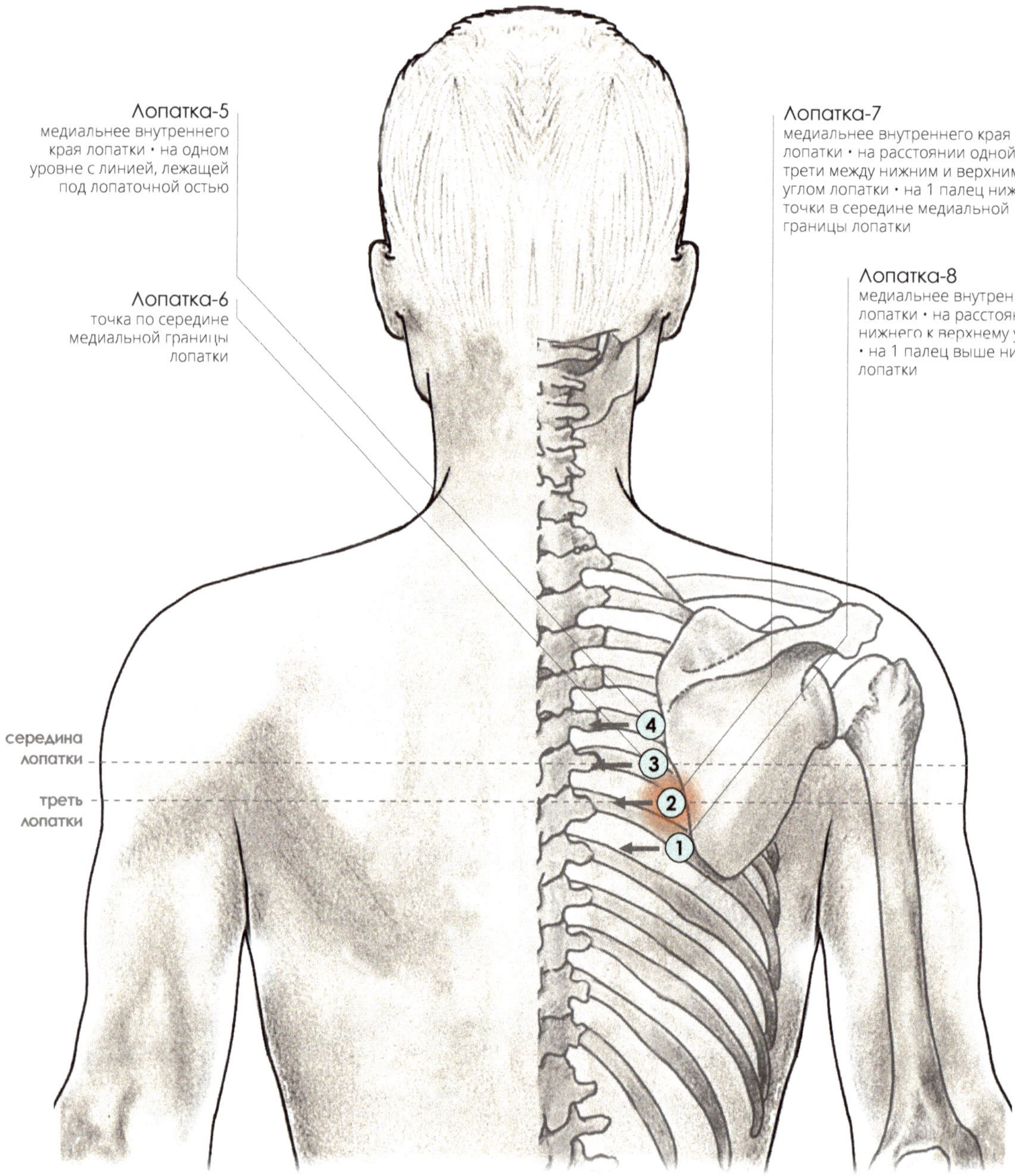

Описание проблемы:

- *Хроническая тугоподвижность пчеча с болью вдоль внутреннего края лопатки на 1/3 или 1/5 расстояния между нижним и верхним краями лопатки. На 2-3 пальца выше нижнего края лопатки.*
- *Боль может быть результато, повторяющихся на протяжении месяцев и даже лет, движений или стресса, и может стать причиной нарушений сна.*
- *Также присутствует ярко выраженная жёсткость мягких тканей в области боли.*

Последовательность лечения

1. Лечение шеи и плеч

Попросите пациента сесть со скрещенными или выпрямленными ногами. Если пациенту неудобно на полу – предложите подушки или используйте кресло Начните с массажа шеи, верхней части спины и области вдоль внутреннего края лопатки, используя любую знакомую вам технику массажа, но избегайте растяжек!

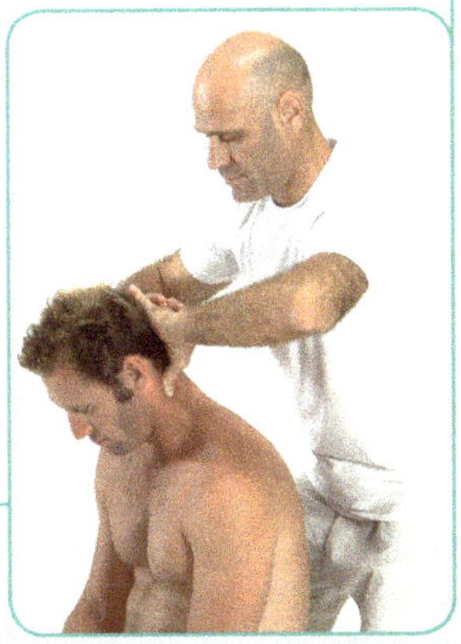

Фаза б: Попросите вашего пациента поместить его руку на противоположное плечо, так, чтобы он не прилагал усилий для того, чтобы удерживать свою руку. Используя локоть, проработайте внутреннюю границу лопатки. Положите ваш локость на спину пациента и очень аккуратно оттяните его кожу вниз. Затем надавите на мягкие ткани и толкните вверх, перебирая мышцы, словно струны гитары. Повторите несколько раз.

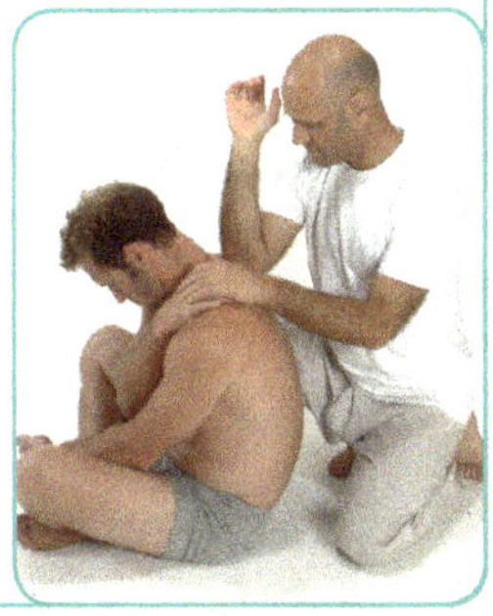

2. Точки акупрессуры

В данной схеме точки с 1 по 4 работают по-другому. Продолжительные нажатия большим пальцем будут неэффективны в данной ситуации. Используйте следующую технику:

Фаза а: Мягко зафиксируйте бедро вашего клиента коленом. Удерживая локоть пациента, толкайте его руку к противоположному плечу (горизонтальное приведение). Затем потяните, чтобы ослабить давление, и снова толкайте, повторите данное движение несколько раз подряд. Когда вы толкаете локоть, надавливайте на точки в сторону от лопатки, в направлении позвоночника, как если бы вы играли на струнах гитары. Потяните, и затем толкните локоть опять и работайте со следующей точкой. Продолжите то же самое со следующей точкой. Повторяйте надавливание на точки до тех пор, пока не наступит улучшение, но не более 10 повторений. Прекратите работу, если точки стали чувствительными. Используйте силу давления, которая устраивает вашего пациента.

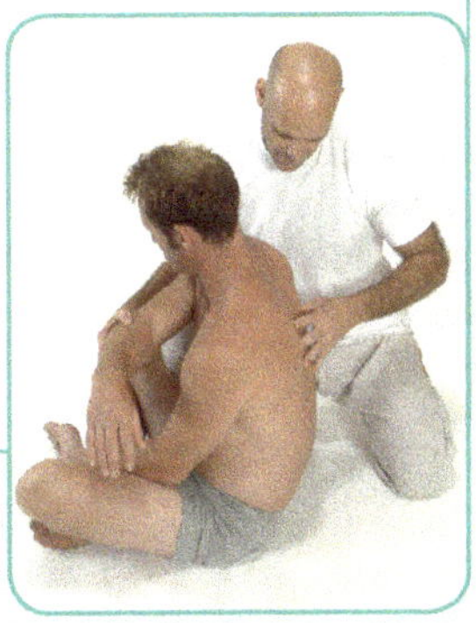

Меры предосторожности:

- *Проконсультируйтесь со специалистом в случаях острой или неясной боли в плече.*
- *Избегайте растяжек при лечении острых состояний.*
- *Проводите лечение ежедневно до восстановления.*
- *Не проводите лечение, пока у пациента не прошли болевые ощущения после прошлого сеанса (если таковые имелись).*
- *Попросите пациента воздерживаться от внезапных или быстрых движений и движений, вызывающих боль.*

Избранные терапевтические точки

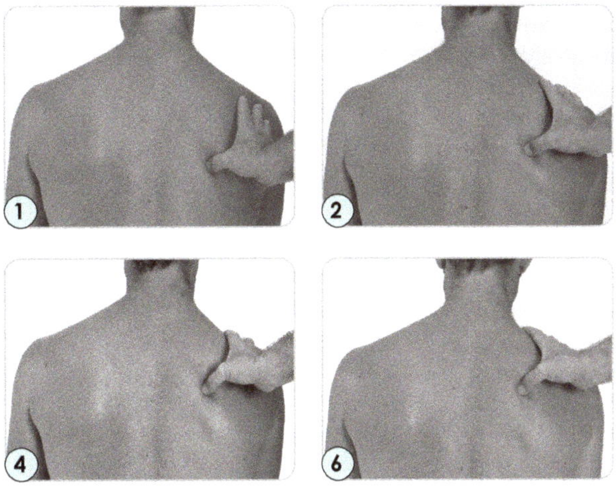

Схема - 13 ПЛЕЧО И ЛОПАТКА

Боль в плече, сопровождающаяся болью при дыхании

●● часто встречающееся состояние

лопаточная ость

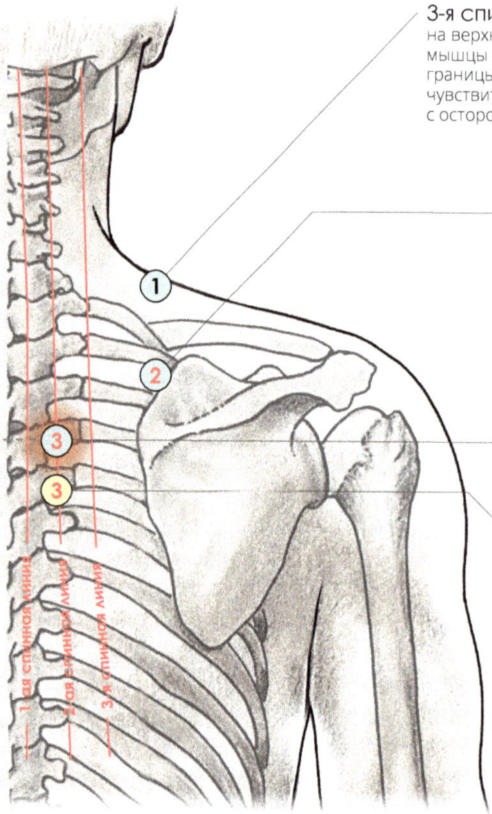

3-я спинная-5
на верхнем крае трапециевидной мышцы • на линии медиальной границы лопатки • жёсткая, но чувствительная точка – надавливать с осторожностью

Лопатка-3 (SI-14)
верхний угол лопатки • на 1 палец над лопаточной остью • проведите пальцем вверх вдоль медиальной границы лопатки до того места, где она переходит в заднюю часть и исчезает под мышцей, поднимающей лопатку; надавите на точку, не позволяйте мышце убегать из-под пальца • это жёсткая и чувствительная точка, ощущения от которой расходятся во все стороны, в том числе и в голову

2-ая спинная-9 (BL-13)
на 1 палец латеральнее края остистого отростка Т-3 • на одном уровне с медиальным краем лопаточной ости • в верхней точке ромбовидной мышцы • надавливать вперед

2-ая спинная-10 (BL-14)
на 1 палец латеральнее края остистого отростка Т-4 • на 1 палец ниже точки 3, в верхней точке параспинальных мышц • на одном уровне с линией, которая пролегает под лопаточной остью • надавливать вперед

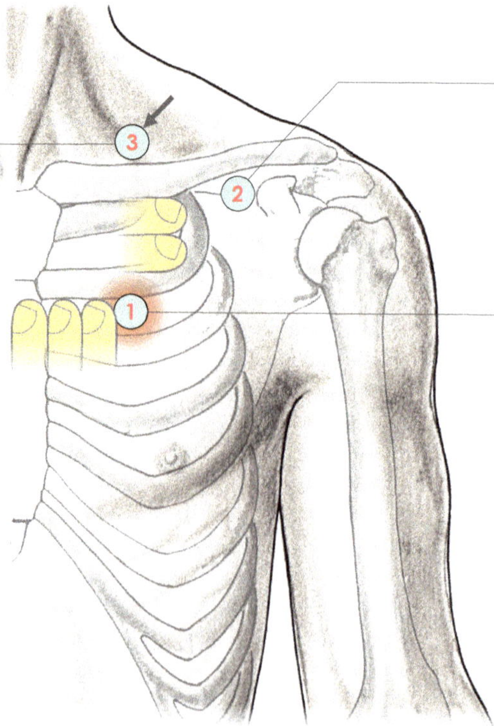

Передняя лестничная мышца (область ST-12)
в надключичной ямке • граничит с латеральным краем шеи • надавливайте аккуратно в сторону шеи на лестничную мышцу • боль отдает в руку

Грудь-3 (LU-2)
сразу под подбородком • медиальнее клювовидного отростка лопатки, в глубокой впадине точно перед плечом • надавливать вперед и вверх

Грудь-6 (ST-15)
на 2 пальца ниже ключицы • во втором межреберье • на 3 пальца латеральнее средней линии • граничит с латеральным краем шеи

Описание проблемы:

- *Хроническая или острая боль в точке 3 в верхней части спины.*
- *Вдох сопровождается болью в точке 3 на спине, или в точке 1 на груди. Боль, которая ощущается при дыхании, обычно второстепенная по отношению к боли в точки 3 на спине. Некоторые пациенты могут даже предполагать, что у них проблемы с сердцем, и обратиться в больницу, когда боль при вдохе ощущается в груди.*
- *Различные движения могут усиливать боль в некоторых случаях, но невсегда и не в фиксированной последовательности движений.*
- *Данное состояние часто сопровождается упадком душевных сил.*

Последовательность лечения

1. Лечение шеи и плеч

Попросите пациента сесть со скрещенными или выпрямленными ногами. Если пациенту неудобно на полу – предложите подушки или используйте кресло. Начните с массажа шеи, верхней части спины и области вдоль внутреннего края лопатки, используя любую знакомую вам технику массажа, но избегайте растяжек!

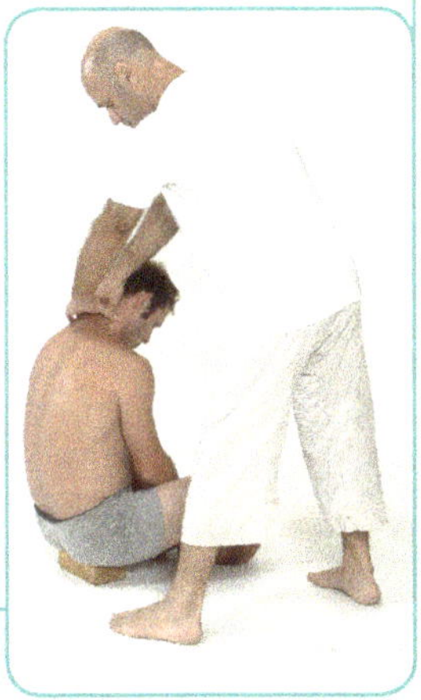

2. Точки акупрессуры

Проведите лечение противоположной стороны: используйте набор точек для стороны противоположной стороне, где ощущается боль. Надавите большим пальцем на точки с 1 по 3 на спине, когда возникает боль в груди при дыхании. Надавите большим пальцем на точки с 1 по 3 на груди, когда боль при дыхании ощущается в спине. Надавливайте на каждую точку от 10 до15 секунд. Повторите надавливание на точки до тех пор, пока не наступит улучшение, вплоть до 10 повторений. Прекратите работу, если точки стали чувствительными. Используйте силу давления, которая устраивает вашего пациента.

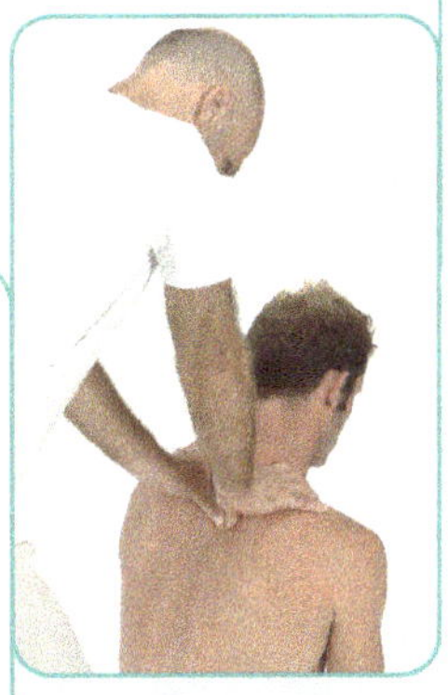

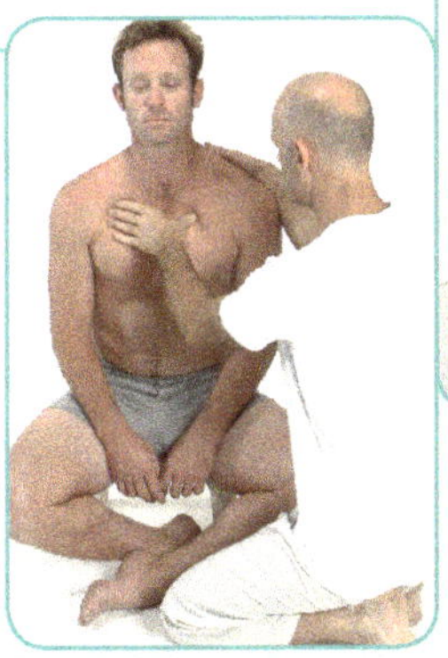

Меры предосторожности:

- *Проконсультируйтесь со специалистом в случаях острой или неясной боли в плече.*
- *Избегайте растяжек при лечении острых состояний.*
- *Проводите лечение ежедневно до восстановления.*
- *Не проводите лечение, пока у пациента не прошли болевые ощущения после прошлого сеанса (если таковые имелись).*
- *Попросите пациента воздерживаться от внезапных и быстрых движений, вызывающих боль.*

Избранные терапевтические точки

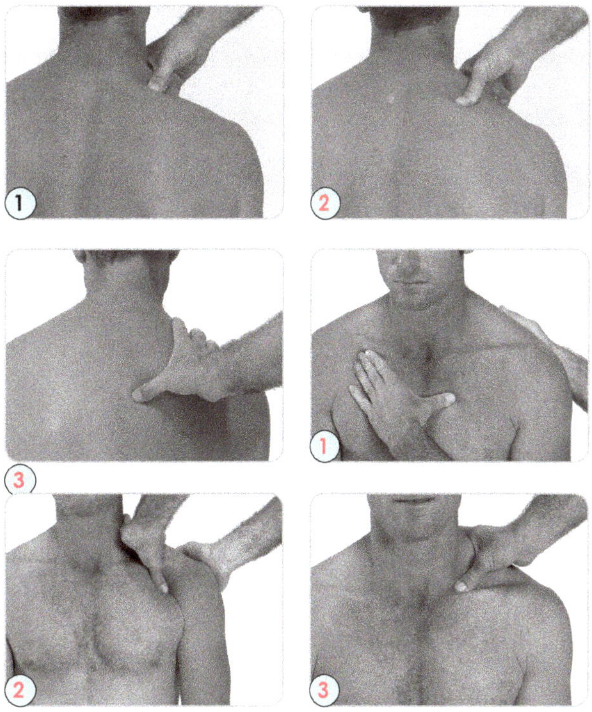

Схема - 14 ПЛЕЧО И ЛОПАТКА

Боль сразу за нижней медиальной частью, сопровождающаяся болью вдоль шейного отдела позвоночника

● редко встречающееся состояние

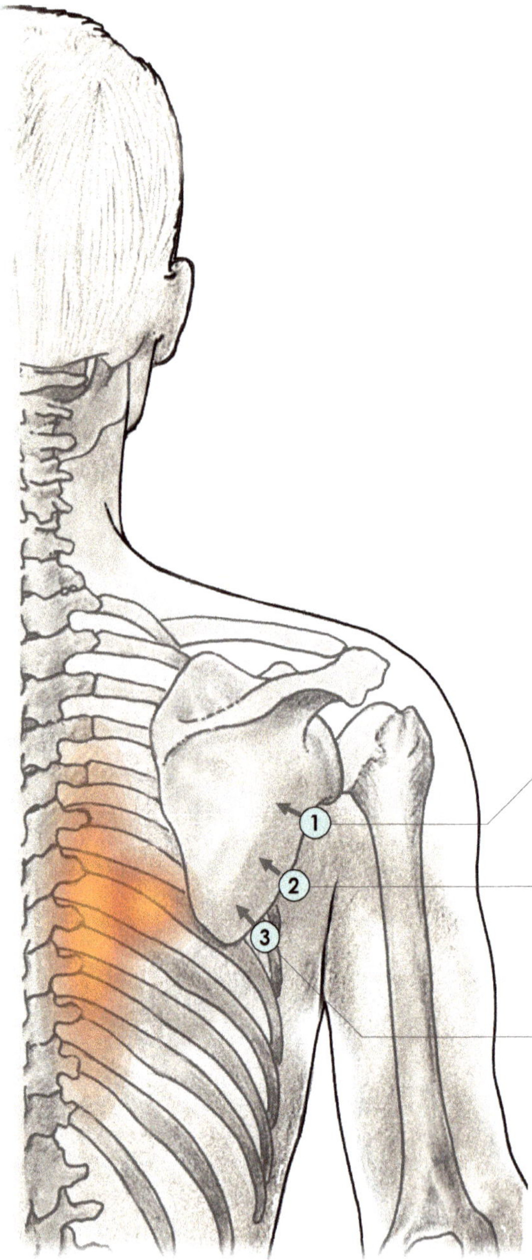

Лопатка-12
латеральнее внешнего края лопатки • на 2 пальца выше подмышечной впадины • надавливать внутрь • очень чувствительная точка над малой круглой мышцей

Лопатка-11
латеральнее внешнего края лопатки • на одном уровне с подмышечной впадиной • надавливать к краю лопатки, на кость

Лопатка-10
латеральнее внешнего края лопатки • на 1 палец ниже точки 2 • на середине расстояния между нижним углом лопатки и подмышечной впадиной • надавливать к краю лопатки, на кость

Описание проблемы:

- *Боль ощущается вдоль грудного отдела позвоночника и в нижней, внутренней части лопатки.*
- *Также присутствует ярко выраженная жёсткость мягких тканей вдоль внешнего края лопатки.*

Последовательность лечения

1. Лечение шеи и плеч

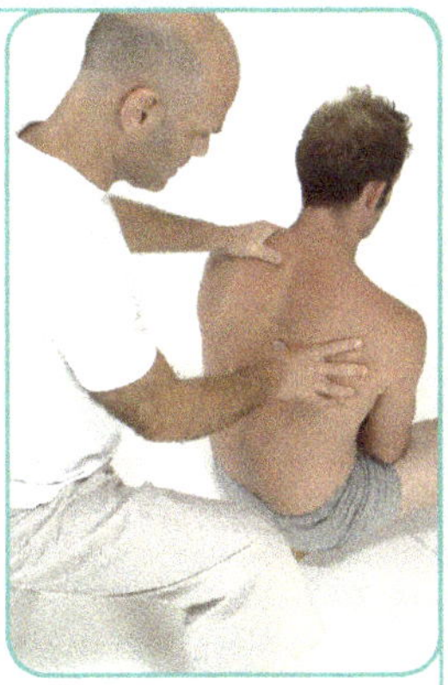

Попросите пациента сесть со скрещенными или выпрямленными ногами. Если пациенту неудобно на полу – предложите подушки или используйте кресло. Начните с массажа шеи, верхней части спины и области вдоль внутреннего края лопатки, внешнего края лопатки и вдоль линии безымянного пальца на внешней части руки, используя любую знакомую вам технику массажа.

2. Точки акупрессуры

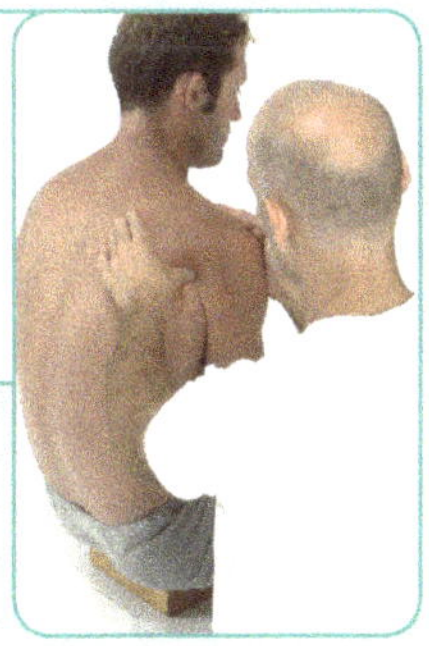

Надавите большим пальцем на точки с (1) по (3). Надавливайте на каждую точку от 10 до 15 секунд.

Меры предосторожности:

- *Проконсультируйтесь со специалистом в случаях острой или неясной боли в плече.*
- *Избегайте растяжек при лечении острых состояний.*
- *Проводите лечение ежедневно до восстановления.*
- *Не проводите лечение, пока у пациента не прошли болевые ощущения после прошлого сеанса (если таковые имелись).*
- *Попросите пациента воздерживаться от внезапных и быстрых движений, вызывающих боль.*

Избранные терапевтические точки

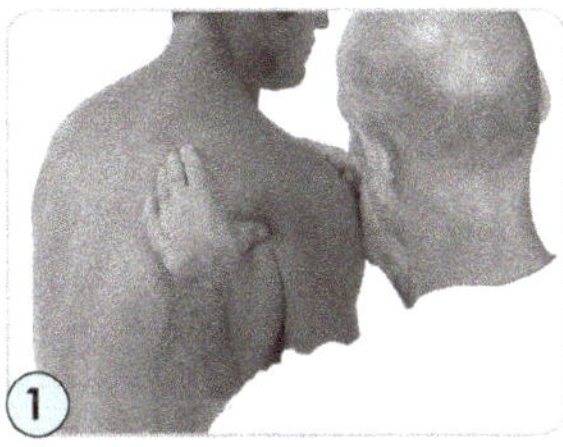
1

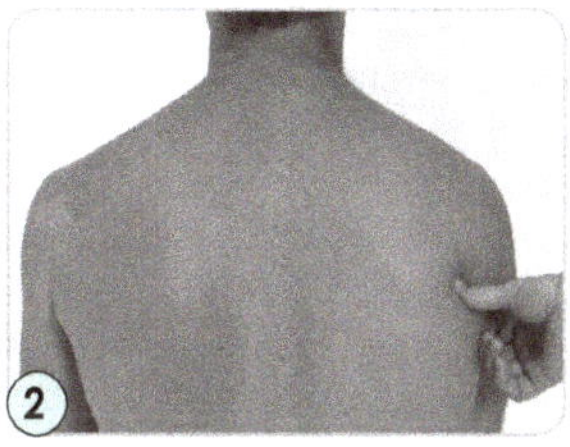
2

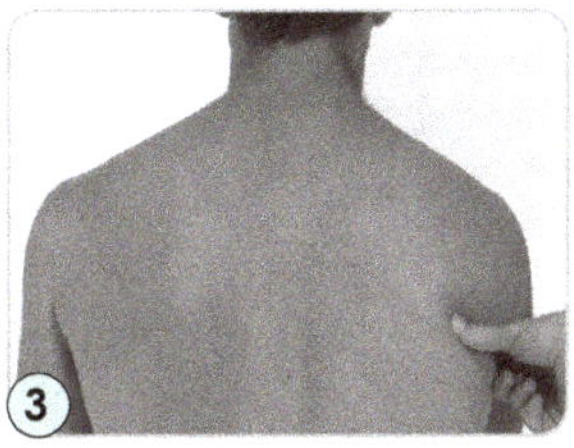
3

Необязательные дополнительные процедуры

3. Перебирая точки

Надавливайте большим пальцем на точки с (1) по (3), как если бы вы перебирали струны гитары. Надавливайте против внешней границы лопатки. Повторите работу с точками, использую оба метода или тот, что оказался более эффективным. Продолжайте, пока не заметите улучшений, вплоть до 10 повторений.

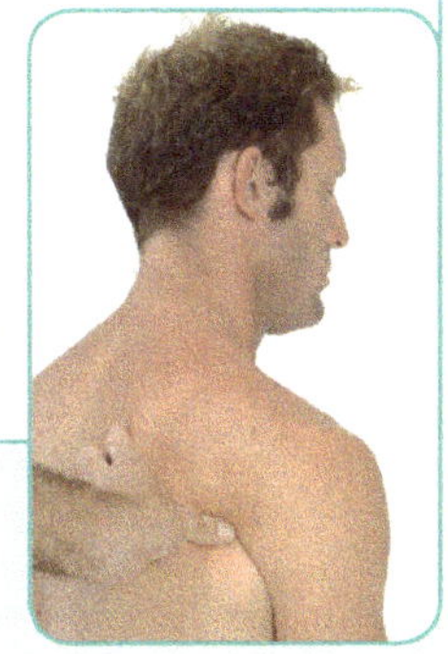

Схема - 15 ПЛЕЧО И ЛОПАТКА

Боль в плече при поднятии руки

●●● очень часто встречающееся состояние

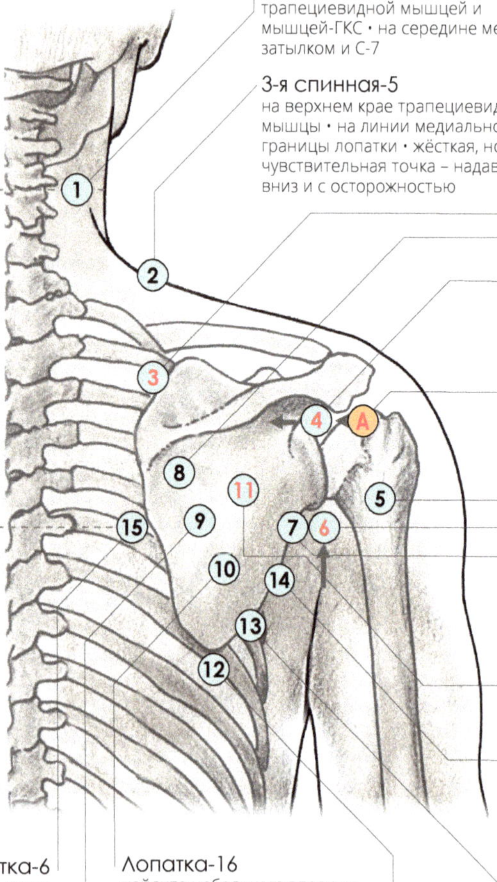

середина шеи

середина лопатки

3-я спинная-3
на 4 пальца ниже затылочной линии, в углублении между трапециевидной мышцей и мышцей-ГКС • на середине между затылком и С-7

3-я спинная-5
на верхнем крае трапециевидной мышцы • на линии медиальной границы лопатки • жёсткая, но чувствительная точка – надавливать вниз и с осторожностью

Лопатка-3 (SI-14)
верхний угол лопатки • на 1 палец над лопаточной остью • проведите пальцем вверх вдоль медиальной границы лопатки до того места, где она переходит в заднюю часть и исчезает под мышцей, поднимающей лопатку; надавите на точку, не позволяйте мышце убегать из-под пальца • это жёсткая и чувствительная точка, ощущения от которой расходятся во все стороны, в том числе и в голову

Лопатка-14
ниже лопаточной ости • латеральнее внутреннего края лопатки • найдите небольшую впадину на углу, образованном лопаточной остью и внутренним краем лопатки

Лопатка-13 (SI-10)
точно над подмышечной впадиной • под нижним краем лопаточной ости • надавливать вовнутрь

Средний палец-6
на 3 пальца ниже внешнего конца акромиона • в углублении между средней и задней главами дельтовидной мышцы

Средний палец-7 (TW-14)
ниже и позади латерального края акромиона • в небольшой впадине, образующейся при отведении руки вбок

Безымянный палец-6 (SI-9)
чувствительная точка, отдающая вниз по руке • поместите ваш большой палец в подмышечную впадину и надавите вверх на мышцы в углу, где рука встречается с лопаткой или, как вариант, надавите вперед на 2 пальца выше мышечной впадины

Лопатка-12
латеральнее внешнего края лопатки • на 2 пальца выше подмышечной впадины • надавливать вовнутрь • очень чувствительная точка над малой круглой мышцей

Лопатка-17 (SI-11)
верхняя треть лопатки, на полпути между ее внутренним и внешним краями • найдите очень чувствительную точку на полпути от верхнего угла лопатки к подмышечной впадине • на 1 палец от точки 8 в сторону подмышечной впадины • надавливание на эту точку отдает во всех направлениях, включая переднюю часть плеча

Лопатка-11
латеральнее внешнего края лопатки • на одном уровне с подмышечной впадиной • надавливать к краю лопатки, на кость

Лопатка-6
средняя точка внутреннего края лопатки

Лопатка-16
найдите небольшую впадину на углу, образованном внешним и внутренним краям лопатки • на 3 пальца над нижним углом лопатки

Лопатка-9
под нижним углом лопатки и немного латеральнее • найдите тонкую, "скользкую" мышцу

Лопатка-10
латеральнее внешнего края лопатки • на 1 палец выше точки 12 • на середине расстояния между нижним углом лопатки и подмышечной впадиной • надавливать к краю лопатки, на кость

Лопатка-15
на внутренней границе нижнего угла лопатки

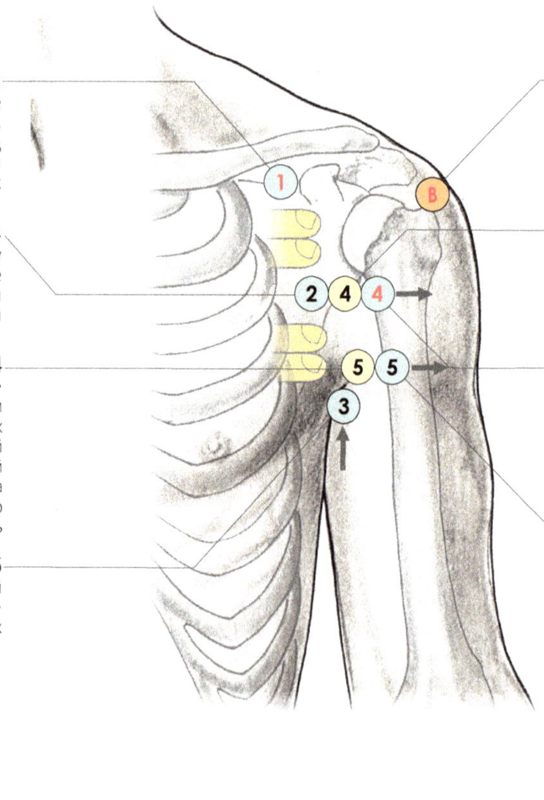

Грудь-3 (LU-2)
сразу под ключицей • медиальнее клювовидного отростка лопатки, в глубокой впадине точно перед плечом • надавливать вперед и вверх

Указательный палец-5 (LI-15)
в небольшом углублении, образующимся, когда рука поднимается в сторону • под внешним краем акромиона, между средней и передней главами дельтовидной мышцы

Грудь-4
на пограничной линии между плечом и грудью • на половине пути между ключицей и подмышечной впадиной

Средняя внутр. рука-5
на 1 палец латеральнее линии от подмышечной впадины вверх к ключице • на одном уровне со средней точкой между ключицей и подмышечной впадиной • поместите большой палец на пограничную линию между грудью и рукой и надавите вбок на сухожилие бицепса, на плечевую кость

Средняя внутр. рука-4
над подмышечной впадиной • на 1 палец латеральнее линии от подмышечной впадины вверх к ключице • поместите большой палец точно над подмышечной впадиной и надавите вбок на сухожилие бицепса, на плечевую кость

Большой палец-7 (Jianqian)
половина расстояния между подмышечной впадиной и внешним концом акромиона • на 1 палец латеральнее линии, соединяющей подмышечную впадину и ключицу • на шейке плеча • надавите в углубление на внутренней границе передней дельтовидной мышцы

Грудь-5
во внутренней части подмышечной впадины, когда рука поднята в бок • надавливать на мышцу вверх

Большой палец-6
над подмышечной впадиной • на 2 пальца латеральнее линии, соединяющей подмышечную впадину и ключицу • надавите в углубление на внутренней границе передней дельтовидной мышцы

Описание проблемы:

- *Хроническая или острая боль ощущается на передней или задней стороне плеча.*
- *Боль усиливается при поднятии руки вперед, в сторону, при попытке коснуться противоположного плеча (попытке обнять себя) или во время сгибания руки за спиной.*
- *Диапазон движений ограничен в слабой или выраженной форме. Острая боль может сопровождать движения рукой, выходящие за пределы безболезненного диапазона, причём граница этого диапазона индивидуальна у каждаго пациента.*

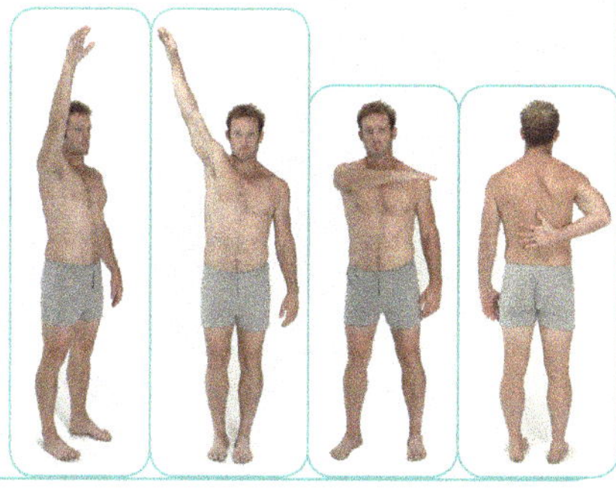

Последовательность лечения

1. Лечение шеи и плеч

Попросите пациента сесть со скрещенными или выпрямленными ногами. Если пациенту неудобно на полу – предложите подушки или используйте кресло. Начните с массажа шеи, верхней части спины и области вдоль внутреннего края лопатки, используя любую знакомую вам технику массажа, но избегайте растяжек!

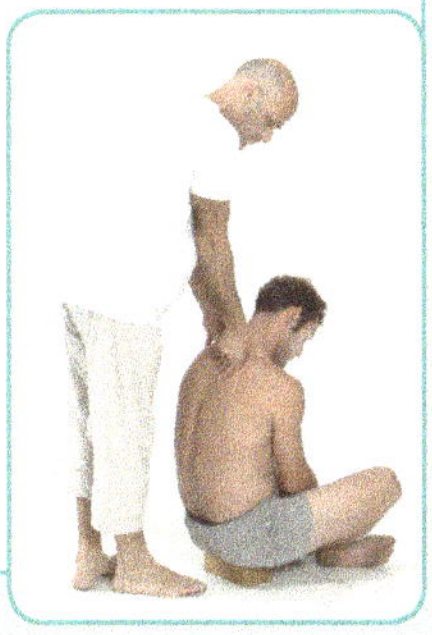

2. Точки акупрессуры

Надавите большим пальцем на точки с (1) по (15) на спине и точки с (1) по (5) спереди. Попробуйте также дополнительные точки (A) и (B). Если они эффективны – используйте их. В некоторых случаях использование одного набора точек на спине может быть достаточно. Например, когда боль ощущается лишь на спине, и точки спереди неэффективны – используйте лишь те точки, что расположены на спине. Надавливайте на каждую точку от 10 до15 секунд. Повторяйте надавливание на точки до тех пор, пока не наступит улучшение, вплоть до 10 повторений. Прекратите работу, если точки стали чувствительными. Используйте силу давления, которая устраивает вашего пациента.

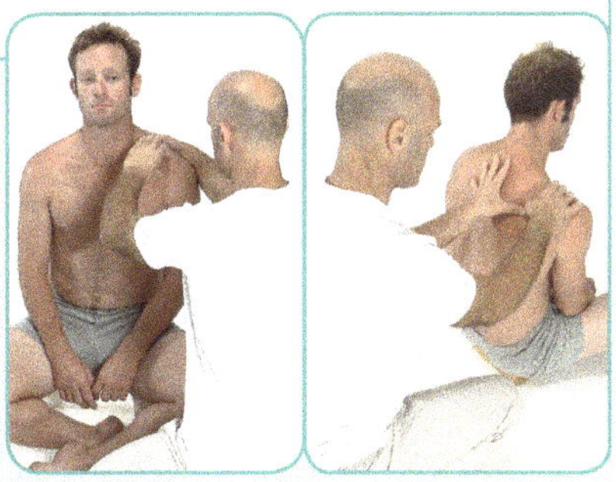

Необязательные дополнительные процедуры

3. Горизонтальное отведение плеч

Придерживая локоть пациента, толкните локоть горизонтально до доступного предела. Не давите дальше болезненного предела. Потяните локоть обратно и затем снова толкните, повторите это движение несколько раз. Во время толкания локтя нажимайте на точки (5) из набора точек на спине. Перестаньте надавливать, когда тянете локоть на себя.

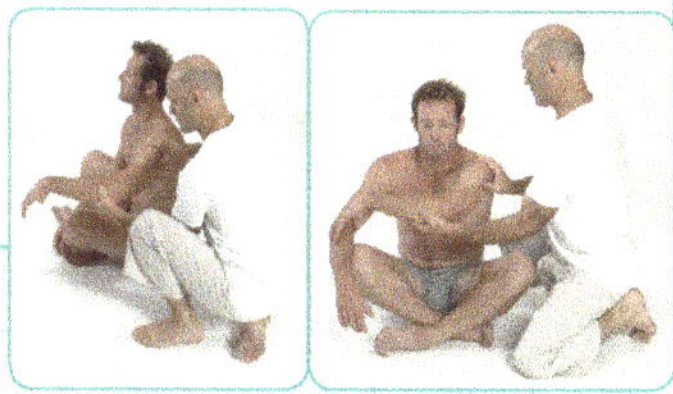

4. Проработайте бицепс и трицепс

Попросите пациента положить его прямую руку вам на плечо. Будьте аккуратны, не поднимайте его плечо выше точки, где он начинает чувствовать боль. Проработайте внешнюю часть руки вдоль плечевой кости (по линии указательного пальца) , от плеча до локтя и обратно несколько раз, оттягивая и перекатывая его бицепс от кости, используя кончики пальцев одной руки; затем оттягивая и перекатывая его трицепс от кости, используя пальцы другой руки. Потяните вправо, затем влево, вправо, влево, в текучем ритмичном темпе.

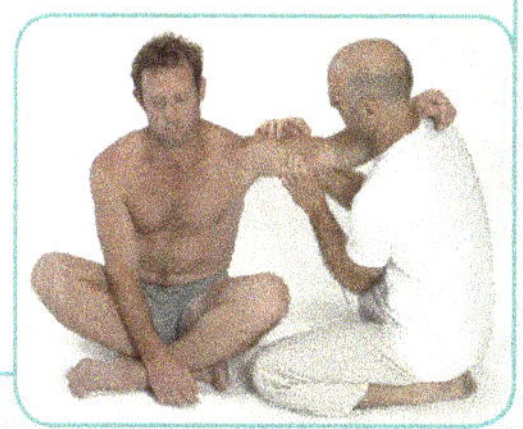

Избранные терапевтические точки

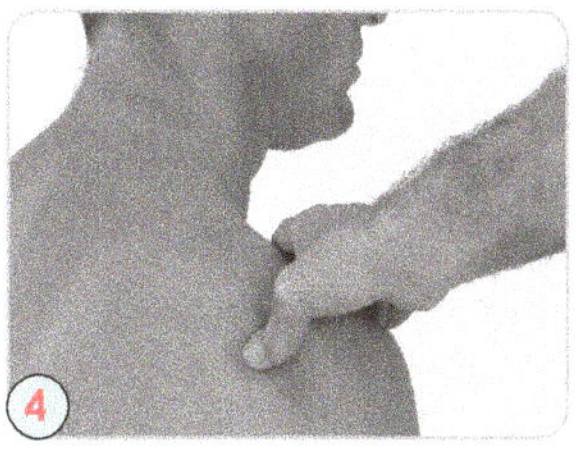

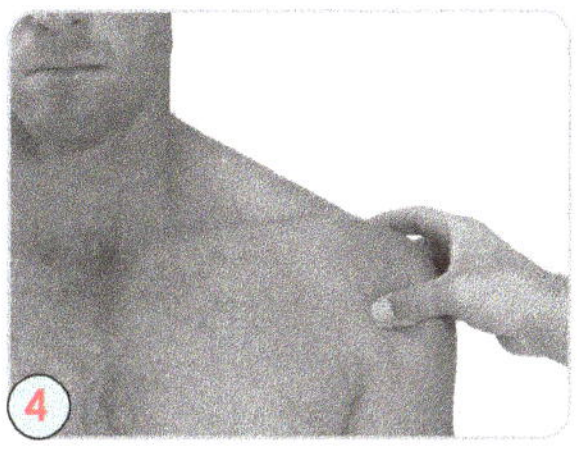

Меры предосторожности:

- *Проконсультируйтесь со специалистом в случаях острой или неясной боли в плече.*
- *Избегайте растяжек при лечении острых состояний.*
- *Во время всего сеанса избегайте движений руки за границы, вызывающие острую боль.*
- *Проводите лечение ежедневно до восстановления. В хронических случаях проводите лечение дважды в неделю.*
- *Не проводите лечение, пока у пациента не прошли болевые ощущения после прошлого сеанса (если таковые имелись).*
- *Попросите пациента воздерживаться от внезапных и быстрых движений, вызывающих боль.*

Схема - 16 ПЛЕЧО И ЛОПАТКА

Боль в плече при сгибании руки за спиной

●● часто встречающееся состояние

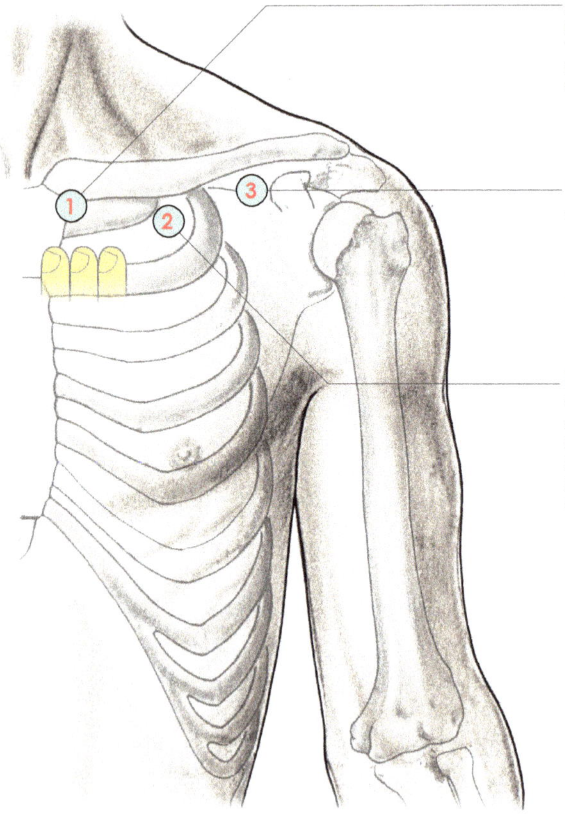

Грудь-1 (KID-27)
на латеральной краю грудины • в тонком углублении под головкой ключицы и над первым ребром • отдает в плечо

Грудь-3 (LU-2)
сразу под ключицей • медиальнее клювовидного отростка лопатки, в глубокой впадине точно перед плечом • надавливать вперед и вверх

Грудь-2 (ST-13)
под ключицей • середина между средней линией и латеральным краем груди • на 3 пальца латеральнее средней линии • соприкасается с латеральным краем шеи

Указательный палец-4 (LI-12)
на 2 пальца выше локтевой складки • на переднебоковой стороне плечевой кости • между трицепсом и бицепсом • оттянуть кожу вверх и затем надавить • отдает во все пальцы

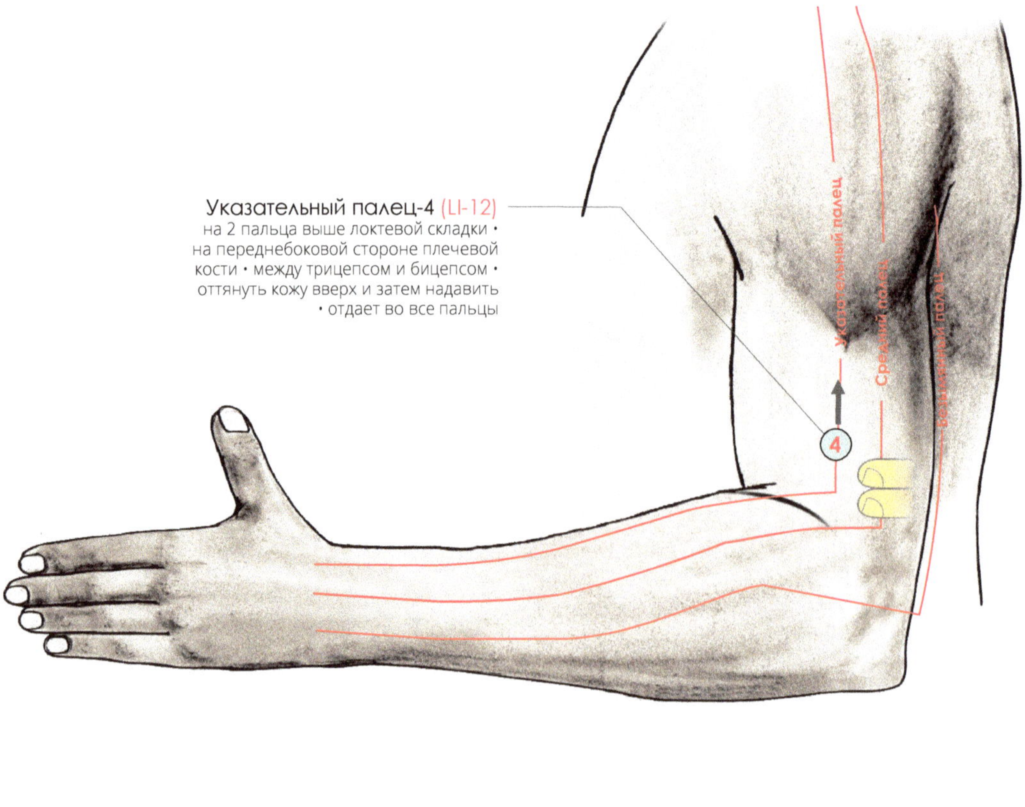

Описание проблемы:

- *Хроническая или острая боль локализуется в передней части плеча.*
- *Боль усиливается при отведении руки назад (разгибание) и еще больше при сгибании ее за спиной.*
- *Диапазон движений ограничен в слабой или выраженной форме. Острая боль может сопровождать движения рукой, выходящие за пределы безболезненного диапазона, причём граница этого диапазона индивидуальна у каждаго пациента.*

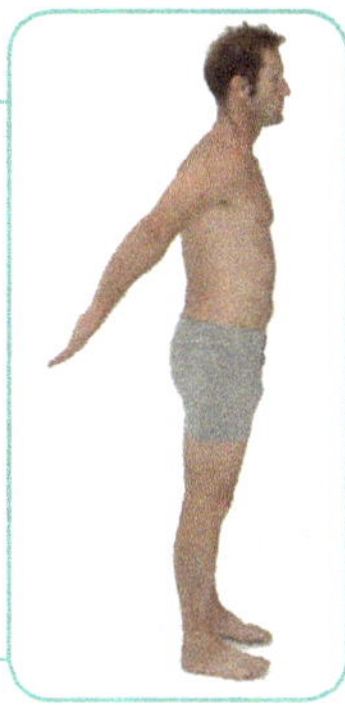

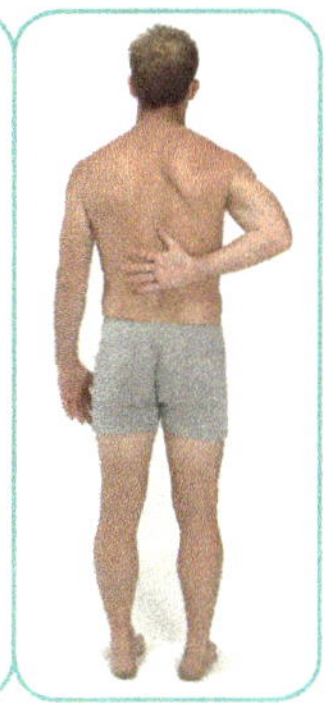

Последовательность лечения

1. Лечение шеи и плеч

Попросите пациента сесть со скрещенными или выпрямленными ногами. Если пациенту неудобно на полу – предложите подушки или используйте кресло. Начните с массажа шеи, верхней части спины и области вдоль внутреннего края лопатки, используя любую знакомую вам технику массажа, но избегайте растяжек!

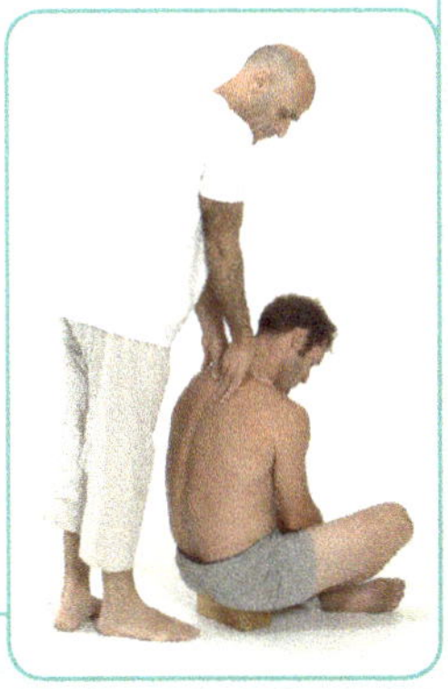

2. Терапевтические линии руки

Проработайте три внешнии линии руки и линию большого пальца, уделяя особое внимании линии указательного пальца. Начните от плеча вниз к локтю и обратно – от 1 до 3 раз. Используйте любую знакомую вам технику. Для практиков тайского массажа: используйте большие пальцы для работы с вышеуказанными линиями.

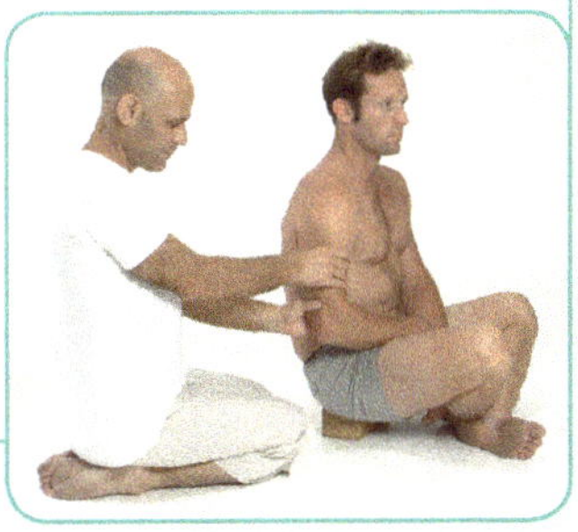

3. Точки акупрессуры

Надавите большим пальцем на точки с (1) по (4). Надавливайте на каждую точку от 10 до15 секунд. Повторяйте надавливание на точки до тех пор, пока не наступит улучшение, вплоть до 10 повторений. Прекратите работу, если точки стали чувствительными. Используйте силу давления, которая устраивает вашего пациента.

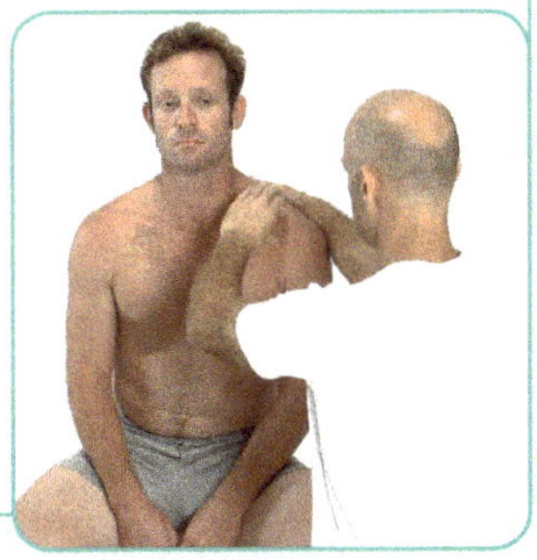

Меры предосторожности:

- *Проконсультируйтесь со специалистом в случаях острой или неясной боли в плече.*
- *Избегайте растяжек при лечении острых состояний.*
- *Во время всего сеанса избегайте движений руки за границы, вызывающие острую боль.*
- *Проводите лечение ежедневно до восстановления. В хронических случаях проводите лечение дважды в неделю.*
- *Не проводите лечение, пока у пациента не прошли болевые ощущения после прошлого сеанса (если таковые имелись).*
- *Попросите пациента воздерживаться от внезапных и быстрых движений, вызывающих боль.*

Избранные терапевтические точки

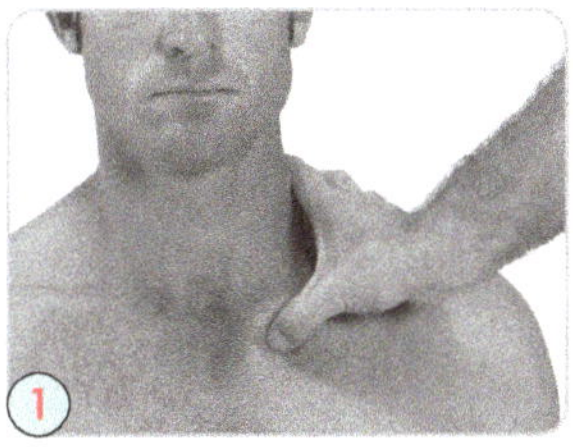

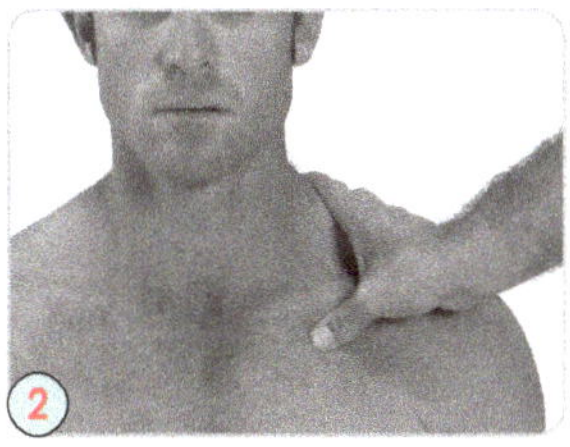

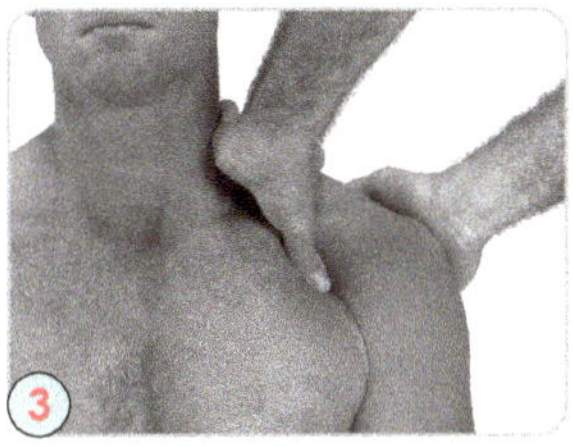

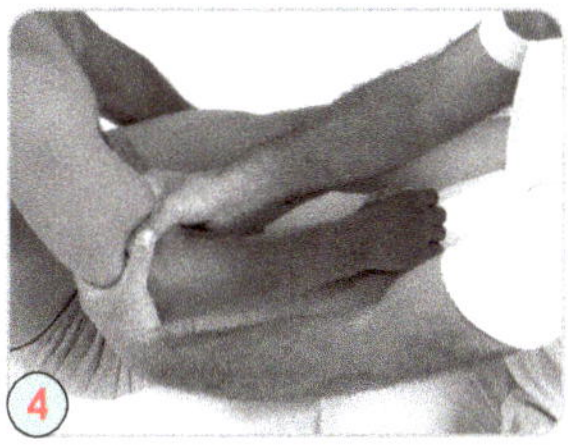

Последовательности лечения в этой главе

Схема - 17 **"Слабая рука"**
Схема - 18 **"Тяжёлая рука"**
Схема - 19 **"Онемение кисти"**
Схема - 20 **"Боль от плеча до запястья"**

Лечение патологий руки

Данная глава включает в себя четыре схемы лечения для дисфункций руки, которые нечасто встречаются в жизни и не имеют какого-либо общепринятого названия. Выберите одну схему из четырёх предложенных, опираясь на симптомы, соответствующие тайской диагностике (смотреть диагностическую таблицу), независимо от определения состояния, принятого в западной медицине. В случае совпадения симптомов, описанных пациентом, с тем, что указано в одной из схем, попробуйте использовать данную схему и понаблюдайте за реакцией пациента. Если ваше воздействие приветствуется его телом – ваше лечение может принести прекрасные результаты. Если заметили улучшение – продолжайте.

Тайские схемы	Возможные патологии, послужившие первопричиной
Слабая рука	Компрессионный синдром верхней апертуры грудной клетки Неспецифические нейро- и/или васкулярные зажимы Кифоз Мышечный гипертонус Миофасциальные триггерные точки
Тяжёлая рука	Компрессионный синдром верхней апертуры грудной клетки Неспецифические нейро- и/или васкулярные зажимы Мышечный гипертонус Миофасциальные триггерные точки Кифоз
Боль от плеча до запястья	Компрессионный синдром верхней апертуры грудной клетки Неспецифические нейро- и/или васкулярные зажимы Кифоз
Онемение кисти	Компрессионный синдром верхней апертуры грудной клетки Неспецифические нейро- и/или васкулярные зажимы Мышечный гипертонус Миофасциальные триггерные точки Кифоз

Патологии Руки

Компрессионный синдром верхней апертуры грудной клетки

Различные состояния, вызванные пережатием или сдавлением нервов и/или кровеносных сосудов в районе основании шеи, ключицы или первого ребра по причине анатомической аномалии или плохой осанки, травмы, повторяющейся избыточной нагрузки и/или мышечного перенапряжения. Симптомы — неврологические или васкулярные, ощущаются в руке и ладони и могут нести в себе ощущения тяжести, слабости, холода, онемения, отёчности, боль, жжение или покалывание. Симптомы могут проявляться сильнее при различных движениях (поднятие руки в бок) или различных положениях тела, таких как поза во время сна, создающая давление на область верхней части груди.

Нейро- и/или васкулярные зажимы

Недостаточная нейронная и/или кровяная (и лимфатическая) циркуляция по причине пережатия а) нервных корешков в грудном или шейном отделах позвоночника или б) периферических нервов (невропатия), в) кровяных сосудов в грудном и шейном отделах позвоночника или в плече, или вдоль руки, вызванного травмой (при этом наблюдаются тяжёлые состояния) или плохими постуральными привычками, различными постуральными отклонениями и/или мышечным перенапряжением из-за повторяющихся повышенных нагрузок или умственного напряжения (что создаёт хронические состояния).

Симптомы могут включать: боль, парестезию, жжение или покалывание, чувство тяжести, слабости, холода, онемение, распирание или отёк. Симптомы могут усугубляться при различных движениях и в различных позах (включая позу сна), создающих давление на раздражённый нерв и/или кровеносный сосуд.

Кифоз (горб)

Увеличенный кафолический изгиб, причиной которого могут служить генетическое отклонение, общее состояние организма (остеопороз, ревматоидный артрит, болезнь Шеермана-Мау), плохая осанка и/или пожилой возраст. Кифоз может быть первопричиной различных специфических и неспецифических патологий, приводящих к таким симптомам, как: усталость, боль в шейном и грудном отделах позвоночника и отражённая боль в лопатках, плечах и руках.

Мышечный гипертонус

Хронически твёрдые мышцы шеи, верхней части спины, лопаток, плеч и рук по причине повторяющихся растяжений, плохих постуральных привычек, деформации осанки и умственного напряжения, создающие нарушения в невральной функции мышц, скованность и боль в шее, верхней части спины, лопатках, плечевой области и/или вдоль рук и кистей.

Миофасциальные триггерные точки

Чувствительная натянутость мышц шеи, верхней части спины, лопаток, плеч и рук, приводящая к местным болям, и болям, отдающим в голове, скулах, груди, шеи, верхней части спины, лопатках, плечах, руках и/или кистях.

Противопоказания и предупреждения

- **Надавливание на чувствительные точки или линии, которое приводит к появлению или усилению симптомов**
- **Надавливание, заставляющее пациента сжиматься или отстраняться от руки**

Красный свет!

Если наблюдаются следующие симптомы, пациенту необходимо предложить обратиться к физиотерапевту для обследования.

- **Недавно перенесённая травма**
- **Постоянная или усиливающаяся боль**
- **Устойчивая боль, которая появилась внезапно и без видимой причины**
- **Непрерывная пульсирующая или ноющая боль, ощущение покалывания или жара, отдающееся вниз по руке (особенно когда обе руки опущены), или онемение и покалывание пальцев (особенно если в обеих руках) – могут быть сигналом о серьёзной передавленности нервного корешка.**
- **Любые острые состояния**
- **Необычные признаки**

Выбор схемы – основные советы

Выбор одной из четырёх схем для лечения заболеваний рук может быть довольно затруднительным процессом для новичков, особенно определение разницы между "Тяжёлой рукой" или "Слабой рукой"

1. Удостоверьтесь с чем имеете дело: боль, тяжесть или слабость руки, или онемение в кисти. Найдите движение, при котором симптомы усиливаются.

Попросите вашего пациента:

а. описать качество тех ощущений, которые вызывают жалобы – будь то боль или тяжесть/слабость в руке или онемение кисти.

б. поднять здоровую руку, а затем слабую/тяжёлую руку, чтобы понять, действительно ли она ощущается тяжелее в сравнении со здоровой. Убедитесь, что одна рука существенно тяжелее другой. (Заметьте, что рука, которая ощущается как более тяжёлая, лечится по схеме "Слабая рука", а не по схеме "Тяжёлая рука")

в. воспроизвести различные движения руками, особенно те, что создают болевые ощущения, чтобы удостовериться какое движение неестественно и причиняет боль. (Боль при различных движениях – признак "Тяжёлой руки")

г. указать на точки, где ощущается боль

2. Выберете одну схему

Выяснив ощущает ли пациент боль, тяжесть или слабость в руке или это онемение кисти, а также движения, которые причиняют боль - вы можете выбрать схему в соответствии с вашим обследованием. (Смотреть диагностическую таблицу.)

3. Начните лечение и удостоверьтесь, что вы выбрали правильную схему

По мере нажатия на точки обращайте внимание на реакцию пациента, и проверяйте являются ли точки, выбранной вами схемы, эффективными, и соответствуют ли они проблемам клиента. Пожалуйста, не засыпайте пациента вопросами с самого начала! Позвольте ему сконцентрироваться на процессе глубже. Чаще всего ему потребуется некоторое время, чтобы понять и выразить (не всегда словами) эффективность точек, которые вы используете. Порой вы можете получить полезную для себя оценку от пациента лишь в момент работы с конкретной точкой. Используйте короткие вопросы типа «Здесь?» «Достаточно?» «Болезненно?». Если линии и точки приносят ожидаемые плоды – продолжайте работу, вы выбрали правильную схему.

СХЕМА 17 (СТРАНИЦА 96)

Слабая рука

- Тяжесть или слабость во всей руке с болью или без неё.
- Боль не ощущается в конкретном месте, но распространяется вниз по руке.
- Слабость и тяжесть ощущаются сильнее при поднятой руке.
- Обычно у всех одна рука немного тяжелее и слабее, чем другая, однако в данном случае эта разница ярко выражена.

ОБЛАСТЬ БОЛИ

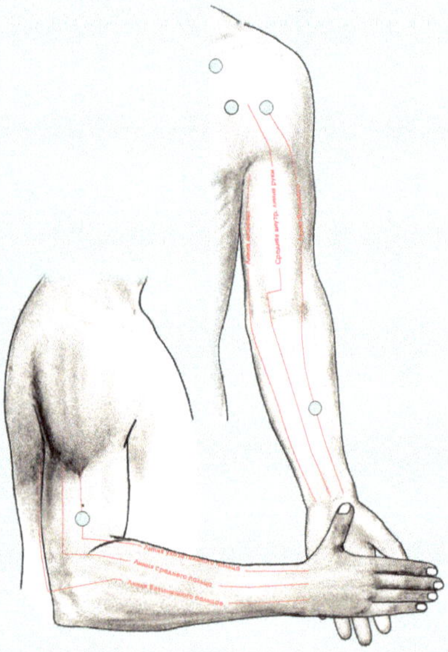

СХЕМА 18 (СТРАНИЦА 98)

Тяжёлая рука

- Во всей руке присутствует ощущение тяжести.
- Боль ощущается вдоль внешней части руки во время различных движений.
- Боль усиливается во время работы этой рукой и после работы.
- Движения рукой становятся неестественными из-за болевых ощущений.

ОБЛАСТЬ БОЛИ

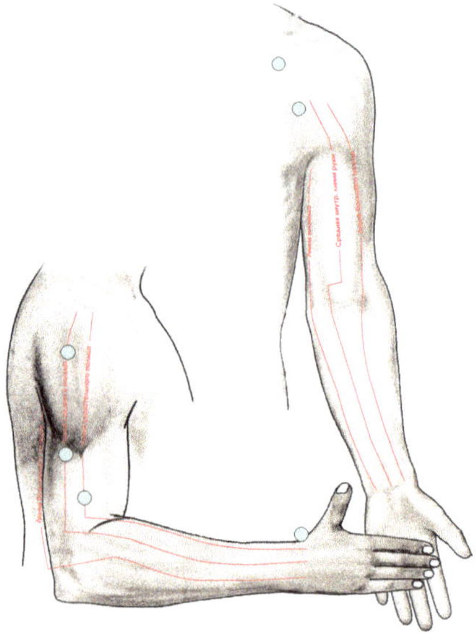

СХЕМА 19 (СТРАНИЦА 100)

Онемение кисти

- Ощущение онемения в кисти.
- Нарушение чувствительности в кисти.

ОБЛАСТЬ БОЛИ

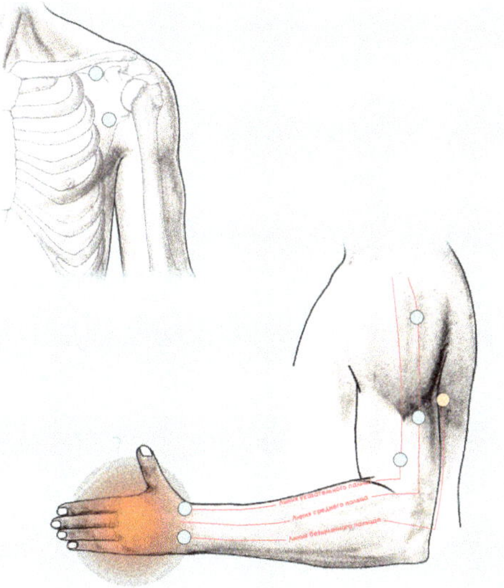

СХЕМА 20 (СТРАНИЦА 102)

Боль от плеча до запястья

- Боль ощущается по всей внешней стороне руки от плеча до центра запястья.
- Боль усиливается при различных движениях руки, плеча и, иногда, шеи.
- Боль часто сопровождается ощущением угнетённости, депрессией.

ОБЛАСТЬ БОЛИ

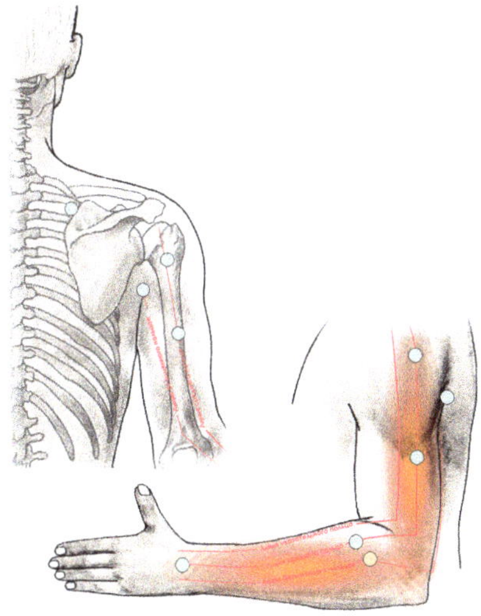

Схема - 17 РУКА И КИСТЬ

Слабая рука

● редко встречающееся состояние

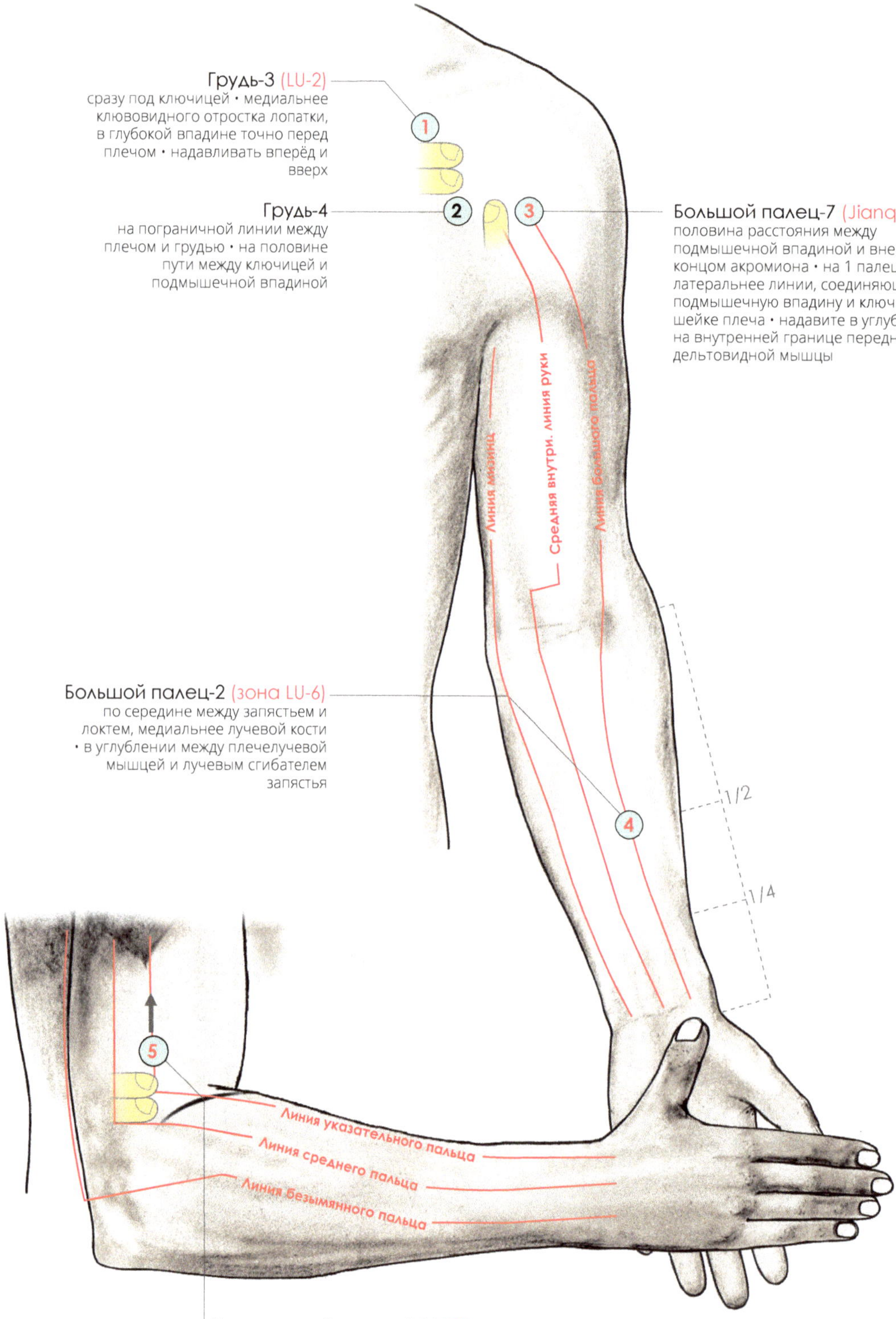

Грудь-3 (LU-2)
сразу под ключицей • медиальнее клювовидного отростка лопатки, в глубокой впадине точно перед плечом • надавливать вперёд и вверх

Грудь-4
на пограничной линии между плечом и грудью • на половине пути между ключицей и подмышечной впадиной

Большой палец-7 (Jianquan)
половина расстояния между подмышечной впадиной и внешним концом акромиона • на 1 палец латеральнее линии, соединяющей подмышечную впадину и ключицу • на шейке плеча • надавите в углубление на внутренней границе передней дельтовидной мышцы

Большой палец-2 (зона LU-6)
по середине между запястьем и локтем, медиальнее лучевой кости • в углублении между плечелучевой мышцей и лучевым сгибателем запястья

Указательный палец-4 (LI-12)
на 2 пальца выше локтевой складки • переднелатеральной стороне плечевой кости • между трицепсом и бицепсом • оттянуть кожу вверх и затем надавить • отдаёт во все пальцы

Описание проблемы:

- *Тяжесть или слабость во всей руке с болью или без неё.*
- *Боль не ощущается в конкретном месте, но распространяется вниз по руке.*
- *Слабость и тяжесть ощущаются сильнее, когда рука поднята вверх*
- *Обычно у всех одна рука немного тяжелее и слабее, чем другая, однако в данном случае эта разница ярко выражена.*
- *Слабость может быть вызвана повторяющимся перенапряжением руки или появиться вследствие плохой осанки.*

Последовательность лечения

1. Массаж руки

Попросите пациента сесть со скрещенными или выпрямленными ногами. Если пациенту неудобно на полу – предложите подушки или используйте кресло. Начните с массажа внешней и внутренней части руки, используя любую технику, с которой вы знакомы. Используйте вес вашего тела, когда начинаете работу от подмышечной впадины и продвигайтесь вниз до запястья, и снова вверх – повторите от 1 до 3 раз.

Для практиков тайского массажа: используйте вашу ладонь для работы с внешней и внутренней сторонами руки.

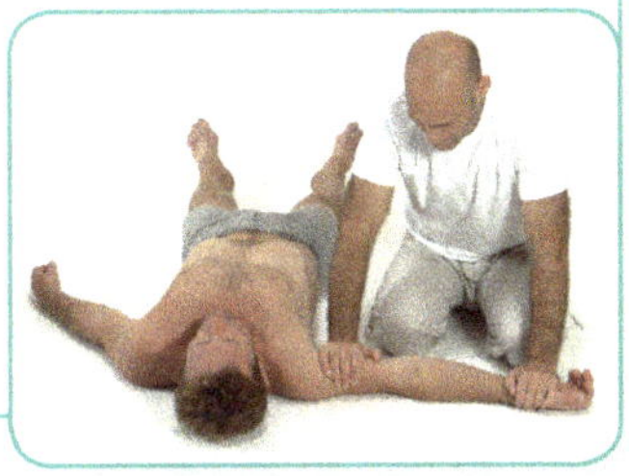

2. Терапевтические линии руки (sen)

Проработайте три внутренние и три внешние линии, уделяя особое внимание линиям большого и среднего пальцев. Начинайте от запястья и двигайтесь вверх до подмышечной впадины и обратно – от 1 до 3 раз. Используйте любую технику, с которой вы знакомы. Для практиков тайского массажа: используйте вашу ладонь для работы с внешней и внутренней сторонами руки.

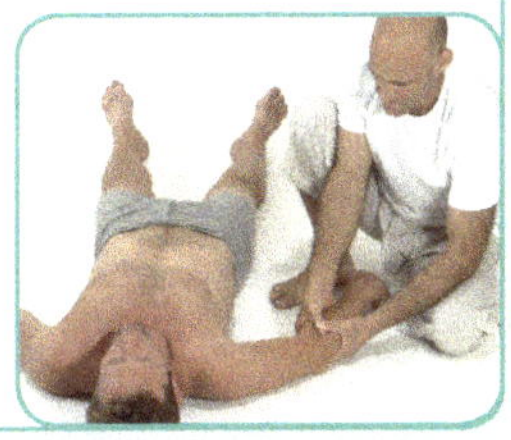

3. Точки акупрессуры

Надавите большим пальцем на точки с (1) по (5). Надавливайте на каждую точку от 10 до15 секунд. Повторяйте надавливание на точки до тех пор, пока не наступит улучшение, вплоть до 10 повторений. Прекратите работу, если точки стали чувствительными. Используйте силу давления, которая устраивает вашего пациента.

Когда надавливаете на точку (1) и (2) на груди, когда пациент лежит на спине – придерживайте его руку и тяните на себя, приподнимая его руку вверх, во время вашего надавливания на точки. Это позволит вам надавливать глубже.

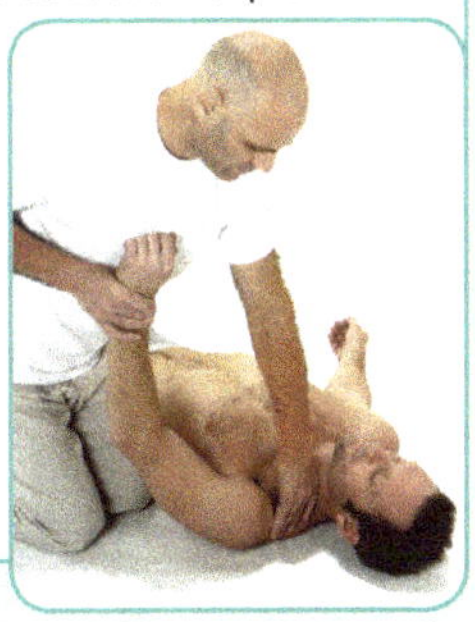

Необязательные дополнительные процедуры

4. Растяжки руки

Используйте различные растяжки всей руки.

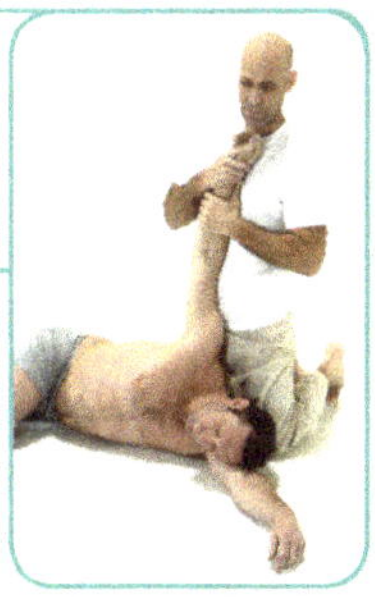

5. Массаж груди

Сделайте пациенту полный общий массаж груди.

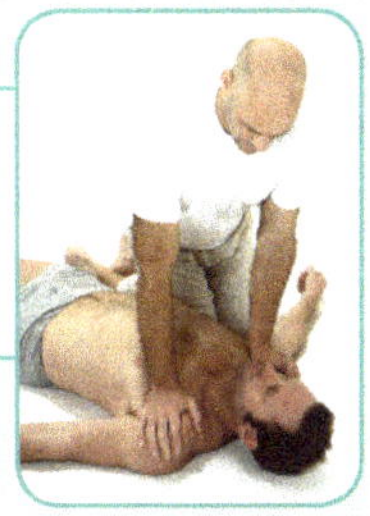

6. Массаж шеи (в позиции на спине)

Сделайте пациенту полный общий массаж шеи в позиции лёжа на спине.

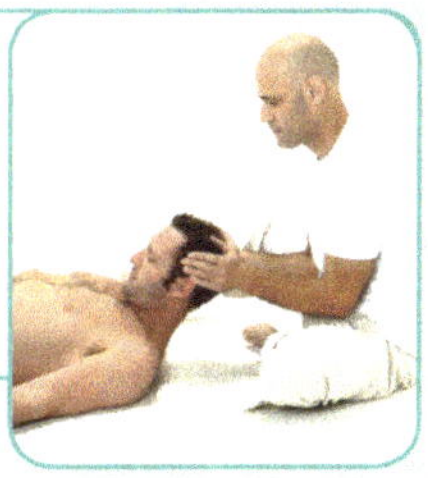

7. Лечение шеи и плеч

Сделайте пациенту полный общий массаж шеи, плеч, верхней части спины и лопаток. Используйте различные растяжки.

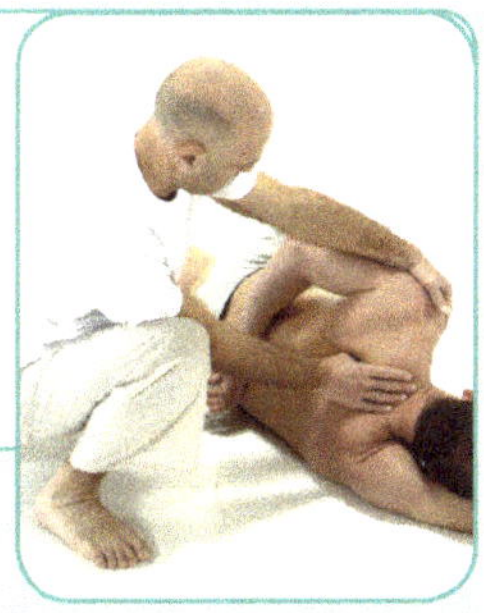

Меры предосторожности:

- *Проконсультируйтесь со специалистом в случаях острой или неясной боли в плече.*
- *Проводите лечение ежедневно до восстановления. В хронических случаях проводите лечение дважды в неделю.*
- *Не проводите лечение, пока у пациента не прошли болевые ощущения после прошлого сеанса (если таковые имелись).*
- *Попросите пациента воздерживаться от внезапных и быстрых движений, вызывающих боль.*

Схема -18 РУКА И КИСТЬ

Тяжёлая рука

● редко встречающееся состояние

Грудь-3 (LU-2)
сразу под ключицей • медиальнее клювовидного отростка лопатки, в глубокой впадине точно перед плечом • надавливать вглубь и вверх под ключицу

Грудь-4
на пограничной линии между плечом и грудью • на половине пути между ключицей и подмышечной впадиной

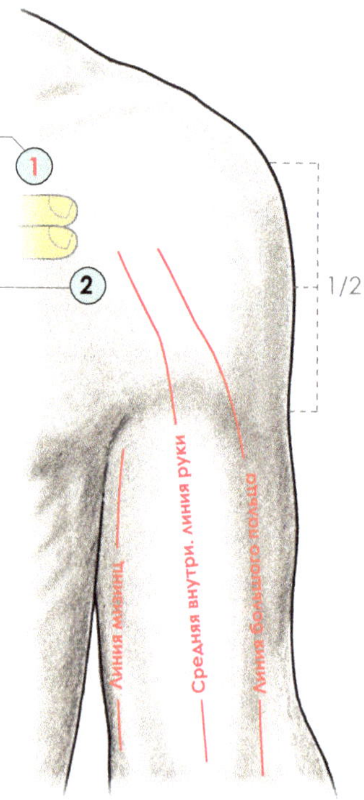

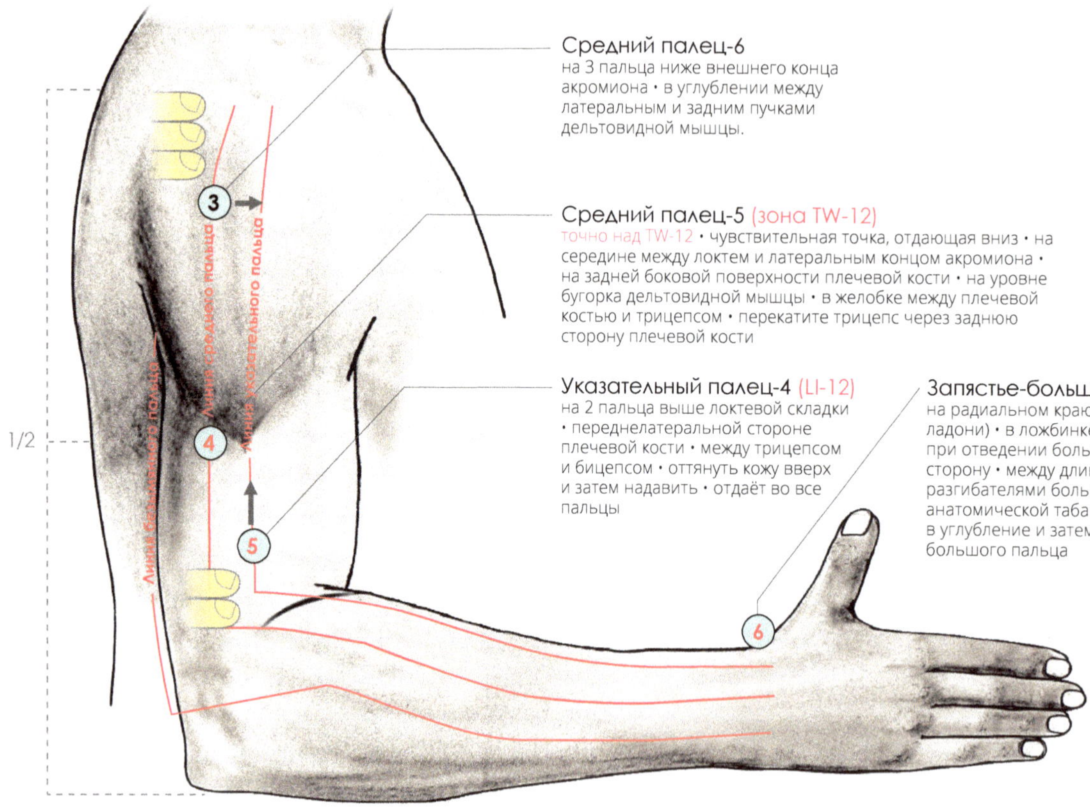

Средний палец-6
на 3 пальца ниже внешнего конца акромиона • в углублении между латеральным и задним пучками дельтовидной мышцы.

Средний палец-5 (зона TW-12)
точно над TW-12 • чувствительная точка, отдающая вниз • на середине между локтем и латеральным концом акромиона • на задней боковой поверхности плечевой кости • на уровне бугорка дельтовидной мышцы • в желобке между плечевой костью и трицепсом • перекатите трицепс через заднюю сторону плечевой кости

Указательный палец-4 (LI-12)
на 2 пальца выше локтевой складки • переднелатеральной стороне плечевой кости • между трицепсом и бицепсом • оттянуть кожу вверх и затем надавить • отдаёт во все пальцы

Запястье-большой палец (LI-5)
на радиальном краю кисти (ребре ладони) • в ложбинке, образующейся при отведении большого пальца в сторону • между длинным и коротким разгибателями большого пальца • в анатомической табакерке • надавите в углубление и затем в направлении большого пальца

Описание проблемы:

- *Во всей руке присутствует ощущение тяжести.*
- *Боль ощущается вдоль внешней части руки во время различных движений.*
- *Боль усиливается во время работы этой рукой и после работы.*
- *Движения рукой становятся неестественными из-за болевых ощущений.*
- *Боль может быть вызвана повторяющейся повышенной нагрузкой, плохой осанкой или возникнуть вследствие привычки спать на руке*

Последовательность лечения

1. Массаж руки

Попросите клиента сесть со скрещенными или выпрямленными ногами. Если пациенту неудобно на полу – предложите подушки или используйте кресло. Начните с массажа внешней и внутренней части руки, используя любую технику, с которой вы знакомы. Используйте вес вашего тела, когда начинаете работу от подмышечной впадины, и продвигайтесь вниз до запястья и снова вверх – повторите от 1 до 3 раз. Для практиков тайского массажа: используйте вашу ладонь для работы с внешней и внутренней сторонами руки.

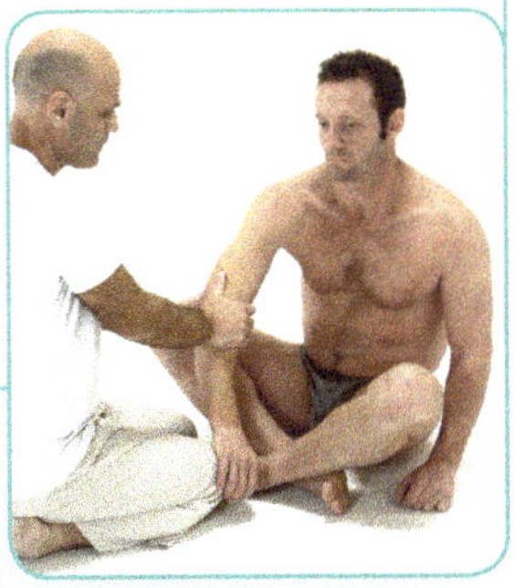

2. Терапевтические линии руки (sen)

Проработайте линии среднего и безымянного пальцев. Начните от плеча и двигайтесь вниз к запястью и обратно – от 1 до 3 раз. Используйте любую знакомую вам технику. Для практиков тайского массажа: используйте большие пальцы для работы с линиями.

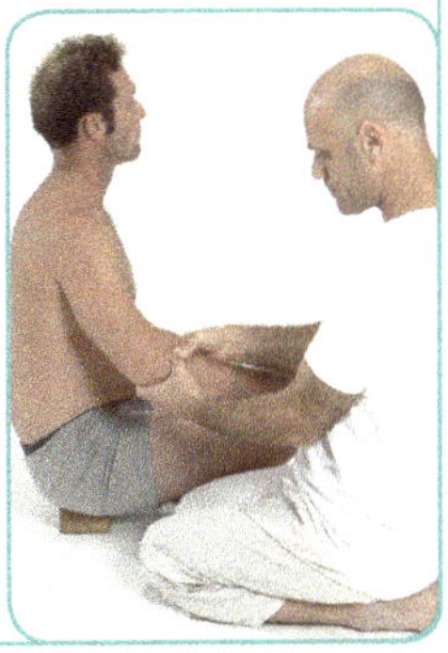

3. Точки акупрессуры

Надавите большим пальцем на точки с (1) по (6). Повторяйте надавливание на точки до тех пор, пока не наступит улучшение, вплоть до 10 повторений. Прекратите работу, если точки стали чувствительными. Используйте силу давления, которая устраивает вашего пациента. Когда надавливаете на точку (1) и (2) на груди, когда пациент лежит на спине – придерживайте его руку и тяните на себя, приподнимая его руку вверх во время вашего надавливания на точки. Это позволит вам надавливать глубже.

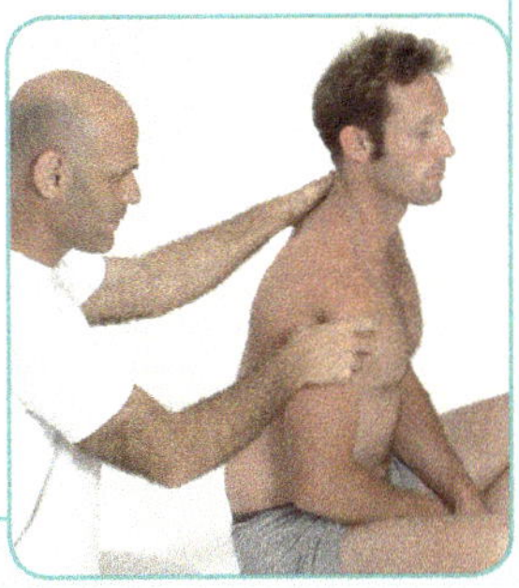

Необязательные дополнительные процедуры

4. Растяжки руки

Используйте различные растяжки для всей руки.

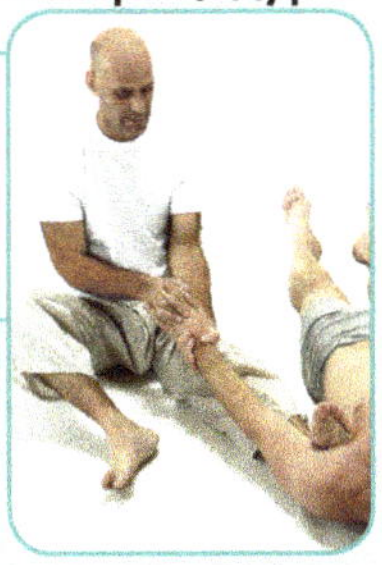

5. Массаж груди

Сделайте пациенту полный общий массаж груди.

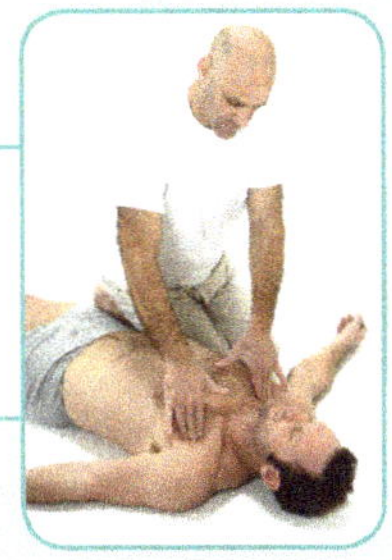

6. Массаж шеи

Сделайте пациенту полный общий массаж шеи в позиции лёжа на спине.

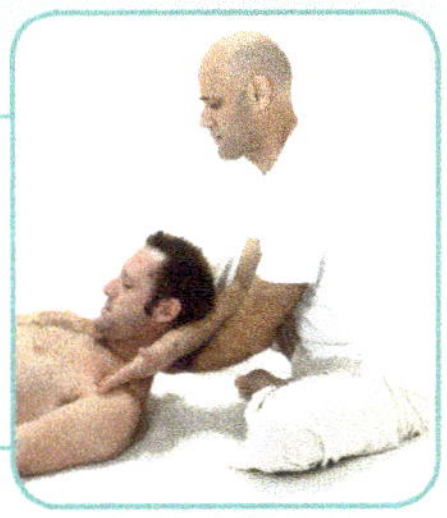

7. Лечение шеи и плеч

Сделайте пациенту полный общий массаж шеи, плеч, верхней части спины и лопаток. Используйте различные растяжки.

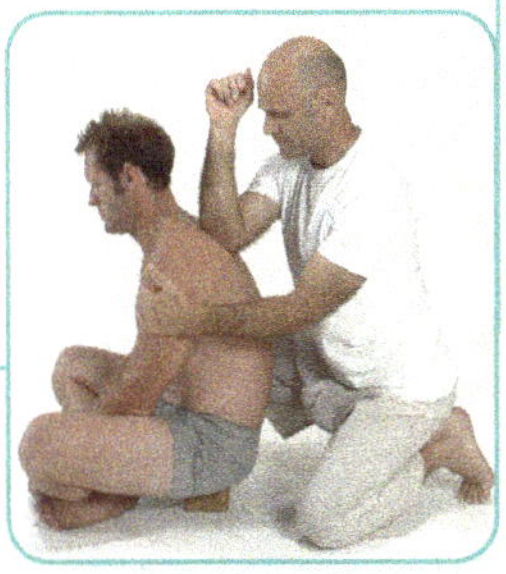

Меры предосторожности:

- *Проконсультируйтесь со специалистом в случаях острой или неясной боли в плече.*
- *Проводите лечение ежедневно до восстановления. В хронических случаях проводите лечение дважды в неделю.*
- *Не проводите лечение, пока у пациента не прошли болевые ощущения после прошлого сеанса (если таковые имелись).*
- *Попросите пациента воздерживаться от внезапных и быстрых движений, вызывающих боль.*

Схема - 19 **РУКА И КИСТЬ**

Онемение руки

●● часто встречающееся состояние

Если точки, указанные в данной схеме неэффективны – попробуйте точки из схемы 9 и следующие: задняя лестничная мышца и передняя лестничная мышца

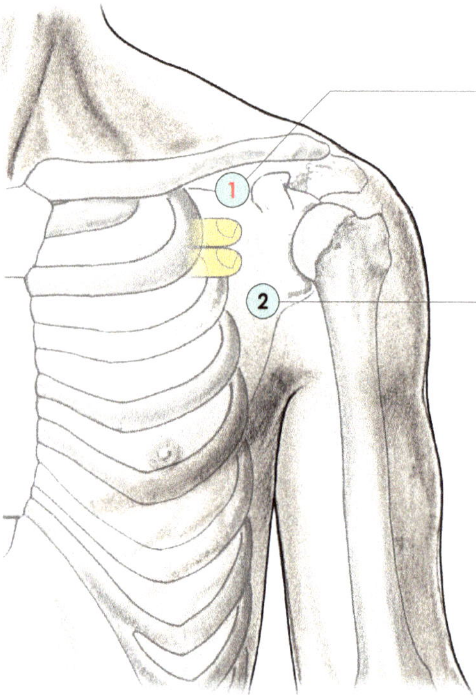

Грудь-3 (LU-2)
сразу под ключицей • медиальнее клювовидного отростка лопатки, в глубокой впадине точно перед плечом • надавливать вглубь и вверх

Грудь-4
на пограничной линии между плечом и грудью • на половине пути между ключицей и подмышечной впадиной

Средний палец-6
на 3 пальца ниже внешнего конца акромиона • в углублении между латеральным и задним пучками дельтовидной мышцы.

Безымянный-5
треть расстояния от верхней головки акромиона до локтя • на 2 пальца ниже подмышечной впадины • на медиальной головке трицепса

Средний палец-5 (зона TW-12)
точно над TW-12 • чувствительная точка, отдающая вниз • на середине между локтем и латеральным концом акромиона • на внешней боковой поверхности плечевой кости • на уровне бугорка дельтовидной мышцы • в желобке между плечевой костью и трицепсом • прокатите трицепс в направлении задней поверхности плечевой кости

Указательный палец-запястье
в углублении на одной линии с указательным пальцем • между двумя сухожилиями сгибателя большого пальца • на полпальца от локтевого нерва к радиальному краю запястья

Указательный палец-4 (LI-12)
на 2 пальца выше локтевой складки • на внешней боковой стороне плечевой кости • между трицепсом и бицепсом • оттянуть кожу вверх и затем надавить • отдаёт во все пальцы

Безымянный палец-запястье (TH-4)
в углублении на одной линии с безымянным пальцем • между сухожилиями локтевого разгибателя запястья и мизинца • на 1 палец от локтевого края запястья

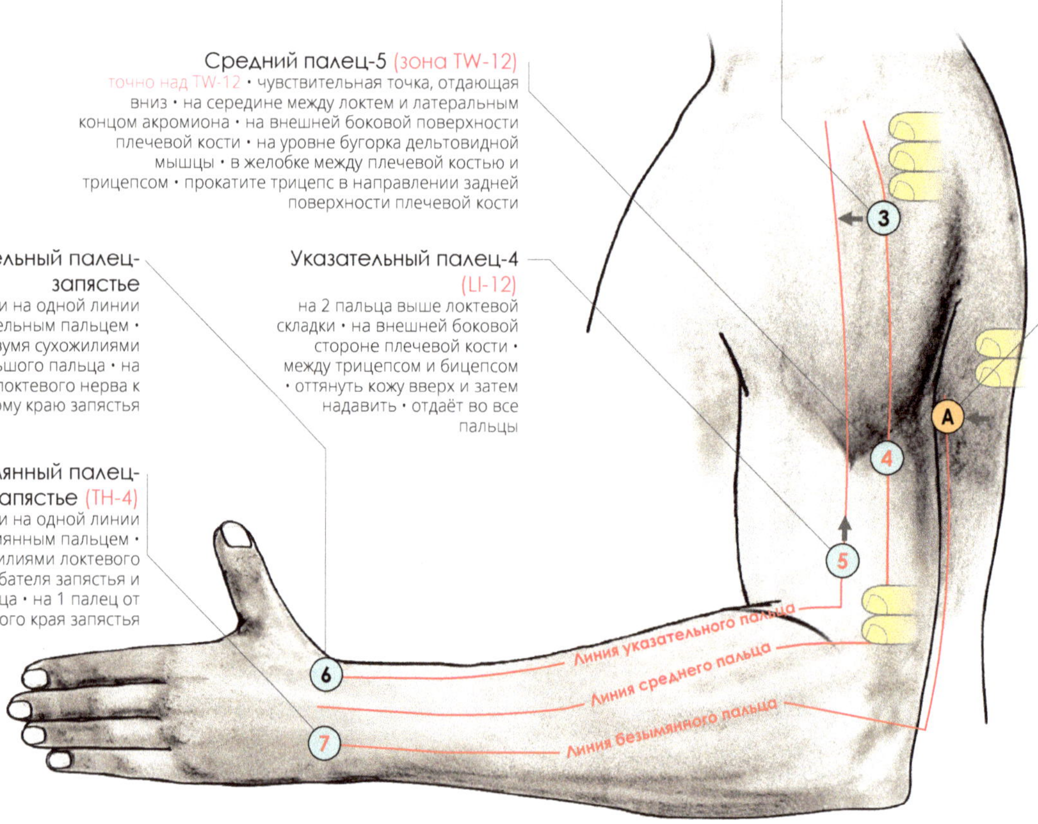

Описание проблемы:

- *Ощущение онемения в кисти.*
- *Нарушение чувствительности в кисти.*
- *Онемение может ощущаться из-за постоянных перегрузок, плохой осанки или вследствие привычки спать на руке.*

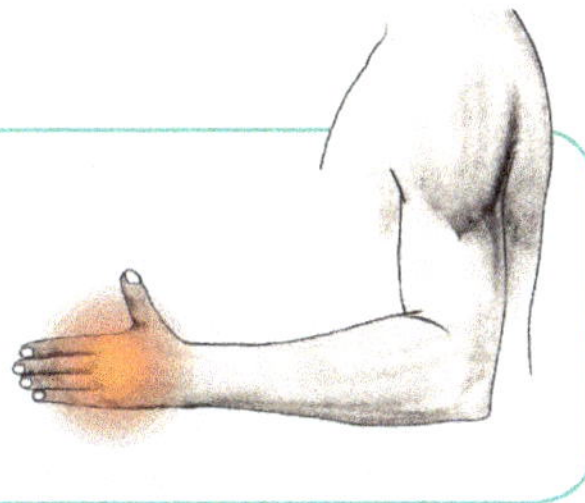

Последовательность лечения

1. Массаж руки

Попросите пациента сесть со скрещенными или выпрямленными ногами. Если пациенту неудобно на полу – предложите подушки или используйте кресло. Начните с массажа внешней и внутренней части руки, используя любую технику, с которой вы знакомы. Используйте вес вашего тела, когда начинаете работу от подмышечной впадины, и продвигайтесь вниз до запястья и снова вверх – повторите от 1 до 3 раз. Для практиков тайского массажа: используйте вашу ладонь для работы с внешней и внутренней сторонами руки.

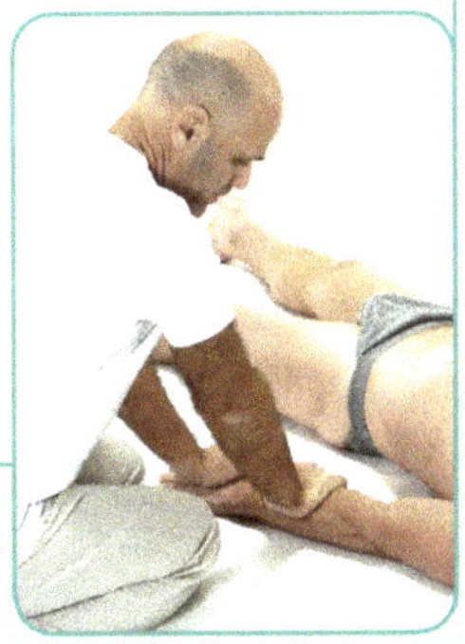

2. Терапевтические линии руки (sen)

Проработайте линии среднего и безымянного пальцев. Начните от плеча и двигайтесь вниз к запястью и обратно – от 1 до 3 раз. Используйте любую знакомую вам технику. Для практиков тайского массажа: используйте большие пальцы для работы с линиями.

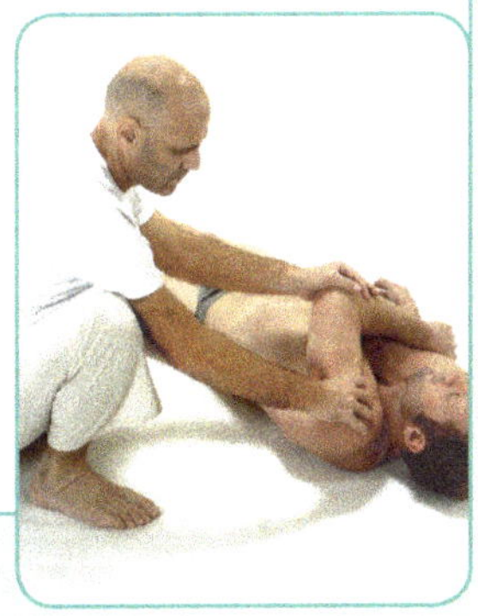

3. Точки акупрессуры

Надавите большим пальцем на точки с (1) по (7). Повторяйте надавливание на точки до тех пор, пока не наступит улучшение, вплоть до 10 повторений. Прекратите работу, если точки стали чувствительными. Используйте силу давления, которая устраивает вашего пациента. Когда надавливаете на точку (1) и (2) на груди, когда пациент лежит на спине – придерживайте его руку и тяните на себя, приподнимая его руку вверх во время вашего надавливания на точки. Это позволит вам надавливать глубже.

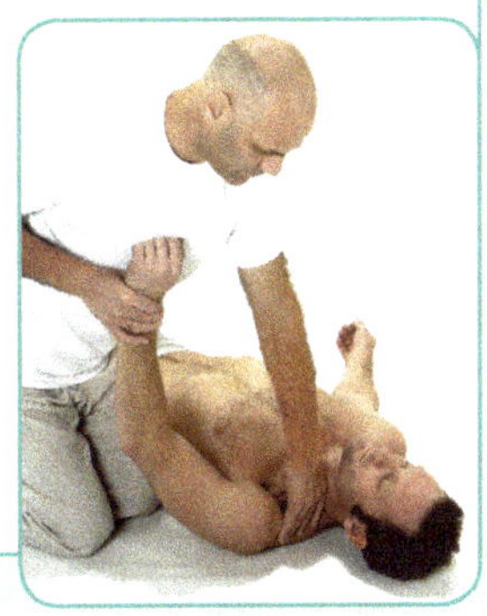

Необязательные дополнительные процедуры

4. Растяжки руки

Используйте различные растяжки всей руки.

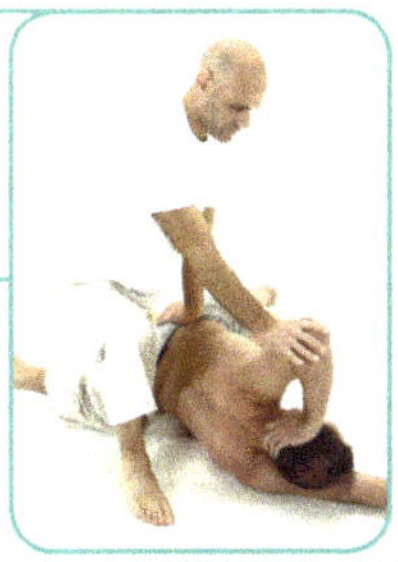

5. Массаж груди

Сделайте пациенту полный общий массаж груди.

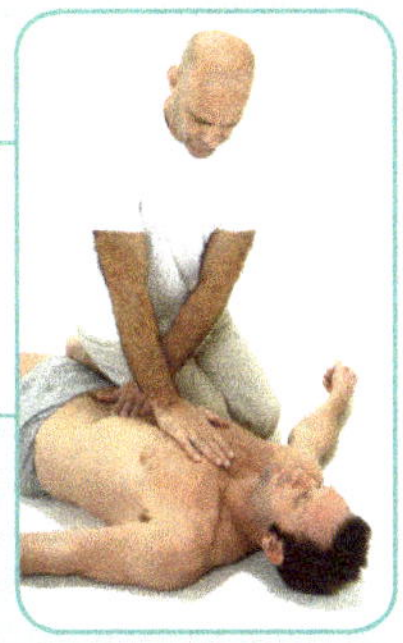

6. Массаж шеи

Сделайте пациенту полный общий массаж шеи в позиции лёжа на спине.

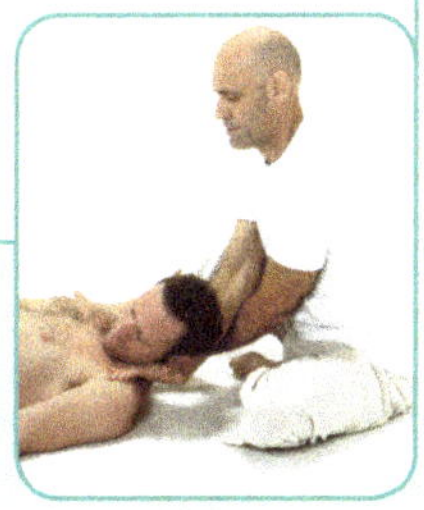

7. Лечение шеи и плеч

Сделайте пациенту полный общий массаж шеи, плеч, верхней части спины и лопаток. Используйте различные растяжки.

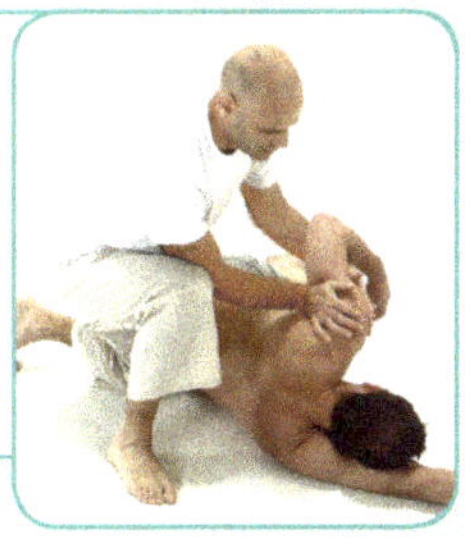

Меры предосторожности:

- *Проконсультируйтесь со специалистом в случаях острой или неясной боли в плече.*
- *Проводите лечение ежедневно до восстановления. В хронических случаях проводите лечение дважды в неделю.*
- *Не проводите лечение, пока у пациента не прошли болевые ощущения после прошлого сеанса (если таковые имелись).*
- *Попросите пациента воздерживаться от внезапных и быстрых движений, вызывающих боль.*

Схема - 20 РУКА И КИСТЬ

Боль от плеча до запястья

●● часто встречающееся состояние

Лопатка-3 (SI-14)
верхний угол лопатки • на 1 палец над лопаточной остью • проведите пальцем вверх до медиальной границы лопатки, где она становится латеральной и исчезает под мышцей, поднимающей лопатку; надавите на точку, не позволяйте мышце убегать из-под пальца • это жёсткая и чувствительная точка, ощущения от которой расходятся во все стороны, в том числе в голову

Безымянный-6 (SI-9)
чувствительная точка, нажатие на которую отдаёт вниз по руке • расположите большой палец на подмышечной впадине и надавите вверх на мышечные ткани к углу, где рука встречается с лопаткой, или, как вариант, надавите на 2 пальца выше подмышечной впадины

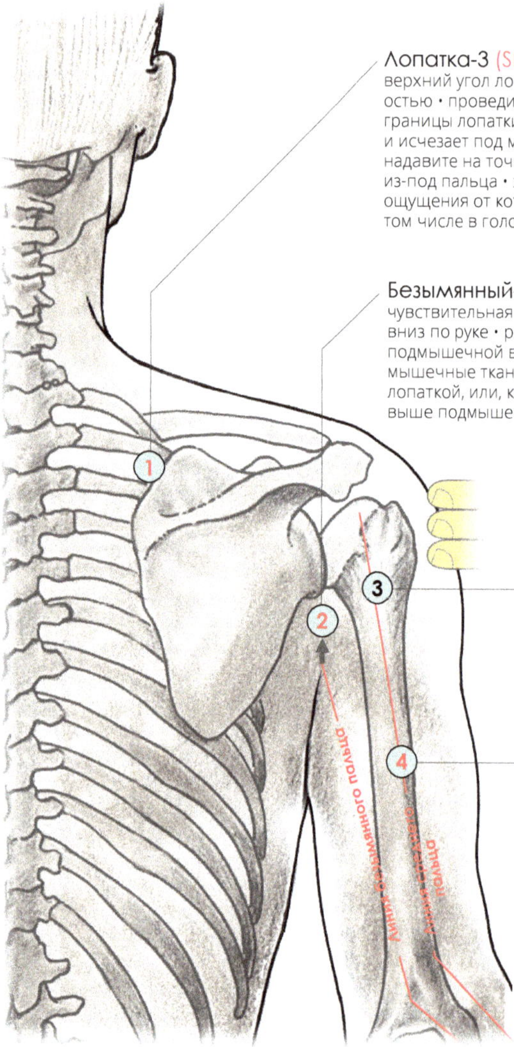

Средний палец-6
на 3 пальца ниже внешнего конца акромиона • в углублении между латеральным и задним пучками дельтовидной мышцы.

Средний палец-5 (зона TW-12)
точно над TW-12 • чувствительная точка, отдающая вниз • на середине между локтем и латеральным концом акромиона • на внешней боковой поверхности плечевой кости • на уровне бугорка дельтовидной мышцы • в желобке между плечевой костью и трицепсом • прокатите трицепс в направлении задней поверхности плечевой кости

Средний палец-3 (LI-10)
на 2 пальца ниже латерального конца локтевой складки (когда рука согнута) • в небольшом углублении между двумя мышцами - разгибатель пальцев и лучевой разгибатель запястья

Безымянный-3
на 1 палец ниже подмышечной впадины • точно под головкой лучевой кости • на мышце разгибателе пальцев

Средний палец-запястье
в углублении в средней точке задней поверхности запястья • на одной линии со средним пальцем

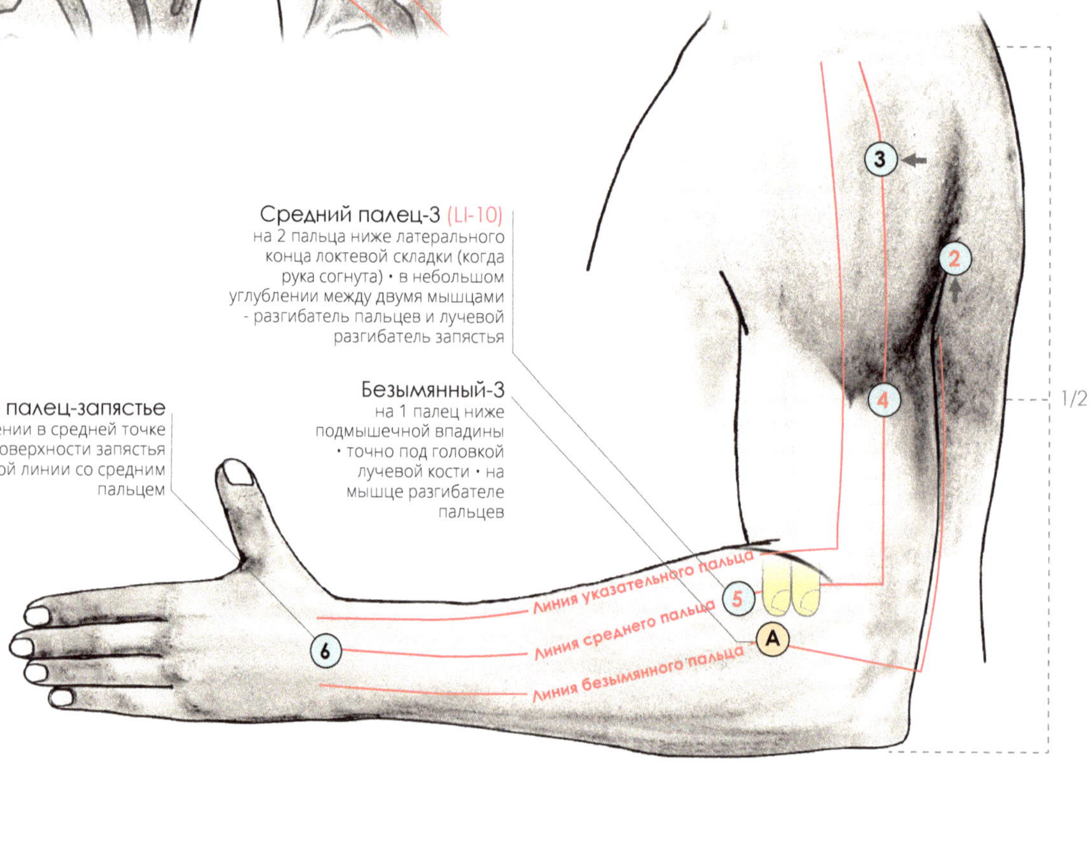

Описание проблемы:

- *Боль ощущается по всей внешней стороне руки от плеча до центра запястья.*
- *Боль усиливается при различных движениях руки, плеча и, иногда, шеи.*
- *Боль часто сопровождается ощущением угнетённости и депрессии.*

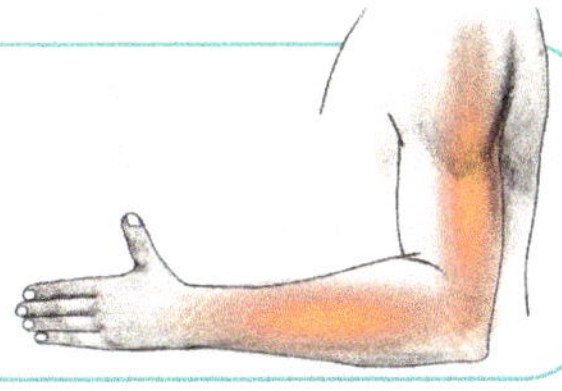

Последовательность лечения

1. Лечение шеи и плеч

Попросите пациента сесть со скрещенными или выпрямленными ногами. Если пациенту неудобно на полу – предложите подушки или используйте кресло. Сделайте полный общий массаж шеи, плеч, верхней части спины и лопаток. Избегайте растяжек!

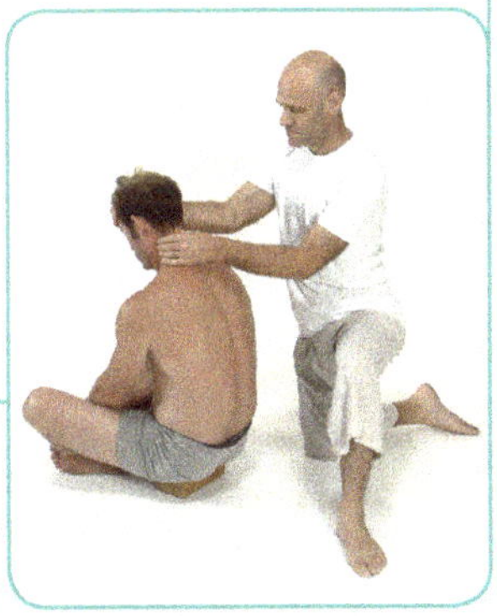

2. Терапевтические линии руки (sen)

Проработайте линии среднего и безымянного пальцев. Начните от плеча и двигайтесь вниз к запястью и обратно – от 1 до 3 раз. Используйте любую знакомую вам технику. Для практиков тайского массажа: используйте большие пальцы для работы с линиями.

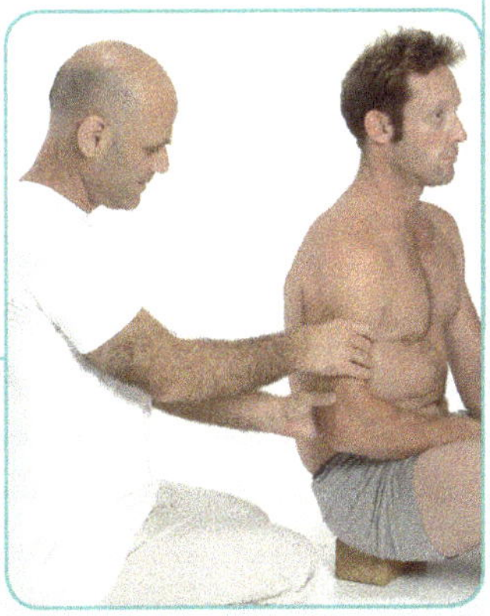

3. Точки акупрессуры

Надавите большим пальцем на точки с (1) по (6). Повторяйте надавливание на точки до тех пор, пока не наступит улучшение. Прекратите работу, если точки стали чувствительными. Используйте силу давления, которая устраивает вашего пациента.

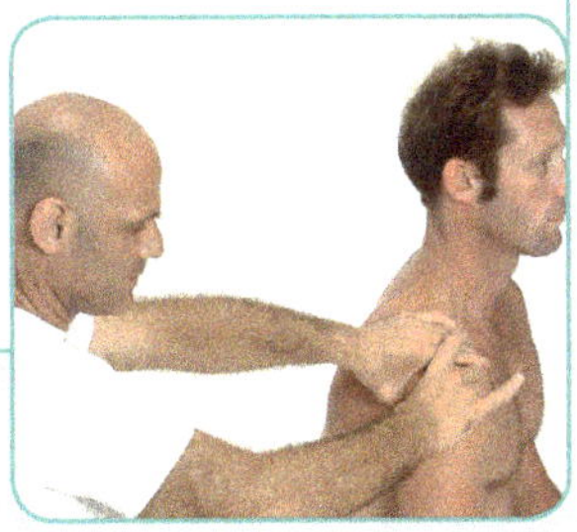

Необязательные дополнительные процедуры

4. Массаж шеи

Сделайте пациенту полный общий массаж шеи в позиции лёжа на спине.

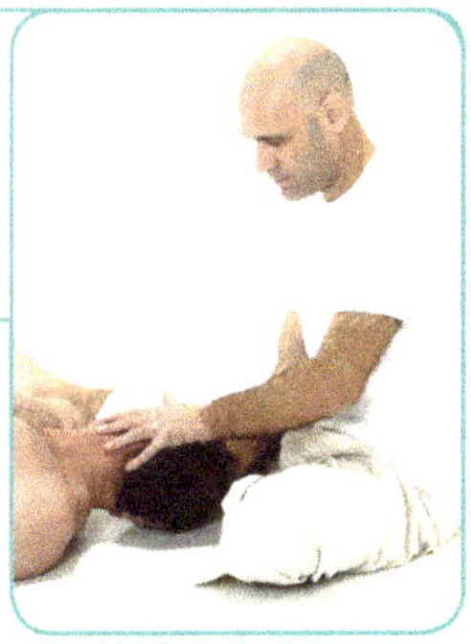

Меры предосторожности:

- *Проконсультируйтесь со специалистом в случаях острой или неясной боли в плече.*
- *Проводите лечение ежедневно до восстановления. В хронических случаях проводите лечение дважды в неделю.*
- *Не проводите лечение, пока у пациента не прошли болевые ощущения после прошлого сеанса (если таковые имелись).*
- *Попросите пациента воздерживаться от внезапных и быстрых движений, вызывающих боль.*

Избранные терапевтические точки

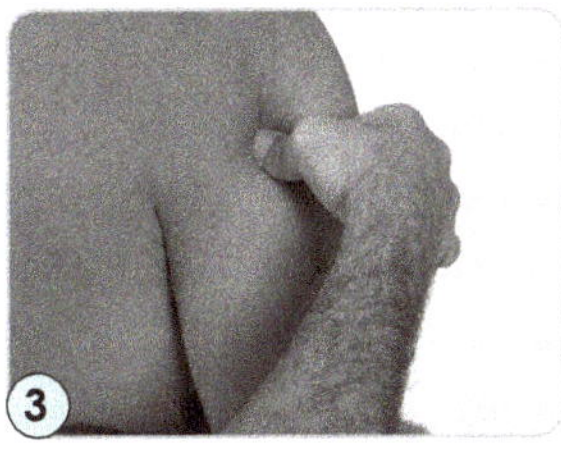

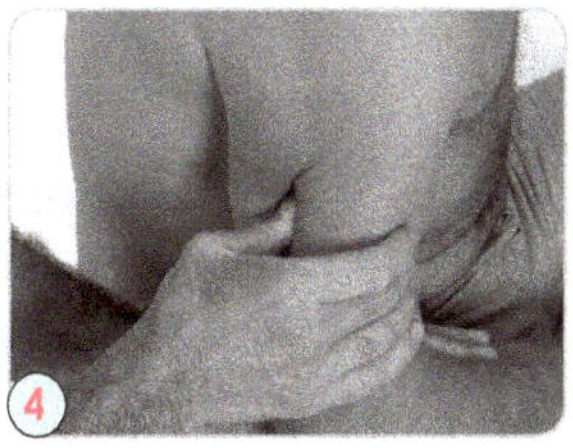

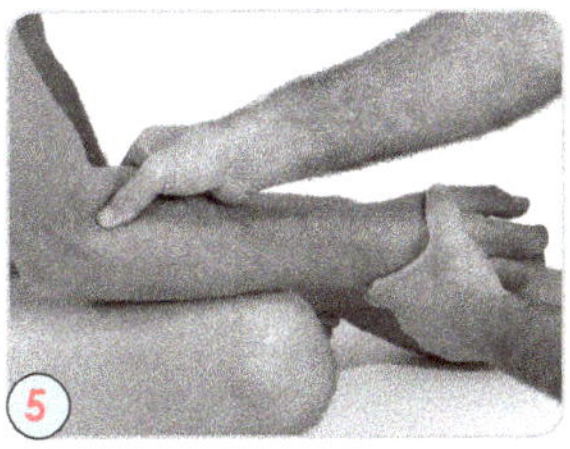

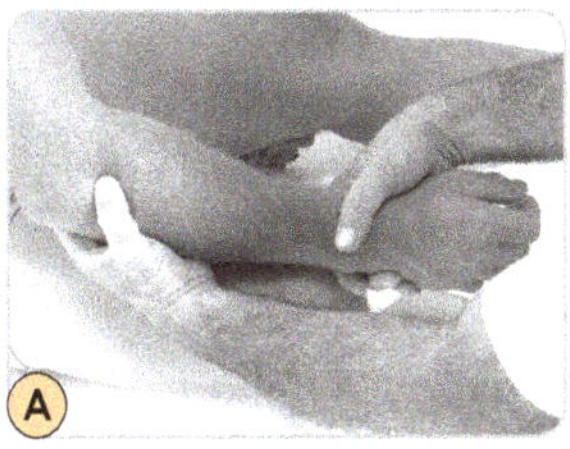

ГЛАВА 6 ЛОКОТЬ

Схемы лечения в этой главе

Схема - 21 **"Теннисный локоть"**

Схема - 22 **"Тугоподвижность с болью при сгибании и разгибании руки"**

Лечение локтевых патологий

Эта глава включает две схемы лечения. Первая – очень эффективна в лечении широко известной патологии под названием "Теннисный локоть". Другая схема предназначена для лечения различных неконкретизируемых патологий с тугоподвижностью и болью в локте. Выберите одну схему, из двух предложенных, опираясь на симптомы, соответствующие тайской диагностике (смотреть диагностическую таблицу), независимо от определения состояния, принятого в западной медицине. В случае совпадения симптомов, описанных пациента с тем, что указано в одной из схем – попробуйте использовать данную схему и понаблюдайте за реакцией клиента. Если ваше воздействие приветствуется его телом – ваше лечение может принести прекрасные результаты. Если заметили улучшение – продолжайте.

Тайские схемы	Возможные патологии, послужившие первопричиной
Теннисный локоть	Латеральный эпикондилит (теннисный локоть) Перенапряжение мышц и миофасциальные триггерные точки Остеоартрит локтя Неспецифический тендиноз Сдавление нерва в локте
Тугоподвижность с болью при сгибании и разгибании руки	Посттравматические состояния Неспецифический тендиноз Сдавление нерва в локте Остеоартрит локтя Переутомлённые связки локтя Воспаление сустава

Патологии локтя

Латеральный эпикондилит (теннисный локоть)

Воспаление, или, чаще встречающееся – дегенерация коллагена в сухожилиях мышц разгибателях запястья (чаще всего короткие разгибатели запястья), или раздражение прилегающих к данному месту сухожилий, вызванных повторяющимися хватательными движениями. Теннисный локоть – распространённая травма в профессиональном спорте, и проявляется она постепенно. Симптомы включают: дискомфорт и боль, иногда острую боль во внешней части локтя, отдающую в руку, а также затруднения при хватании. Боль усиливается при различных движениях локтя и руки – вращении внутрь, наружу, сгибании и разгибании кисти, а также при других различных движениях, в которых задействована рука. Для теннисного локтя свойственен медленный процесс заживления.

Неспецифический тендиноз

Упадок коллагена в любом из сухожилий локтя по причине повторяющихся спортивных нагрузок, которые задействуют руки (особенно гимнастика), или стресса.

Перенапряжение мышц и миофасциальные триггерные точки

Твёрдость мышц руки и предплечья вследствие повторяющегося напряжения, создающего скованность и боль в локте, порождающего чувствительные узлы в этих мышцах, сообщающие боль локтю.

Сдавление нерва в локте

Сдавление и пережатие нерва, проходящего через локоть, создающее скованность и боль.

Переутомлённые или перерастянутые связки локтя

Перерастяжение или переутомление связок по причине перенесённой лёгкой или серьёзной травмы, повторяющегося стресса в спортивной деятельности, где сильно участвуют руки, особенно в гимнастике. Производственные перегрузки также могут вызывать боль и скованность в локтевом суставе.

Воспаление сустава

Воспаление сустава, или капсулы и/или хряща по причине лёгкой или тяжёлой травмы, или повторяющегося стресса в спортивной деятельности, где сильно участвуют руки, особенно в гимнастике.

Остеоартрит локтя
Хроническая и прогрессирующая дегенерация хрящей между костями локтевого сустава, вызванная повторяющимся растяжением, возрастом, прошлой травмой или метаболическими и генетическими факторами. Симптомы включают деформацию локтя, увеличение костных шпор вокруг сустава, боль, потоотделение с жаром, скованность и слабость с уменьшением подвижности. Со временем заболевание прогрессирует.

Посттравматические состояния
Скованность, слабость и боль, сопровождающие травмы плеча или локтя, такие как растяжение или перелом, которые приводят к длительному обездвиживанию локтя и, как следствие, к тугоподвижности и болям в локте при его сгибании/разгибании.

Противопоказания и предупреждения

- **Любые растяжки в острых состояниях**
  Аккуратное растяжение может быть эффективно в хронических состояниях, но будет болезненным в острых.
- **Надавливание на чувствительные точки или линие, которое приводит к появлению или усилению симптомов**
- **Надавливание, заставляющее пациента сжиматься или отстраняться от руки**

Красный свет!

Если наблюдаются следующие симптомы, пациенту необходимо предложить обратиться к физиотерапевту для обследования.

- **Недавно перенесённая травма**
- **Постоянная или прогрессирующая боль**
- **Устойчивая боль, которая появилась внезапно и без видимой причины**
- **Любые острые состояния**
- **Любые необычные признаки**

Выбор схемы – основные советы:

1. Определите область боли и движения, её создающие

Попросите пациента показать, где болит:
а. во время сгибания/разгибания локтя
б. во время сгибания/разгибания запястья
в. во время скручивания его локтя (вращение внутрь и наружу)

2. Выберите одну схему

Выяснив место боли и движения, которые её причиняют, вы сможете выбрать соответствующую схему. (Смотреть диагностическую таблицу.)

3. Начните лечение и удостоверьтесь, что вы выбрали правильную схему

По мере нажатия на точки, обращайте внимание на реакцию пациента, и проверяйте- являются ли точки, выбранной вами схемы, эффективными, и соответствуют ли они проблемам пациента. Пожалуйста, не засыпайте пациента вопросами с самого начала! Позвольте ему сконцентрироваться на процессе глубже. Чаще всего ему потребуется некоторое время, чтобы понять и выразить (невсегда словами) эффективность точек, которые вы используете. Порой вы можете получить полезную для себя оценку от пациента лишь в момент работы с конкретной точкой. Используйте короткие вопросы типа «Здесь?», «Достаточно?», «Болезненно?». Если линии и точки приносят ожидаемые плоды – продолжайте работу, вы выбрали правильную схему.

СХЕМА 21 (СТРАНИЦА 108)

Локоть теннисиста

- Скованность и боль ощущаются на внешней стороне руки ниже и выше локтя.
- Боль усиливается при различных движениях локтя и руки – вращении внутрь, наружу, сгибании и разгибании кисти, а также при различном использовании руки и кисти.

ОБЛАСТЬ БОЛИ

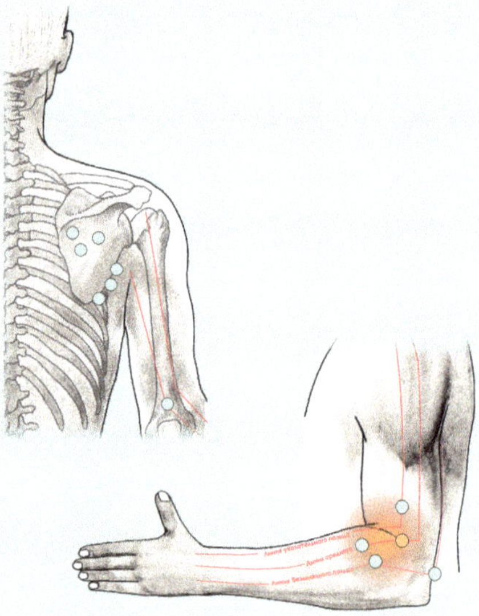

БОЛЕЗНЕННЫЕ ДВИЖЕНИЯ

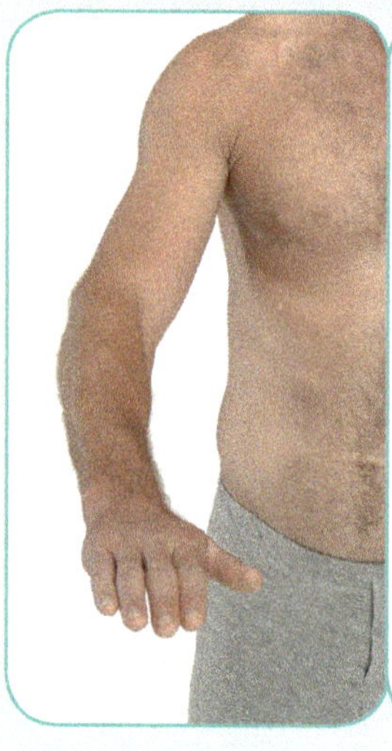

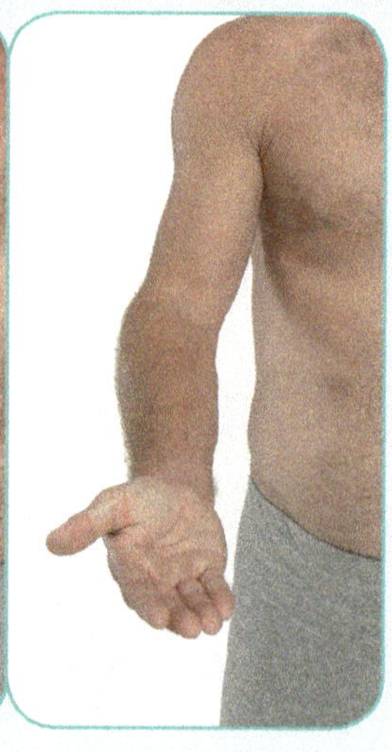

СХЕМА 22 (СТРАНИЦА 110)

Тугоподвижность с болью при сгибании и разгибании руки

- Скованность и боль ощущаются при сгибании и разгибании руки.
- Данное состояние обычно возникает при продолжительной обездвиженности локтя, например, после травмы, когда при трещине/переломе накладывался гипс.

ОБЛАСТЬ БОЛИ

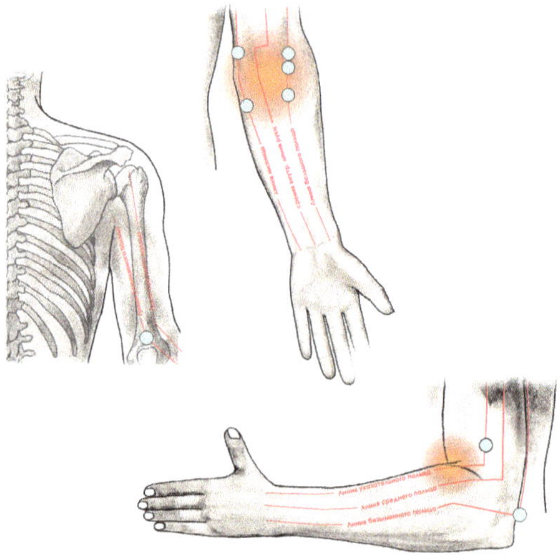

БОЛЕЗНЕННЫЕ ДВИЖЕНИЯ

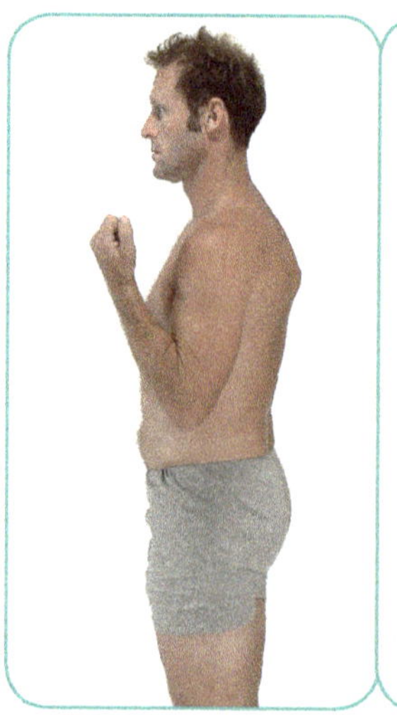

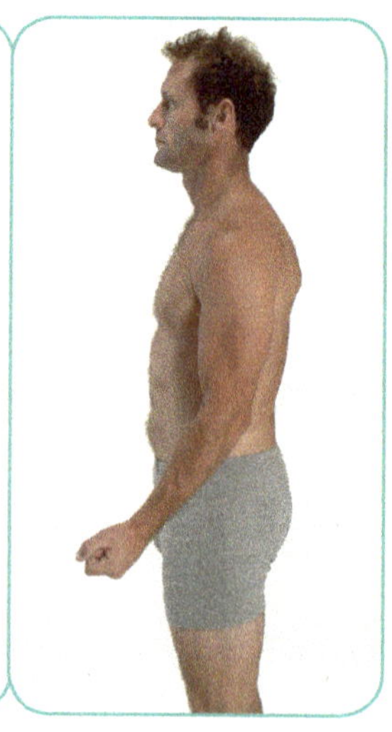

Схема - 21 ЛОКОТЬ
Локоть теннисиста

●● часто встречающееся состояние

При работе с "Локтем гольфиста" используйте линию безымянного пальца от подмышечной впадины до локтя и линию мизинца от запястья до подмышки + надавите на точки: Безымянный палец-4, Мизинец-3 и Мизинец-4

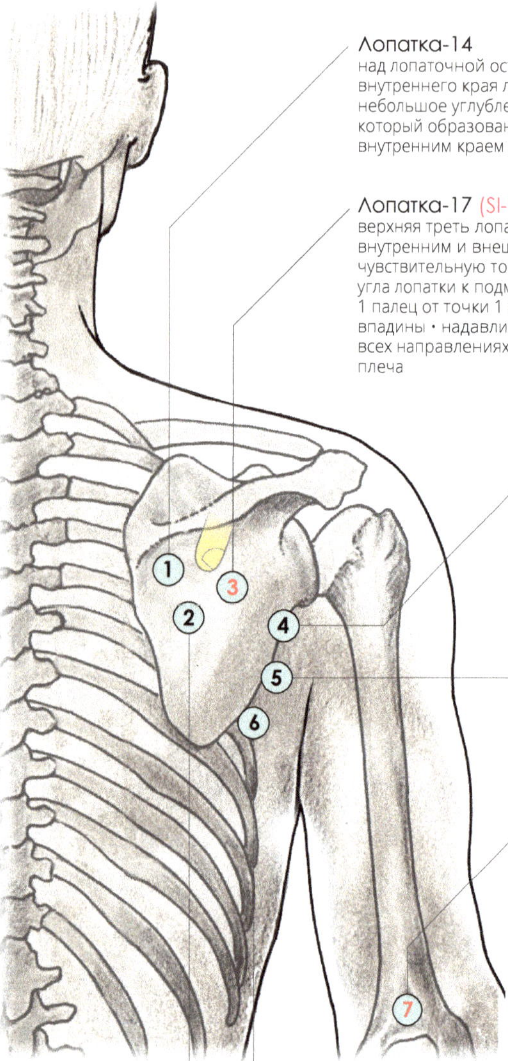

Лопатка-14
над лопаточной остью • латеральнее внутреннего края лопатки • найдите небольшое углубление в костном углу, который образован остью лопатки и внутренним краем лопатки

Лопатка-17 (SI-11)
верхняя треть лопатки, на полпути между ею внутренним и внешним краями • найдите очень чувствительную точку на полпути от верхнего угла лопатки к подмышечной впадине • на 1 палец от точки 1 в сторону подмышечной впадины • надавливание на эту точку отдаёт во всех направлениях, включая переднюю часть плеча

Лопатка-12
латеральнее внешнего края лопатки • на 2 пальца выше подмышечной впадины • надавливать внутрь • очень чувствительная точка над малой круглой мышцей

Лопатка-11
латеральнее внешнего края лопатки • на одном уровне с подмышечной впадиной • надавливать к краю лопатки, на кость

Безымянный палец-4 (TW-10)
на 2 пальца выше локтевого отростка • в середине углубления • на сухожилии трицепса

Лопатка-15
на внутренней границе нижнего угла лопатки • на 1 палец выше Лопатки-14

Лопатка-10
латеральнее внешнего края лопатки • на 1 палец ниже точки 5 • на середине расстояния между нижним углом лопатки и подмышечной впадиной • надавливать к краю лопатки, на кость

Указательный палец-4 (LI-12)
на 2 пальца выше локтевого сгиба • на переднебоковой стороне плечевой кости • между бицепсом и трицепсом • оттяните кожу вверх и

Средний палец-4 (LI-11)
в углублении между латеральным концом локтевого сгиба (когда рука согнута) и латеральным надмыщелком локтя

Средний палец-3 (LI-10)
на 2 пальца под латеральным концом локтевого сгиба (когда рука согнута) • в небольшом углублении между двух мышц – разгибатель пальцев и лучевой

Безымянный палец-3
на 1 палец ниже локтевой складки • сразу под головкой лучевой кости • на мышце разгибателе

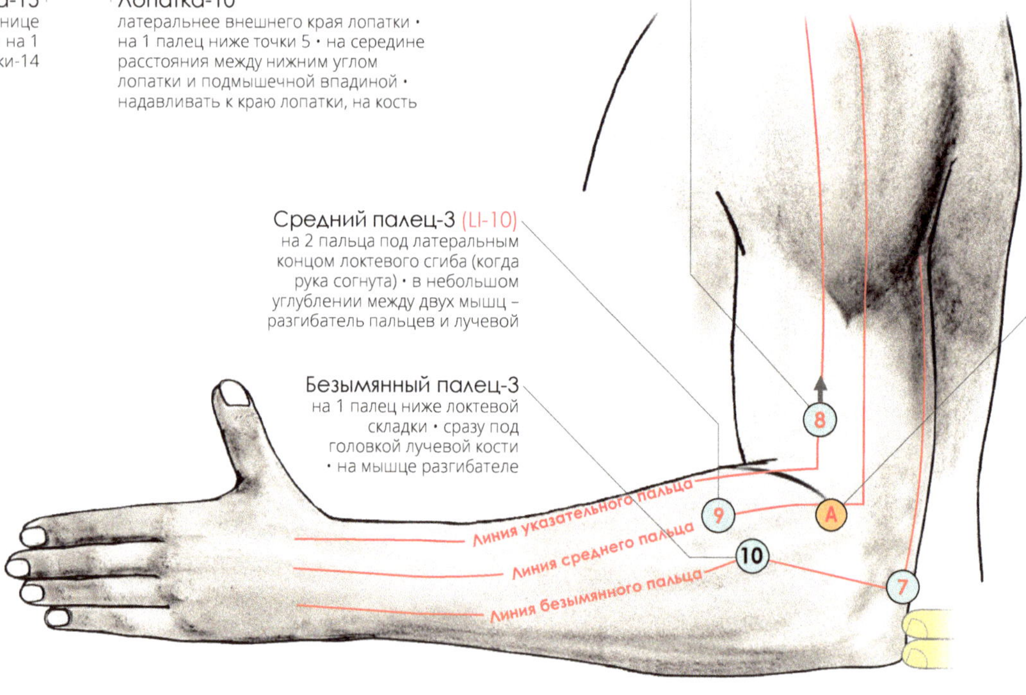

Описание проблемы:

- *Скованность и боль ощущаются на внешней стороне руки ниже и выше локтя.*
- *Боль усиливается при различных движениях локтя и руки – вращении внутрь, наружу, сгибании и разгибании кисти, а также в различных ситуациях, где задействованы рука или кисть.*

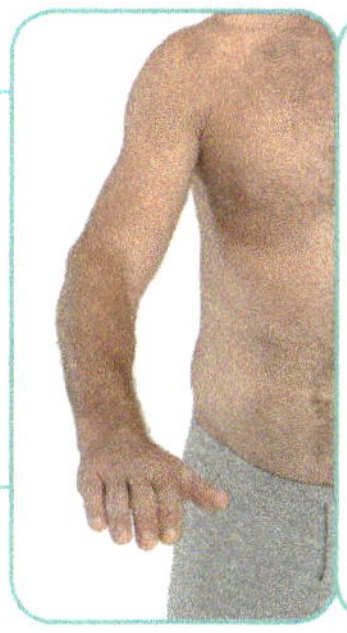

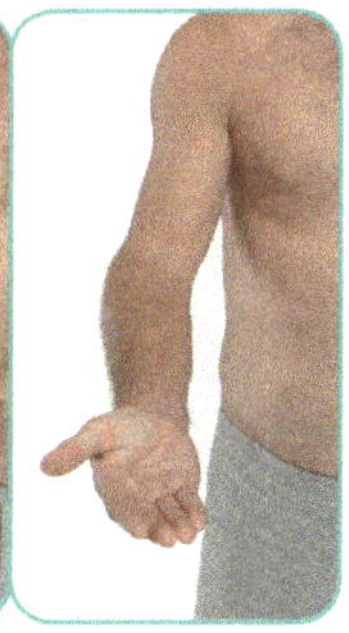

Последовательность лечения

1. Массаж внешней стороны лопатки

Попросите пациента сесть со скрещенными или выпрямленными ногами. Если пациенту неудобно на полу – предложите подушки или используйте кресло. Проработайте область вдоль внешней границы лопатки, используя любую технику, с которой вы знакомы.

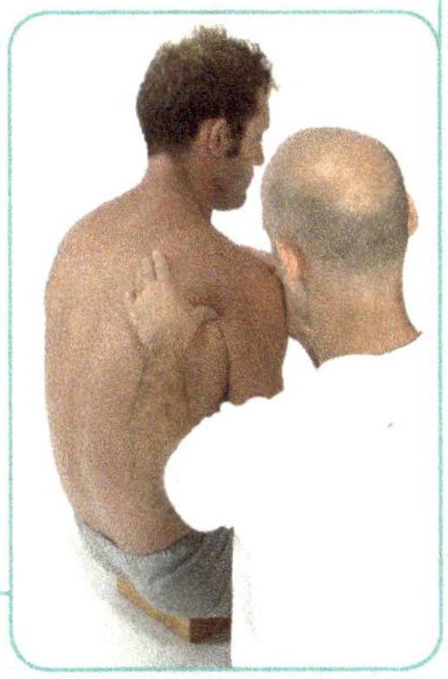

2. Терапевтические линии руки («сен»)

Проработайте внешние линии руки, обращая особое внимание на линию безымянного пальца. Начните от плеча и двигайтесь вниз к запястью и обратно – от 1 до 3 раз. Используйте любую знакомую вам технику.
Для практиков тайского массажа: используйте большие пальцы для работы с линиями.

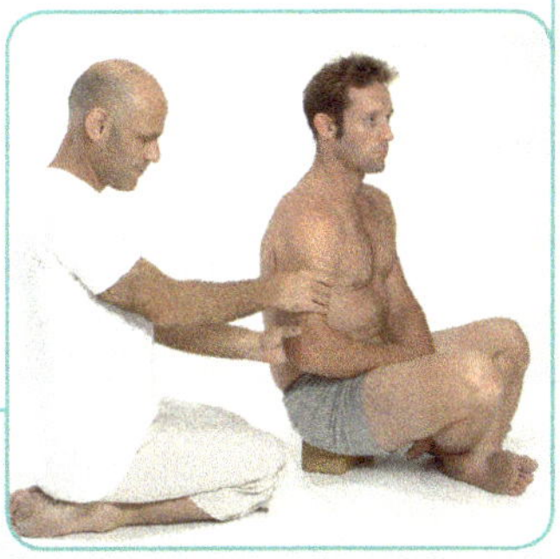

3. Точки акупрессуры

Надавите большим пальцем на точки с (1) по (10) + дополнительную точку (A). Повторяйте надавливание на точки до тех пор, пока не наступит улучшение, вплоть до 10 повторений. Прекратите работу, если точки стали чувствительными. Используйте силу давления, которая устраивает вашего пациента.

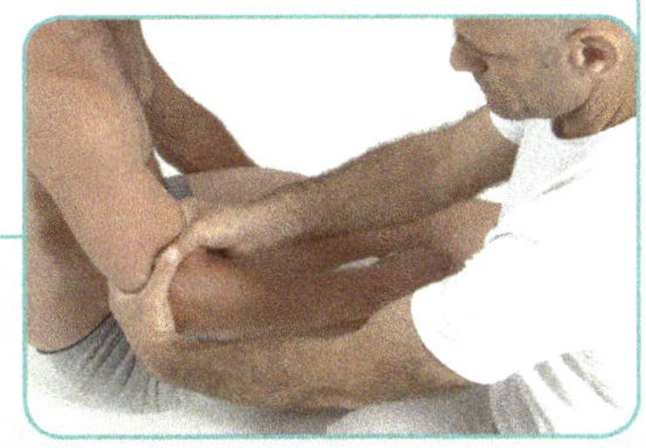

Необязательные дополнительные процедуры

4. Массаж шеи и плеч

Сделайте вашему пациенту полный общий массаж шеи, плеч, верхней части спины и лопаток. Используйте различные растяжки.

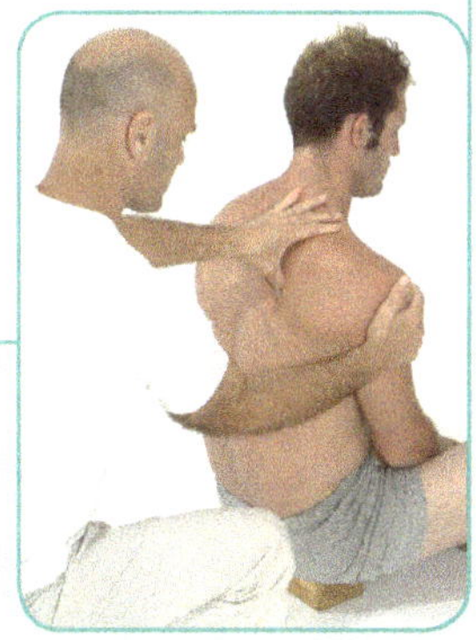

Меры предосторожности:

- *Проконсультируйтесь со специалистом в случаях острой или неясной боли в локте.*
- *Проводите лечение ежедневно до восстановления. В хронических случаях проводите лечение дважды в неделю.*
- *Не проводите лечение, пока у пациента не прошли болевые ощущения после прошлого сеанса (если таковые имелись).*
- *Попросите пациента воздерживаться от внезапных и быстрых движений, вызывающих боль.*

Избранные терапевтические точки

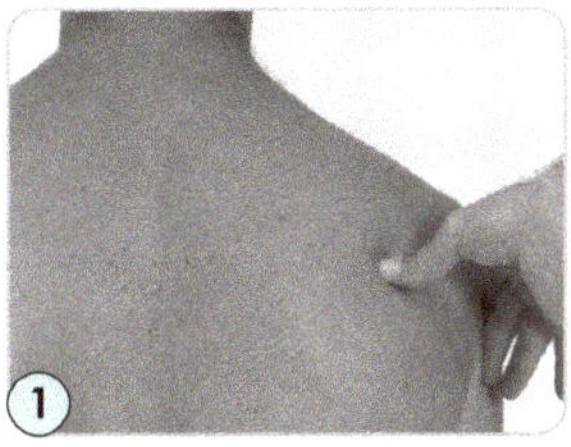

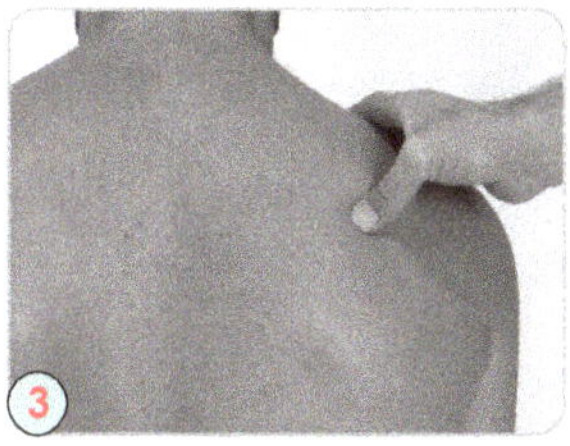

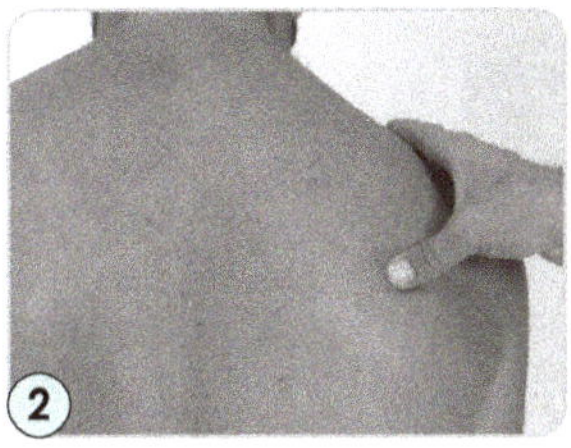

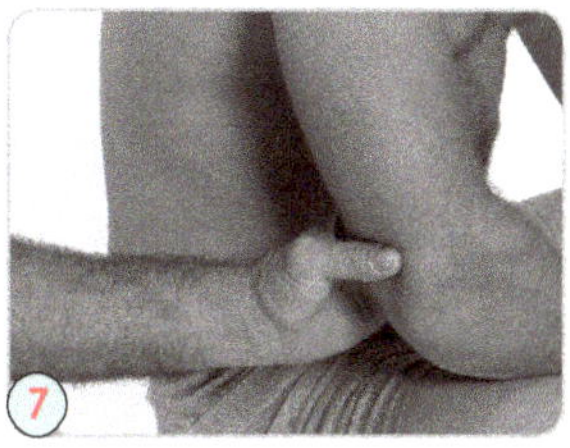

Схема - 22 локоть

Тугоподвижность с болью при сгибании и разгибании руки

● редко встречающееся состояние

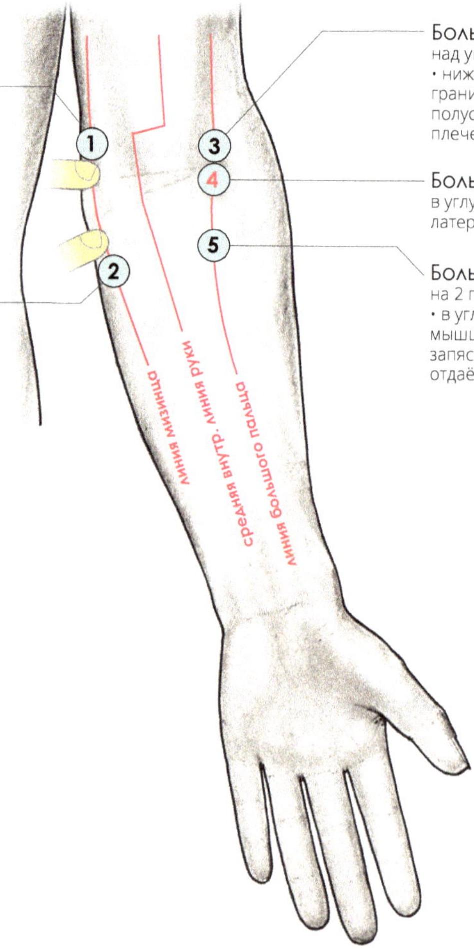

Мизинец-4
на 1 палец выше внутреннего надмыщелка локтя • на внутренней головке трицепса • надавливать на кость • отдаёт в кисть и мизинец

Мизинец-3
на 1 палец ниже внутреннего надмыщелка локтя • на сухожилии локтевого сгибателя запястья • отдаёт в кисть и мизинец

Большой палец-5
над углублением локтевой складки • ниже и латеральнее нижней границы бицепса, когда рука полусогнута (90°) • придавите плечевую мышцу к кости

Большой палец-4 (LU-5)
в углублении локтевой складки, латеральнее сухожилия бицепса

Большой палец-3
на 2 пальца ниже локтевой складки • в углублении между плечелучевой мышцей и локтевым сгибателем запястья • надавливать на кость • отдаёт в большой палец

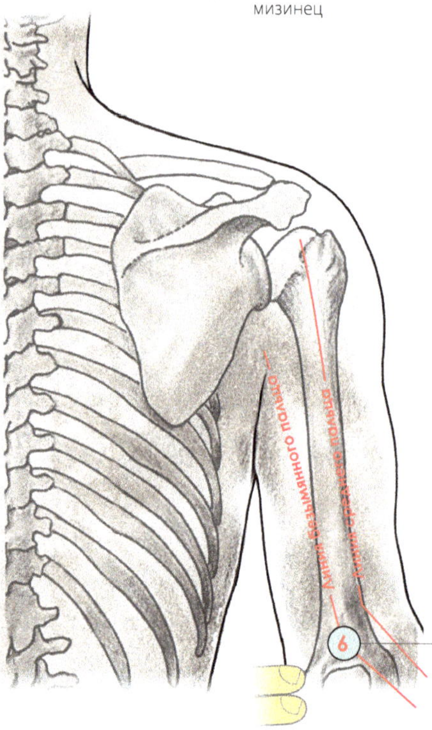

Безымянный палец-4 (TW-10)
на 2 пальца выше локтевого отростка • в середине углубления • на сухожилии трицепса

Средний палец-4 (LI-11)
в углублении между латеральным концом локтевого сгиба (когда рука согнута) и латеральным надмыщелком локтя

Указательный палец-4 (LI-12)
на 2 пальца выше локтевой складки • на переднебоковой стороне плечевой кости • между трицепсом и бицепсом • оттянуть кожу вверх и затем надавить • отдаёт во все пальцы

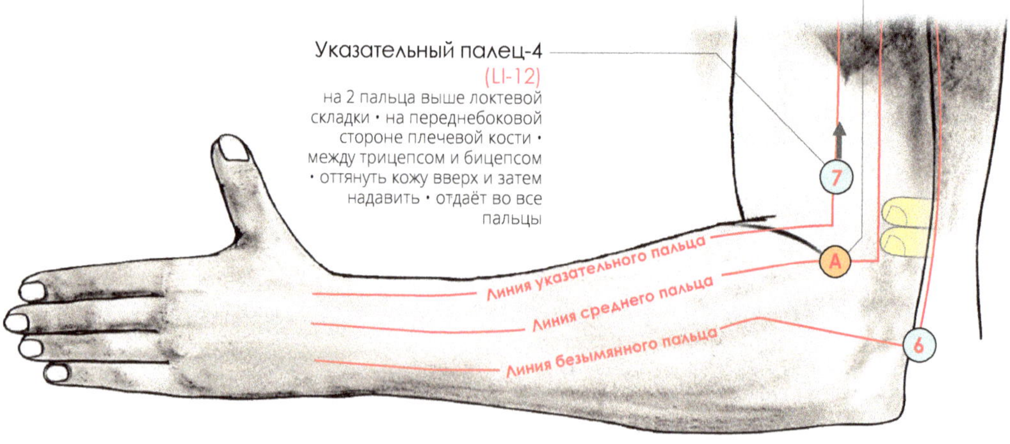

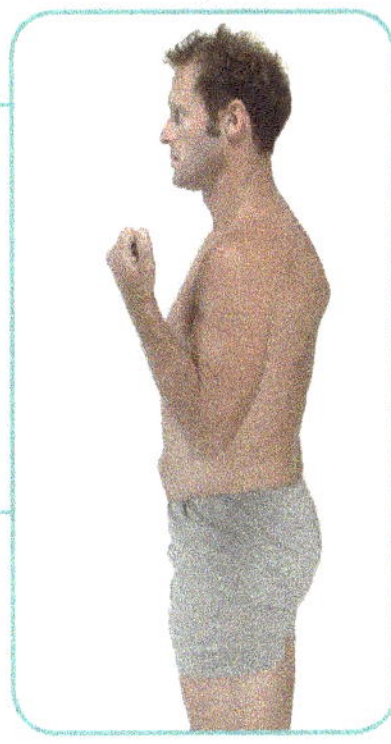

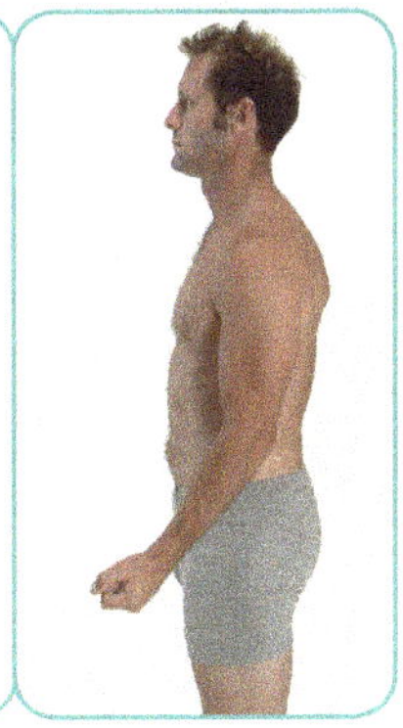

Описание проблемы:

- *Скованность и боль ощущаются при сгибании и разгибании руки.*
- *Данное состояние обычно возникает при продолжительной обездвиженности локтя, например после травмы, когда при трещине/переломе накладывался гипс.*

Последовательность лечения

1. Массаж руки

Попросите пациента сесть со скрещенными или выпрямленными ногами. Если пациенту неудобно на полу – предложите подушки или используйте кресло. Используйте любую технику, с которой вы знакомы.

Используйте вес вашего тела, начните работу от подмышечной впадины и продвигайтесь вниз до запястья и снова вверх – повторите от 1 до 3 раз. Для практиков тайского массажа: используйте вашу ладонь для работы с внешней и внутренней сторонами руки.

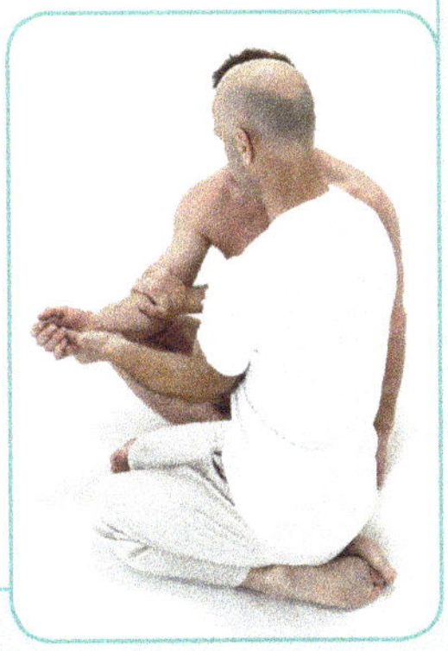

2. Терапевтические линии руки («сен»)

Проработайте внешние линии руки, обращая особое внимание на линию безымянного пальца. Начните от плеча и двигайтесь вниз к запястью и обратно – от 1 до 3 раз. Используйте любую знакомую вам технику. Для практиков тайского массажа: используйте большие пальцы для работы с линиями.

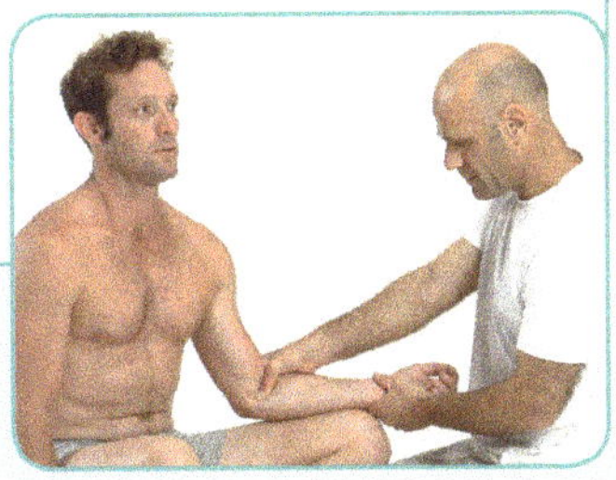

3. Точки акупрессуры

Надавите большим пальцем на точки с 1 по 7 + точка A. Повторяйте надавливание на точки до тех пор, пока не наступит улучшение, вплоть до 10 повторений. Прекратите работу, если точки стали чувствительными. Используйте силу давления, которая устраивает вашего пациента.

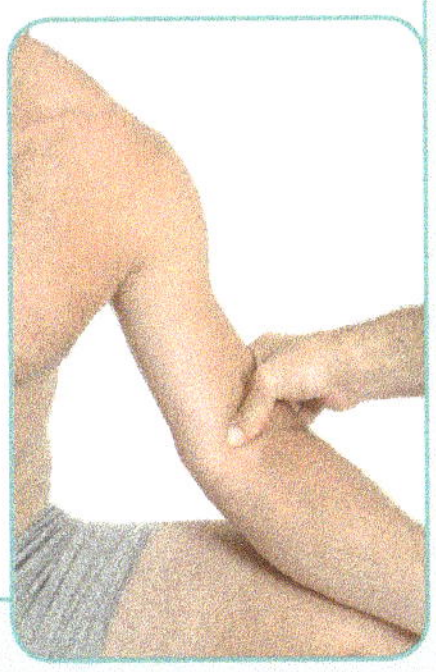

Необязательные дополнительные процедуры

4. Массаж шеи и плеч

Сделайте вашему пациенту полный общий массаж шеи, плеч, верхней части спины и лопаток.
Используйте различные растяжки.

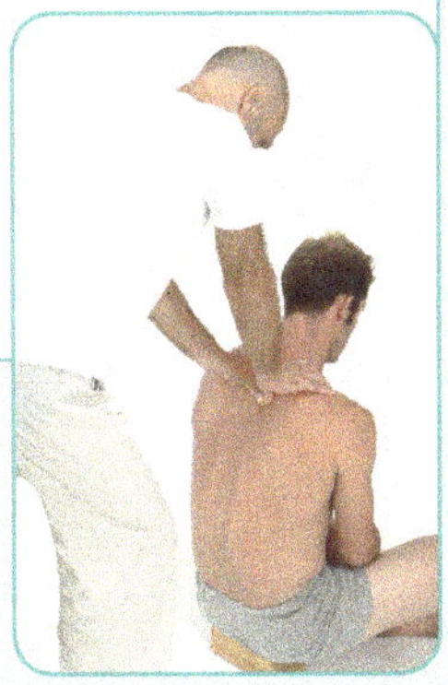

Меры предосторожности:

- Проконсультируйтесь со специалистом в случаях острой или неясной боли в локте.
- Проводите лечение ежедневно до восстановления. В хронических случаях проводите лечение дважды в неделю.
- Не проводите лечение, пока у пациента не прошли болевые ощущения после прошлого сеанса (если таковые имелись).
- Попросите пациента воздерживаться от внезапных и быстрых движений, вызывающих боль.

Избранные терапевтические точки

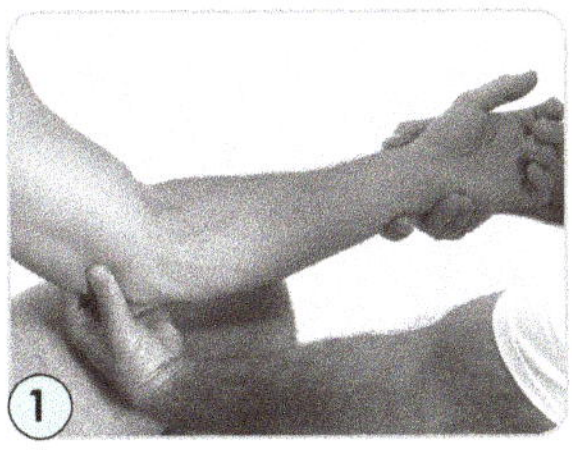

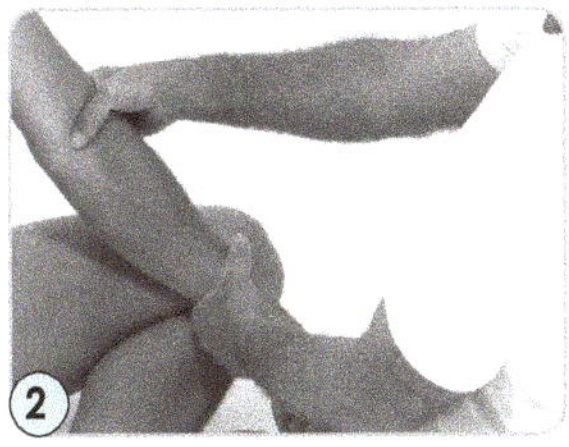

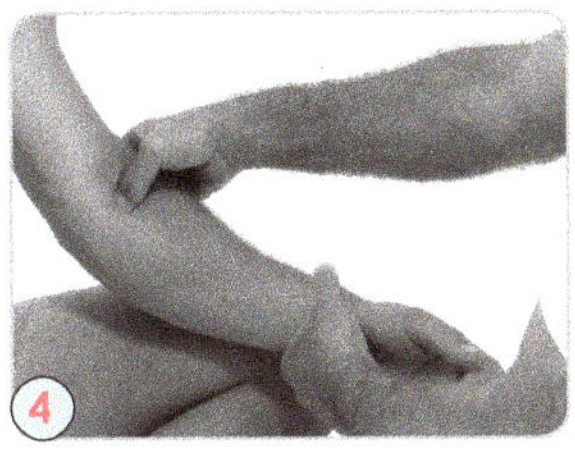

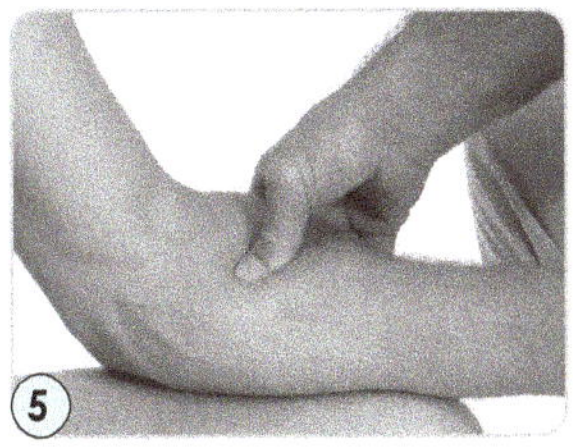

ГЛАВА 7 ЗАПЯСТЬЕ

Схемы лечения в этой главе

Схема - 23 **"Боль в запястье на линии мизинца"**
Схема - 24 **"Боль в запястье на линии большого пальца"**
Схема - 25 **"Боль в запястье на линии среднего пальца"**
Схема - 26 **"Отёк в области запястья"**

Лечение патологий запястья

Боль в запястье очень распространённое явление и, обычно, использование тайских схем является эффективным методом их устранения. Кисть играет ведущую роль в большинстве видов трудовой и спортивной деятельности, где требуется производить многократные, повторяющиеся движения с нагрузкой на запястье, что и приводит к частым её дисфункциям.

Массажные терапевты, к примеру, естественные обладатели частых повреждений, вызванных повторяющейся нагрузкой на запястья, и даже казалось бы, несущественная нагрузка на запястье в процессе работы на компьютерной клавиатуре или при использовании мышки может вызывать боль и приводить к серьёзным дисфункциям запястья.

Маленький размер костей, суставов, связок и сухожилий часто является причиной спортивных и других травм, таких, например, как падение на вытянутую руку. При синдроме ложа Гийона и туннельном синдроме запястья может потребоваться хирургическое вмешательство, но если оно не требуется, различные повторяющиеся растяжки могут дать хорошие результаты, а вот акупрессурные точки будут не столь эффективны. Выберите одну схему из двух, опираясь на симптомы, соответствующие тайской диагностике (смотреть диагностическую таблицу), независимо от определения состояния, принятого в западной медицине. В случае совпадения симптомов, описанных пациентом с тем, что указано в одной из схем – попробуйте использовать данную схему и понаблюдайте за его реакцией. Если ваше воздействие приветствуется его телом, ваше лечение может принести прекрасные результаты. И если заметили улучшения – продолжайте.

Тайские схемы	Возможные патологии, послужившие первопричиной
Боль в запястье на линии мизинца	Остеоартрит Тендонит и тендинит Растяжение Гипертонус и миофасциальные триггерные точки
Боль в запястье на линии большого пальца	Тендонит и тендинит Тендовагинит де Кервена Остеоартрит Растяжение Гипертония и миофасциальные триггерные точки
Боль в запястье на линии среднего пальца	Ганглиозная киста Тендонит и тендинит Тендовагинит разгибателя запястья Остеоартрит Растяжение Гипертония и миофасциальные триггерные точки
Опухшее запястье	Тендонит и тендинит Тендовагинит разгибателя запястья Тендовагинит де Кервена Остеоартрит Растяжение

Патологии запястья

Туннельный синдром запястья

Сдавление срединного нерва, приводящее к возникновению симптомов и признаков, соответствующих его иннервации. Опухание, в следствие повторяющегося растяжения или травмы, приводит к сдавлению срединного нерва в запястном канале. В некоторых случаях отёчность тканей при предменструальном синдроме, ранний ревматоидный артрит с утолщением синовиальной оболочки сухожилий, и/или повреждение кости (переломы/трещины) в прошлом – могут быть причиной сдавления нерва. Данное состояние порой ассоциируют с беременностью. Симптомы могут включать боль, нередко отёк, покалывание, ощущения жжения, или болезненное онемение, особенно ночью в запястье, в ладоне (внешней части), в большом пальце или указательном, среднем и половине безымянного пальца. Часто все симптомы могут ощущаться во всех пальцах сразу. Боль также может отдавать в локоть. Могут начаться проблемы с хватанием и удерживанием предметов из-за ослабления мышц большого пальца. Данное состояние чаще встречается у женщин от 30 до 60 лет. Опухание может быть незаметным, но ощущаться при пальпации. Лечение при помощи растяжек (сгибаний-разгибаний).

Синдром ложа Гийона

Сдавление локтевого нерва в ложе Гийона (локтевом канале) между удерживателем сгибателей запястья, гороховидной костью и трёхгранной костью, которое приводит к возникновению симптомов и признаков его появления в мизинце и безымянном пальцах.

Ганглиозная киста

Отёки мышечной ткани, распространённые обычно в тыльной части запястья. Их происхождение неизвестно, но они могут быть связаны с травмой сухожилий или суставов запястья (хроническое растяжение сухожилий). Отёки состоят из желеобразной жидкости, которая смазывает суставы. Очень часто они встречаются именно в зоне запястья и кисти. Симптомы могут включать маленькие или большие, мягкие или твёрдые уплотнения на внешней поверхности запястья. Они безобидны (до тех пор, пока не пережимают нерв), но могут быть болезненными. Как правило, они проходят сами по себе, но имеют тенденцию образовываться вновь. Определить такой отёк запястья можно только при сгибании ладони.

Тендиноз и Тендинит

Тендиноз представляет собой процесс дегенерации/дистрофии коллагена в любом из сухожилий запястья, в то время как тендонит - это воспаление сухожилий и сухожильных влагалищ запястья, возникшее по причине повторяющихся чрезмерных нагрузок или растяжений, приводящих к микро-надрывам сухожилий. Спорт, работа с клавиатурой, письмо, использование компьютерной мышки, рисование, шитье, использование вибрирующих приборов – всё это может приводить к повреждению сухожилий. Симптомы включают боль в запястье при сокращении мышц (на поздних стадиях боль ощущается и в покое), воспаление, отёк и зуд.

Тендовагинит разгибателя запястья

Стенки фиброзной оболочки сухожилия любого или всех разгибателей запястья (наружной поверхности) воспалены и сильно утоньшены, что мешает сухожилиям двигаться так, как они должны. Подобное состояние чаще всего встречается в возрастной группе от 20 до 40 лет, как следствие периода наибольшей жизненной активности. Симптомы могут включать отёк запястья, боль и чувствительность наружной стороны запястья. Боль усиливается при движениях.

Тендовагинит де Кервена

Воспаление и утоньшение синовиальной оболочки сухожилий запястья со стороны большого пальца, создающие сложности для сухожилий при движении внутри этих оболочек. Симптомы могут включать отёк, боль, чувствительность запястья со стороны большого пальца. Обычно ощущаются при сжатии кисти в кулак, хватании объектов или повороте запястья. Раздражение нерва, лежащего поверх сухожильной оболочки, может приводить к онемению на задней поверхности большого и указательного пальцев.

Остеоартрит

Дегенерационно-воспалительное заболевание суставов запястья. Это хроническое и прогрессирующее заболевание, в котором изнашиваются хрящи между костями. Прогрессируя, заболевание может приводить к исчезновению хряща, способствуя трению костей друг о друга, и воспаляя сустав. Механические факторы, такие как: повторяющиеся перерастяжения, смещение суставов, а также возраст и травмы в прошлом, метаболические проблемы и генетическая предрасположенность - могут быть первопричинами остеоартрита.
Симптомы могут включать: деформацию запястья, кисти или пальцев; увеличение костных отростков вокруг суставов с уменьшением подвижности, с болью, отёками с жаром, с тугоподвижностью и слабостью при использовании сустава, а также чувствительность к климатическим изменениям: симптомы усугубляются в холодном климате и ослабевают в жарком. Заболевание развивается с возрастом и к 70 годам встречается у большей части населения планеты.

Растяжение

Чрезмерное растяжение, приводящее к повреждению связок запястья, в следствие падений или скручиваний запястья, и приводящее к перерастяжению или надрыву связок. Растяжения могут варьироваться от микронадрывов до полного разрыва связок.
Симптомы включают: боль в запястье, отёк, образование синяков, болезненность при движениях и нестабильность. Серьёзные растяжения могут сопровождаться переломами.

Гипертонус и миофасциальные триггерные точки

Скованность мышц руки и кисти по причине чрезмерной нагрузки может приводить к возникновению боли в этой области. Чувствительные болевые волокна могут развиться в гипертонизированных мышцах, создавая болезненные ощущения в данной области.

Противопоказания и предупреждения

- **Прямое надавливание на воспалённые ткани. Большинство дисфункций запястья включают воспаление.**
Прямое надавливание на воспалённые участки приведёт к ухудшению состояния и противопоказано, однако, поверхностный массаж в хронических случаях может быть эффективным.
- **Глубокое продавливание акупрессурных точек в острых состояниях.**
Глубокое надавливание, по методу тайской акупрессуры, не предназначено для лечения острых состояний. В любых ситуациях, когда ваше давление неприятно, не лечите! Проводите лечение в подострых фазах.
- **Надавливание на чувствительные точки или линие, которое приводит к появлению или усилению симптомов**
- **Надавливание, заставляющее пациента сжиматься или отстраняться от руки**

Красный свет!

Если наблюдаются следующие симптомы, пациенту необходимо предложить обратиться к физиотерапевту для обследования

- **Недавно перенесённая травма**
- **Повреждение, которое привело к деформации сустава, может указывать на перелом**
- **Отёк или сильный синяк вокруг запястья или предплечья**
- **Нестихающая боль и потеря подвижности**
- **Невозможность пользоваться кистью, запястьем или всей рукой**
- **Боль в запястье, которая будит человека среди ночи**
- **Устойчивая боль, которая появилась внезапно и без видимой причины**
- **Признаки инфекции с жаром и покраснением**
- **Необычные признаки**

Выбор схемы – основные советы:

1. Определите, присутствует ли отёк, сравнивая оба запястья:

а. Если запястье опухло, но боли нет – используйте схему "Отёк запястья" без каких-либо дополнений.

б. Если запястье опухло и присутствует боль – используйте ещё и дополнительные точки в соответствии с инструкциями.

2. Попросите вашего пациента продемонстрировать следующее:

а. Движения, создающие или усиливающие боль.

б. Определите область боли, пока клиент выполняет эти движения, создающие или усиливающие боль. Этот способ позволяет определить место боли точнее.

3. Выберете одну схему

Зная область боли, наличие или отсутствие отёка запястья - вы можете выбрать схему в соответствии с вашим обследованием. (Смотреть диагностическую таблицу.)

4. Начните лечение и удостоверьтесь, что вы выбрали правильную схему

По мере нажатия на точки, обращайте внимание на реакцию пациента, и проверяйте являются ли точки, выбранной вами схемы, эффективными, и соответствуют ли они проблемам пациента. Пожалуйста, не засыпайте его вопросами с самого начала! Позвольте ему сконцентрироваться на процессе глубже. Чаще всего ему потребуется некоторое время, чтобы понять и выразить (невсегда словами) эффективность точек, которые вы используете. Порой вы можете получить полезную для себя оценку от пациента лишь в момент работы с конкретной точкой. Используйте короткие вопросы типа «Здесь?», «Достаточно?», «Болезненно?». Если линии и точки приносят ожидаемые плоды – продолжайте работу, вы выбрали правильную схему.

СХЕМА 23 (СТРАНИЦА 118)

Боль в запястье на линии мизинца

- Боль ощущается в запястной складке со стороны локтя, на линии мизинца.
- Боль усиливается при движениях или любой активности руки и кисти.
- В линиях мизинца и средней внутр. линии руки обычно ощущается скованность и необходимость в проработке.
- Надавливание на точки, расположенные на этих линиях, обычно ощущается точно в болевом центре.

ОБЛАСТЬ БОЛИ

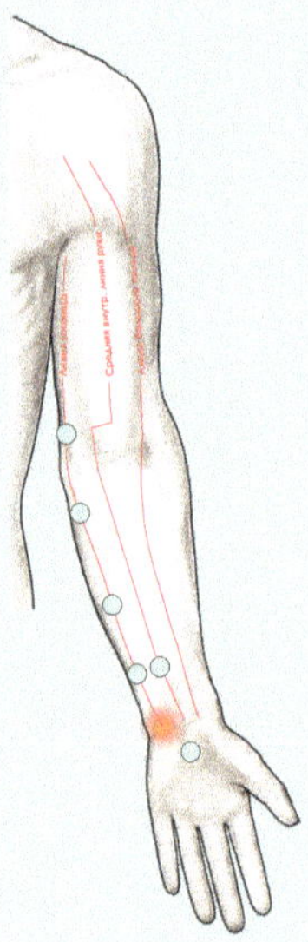

СХЕМА 24 (СТРАНИЦА 120)

Боль в запястье на линии большого пальца

- Боль ощущается в запястной складке со стороны лучевой кости, на линии большого пальца.
- Боль усиливается при движениях или любой активности руки и кисти.
- В линиях мизинца и средней внутр. руки обычно ощущается скованность и необходимость в проработке.
- Надавливание на точки, расположенные на этих линиях, обычно ощущается в болевом центре.

ОБЛАСТЬ БОЛИ

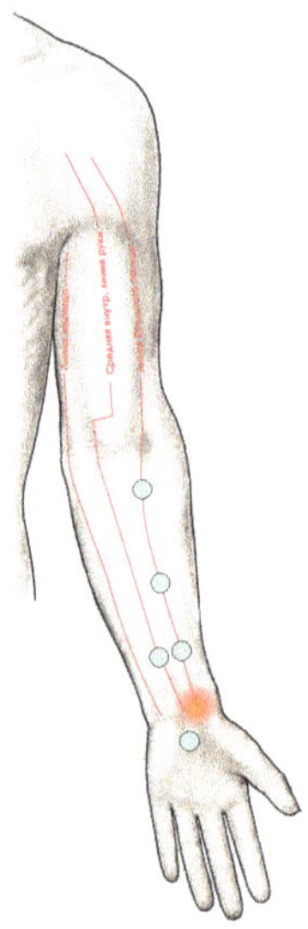

СХЕМА 25 (СТРАНИЦА 122)	СХЕМА 26 (СТРАНИЦА 124)

Боль в запястье на линии среднего пальца

- Боль ощущается в средней точке тыльной стороны запястной складки, на линии среднего пальца.
- Боль усиливается при движениях или любой активности руки и кисти.
- В линиях среднего пальца и средней внутр. руки обычно ощущается скованность и необходимость в проработке.
- Надавливание на точки, расположенные на этих линиях, обычно ощущается в болевом центре.

Отёк запястья

- При отёке запястья боль может ощущаться или нет.
- Если присутствует отёк, а боли нет – то проблема может быть в передавливании руки во время сна или в лимфатической системе.
- Если присутствует боль, она может быть сконцентрирована в одном, двух или во всех нижеприведённых местах:
- Локтевая сторона внутренней складки запястья (линия мизинца), в центре тыльной стороны складки запястья (линия среднего пальца) или же вокруг всего запястья.
- Отёчный участок может быть теплее и чувствительнее к прямому надавливанию.

ОБЛАСТЬ БОЛИ

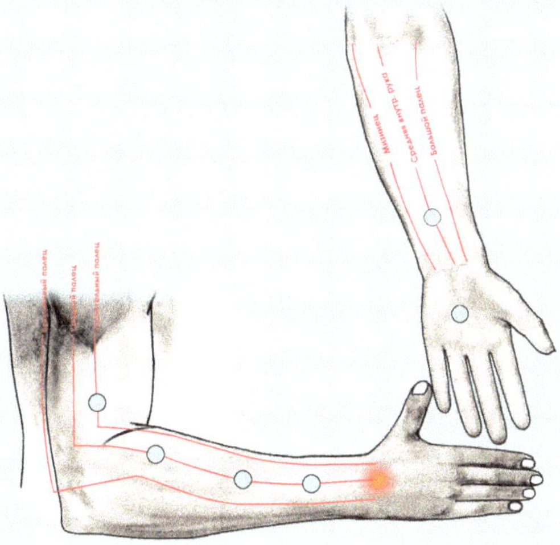

ОБЛАСТЬ БОЛИ

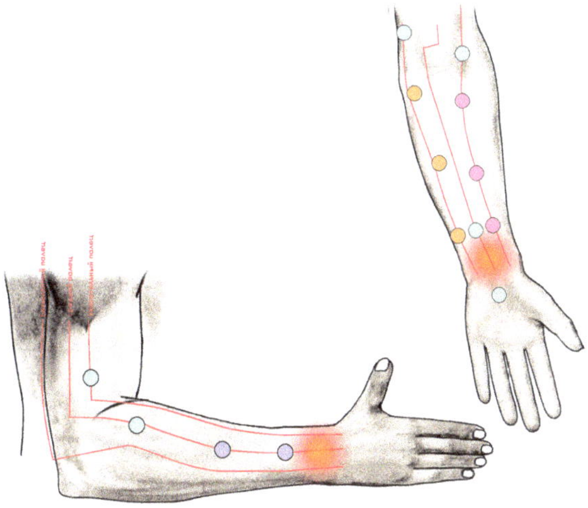

Схема - 23 ЗАПЯСТЬЕ

Боль в запястье на линии мизинца

● редко встречающееся состояние

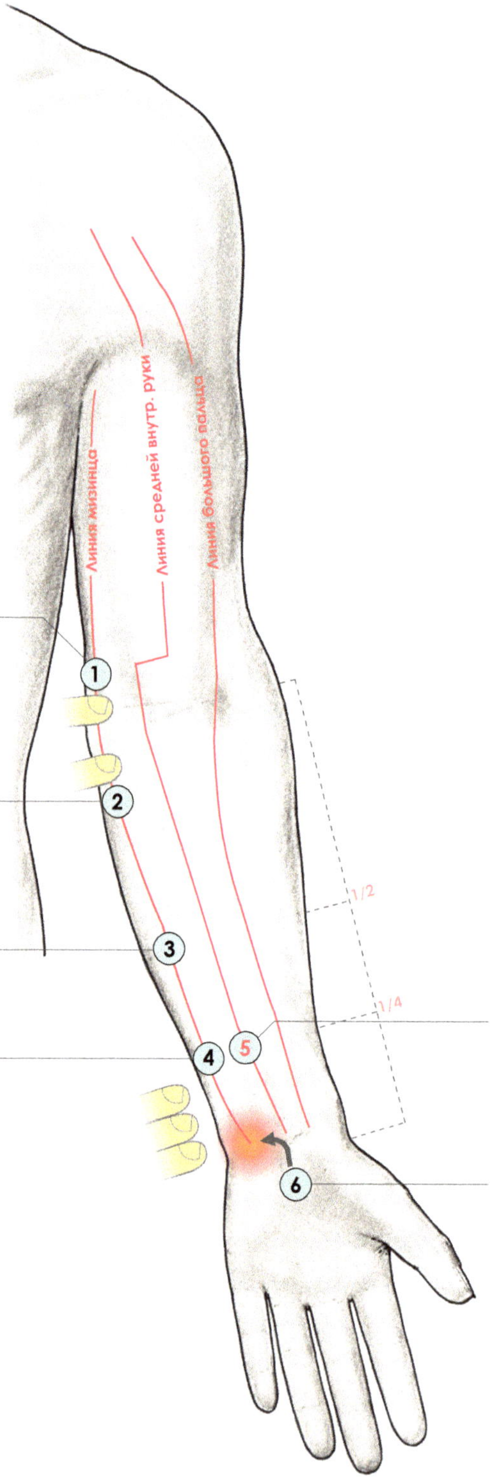

Мизинец-4
на 1 палец над медиальным надмыщелком локтя • на средней головке трицепса • надавливайте к кости • отдаёт в запястье и мизинец

Мизинец-3
на 1 палец ниже среднего надмыщелка локтя • на сухожилии локтевого сгибателя запястья • отдаёт в мизинец

Мизинец-2
на середине между локтем и запястьем • в небольшом углублении между двумя мышцами - длинная ладонная мышца и локтевой сгибатель запястья

Мизинец-1
четверть расстоянии от запястья до локтя (3 пальца от запястья) • в небольшом углублении между двумя сухожилиями – длинная ладонная мышца и локтевой сгибатель запястья

Средняя внутр. рука-1 (P-5)
четверть расстояния от запястья до локтя (3 пальца от запястья) • в небольшом углублении между двумя сухожилиями – сухожилие длинной ладонной мышцы и локтевой сгибатель запястья

Ладонь-запястье
на 1 палец ниже запястной складки • на нижнем ребре ладони, на удерживателе сгибателей • надавить и затем толкнуть в направлении болезненной области

Описание проблемы:

- *Боль ощущается в запястной складке со стороны локтя, на линии мизинца*
- *Боль усиливается при движениях с использованием руки и кисти.*
- *В линиях мизинца и средней внутр. руки ощущается скованность и необходимость в проработке(разогреве).*
- *Надавливание на точки, расположенные на этих линиях, часто порождает ощущения в болевом центре.*

Последовательность лечения

1. Массаж руки

Попросите пациента сесть в позицию сидя со скрещенными или выпрямленными ногами. Если пациенту неудобно на полу – предложите подушки или используйте кресло. Начните с массажа внешней и внутренней части руки, используя любую технику, с которой вы знакомы. Используйте вес вашего тела, когда начинаете работу от подмышечной впадины, продвигайтесь вниз до запястья и снова вверх – повторите от 1 до 3 раз. Для практиков тайского массажа: используйте вашу ладонь для работы с внешней и внутренней сторонами руки.

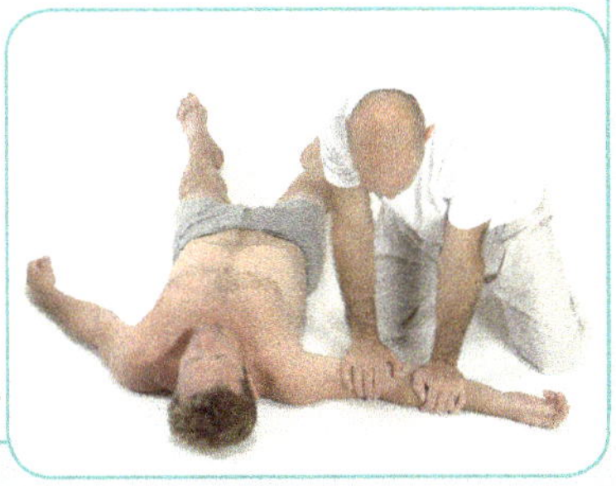

2. Проработка терапевтических линий большими пальцами

Проработайте линии мизинца и средней внутр. руки, используя любую технику, с которой вы знакомы. Начинайте от подмышечной впадины, и двигайтесь вниз до запястья и снова вверх – повторите от 1 до 3 раз. Для практиков тайского массажа: используйте большие пальцы для работы с линиями.

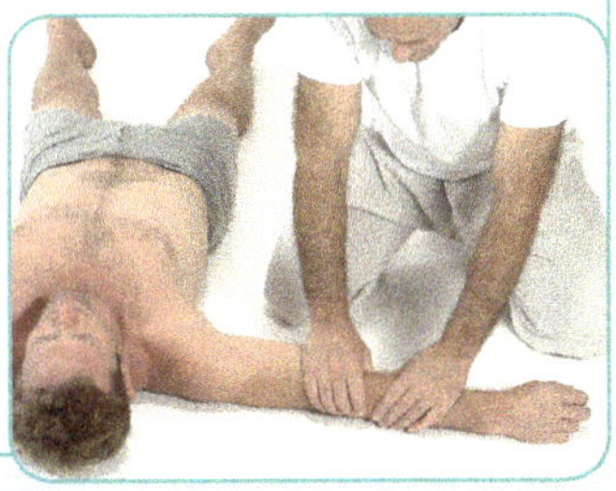

3. Точки акупрессуры

Надавите большим пальцем на точки с (1) по (6). Повторяйте надавливание на точки до тех пор, пока не наступит улучшение, вплоть до 10 повторений. Прекратите работу, если точки стали чувствительными. Используйте силу давления, которая устраивает вашего пациента.

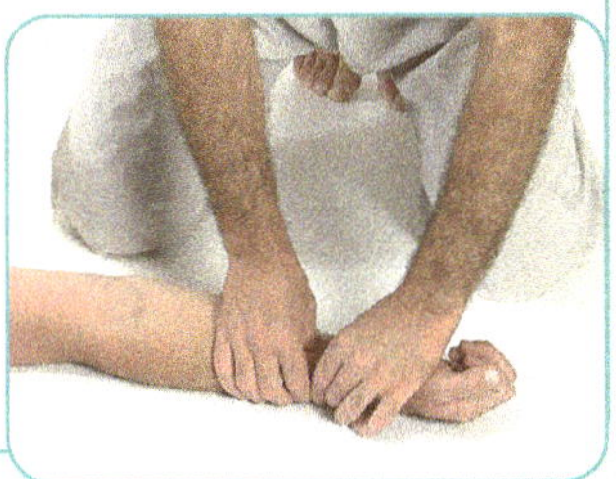

Необязательные дополнительные процедуры

4. Сжимание/разжимание кулака

Пациент может сжимать и разжимать кулак в то время, когда вы надавливаете на точки, что сделает лечение ещё более эффективным.

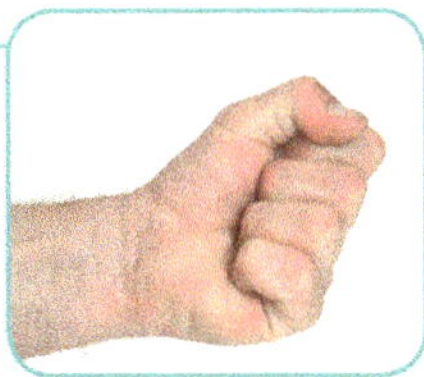

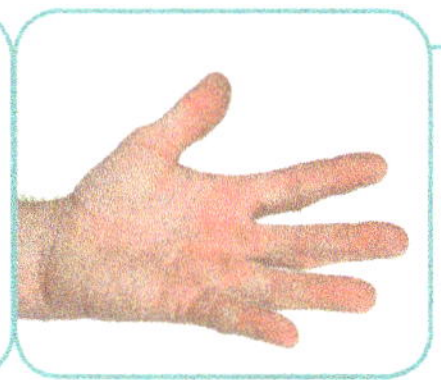

5. Лечение шеи и плеч

Сделайте пациенту полный общий массаж шеи, плеч, верхней части спины и лопаток.

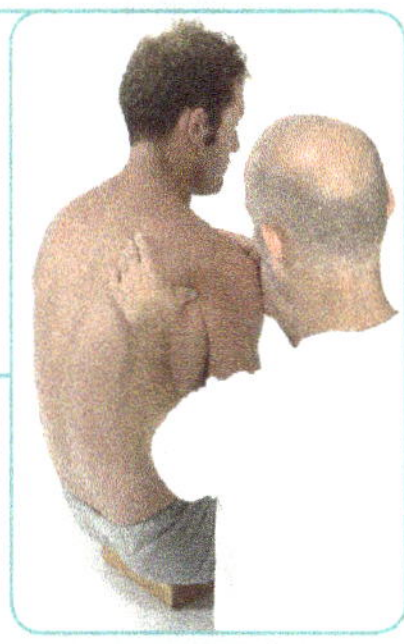

6. Растяжки руки и кисти

Когда вы работаете с запястьем в острых фазах, сделайте массаж и проработайте линии, но воздержитесь от растяжек. В подострых фазах вы можете использовать различные растяжки всей руки, а также повороты, растяжки, вытяжения самого запястья.

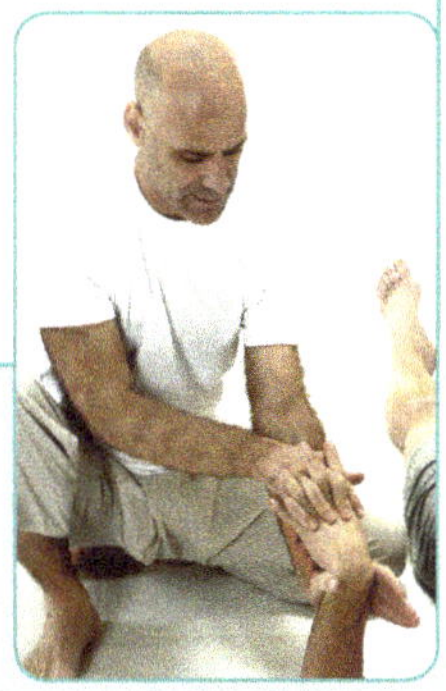

Меры предосторожности:

- *Проконсультируйтесь со специалистом в случаях острой или неясной боли в запястье.*
- *Не надавливайте на выраженную болевую точку*
- *Когда проводите лечение запястья в острой фазе – воздержитесь от растяжек.*
- *Проводите лечение ежедневно до восстановления. В не острых фазах проводите лечение дважды в неделю.*
- *Не проводите лечение, пока у пациента не прошли болевые ощущения после прошлого сеанса (если таковые имелись).*
- *Попросите пациента воздерживаться от внезапных и быстрых движений, вызывающих боль.*

Схема - 24 ЗАПЯСТЬЕ

Боль в запястье на линии большого пальца

● редко встречающееся состояние

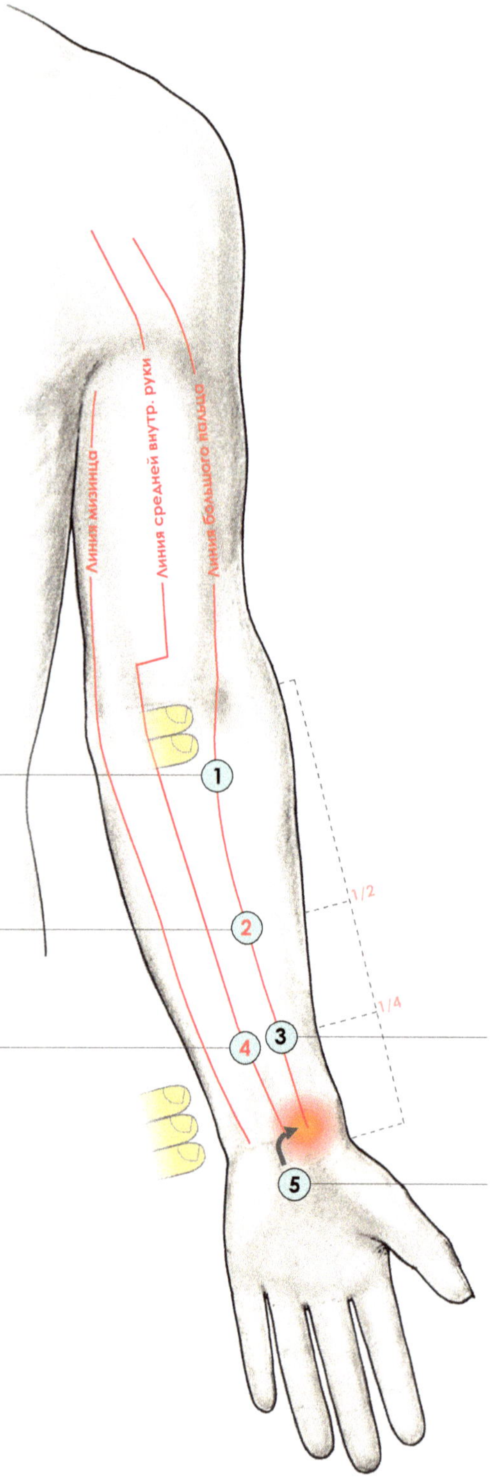

Большой палец-3
на 2 пальца ниже локтевой складки • в углублении между плечелучевой мышцей и локтевым сгибателем запястья • надавливать к кости • отдаёт в большой палец

Большой палец-2 (зона LU-6)
по середине между запястьем и локтем, медиальнее лучевой кости • в углублении между плечелучевой мышцей и лучевым сгибателем запястья

Средняя внутр. рука-1 (P-5)
четверть расстоянии от запястья до локтя (3 пальца от запястья) • в небольшом углублении между двумя сухожилиями – сухожилие длинной ладонной мышцы и локтевой сгибатель запястья

Большой палец-1
Одна четверть расстояния от запястья до локтя (3 пальца от запястья) • в углублении между лучевой костью и сухожилием лучевого сгибателя запястья

Ладонь-запястье
на 1 палец ниже запястной складки • на нижнем ребре ладони, на удерживателе сгибателей • надавить и затем толкнуть в направлении болезненной области

Описание проблемы:

- *Боль ощущается с радиальной стороны запястной складки, на линии большого пальца.*
- *Боль усиливается при движениях с использованием руки и кисти.*
- *По линиям большого пальца и средней внутр. руки обычно ощущается скованность и необходимость в проработке.*
- *Надавливание на точки, расположенные на этих линиях, часто порождает ощущения в болевом центре.*

Последовательность лечения

1. Массаж руки

Попросите пациента сесть в позицию со скрещенными или выпрямленными ногами. Если ему неудобно на полу, предложите подушки или используйте кресло. Начните с массажа внешней и внутренней части руки, используя любую технику, с которой вы знакомы. Используйте вес вашего тела, начните работу от подмышечной впадины, и продвигайтесь вниз до запястья и снова вверх – повторите от 1 до 3 раз.
Для практиков тайского массажа: используйте вашу ладонь для работы с внешней и внутренней сторонами руки.

2. Проработка терапевтических линий большими пальцами

Проработайте линию большого пальца и среднюю внутр. линию руки, используя любую технику, с которой вы знакомы. Начинайте от подмышечной впадины, и двигайтесь вниз до запястья и снова вверх – повторите от 1 до 3 раз.
Для практиков тайского массажа: используйте большие пальцы для работы с линиями.

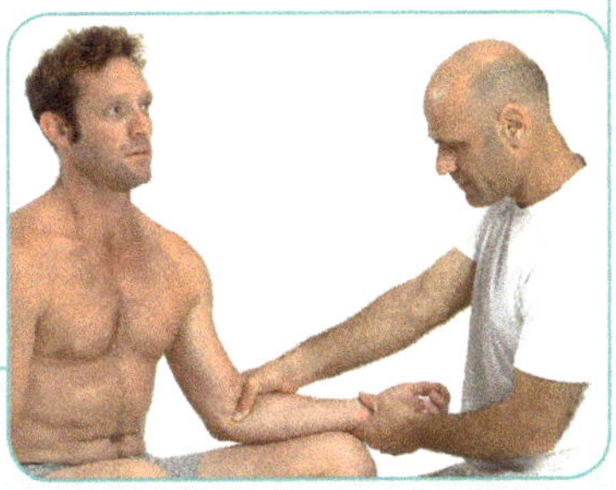

3. Точки акупрессуры

Надавите большим пальцем на точки с (1) по (5). Повторяйте надавливание на точки до тех пор, пока не наступит улучшение, вплоть до 10 повторений. Прекратите работу, если точки стали чувствительными. Используйте силу давления, которая устраивает пациента.

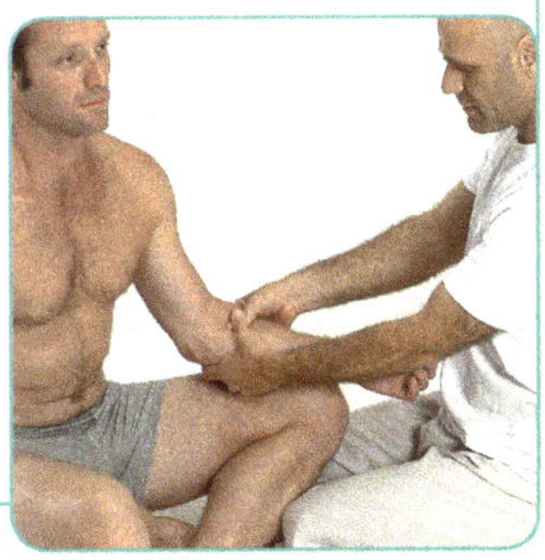

Необязательные дополнительные процедуры

4. Сжимание/разжимание кулака

Пациент может сжимать и разжимать кулак в то время, когда вы надавливаете на точки, что сделает лечение ещё более эффективным.

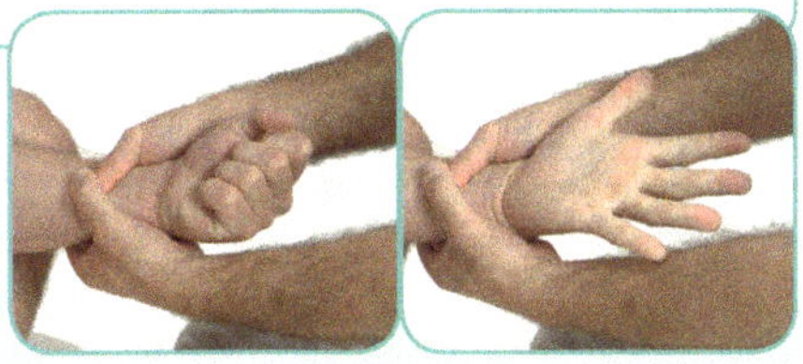

5. Лечение шеи и плеч

Сделайте пациенту полный общий массаж шеи, плеч, верхней части спины и лопаток.

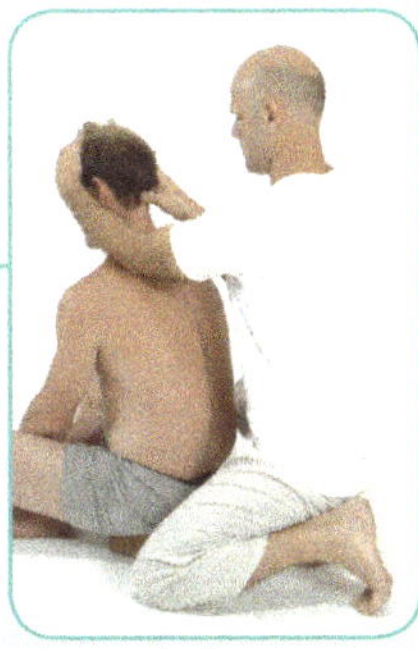

6. Растяжки руки и кисти

Когда лечите запястье в острых фазах, промассируйте и проработайте линии, но воздержитесь от растяжек. В подострых фазах вы можете использовать различные растяжки всей руки, а также повороты, растяжки, вытяжения самого запястья.

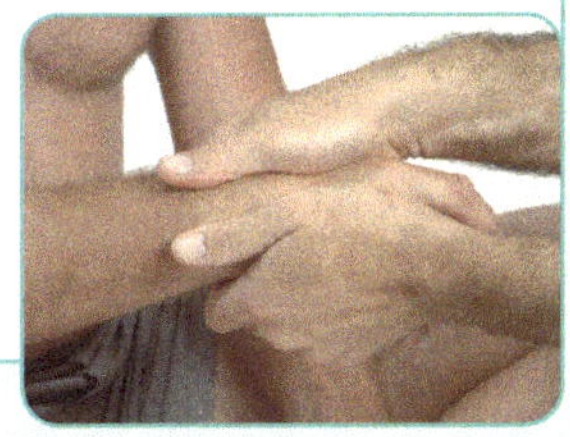

Меры предосторожности:

- *Проконсультируйтесь со специалистом в случаях острой или неясной боли в запястье.*
- *Не надавливайте на само место локализации боли;*
- *Когда проводите лечение запястья в острой фазе – воздержитесь от растяжек.*
- *Проводите лечение ежедневно до восстановления. В неострых фазах проводите лечение дважды в неделю.*
- *Не проводите лечение, пока у пациента не прошли болевые ощущения после прошлого сеанса (если таковые имелись).*
- *Попросите пациента воздерживаться от внезапных и быстрых движений, вызывающих боль(приводящих к боли).*

Схема - 25 ЗАПЯСТЬЕ

Боль в запястье на линии среднего пальца

●● часто встречающееся состояние

Средний палец-2
на середине между локтем и запястьем • на локтевой стороне лучевой кости • на разгибателе пальцев

Средний палец-1 (TW-6)
на одну четверть (3 пальца) от запястья к локтю • в углублении между лучевой и локтевой костьми

Указательный палец-4 (L.I-12)
на 2 пальца выше локтевой складки • на переднебоковой стороне плечевой кости • между трицепсом и бицепсом • оттянуть кожу вверх и затем надавить • отдаёт во все пальцы

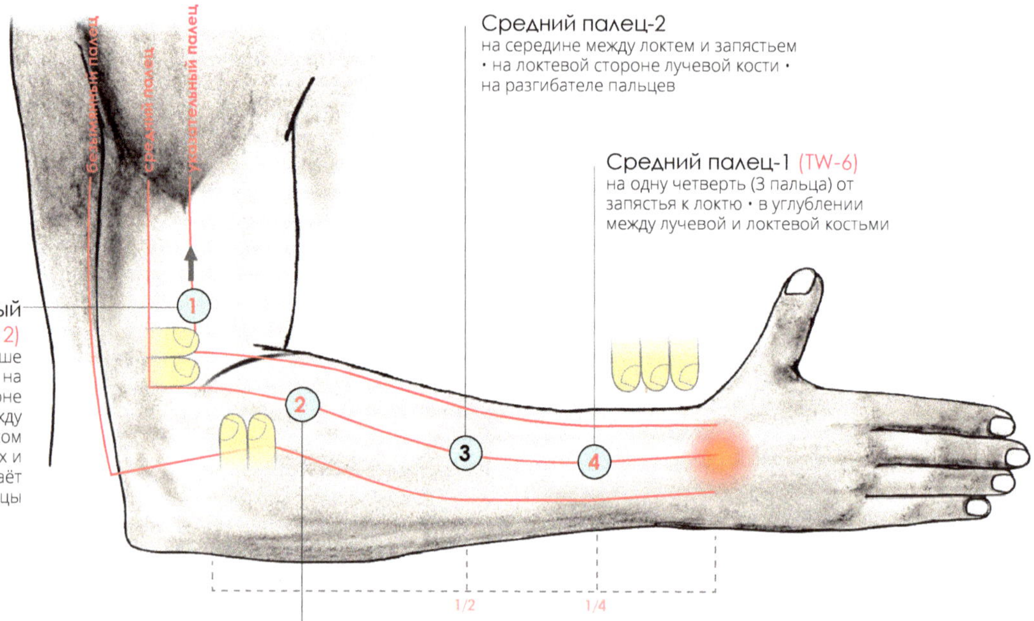

Средний палец-3 (LI-10)
на 2 пальца под латеральным концом локтевого сгиба (когда рука согнута) • в небольшом углублении между двух мышц – разгибатель пальцев и лучевой разгибатель запястья

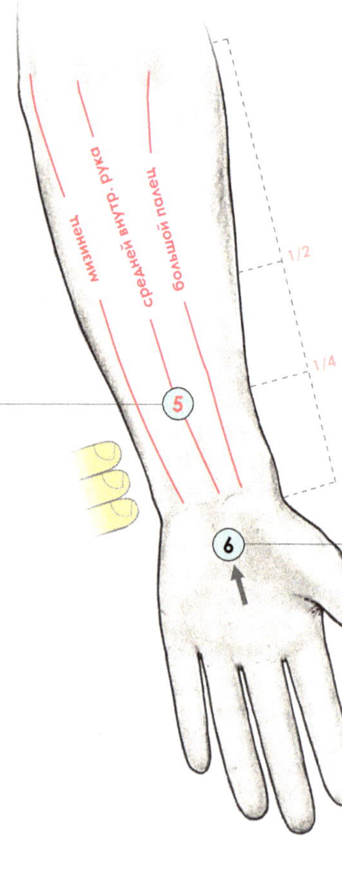

Средняя внутр. рука-1 (P-5)
четверть расстояния от запястья до локтя (3 пальца от запястья) • в небольшом углублении между двумя сухожилиями – сухожилие длинной ладонной мышцы и локтевой сгибатель запястья

Ладонь-запястье
на 1 палец ниже запястной складки • на нижнем ребре ладони, на удерживателе сгибателей • надавить и затем толкнуть в направлении болезненной области

Описание проблемы:

- *Боль ощущается в средней точке тыльной стороны запястной складки, на линии среднего пальца.*
- *Боль усиливается при движениях или при любой активности руки и кисти.*
- *По линии среднего пальца и средней внутр. линии руки обычно ощущается скованность и необходимость в проработке.*
- *Надавливание на точки, расположенные на этих линиях, часто порождает ощущения в болевом центре.*

Последовательность лечения

1. Массаж руки

Попросите пациента сесть в позицию со скрещенными или выпрямленными ногами. Если ему неудобно на полу – предложите подушки или используйте кресло. Начните с массажа руки, используя любую технику, с которой вы знакомы. Используйте вес вашего тела, когда начинаете работу от подмышечной впадины, и продвигайтесь вниз до запястья и снова вверх – повторите от 1 до 3 раз. Для практиков тайского массажа: используйте вашу ладонь для работы с внешней и внутренней сторонами руки.

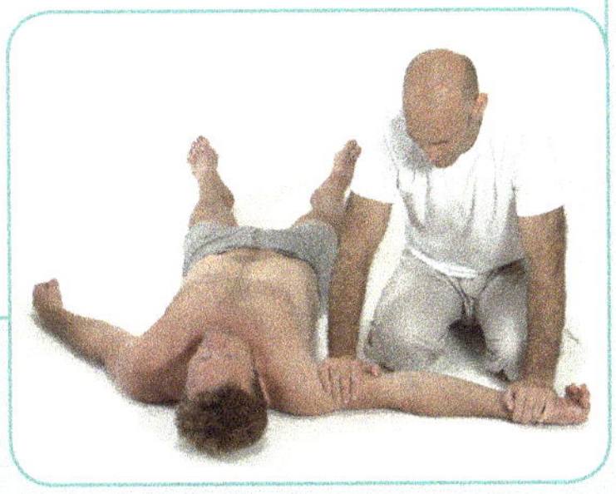

2. Проработка терапевтических линий большими пальцами

Проработайте линии большого пальца и средней внутр. руки, используя любую технику, с которой вы знакомы. Начинайте от подмышечной впадины, и двигайтесь вниз до запястья и снова вверх – повторите от 1 до 3 раз. Для практиков тайского массажа: используйте большие пальцы для работы с линиями.

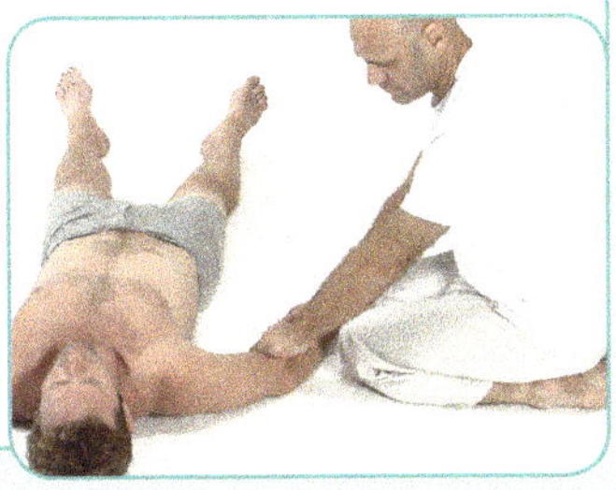

3. Точки акупрессуры

Надавите большим пальцем на точки с (1) по (6). Повторяйте надавливание на точки до тех пор, пока не наступит улучшение, вплоть до 10 повторений. Прекратите работу, если точки стали чувствительными. используйте силу давления, которая устраивает пациента.

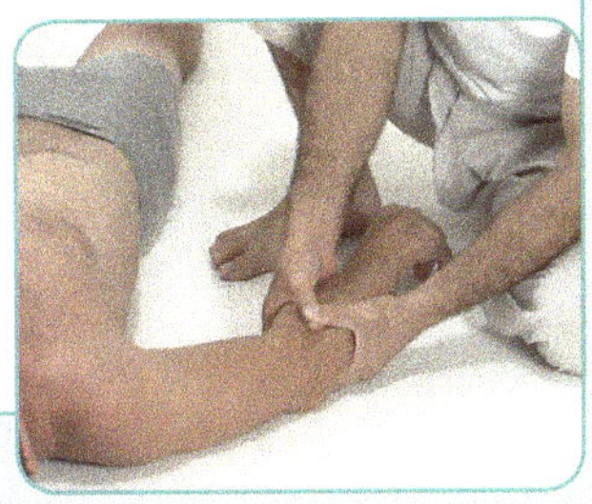

Необязательные дополнительные процедуры

4. Сжимание/разжимание кулака

Пациент может сжимать и разжимать кулак в то время, когда вы надавливаете на точки, что сделает лечение ещё более эффективным.

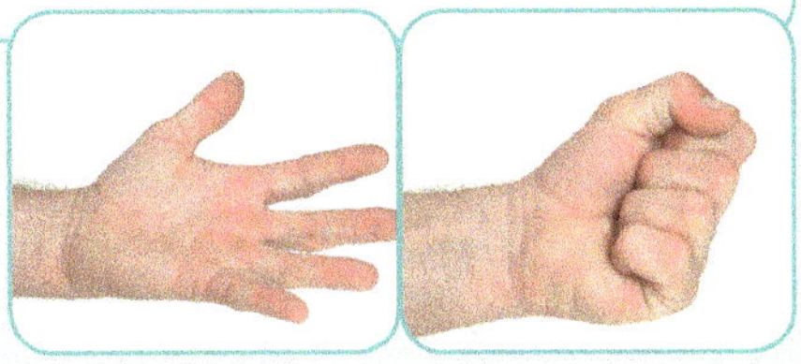

5. Лечение шеи и плеч

Сделайте пациенту полный массаж шеи, плеч, верхней части спины и лопаток.

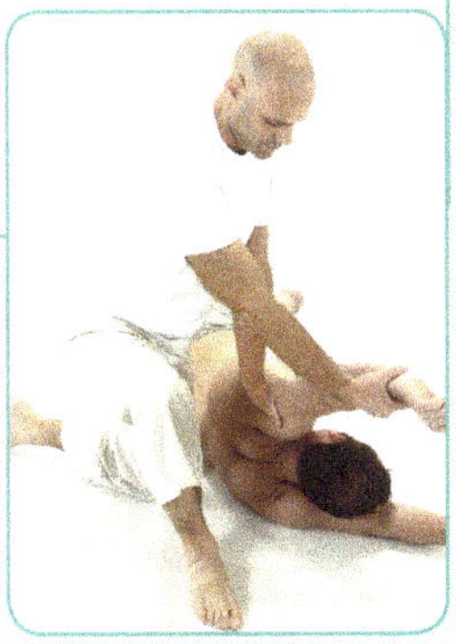

6. Растяжки руки и кисти

Когда вы работаете с запястьем в острых фазах - промассируйте и проработайте линии, но воздержитесь от растяжек. В подострых состояниях вы можете использовать различные растяжки всей руки, а также повороты, растяжки, вытяжения самого запястья.

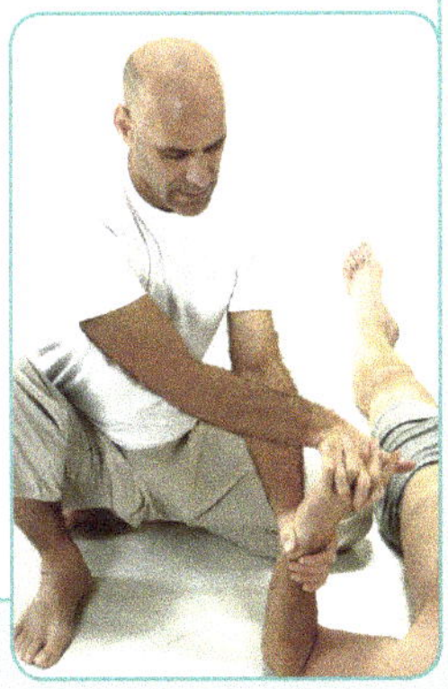

Меры предосторожности:

- *Проконсультируйтесь со специалистом в случаях острой или неясной боли в запястье.*
- *Не надавливайте на конкретное место локализации боли*
- *Когда проводите лечение запястья в острой фазе – воздержитесь от растяжек.*
- *Проводите лечение ежедневно до восстановления. В неострых фазах проводите лечение дважды в неделю.*
- *Не проводите лечение, пока у пациента не прошли болевые ощущения после прошлого сеанса (если таковые имелись).*
- *Попросите пациента воздерживаться от внезапных и быстрых движений, вызывающих боль.*

Схема - 26 ЗАПЯСТЬЕ

Отёк запястья

● редко встречающееся состояние

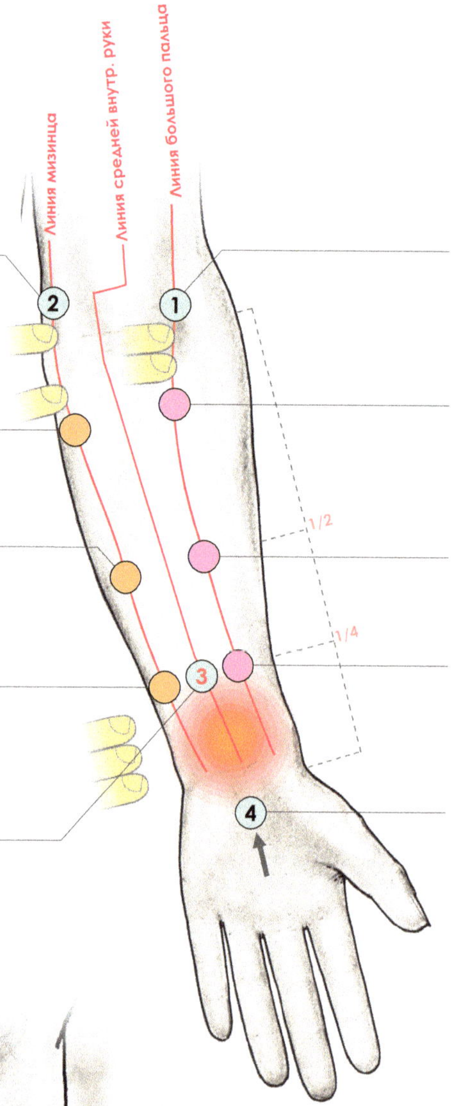

Мизинец-4
на 1 палец над средним надмыщелком локтя • на средней головке трицепса • надавливайте к кости • отдаёт в запястье и мизинец

Мизинец-3
на 1 палец ниже среднего надмыщелка локтя • на сухожилии локтевого сгибателя запястья • отдаёт в мизинец

Мизинец-2
на середине между локтем и запястьем • в небольшом углублении между двумя мышцами - длинная ладонная мышца и локтевой сгибатель запястья

Мизинец-1
четверть расстоянии от запястья до локтя (3 пальца от запястья) • в небольшом углублении между двумя сухожилиями - длинное ладонное и локтевой сгибатель запястья

Средняя внутр. рука-1 (P-5)
четверть расстоянии от запястья до локтя (3 пальца от запястья) • в небольшом углублении между двумя сухожилиями – сухожилие длинной ладонной мышцы и локтевой сгибатель запястья

Большой палец-5
над углублением локтевой складки • ниже и латеральнее нижней границы бицепса, когда рука полусогнута (90°) • придавите плечевую мышцу к кости

Большой палец-3
на 2 пальца ниже локтевой складки • в углублении между плечелучевой мышцей и локтевым сгибателем запястья • надавливать на кость • отдает в большой палец

Большой палец-2 (зона LU-6)
по середине между запястьем и локтем, медиальнее лучевой кости • в углублении между плечелучевой мышцей и лучевым сгибателем запястья

Большой палец-1
четверть расстоянии от запястья до локтя (3 пальца от запястья) • в углублении между лучевой костью и сухожилием лучевого сгибателя запястья

Ладонь-запястье
на 1 палец ниже запястной складки • • на нижнем ребре ладони, на удерживателе сгибателей • надавить и затем толкнуть в направлении болезненной области

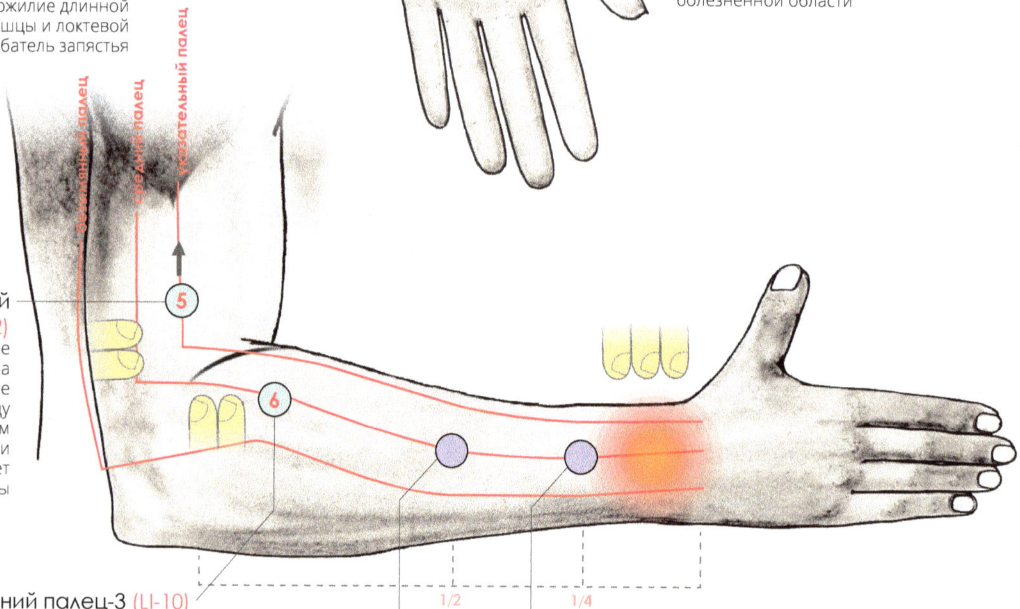

Указательный палец-4 (LI-12)
на 2 пальца выше локтевой складки • на переднебоковой стороне плечевой кости • между трицепсом и бицепсом • оттянуть кожу вверх и затем надавить • отдает во все пальцы

Средний палец-3 (LI-10)
на 2 пальца под латеральным концом локтевого сгиба (когда рука согнута) • в небольшом углублении между двумя мышцами – разгибатель пальцев и лучевой разгибатель запястья

Средний палец-2
на середине между локтем и запястьем • на локтевой стороне лучевой кости • на разгибателе пальцев

Средний палец-1 (TW-6)
на одну четверть (3 пальца) от запястья к локтю • в углублении между лучевой и локтевой костьми

● ● ● Дополнительные точки – смотри п.4

Описание проблемы:

- *При отёке запястья боль может ощущаться или нет.*
- *Если присутствует отёк, а боли нет – то проблема может быть в передавливании руки во время сна или в лимфатической системе.*
- *Если присутствует боль, она может быть сконцентрирована в одном, двух или во всех нижеприведённых местах: локтевая сторона внутренней складки запястья (линия мизинца), в центре тыльной стороны складки запястья (линия среднего пальца) или же вокруг всего запястья.*
- *Отёчный участок может быть теплее и чувствительнее к прямому надавливанию.*
- *Боль усиливается при использовании запястья, но может ощущаться и в покое.*

Последовательность лечения

1. Массаж руки

Попросите пациента сесть в позицию со скрещенными или выпрямленными ногами. Если ему неудобно на полу – предложите подушки или используйте кресло. Начните с массажа руки, используя любую технику, с которой вы знакомы. Используйте вес вашего тела, когда начинаете работу от подмышечной впадины, и продвигайтесь вниз до запястья и снова вверх – повторите от 1 до 3 раз.

Для практиков тайского массажа: используйте вашу ладонь для работы с внешней и внутренней сторонами руки.

2. Проработка терапевтических линий большими пальцами

Проработайте линии большого пальца, средней внутр, руки, мизинца и среднего пальцев. Начинайте от подмышечной впадины, и двигайтесь вниз до запястья и снова вверх – повторите от 1 до 3 раз. Используйте любую технику, которая вам знакома, но избегайте надавливаний на отечные участки.

Для практиков тайского массажа: используйте большие пальцы для работы с линиями.

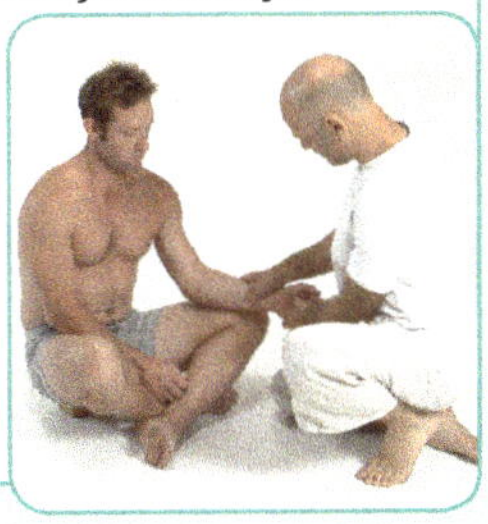

3. Точки акупрессуры

Надавите большим пальцем на точки с 1 по 6. Повторяйте надавливание на точки до тех пор, пока не наступит улучшение, вплоть до 10 повторений. Прекратите работу, если точки стали чувствительными. Используйте силу давления, которая устраивает вашего пациента.

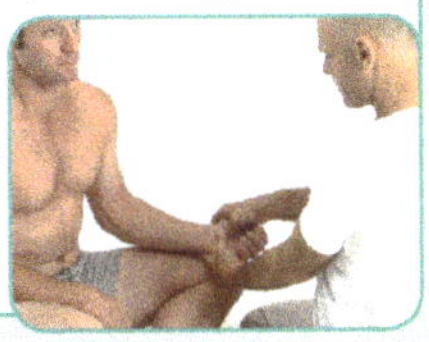

4. Дополнительные точки для случаев, когда присутствует боль.

Используйте большие пальцы для работы! Оранжевые точки если ощущается боль в линии мизинца. Используйте розовые точки когда боль ощущается в линии большого пальца, и фиолетовые точки когда боль ощущается в линии среднего пальца. Используйте все точки - когда боль ощущается вокруг всего запястья.

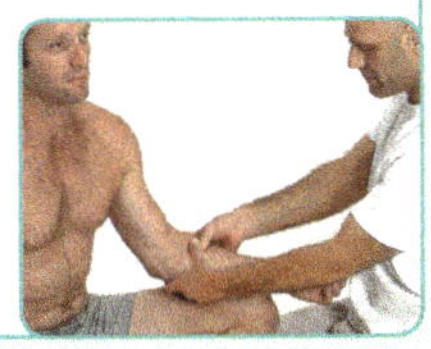

Необязательные дополнительные процедуры

5. Сжимание/разжимание кулака

Пациент может сжимать и разжимать кулак в то время, когда вы надавливаете на точки, что сделает лечение ещё более эффективным.

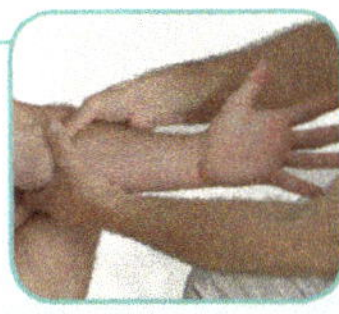

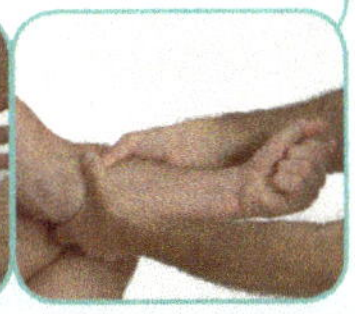

6. Лечение шеи и плеч

Сделайте пациенту полный массаж шеи, плеч, верхней части спины и лопаток.

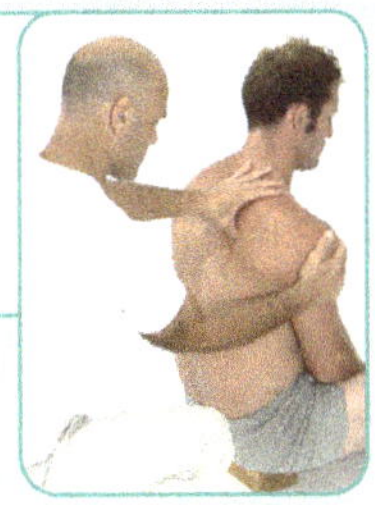

7. Растяжки руки и кисти

Когда вы работаете с запястьем в острых фазах - промассируйте и проработайте линии, но воздержитесь от растяжек.

В подострых состояниях вы можете использовать различные растяжки всей руки, также как повороты, растяжки, вытяжения самого запястья.

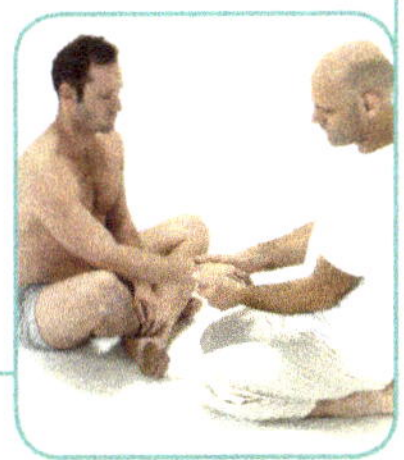

Меры предосторожности:

- *Проконсультируйтесь со специалистом в случаях острой или неясной боли в запястье.*
- *Не надавливайте точно на место локализации боли.*
- *Недопустимы надавливания на отёчные участки, однако поверхностный массаж в подострых состояниях рекомендован.*
- *Когда проводите лечение запястья в острой фазе – воздержитесь от растяжек.*
- *Проводите лечение ежедневно до восстановления. В неострых фазах проводите лечение дважды в неделю.*
- *Прекратите лечение, если точки стали чувствительными.*
- *Не проводите лечение, пока у пациента не прошли болевые ощущения после прошлого сеанса (если таковые имелись).*
- *Попросите пациента воздерживаться от внезапных и быстрых движений, вызывающих боль.*

ГЛАВА 8 ПАЛЬЦЫ

Схемы лечения в этой главе

Схема - 27 **"Растяжение большого пальца"**
Схема - 28 **"Растяжение указательного пальца"**
Схема - 29 **"Растяжение среднего пальца"**
Схема - 30 **"Растяжение безымянного пальца"**
Схема - 31 **"Растяжение мизинца"**

Лечение патологий пальцев

Тайские схемы в этой главе используются для лечения растяжений пальцев руки, которые являются травмами связок, и для лечения повторяющегося чрезмерного напряжения связок; например, болезненный большой палец массажистов-терапевтов вследствие интенсивной работы в клинике, в течение всего дня, или проведения терапевтической сессии, где пациенту требуется очень интенсивное надавливание.

Схема «растяжение большого пальца» может быть так же эффективна при лечении болезни де Кервена.

Попробуйте использовать выбранную вами схему и понаблюдайте за реакцией пациента. Если ваше воздействие приветствуется его телом, ваше лечение может принести прекрасные результаты. И если заметили улучшения – продолжайте.

Тайские схемы	Возможные патологии, послужившие первопричиной
Растяжение мизинца	Растяжение пальца Повторяющаяся травма связок пальца по причине чрезмерной нагрузки
Растяжение безымянного пальца	Растяжение пальца Повторяющаяся травма связок пальца по причине чрезмерной нагрузки
Растяжение среднего пальца	Растяжение пальца Повторяющаяся травма связок пальца по причине чрезмерной нагрузки
Растяжение указательного пальца	Растяжение пальца Повторяющаяся травма связок пальца по причине чрезмерной нагрузки
Растяжение большого пальца	Растяжение пальца Повторяющаяся травма связок пальца Болезнь де Кервена (хронический тендосиновит)

Патологии пальцев

Растяжение пальцев

Травматическое растяжение включает воспаление и боль и может произойти во время падения или занятий спортом, особенно во время игры с мячом. Чаще всего страдает пястно-фаланговый сустав, однако, когда мы имеем дело с большим пальцем – это может быть и пястно-запястный сустав.

Повторяющиеся травмы связок при чрезмерных нагрузках

Нетравматическое растяжение связок может быть вызвано накопленным напряжением во время занятий спортом или другой профессиональной деятельности. Перетруженные и уставшие связки могут быть причиной таких симптомов, как боль и/или воспаление. Чаще всего страдает пястно-фаланговый сустав, однако, когда мы имеем дело с большим пальцем руки – это может быть и пястно-запястный сустав.

Болезнь де Кервена (хронический тендосиновит)

Травматичная, чрезмерная нагрузка с воспалением и утоньшением сухожильного влагалища, вдоль линии большого пальца на запястье, затрудняет движение сухожилий в данной области. Симптомы включают отёк, боль и чувствительность вдоль линии большого пальца на запястье, обычно ощущаемые при разгибании, сгибании и отведении большого пальца руки, или при сжимании кулака, хватании объектов или вращении запястья.

Раздражение нерва, лежащего на поверхности сухожильного влагалища, может приводить к онемению внешней поверхности большого и указательного пальцев руки. Болевые ощущения могут доходить до локтя.

Противопоказания и предупреждения

- **Любые растяжки пальцев руки в острых состояниях**
  Осторожное растягивание может быть эффективным в хронических случаях, но будет болезненным и может навредить - в острых.
- **Надавливание на чувствительные точки или линии, которое приводит к появлению или усилению симптомов**
- **Надавливание, заставляющее пациента сжиматься или отстраняться от руки**

Красный свет!

Если наблюдаются следующие симптомы, пациенте необходимо предложить обратиться к физиотерапевту для обследования

- **Недавно перенесённая травма**
- **Неутихающая или усиливающаяся боль**
- **Деформация вокруг любого из суставов руки**
  Это может быть признаком перелома
- **Устойчивая боль, которая появилась внезапно и без видимой причины**
- **Признаки инфекции с жаром и покраснением**
- **Необычные признаки**

Выбор схемы – основные советы:

Выбор одной схемы из пяти для лечения пальцев очень прост

1. Найдите повреждённый или болезненный палец руки

Попросите вашего пациента указать место, в котором он ощущает боль и движения, её вызывающие.

2. Выберите одну схему

Зная какой именно палец болит или повреждён – вы сможете выбрать правильную схему для лечения (смотреть диагностическую таблицу).

3. Начните лечение и удостоверьтесь, что вы выбрали правильную схему

По мере нажатия на точки, обращайте внимание на реакцию пациента, и проверяйте являются ли точки, выбранной вами схемы, эффективными, и соответствуют ли они проблемам пациента. Пожалуйста, не засыпайте его вопросами с самого начала! Позвольте ему сконцентрироваться на процессе глубже. Чаще всего ему потребуется некоторое время, чтобы понять и выразить (невсегда словами) эффективность точек, которые вы используете. Порой вы можете получить полезную для себя оценку от пациента лишь в момент работы с конкретной точкой. Используйте короткие вопросы типа «Здесь?», «Достаточно?», «Болезненно?». Если линии и точки приносят ожидаемые плоды – продолжайте работу, вы выбрали правильную схему.

СХЕМА 27 (СТРАНИЦА 130)

Растяжение большого пальца

- Боль ощущается в пястно-запястном и/или пястно-фаланговом суставе большого пальца руки и вдоль внешней стороны большого пальца руки от запястья до последней фаланги пальца; также в ладонной и задней мышце в основании большого пальца руки. Временами ощущение боли может подниматься до локтя.
- Боль усиливается при движениях или использовании большого пальца руки, особенно при силовом отведении, разгибании и сдавливании (как при надавливании на точки при массаже).
- Причиной растяжения большого пальца руки может быть травма или повторяющееся перенапряжение.

ОБЛАСТЬ БОЛИ

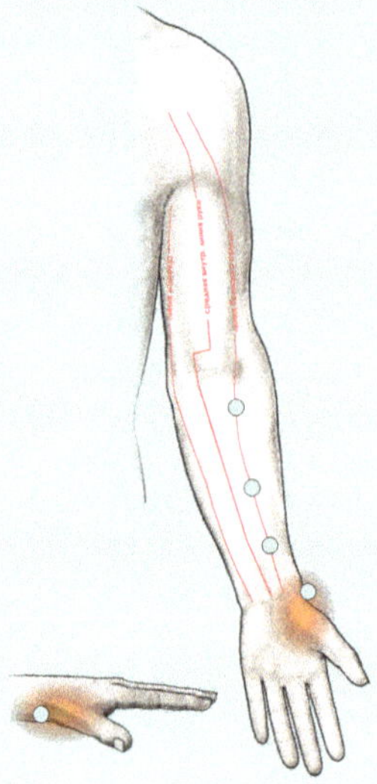

СХЕМА 28 (СТРАНИЦА 132)

Растяжение указательного пальца

- Боль ощущается в пястно-фаланговом суставе мизинца.
- Боль усиливается при движениях мизинцем.
- Обычно, причиной растяжения мизинца является травма.

ОБЛАСТЬ БОЛИ

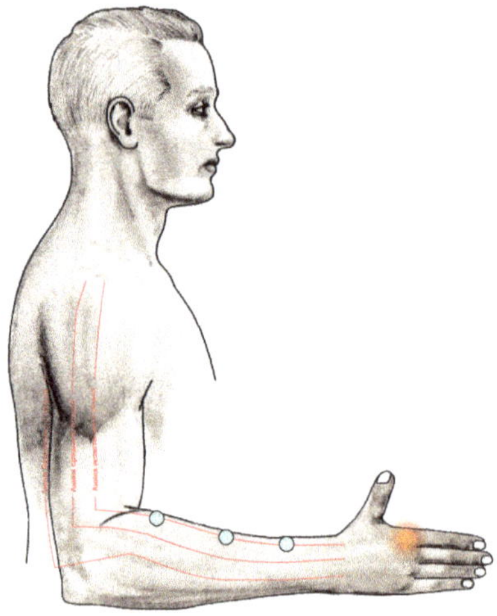

СХЕМА 29 (СТРАНИЦА 134)

Растяжение среднего пальца

- Боль ощущается в пястно-фаланговом суставе указательного пальца.
- Боль усиливается при движениях или использовании указательного пальца.
- Обычно, причиной растяжения указательного пальца является травма.

СХЕМА 30 (СТРАНИЦА 136)

Растяжение безымянного пальца

- Боль ощущается в пястно-фаланговом суставе среднего пальца.
- Боль усиливается при движениях или использовании среднего пальца.
- Обычно, причиной растяжения среднего пальца является травма.

СХЕМА 31 (СТРАНИЦА 138)

Растяжение мизинца

- Боль ощущается в пястно-фаланговом суставе безымянного пальца.
- Боль усиливается при движениях или использовании безымянного пальца.
- Обычно, причиной растяжения безымянного пальца является травма.

ОБЛАСТЬ БОЛИ

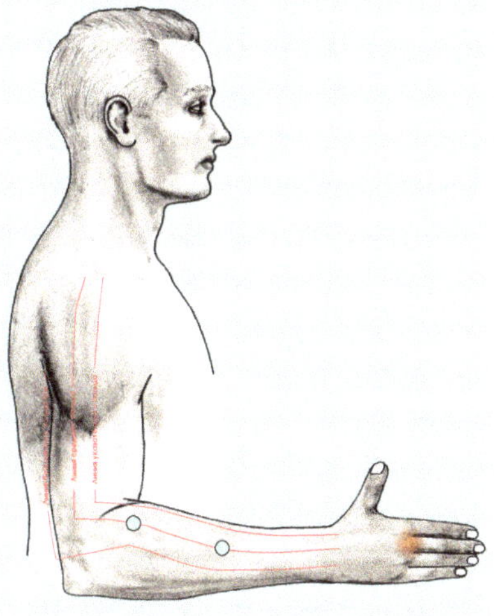

ОБЛАСТЬ БОЛИ

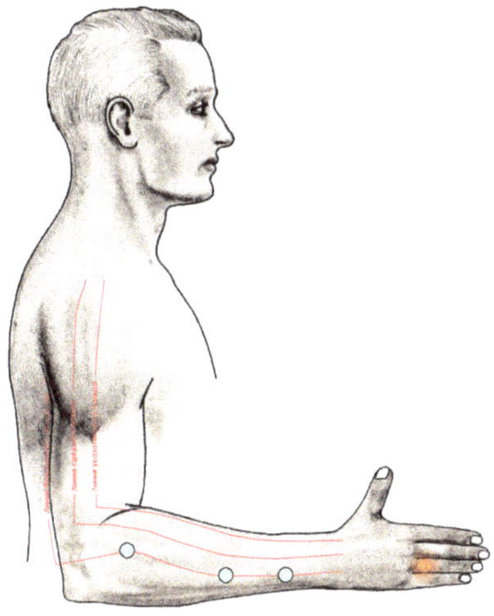

ОБЛАСТЬ БОЛИ

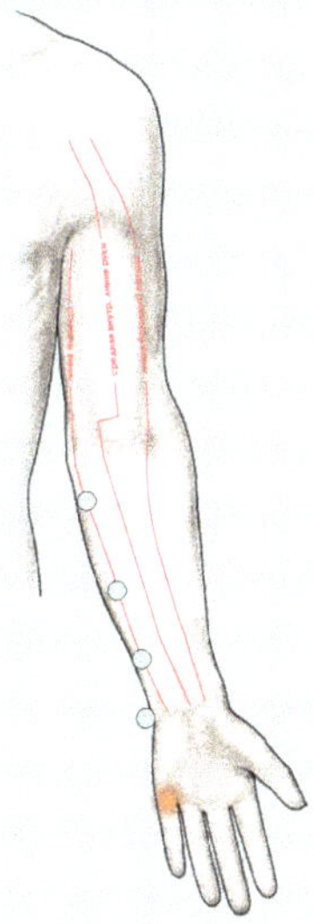

Схема - 27 ПАЛЬЦЫ

Растяжение большого пальца

●● часто встречающееся состояние

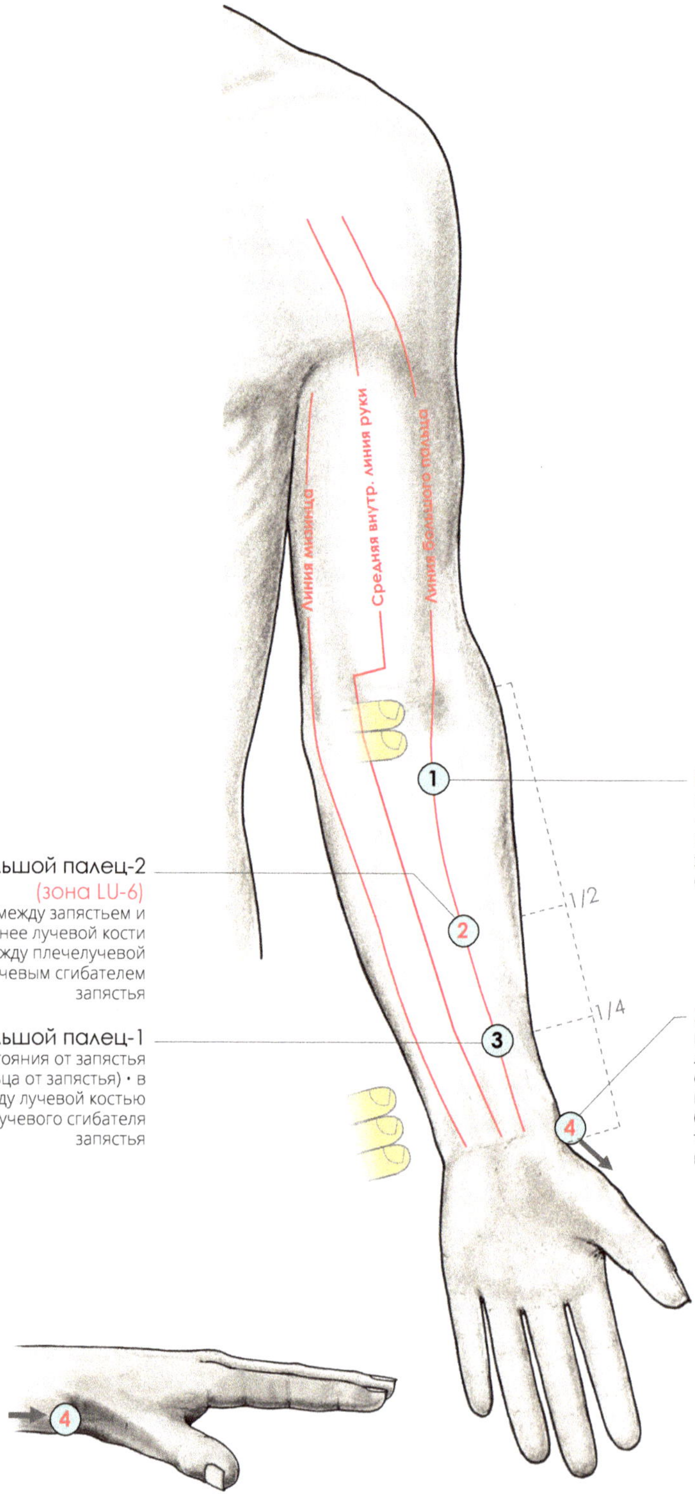

Большой палец-3
на 2 пальца ниже локтевой складки • в углублении между плечелучевой мышцей и локтевым сгибателем запястья • надавливать к кости • отдаёт в большой палец

Большой палец-2
(зона LU-6)
по середине между запястьем и локтем, медиальнее лучевой кости • в углублении между плечелучевой мышцей и лучевым сгибателем запястья

Большой палец-1
четверть расстояния от запястья до локтя (3 пальца от запястья) • в углублении между лучевой костью и сухожилием лучевого сгибателя запястья

Запястье-большой палец (LI-5)
на радиальном краю кисти (ребре ладони) • в ложбинке, образующейся при отведении большого пальца в сторону • между длинным и коротким разгибателями большого пальца • в анатомической табакерке • надавите в углубление и затем в направлении большого пальца

Описание проблемы:

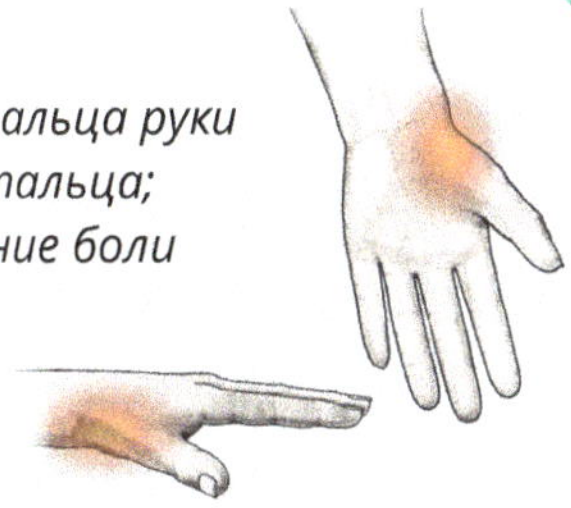

- *Боль ощущается в пястно-запястном и/или пястно-фаланговом суставе большого пальца руки и вдоль внешней стороны большого пальца руки от запястья до последней фаланги пальца; также в ладонной и задней мышце в основании большого пальца. Временами ощущение боли может подниматься до локтя.*
- *Боль усиливается при движениях или использовании большого пальца руки, особенно при силовом отведении, разгибании и сдавливании (как при надавливании на точки при массаже).*
- *Причиной растяжения большого пальца может быть травма или повторяющееся перенапряжение.*

Последовательность лечения

1. Массаж внутренней стороны руки

Попросите пациента принять положение лёжа на спине, или сидя со скрещенными или выпрямленными ногами. Если ему некомфортно сидеть на полу – используйте подушку или стул. Сделайте массаж внутренней стороны руки, используя любую технику, с которой вы знакомы. Используйте вес вашего тела и начните работать от подмышечной впадины вниз до запястья и обратно. Повторите от 1 до 3 раз. Для практиков тайского массажа: используйте ладонь для работы с внутренней стороной руки.

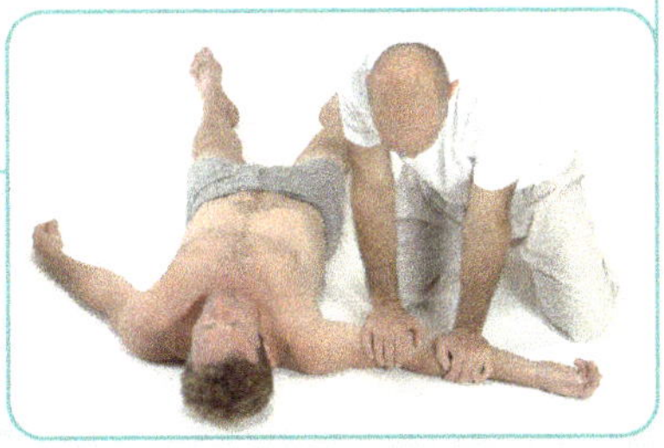

2. Терапевтическая линия внутренней стороны руки

Проработайте линию большого пальца, начиная от локтя, и двигаясь вниз до запястья и обратно. Повторите от 1 до 3 раз. Используйте любую технику, с которой вы знакомы. Для практиков тайского массажа: используйте большие пальцы рук для работы с линией.

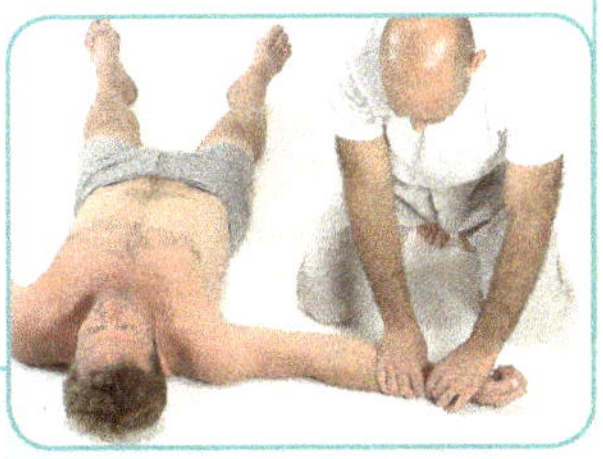

3. Точки акупрессуры

фаза а: Надавите большим пальцем руки на точки с (1) по (3). Повторяйте надавливание на точки до тех пор, пока не наступит улучшение, вплоть до 10 повторений. Прекратите работу, если точки стали чувствительными. Используйте силу давления, которая устраивает вашего пациента.

фаза б: Надавите на точку (4), используя оба больших пальца (один поверх другого). Надавите и потяните первый сустав большого пальца от запястья (смотрите на направление стрелки). Вы так же можете растянуть кисть со стороны большого пальца (локтевое отведение кисти)

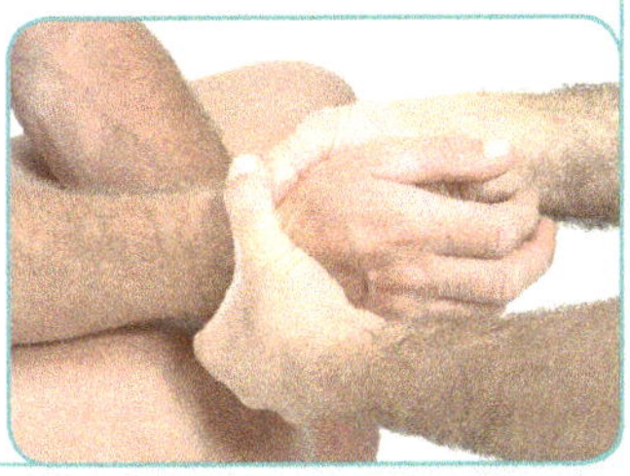

Необязательные дополнительные процедуры

4. Сжимание/разжимание кулака

Пациент может сжимать и разжимать кулак, во время вашего надавливания на точки, что сделает лечение ещё более эффективным.

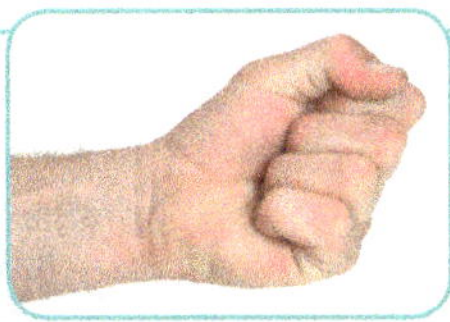

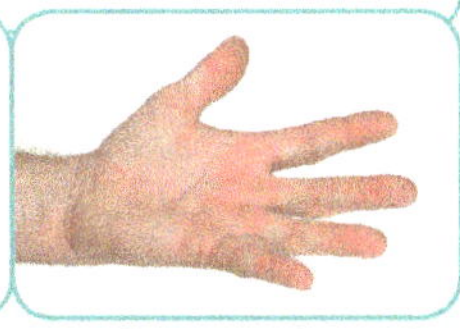

5. Массаж большого пальца

Круговыми движениями промассируйте сухожилие вдоль линии большого пальца и затем промассируйте ладонную и заднюю мышцы в основании большого пальца руки. В подострых и несерьёзных состояниях вы также можете потянуть большой палец, чтобы щёлкнуть им.

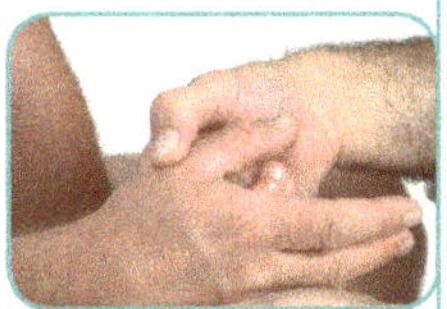

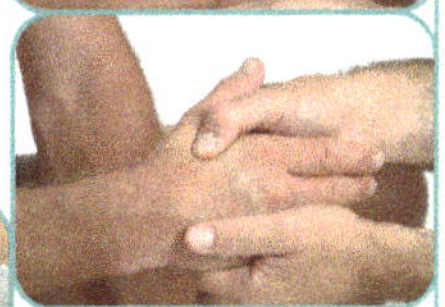

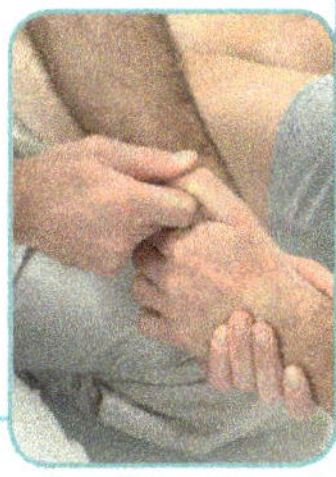

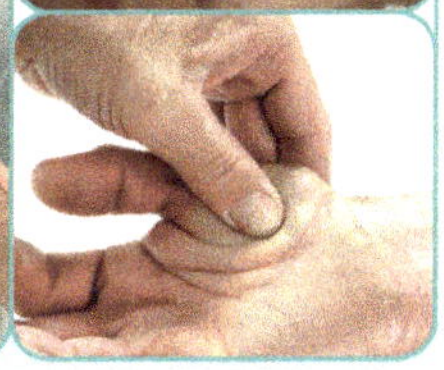

6. Самолечение

Пациент и терапевт, задействующие большие пальцы в своей трудовой деятельности, могут самостоятельно провести лечение, путём надавливания локтем на терапевтическую линию и точки, указанные в схеме (исключая точку 4).

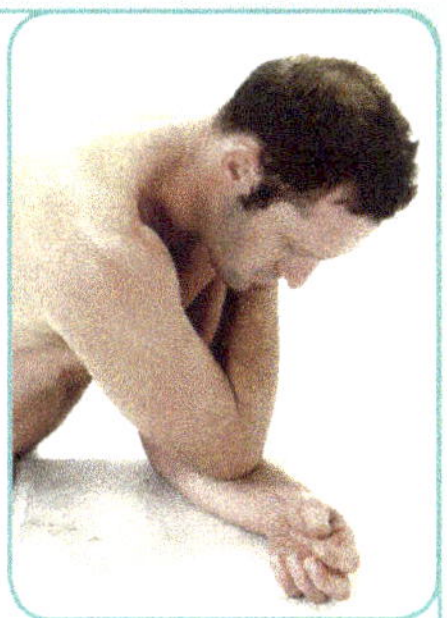

Меры предосторожности:

- *Проконсультируйтесь со специалистом в случаях острой или неясной боли большого пальца.*
- *Проводите лечение ежедневно до восстановления. В неострых фазах проводите лечение дважды в неделю.*
- *Не проводите лечение, пока у пациента не прошли болевые ощущения после прошлого сеанса (если таковые имелись).*
- *Попросите пациента воздерживаться от внезапных и быстрых движений, вызывающих боль.*

Схема - 28 ПАЛЬЦЫ

Растяжение указательного пальца

● редко встречающееся состояние

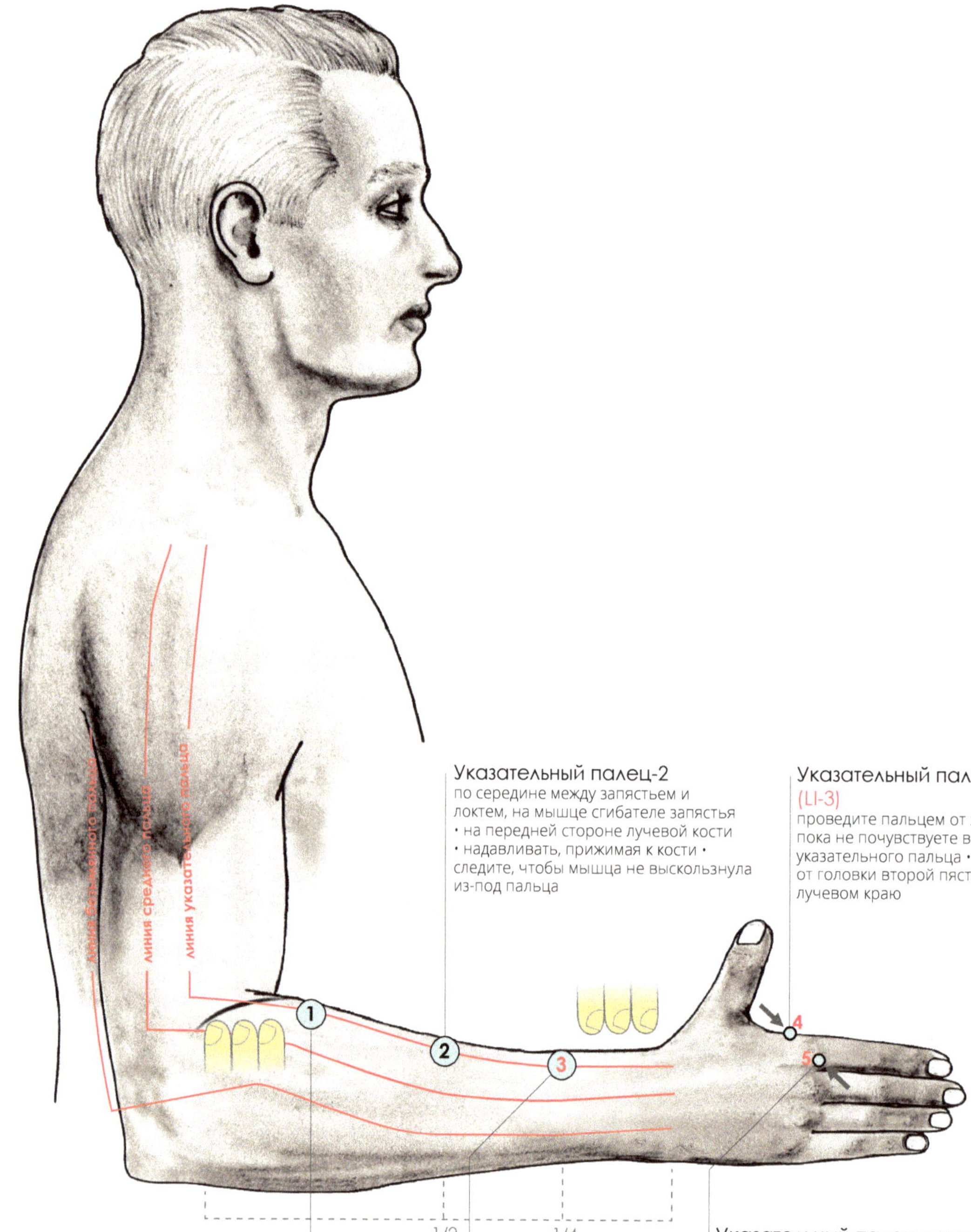

Указательный палец-2
по середине между запястьем и локтем, на мышце сгибателе запястья • на передней стороне лучевой кости • надавливать, прижимая к кости • следите, чтобы мышца не выскользнула из-под пальца

Указательный палец-лучевая (LI-3)
проведите пальцем от запястья, пока не почувствуете выступ сустава указательного пальца • чуть к центру от головки второй пястной кости, на лучевом краю

Указательный палец-локтевая (Baxie)
надавливать к суставу • в углублении на локтевой стороне сустава указательного пальца • на 1 палец над точкой, где встречается кожа между указательным и средним пальцами (когда рука сжата в кулак)

Указательный палец-3
на 3 пальца ниже локтевой складки • на плечелучевой мышце • на передней части лучевой кости • надавливать, прижимая к кости • следите, чтобы мышца не выскользнула из-под пальца • отдает в указательный палец

Указательный палец-1 (LI-6)
1/4 между запястьем и локтем (3 пальца от запястья) • на передней части лучевой кости • на диагональной мышце длинном разгибателе большого пальца • надавливать, прижимая к кости • следите, чтобы мышца не выскользнула из-под пальца

Описание проблемы:

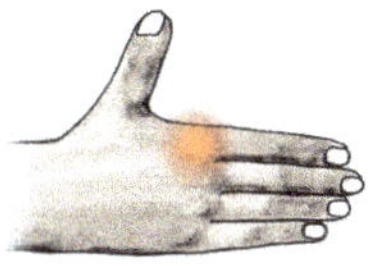

- *Боль ощущается в пястно-фаланговом суставе указательного пальца.*
- *Боль усиливается при движениях указательного пальца.*
- *Обычно, причиной растяжения указательного пальца является травма.*

Последовательность лечения

1. Массаж руки

Попросите пациента принять положение лёжа на спине или сидя со скрещенными/выпрямленными ногами. Если ему некомфортно сидеть на полу – используйте подушку или стул. Сделайте массаж внешней стороны руки, используя любую технику, с которой вы знакомы. Используйте вес вашего тела, и начинайте работать от плеча, и двигайтесь вниз до запястья и обратно. Повторите от 1 до 3 раз. Для практиков тайского массажа: используйте ладонь для работы с внешней стороной руки.

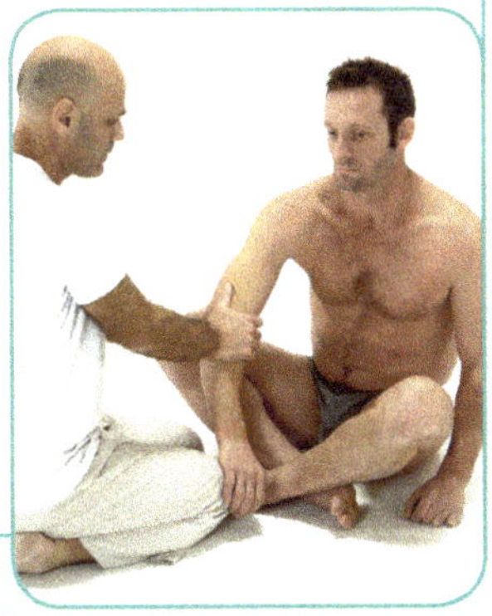

2. Терапевтическая линия внешней стороны руки

Проработайте линию указательного пальца, начиная от локтя, и двигаясь вниз, до запястья и обратно. Повторите от 1 до 3 раз. Используйте любую технику, с которой вы знакомы. Для практиков тайского массажа: используйте большие пальцы для работы с линией.

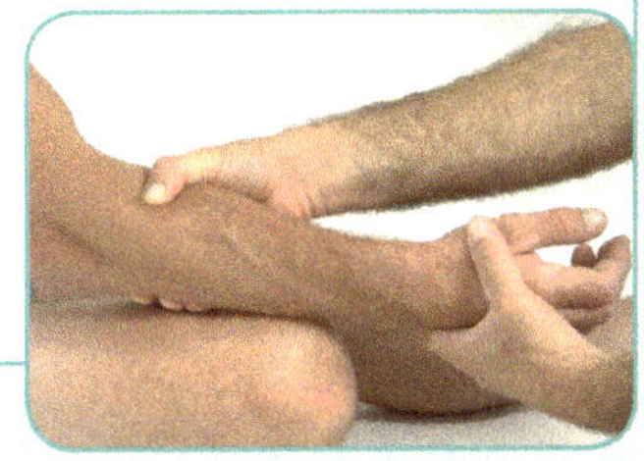

3. Точки акупрессуры

Надавите большим пальцем на точки с (1) по (5). Повторяйте надавливание на точки до тех пор, пока не наступит улучшение, вплоть до 10 повторений. Прекратите работу, если точки стали чувствительными. Используйте силу давления, которая устраивает вашего пациента.

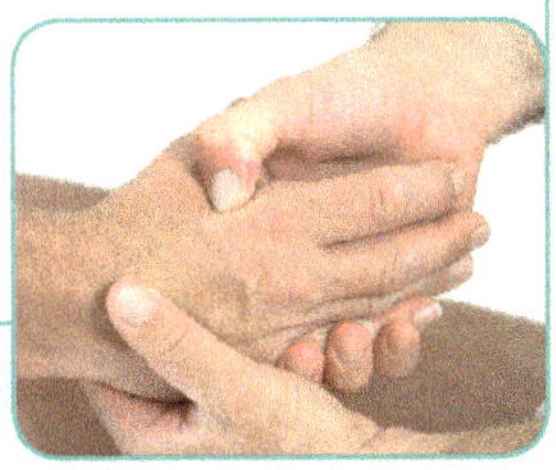

Необязательные дополнительные процедуры

4. Сжимание/разжимание кулака

Пациент может сжимать и разжимать кулак, во время вашего надавливания на точки, что сделает лечение ещё более эффективным.

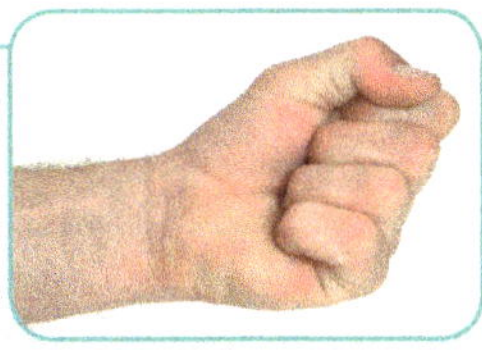

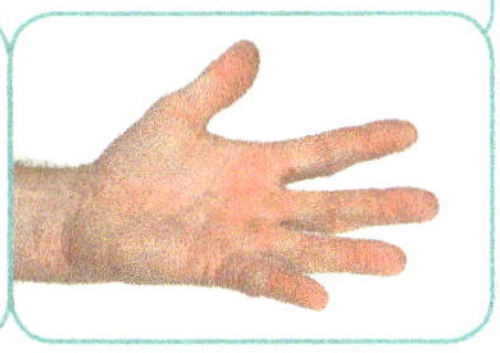

5. Массаж указательного пальца

Круговыми движениями промассируйте сухожилие вдоль внешней стороны указательного пальца и сустав с обеих сторон. В подострых и не серьезных состояниях вы также можете потянуть указательный палец, чтобы щёлкнуть им.

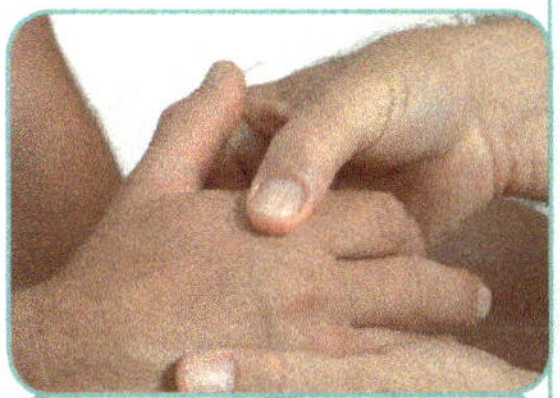

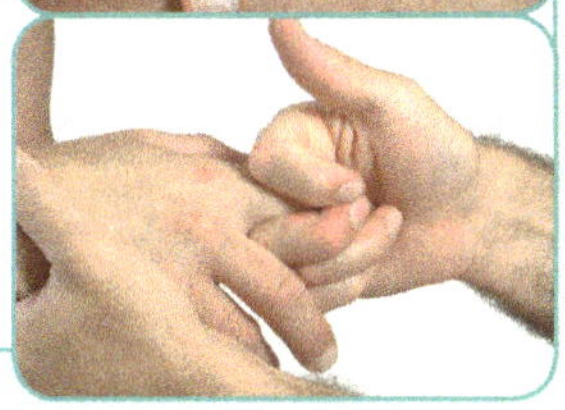

Меры предосторожности:

- *Проконсультируйтесь со специалистом в случаях острой или неясной боли указательного пальца.*
- *Проводите лечение ежедневно до восстановления. В неострых фазах проводите лечение дважды в неделю.*
- *Не проводите лечение, пока у пациента не прошли болевые ощущения после прошлого сеанса (если таковые имелись).*
- *Попросите пациента воздерживаться от внезапных и быстрых движений, вызывающих боль.*

Избранные терапевтические точки

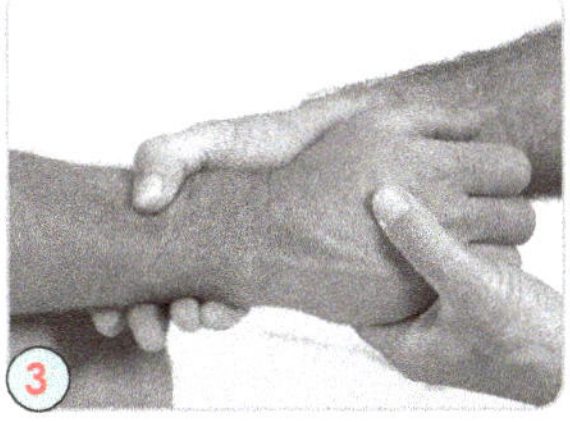

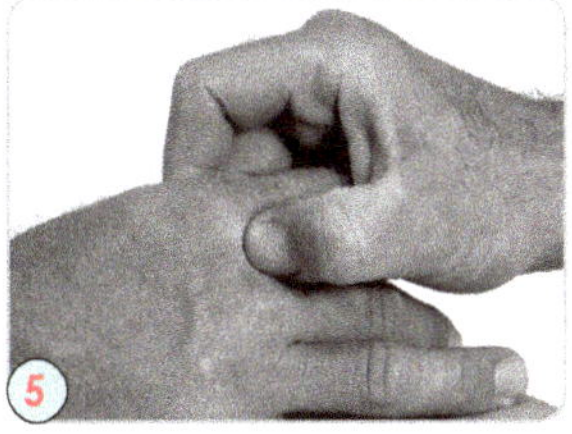

Схема - 29 ПАЛЬЦЫ
Растяжение среднего пальца

● редко встречающееся состояние

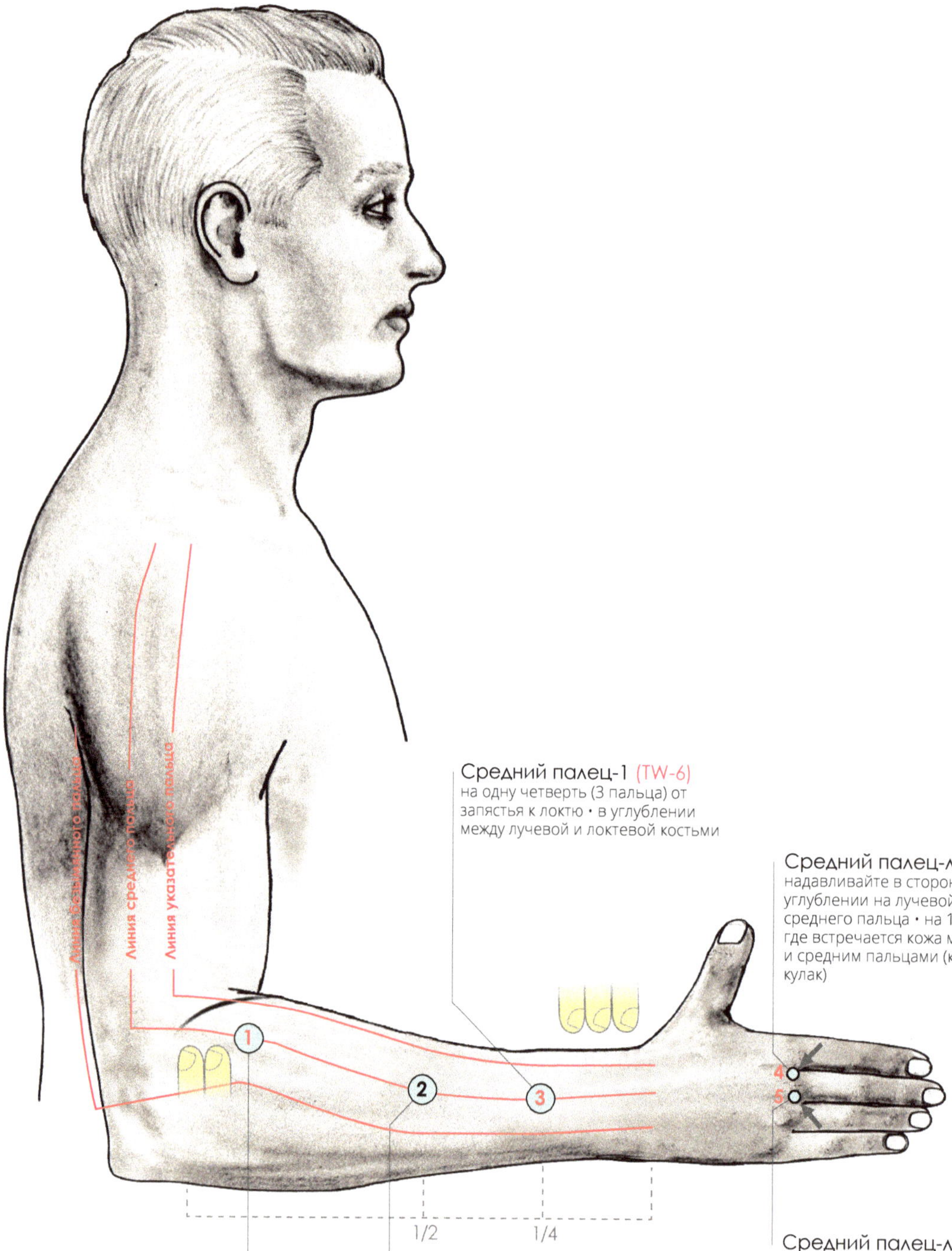

Средний палец-1 (TW-6)
на одну четверть (3 пальца) от запястья к локтю • в углублении между лучевой и локтевой костьми

Средний палец-лучевая (Baxie)
надавливайте в сторону сустава • в углублении на лучевой стороне сустава среднего пальца • на 1 палец над точкой, где встречается кожа между указательным и средним пальцами (когда рука сжата в кулак)

Средний палец-локтевая (Baxie)
надавливайте в сторону сустава • в углублении на локтевой стороне сустава среднего пальца • на 1 палец над точкой, где встречается кожа между безымянным и средним пальцами (когда рука сжата в кулак)

Средний палец-3 (LI-10)
на 2 пальца под латеральным концом локтевого сгиба (когда рука согнута) • в небольшом углублении между двух мышц – разгибатель пальцев и лучевой разгибатель запястья

Средний палец-2
на середине между локтем и запястьем • на локтевой стороне лучевой кости • на разгибателе пальцев

Описание проблемы:

- *Боль ощущается в пястно-фаланговом суставе среднего пальца.*
- *Боль усиливается при движениях или использовании среднего пальца.*
- *Обычно, причиной растяжения среднего пальца является травма.*

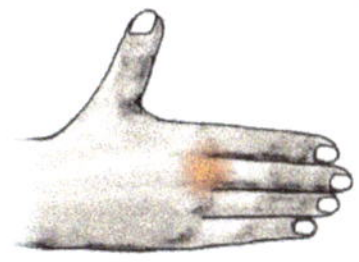

Последовательность лечения

1. Массаж внешней стороны руки

Попросите пациента принять положение лежа на спине или сидя со скрещенными или выпрямленными ногами. Если ему некомфортно сидеть на полу – используйте подушку или стул. Сделайте массаж внешней стороны руки, используя любую технику, с которой вы знакомы. Используйте вес вашего тела, и начинайте работать от плеча, и двигайтесь вниз до запястья и обратно. Повторите от 1 до 3 раз. Для практиков тайского массажа: используйте ладонь для работы с внешней стороной руки.

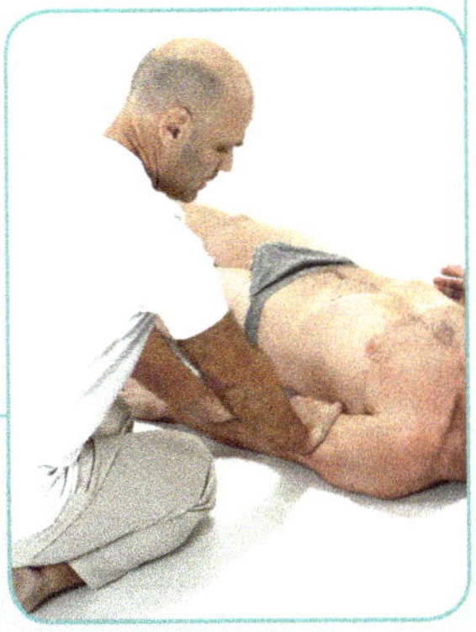

2. Терапевтическая линия внешней стороны руки

Проработайте линию среднего пальца, начиная от локтя, и двигаясь вниз, до запястья и обратно. Повторите от 1 до 3 раз. Используйте любую технику, с которой вы знакомы. Для практиков тайского массажа: используйте большие пальцы для работы с линией.

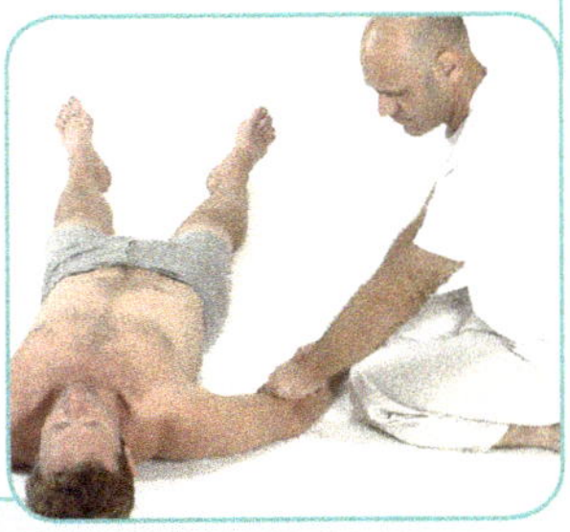

3. Точки акупрессуры

Надавите большим пальцем на точки с (1) по (5). Повторяйте надавливание на точки до тех пор, пока не наступит улучшение, вплоть до 10 повторений. Прекратите работу, если точки стали чувствительными. Используйте силу давления, которая устраивает вашего пациента.

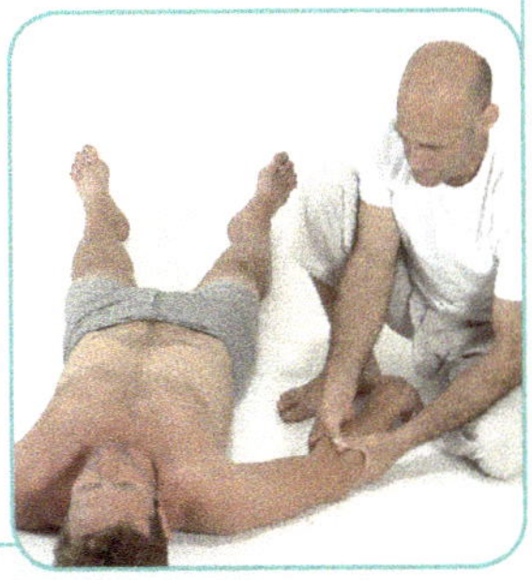

Необязательные дополнительные процедуры

4. Сжимание/разжимание кулака

Пациент может сжимать и разжимать кулак, во время вашего надавливания на точки, что сделает лечение ещё более эффективным.

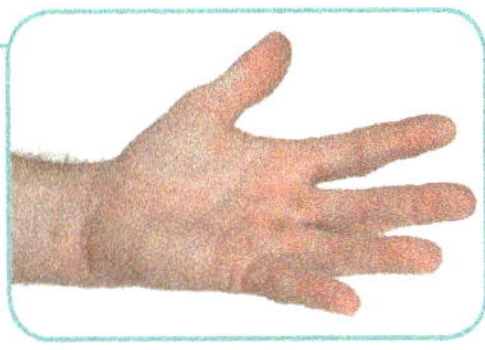

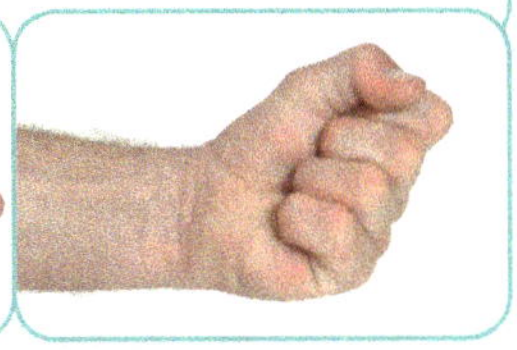

5. Массаж среднего пальца

Круговыми движениями промассируйте сухожилие вдоль внешней стороны среднего пальца и сустав с обеих сторон. В подострых и несерьезных состояниях вы также можете потянуть средний палец, чтобы щёлкнуть им.

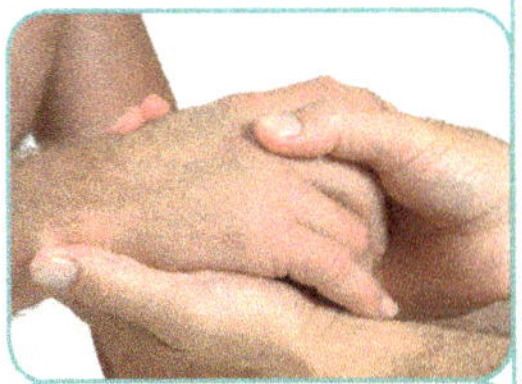

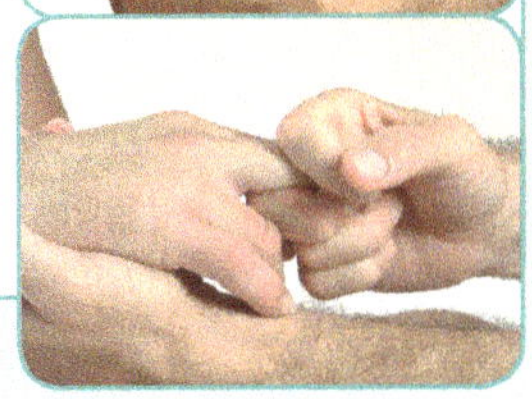

Меры предосторожности:

- *Проконсультируйтесь со специалистом в случаях острой или неясной боли среднего пальца.*
- *Проводите лечение ежедневно до восстановления. В неострых фазах проводите лечение дважды в неделю.*
- *Не проводите лечение, пока у пациента не прошли болевые ощущения после прошлого сеанса (если таковые имелись).*
- *Попросите пациента воздерживаться от внезапных и быстрых движений, вызывающих боль.*

Избранные терапевтические точки

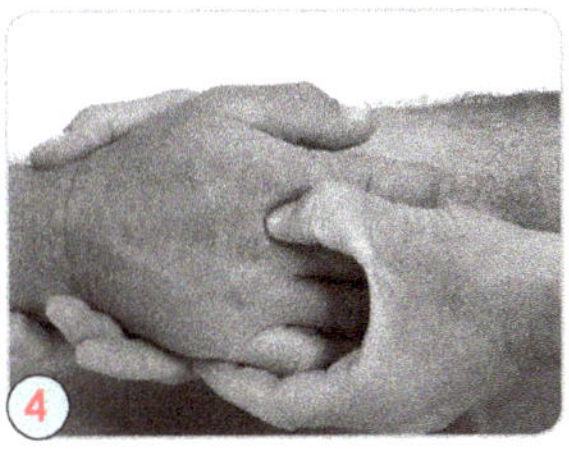

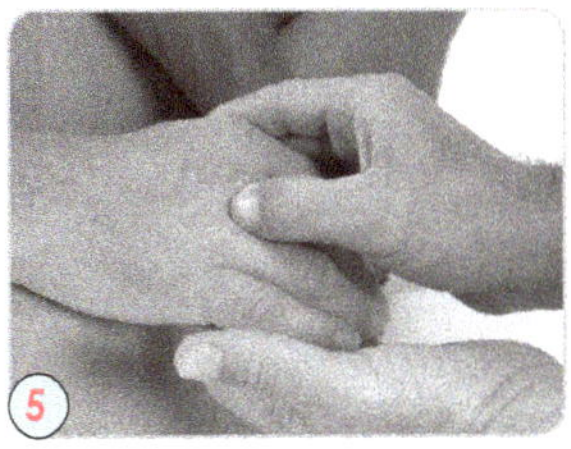

Схема - 30 ПАЛЬЦЫ
Растяжение безымянного пальца

● редко встречающееся состояние

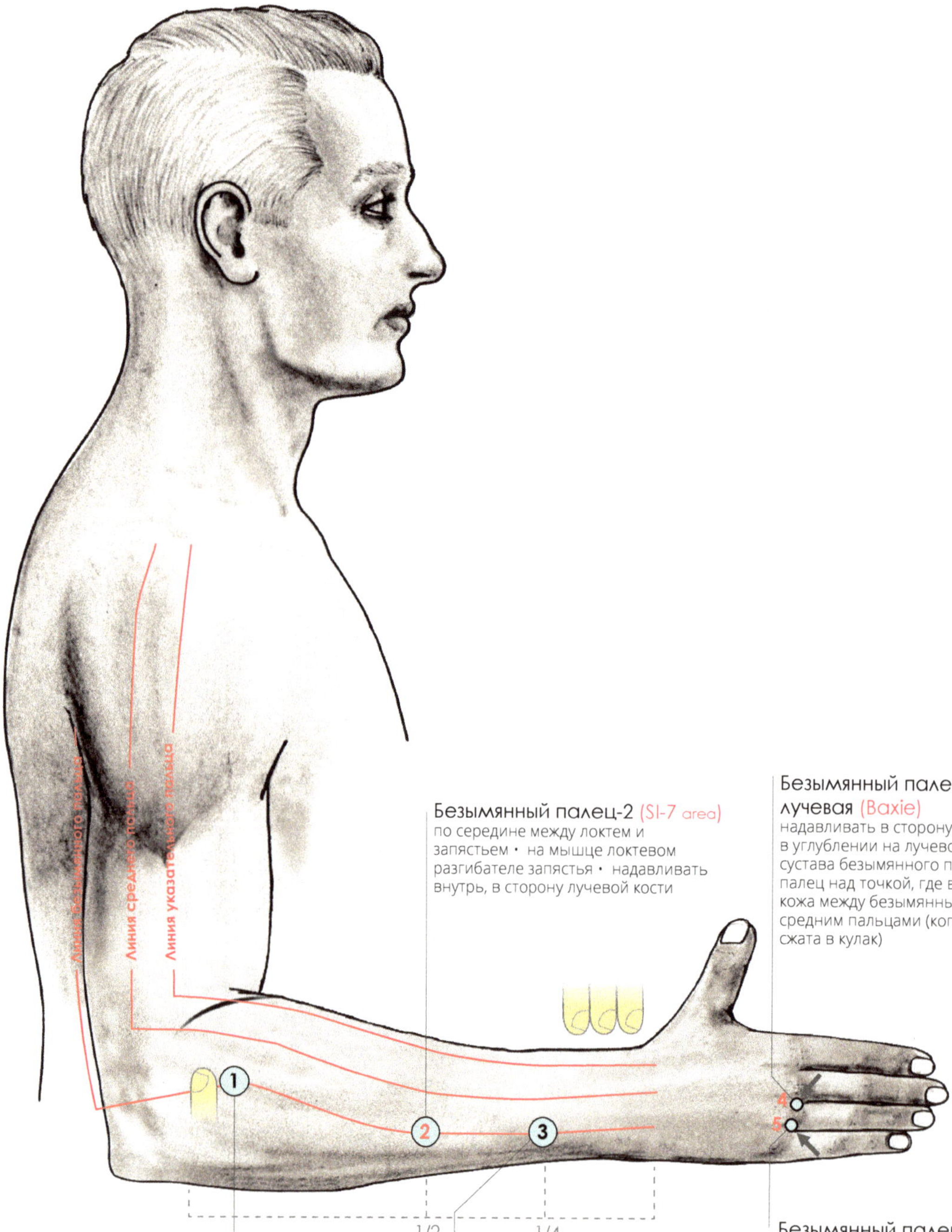

Безымянный палец-2 (SI-7 area)
по середине между локтем и запястьем • на мышце локтевом разгибателе запястья • надавливать внутрь, в сторону лучевой кости

Безымянный палец-лучевая (Baxie)
надавливать в сторону сустава • в углублении на лучевой стороне сустава безымянного пальца • на 1 палец над точкой, где встречается кожа между безымянным и средним пальцами (когда рука сжата в кулак)

Безымянный палец-локтевая (Baxie)
надавливать в сторону сустава • в углублении на локтевой стороне сустава безымянного пальца • на 1 палец над точкой, где встречается кожа между безымянным пальцем и мизинцем (когда рука сжата в кулак)

Безымянный палец-3
на 1 палец ниже локтевой складки • сразу под головкой лучевой кости • на мышце разгибателе пальцев

Безымянный палец-1
на 1/4 (3 пальца) от запястья к локтю • на мышце локтевом разгибателе запястья • надавливать внутрь, в сторону лучевой кости

Описание проблемы:

- *Боль ощущается в пястно-фаланговом суставе безымянного пальца.*
- *Боль усиливается при движениях или использовании безымянного пальца.*
- *Обычно, причиной растяжения безымянного пальца является травма.*

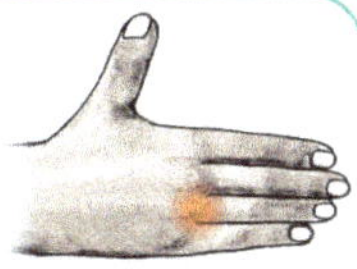

Последовательность лечения

1. Массаж внешней стороны руки

Попросите пациента принять положение лежа на спине или сидя со скрещенными или выпрямленными ногами. Если ему некомфортно сидеть на полу – используйте подушку или стул. Сделайте массаж внешней стороны руки, используя любую технику, с которой вы знакомы. Используйте вес вашего тела, и начните работать от плеча, и двигайтесь вниз до запястья и обратно. Повторите от 1 до 3 раз. Для практиков тайского массажа: используйте ладонь для работы с внешней стороной руки.

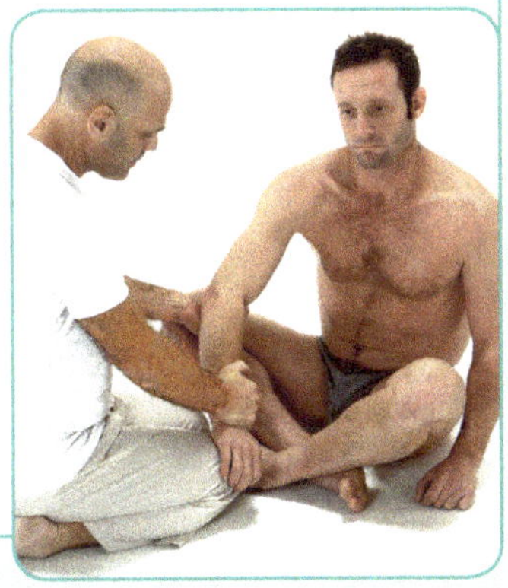

2. Терапевтическая линия внешней стороны руки

Проработайте линию безымянного пальца, начиная от локтя, и двигаясь вниз, до запястья и обратно. Повторите от 1 до 3 раз. Используйте любую технику, с которой вы знакомы. Для практиков тайского массажа: используйте большие пальцы для работы с линией.

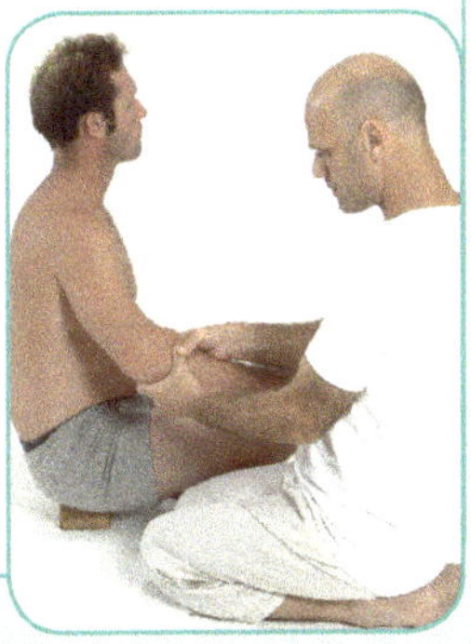

3. Точки акупрессуры

Надавите большим пальцем на точки с 1 по 5. Повторяйте надавливание на точки до тех пор, пока не наступит улучшение, вплоть до 10 повторений. Прекратите работу, если точки стали чувствительными. Используйте силу давления, которая устраивает вашего пациента.

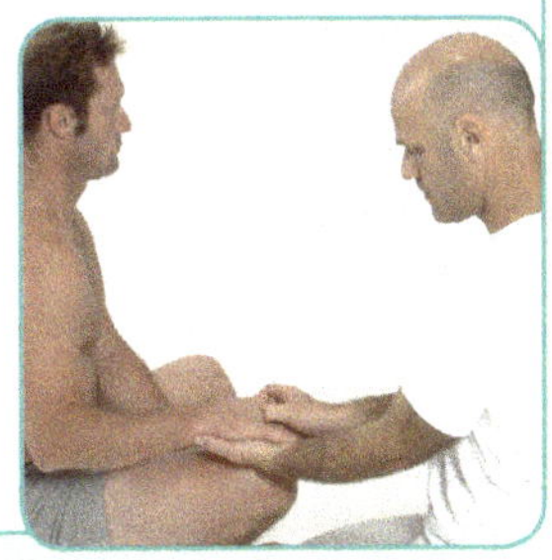

Необязательные дополнительные процедуры

4. Сжимание/разжимание кулака

Пациент может сжимать и разжимать кулак в то время, когда вы надавливаете на точки, что сделает лечение ещё более эффективным.

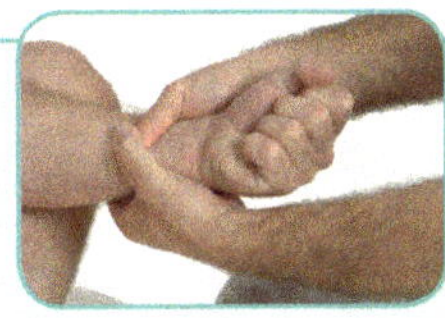

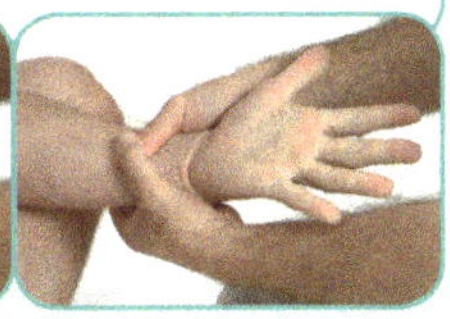

5. Массаж безымянного пальца

Круговыми движениями промассируйте сухожилие вдоль внешней стороны безымянного пальца и сустав с обеих сторон. В подострых и несерьезных состояниях вы также можете потянуть безымянный палец, что бы щёлкнуть им.

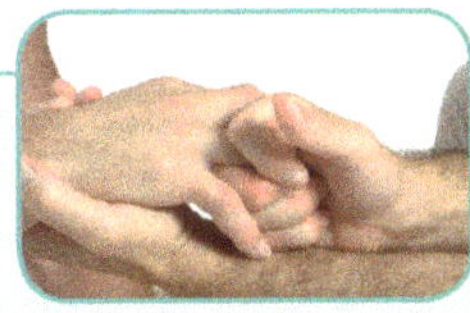

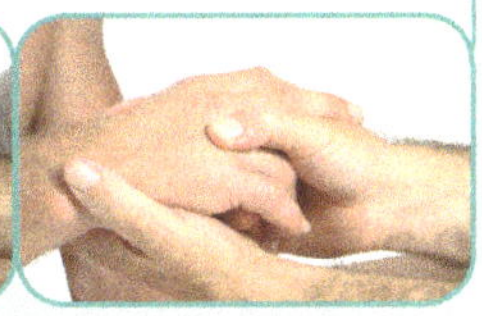

Меры предосторожности:

- *Проконсультируйтесь со специалистом в случаях острой или неясной боли безымянного пальца.*
- *Проводите лечение ежедневно до восстановления. В неострых фазах проводите лечение дважды в неделю.*
- *Не проводите лечение, пока у пациента не прошли болевые ощущения после прошлого сеанса (если таковые имелись).*
- *Попросите пациента воздерживаться от внезапных и быстрых движений, вызывающих боль.*

Избранные терапевтические точки

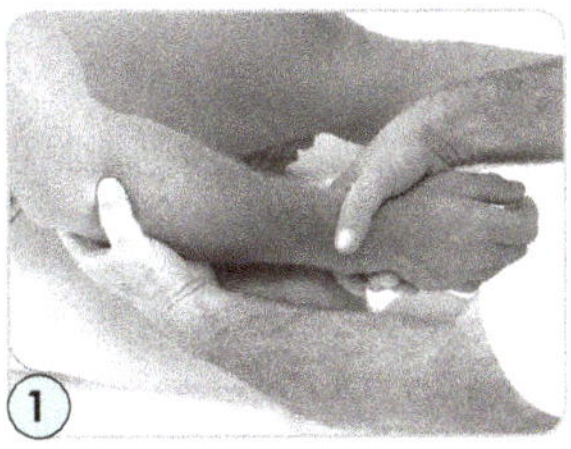

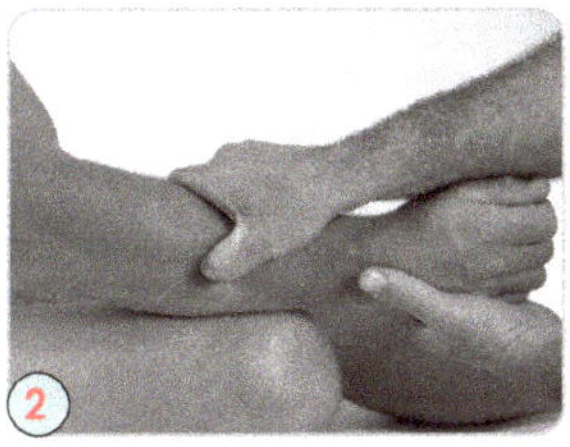

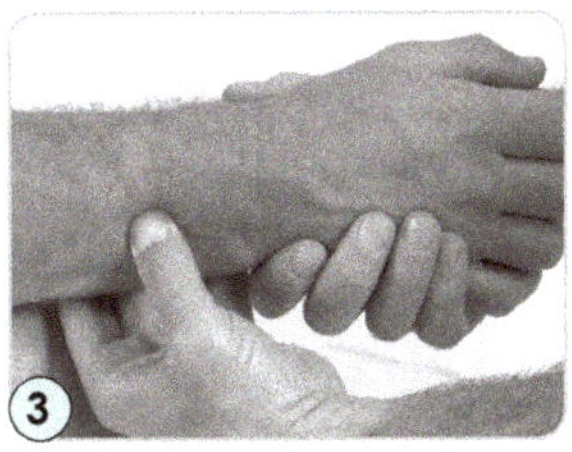

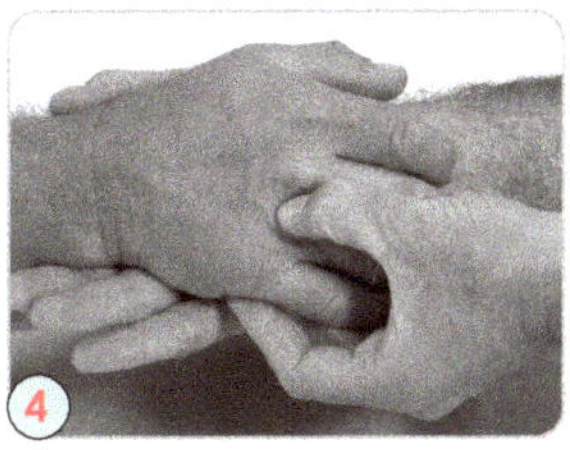

Схема - 31 ПАЛЬЦЫ
Растяжение мизинца

● редко встречающееся состояние

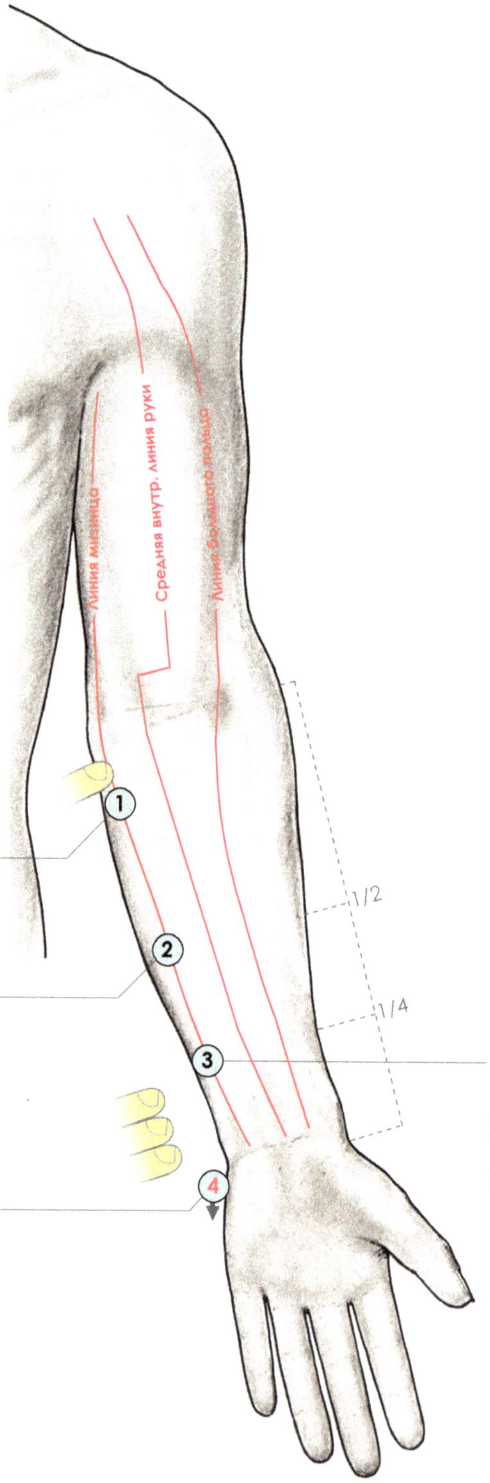

Мизинец-3
на 1 палец ниже среднего надмыщелка локтя • на сухожилии локтевого сгибателя запястья • отдает в мизинец

Мизинец-2
на середине между локтем и запястьем • в небольшом углублении между двумя мышцами - длинная ладонная мышца и локтевым сгибателем запястья

Запястье-мизинец (SI-4)
надавить на мышцу между гороховидной костью и основанием пястной кости •надавливайте по направлению, указанному стрелкой (для мизинца)

Мизинец-1
1/4 от запястья до локтя (3 пальца от запястья) • в небольшом углублении между двумя сухожилиями – сухожилие длинной ладонной мышцы и локтевым сгибателем запястья

Описание проблемы:

- *Боль ощущается в пястно-фаланговом суставе мизинца.*
- *Боль усиливается при движениях мизинцем.*
- *Обычно, причиной растяжения мизинца является травма.*

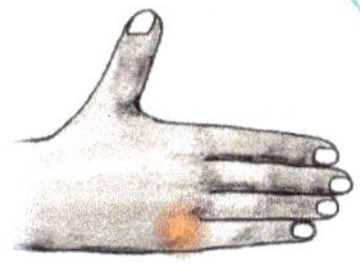

Последовательность лечения

1. Массаж внутренней стороны руки

Попросите пациента принять положение лежа на спине или сидя со скрещенными или выпрямленными ногами. Если ему некомфортно сидеть на полу – используйте подушку или стул. Сделайте массаж внутренней стороны руки, используя любуя технику, с которой вы знакомы. Используйте вес вашего тела, и начинайте работать от подмышечной впадины вниз до запястья и обратно. Повторите от 1 до 3 раз. Для практиков тайского массажа: используйте ладонь для работы с внутренней стороной руки.

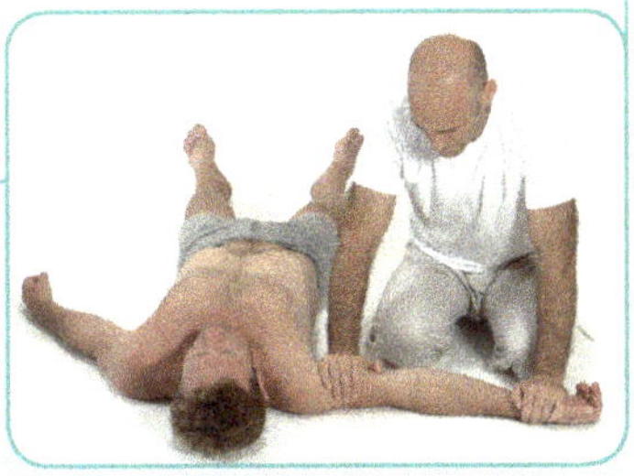

2. Терапевтическая линия внутренней стороны руки

Проработайте линию мизинца, начиная от локтя, и двигаясь вниз, до запястья и обратно. Повторите от 1 до 3 раз. Используйте любую технику, с которой вы знакомы. Для практиков тайского массажа: используйте большие пальцы для работы с линией.

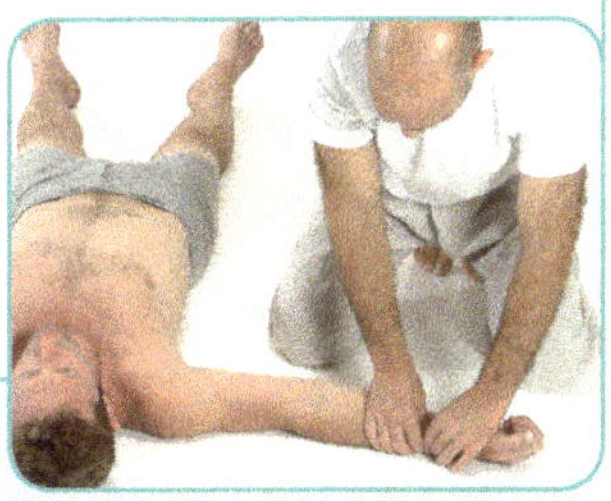

3. Точки акупрессуры

Фаза а: Надавите большим пальцем на точки с (1) по (3). Повторяйте надавливание на точки до тех пор, пока не наступит улучшение, вплоть до 10 повторений. Прекратите работу, если точки стали чувствительными. Используйте силу давления, которая устраивает вашего пациента.
Фаза б: Надавите на точку (4), используя оба больших пальца (один поверх другого). Надавите и потяните кисть от запястья (смотрите на направление стрелки). Вы также можете растянуть кисть со стороны мизинца (лучевое отведение кисти). Для того чтобы правильно нажать на точку (4) – попросите вашего пациента согнуть локоть и поднять руку.

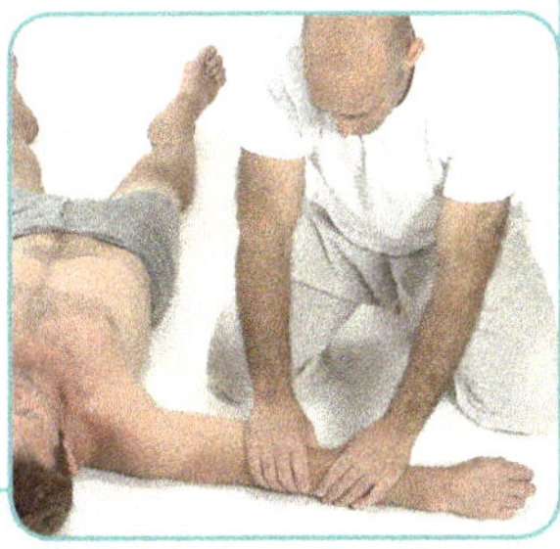

Необязательные дополнительные процедуры

4. Сжимание/разжимание кулака

Пациент может сжимать и разжимать кулак, во время вашего надавливания на точки, что сделает лечение ещё более эффективным.

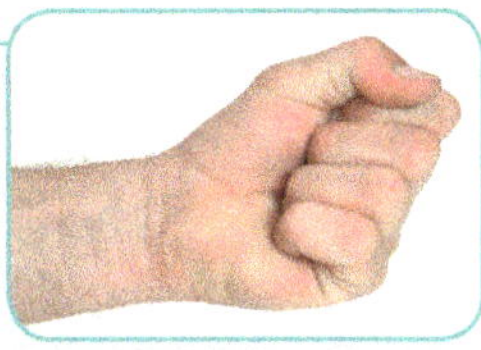

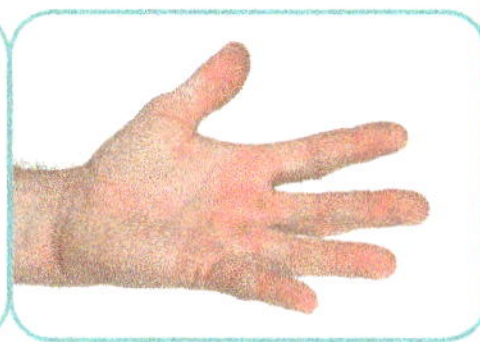

5. Массаж мизинца

Круговыми движениями промассируйте сухожилие вдоль внешней стороны мизинца и сустав с обеих сторон. В подострых и несерьезных состояниях вы также можете потянуть мизинец, чтобы щёлкнуть им.

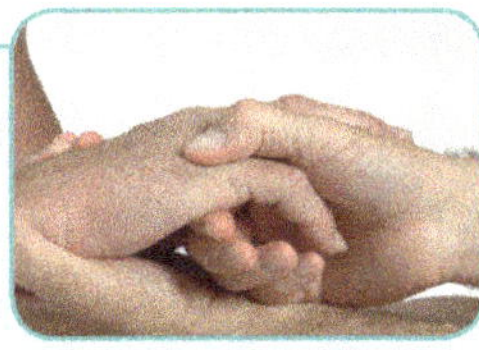

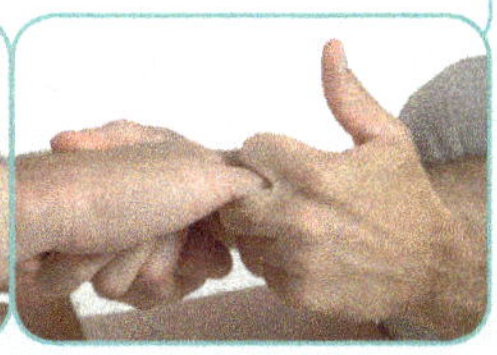

Меры предосторожности:

- *Проконсультируйтесь со специалистом в случаях острой или неясной боли мизинца.*
- *Проводите лечение ежедневно до восстановления. В неострых фазах проводите лечение дважды в неделю.*
- *Не проводите лечение, пока у пациента не прошли болевые ощущения после прошлого сеанса (если таковые имелись).*
- *Попросите пациента воздерживаться от внезапных и быстрых движений, вызывающих боль.*

Избранные терапевтические точки

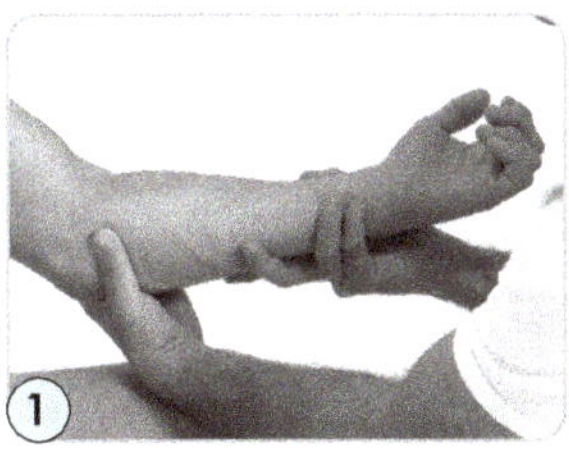

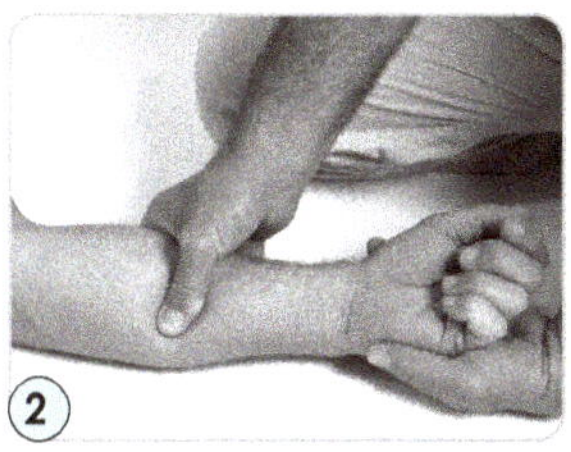

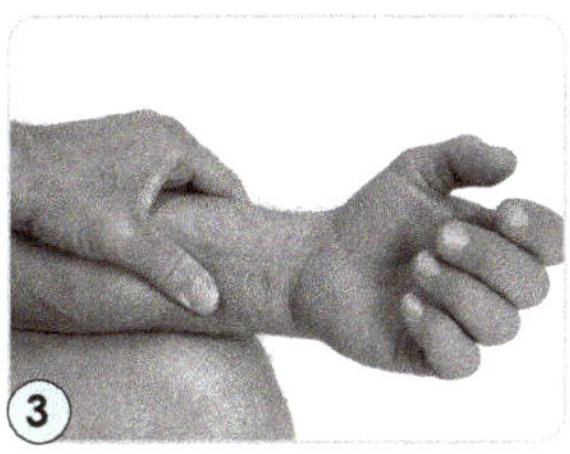

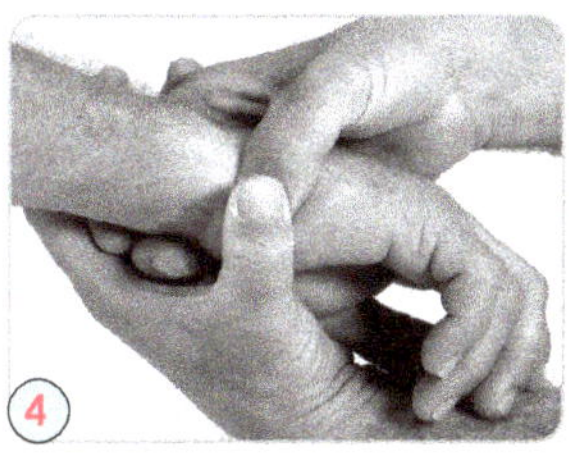

Схемы лечения в этой главе

Схема - 32 **“Боль по середине спины”**

Схема - 33 **“Боль в нижней части середины спины, и в верхней части спины”**

Схема - 34 **“Боль по середине спины с радиирующей болью на задней поверхности ног”**

Лечение патологий средней части спины

Схема “боль по середине спины” используют для лечения часто встречающихся состояний, в то время как две другие схемы в этой главе направлены на редко встречающиеся случаи, особенно “Боль по середине спины с радиирующей болью на задней поверхности ног”. Эти состояния могут быть острыми, но чаще всего таковыми не являются, в отличие от патологий поясницы или шеи.

Тайские схемы	Возможные патологии, послужившие первопричиной
Боль по середине спины	Боль в рёберно-позвоночных суставах Неконкретизируемые нервные зажимы Мышечный гипертонус и миофасциальные триггерные точки Фасеточный синдром Грыжа межпозвонкового диска Растяжение мышц Растяжение позвоночных связок Сколиоз Кифоз (горб)
Боль в нижней части середины спины, и в верхней части спины	Мышечный гипертонус и миофасциальные триггерные точки Сколиоз Кифоз (горб)
Боль по середине спины с радиирующей болью на задней поверхности ног	Растяжение мышц Мышечный гипертонус и миофасциальные триггерные точки Неконкретизируемые нервные зажимы Грыжа межпозвонкового диска Сколиоз Кифоз (горб)

Патологии спины

Боль в рёберно-позвоночных суставах

Раздражённый сустава между рёбрами и позвоночным столбом по причине лёгких травм или постуральных нарушений, включающий боль в данной области и иррадиирущую боль, возникающую при различных движениях груди (например, глубоком дыхании) или грудного отдела позвоночника.

Сколиоз

Латеральная и ротационная деформация, в основном грудного отдела позвоночника, но также и поясничного отдела или двух позвоночных областей одновременно. Сколиоз может быть функциональным или структурным, наследственным или приобретённым, и может быть результатом мышечного дисбаланса или костной деформации позвоночного столба. Сколиоз влечёт за собой мышечную слабость и мышечный гипертонус. Симптомы включают боль в спине в районе грудного и поясничного отделов позвоночника, а также ограничение в подвижности. Сколиоз может быть причиной многих патологий нижней, верхней и средней частей спины, а также патологий плеч и лопаток. Однако, люди со сколиозом (даже с серьёзными искривлениями), ежедневно занимающиеся умеренной физической активностью и практикующие корректирующие методы – совсем не страдают от симптомов.

Кифоз (горб)

Ненормально увеличенный кифотический изгиб по причине генетической наследственности, общего состояния организма (остеопороз, ревматоидный артрит, болезнь Шейерманна), плохой осанки и/или пожилого возраста. Кифоз может быть причиной патологий, проявляющихся симптомами типа усталость/разбитость и боль в грудном отделе позвоночника.

Неконкретизируемые нервные зажимы и нервное напряжение

Сдавление нервных корешков в позвоночнике или периферических нервов в области таза или ног; или периферическое нервное напряжение, возникшее в результате травмы или долгого статичного пребывания в одной позе, постуральных отклонений и/или мышечного гипертонуса, возникших из-за чрезмерных нагрузок или ментального стресса. Симптомы могут включать боль, жжение или покалывание, чувство тяжести и слабости в грудном отделе и/или ногах. Симптомы могут усиливаться при различных движениях и в различных положениях тела, создающих давление на передавленный нерв.

Мышечный гипертонус и миофасциальные триггерные точки

Истоньшение грудных или поясничных мышц в результате повторяющихся движений, постурального стресса, эмоционального стресса или травм. Миофасциальные триггерные точки – чувствительные участки в тканях гипертрофированных мышц грудного или поясничного отдела позвоночника – могут создавать скованность или боль, в том числе отдающую в другие области тела.

Растяжение мышц

Перерастяжение спинных мышц грудного отдела позвоночника, по причине лёгкой или серьёзной травмы, может создавать скованность и боль.

Фасеточный синдром

Болезненное раздражение фасетных суставов по причине травмы или, что чаще, по причине хронического состояния, вызванного повторяющимся биомеханическим стрессом. Это, в свою очередь, может вносить вклад в дегенерацию диска и может включать, на прогрессирующих стадиях, рост остеофитов. Симптомы могут включать ощущение боли рядом с позвоночником и боль, отдающую в различные области спины. Боль усиливается при движении и при долгом нахождении в статичном положении. Типична боль по утрам.

Грыжа межпозвонкового диска

Существует четыре стадии развития грыжи: патологический процесс, при котором межпозвонковый диск выпячивается в позвоночный канал без разрыва фиброзного кольца; грыжа межпозвоночного диска приводит к частичному разрыву фиброзного кольца; смещение, когда мякоть (гелеподобный материал внутри диска) прорывается через кольцевидную структуру; секвестрация – полный разрыв фиброзного кольца.

Симптомы различаются в зависимости от градуса расположения и направления грыжеобразования. Причиной боли в месте образования грыжи или ощущение боли в ягодицах и ногах может быть как сам повреждённый диск, так и давление, которое он оказывает на позвоночные связки, спинные мышцы, нервные корешки или конский хвост, когда диск смещается точно назад. Боль проявляется, обычно, в различных статичных положениях (таких как сидение) по причине того, что функция межпозвоночного диска – повышение устойчивости позвоночника к вертикальным нагрузкам.

Смещённый диск, очень часто, может не сопровождаться никакими симптомами. В прошлом хирургическое вмешательство было широко распространено для лечения смещения дисков, но не так часто применяется в наши дни, за исключением тяжёлых случаев.

Растяжение позвоночных связок

Внезапное интенсивное натяжение, травмирующее связки спины в грудном отделе. Грыжа диска может также повреждать связки позвоночника. Повторяющееся напряжение может ослабить связки позвоночника в грудном отделе, ослабляя поддержку позвоночных суставов. Растяжение связок вызывает боль в месте растяжения и боль, ирадиирущую в других областях.

Противопоказания и предупреждения

- **Любые растяжки в острых состояниях**
  Осторожное растягивание может быть эффективным в хронических случаях, но травмоопасным в острых. Это может создать или усилить защитный спазм. Это может так же травмировать уже повреждённую мышцу или связку; это может сдвинуть диск или позвонок, или усилить давление на нервный корешок в позвоночном столбе, ухудшая состояние. Растяжение может также привести к непоправимому неврологическому повреждению.
- **Прямое надавливание на воспалённые или чувствительные точки**
  Боль в середине спины может сопровождаться чувствительностью и воспалением; прямое давление на чувствительные и/или воспалённые участки ухудшит состояние и противопоказано. Когда ваше давление неприятно пациенту и создаёт или усиливает спазм мышц спины – остановитесь и работайте с поясницей и верхней частью спины. Ваше лечение может быть эффективным даже без прямой работы со средней частью спины.
- **Надавливание на чувствительные точки или линии, которое приводит к появлению или усилению симптомов**
- **Надавливание, заставляющее пациента сжиматься или отстраняться от руки**

Красный свет!

Если наблюдаются следующие симптомы, пациенту необходимо предложить обратиться к физиотерапевту для обследования.

- **Недавно перенесённая травма**
- **Постоянная или прогрессирующая боль**
- **Боль, которая по своей природе не связана с нарушением механики позвоночника**
- **Устойчивая боль, которая появилась внезапно и без видимой причины**
- **Очень острые состояния**
- **Любые необычные признаки**
  Следующие симптомы могут быть сигналом давления на позвоночный столб. Задержка в диагностике подобных состояний может привести к непоправимым неврологическим повреждениям.
- **Нарушения в работе мочевого, желчного пузырей или сексуальная дисфункция**
- **Прогрессирующий неврологический дефицит**
- **Слабость мышц ног и затруднения при ходьбе**
- **Двухстороннее покалывание, онемение, стреляющая, радиирующая боль или жжение в ногах**

Выбор схемы – основные советы:

1. Определите область боли и положение/движение, которое её создаёт или усиливает.

Попросите вашего пациента:

а. медленно нагнуться вперёд, только до положения, в котором начинает ощущаться боль.

б. медленно прогнуться в спине, вновь, только до положения, когда начинает чувствоваться боль.

в. показать вам другие движения, которые приводят к возникновению боли.

Если боль появляется или усиливается при вышеописанных движениях – попросите пациента точно указать на место, где он её чувствует. Определение места боли таким методом - более точное.

2. Выберете одну схему

Выяснив место боли, вы можете выбрать соответствующую схему.

3. Начните лечение и удостоверьтесь, что вы выбрали правильную схему

По мере нажатия на точки обращайте внимание на реакцию пациента и проверяйте, являются ли точки выбранной вами схемы актуальными и эффективными. Пожалуйста, не засыпайте его вопросами с самого начала! Позвольте ему сконцентрироваться на процессе глубже. Чаще всего ему потребуется некоторое время, чтобы понять и выразить (невсегда словами) эффективность точек, которые вы используете. Порой вы можете получить полезную для себя оценку от пациента лишь в момент работы с конкретной точкой. Используйте короткие вопросы типа «Здесь?» «Достаточно?» «Болезненно?». Если линии и точки приносят ожидаемые плоды – продолжайте работу, вы выбрали правильную схему.

СХЕМА 32 (СТРАНИЦА 146)	СХЕМА 33 (СТРАНИЦА 148)
Боль по середине спины • Хроническая или острая боль по середине спины, ниже лопаток. • Боль может ощущаться как с одной, так и с обеих сторон спины.	**Боль в нижней части середины спины, и в верхней части спины** • Хроническая боль вдоль поясничного и грудного отделов позвоночника и выше, на уровне ости лопаток. • Боль ощущается с обеих сторон спины и редко бывает острой и сильной.
ОБЛАСТЬ БОЛИ	**ОБЛАСТЬ БОЛИ**
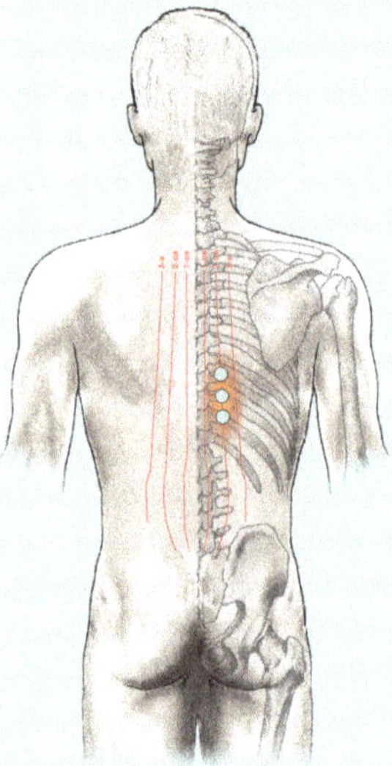	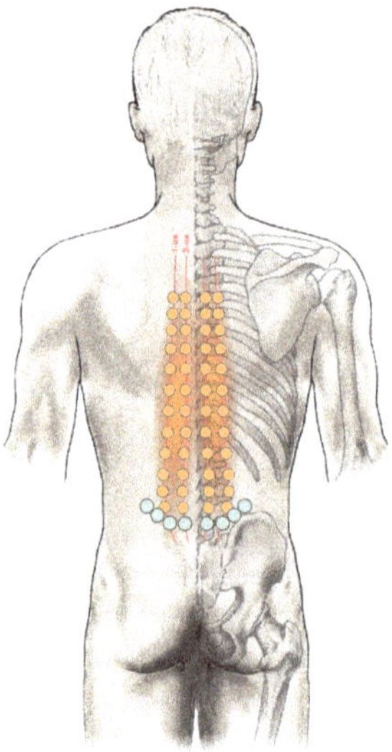

СХЕМА 34 (СТРАНИЦА 150)

Боль по середине спины с радиирующей болью на задней поверхности ног

- Хроническая или острая боль в середине спины на уровне лопаток. Боль также ощущается на задней поверхности ноги вдоль 1-ой линии ноги на боку.

ОБЛАСТЬ БОЛИ

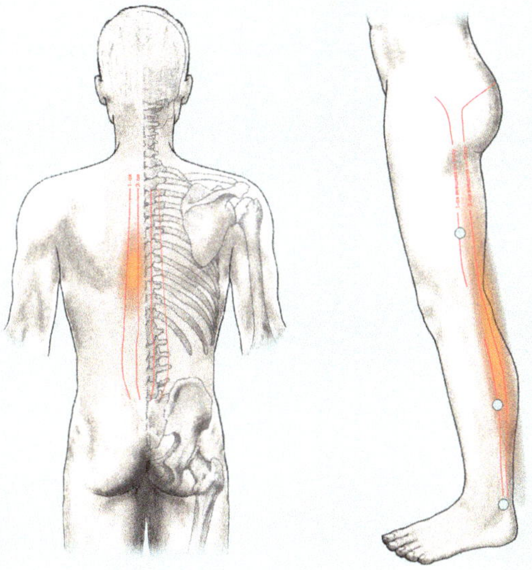

Схема - 32 СПИНА
Боль по середине спины

●● часто встречающееся состояние

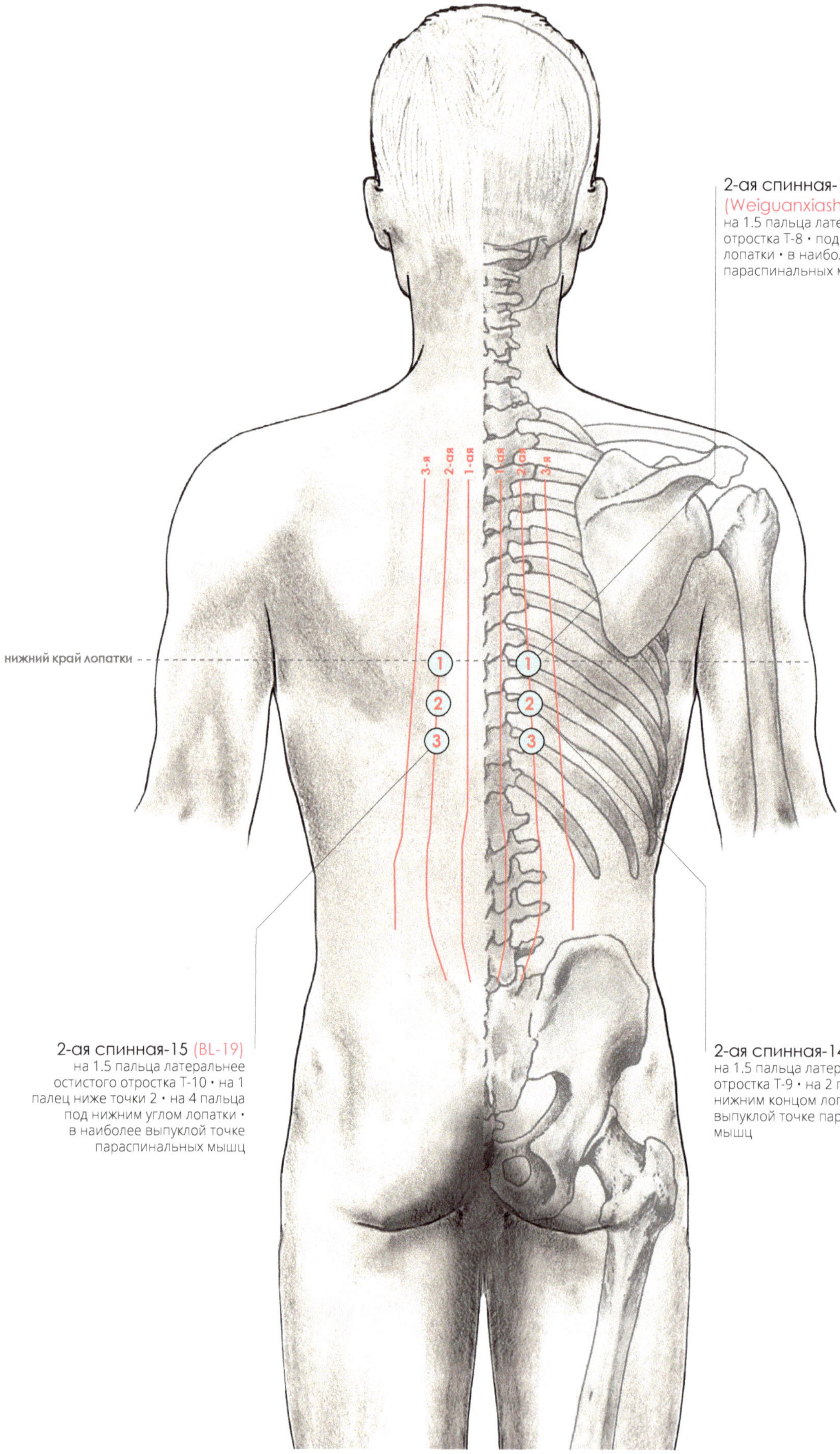

2-ая спинная-13 (Weiguanxiashu)
на 1.5 пальца латеральнее остистого отростка Т-8 • под нижним углом лопатки • в наиболее выпуклой точке параспинальных мышц

2-ая спинная-15 (BL-19)
на 1.5 пальца латеральнее остистого отростка Т-10 • на 1 палец ниже точки 2 • на 4 пальца под нижним углом лопатки • в наиболее выпуклой точке параспинальных мышц

2-ая спинная-14 (BL-18)
на 1.5 пальца латеральнее остистого отростка Т-9 • на 2 пальца под нижним концом лопатки • в наиболее выпуклой точке параспинальных мышц

позиция на животе или на боку

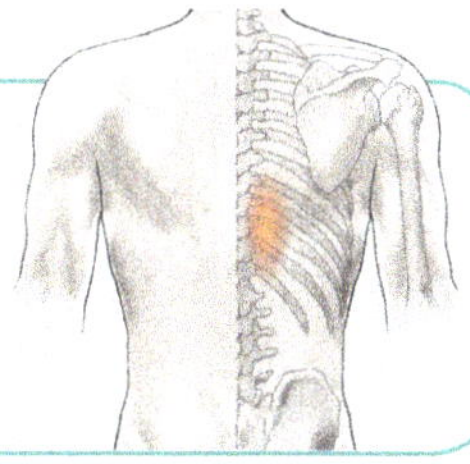

Описание проблемы:

- *Хроническая или острая боль по середине спины ниже лопаток.*
- *Боль ощущается с двух сторон, или с одной стороны.*
- *Боль усиливается при различных движениях. В острых состояниях боль может ограничивать радиус движений.*

Последовательность лечения

Основные инструкции:

Лечите ту сторону, где ощущается боль, или обе стороны, если боль присутствует с обеих сторон.

1. Терапевтические линии спины

Попросите вашего пациента лечь на бок или на живот. Выберите то положение, которое не усиливает болевые ощущения. Большими пальцами проработайте 1-ую и 2-ую линии спины, больше времени уделяя 2-ой линии спины. Начинайте работать от таза и продвигайтесь вверх до шеи и обратно.
Повторите 2-3 раза.

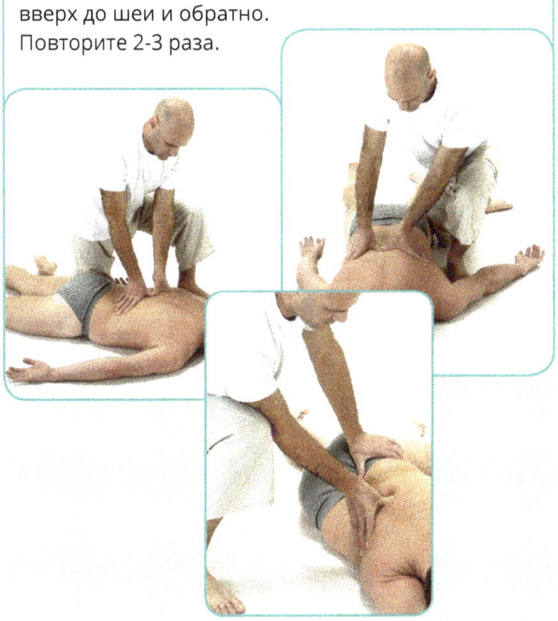

2. Точки акупрессуры

Надавите большими пальцами поочерёдно на точки 1, 2 и 3. Повторяйте надавливание на точки до тех пор, пока не наступит улучшение, вплоть до 10 повторений. Прекратите работу, если точки стали чувствительными. Используйте силу давления, которая устраивает вашего пациента.

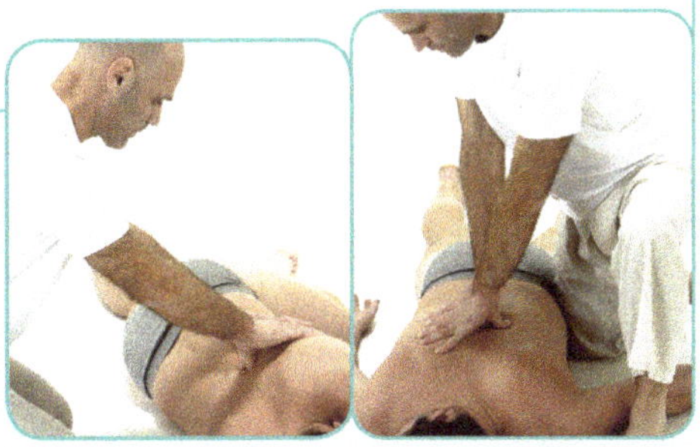

Необязательные дополнительные процедуры

3. Растяжка спины

Следуя порядку лечения для неострых состояний, вы можете осторожно растянуть спину вашего пациента. Если во время растяжки появляется боль – остановитесь.
Используйте различные растяжки для грудного отдела позвоночника - сгибание, прогибы и скручивания.

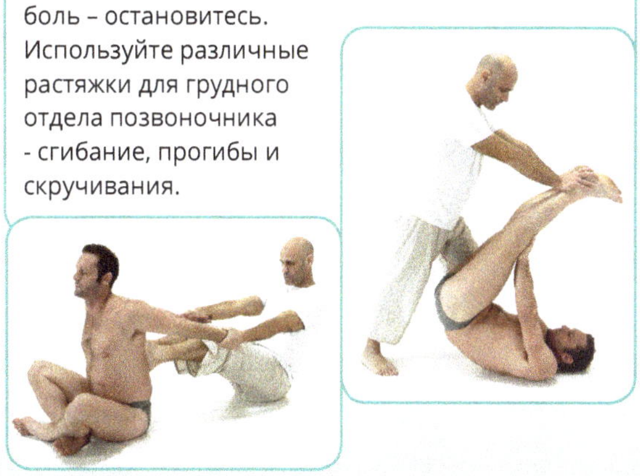

Меры предосторожности:

- *Проконсультируйтесь со специалистом в случаях острой боли, или когда состояние пациента вам непонятно.*
- *Воздержитесь от растяжек во время лечения острых состояний*
- *Проводите лечение ежедневно до восстановления. В хронических случаях и при отсутствии острой боли проводите лечение дважды в неделю.*
- *Не проводите лечение, пока у пациента не прошли болевые ощущения после прошлого сеанса (если таковые имелись).*

Избранные терапевтические точки

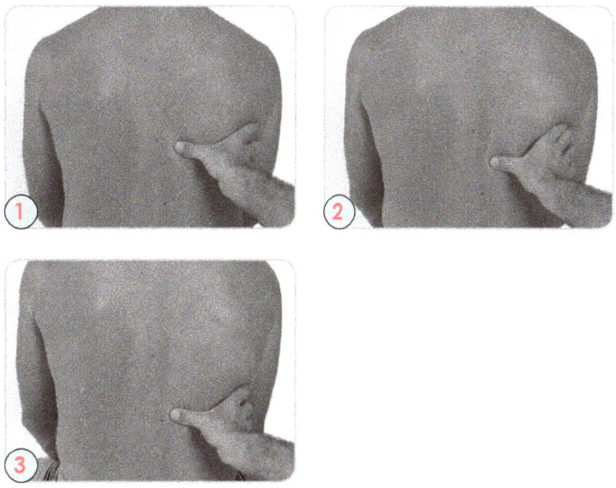

Схема - 33 СПИНА

Боль в нижней части середины спины, и в верхней части спины

● редко встречающееся состояние

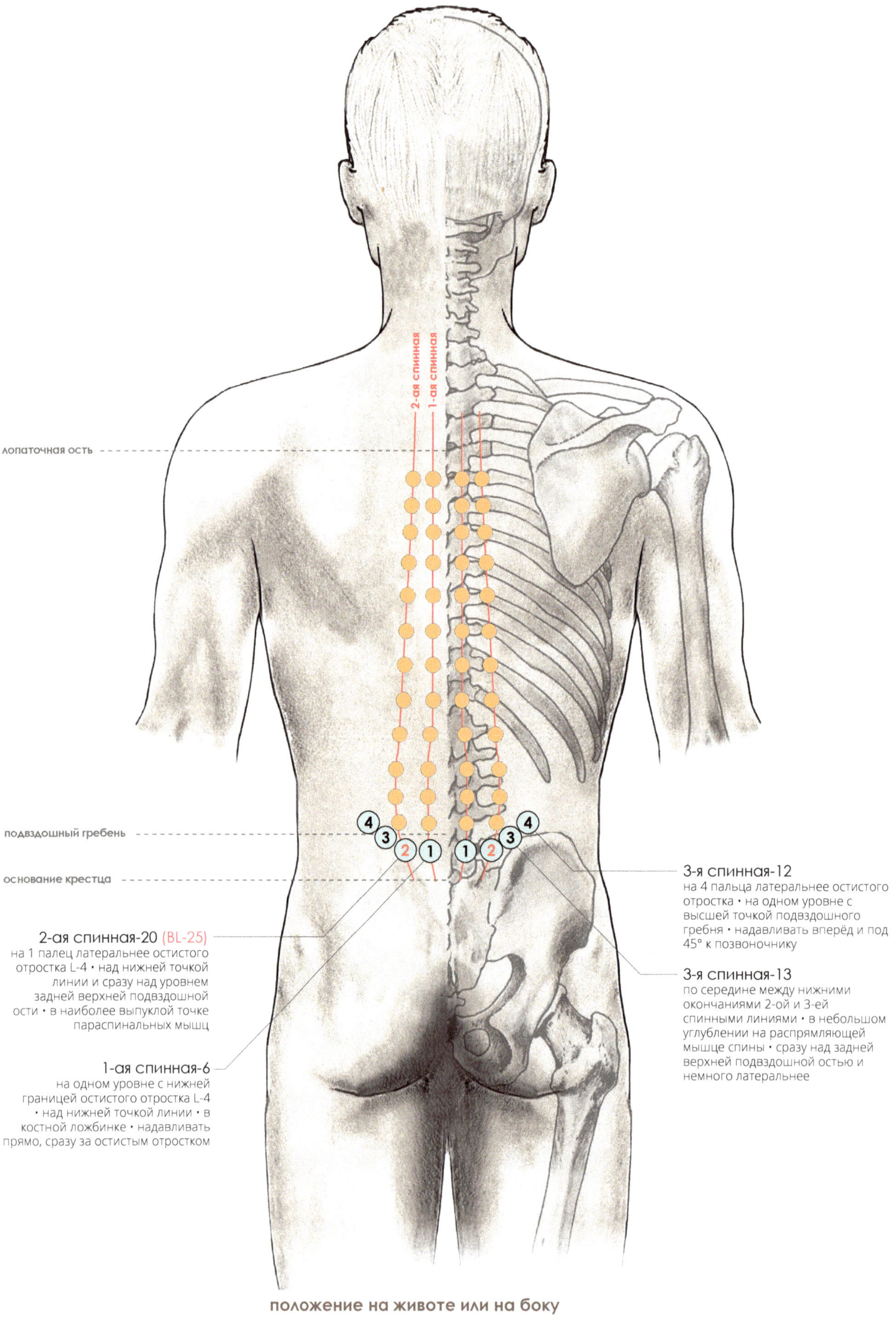

2-ая спинная-20 (BL-25)
на 1 палец латеральнее остистого отростка L-4 • над нижней точкой линии и сразу над уровнем задней верхней подвздошной ости • в наиболее выпуклой точке параспинальных мышц

1-ая спинная-6
на одном уровне с нижней границей остистого отростка L-4 • над нижней точкой линии • в костной ложбинке • надавливать прямо, сразу за остистым отростком

3-я спинная-12
на 4 пальца латеральнее остистого отростка • на одном уровне с высшей точкой подвздошного гребня • надавливать вперёд и под 45° к позвоночнику

3-я спинная-13
по середине между нижними окончаниями 2-ой и 3-ей спинными линиями • в небольшом углублении на распрямляющей мышце спины • сразу над задней верхней подвздошной остью и немного латеральнее

положение на животе или на боку

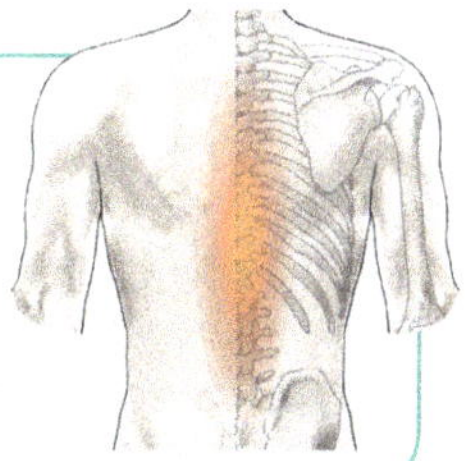

Описание проблемы:

- *Хроническая боль вдоль поясничного и грудного отделов позвоночника вплоть до уровня ости лопатки.*
- *Боль ощущается с двух сторон, или с одной стороны.*
- *Боль усиливается при различных движениях. Но может также усиливаться и в статичных позах, например, при долгом пребывании в стоячем или сидячем положениях.*

Последовательность лечения

Основные инструкции:
Повторите эту последовательность действий дважды для каждой стороны спины. Если время позволяет – ещё дважды на каждую сторону (всего по 4 раза для каждой стороны).

1. Терапевтические линии и точки спины

Попросите пациента лечь на бок или на живот.

фаза а: Большими пальцами надавите на точку (1) дважды. Надавливайте в течение 10-15 секунд каждый раз. Проработайте большими пальцами 1-ую линию спины, начиная от точки (1), и продвигайтесь вверх до уровня ости лопатки и обратно, удерживая каждое нажатие 3 секунды.

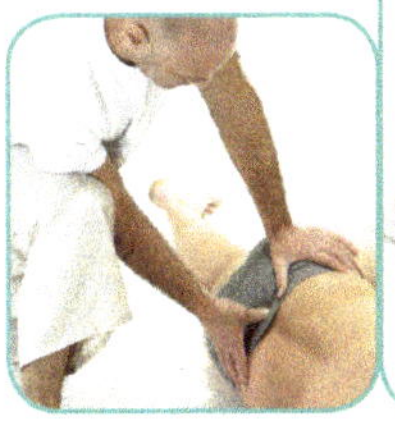

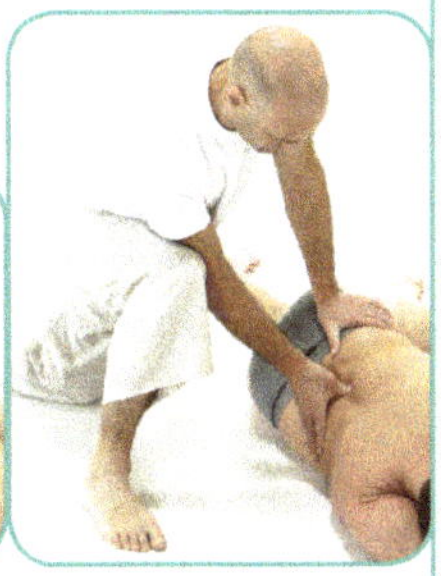

фаза б: Большим пальцем надавите на точку (2) дважды. Надавливайте в течение 10-15 секунд каждый раз. Проработайте большими пальцами 2-ую линию спины, начиная от точки (2), и продвигайтесь вверх до уровня ости лопатки и обратно, удерживая каждое нажатие по 3 секунды.

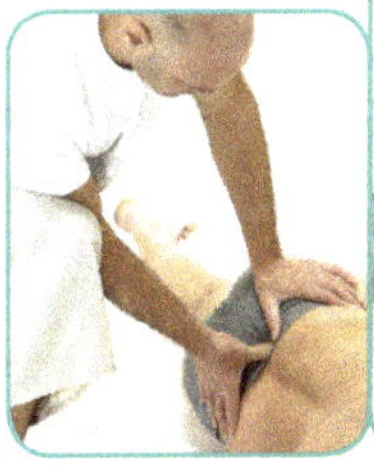

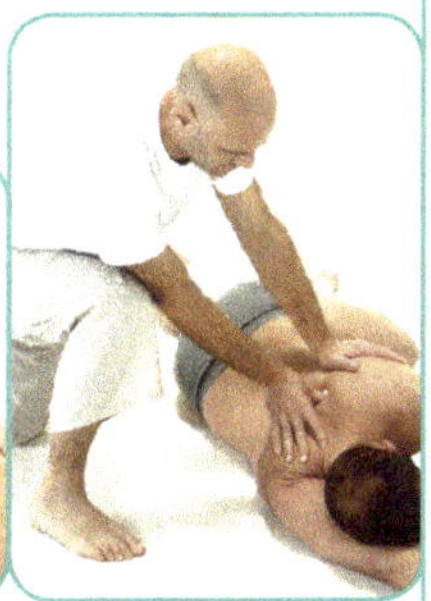

фаза в: Большим пальцем надавите на точки (3) и (4). Удерживайте 10-15 секунд и отпустите.

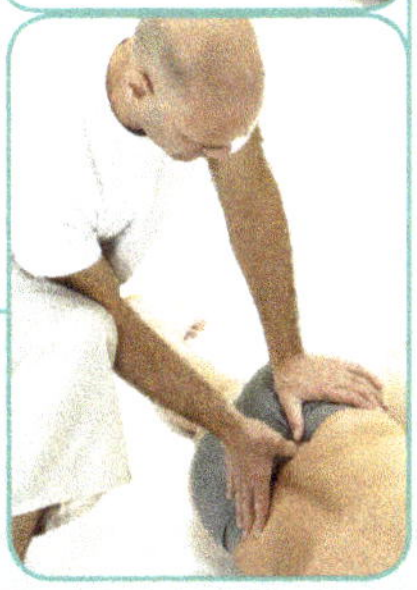

Необязательные дополнительные процедуры

2. Растяжка спины

Следуя порядку лечения для неострых состояний, вы можете осторожно растянуть спину вашего пациента. Если во время растяжки появляется боль – остановитесь. Используйте различные растяжки для грудного отдела позвоночника - сгибание, прогибы и скручивания.

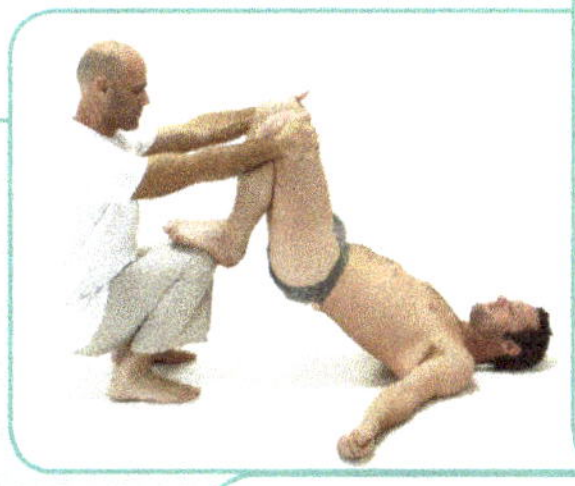

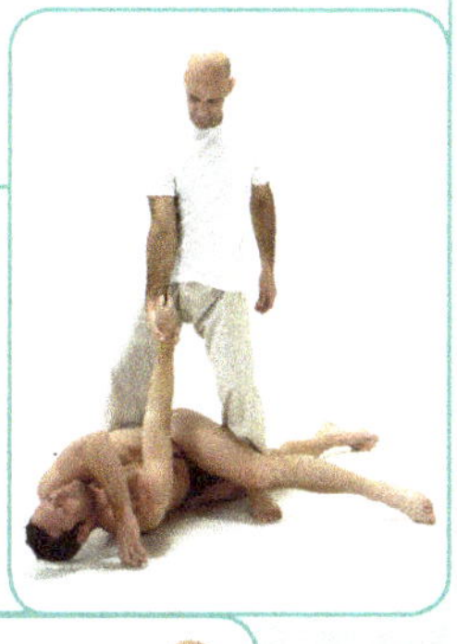

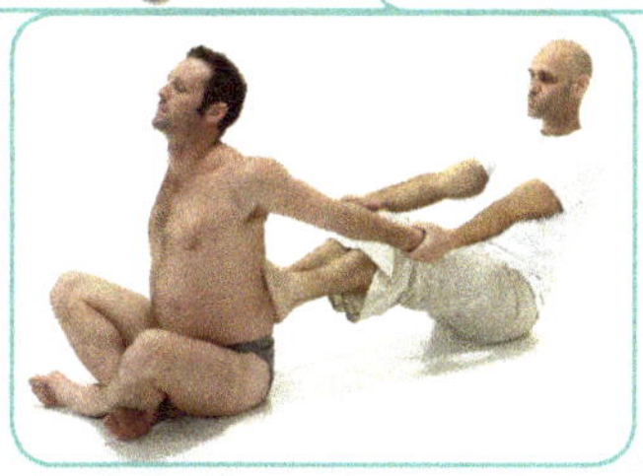

Меры предосторожности:

- *Проконсультируйтесь со специалистом в случаях острой боли, или когда состояние пациента вам непонятно.*
- *Проводите лечение ежедневно до восстановления. В хронических случаях и при отсутствии острой боли проводите лечение дважды в неделю.*
- *Не проводите лечение, пока у пациента не прошли болевые ощущения после прошлого сеанса (если таковые имелись).*

Избранные терапевтические точки

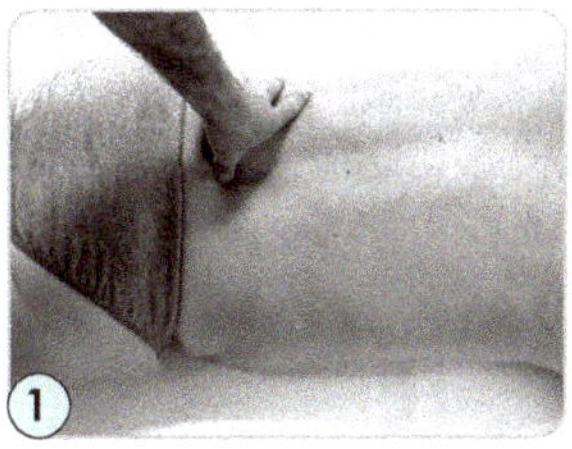

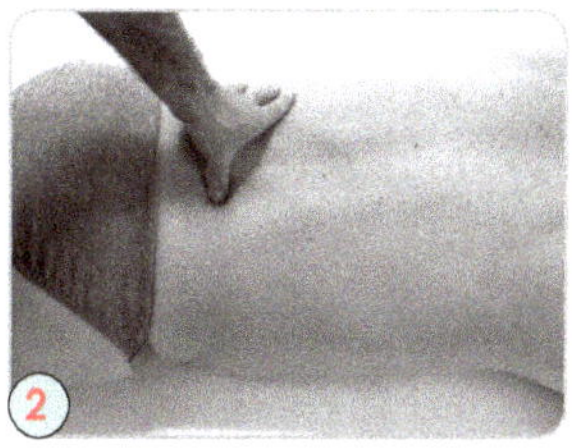

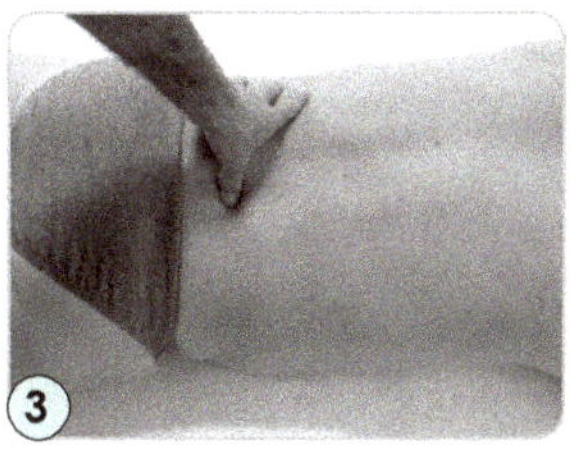

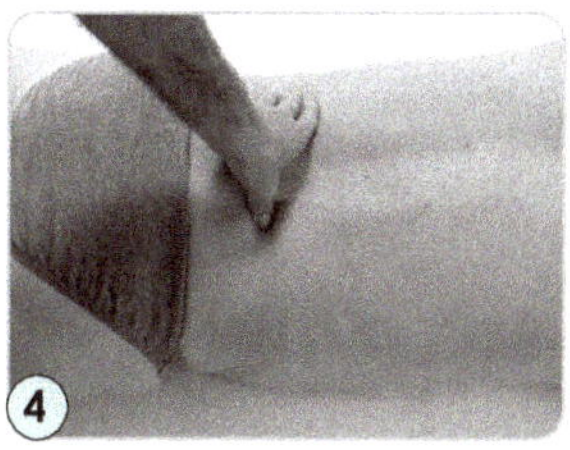

Схема - 34 СПИНА
Боль по середине спины с радиирующей болью на задней поверхности ног

● редко встречающееся состояние

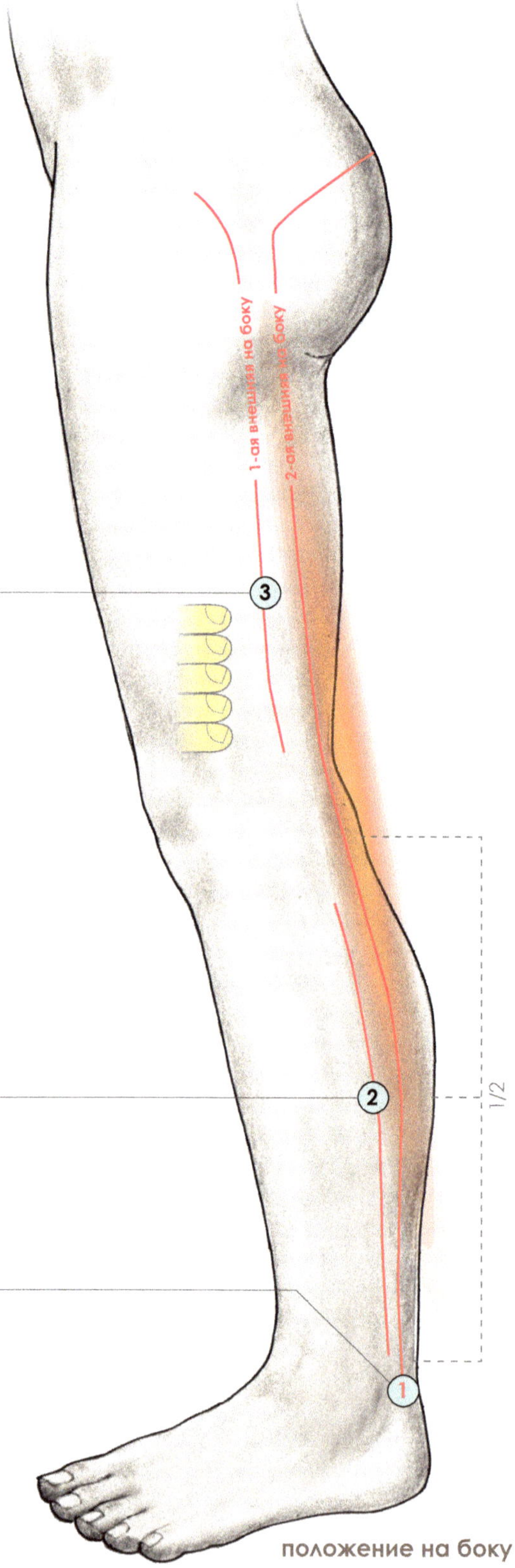

1-ая внешняя линия на боку-5
на 5 пальцев над коленом • в углублении позади подвздошно-большеберцового тракта • на заднем крае подвздошно-большеберцового тракта, на бедренной кости

1-ая внешняя линия на боку-2
по середине между коленом и лодыжкой, в углублении между малоберцовой костью и икроножной мышцей

2-ая внешняя линия на боку-1 (BL-60)
в углублении на задней границе лодыжки • надавливать к лодыжке

положение на боку

Описание проблемы:

- *Хроническая или острая боль в середине спины на уровне лопаток.*
- *Боль также ощущается на задней поверхности ноги вдоль 1-ой линии ноги в положении на боку. Боль одно- или двухсторонняя и может быть острой или хронической.*
- *Боль усиливается при различных движениях. Но может также усиливаться и в статичных позах, например, при долгом пребывании в стоячем или сидячем положениях.*

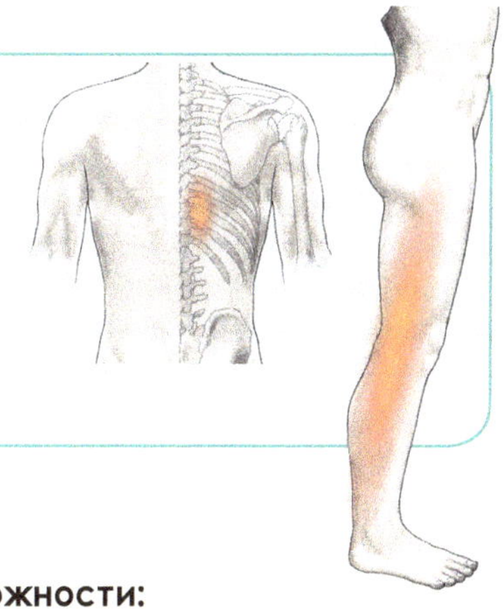

Последовательность лечения

Основные инструкции:
В данной схеме нет точек, расположенных непосредственно на спине. Лечение непосредственно спины в этом состоянии будет неэффективно.

1. 1-ая внешняя линия ноги в положении на боку

Попросите вашего пациента лечь на бок. Большими пальцами проработайте 1-ую внешнюю линию ноги, начиная от стопы и продвигаясь вверх до тазобедренного сустава и обратно. Повторите 1-2 раза.

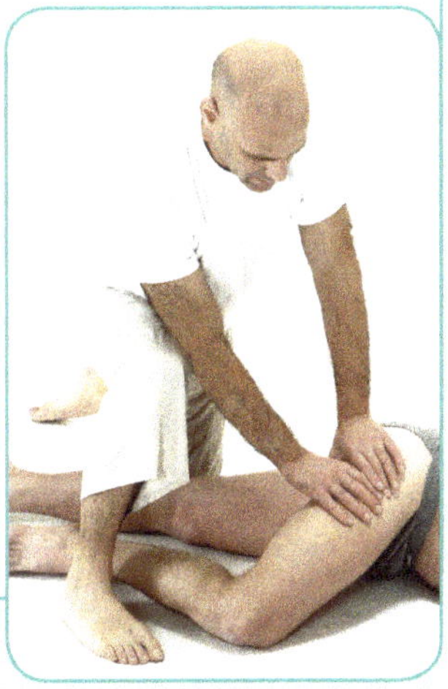

2. Точки акупрессуры

Большими пальцами надавите на точки (1), (2) и (3). Повторяйте надавливание на точки до тех пор, пока не наступит улучшение, вплоть до 10 повторений. Прекратите работу, если точки стали чувствительными. Используйте силу давления, которая устраивает вашего пациента.

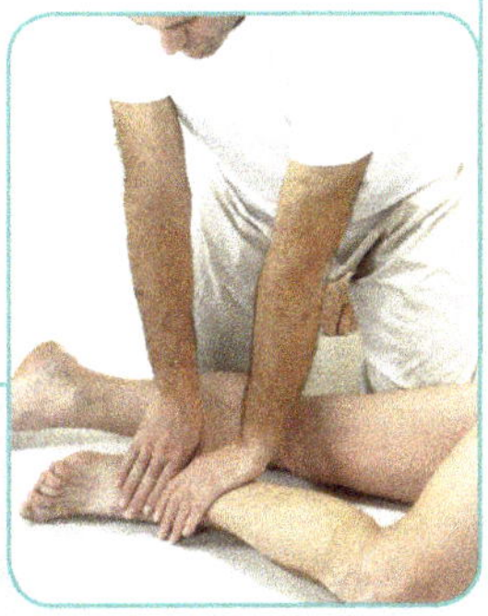

Меры предосторожности:

- *Проконсультируйтесь со специалистом в случаях острой боли, или когда состояние пациента вам непонятно.*
- *Воздержитесь от растяжек во время лечения острых состояний*
- *Проводите лечение ежедневно до восстановления. В хронических случаях и при отсутствии острой боли проводите лечение дважды в неделю.*
- *Не проводите лечение, пока у пациента не прошли болевые ощущения после прошлого сеанса (если таковые имелись).*

Избранные терапевтические точки

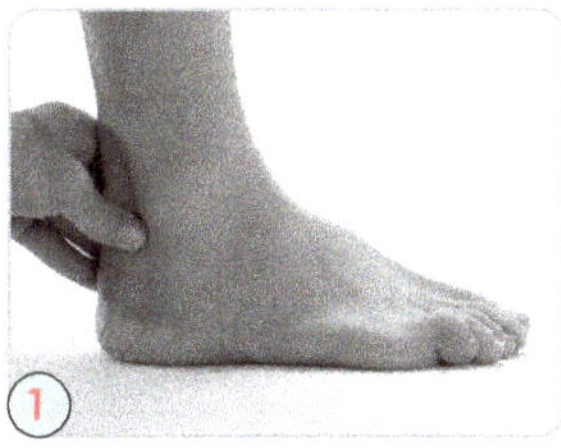

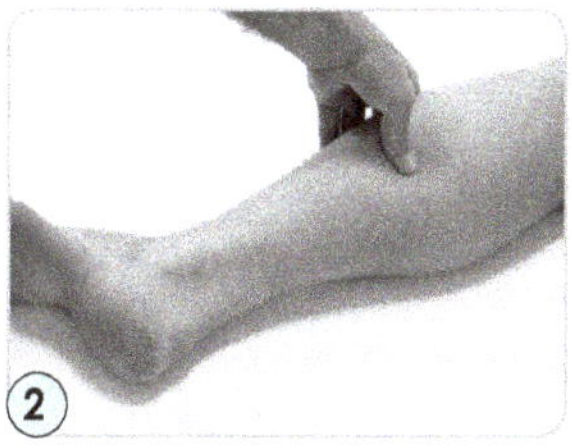

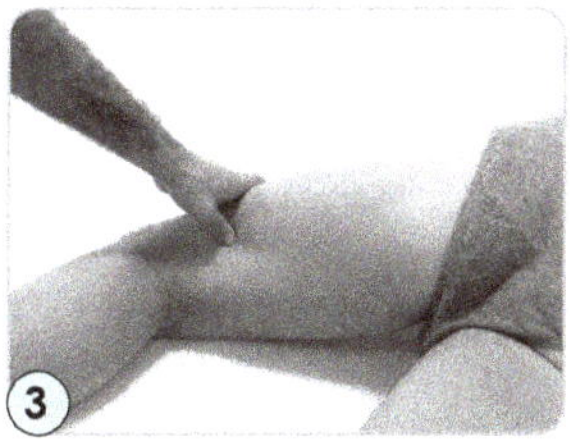

ГЛАВА 10 ПОЯСНИЦА

Схемы лечения в этой главе

Схема - 35 **"Боль в пояснице в зоне L-5 и S-1"**
Схема - 36 **"Боль в поясничных позвонках"**
Схема - 37 **"Боль в пояснице, сопровождаемая болью в ягодицах"**
Схема - 38 **"Иррадиирущая боль в ноге"**
Схема - 39 **"Боль в пояснице при наклоне вперёд"**
Схема - 40 **"Боль в пояснице при подъёме и прогибе назад"**
Схема - 41 **"Боль в пояснице при скручивании"**

Лечение поясничных патологий

Боль в пояснице – самая распространённая боль в ортопедии. Большинство случаев не диагностируется как специфическая патология, но определяется врачами просто- как «боль в пояснице». Различные виды боли естественны для нас, и являются следствием нашей генетической наследственности и часто варьируется в связи с нашей индивидуальной предрасположенностью. Если члены вашей семьи страдают болью в пояснице – есть все шансы, что и вы тоже с этим столкнётесь. Плохие постуральные привычки и повторяющийся стресс – как физический, так и психологический – играют определяющую роль в развитии боли в пояснице. Постуральная бдительность, различные корректирующие методы и умеренные физические нагрузки (даже 20 минутная ежедневная ходьба), совместно с мануальным воздействием, обычно, приводят к прекрасным результатам- как в лечении, так и в профилактике поясничной боли. Тайские схемы безопасны и очень эффективны при лечении поясничных патологий. Однако, при лечении поясничных патологий, терапевт должен распознавать состояния, требующие немедленного хирургического вмешательства (смотреть раздел «Красный свет!»). Острая боль с потерей мобильности и с болью, отражающейся в ноге – типичная ситуация для поясничной боли.

Тайские схемы безопасны и эффективны в лечении большей части подобных острых случаев, но было бы правильнее обратиться к врачу, так как вы не можете быть точно уверены на сколько перед вами тяжёлый случай.

Часто нужна высокотехнологичная диагностика, чтобы точно установить причину боли. Острые случаи спондилёза, сдавления полипозного ядра или позвонковый стеноз, когда давление направлено точно на конский хвост – могут потребовать хирургического вмешательства. Однако, в большинстве случаев, эти патологии не такие тяжёлые и острые, не требуют хирургического вмешательства, и ваше лечение даст отличные результаты. Массаж, акупрессура и акупунктура не рассматриваются как эффективное средство против стеноза с перманентным сужением позвоночного канала. И все же, когда хирургическое вмешательство не требуется – можно безопасно применять тайские схемы для лечения стеноза, однако лечение может оказывать медленное улучшение, или не оказать его вовсе. Выберите одну из семи представленных схем, опираясь на симптомы, соответствующие тайской диагностике (смотреть диагностическую таблицу), независимо от определения состояния, принятого в западной медицине. В случае совпадения симптомов, описанных пациентом, с тем, что указано в одной из схем, попробуйте использовать данную схему и понаблюдайте за реакцией пациента. Если ваше воздействие приветствуется его телом – ваше лечение может принести прекрасные результаты. Если заметили улучшение – продолжайте.

Тайские схемы	Возможные патологии, послужившие первопричинои
Боль в пояснице в зоне L-5 и S-1	Спондилолиз и спондилолистез Фасеточный синдром поясничного отдела Грыжа межпозвонкового диска Дисфункция крестцово-подвздошного сочленения Растяжение связок позвоночника Мышечный гипертонус и миофасциальные триггерные точки Структурные и постуральные отклонения
Боль в поясничных позвонках	Спондилолистез и стеноз Спондилолиз и спондилолистез Фасеточный синдром поясничного отдела Грыжа межпозвоночного диска Растяжение связок позвоночника Мышечный гипертонус и миофасциальные триггерные точки Структурные и постуральные отклонения

Боль в пояснице, сопровождаемая болью в ягодицах	Спондилолистез и стеноз Спондилолиз и спондилолистез Фасеточный синдром поясничного отдела Грыжа межпозвоночного диска Синдром конского хвоста Радикулит и синдром грушевидной мышцы Дисфункция крестцово-подвздошного сочленения Растяжение связок позвоночника Мышечный гипертонус и миофасциальные триггерные точки Структурные и постуральные отклонения
Боль, отдающая в ногу	Спондилолистез и стеноз Спондилолиз и спондилолистез Фасеточный синдром поясничного отдела Грыжа межпозвоночного диска Синдром конского хвоста Радикулит и синдром грушевидной мышцы Дисфункция крестцово-подвздошного сочленения Мышечный гипертонус и миофасциальные триггерные точки Структурные и постуральные отклонения
Боль в пояснице при наклоне вперёд	Спондилолистез и стеноз Спондилолиз и спондилолистез Фасеточный синдром поясничного отдела Грыжа межпозвоночного диска Радикулит и синдром грушевидной мышцы Дисфункция крестцово-подвздошного сочленения Растяжение связок позвоночника Мышечный гипертонус и миофасциальные триггерные точки Структурные и постуральные отклонения
Боль в пояснице при подъёме и прогибе назад	Спондилолистез и стеноз Спондилолиз и спондилолистез Фасеточный синдром поясничного отдела Грыжа межпозвоночного диска Радикулит и синдром грушевидной мышцы Дисфункция крестцово-подвздошного сочленения Растяжение связок позвоночника Мышечный гипертонус и миофасциальные триггерные точки Структурные и постуральные отклонения
Боль в пояснице при скручивании	Гипертонус мышц поясницы и миофасциальные триггерные точки

Патологии поясницы

Разные состояния поясничной боли, так или иначе, имеют больше теоретическое обоснование. В реальности, состояние поясницы зависит от нескольких патологий одновременно.

Спондилолистез и стеноз

Остеоартрит (дегенеративное заболевание сустава) позвоночника вследствие естественного износа в течение жизни и старения, включающий воспаление, истончение межпозвоночных дисков и уменьшение расстояния между позвонками, изменение костей и возможный рост остеофитов. Спондилолистез встречается у большинства людей престарелого возраста, но необязательно проявляется серьёзными симптомами.

Позвоночный стеноз – естественное осложнение спондилолистеза. Это перманентное сужение одного или более межпозвонковых отверстий и/или одного или нескольких мест в позвоночном канале по причине утоньшения позвонков или увеличения остеофитов. Сужение межпозвоночного отверстия создаёт давление на нервный корешок, тогда как сужение позвоночного канала создаёт давление на конский хвост – продолжение позвоночника. Подобное состояние может привести к серьёзному повреждению, когда давление на нервный корешок конского хвоста становится достаточно сильным для создания прогрессирующего неврологического дефицита. Позвоночный стеноз обычно проявляется у людей в возрасте за 50. Но люди моложе, с травмами позвоночника или сужением канала- также в зоне риска. Симптомы будут проявляться постепенно или вовсе незаметно, в зависимости от места и серьёзности давления на нервы, и могут включать боль в пояснице, боль в ягодицах, онемение, слабость или боль в ногах. В некоторых случаях неизбежно хирургическое вмешательство.

Спондилолиз и спондилолистез

Перелом позвоночника вследствие чрезмерных нагрузок и стресса или генетического дефекта позвоночника. Распространённое явление у танцоров и атлетов, которое часто связано с чрезмерными прогибами позвоночника. Да, это необязательно связано с чрезмерной активностью, но может происходить из-за легкого напряжения, повторяющегося годами. При прогрессировании болезни кость в месте перелома может полностью отделиться, приводя к смещению - спондилолистезу – один позвонок над другим, обычно L-5 над S-1. Прогрессирующее смещение может создавать давление на нервные корешки и на твёрдую оболочку спинного мозга, и сгибать конский хвост, создавая поясничную боль, боль в ягодицах, боль отдающую в ноги, и ощущение слабости в ногах.

Фасеточный синдром поясничного отдела

Болезненное раздражение фасеточных суставов по причине травмы или, что чаще, по причине хронического состояния, вызванного повторяющимся биомеханическим стрессом Это может приводить к дегенерации дисков, и на прогрессирующих стадиях- к росту остеофитов. Симптомы могут включать боль в поясничном отделе и отражённую боль в ягодицах, пахе, на задней поверхности бедра и стопе. Боль усиливается при движениях и долгих статичных положениях тела. Боль в спине после сна – распространённое явление при данном заболевании.

Грыжа межпозвонкового диска

Существует четыре степени развития грыжи: патологический процесс, при котором межпозвонковый диск выпячивается в позвоночный канал без разрыва фиброзного кольца; грыжа межпозвоночного диска приводит к частичному разрыву фиброзного кольца; смещение, когда мякоть (гелеподобный материал внутри диска) прорывается через кольцевидную структуру; секвестрация – полный разрыв фиброзного кольца.

Симптомы различаются в зависимости от градуса расположения и направления грыжеобразования. Причиной боли в месте образования грыжи или ощущение боли в ягодицах и ногах может быть как сам повреждённый диск, так и давление, которое он оказывает на позвоночные связки, спинные мышцы, нервные корешки или конский хвост, когда диск смещается точно назад. Боль проявляется, обычно, в различных статичных положениях (таких как сидение) по причине того, что функция межпозвоночного диска – повышение устойчивости позвоночника к вертикальным нагрузкам.

Смещённый диск, очень часто, может не сопровождаться никакими симптомами. В прошлом хирургическое вмешательство было широко распространено для лечения смещения дисков, но не так часто применяется в наши дни, за исключением тяжёлых случаев.

Синдром конского хвоста

Конский хвост начинается в зоне Т-12 как продолжение позвоночного столба, располагаясь в позвоночном канале, и состоящий из множества нервов (на подобии конского хвоста), скрученных и свёрнутых твёрдой мозговой оболочкой. Грыжа диска точно позади– создаёт давление на конский хвост. Это может привести к серьёзной патологии, если давление достаточно сильное. Симптомы острой фазы могут включать боль, и онемение в обеих ягодицах и дальше, по внешней и внутренней сторонам ноги. Хирургическое вмешательство может стать неизбежным.

Радикулит и синдром грушевидной мышцы

Воспаление седалищного нерва, включая боль и/или онемение нижней части ягодицы и ноги. Воспаление в нижней части поясничного отдела позвоночника, обычно, является результатом давления межпозвоночного диска на седалищный нерв. Радикулит может так же быть результатом давления со стороны мышц, обычно, грушевидной мышцы. Синдром грушевидной мышцы – пережатие седалищного нерва, но также, возможно, пережатие заднего кожного нерва бедра, что создаёт боль и болевые ощущения в участках их иннервации.

Дисфункция крестцово-подвздошного сочленения

Смещение крестцово-подвздошного сустава. Симптомы могут включать боль при переворотах с боку на бок в кровати, ограничение радиуса движений с осложнениями при ходьбе, боль в пояснице, верхней части крестца или ягодицах, и чаще всего, ощущение боли в ногах.

Симптомы усиливаются при распределении нагрузки на позвоночник, например, при ходьбе, когда вес тела переносится на одну ногу или при подъёме по ступенькам.

Структурные и постуральные отклонения

Сколиоз, чрезмерный поясничный лордоз, уменьшенный поясничный лордоз, отклонение таза вперёд или назад, поворот или латеральное отклонение таза. Отклонения создают ассиметричную нагрузку на поясничные мышцы, связки, позвоночные суставы, а также нагрузку на таз, что может быть первопричиной различных патологий поясницы. В тоже время постуральные отклонения могут усугубляться или появляться с возникновением поясничных патологий или боли в спине, но пропадать сами по себе, как только боль проходит. Подобные временные отклонения могут стать постоянными, если патологии, являющиеся их первопричиной, остались недолеченными и стали хроническими.

Растяжение связок позвоночника

Внезапное напряжение, которое привело к травматическому перерастяжению связок поясницы. Также смещение диска может повредить позвоночные связки. Повторяющееся напряжение может ослабить связки поясницы, сделав их податливыми при обычном давлении и уменьшив, таким образом, поддержку позвоночных суставов.

Мышечный гипертонус и миофасциальные триггерные точки

Скованные мышцы поясницы по причине плохой осанки, повторяющегося напряжения и эмоционального стресса. Мышечный гипертонус – самая распространённая причина болей в пояснице. Мышечный гипертонус также сопровождает практически любой другой вид поясничной боли или патологии. Чувствительные напряжённые связки могут быть следствием гипертонуса мышц поясницы и таза, создавая очаговую или отдающую боль в характерных участках спины, бёдер, ног.

Противопоказания и предупреждения

- **Любые растяжки при острых состояниях**
  Аккуратные растяжки могут быть очень эффективны в хронических случаях, но опасны при острых состояниях. Они могут привести к подвижке диска или позвонка, усилить давление на нервные корешки в позвоночном столбе, что приведёт к катастрофическому ухудшению состояния или непоправимому урону для здоровья.
- **Прямое надавливание на поясничный отдел позвоночника, когда пациент лежит на животе.**
  Надавливание ладонью с двух сторон от позвоночника особенно проблематично. Подобное надавливание может привести к движению позвонковых дисков и усилить давление на проблемный нерв. Если ваши надавливания создают сильную боль, усугублённую движением в позвоночных суставах – остановитесь. Работа с акупрессурными точками с помощью больших пальцев рук обычно более безопасна и менее болезненна, когда ваш пациент находится в положении на боку с чуть согнутыми ногами, когда одно колено лежит на другом.
  Если работа пальцами болезненна даже в позиции на боку – не надавливайте на поясницу вообще. Работайте с другими линиями и точками схемы.
- **Прямое надавливание на воспалённые или чувствительные точки.**
  Острые состояния в пояснице могут включать чувствительность и/или воспаление в данной области. Прямое надавливание на чувствительные и/или воспалённые участки – ухудшит состояние, поэтому противопоказано. Если ваше надавливание неприятно для пациента и провоцирует спазмы в пояснице – остановитесь и работайте с другими линиями и точками схемы (на животе, ногах и в тазу)
- **Надавливание на чувствительные точки или линии, которое приводит к появлению или усилению симптомов**
- **Надавливание, заставляющее пациента сжиматься или отстраняться от руки**

Красный свет!

Если наблюдаются следующие симптомы, пациенту необходимо предложить обратиться к физиотерапевту для обследования

- **Недавно перенесённая травма**
- **Постоянная или усиливающаяся боль**
- **Устойчивая боль, которая появилась внезапно и без видимой причины**
- **Крайне острые состояния**
- **Необычные признаки**
  Ниже представлены симптомы сдавления конского хвоста.
- **Расстройства кишечника, мочевого пузыря или сексуальные дисфункции**
- **Развивающийся неврологический дефицит**
- **Слабость мышц ног и сложности при ходьбе**
- **Двухстороннее покалывание, онемение или болевые прострелы, ощущающиеся в обеих ногах.**

Выбор схемы – основные советы:

1. Определите область боли и движения, которые её создают или усиливают.

Попросите вашего пациента:

а. медленно наклониться вперёд, лицом вниз, до тех пор, пока он не почувствует боль.

б. медленно посмотреть вверх, прогнувшись назад, снова до момента появления боли.

Если при описанных движениях возникает или усиливается боль – попросите его показать точно, где находится центр болевых ощущений. Определять боль подобным способом – более точно.

Если наклон вперёд, подъем головы или прогиб назад не вызывают болевых ощущений – попросите пациента сесть со скрещенными ногами и медленно скрутиться в обе стороны поочерёдно.

2. Выберите одну схему

а. Выберите одну из следующих схем, исходя из расположения болевого центра (ощущений):

“Боль в пояснице в зоне L-5 и S-1”

“Боль в поясничных позвонках”

“Боль в пояснице с болью в ягодицах”

“Ощущение боли в ноге”

б. Если ваш пациент не испытывает болевых ощущений ни в одной из областей, описанных в представленных выше схемах – выберите схему исходя из движений, создающих боль:

“Боль в пояснице при наклоне вперёд”

“Боль в пояснице при подъёме и прогибе в спине”

“Боль в пояснице при скручивании”

“Ощущение боли в ноге” всегда используется вместе с “Боль в пояснице при наклоне вперёд” или с “Боль в пояснице при подъёме и прогибе в спине” в зависимости от движения, которое приводит к боли или усиливает её отдачу в ногу. Когда состояния поясницы, описанные в “Боль в пояснице при наклоне вперёд” или “Боль в пояснице при подъёме и прогибе в спине”, сопровождаются болью в ноге – добавьте схему “Ощущение боли в ноге” в дополнение к ним.

3. Начните лечение и удостоверьтесь, что вы выбрали правильную схему

По мере нажатия на точки обращайте внимание на реакцию пациента, и проверяйте являются ли точки, выбранной вами схемы, эффективными, и соответствуют ли они проблемам пациента. Пожалуйста, не засыпайте его вопросами с самого начала! Позвольте ему сконцентрироваться на процессе глубже. Чаще всего ему потребуется некоторое время, чтобы понять и выразить (не всегда словами) эффективность точек, которые вы используете. Порой вы можете получить полезную для себя оценку от пациента лишь в момент работы с конкретной точкой. Используйте короткие вопросы типа «Здесь?» «Достаточно?» «Болезненно?». Если линии и точки приносят ожидаемые плоды – продолжайте работу, вы выбрали правильную схему.

СХЕМА 35 (СТРАНИЦА 162)

Боль в пояснице в зоне L-5 и S-1

- Хроническая или острая боль ощущается в зоне позвонков L-5 и S-1. Обычно боль неострая
- Боль ощущается в нижней части поясницы, одинаково с обеих сторон.
- Боль никуда не отдаёт
- Боль усиливается при множестве движений, включающих сгибание/разгибание поясницы или поворот, но также усиливается в различных статичных позах, таких как сидение или лежание.

ОБЛАСТЬ БОЛИ

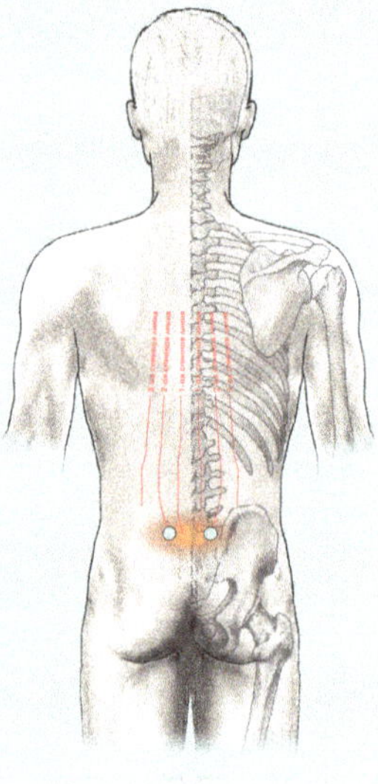

СХЕМА 36 (СТРАНИЦА 164)

Боль в поясничных позвонках

- Хроническая или острая боль ощущается в поясничных позвонках. Чаще всего боль хроническая.
- Боль локальная и не распространяется на большие участки поясницы. Она сконцентрирована на одном или двух поясничных позвонках, обычно на 2-ом, 3-ем или 4-ом позвонке.
- Боль усиливается при множестве движений, включающих сгибание/разгибание поясницы или поворот, но также усиливается в различных статичных позах, таких как сидение или лежание.

ОБЛАСТЬ БОЛИ

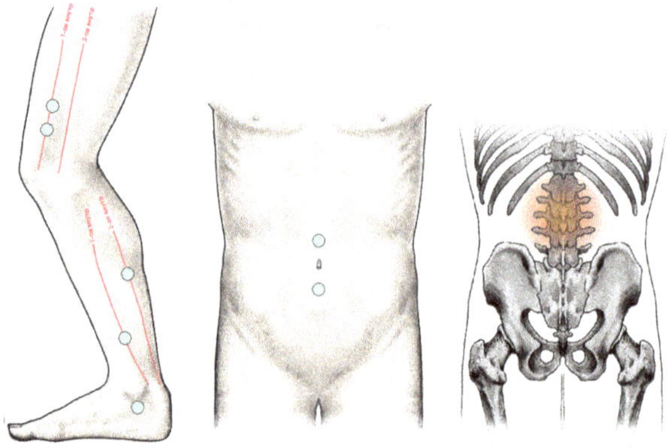

СХЕМА 37 (СТРАНИЦА 166)

Боль в пояснице, сопровождаемая болью в ягодицах

- Хроническая или острая боль, ощущается в одной или обеих ягодицах.
- Боль обычно сопровождается болью в пояснице и так же может ощущаться вдоль ноги.
- Боль усиливается при множестве движений, включающих сгибание (например, надевание носков сидя), разгибание поясницы (например, при ходьбе) или её поворот (например, при движении задним ходом на машине).
- Положение поясницы может быть искривлено

ОБЛАСТЬ БОЛИ

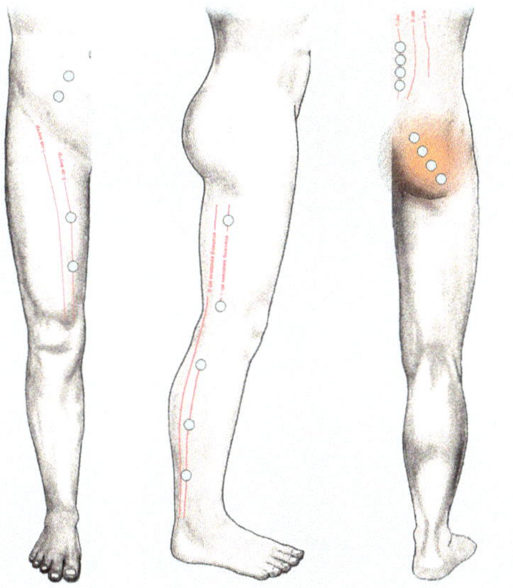

СХЕМА 38 (СТРАНИЦА 170)

Иррадиирущая боль в ноге

- Хроническая или острая боль, ощущается вдоль одной или обеих ног (обычно в одном бедре).
- Ощущение боли в ногах часто сопровождается хронической или острой болью с одной или с двух сторон поясницы.
- Боль усиливается при множестве движений, включающих сгибание (например, надевание носков сидя), разгибание поясницы (например, при ходьбе) или поворот (например, при движении задним ходом на машине).
- Положение поясницы может быть искривлено.

ОБЛАСТЬ БОЛИ

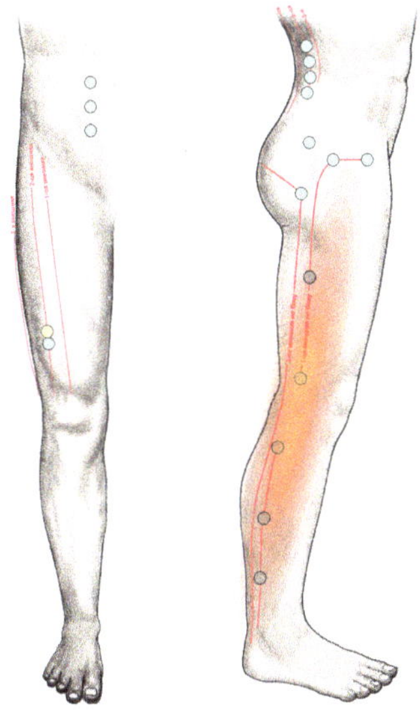

ДВИЖЕНИЯ, ВЫЗЫВАЮЩИЕ БОЛЬ

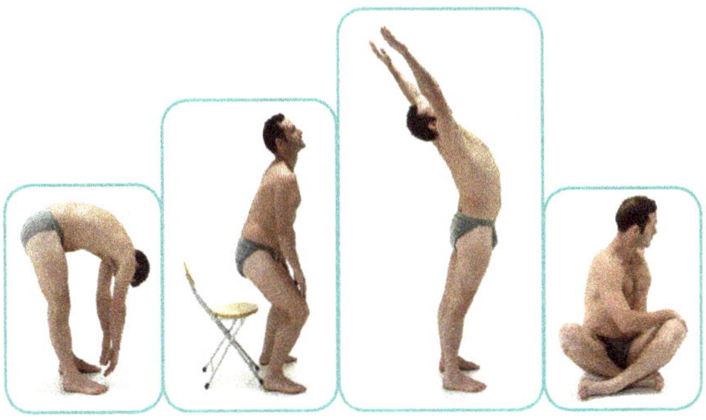

СХЕМА 39 (СТРАНИЦА 174)

Боль в пояснице при наклоне вперёд

- Хроническая или острая боль с одной или с двух сторон поясницы. Обычно, ощущается больше в положении «на боку».
- Боль может ощущаться в одной или обеих ногах, обычно- в одном бедре вдоль 2-ой внешней линии ноги и/или 1-ой внешней линии ноги (на боку).
- Боль всегда усиливается при наклоне вперёд, но также может усиливаться при прогибе назад и при скручивании.
- Положение поясницы может быть искривлено.

ОБЛАСТЬ БОЛИ

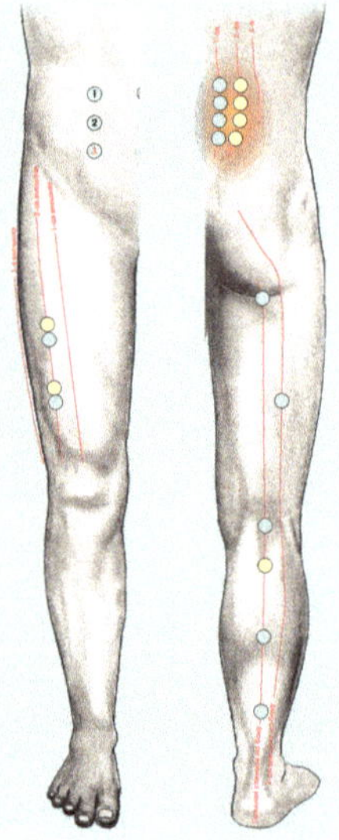

ДВИЖЕНИЯ, ВЫЗЫВАЮЩИЕ БОЛЬ

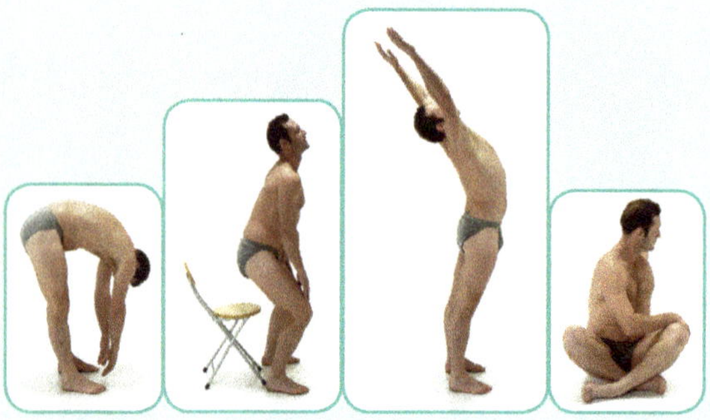

СХЕМА 40 (СТРАНИЦА 178)

Боль в пояснице при подъёме и прогибе назад

- Хроническая или острая боль с одной или с двух сторон поясницы. Боль обычно более выражена в позиции «на боку».
- Боль может ощущаться в одной или в обеих ногах, обычно- в одном бедре вдоль 3-ей внешней линии, или средней спинной линии, или вдоль обеих линий.
- Боль всегда усиливается при подъёме вверх и при прогибе в спине, но может также усиливаться при скручивании.
- Положение поясницы может быть искривлено.

ОБЛАСТЬ БОЛИ

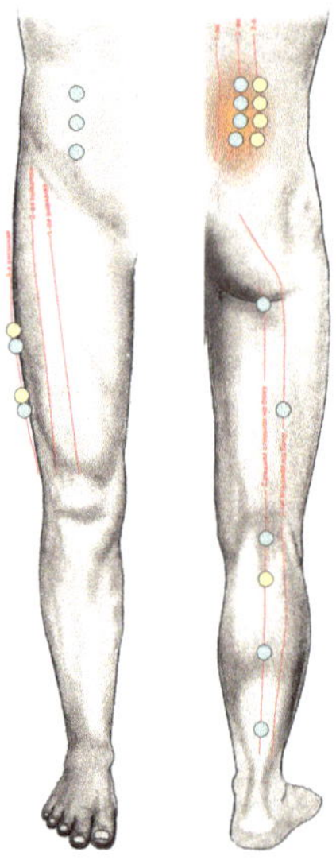

ДВИЖЕНИЯ, ВЫЗЫВАЮЩИЕ БОЛЬ

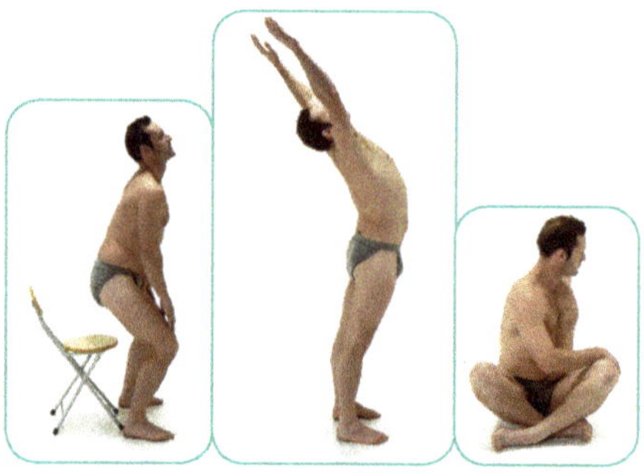

СХЕМА 41 (СТРАНИЦА 182)

Боль в пояснице при скручивании

- Хроническая или острая боль в пояснице ощущается с одной стороны.
- Боль усиливается при скручивании (подобно тому, как мы поворачиваем корпус при вождении машины задним ходом), но в меньшей степени при наклонах и прогибах.

ОБЛАСТЬ БОЛИ

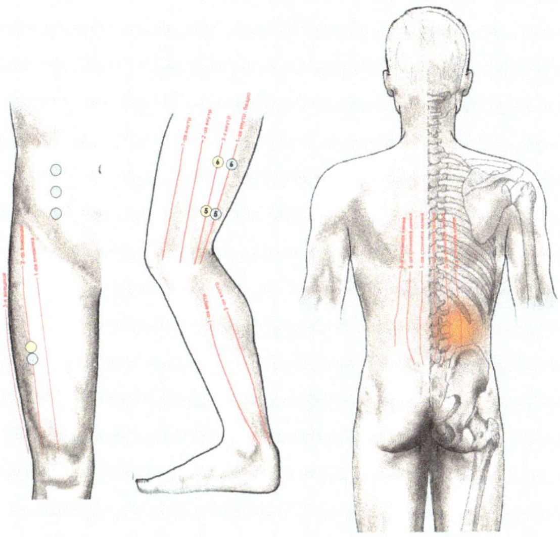

ДВИЖЕНИЯ, ВЫЗЫВАЮЩИЕ БОЛЬ

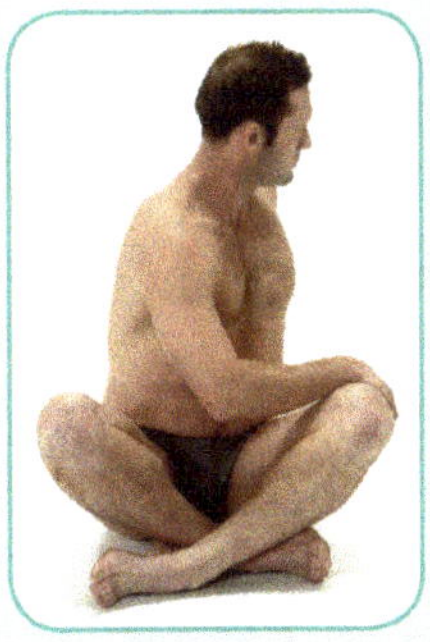

Схема – 35 ПОЯСНИЦА
Боль в пояснице в зоне L-5 и S-1

●● часто встречающееся состояние

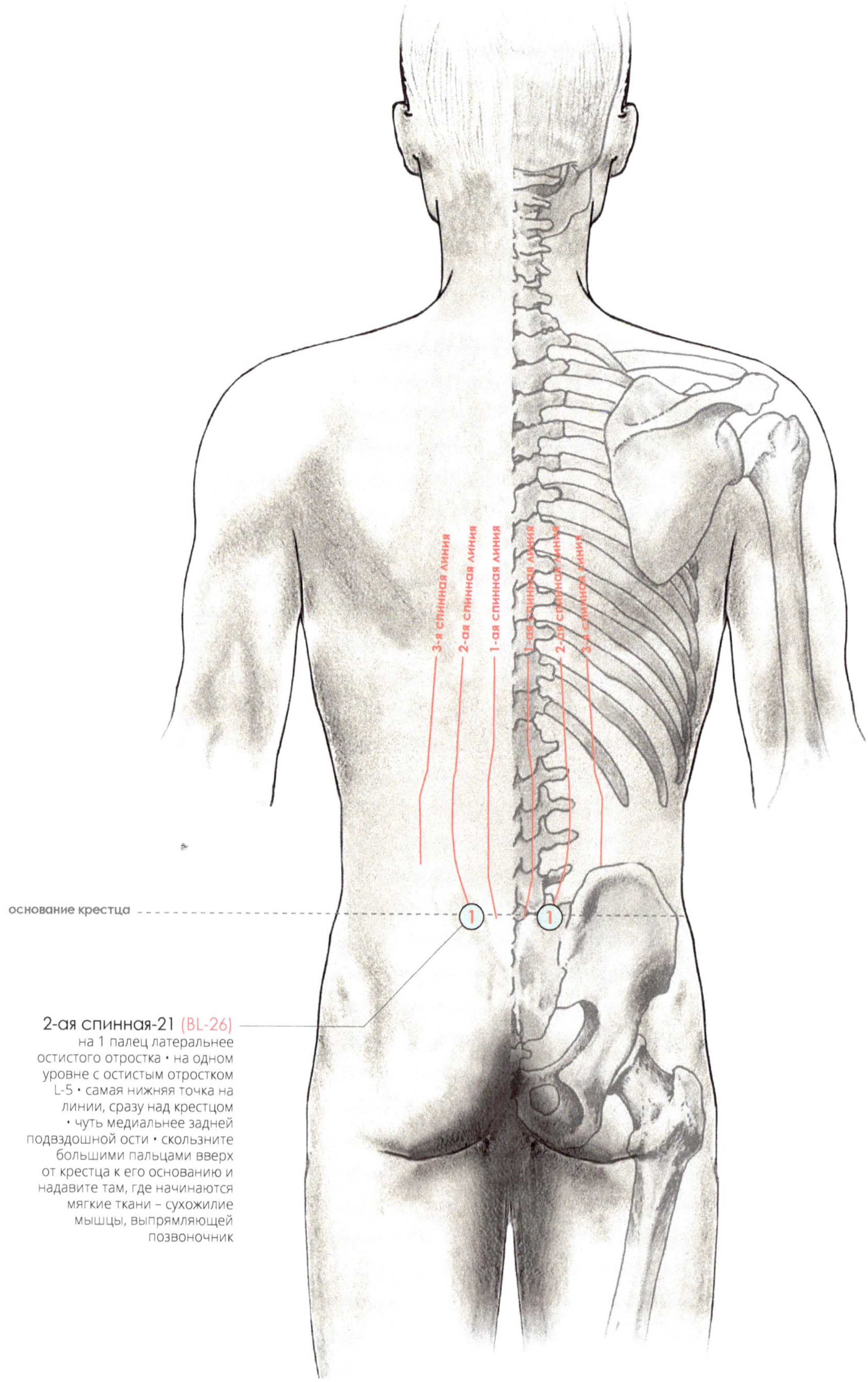

2-ая спинная-21 (BL-26)
на 1 палец латеральнее остистого отростка • на одном уровне с остистым отростком L-5 • самая нижняя точка на линии, сразу над крестцом • чуть медиальнее задней подвздошной ости • скользните большими пальцами вверх от крестца к его основанию и надавите там, где начинаются мягкие ткани – сухожилие мышцы, выпрямляющей позвоночник

Положение на животе

Описание проблемы:

- *Хроническая или острая боль ощущается в зоне позвонков L-5 и S-1. Обычно боль неострая.*
- *Боль ощущается в нижней части поясницы, одинаково с обеих сторон.*
- *Боль никуда не отдаёт*
- *Боль усиливается при множестве движений, включающих сгибание/разгибание поясницы или поворот, но также усиливается в различных статичных позах, таких как сидение или лежание.*
- *Боль может, как слегка ограничивать привычный объем движений, так и привести к полной утрате подвижности.*

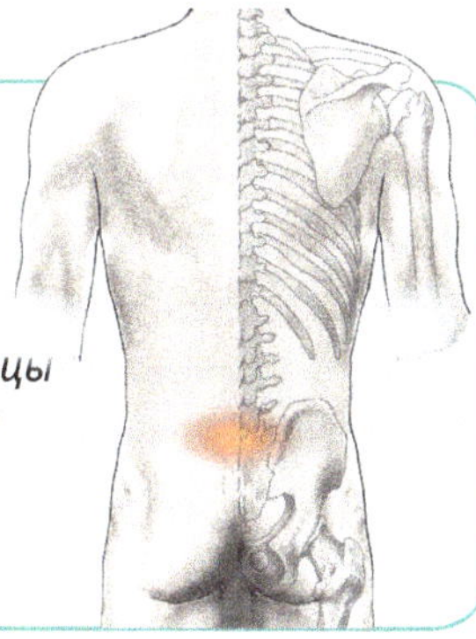

Последовательность лечения

Основные инструкции:
Эта схема состоит из двух точек. При использовании- для лечения соответствующей поясничной боли – эффект проявляется мгновенно. После нескольких минут лечения боль полностью или частично растворится.

1. Точки акупрессуры

Попросите пациента лечь на живот. Надавливайте на точки (1) с обеих сторон большими пальцами рук. Найдите самую нижнюю точку на 2-ой спинной линии, сразу над крестцовой костью. Вы также можете найти их, надавливая на крестец и медленно передвигая ваши пальцы выше, пока не нащупаете верхний край (основание крестца). Надавите сразу над краем. Повторите надавливание большими пальцами столько раз, сколько потребуется вашему пациенту. Прекратите работу, если точки стали чувствительными. Используйте силу давления, которая устраивает пациента.

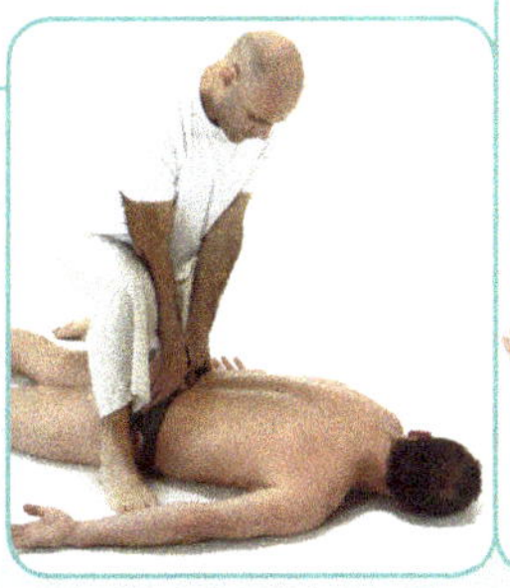

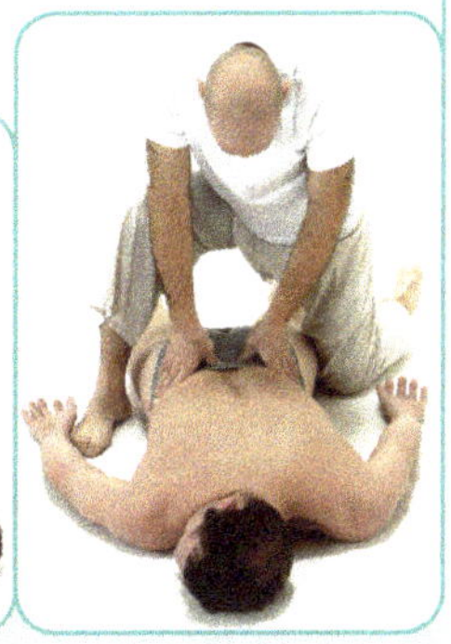

Как я могу понять, что использую правильную схему?
Некоторые виды поясничной боли проявляются, на первый взгляд, схожими симптомами, что может вводить в заблуждение. Надавливайте на точки поначалу нежно, и удерживайте давление от 10 до 15 секунд. Затем снова надавите на точки, но уже глубже, и снова задержитесь. Если схема выбрана правильно – вашему пациенту понадобится более глубокое надавливание и удержание точек, и он попросит ещё. Если схема выбрана не верно – пациент будет чувствовать себя не комфортно при надавливании. Одновременное нажатие с двух сторон поясничного отдела позвоночника приведёт к возникновению боли или дискомфорта у тех пациентов, у которых имеются болевые ощущения в пояснице, отличные от описанных в данной схеме.

Меры предосторожности:

- *Проконсультируйтесь со специалистом в случаях острой или неясной боли в пояснице.*
- *Проводите лечение ежедневно до восстановления. В неострых случаях проводите лечение дважды в неделю.*
- *Не проводите лечение, пока у пациента не прошли болевые ощущения после прошлого сеанса (если таковые имелись).*
- *Попросите пациента воздерживаться от внезапных и быстрых движений, вызывающих боль, таких как поднимание тяжестей.*

Избранные терапевтические точки

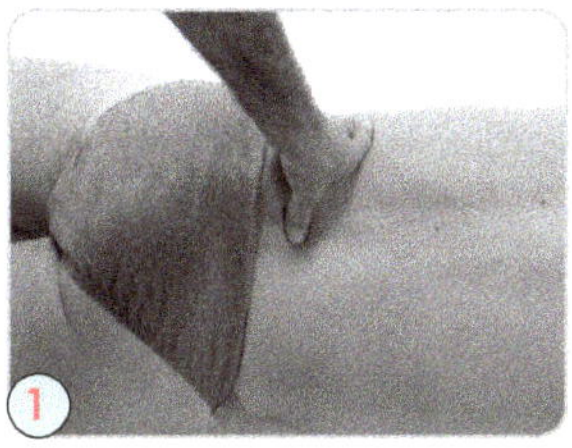

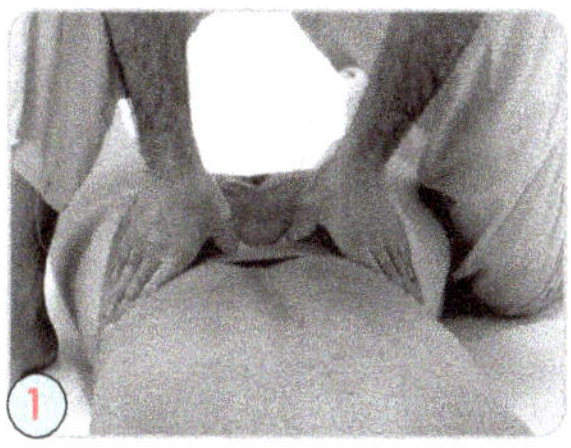

Схема – 36 ПОЯСНИЦА

Боль в поясничных позвонках

● редко встречающееся состояние

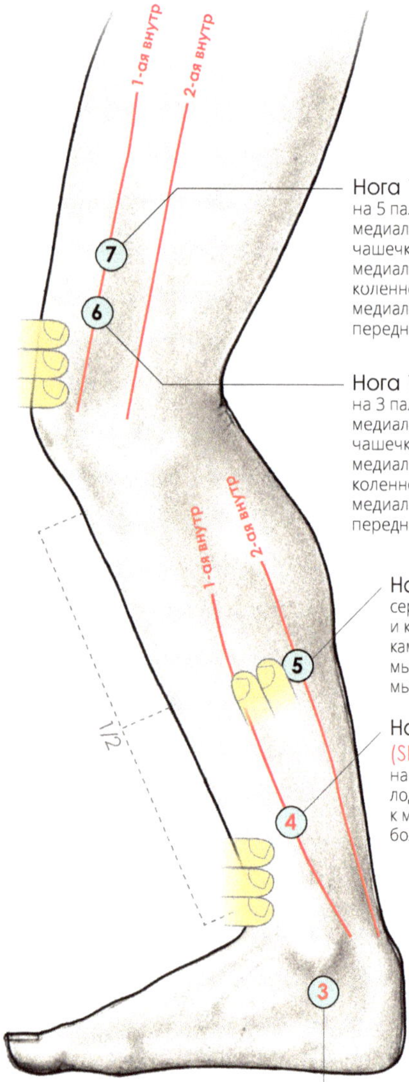

Нога 1-ая внутр. линия-8
на 5 пальцев выше верхнего медиального края коленной чашечки • на линии между медиальной границей коленной чашечки и медиальным краем верхней передней подвздошной ости

Нога 1-ая внутр. линия-6
на 3 пальцев выше верхнего медиального края коленной чашечки • на линии между медиальной границей коленной чашечки и медиальным краем верхней передней подвздошной ости

Нога 2-ая внутр. линия-7
середина между лодыжкой и коленом • между камбаловидной и икроножной мышцами • под икроножной мышцей, когда она сокращена

Нога 1-ая внутр. линия-1 (SP-6)
на 3 пальца выше медиальной лодыжки • примыкает к медиальной границе большеберцовой кости

положение на спине

Внутр. стопа-2 (KID-6)
на 1 палец ниже середины, точно под медиальной лодыжкой • найдите узкое углубление между внутренней границей лодыжки и таранной костью

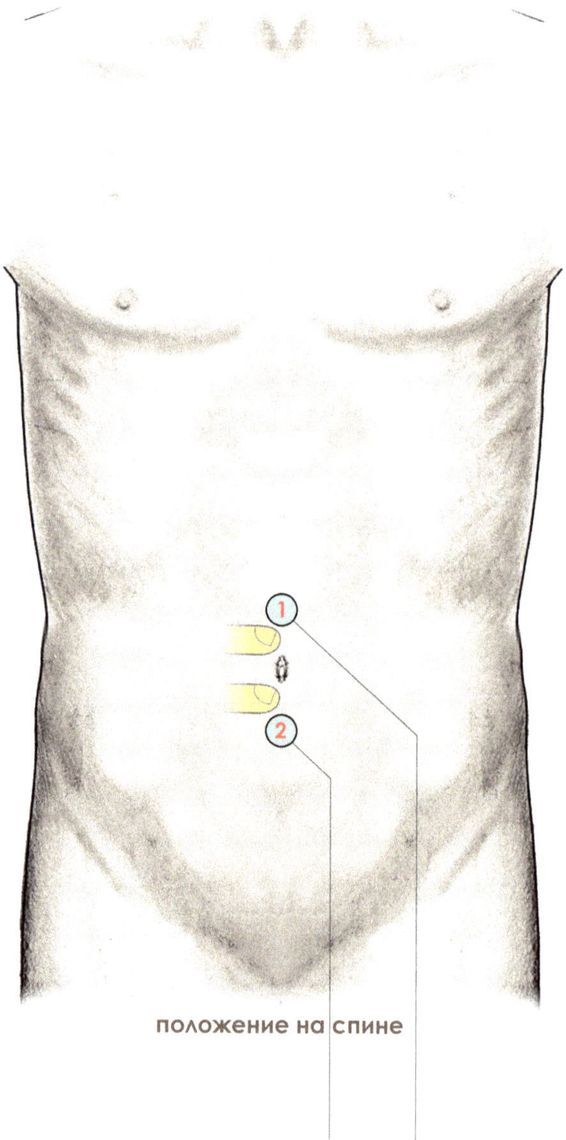

положение на спине

Средняя линия живота-2 (CV-7)
на 1 палец ниже пупка

Средняя линия живота-1 (CV-9)
на 1 палец выше пупка

Описание проблемы:

- *Хроническая или острая боль ощущается в поясничных позвонках. Чаще всего, боль хроническая.*
- *Боль локальная и не распространяется на большие участки поясницы. Она сконцентрирована на одном или двух поясничных позвонках, обычно на 2-ом, 3-ем или 4-ом позвонке.*
- *Боль усиливается при множестве движений, включающих сгибание/разгибание поясницы или поворот, но также усиливается в различных статичных позах, таких как сидение или лежание.*
- *Боль может, как слегка ограничивать привычный объем движений, так и привести к полной утрате подвижности. Острая боль может сопровождать движения, выходящие за доступный радиус, варьирующийся в зависимости от тяжести состояния.*

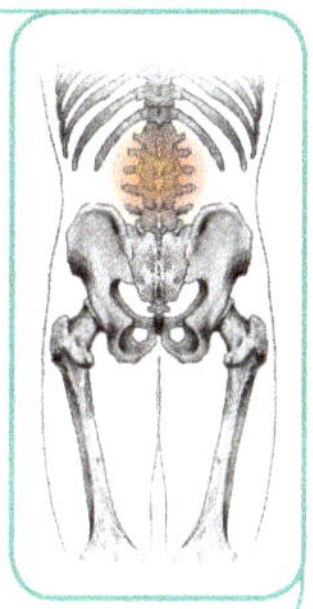

Последовательность лечения

Основные инструкции:
Закончите шаги с 1 по 4, повторите проходы по точкам, сколько позволяет время. Лечите обе ноги.

1. Правильно расположите пациента

Попросите вашего пациента лечь на спину с согнутыми коленями и со стопами, стоящими на полу. Это положение уменьшает давление на спину (подушки под коленями не окажут того же эффекта, но можно воспользоваться стулом).

2. Массаж живота и точки акупрессуры

фаза а: Если время позволяет – начните с полного массажа живота.
фаза б: Надавите большим пальцем на точки (1) и (2). Надавливайте настолько глубоко, насколько позволит пациент (может быть немного болезненно), но уменьшите давление, если пациент напрягается. Не работайте глубоко с животом, если вашему пациенту больше 60 лет, или он страдает от нарушений, связанных с кровообращением.

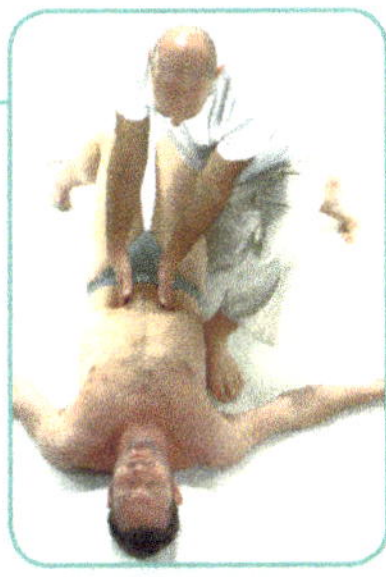

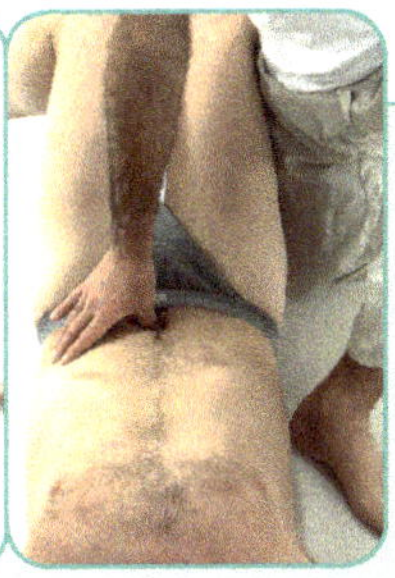

3. Массаж внутренней стороны ноги

Сделайте массаж внутренней стороны ноги, используя любую технику, с которой вы знакомы. Используйте вес вашего тела, начинайте движение от стопы, и двигайтесь до паха и обратно – от 1 до 3 раз. Для практикующих тайский массаж- используйте ладонь для массажа внутренней поверхности ног.

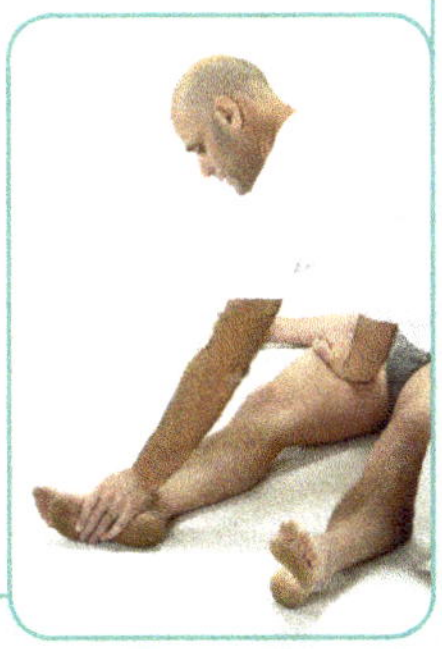

4. Терапевтические линии и акупрессурные точки внутренней поверхности ноги

фаза а: Проработайте большими пальцами рук внутренние линии ноги 1 и 2 от 1 до 3 раз.
фаза б: Надавите большим пальцем на точки с (3) по (7). Надавливайте на каждую точку от 10 до 15 секунд. Можете использовать также ваши ладони для надавливания. Повторите надавливание на точки 2-3 раза. Прекратите работу, если точки стали чувствительными. Используйте силу давления, которая устраивает вашего пациента.

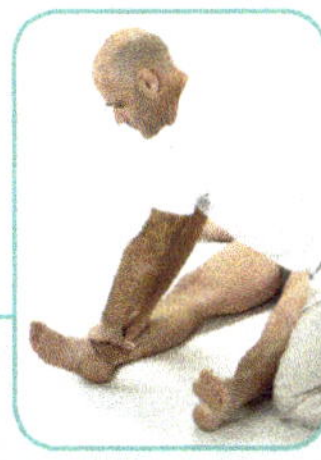

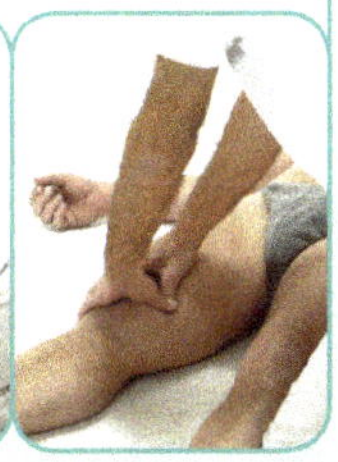

Меры предосторожности:

- *Проконсультируйтесь со специалистом в случаях острой или неясной боли в пояснице.*
- *Будьте крайне бдительны и осторожны при работе с областью живота пациента, которому- за 60 лет.*
- *Проводите лечение ежедневно до восстановления. В подострых случаях проводите лечение дважды в неделю.*
- *Не проводите лечение, пока у пациента не прошли болевые ощущения после прошлого сеанса (если таковые имелись).*
- *Попросите пациента воздерживаться от внезапных и быстрых движений, вызывающих боль, таких как поднимание тяжестей.*

Избранные терапевтические точки

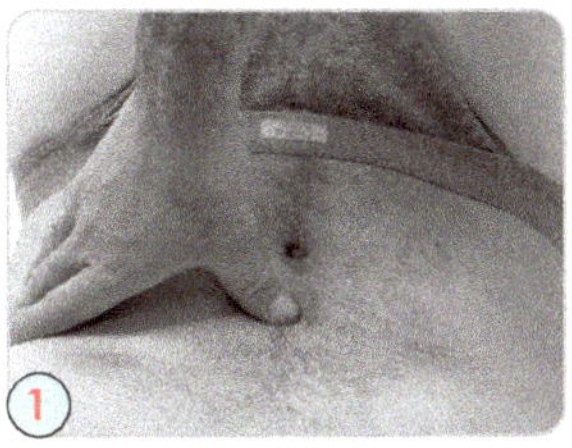

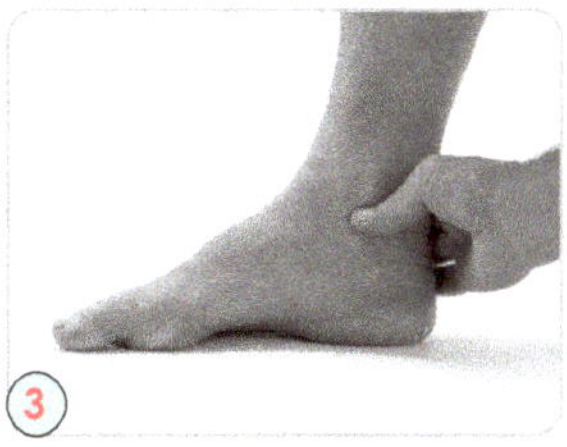

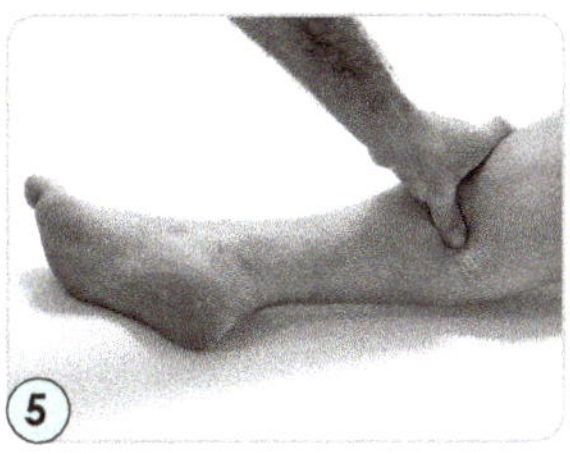

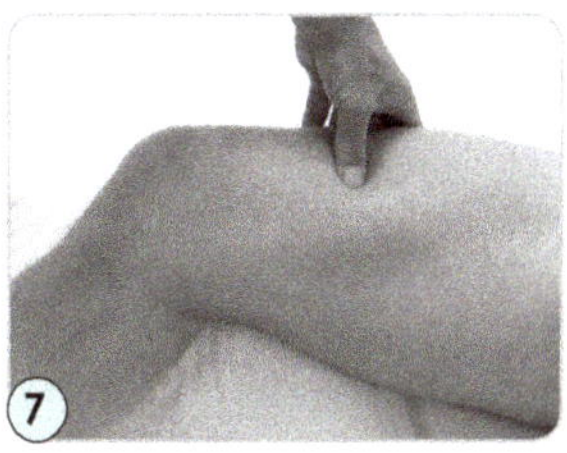

Схема – 37 ПОЯСНИЦА

Боль в пояснице, сопровождаемая болью в ягодицах

●●● очень часто встречающееся состояние

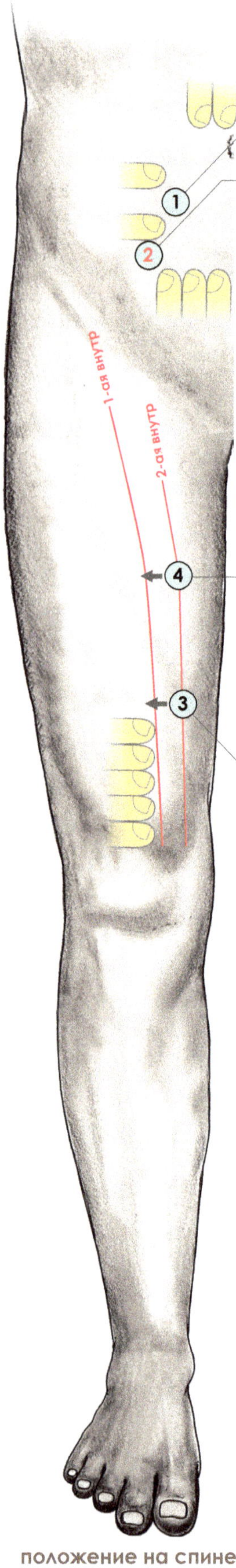

1-ая линия живота-2
на 1 палец ниже пупка • на 2 пальца латеральнее средней линии

2-ая линия живота-3 (ST-28)
на 3 пальца ниже пупка • на 3 пальца латеральнее средней линии • на 1 палец ниже точки 1

Нога 2-ая внутр. линия-13
на 10 пальцев над надмыщелком бедренной кости • в углублении на длинной приводящей мышце • на линии между медиальным надмыщелком бедренной кости и точкой на складке паха, где легко прощупывается пульс бедренной артерии

Нога 2-ая внутр. линия-11
на 5 пальцев над надмыщелком бедренной кости в углублении между медиальной широкой мышцей бедра и приводящей мышцей • надавливать внутрь и вверх, толкая приводящую мышцу к кости

положение на спине

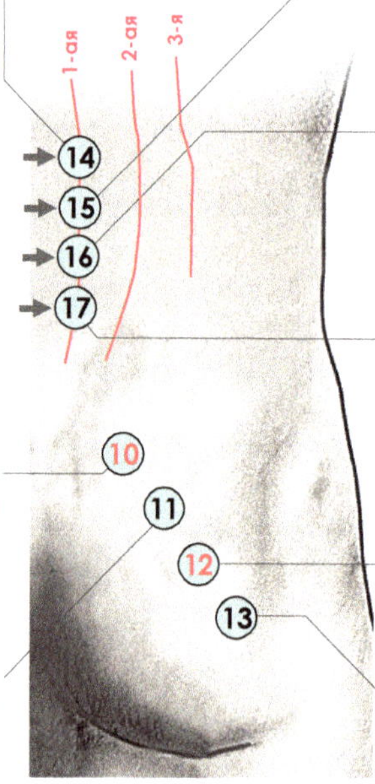

1-ая спинная-3
на уровне нижней границы остистого отростка L-1 • сразу под нижним ребром • в углублении спинной борозды • надавливать вбок, толкая спинную мышцу от позвоночника

1-ая спинная-4
на уровне нижней границы остистого отростка L-2 • на середине между высшими точками подвздошного гребня и нижним краем нижнего ребра • в углублении спинной борозды • надавливать вбок, толкая спинную мышцу от позвоночника

1-ая спинная-5
на уровне нижней границы остистого отростка L-3 • на одном уровне с высшими точками подвздошного гребня • в углублении спинной борозды • надавливать вбок, толкая спинную мышцу от позвоночника

1-ая спинная-6
на уровне нижней границы остистого отростка L-4 • над нижней точкой линии и сразу над задней верхней подвздошной остью • в углублении спинной борозды • надавливать вбок, толкая спинную мышцу от позвоночника

2-ая внешняя линия на боку-13 (BL-29)
на латеральном крае крестца • на уровне с S-3 и S-4 • на одном уровне с линией, пролегающей горизонтально над большим вертелом бедренной кости

2-ая внешняя линия на боку-12
на 1 палец ниже точки 10

2-ая внешняя линия на боку-11 (GB-30)
на 1 палец под точкой 11 • треть расстояния от большого вертела до вершины копчика

2-ая внешняя линия на боку-10
на 1 палец ниже точки 12

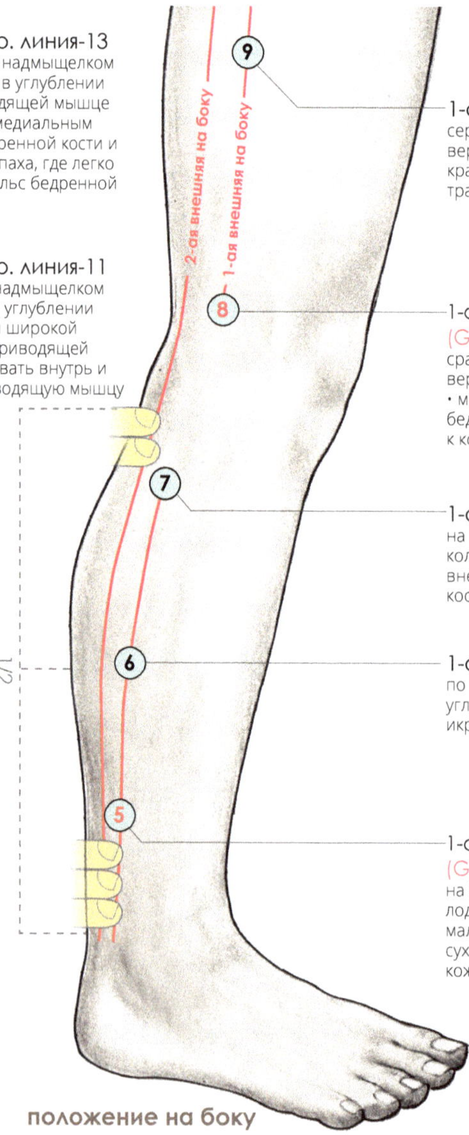

1-ая внешняя линия на боку-6
середина между коленом и большим вертелом бедренной кости • на заднем крае подвздошно-большеберцового тракта

1-ая внешняя линия на боку-4 (GB-33)
сразу над коленом • на одном уровне с верхней границей коленной чашечки • между сухожилием двуглавой мышцы бедра и бедренной костью • надавливать к кости

1-ая внешняя линия на боку-3
на 2 пальца ниже латеральной границы колена • чувствительная точка на внешнем краю головки малоберцовой кости

1-ая внешняя линия на боку-2
по середине между коленом и лодыжкой, в углублении между малоберцовой костью и икроножной мышцей

1-ая внешняя линия на боку-1 (GB-39)
на 3 пальца над выступом латеральной лодыжки, в углублении между малоберцовой костью и ахиллесовым сухожилием • надавливайте, растягивая кожу за малоберцовой костью

положение на боку

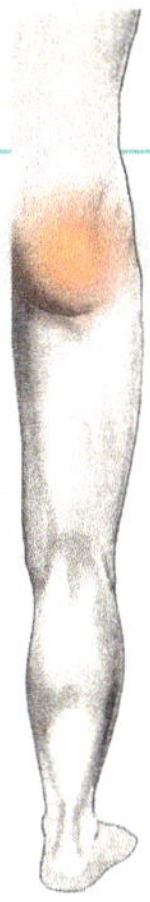

Описание проблемы:

- *Хроническая или острая боль, ощущается в одной или обеих ягодицах.*
- *Данная патология обычно сопровождается болью в пояснице и так же может ощущаться вдоль ноги (или обеих ног).*
- *Боль усиливается при множестве движений, включающих сгибание (например, надевание носков сидя), разгибание поясницы (например, при ходьбе) или её поворот (например, при движении задним ходом на машине).*
- *Боль может, как слегка ограничивать привычный объем движений, так и привести к полной утрате подвижности. Острая боль может сопровождать такие движения, как наклон вперёд, прогиб назад или скручивание, выходящие за доступный радиус, варьирующийся в зависимости от тяжести состояния.*
- *Положение поясницы может быть искривлено.*

Последовательность лечения

Основные инструкции:
Начинайте лечение с той стороны, где боль чувствуется сильнее;
Проведите лечение и второй стороны, если там тоже ощущается боль и требуется лечение.
В большинстве случаев обе стороны требуют вашего лечения.

1. Правильно расположите пациента

Попросите вашего пациента лечь на спину с согнутыми коленями и стопами, стоящими на полу. Это положение уменьшает давление на спину (подушки под коленями не окажут того же эффекта, но можно воспользоваться стулом). Если положение лёжа для пациента слишком болезненно – перейдите к пунктам 6, 7 и 8, а затем вернитесь к пункту 1 снова. Если все же болезненно, но терпимо – начните лечение брюшного отдела, так как это может снять боль.

2. Массаж и точки акупрессуры живота

Фаза а: Если время позволяет – начните с полного массажа брюшной области.
Фаза б: Надавите большим пальцем руки на точки (1) и (2). Надавливайте настолько глубоко, насколько позволит пациент (может быть немного болезненно), но уменьшите давление, если пациент напрягается. Не работайте глубоко с животом, если вашему пациенту больше 60 лет, или он страдает от нарушений, связанных с кровообращением.

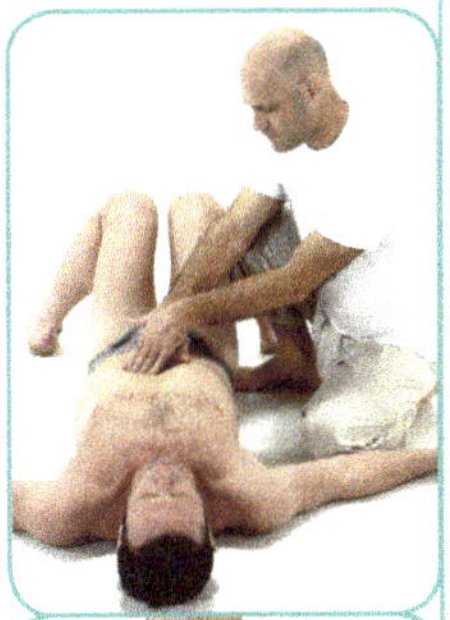

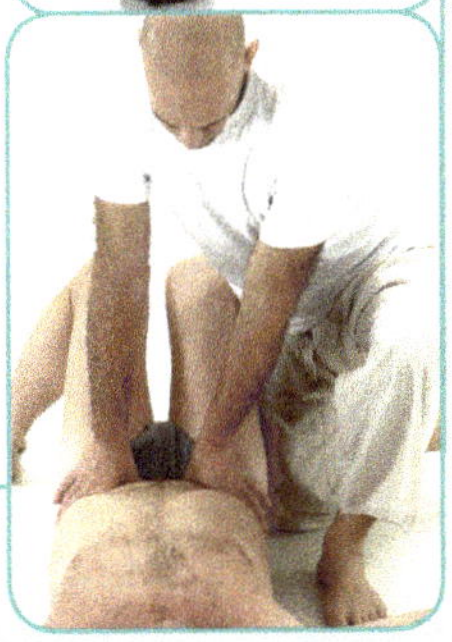

3. Массаж внутренней стороны ноги

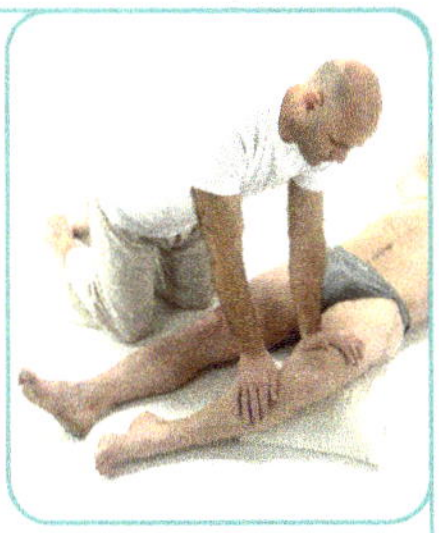

Сделайте массаж внутренней стороны ноги, используя любую технику, с которой вы знакомы. Используйте вес вашего тела, начинайте движение от стопы и двигайтесь до паха и обратно – от 1 до 3 раз. Для практикующих тайский массаж - используйте ладонь для массажа внутренней поверхности ноги.

4. Терапевтические линии и акупрессурные точки внутренней поверхности бедра

фаза а: Проработайте большими пальцами 2-ую внутреннюю линию бедра от 1 до 3 раз.
фаза б: Надавите большим пальцем на точки (3) и (4). Надавливайте на каждую точку от 10 до 15 секунд. Можете использовать также ваши ладони для надавливания. Надавите внутрь и по направлению стрелки (смотреть рисунок).

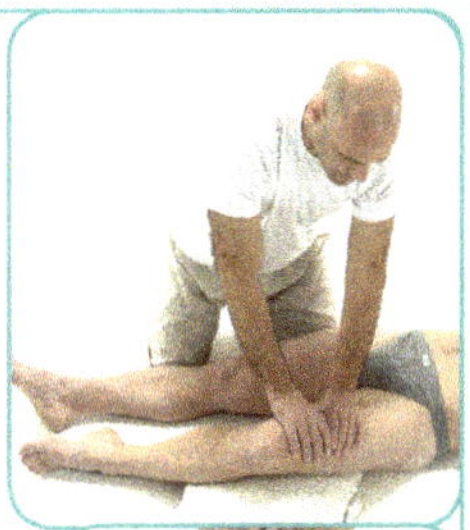

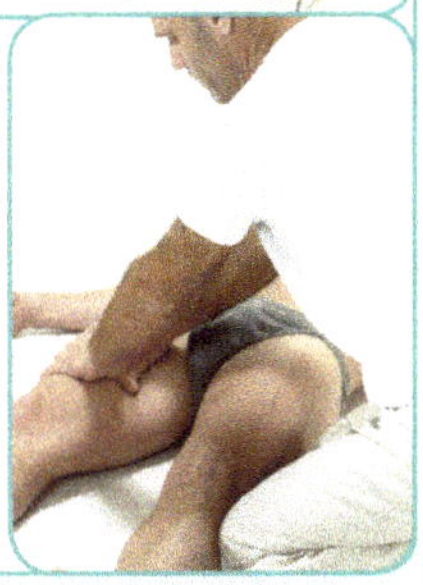

5. Надавливание коленом - опционально

Используйте ваше колено для работы с 1-ой и 2-ой внешними линиями ноги в положении сбоку от бедра. Отклонитесь назад, потяните колено вашего пациента, одновременно толкая своё колено к бедру, и прокатите мышцы задней поверхности бедра вбок- в сторону другой ноги. Начните от колена, проработайте половину бедра и вернитесь к колену. Повторите один-два раза. Работайте медленно, каждый раз надавливая по 5 секунд.

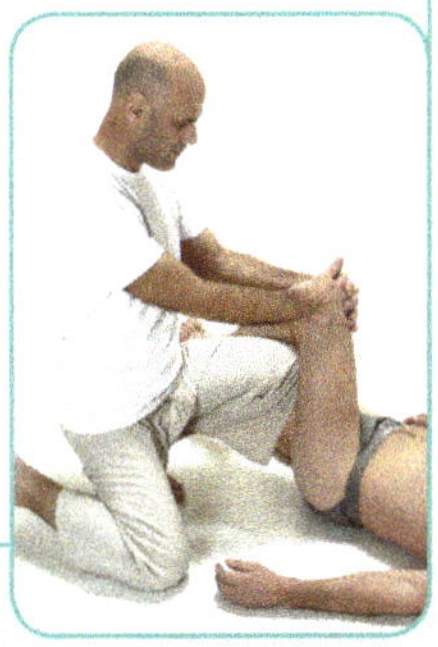

продолжение на следующей странице ➤

Боль в пояснице, сопровождаемая болью в ягодицах

6. Терапевтические линии и акупрессурные точки боковой поверхности ноги

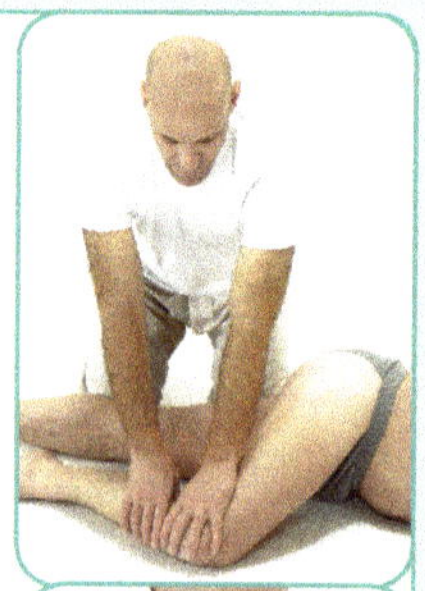

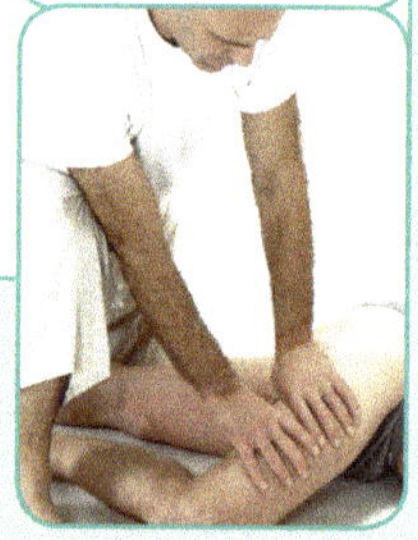

Попросите пациента лечь на бок.

фаза а: Проработайте большими пальцами рук 1-ую боковую линию бедра один-два раза.

фаза б: Надавите большим пальцем руки на точки с 5 по 9 от 1 до 3 раз.

7. Массаж и акупрессурные точки тазобедренного сустава

фаза а: Проработайте большими пальцами рук зону вокруг большого вертела бедренной кости и вдоль тазовой кости и крестца.

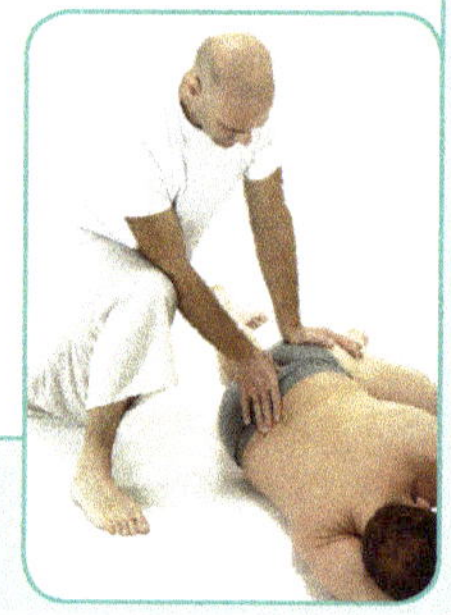

фаза б: Надавите большим пальцем на точки с 10 по 13 от 2 до 3 раз.

8. Акупрессурные точки поясницы

Надавите поочерёдно на точки с 14 по 17 2-3 раза, используя большой палец руки. Надавливайте вглубь и в сторону стрелки (смотреть рисунок), чтобы толкнуть спинную мышцы от позвоночника. В этом случае вы работаете со 2-ой спинной линией, а не с 1-ой. Если давление причиняет боль – остановитесь. Острая боль в месте давления может означать воспаление. Прямое давление на воспалённые ткани ухудшит состояние и противопоказано. Если поясница отвечает на ваше надавливание спазмом – остановитесь, даже если нет признаков воспаления. В данной ситуации лечите живот и ноги, но пропустите поясницу.

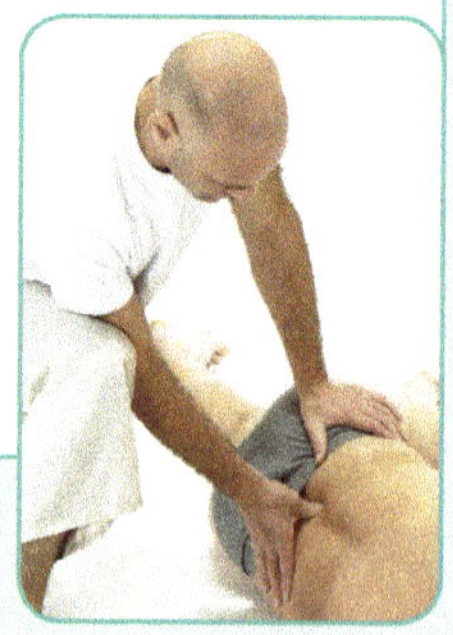

9. Растяжка передней поверхности бедра

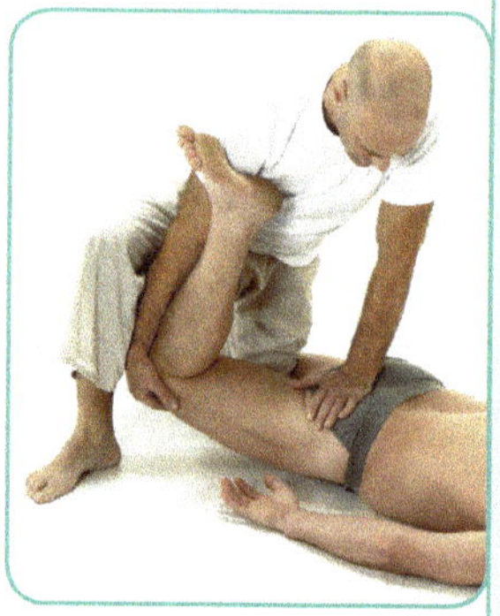

Следуя схеме лечения подострых фаз, вы можете очень аккуратно потянуть бедро вашего пациента. Если при растягивании появляется боль – остановитесь. Потяните колено вверх, очень медленно, одной рукой. Боль в передней поверхности бедра - это хорошо. Во время того, как вы тянете колено, надавите на ягодицу другой рукой и толкните её вдоль ноги, это предохранит поясницу от растяжения.

Меры предосторожности:

- *Проконсультируйтесь со специалистом в случаях острой или неясной боли в пояснице.*
- *Избегайте растяжек при лечении острых состояний.*
- *Используйте только растяжку, описанную в шаге 9, и только после того, как вы отработали её на здоровых людях.*
- *Прекратите любые растяжки или любые другие свои действия во время лечения – если они причиняют боль.*
- *Будьте крайне бдительны и осторожны при работе с областью живота пациентов, которым за 60.*
- *Прямое давление на поясницу, вызывающее боль, может указывать на воспаление и - противопоказано. В таких случаях проводите лечение живота, ног, но пропустите поясницу.*
- *Проводите лечение ежедневно до восстановления. В подострых фазах проводите лечение дважды в неделю.*
- *Не проводите лечение, пока у пациента не прошли болевые ощущения после прошлого сеанса (если таковые имелись).*
- *Попросите пациента воздерживаться от внезапных и быстрых движений, вызывающих боль, таких как поднимание тяжестей.*

Избранные терапевтические точки

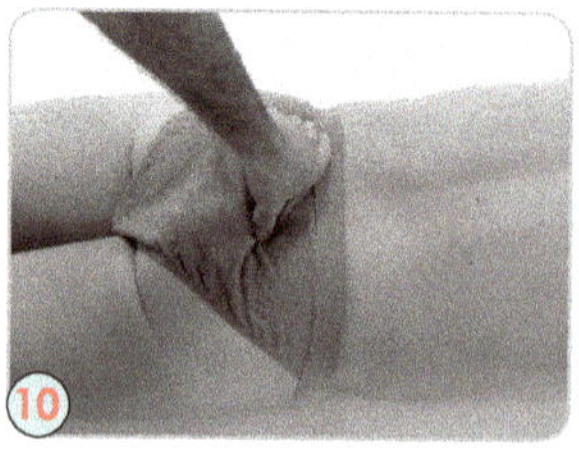

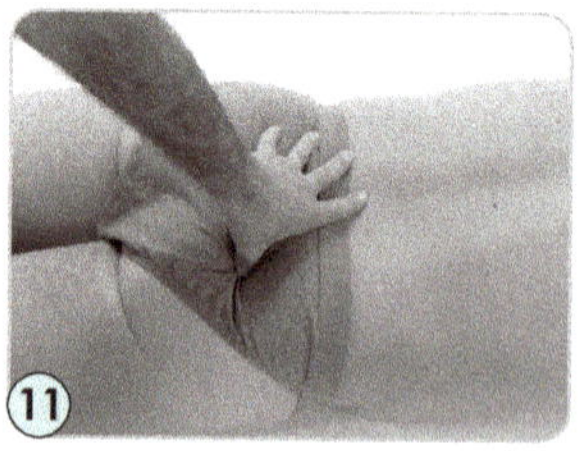

Схема – 38 ПОЯСНИЦА

Иррадиирущая боль в ноге

●●● очень часто встречающееся состояние

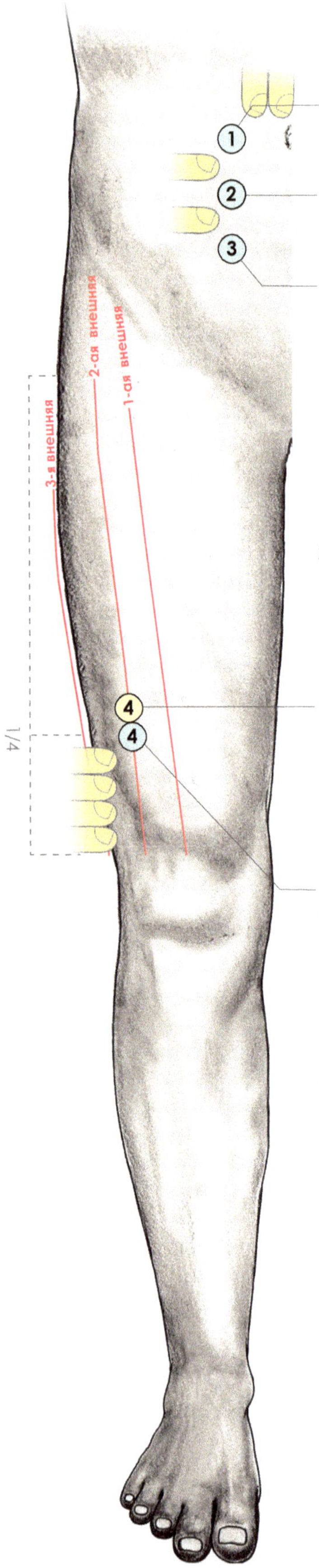

положение на спине

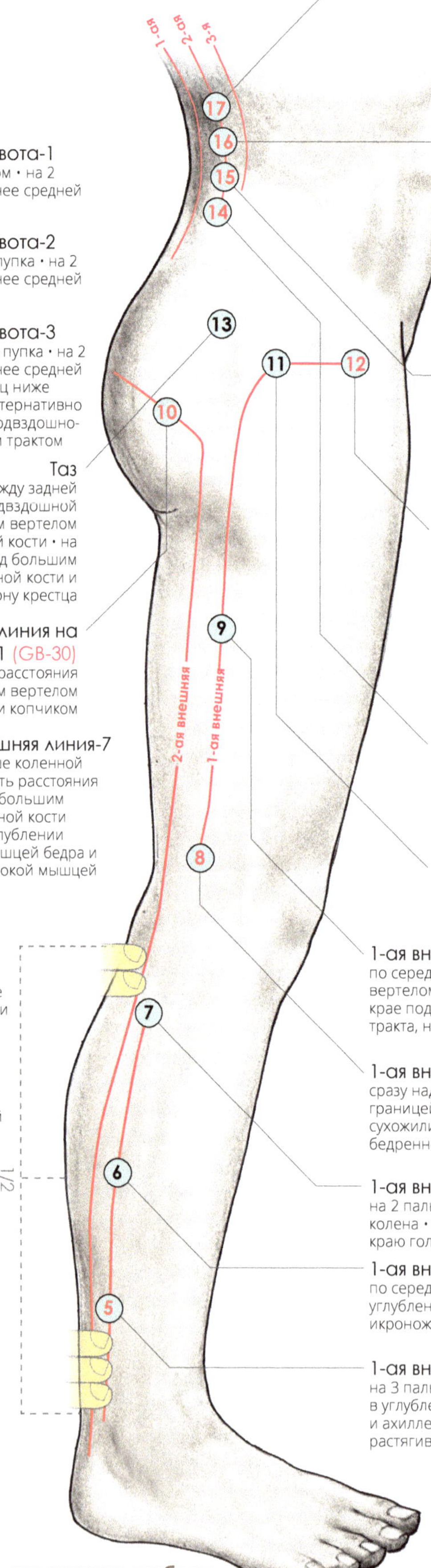

положение на боку

1-ая линия живота-1
на уровне с пупком • на 2 пальца латеральнее средней линии

1-ая линия живота-2
на 1 палец ниже пупка • на 2 пальца латеральнее средней линии

1-ая линия живота-3
на 3 пальца ниже пупка • на 2 пальца латеральнее средней линии • на 1 палец ниже точки 2 • или, альтернативно – просто перед подвздошно-большеберцовым трактом

Таз
по середине между задней верхней подвздошной остью и большим вертелом бедренной кости • на 3 пальца над большим вертелом бедренной кости и 2-3 пальца в сторону крестца

2-ая внешняя линия на боку-11 (GB-30)
на одной трети расстояния между большим вертелом бедренной кости и копчиком

нога 2-ая внешняя линия-7
на 5 пальцев выше коленной чашечки • четверть расстояния между коленом и большим вертелом бедренной кости • в небольшом углублении между прямой мышцей бедра и латеральной широкой мышцей

нога 2-ая внешняя линия-6
на 4 пальца выше коленной чашечки • в небольшом углублении между прямой мышцей бедра и латеральной широкой мышцей бедра

2-ая спинная-17 (BL-22)
на 2 пальца латеральнее остистого отростка • на уровне с нижней границей остистого отростка L-1 • сразу под нижним ребром • на верхней точке, где поясница ещё остаётся чувствительной • в наиболее выпуклой точке параспинальных мышц

2-ая спинная-18 (BL-23)
на 2 пальца латеральнее остистого отростка • на уровне с нижней границей остистого отростка L-2 • на середине между высшей точкой подвздошного гребня и нижней границей нижнего ребра • в наиболее выпуклой точке параспинальных мышц

2-ая спинная-19 (BL-24)
на 2 пальца латеральнее остистого отростка • на уровне с нижней границей остистого отростка L-3 • на одном уровне с высшей точкой подвздошного гребня • в наиболее выпуклой точке параспинальных мышц

1-ая внешняя линия на боку-8 (GB-29)
чувствительная точка, отдающая книзу • в точке по середине линии между верхней передней подвздошной остью и большим вертелом бедренной кости • на латеральном конце складки кожи, образующейся при сгибании бедра, когда колено пациента притянуто к его животу • на передней поверхности напрягателя широкой фасции бедра

2-ая спинная-20 (BL-25)
на 1 палец латеральнее остистого отростка L-4 • над нижней точкой линии и немного над задней верхней подвздошной остью • в наиболее выпуклой точке параспинальных мышц

1-ая внешняя линия на боку-7
над выступом большого вертела бедренной кости

1-ая внешняя линия на боку-6
по середине между коленом и большим вертелом бедренной кости • на заднем крае подвздошно-большеберцового тракта, на бедренной кости

1-ая внешняя линия на боку-4 (GB-33)
сразу над коленом • на уровне с верхней границей коленной чашечки • между сухожилием двуглавой мышцы бедра и бедренной костью • надавливать к кости

1-ая внешняя линия на боку-3
на 2 пальца ниже латеральной границы колена • чувствительная точка на внешнем краю головки малоберцовой кости

1-ая внешняя линия на боку-2
по середине между коленом и лодыжкой, в углублении между малоберцовой костью и икроножной мышцей

1-ая внешняя линия на боку-1 (GB-39)
на 3 пальца над выступом латеральной лодыжки, в углублении между малоберцовой костью и ахиллесовым сухожилием • надавливайте, растягивая кожу за малоберцовой костью

Описание проблемы:

- *Хроническая или острая боль, ощущается вдоль одной или обеих ног (обычно в одном бедре).*
- *Ощущение боли в ногах часто сопровождается хронической или острой болью с одной или обеих сторон поясницы. Иногда, боль может отдавать в пах или область живота.*
- *Боль усиливается при множестве движений, включающих сгибание (например, надевание носков сидя), разгибание (например, при ходьбе) поясницы или поворот (например, при движении задним ходом на машине).*
- *Боль может, как слегка ограничивать привычный объем движений, так и привести к полной утрате подвижности. Острая боль может сопровождать движения (наклон вперёд, прогиб назад, скручивание), выходящие за доступный радиус, варьирующийся в зависимости от тяжести состояния.*
- *Положение поясницы может быть искривлено.*

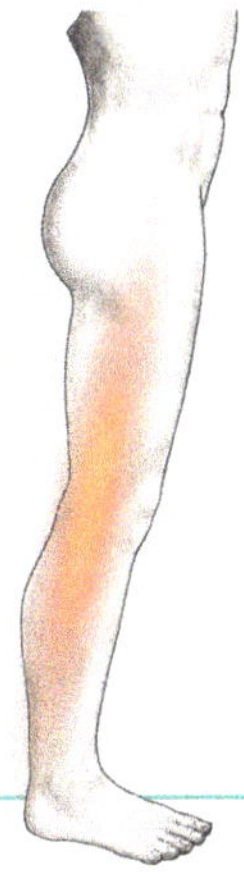

Последовательность лечения

Основные инструкции:
Когда нет боли непосредственно в пояснице – используйте только данную схему. Однако, когда дополнительно ощущается боль в пояснице – добавьте схемы 37, 39 или 40 в зависимости от симптомов. Когда боль усиливается при наклоне – используйте схему 39. Когда боль усиливается при прогибе – используйте схему 40. Когда боль присутствует в ягодицах – используйте схему 37.

1. Правильно расположите пациента

Попросите вашего пациента лечь на спину с согнутыми коленями и стопами, стоящими на полу. Это положение уменьшает давление на спину (под коленями не приведут к тому же эффекту, но можно воспользоваться стулом). Если положение лёжа для него слишком болезненно – перейдите к пунктам 5, 6 и 7, а затем вернитесь к пункту 1 снова. Если все ещё болезненно, но терпимо – начните лечение живота, так как это может снять боль.

2. Массаж живота и точки акупрессуры

фаза а: Если время позволяет – начните с полного массажа живота.
фаза б: Надавите большим пальцем на точки (1), (2) и (3). Надавливайте настолько глубоко, насколько позволит пациент (может быть немного болезненно), но уменьшите давление, если пациент напрягается. Не работайте глубоко с животом, если вашему пациенту больше 60 лет, или он страдает от нарушений, связанных с кровообращением.

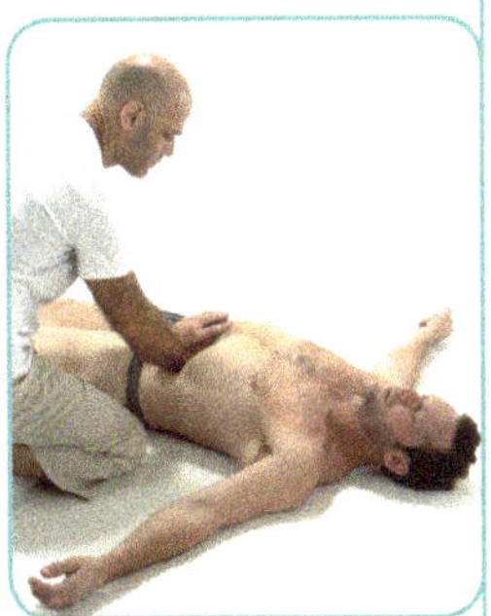

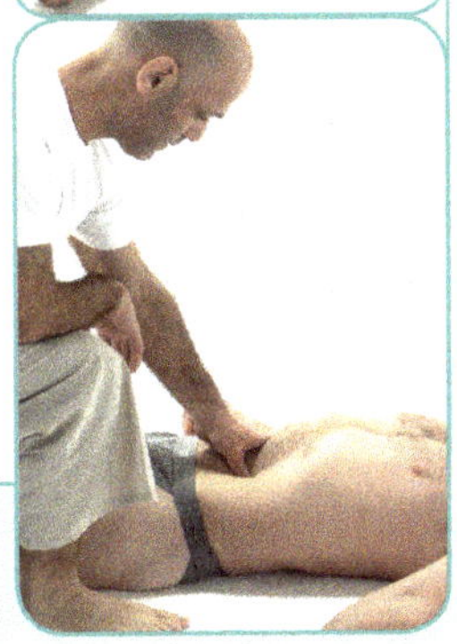

3. Терапевтические линии и акупрессурные точки бедра

фаза а: Проработайте большими пальцами рук 2-ую внешнюю линию ноги от 1 до 3 раз.
фаза б: Надавите большим пальцем руки на точку (4) от 10 до 15 секунд. Можете использовать также ваши ладони для надавливания. Если используете ладонь – увеличьте время надавливания. Нога пациента может быть прямой или согнута. Если нога согнута – используйте для нажатия вашу ладонь, надавите на точку и толкните в сторону живота пациента. Когда нога прямая – работайте с голубой точкой. Когда согнута – с жёлтой.

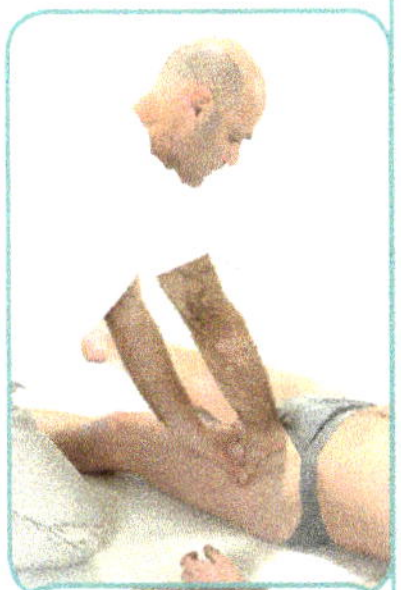

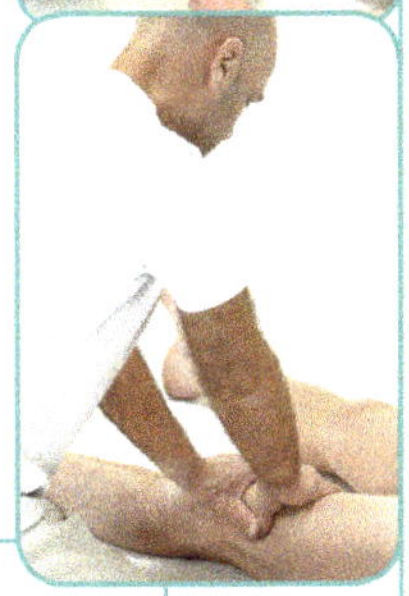

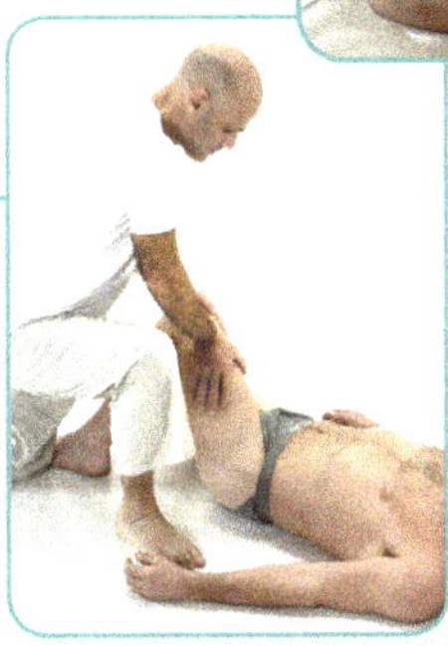

4. Надавливание коленом - опционально

Используйте ваше колено для работы с 1-ой и 2-ой внешними линиями ноги в положении сбоку от бедра. Отклонитесь назад, потяните колено вашего пациента, одновременно толкая своё колено к бедру, и прокатите мышцы задней поверхности бедра вбок, в сторону другой ноги. Начните от колена, проработайте половину бедра и вернитесь к колену. Повторите один-два раза. Работайте медленно, каждый раз надавливая по 5 секунд.

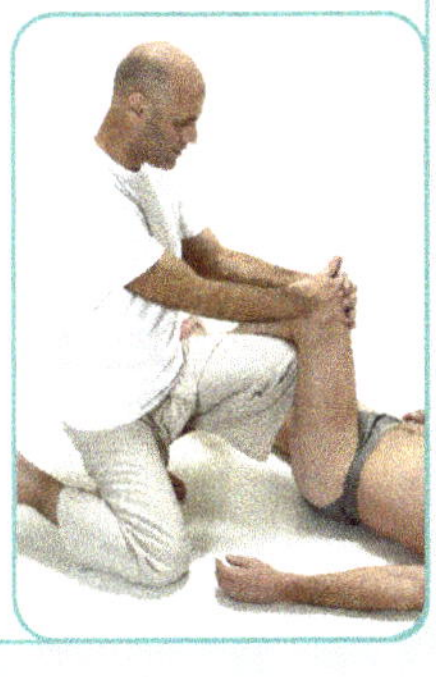

продолжение на следующей странице ➤

5. Терапевтическая линия и акупрессурные точки боковой поверхности ноги

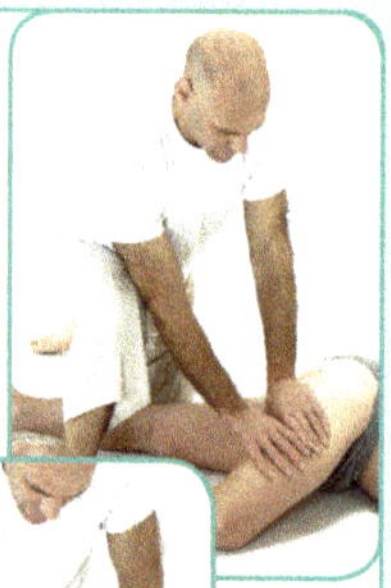
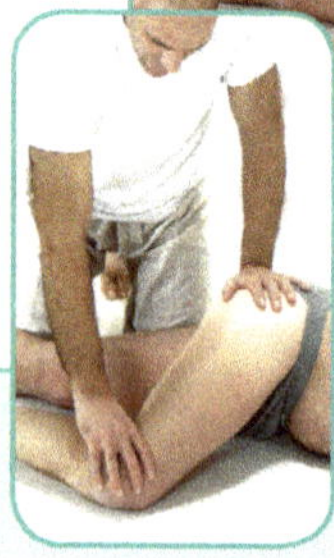

Попросите пациента лечь на бок.
фаза а: Проработайте большими пальцами рук 1-ую внешнюю линию бедра один-два раза.
фаза б: Надавите большим пальцем руки на точки с (5) по (9) от 1 до 3 раз.

6. ассаж и акупрессурные точки тазобедренного сустава

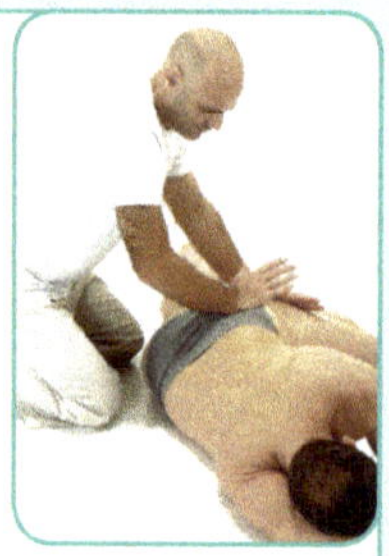

фаза а: Проработайте большими пальцами зону вокруг большого вертела бедренной кости и вдоль тазовой кости и крестца.
фаза б: Надавите большим пальцем на точки с (10) по (13) от 2 до 3 раз.

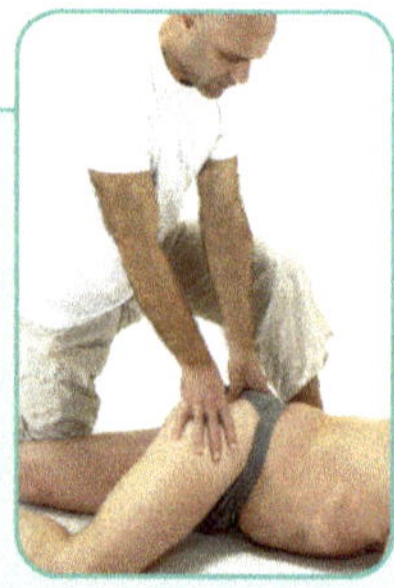
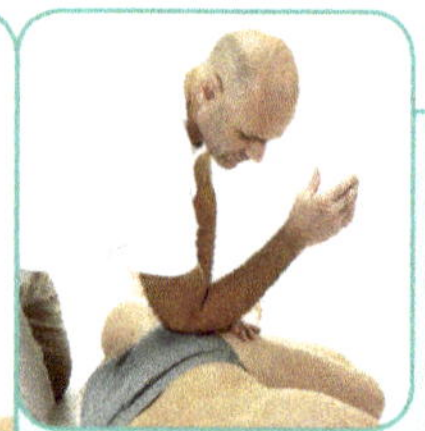

7. Акупрессурные точки поясницы

Используйте костяшки пальцев или большие пальцы для работы с точками с (14) по (17). Если давление причиняет боль – остановитесь. Острая боль в месте давления может означать воспаление. Прямое давление на воспалённые ткани ухудшит состояния и - противопоказано. В данной ситуации лечите живот и ноги, но пропустите поясницу.

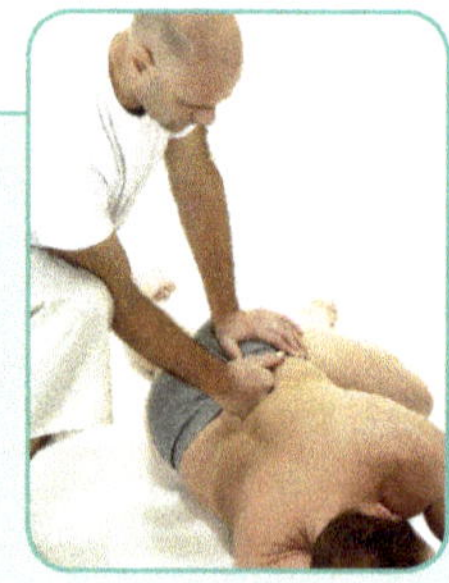
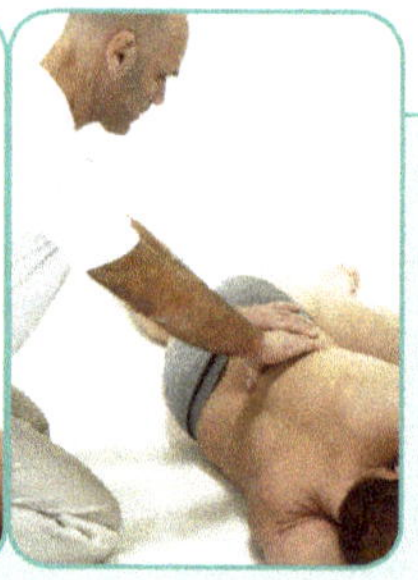

8. Растяжка передней поверхности бедра

Следуя схеме лечения подострых фаз, вы можете очень аккуратно растянуть бедро пациента. Если при растягивании появляется боль – остановитесь. Потяните колено вверх, очень медленно, одной рукой. Боль в передней поверхности бедра - это хорошо. Во время того, как вы тянете колено, надавите на ягодицу другой рукой и толкните её вдоль ноги, это предохранит поясницу от растяжения.

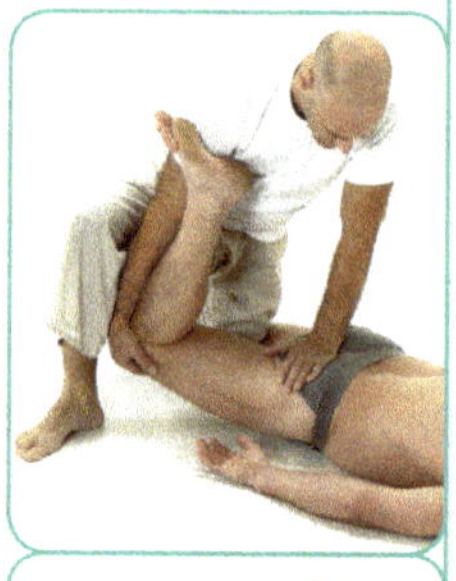
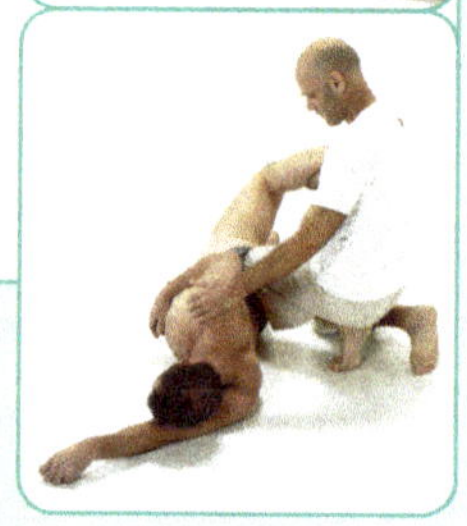

Меры предосторожности:

- *Проконсультируйтесь со специалистом в случаях острой или неясной боли в пояснице.*
- *Избегайте растяжек при лечении острых состояний.*
- *Используйте только растяжку, описанную в шаге 8, и только после того, как вы отработали её на здоровых людях.*
- *Прекратите любые растяжки или любые другие свои действия во время лечения – если они причиняют боль.*
- *Будьте крайне бдительны и осторожны при работе с областью живота пациентов, которым за 60.*
- *Боль, появляющаяся при прямом давлении на поясницу, может указывать на воспаление и является противопоказанием. В таких случаях проводите лечение живота, ног, но пропустите поясницу.*
- *Проводите лечение ежедневно до восстановления. В подострых фазах проводите лечение дважды в неделю.*
- *Не проводите лечение, пока у пациента не прошли болевые ощущения после прошлого сеанса (если таковые имелись).*
- *Попросите пациента воздерживаться от внезапных и быстрых движений, вызывающих боль, таких как поднимание тяжестей.*

Избранные терапевтические точки

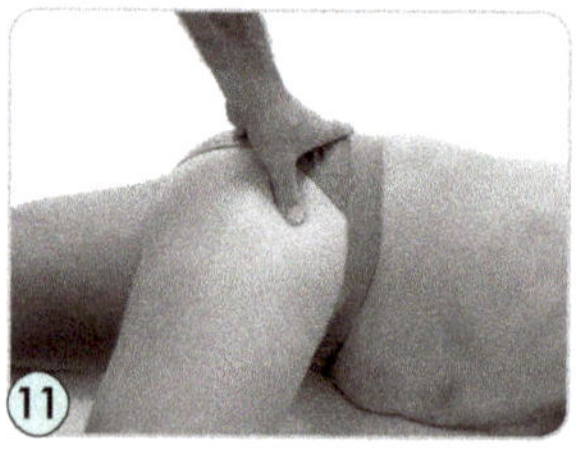

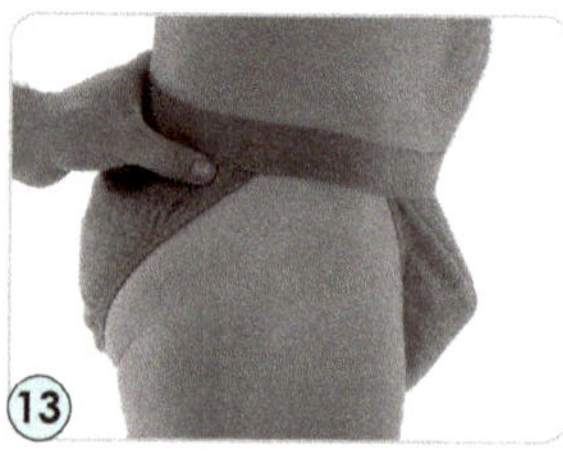

Схема – 39 ПОЯСНИЦА

Боль в пояснице при наклоне вперёд

●●● очень часто встречающееся состояние

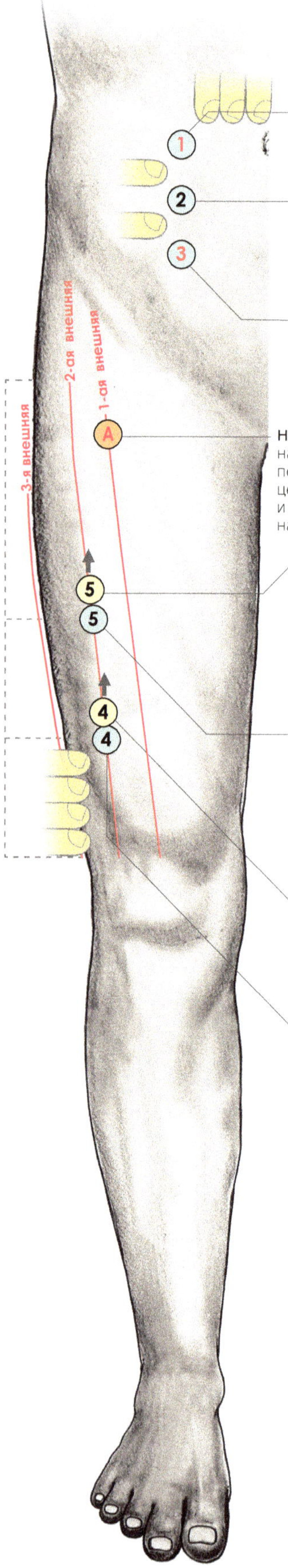

2-ая линия живота-1 (ST-25)
на уровне с пупком • на 3 пальца латеральнее средней линии

2-ая линия живота-2
на 1 палец ниже пупка • на 3 пальца латеральнее средней линии • на 1 палец ниже точки 1

2-ая линия живота-3 (ST-28)
на 3 пальца ниже пупка • на 3 пальца латеральнее средней линии • на 1 палец ниже точки 2

нога 1-ая внешняя линия-11 (ST-31)
на 5 пальцев выше верхней передней подвздошной ости • на линии между центром верхней грани коленной чашечки и верхней передней подвздошной остью • на прямой мышце бедра

нога 2-ая внешняя линия-9
на 10 пальцев выше коленной чашечки (когда колено согнуто) • на середине между верхним латеральным углом коленной чашечки и выступом большого вертела бедренной кости • между латеральной широкой мышцей бедра и прямой мышцей бедра

нога 2-ая внешняя линия-8
на 9 пальцев выше коленной чашечки (при выпрямленной ноге) • на середине между коленной чашечкой и выступом большого вертела бедренной кости • между латеральной широкой мышцей бедра и прямой мышцей бедра

нога 2-ая внешняя линия-7
на 5 пальцев выше коленной чашечки (когда колено согнуто) • в небольшом углублении между латеральной широкой мышцей бедра и прямой мышцей бедра

нога 2-ая внешняя линия-6
на 4 пальца выше коленной чашечки • в небольшом углублении между прямой мышцей бедра и латеральной широкой мышцей бедра

положение на спине

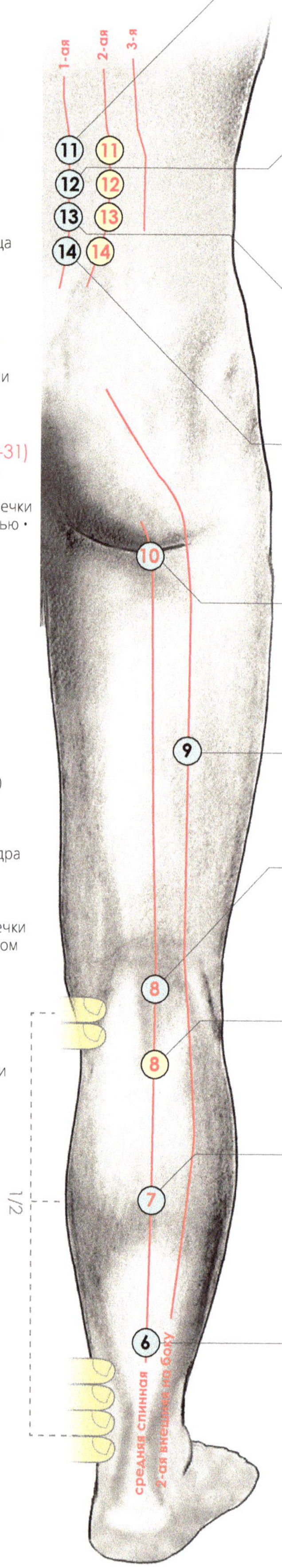

1-ая спинная-3
на одном уровне с нижней границей остистого отростка L-1 • сразу под нижним ребром • в углублении дуги позвоночника • надавливать вперёд, сразу за остистым отростком

1-ая спинная-4
на одном уровне с нижней границей остистого отростка L-2 • по середине между высшей точкой подвздошного гребня и нижним краем нижнего ребра • в углублении дуги позвоночника • надавливать вперёд, сразу за остистым отростком

1-ая спинная-5
на одном уровне с нижней границей остистого отростка L-3• на уровне высших точек подвздошных гребней • в углублении дуги позвоночника • надавливать вперёд, сразу за остистым отростком

1-ая спинная-6
на одном уровне с нижней границей остистого отростка L-4 • над нижней точкой линии и сразу над задней верхней подвздошной остью • в углублении дуги позвоночника • надавливать вперёд, сразу за остистым отростком

нога средняя задняя линия-7 (BL-36)
в углублении в центре ягодичной складки • на середине задних мышц бедра • надавливать вниз и вверх, к седалищному бугру

2-ая внешняя линия на боку-9
на середине между коленом и большим вертелом бедренной кости • в углублении между латеральной широкой мышцей бедра и двуглавой мышцей бедра

нога средняя задняя линия-4 (BL-40)
в центре подколенной впадины • между сухожилиями двуглавой мышцы бедра и полусухожильной мышцей • надавливать только при согнутом колене!

нога средняя задняя линия-3 (BL-55)
на средней линии икроножной мышцы • на 2 пальца ниже подколенной впадины • точно под слегка скованной мышечной тканью

нога средняя задняя линия-2 (BL-57)
на средней линии икроножной мышцы • по середине между коленом и лодыжкой • в углублении под икроножной мышцей, когда она сокращена • на мышечно-сухожильном сочленении

нога средняя задняя линия-1
на ахиллесовом сухожилии • 4 пальца над пяткой или 3 пальца над лодыжкой

положение на животе (возможно, на боку)

Описание проблемы:

- *Хроническая или острая боль с одной или обеих сторон поясницы. Чаще, ощущается больше в положении «на боку».*
- *Боль может ощущаться в одной или обеих ногах, обычно в одном бедре вдоль 2-ой внешней линии ноги и/или 1-ой внешней линии ноги (на боку).*
- *Боль всегда усиливается при наклоне вперёд, но также может усиливаться при прогибе назад и при скручивании.*
- *Боль усиливается при множестве движений, включающих сгибание (например, надевание носков сидя), разгибание (например, при ходьбе) поясницы или поворот (например, при движении задним ходом на машине).*
- *Боль может, как слегка ограничивать привычный объем движений, так и привести к полной утрате подвижности. Острая боль может сопровождать движения (наклон вперёд, прогиб назад, скручивание), выходящие за доступный радиус, варьирующийся в зависимости от тяжести состояния.*
- *Положение поясницы может быть искривлено.*

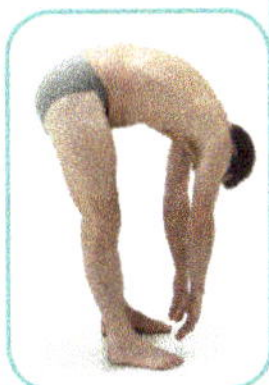
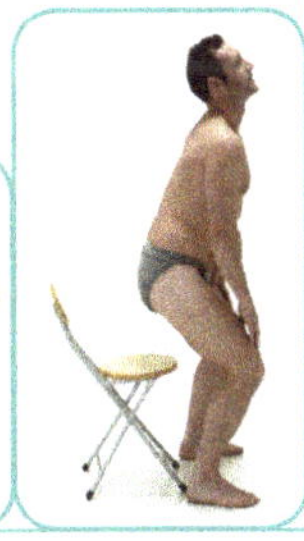
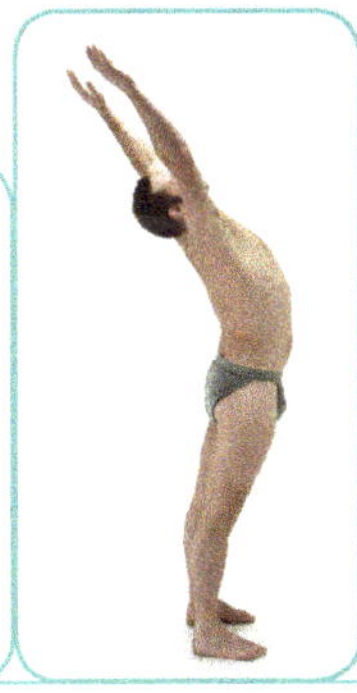
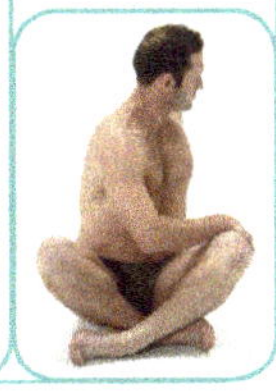

Последовательность лечения

Основные инструкции:
Проводите лечения с той стороны, где ощущается боль, или где боль ощущается сильнее. Проводите лечение с обеих сторон, если боль ощущается с двух сторон одинаково. Обычно, боль ярче выражена с одной стороны, и с этой стороны и стоит начинать лечение. Впоследствии выясните, присутствует ли всё ещё боль с другой стороны, и нуждается ли она в лечении. Чаще всего вы выясните, что лишь одна сторона нуждается в лечении. Проделайте шаги с 1 по 6 от одного до четырёх раз (на сколько позволяет время), и закончите шагами 7 и 8. Если присутствует иррадиирущая в ноге боль – используйте также схему 38, но только те шаги, которые не совпадают с данной схемой.

1. Правильно расположите пациента

Попросите вашего пациента лечь на спину с согнутыми коленями и стопами, стоящими на полу. Это положение уменьшает давление на спину (подушки под коленями не окажут того же эффекта, но можно воспользоваться стулом). Если положение лёжа для пациента слишком болезненно – перейдите к пунктам 5 и 6, а затем вернитесь к пункту 1 снова. Если все ещё болезненно, но терпимо – начните лечение живота, так как это может снять боль.

2. Массаж и точки акупрессуры живота

фаза а: Если время позволяет – начните с полного массажа живота.
фаза б: Надавите большим пальцем руки на точки (1), (2) и (3). Надавливайте настолько глубоко, насколько позволит пациент (может быть немного болезненно), но уменьшите давление, если пациент напрягается. Не работайте глубоко с животом, если вашему пациенту больше 60 лет, или он страдает от нарушений, связанных кровообращением.

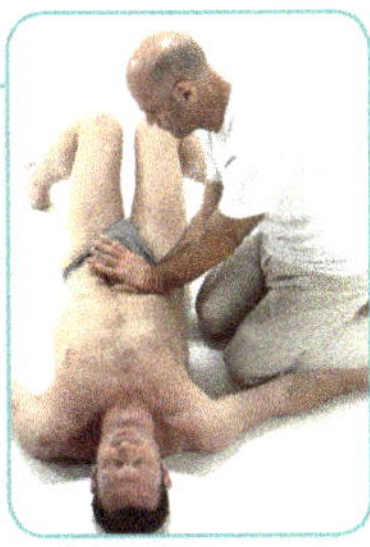
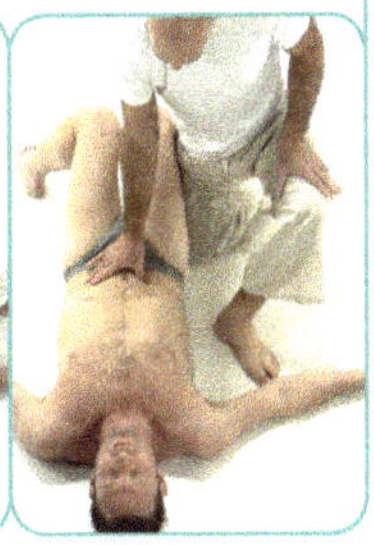

3. Терапевтическая линия и акупрессурные точки бедра

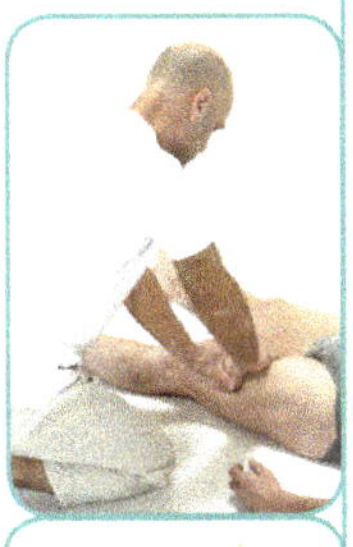
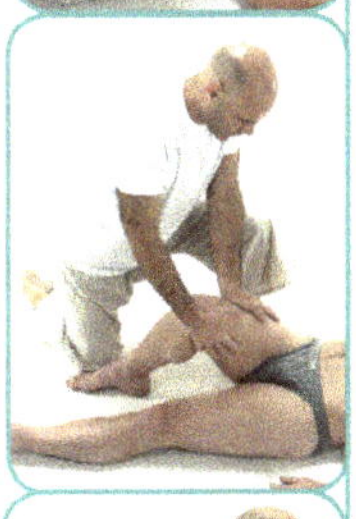
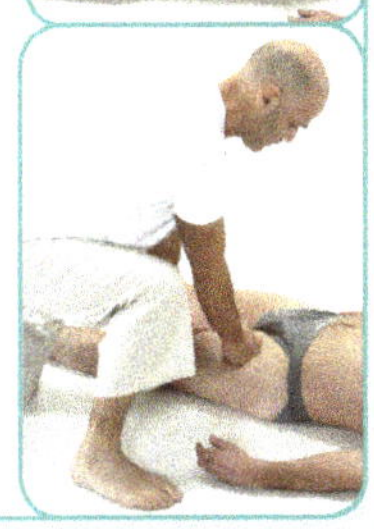

фаза а: Проработайте большими пальцами 2-ую внешнюю линию ноги от 1 до 3 раз.
фаза б: Надавите большим пальцем на точки (4) и (5) от 10 до 15 секунд. Можете использовать также ваши ладони для надавливания. Если используете ладонь – увеличьте время надавливания. Нога пациента может быть прямой или согнута. Если нога согнута – используйте для нажатия вашу ладонь, надавите на точку и толкните в сторону живота пациента. Когда нога прямая – работайте с голубой точкой. Когда согнута – с жёлтой.
фаза в: Используйте вашу ладонь или костяшки пальцев руки для добавочной точки (A) на прямой ноге. Если ваше надавливание приводит к боли в пояснице – остановитесь.

4. Надавливание коленом - опционально

Используйте ваше колено для работы с 1-ой и 2-ой внешними линиями ноги в положении сбоку от бедра. Отклонитесь назад, потяните колено вашего пациента, одновременно толкая своё колено к бедру, и прокатите мышцы задней поверхности бедра вбок, в сторону другой ноги. Начните от колена, проработайте половину бедра и вернитесь к колену. Повторите один-два раза. Работайте медленно, каждый раз надавливая по 5 секунд.

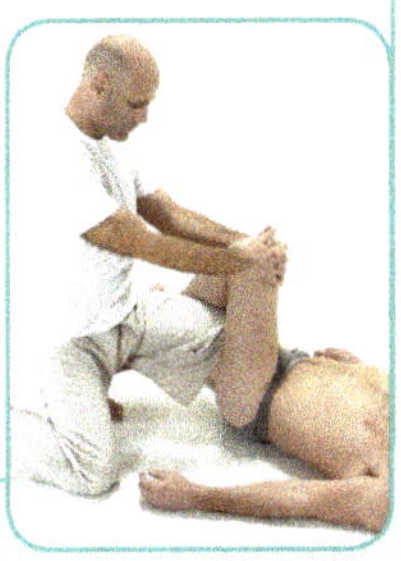

продолжение на следующей странице ➤

Боль в пояснице при наклоне вперёд

5. Терапевтические линии и акупрессурные точки задней поверхности ноги

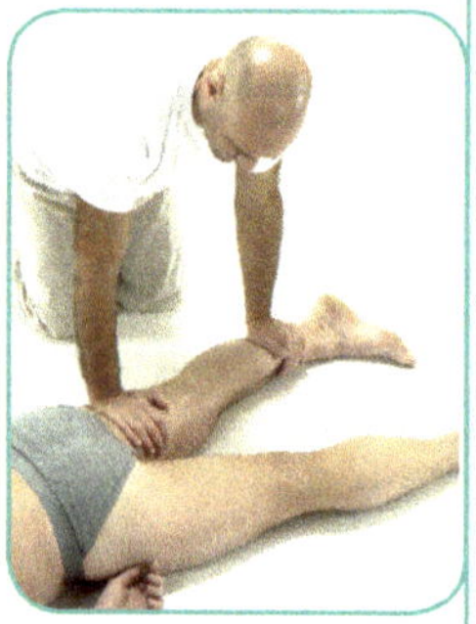

Попросите пациента лечь на живот. Если положение на животе болезненно – попросите лечь на бок.
фаза а: Проработайте заднюю поверхность ноги от стопы до ягодицы и обратно один-два раза.
фаза б: Проработайте большими пальцами рук среднюю линию спины один-два раза.
фаза в: Надавите большим пальцем на точки с (6) по (10) от 1 до 3 раз.

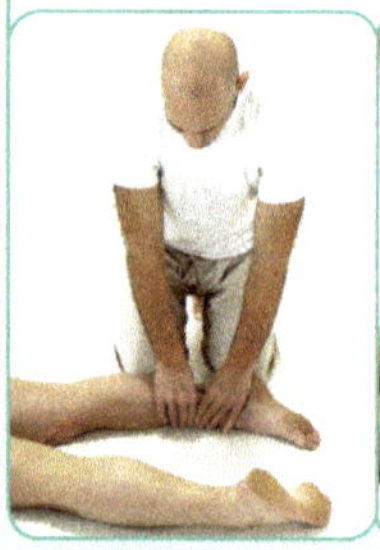

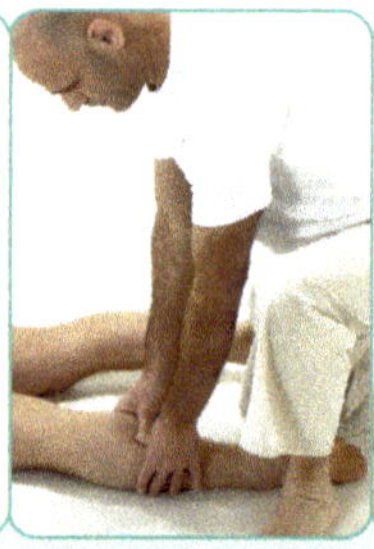

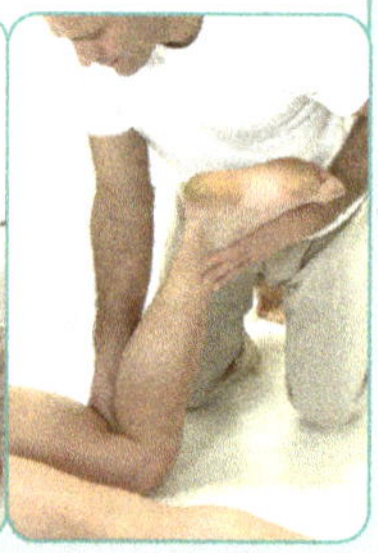

6. Акупрессурные точки поясницы

Надавите большими пальцами на точки с (11) по (14) от 1 до 3 раз.
Если давление причиняет боль – остановитесь. Если боль ощущается по причине растяжения поясничного отдела (из-за ваших надавливаний) – попросите пациента повернуться на бок и согнуть колени, положив их одно поверх другого. Затем проверьте вновь – создаёт ли ваше надавливание боль. Острая боль в месте давления может означать воспаление. Если поясница отвечает на ваше надавливание спазмом – остановитесь, даже если нет признаков воспаления. Прямое давление на воспалённые ткани ухудшит состояния, и - противопоказано.
В данной ситуации лечите живот и ноги, но пропустите поясницу.

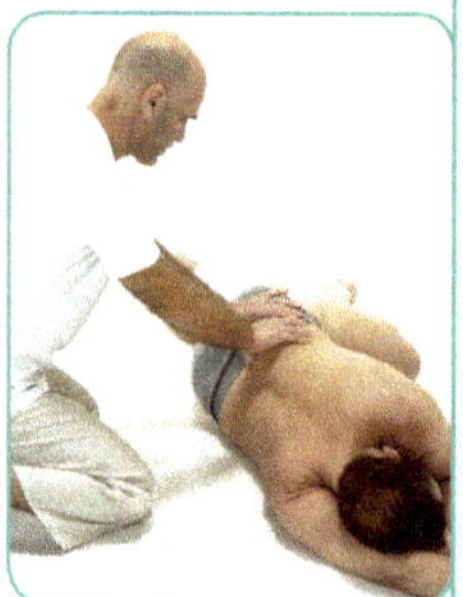

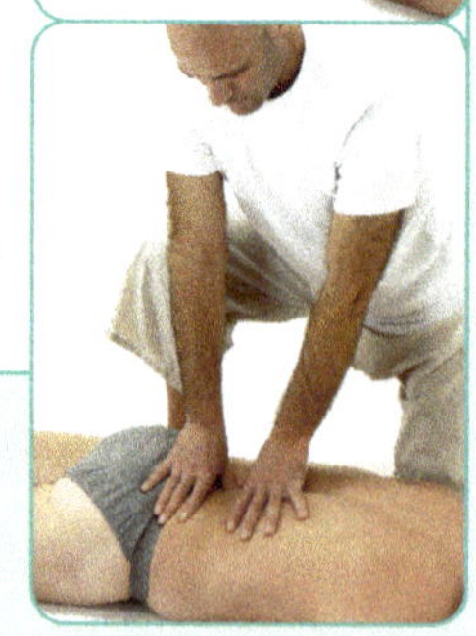

Необязательные дополнительные процедуры

7. Растяжка передней поверхности бедра

Следуя схеме лечения подострых фаз, вы можете очень аккуратно растянуть бедро вашего пациента. Если при растягивании появляется боль – остановитесь. Потяните колено вверх, очень медленно, одной рукой. Боль в передней поверхности бедра - это хорошо. Во время того, как вы тяните колено, надавите на ягодицу другой рукой и толкните её вдоль ноги, это предохранит поясницу от растяжения. Можете использовать различные техники растяжек для позиции на боку.

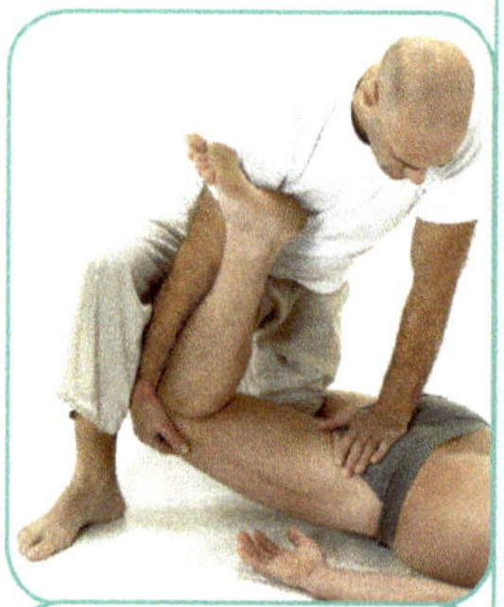

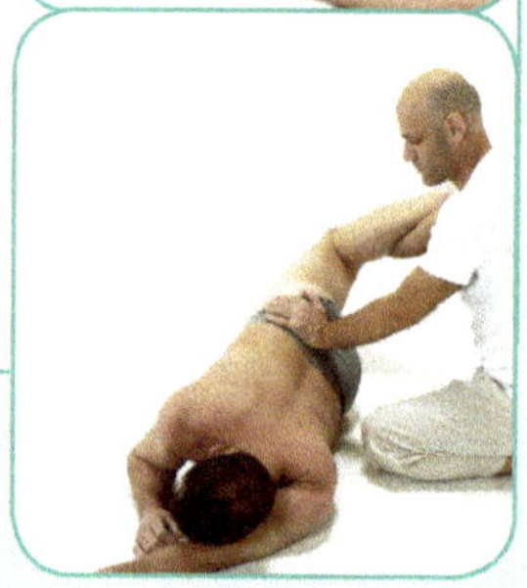

8. Растяжка поясницы

Следуя схеме лечения подострых фаз, вы можете очень аккуратно растянуть поясницу вашего пациента. Попросите пациента сесть с вытянутыми ногами (если для него это выполнимо). Используя большие пальцы ног – надавите с обеих сторон от пупка одновременно. Медленно надавливайте глубже, одновременно вытягивая пациента за руки, отклоняясь назад. Сложите его настолько, насколько это допустимо для него. Если он сопротивляется складыванию, даже при вашем аккуратном натягивании – остановитесь. Не перерастягивайте! Если появилась какая-либо боль в пояснице – остановитесь. Пациент должен чувствовать себя комфортно и хорошо во время данной растяжки, однако небольшая боль в животе допустима.

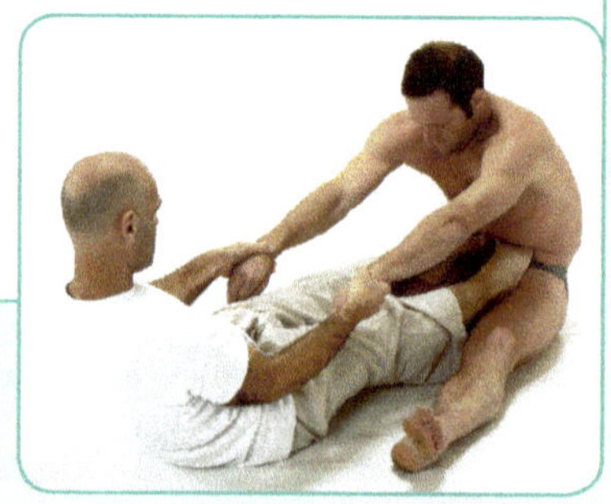

продолжение на следующей странице ➤

Боль в пояснице при наклоне вперёд

Необязательные дополнительные процедуры

9. Общий массаж

В запущенных хронических состояниях вы можете использовать любые техники растяжек для ног, бёдер и поясницы (в различных положениях тела пациента). Если в любой момент появляется боль в пояснице – остановитесь.

Меры предосторожности:

- *Проконсультируйтесь со специалистом в случаях острой или неясной боли в пояснице.*
- *Избегайте растяжек при лечении острых состояний.*
- *Используйте только растяжки, описанные в шагах 7 и 8, и только после того, как вы отработали их на здоровых людях.*
- *Прекратите любые растяжки или любые другие свои действия во время лечения – если они причиняют боль.*
- *Будьте крайне бдительны и осторожны при работе с областью живота пациентов которым за 60.*
- *Боль, появляющаяся при прямом давлении на поясницу, может указывать на воспаление и является противопоказанием. В таких случаях проводите лечение живота, ног, но пропустите поясницу.*
- *Проводите лечение ежедневно до восстановления. В подострых фазах проводите лечение дважды в неделю.*
- *Не проводите лечение, пока у пациента не прошли болевые ощущения после прошлого сеанса (если таковые имелись).*
- *Попросите пациента воздерживаться от внезапных и быстрых движений, вызывающих боль, таких как поднимание тяжестей.*

Избранные терапевтические точки

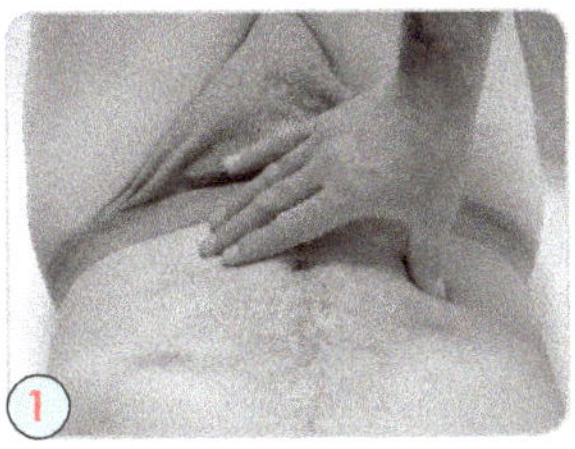

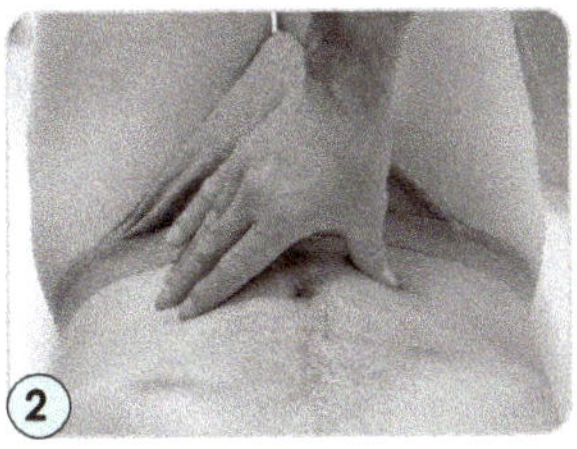

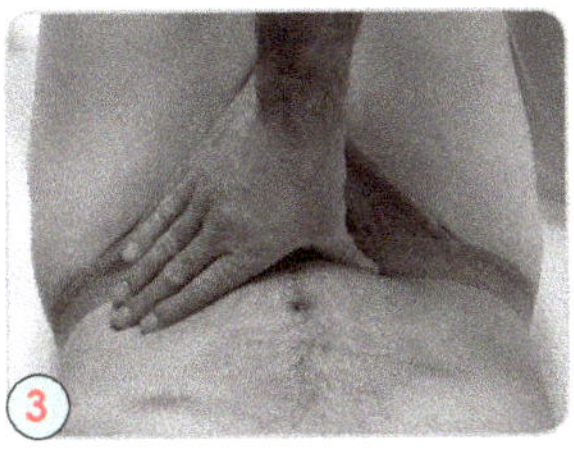

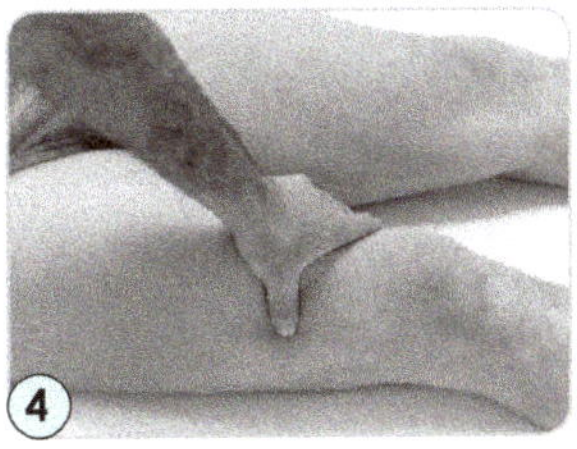

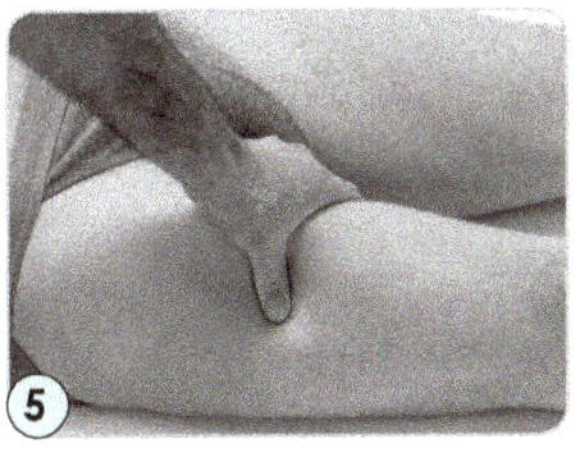

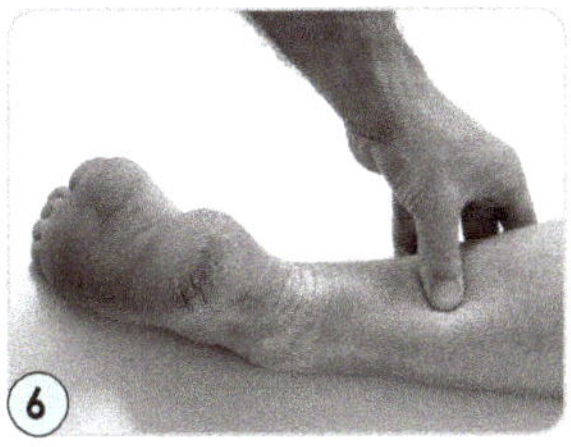

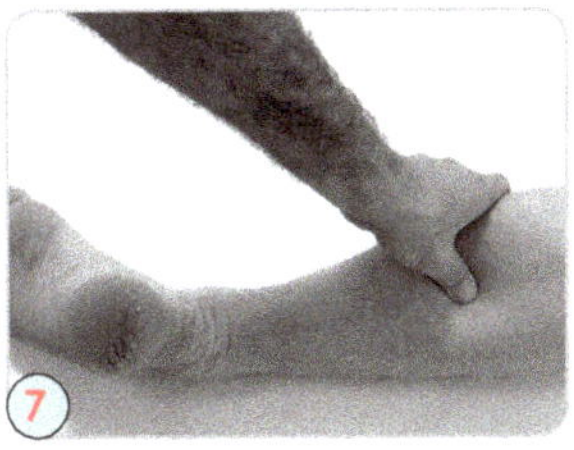

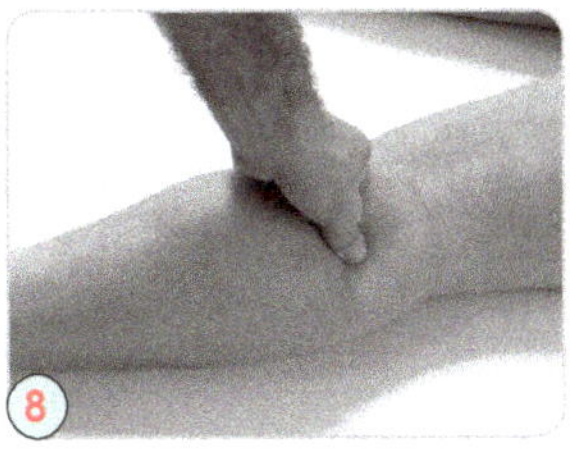

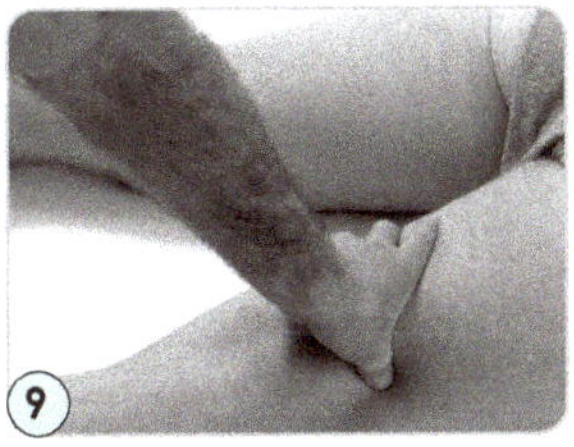

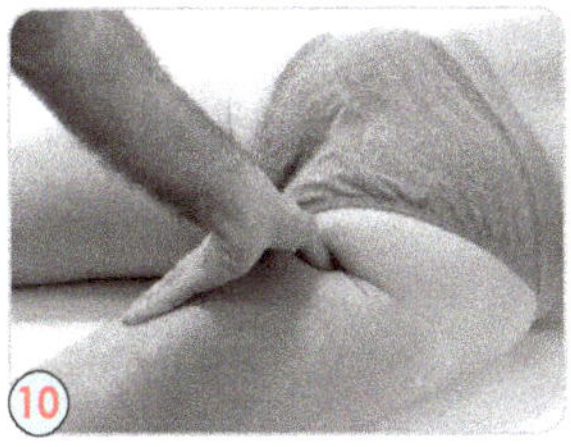

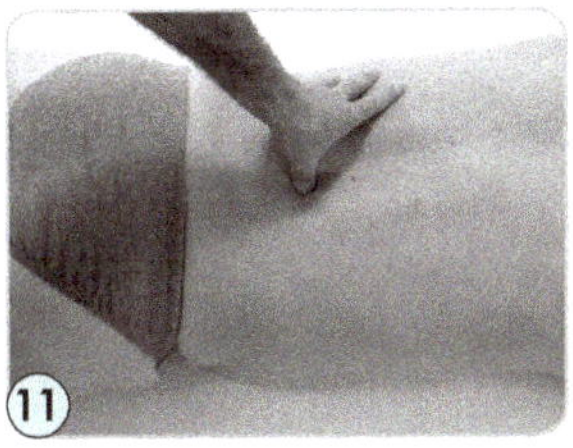

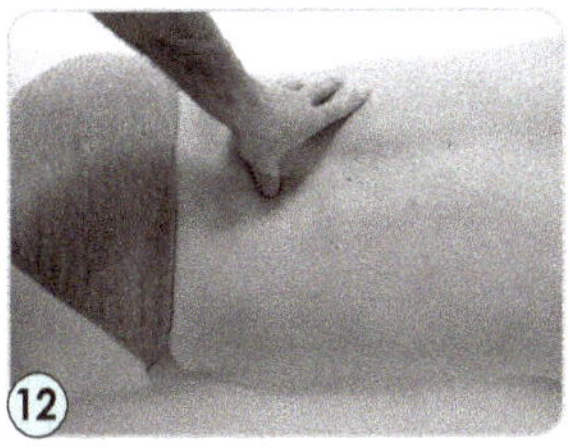

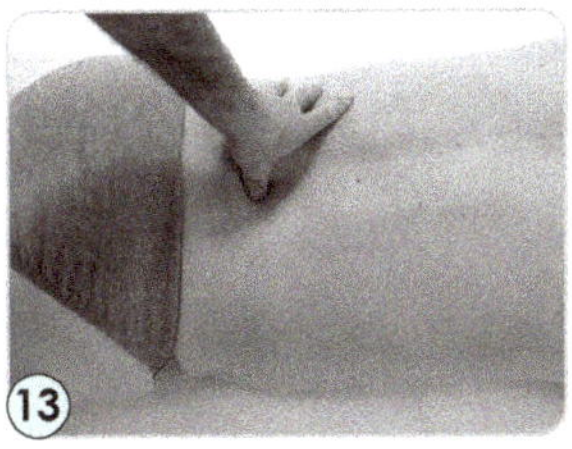

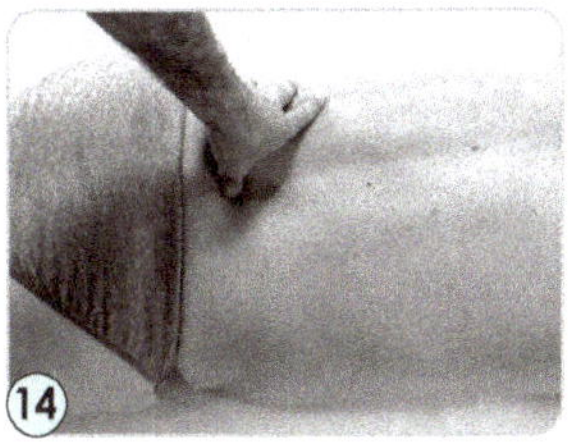

Схема – 40 ПОЯСНИЦА

Боль в пояснице при подъёме и прогибе в спине

●●● очень часто встречающееся состояние

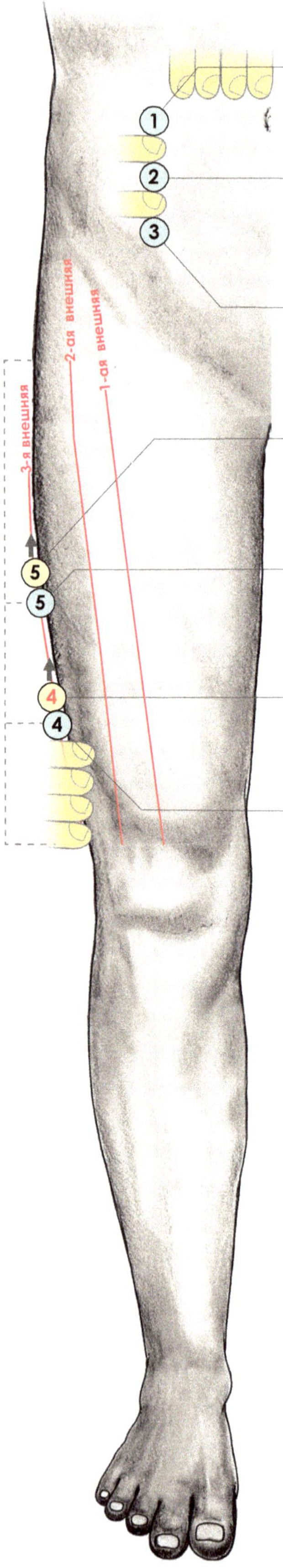

3-я линия живота-1
на одном уровне с пупком • на латеральной границе прямой мышцы живота • на 4-5 пальцев латеральнее средней линии

3-я линия живота-2
на 1 палец ниже пупка • на латеральной границе прямой мышцы живота • на 4-5 пальцев латеральнее средней линии • на 1 палец ниже точки 1

3-я линия живота-3
на 3 пальца ниже пупка • на латеральной границе прямой мышцы живота • на 4-5 пальцев латеральнее средней линии • на 1 палец ниже точки 2

Нога 3-я внешняя линия-9
на 10 пальцев выше колена на подвздошно-большеберцовом тракте (когда нога согнута) • по середине между коленом и большим вертелом бедренной кости

Нога 3-я внешняя линия-8
на 9 пальцев выше колена на подвздошно-большеберцовом тракте (когда нога выпрямлена) • по середине между коленом и выступающей частью большого вертела бедренной кости

Нога 3-я внешняя линия-7 (GB-31)
на 5 пальцев выше колена на подвздошно-большеберцовом тракте (когда нога согнута) • четверть расстояния от колена до большого вертела бедренной кости

Нога 3-я внешняя линия-6
на 4 пальца выше латерального края колена на подвздошно-большеберцовом тракте (когда нога выпрямлена) • четверть расстояния от колена до большого вертела бедренной кости

позиция на спине

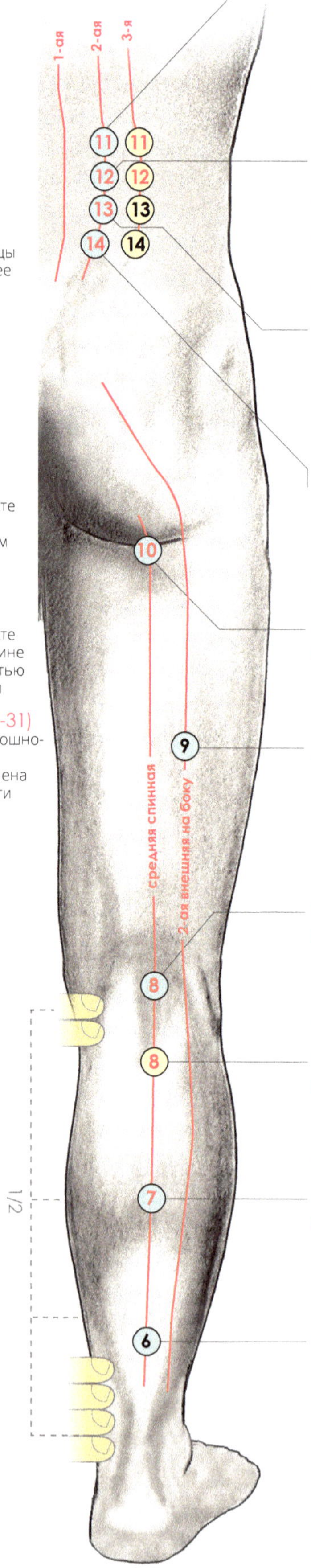

2-ая спинная-17 (BL-22)
на 2 пальца латеральнее остистого отростка • на уровне с нижней границей остистого отростка L-1 • сразу под нижним ребром • на верхней точке, где поясница ещё остаётся чувствительной • в наиболее выпуклой точке параспинальных мышц

2-ая спинная-18 (BL-23)
на 2 пальца латеральнее остистого отростка • на уровне с нижней границей остистого отростка L-2 • на середине между высшей точкой подвздошного гребня и нижней границей нижнего ребра в наиболее выпуклой точке параспинальных мышц

2-ая спинная-19 (BL-24)
на 2 пальца латеральнее остистого отростка • на уровне с нижней границей остистого отростка L-3 • на одном уровне с высшей точкой подвздошного гребня • в наиболее выпуклой точке параспинальных мышц

2-ая спинная-20 (BL-25)
на 1 палец латеральнее остистого отростка L-4 • над нижней точкой линии и немного над задней верхней подвздошной остью • в наиболее выпуклой точке параспинальных мышц

нога средняя задняя линия-7 (BL-36)
в углублении в центре ягодичной складки • на середине задних мышц бедра • надавливать вниз и вверх, к седалищному бугру

2-ая внешняя линия на боку-9
на середине между коленом и большим вертелом бедренной кости • в углублении между латеральной широкой мышцей бедра и двуглавой мышцей бедра

Нога средняя задняя линия-4 (BL-40)
в центре подколенной впадины • между сухожилиями двуглавой мышцей бедра и полусухожильной мышцей • надавливать только при согнутом колене!

Нога средняя задняя линия-3 (BL-55)
на средней линии икроножной мышцы • на 2 пальца ниже подколенной впадины • точно под ощутимо жёсткой мышечной тканью

Нога средняя задняя линия-2 (BL-57)
на средней линии икроножной мышцы • по середине между коленом и лодыжкой • в углублении под икроножной мышцей, когда она сокращена • на мышечно-сухожильном сочленении

Нога средняя задняя линия-1
на ахиллесовом сухожилии • 4 пальца над пяткой или 3 пальца над лодыжкой

позиция на животе (возможно на боку)

Описание проблемы:

- *Хроническая или острая боль с одной или с обеих сторон поясницы. Обычно, ощущается больше в положении «на боку».*
- *Боль может ощущаться в одной или обеих ногах, но обычно- в одном бедре вдоль 3-й внешней линии ноги, или средней спинной линии или вдоль обеих линий.*
- *Боль всегда усиливается при прогибе назад, но также может усиливаться и при скручивании.*
- *Боль усиливается при множестве движений, включающих сгибание (например, надевание носков сидя), разгибание (например, при ходьбе) поясницы или поворот (например, при движении задним ходом на машине).*
- *Боль может, как слегка ограничивать привычный объем движений ,так и привести к полной утрате подвижности. Острая боль может сопровождать движения (прогибы назад), выходящие за доступный радиус, варьирующийся в зависимости от тяжести состояния.*
- *Положение поясницы может быть искривлено.*

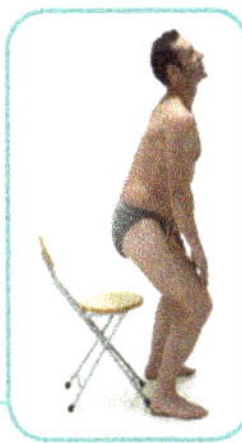
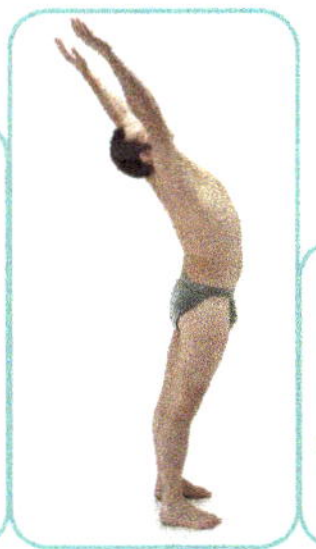
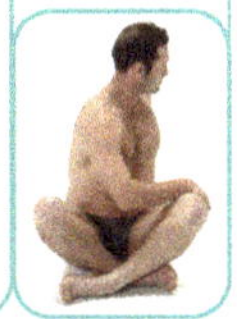

Последовательность лечения

Основные инструкции:
Проводите лечения с той стороны, где ощущается боль, или где боль ощущается сильнее. Проводите лечение с обеих сторон, если боль ощущается с двух сторон одинаково. Обычно, боль ярче выражена с одной стороны, и с этой стороны и стоит начинать лечение. Впоследствии выясните, присутствует ли всё ещё боль с другой стороны, и нуждается ли она в лечении. Чаще всего вы выясните, что лишь одна сторона нуждается в лечении. Проделайте шаги с 1 по 6 от одного до четырёх раз (на сколько позволяет время) и закончите шагами 7 и 8. Если присутствует боль, отдающаяся в ноге – используйте так же схему 38, но только те шаги, которые не совпадают в данной схемой.

1. Правильно расположите пациента

Попросите вашего пациента лечь на спину с согнутыми коленями и стопами, стоящими на полу. Это положение уменьшает давление на спину (подушки под коленями не окажут того же эффекта, но можно воспользоваться стулом). Если положение лёжа для него слишком болезненно – перейдите к пунктам 5 и 6, а затем вернитесь к пункту 1 снова. Если все ещё болезненно, но терпимо – начните лечение живота, так как это может снять боль.

2. Массаж и точки акупрессуры живота

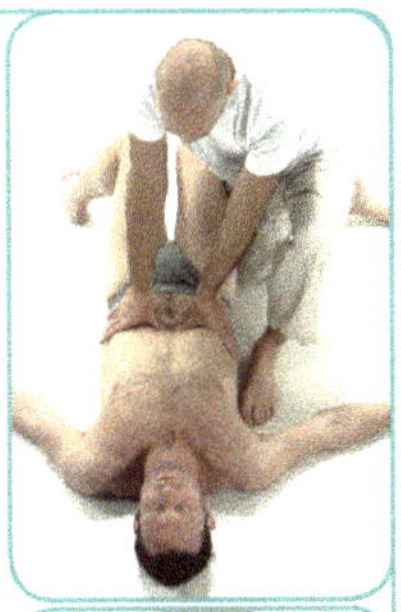
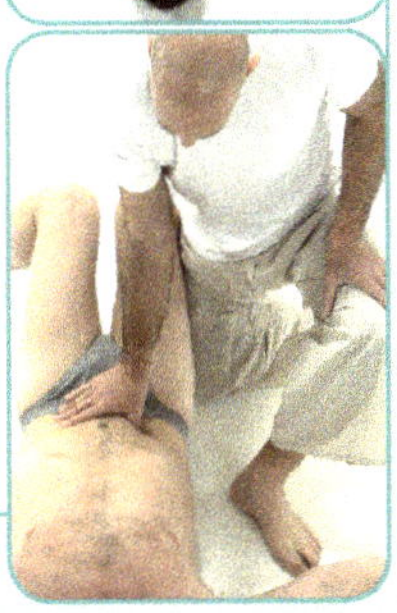

фаза а: Если время позволяет – начните с полного массажа живота.
фаза б: Надавите большим пальцем на точки (1), (2) и (3). Надавливайте настолько глубоко, насколько позволит пациент (может быть немного болезненно), но уменьшите давление, если он напрягается. Не работайте глубоко с животом, если вашему пациенту больше 60 лет, или он страдает от нарушений, связанных с кровообращением.

3. Терапевтические линии и акупрессурные точки бедра

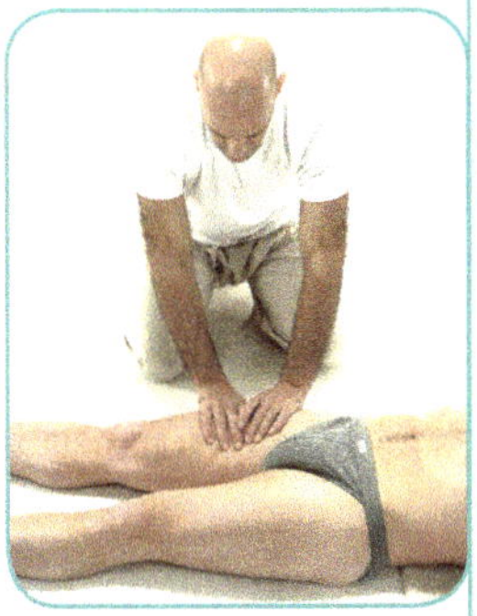

фаза а. Проработайте большими пальцами 3-ю внешнюю линию ноги от 1 до 3 раз.
фаза б. Надавите большим пальцем на точки (4) и (5) от 10 до 15 секунд. Можете использовать также ваши ладони для надавливания.
Если используете ладонь – увеличьте время надавливания. Нога пациента может быть прямой или согнута. Если нога согнута – используйте для нажатия вашу ладонь, надавите на точку и толкните в сторону живота пациента. Когда нога прямая – работайте с голубой точкой. Когда согнута – с жёлтой.

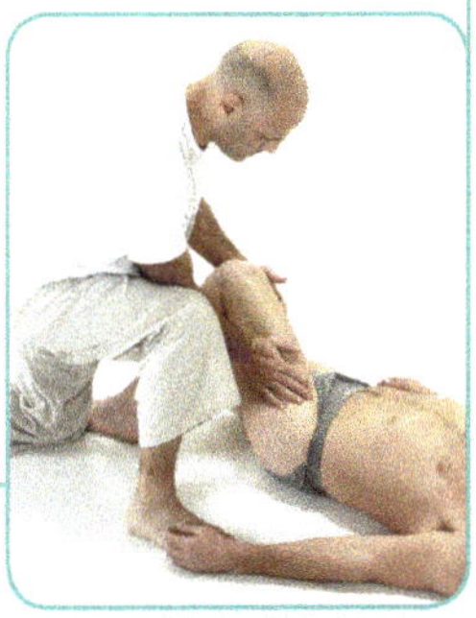

4. Надавливание коленом - опционально

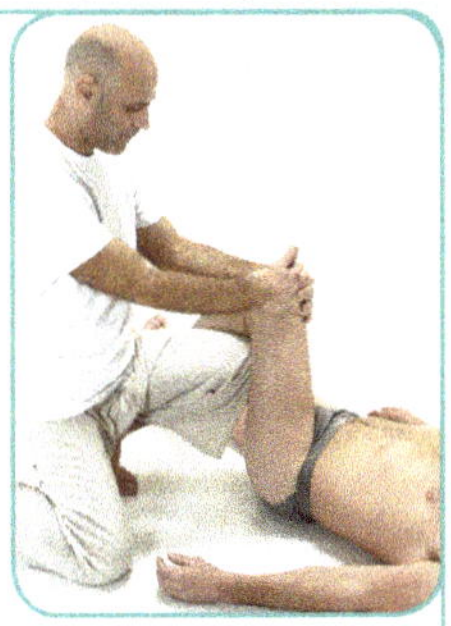

Используйте ваше колено для работы с 1-ой и 2-ой внешними линиями ноги в положении сбоку от бедра. Отклонитесь назад, потяните колено вашего пациента, одновременно толкая своё колено к бедру, и прокатите мышцы задней поверхности бедра вбок, в сторону другой ноги. Начните от колена, проработайте половину бедра и вернитесь к колену. Повторите один-два раза. Работайте медленно, каждый раз надавливая по 5 секунд.

продолжение на следующей странице ➤

5. Терапевтические линии и акупрессурные точки задней поверхности ноги

Попросите пациента лечь на живот. Если положение на животе болезненно – попросите его лечь на бок.

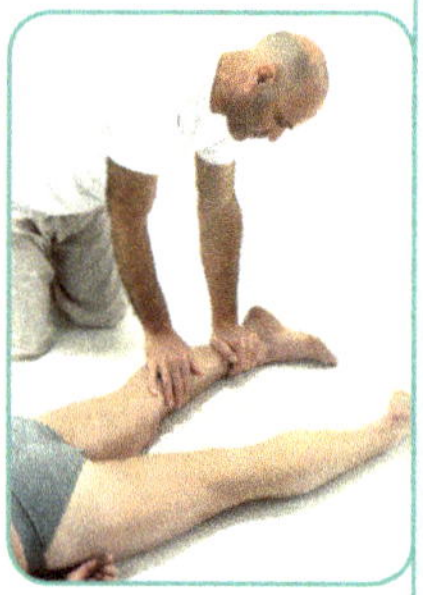

фаза а: Проработайте заднюю поверхность ноги от стопы до ягодицы и обратно- один-два раза.

фаза б: Проработайте большими пальцами среднюю линию спины один-два раза.

фаза в: Надавите большим пальцем на точки с (6) по (10) от 1 до 3 раз.

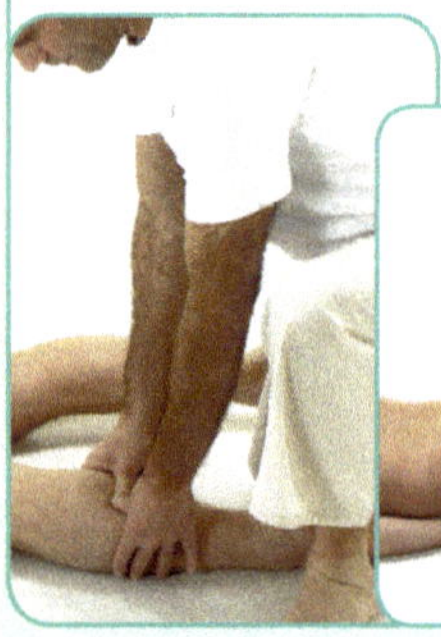

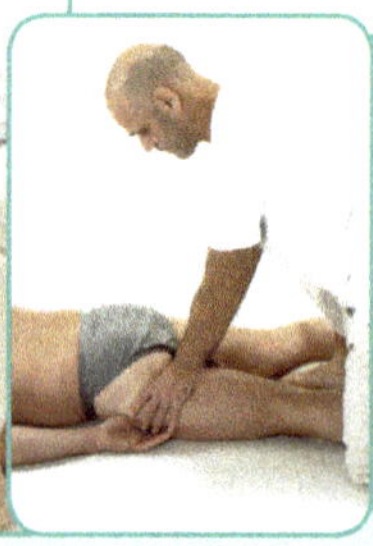

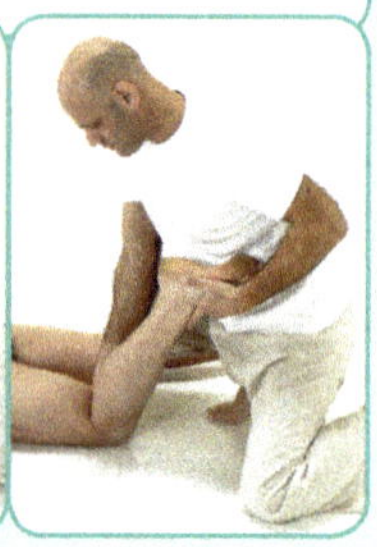

6. Акупрессурные точки поясницы

Надавите большими пальцами на точки с (11) по (14) от 1 до 3 раз.

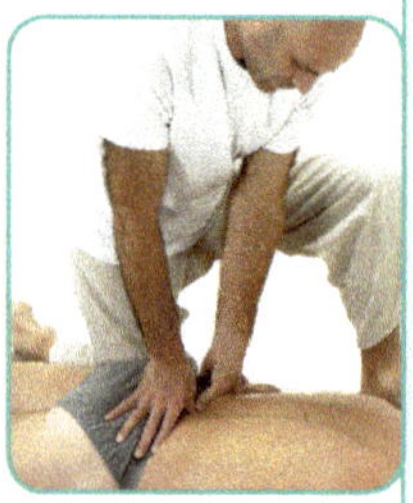

Если давление причиняет боль – остановитесь.

Если боль ощущается по причине растяжения поясничного отдела (из-за ваших надавливаний) – попросите пациента повернуться на бок, и согнуть колени, положив их одно поверх другого. Затем проверьте вновь – создаёт ли ваше надавливание боль. Острая боль в месте давления может означать воспаление. Если поясница отвечает на ваше надавливание спазмом – остановитесь, даже если нет признаков воспаления. Прямое давление на воспалённые ткани ухудшит состояние, и - противопоказано.

В данной ситуации лечите живот и ноги, но пропустите поясницу.

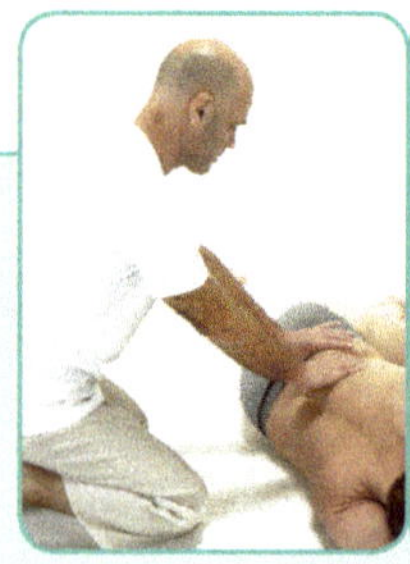

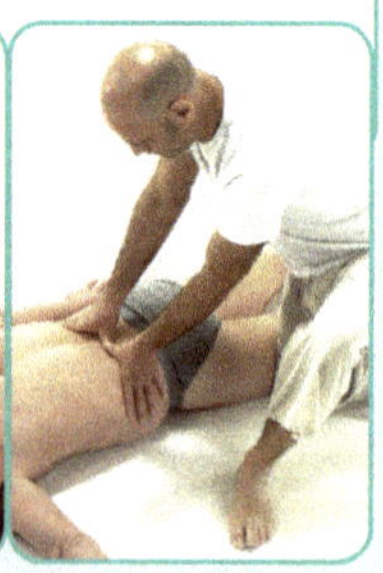

Необязательные дополнительные процедуры

7. Растяжка передней поверхности бедра

Следуя схеме лечения подострых фаз, вы можете очень аккуратно растянуть бедро вашего пациента. Если при растягивании появляется боль – остановитесь. Потяните колено вверх, очень медленно, одной рукой. Боль в передней поверхности бедра - это хорошо. Во время того, как вы тянете колено – надавите на ягодицу другой рукой, и толкните её вдоль ноги, это предохранит поясницу от растяжения. Можете использовать различные техники растяжек для позиции на боку.

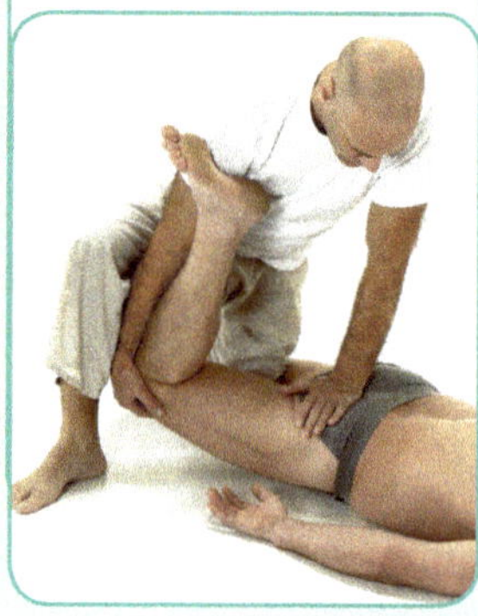

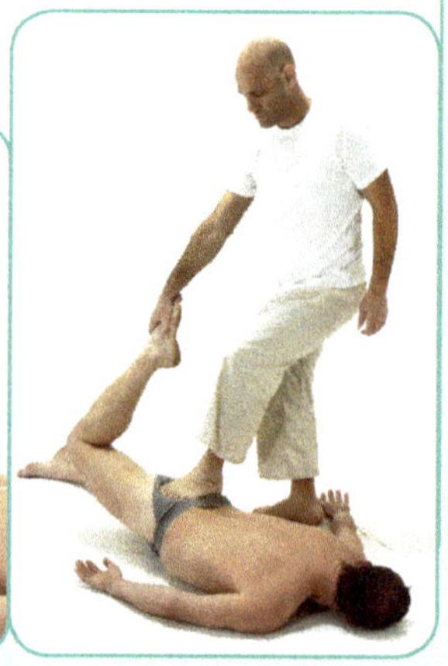

продолжение на следующей странице ➤

8. Растяжка поясницы

Следуя схеме лечения подострых фаз, вы можете очень аккуратно растянуть поясницу вашего пациента. Первый этап может быть болезненным, однако, если ваш пациент не напрягается, и не держит себя мышцами спины, и может откинуться на ваши ноги – продолжайте. Если он не может откинуться – не заставляйте его делать это.

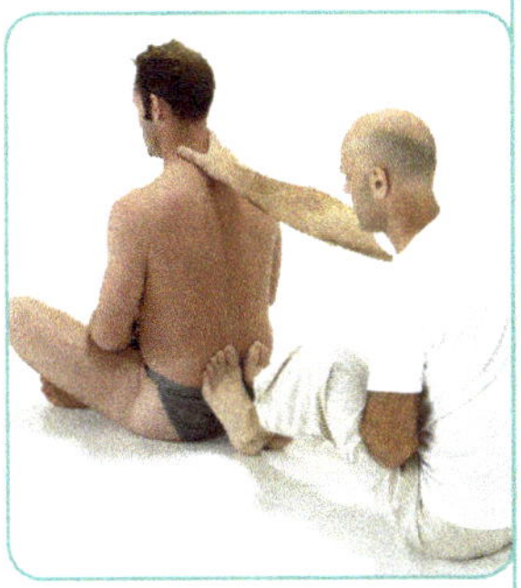

Фаза а: Подготовка к растяжке:
Попросите пациента сесть со скрещенными ногами (если это возможно для него). Сядьте позади него и немного согните колени, поместив себе на бёдра подушку. Используя пальцы ног – надавите на тазовые кости одновременно, и попросите вашего пациента отклониться назад на ваши бедра, в то время как вы придерживаете его шею и подталкиваете его тазобедренные кости стопами, выпрямляя колени. Теперь он должен оказаться в положении лёжа спиной на ваших ногах, и тазом-на ваших стопах.

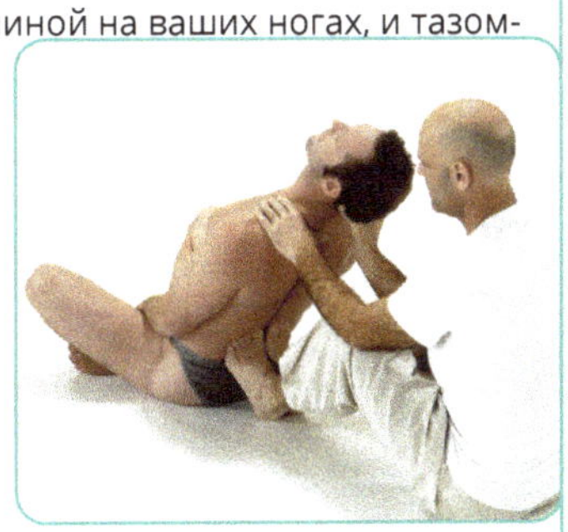

Попросите его выпрямить ноги. Не должно быть никаких болевых ощущений во время всего процесса (однако, ваши пальцы ног могут испытывать сильную нагрузку).

Фаза б: Растяжка: Потяните пациента за руки, одновременно толкая его тазовые кости пальцами ног. Удерживайте растяжение 5 секунд и отпустите. Повторите ещё несколько раз, данная растяжка должна быть очень приятной для пациента. Если движения создают боль – остановитесь.

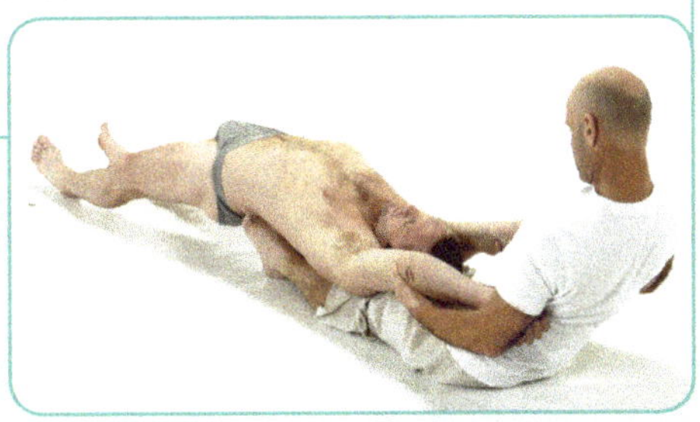

9. Общий массаж

В запущенных хронических состояниях вы можете использовать любые техники растяжек для ног, бёдер и поясницы (в различных положениях тела пациента). Если в любой момент появляется боль в пояснице – остановитесь.

Меры предосторожности:

• Проконсультируйтесь со специалистом в случаях острой или неясной боли в пояснице.
• Избегайте растяжек при лечении острых состояний.
• Используйте только растяжки, описанные в шагах 7 и 8 и только после того, как вы отработали их на здоровых людях.
• Прекратите любые растяжки или любые другие свои действия во время лечения – если они причиняют боль.
• Будьте крайне бдительны и осторожны при работе с областью живота пациентов, которым за 60.
• Боль, появляющаяся при прямом давлении на поясницу, может указывать на воспаление и - противопоказано. В таких случаях проводите лечение живота, ног, но пропустите поясницу.
• Проводите лечение ежедневно до восстановления. В подострых фазах проводите лечение дважды в неделю.
• Не проводите лечение, пока у пациента не прошли болевые ощущения после прошлого сеанса (если таковые имелись).
• Попросите пациента воздерживаться от внезапных и быстрых движений, вызывающих боль, таких как поднимание тяжестей.

Избранные терапевтические точки

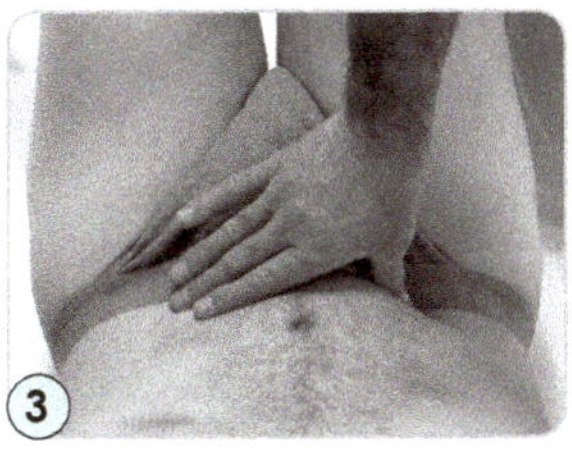

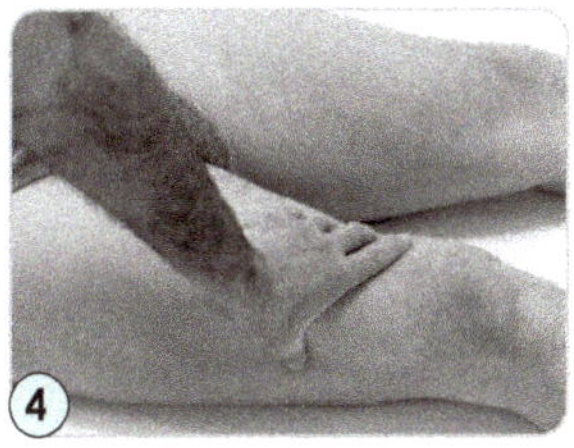

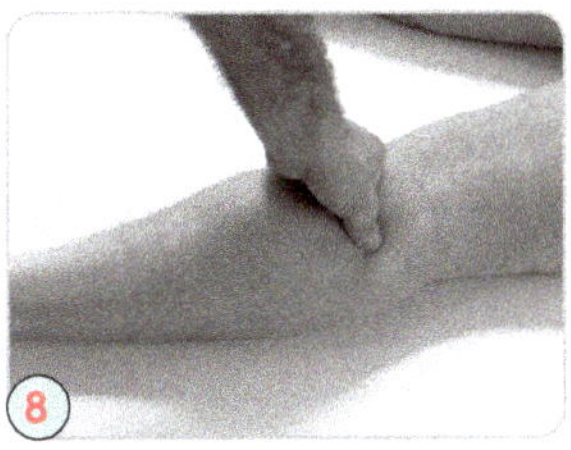

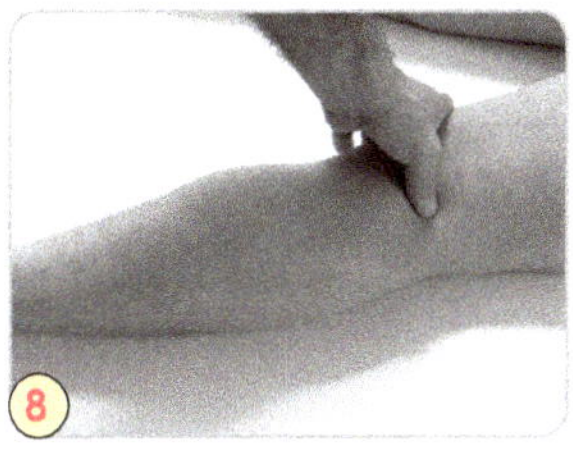

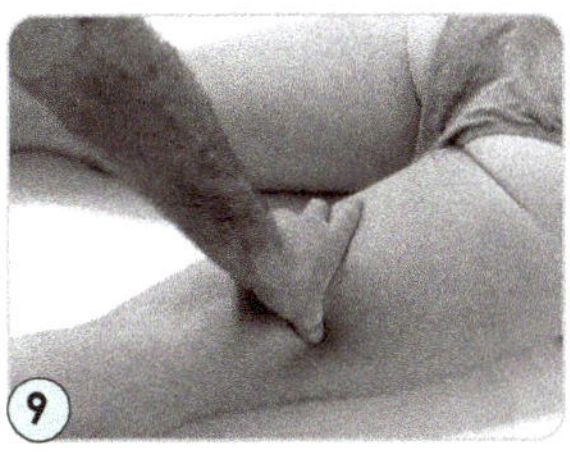

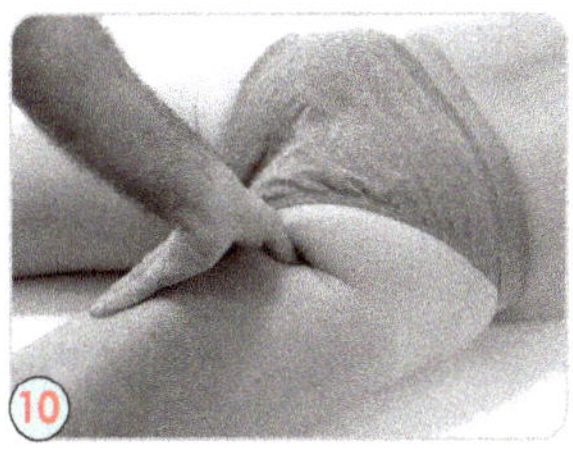

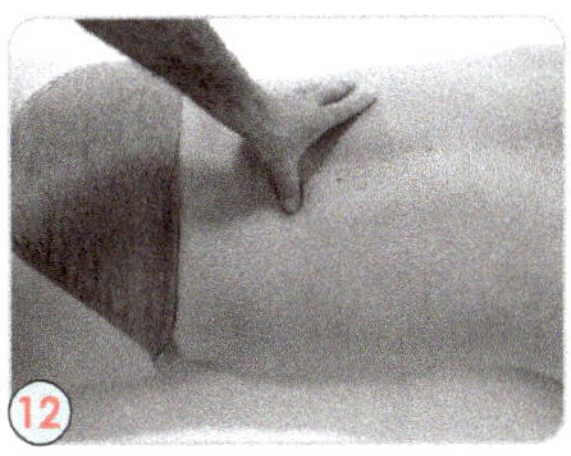

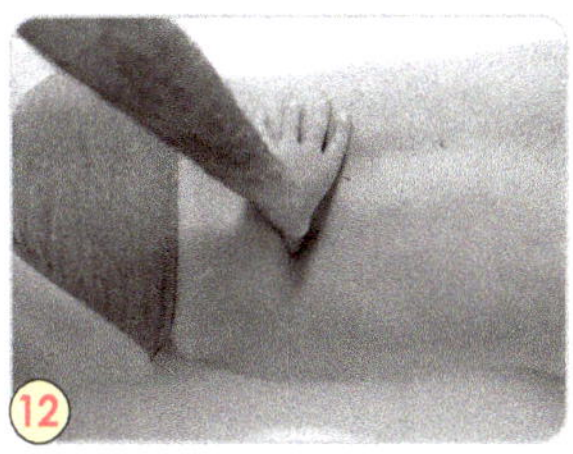

Схема – 41 ПОЯСНИЦА

Боль в пояснице при скручивании

редко встречающееся состояние

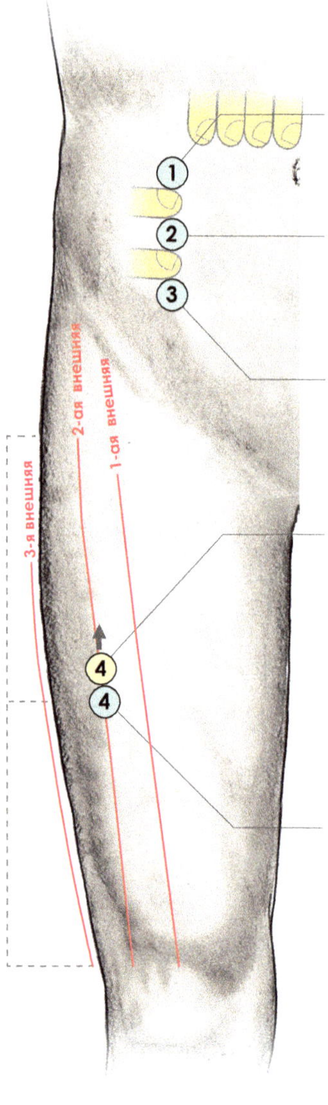

3-я линия живота-1
на одном уровне с пупком • на латеральной границе прямой мышцы живота • на 4-5 пальцев латеральнее средней линии

3-я линия живота-2
на 1 палец ниже пупка • на латеральной границе прямой мышцы живота • на 4-5 пальцев латеральнее средней линии • на 1 палец ниже точки 1

3-я линия живота-3
на 3 пальца ниже пупка • на латеральной границе прямой мышцы живота • на 4-5 пальцев латеральнее средней линии • на 1 палец ниже точки 2

нога 2-ая внешняя линия-9
на 10 пальцев выше коленной чашечки (когда колено согнуто) на середине между латеральным углом коленной чашечки и выступающей частью большого вертела бедренной кости • между прямой мышцей бедра и латеральной широкой мышцей бедра • или, альтернативно – чуть спереди от подвздошно-большеберцового тракта

нога 2-ая внешняя линия-8
на 9 пальцев выше коленной чашечки (когда нога выпрямлена) на середине между коленной чашечкой и выступающей частью большого вертела бедренной кости • между прямой мышцей бедра и латеральной широкой мышцей бедра • или, альтернативно – чуть спереди от подвздошно-большеберцового тракта

положение на спине

нога 3-я внутр. линия-1
на 5 пальцев выше медиального надмыщелка бедра • в углублении позади тонкой мышцы

нога 3-я внутр. линия-2
на 10 пальцев выше медиального надмыщелка бедра • в углублении позади тонкой мышцы

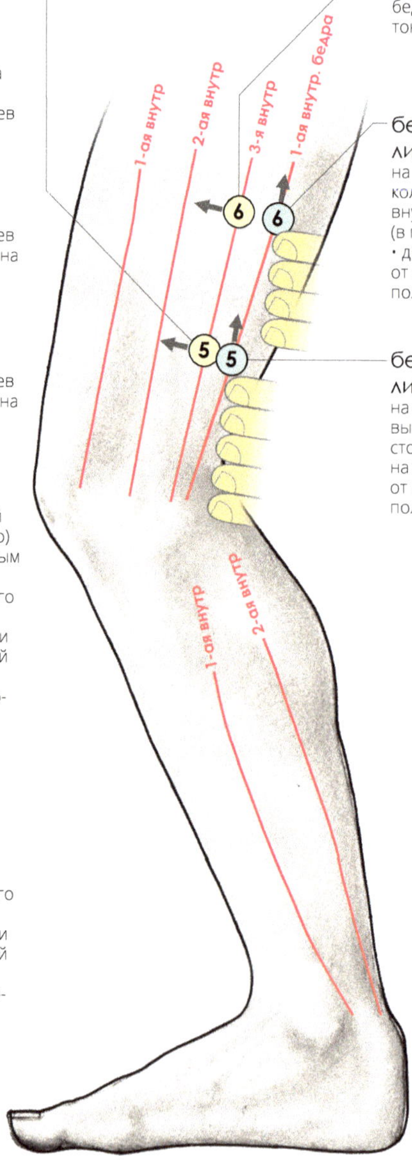

бедро 1-ая внутренняя линия на боку-2
на 10 пальцев выше колена на высшей линии внутренней стороны бедра (в положении на боку) • две трети расстояния от колена до паха, на полуперепончатой мышце

бедро 1-ая внутренняя линия на боку-1
на 5 пальцев выше колена на высшей линии внутренней стороны бедра (в положении на боку) • треть расстояния от колена до паха, на полуперепончатой мышце

положение на боку

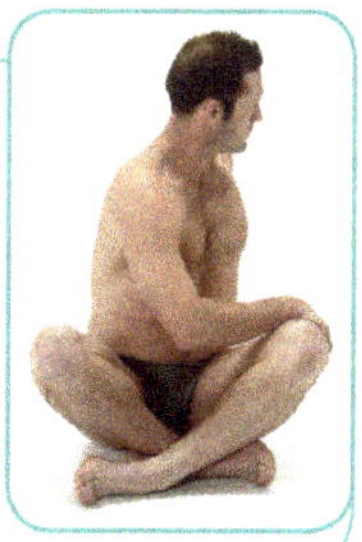

Описание проблемы:

- *Хроническая или острая боль в пояснице ощущается с одной стороны.*
- *Боль усиливается при скручивании, как при движении назад за рулём автомобиля, но меньше- при наклонах и прогибах.*
- *Боль может, как слегка ограничивать привычный объем движений ,так и привести к полной утрате подвижности. Острая боль может сопровождать поворотные движения, выходящие за доступный радиус, варьирующийся в зависимости от тяжести состояния.*

Последовательность лечения

Основные инструкции:
Лечение поясницы напрямую вряд ли окажется эффективным.

1. Массаж и акупрессурные точки живота

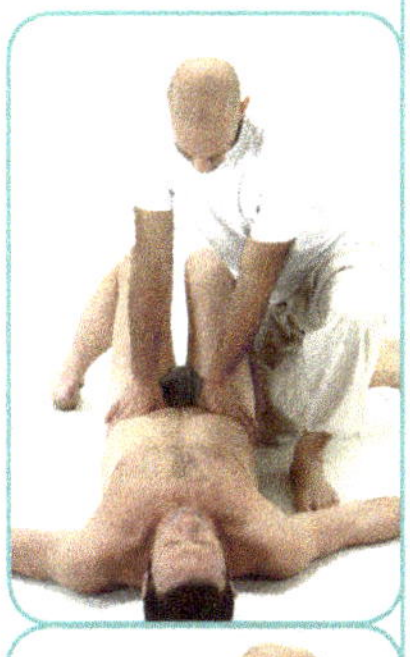

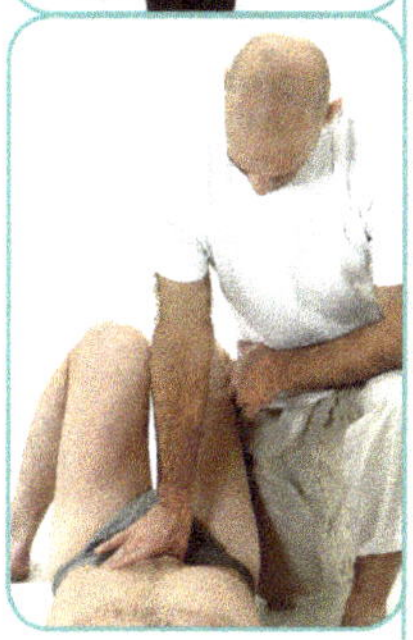

Попросите вашего пациента лечь на спину с согнутыми коленями и стопами, стоящими на полу. Это положение уменьшает давление на спину (подушки под коленями не окажут того же эффекта, но можно воспользоваться стулом).

фаза а: Если время позволяет – начните с полного массажа живота.

фаза б: Надавите большим пальцем на точки (1) по (3). Надавливайте настолько глубоко, насколько позволит пациент (может быть немного болезненно), но уменьшите давление, если он напрягается. Не работайте глубоко с животом, если вашему пациенту больше 60 лет, или он страдает от нарушений, связанных с кровообращением.

2. Терапевтические линии и акупрессурные точки бедра

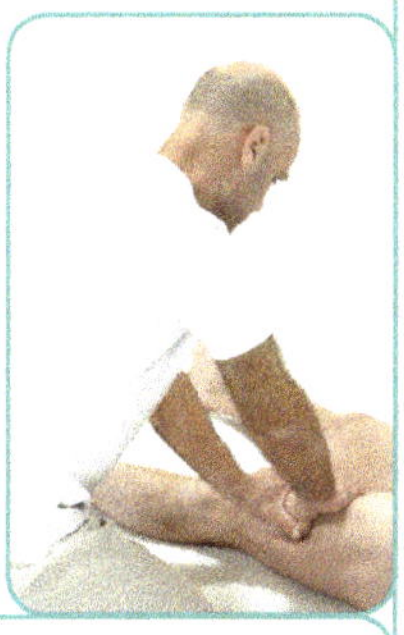

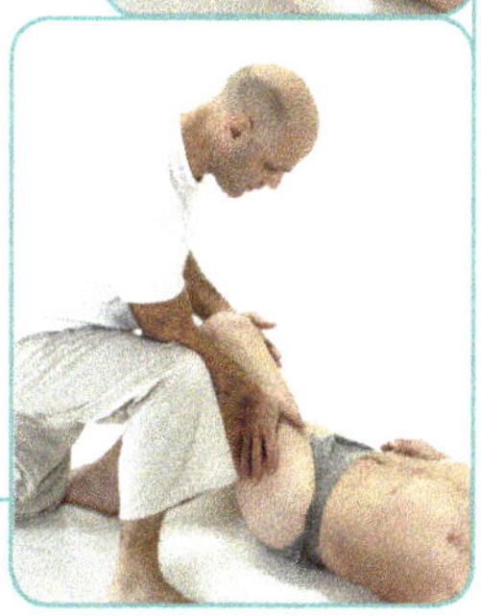

фаза а: Проработайте большими пальцами 2-ю внешнюю линию ноги от 1 до 3 раз.

фаза б: Надавите большим пальцем на точку (4) от 10 до 15 секунд. Можете использовать также ваши ладони для надавливания. Если используете ладонь – увеличьте время надавливания. Нога пациента может быть прямой или согнута. Если нога согнута – используйте для нажатия вашу ладонь, надавите на точку и толкните в сторону живота пациента. Когда нога прямая – работайте с голубой точкой. Когда согнута – с жёлтой.

3. Массаж внутренней стороны ноги – на боку

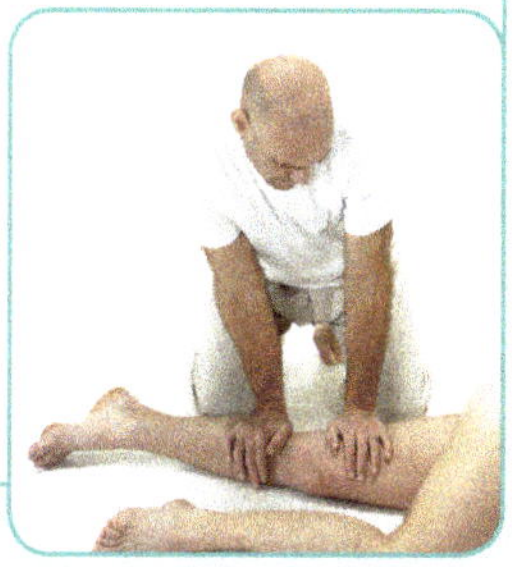

Попросите пациента лечь на бок. Промассируйте внутреннюю сторону ноги, используя любую известную вам технику. Используйте вес собственного тела и начинайте работу от стопы, и двигайтесь до паховой области и обратно. Повторите от 1 до 3 раз. Для практикующих тайский массаж– используйте ладонь для надавливания.

4. Терапевтические линии и акупрессурные точки внутренней стороны ноги

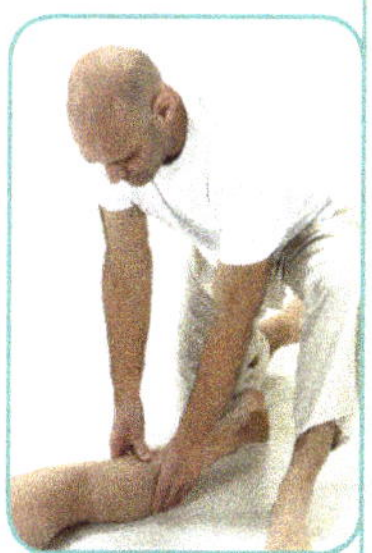

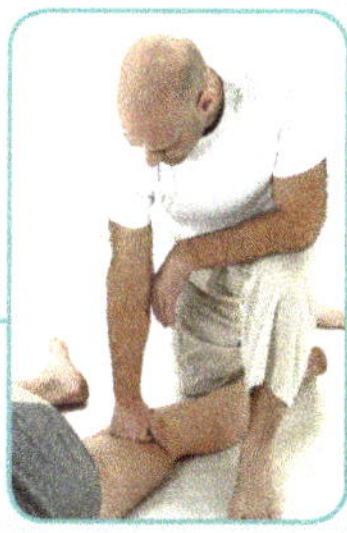

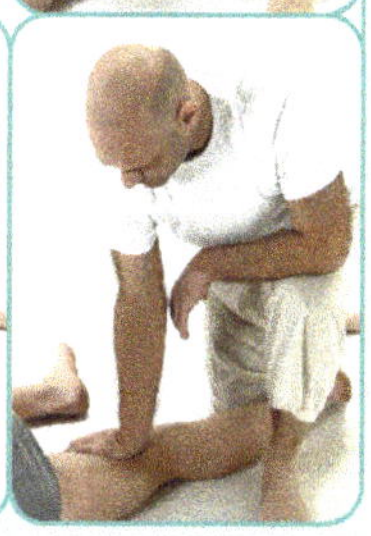

фаза а: Проработайте большими пальцами 1-ую внутреннюю линию ноги от 1 до 3 раз.

фаза б: Используйте ладонь или кулак для работы с точками (5) и (6), повторите 2-3 раза.

фаза в: Используйте ладонь для надавливания на альтернативные жёлтые точки (смотри шаг 5): надавливать в направлении, указанном стрелками (смотри рисунок).

продолжение на следующей странице ➤

➤ *продолжение*
Боль в пояснице при скручивании

Необязательные дополнительные процедуры

5. Надавливание на точки ладонью во время сгибания ноги

Надавите ладонью на альтернативные, жёлтые точки 5 и 6 в направлении, указанном стрелками (смотрите рисунок), одновременно сгибая ногу пациента. Прекратите надавливание, выпрямляя ногу. Повторите несколько раз.

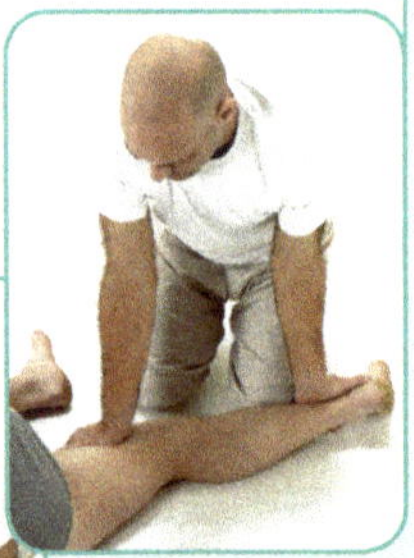
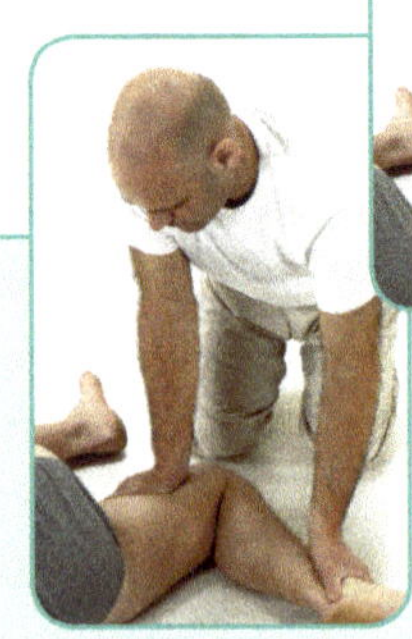

6. Техники надавливания

фаза а: Используйте ваше колено для работы с точками 5 и 6.
фаза б: Используйте вашу ступню для работы с точками 5 и 6.
фаза в: Используйте ваши седалищные кости для работы с точками 5 и 6, сидя на бедре пациента и направляя ваши седалищные кости на одну точку, затем на вторую. Не используйте данную технику, если ваш пациент имеет проблемы с сердцем или циркуляцией крови.

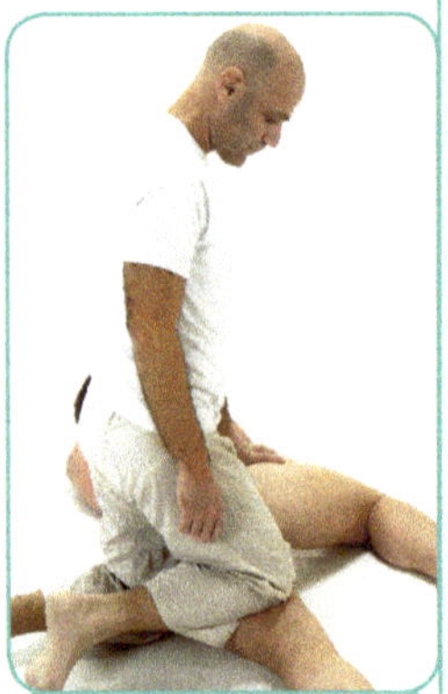
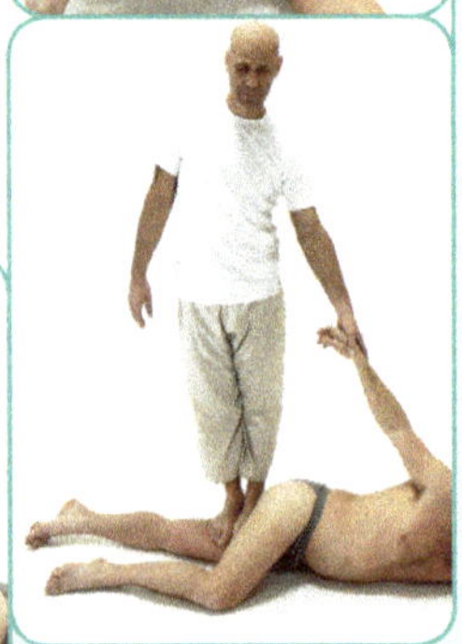
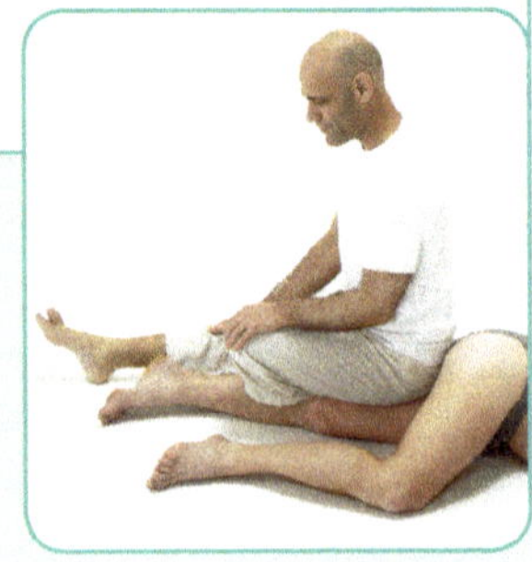

7. Скручивание поясницы

Следуя схеме лечения для подострых фаз, вы можете попробовать очень осторожно растянуть поясницу пациента. Если при растяжении чувствуется любая боль – остановитесь. Удерживайте колено пациента вашей стопой, одновременно скрутите его спину, потянув его за руку. Руками проработайте линию его спины от лопаток до поясницы и обратно. Повторите несколько раз.

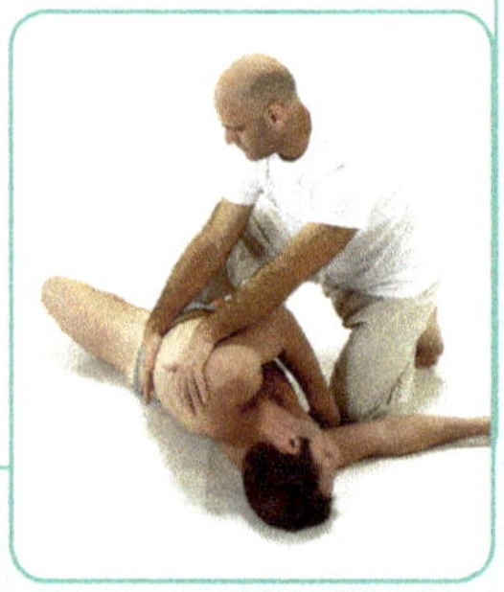

Меры предосторожности:

- *Проконсультируйтесь со специалистом в случаях острой или неясной боли в пояснице.*
- *Избегайте растяжек при лечении острых состояний.*
- *Используйте только растяжку, описанную в шаге 7, и только после того, как вы отработали её на здоровых людях.*
- *Прекратите любые растяжки или любые другие свои действия во время лечения – если они причиняют боль.*
- *Будьте крайне бдительны и осторожны при работе с областью живота пациентов, которым за 60.*
- *Проводите лечение ежедневно до восстановления. В подострых фазах проводите лечение дважды в неделю.*
- *Не проводите лечение, пока у пациента не прошли болевые ощущения после прошлого сеанса (если таковые имелись).*
- *Попросите пациента воздерживаться от внезапных и быстрых движений, вызывающих боль, таких как поднимание тяжестей.*

Избранные терапевтические точки

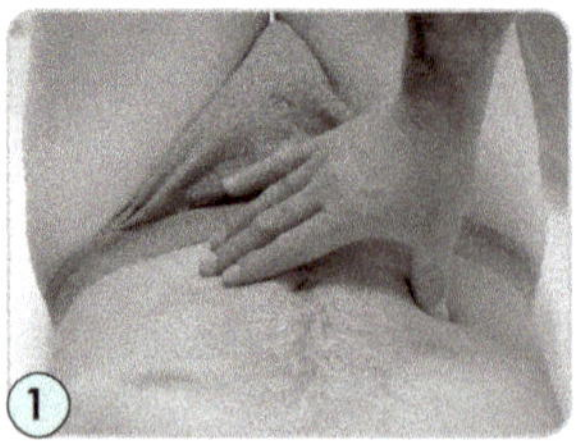

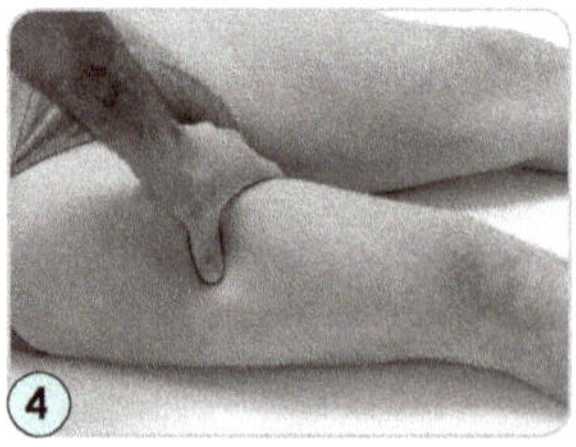

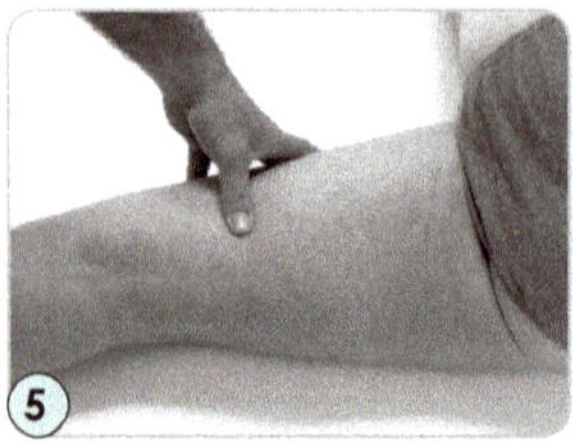

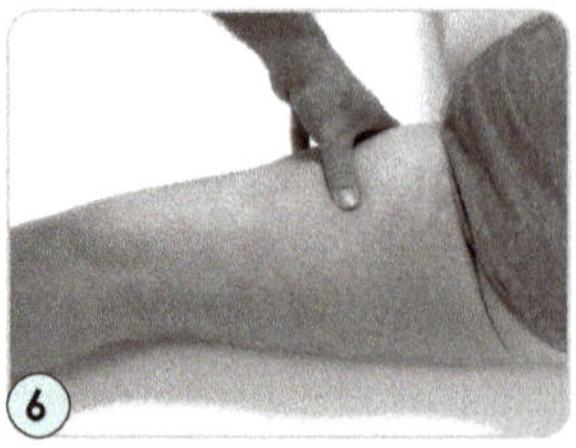

ГЛАВА 11 ТАЗОБЕДРЕННЫЙ СУСТАВ

Схемы лечения в этой главе

Схема - 42 **"Боль в тазобедренном суставе при сгибании, отведении и внешней ротации"**
Схема - 43 **"Боль в тазобедренном суставе при сгибании, приведении и внутренней ротации"**

Лечение патологий тазобедренного сустава

Боль в тазобедренном суставе – часто встречающаяся проблема, особенно, среди пожилых людей и спортсменов. Многие виды боли в тазобедренном суставе среди молодых людей и подростков не связаны с какими-либо конкретными патологиями, но вызваны напряжением мышц, триггерными точками и лёгкими травмами сухожилий в районе латерального отдела бедра. Тайская акупрессура рассматривает боль в тазобедренном суставе - как близко связанную с болью в пояснице. Боль в пояснице часто диагностируется и лечится - как боль в тазобедренной области и наоборот. Тайские схемы, обычно, очень эффективны в лечении тазобедренных патологий, когда не требуется хирургического вмешательства. В острых случаях остеонекроза и остеоартрита тазобедренного сустава – может потребоваться хирургическое вмешательство. Выберите одну из двух предложенных схем, опираясь на симптомы, соответствующие тайской диагностике (смотреть диагностическую таблицу), независимо от определения состояния, принятого в западной медицине. В случае совпадения симптомов, описанных пациентом с тем, что указано в одной из схем, попробуйте использовать данную схему и понаблюдайте за реакцией пациента. Если ваше воздействие приветствуется его телом, ваше лечение может принести прекрасные результаты. Если заметили улучшение – продолжайте.

Тайские схемы	Возможные патологии, послужившие первопричиной
Боль в тазобедренном суставе при сгибании, отведении и внешней ротации	Поясничная боль – схожие симптомы Гипертонус мышц и миофасциальные триггерные точки таза и бедра Тендиноз средней и малой ягодичных мышц Вертлужный бурсит Синдром щёлкающего бедра Остеоартрит тазобедренного сустава Дисплазия тазобедренного сустава
Боль в тазобедренном суставе при сгибании, приведении и внутренней ротации	Поясничная боль – схожие симптомы Гипертонус мышц и миофасциальные триггерные точки таза и бедра Тендиноз средней и малой ягодичных мышц Вертлужный бурсит Синдром щёлкающего бедра Остеоартрит тазобедренного сустава Дисплазия тазобедренного сустава

Патологии тазобедренного сустава

Описания патологий тазобедренного сустава отличаются одно от другого скорее теоретически, потому как в реальности, на данные патологии влияют множество факторов одновременно.

Тендиноз средней и малой ягодичных мышц

Тендинопатия (дегенерация коллагена или разрыв сухожилий) мышц, отводящих бедро, в основном малой и средней ягодичных мышц – создаёт боль в ягодицах, на латеральной стороне бедра, во внешней и передней частях ноги. Пациенты с тендинозом латеральной стороны бедра часто лечатся от воспаления седалищного нерва или бурсита большого вертела бедренной кости, потому и остаются недеагностированными.

Вертлужный бурсит

Воспаление суставной сумки с внешней стороны тазобедренного сустава (также, как и бурсит малой, средней или большой ягодичных мышц) по причине повторяющегося напряжения. Симптомы включают боль в области тазобедренного сустава с периодическими болями на латеральной стороне бедра. Зона большого вертела крайне чувствительна к надавливанию. Боль усиливается при различных движениях, связанных с распределением веса, таких как продолжительное стояние, подъем по ступенькам, бег или лежание на воспалённой стороне, и при любых движениях с участием повреждённого бедра, особенно, отведение и внешнее вращение.

Остеоартрит тазобедренного сустава

Дегенеративное заболевание тазобедренного сустава по причине естественного износа и старения. Состояние включает изменение в костях, воспаление, истончение хряща и возможный рост остеофитов. Артрит, обычно самая распространённая причина боли в тазобедренной области у пожилых пациентов.
Если консервативные виды лечения не помогают – есть опция в виде операции по замене тазобедренного сустава (эндопротезирование).

Симптомы хронического артрита могут включать утренний дискомфорт и скованность в паху, ягодицах или бедре. В острых случаях, когда сустав воспалён - боль может усиливаться и в состоянии покоя (например ночью), и стихать при движении. Рост костяных образований (остеофитов) вместе с воспалением могут сделать любое движение болезненным, и привести к состоянию, когда любая нормальная активность невозможна.

Синдром щёлкающего бедра

Синдром щёлкающего бедра описывает три различные проблемы, наиболее распространённый вариант - когда подвздошно-большеберцовый тракт щёлкает об большой вертел бедренной кости. Второй вариант – когда подвздошно-поясничное сухожилие щелкает об подвздошно-гребешковое возвышение головки бедра. Наименее распространённый случай – нестабильность тазобедренного сустава, который и создаёт щёлкающие ощущения. «Щёлканье» обычно создаёт «хлопающий» звук при сгибании и разгибании бедра.

Поясничная боль – схожие симптомы

Лечение поясничной боли часто сопровождается отражённой болью в ягодицах и тазобедренном суставе. То, что порой кажется проблемой тазобедренной области – зачастую проблема поясницы, которая и должна быть первично устранена. Тайский массаж не имеет жёсткого деления между болью в пояснице и болью в тазобедренном суставе.

Дисплазия тазобедренного сустава

Развивающаяся с младенчества болезнь тазобедренного сустава, включающая нестабильность, подвывих или смещение. Если данное состояние вылечено не до конца – это может привести к раннему остеоартриту и проблемам при ходьбе.

Гипертонус мышц и миофасциальные триггерные точки тазобедренного сустава

Тугоподвижные мышцы таза по причине плохой осанки, повторяющегося напряжения или эмоционального стресса. Мышечный гипертонус – частая причина боли в тазобедренном суставе, часто сопровождаемая другими видами боли и патологиями. Тугие мышечные волокна в составе гипертонированных мышц в области таза могут приводить к болевым ощущениям, отдающим в поясницу, ноги и бедра.

Противопоказания и предупреждения

- **Любые растяжки в острых фазах**
  Осторожное растягивание может быть эффективным в хронических состояниях, но может навредить в острых фазах.
- **Прямое надавливание на воспалённые ткани**
  Прямое надавливание на чувствительные и/или воспалённые участки в случае вертлужного бурсита – ухудшит состояние, поэтому противопоказано. В некоторых случаях ключевые точки схемы в тазобедренной области могут быть слишком чувствительными для прямого надавливания, но другие точки будут все же восприимчивыми для акупрессуры. Когда вся зона вокруг большого вертела бедренной кости слишком чувствительна – работайте с другими точками и линиями схемы – с животом и ногами. Тайские схемы очень эффективны при лечении, даже без надавливания непосредственно на область тазобедренного сустава.
- **Надавливание на чувствительные точки или линии, которое приводит к появлению или усилению симптомов**
- **Надавливание, заставляющее пациента сжиматься или отстраняться от руки**

Красный свет!

Если наблюдаются следующие симптомы, пациенту необходимо предложить обратиться к специалисту для установления степени тяжести заболевания

- **Недавно перенесённая серьёзная травма**
- **Повреждение, вследствие которого произошла деформация тазобедренного сустава**
- **Невозможность согнуть тазобедренный сустав**
- **Прогрессирующая неврологическая деградация**
- **Боль в тазобедренном суставе, возникающая ночью или во время отдыха**
- **Отёк тазобедренного сустава и бедренной области**
- **Признаки инфекции, такие как: жар, покраснение и воспаление**
- **Постоянная или прогрессирующая боль**
- **Постоянная боль без видимых причин, которая проявилась внезапно**
- **Боль, которая по своей природе, не связана с нарушением механики тазобедренного сустава.**
- **Любые острые состояния**
- **Любые нетипичные признаки**

Выбор схемы – основные советы:

Сделать выбор одной схемы из двух- обычно просто: два этих состояния могут сосуществовать одновременно, но выбрать надо наиболее острое из них. Если лечение одного из состояний не облегчило боли другого – можете использовать обе схемы.

1. Во-первых, установите точную область боли, затем установите, какое движение вызывает или усиливает боль.

Попросите пациента принять положение лёжа на спине и проделать следующие шаги:

а. Согнуть колени и поставить стопы на пол. Отвести в сторону одно колено, постаравшись коснуться мата. Если боль при такой внешней ротации бедра не возникает – прижмите его колено к полу.

б. Согнуть его колено, прижимая его к животу и, затем, подвинуть его в противоположную сторону тела (внутренняя ротация бедра)

2. Выберите одну схему

Когда вы нашли область боли и движение, её создающее – вы можете соответственно выбрать одну из схем (смотреть диагностическую таблицу).

3. Начните лечение и убедитесь, что вы выбрали правильную схему.

По мере нажатия на точки обращайте внимание на реакцию пациента, и проверяйте, являются ли точки, выбранной вами схемы, действительно подходящими и эффективными. Пожалуйста, не засыпайте пациента вопросами с самого начала! Позвольте ему сконцентрироваться на процессе глубже. Чаще всего ему потребуется некоторое время, чтобы понять и выразить (не всегда словами) эффективность точек, которые вы используете. Порой достоверную реакцию пациента вы сможете получить лишь на втором круге работы с точками. Используйте короткие вопросы типа «Здесь?» «Достаточно?» «Болезненно?». Если линии и точки приносят ожидаемые плоды, продолжайте работу - вы выбрали правильную схему.

СХЕМА 42 (СТРАНИЦА 192)

Боль в тазобедренном суставе при сгибании, отведении и внешней ротации

- Хроническая или острая боль, проявляющаяся в бедре вокруг большого вертела бедренной кости во время сгибания, внешней ротации и отведении.
- Боль усиливается по мере пребывания в позе лотоса или полулотоса.
- Боль может усиливаться при ходьбе.

ОБЛАСТЬ БОЛИ

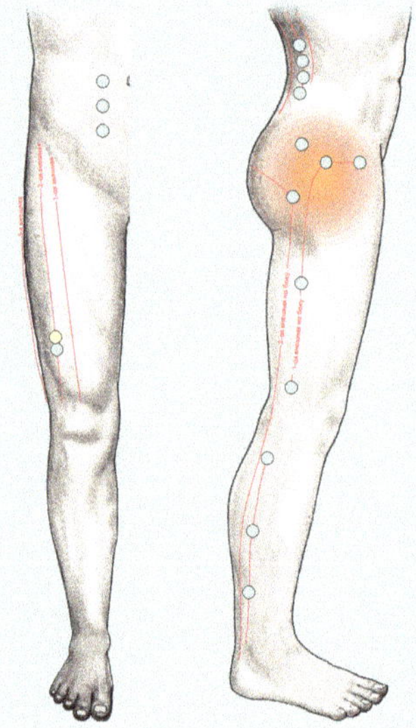

БОЛЕЗНЕННЫЕ ДВИЖЕНИЯ

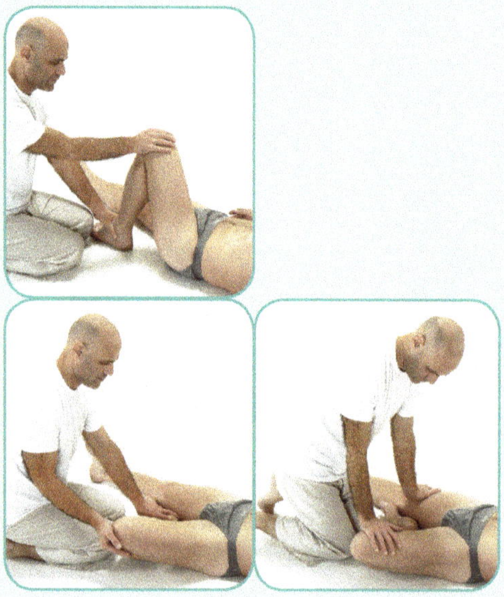

СХЕМА 43 (СТРАНИЦА 196)

Боль в тазобедренном суставе при сгибании, приведении и внутренней ротации

- Хроническая или острая боль, проявляющаяся в тазобедренном суставе вокруг большого вертела бедренной кости при сгибании, внутренней ротации и приведении.
- Боль может усиливаться при ходьбе, поднимании ноги и при подъёме по ступенькам.
- Выпрямление ноги после сгибания может сопровождаться щелкающим звуком в суставе.

ОБЛАСТЬ БОЛИ

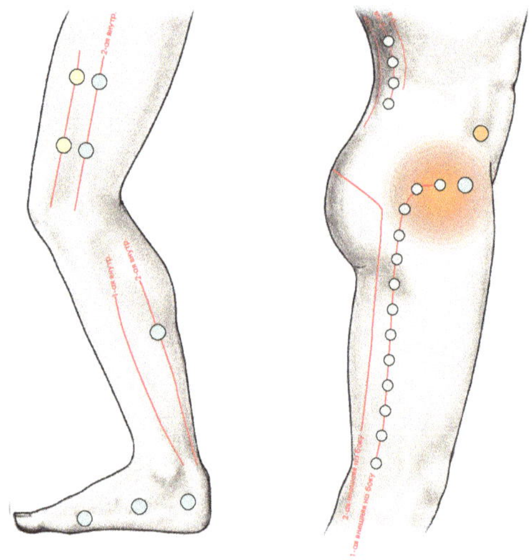

БОЛЕЗНЕННЫЕ ДВИЖЕНИЯ

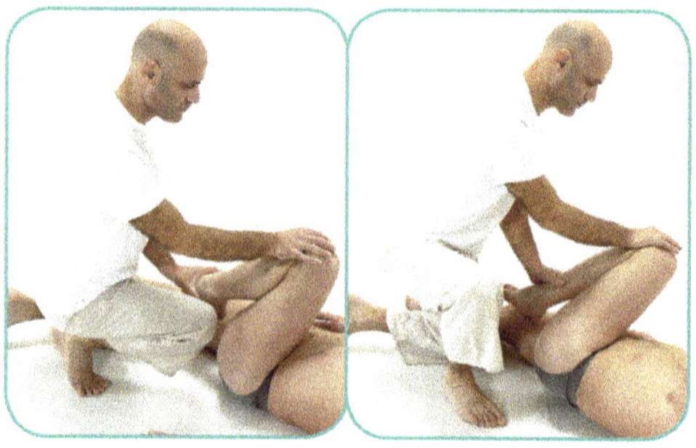

Схема - 42 ТАЗОБЕДРЕННЫЙ СУСТАВ

Боль в тазобедренном суставе при сгибании, отведении и внешней ротации

●●● очень часто встречающееся состояние

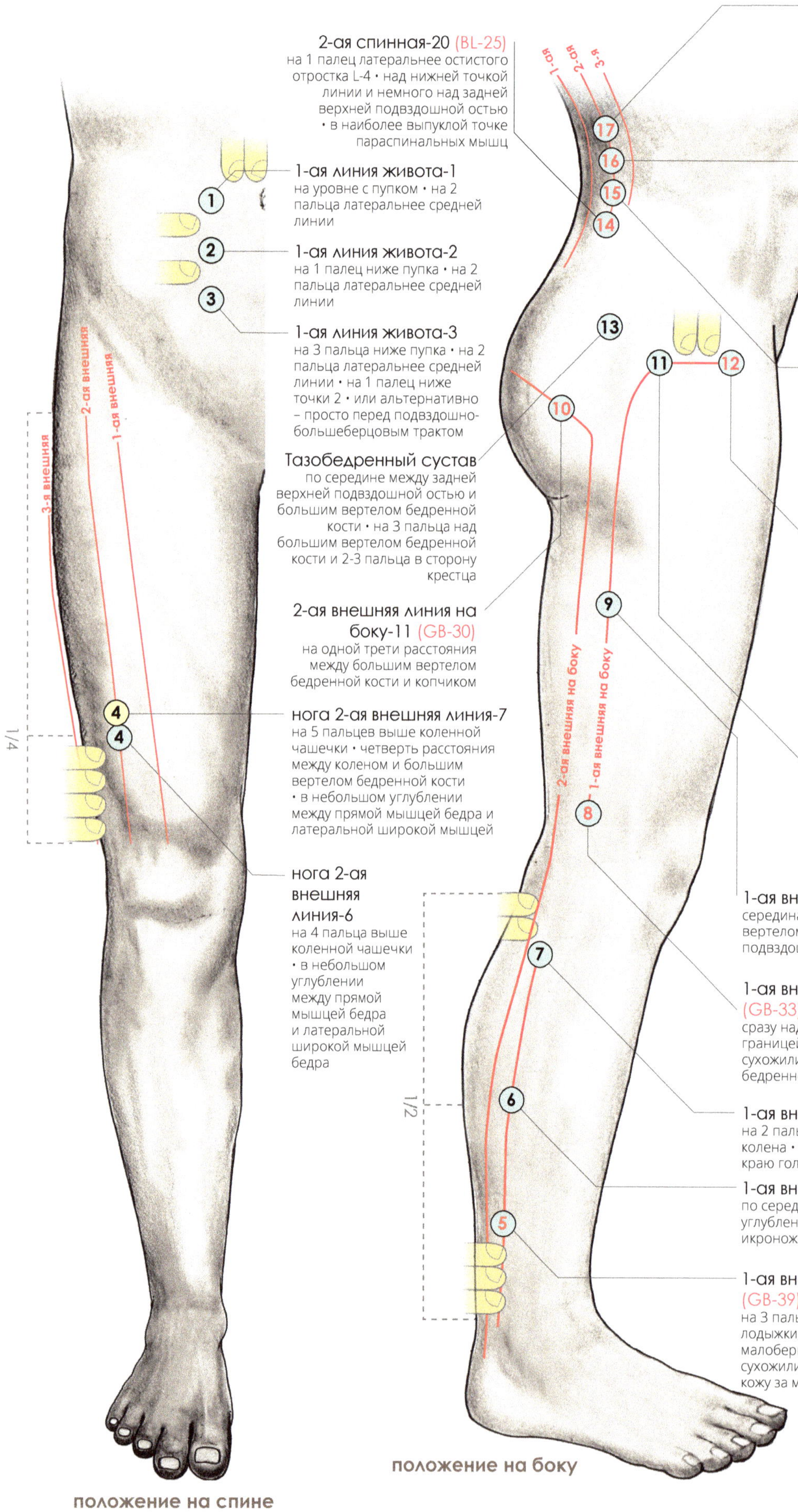

2-ая спинная-20 (BL-25)
на 1 палец латеральнее остистого отростка L-4 • над нижней точкой линии и немного над задней верхней подвздошной остью • в наиболее выпуклой точке параспинальных мышц

1-ая линия живота-1
на уровне с пупком • на 2 пальца латеральнее средней линии

1-ая линия живота-2
на 1 палец ниже пупка • на 2 пальца латеральнее средней линии

1-ая линия живота-3
на 3 пальца ниже пупка • на 2 пальца латеральнее средней линии • на 1 палец ниже точки 2 • или альтернативно – просто перед подвздошно-большеберцовым трактом

Тазобедренный сустав
по середине между задней верхней подвздошной остью и большим вертелом бедренной кости • на 3 пальца над большим вертелом бедренной кости и 2-3 пальца в сторону крестца

2-ая внешняя линия на боку-11 (GB-30)
на одной трети расстояния между большим вертелом бедренной кости и копчиком

нога 2-ая внешняя линия-7
на 5 пальцев выше коленной чашечки • четверть расстояния между коленом и большим вертелом бедренной кости • в небольшом углублении между прямой мышцей бедра и латеральной широкой мышцей

нога 2-ая внешняя линия-6
на 4 пальца выше коленной чашечки • в небольшом углублении между прямой мышцей бедра и латеральной широкой мышцей бедра

2-ая спинная-17 (BL-22)
на 2 пальца латеральнее остистого отростка • на уровне с нижней границей остистого отростка L-1 • сразу под нижним ребром • на верхней точке, где поясница ещё остаётся чувствительной • в наиболее выпуклой точке параспинальных мышц

2-ая спинная-18 (BL-23)
на 2 пальца латеральнее остистого отростка • на уровне с нижней границей остистого отростка L-2 • на середине между высшей точкой подвздошного гребня и нижней границей нижнего ребра • в наиболее выпуклой точке параспинальных мышц

2-ая спинная-19 (BL-24)
на 2 пальца латеральнее остистого отростка • на уровне с нижней границей остистого отростка L-3 • на одном уровне с высшей точкой подвздошного гребня • в наиболее выпуклой точке параспинальных мышц

1-ая внешняя линия на боку-8 (GB-29)
чувствительная точка, отдающая книзу • в точке по середине линии между верхней передней подвздошной остью и большим вертелом бедренной кости • на латеральном конце складки кожи, образующейся при сгибании бедра, когда колено пациента притянуто к его животу • на передней поверхности напрягателя широкой фасции бедра

1-ая внешняя линия на боку-7
над выступом большого вертела бедренной кости

1-ая внешняя линия на боку-6
середина между коленом и большим вертелом бедренной кости • на заднем крае подвздошно-большеберцового тракта

1-ая внешняя линия на боку-4 (GB-33)
сразу над коленом • на уровне с верхней границей коленной чашечки • между сухожилием двуглавой мышцы бедра и бедренной костью • надавливать к кости

1-ая внешняя линия на боку-3
на 2 пальца ниже латеральной границы колена • чувствительная точка на внешнем краю головки малоберцовой кости

1-ая внешняя линия на боку-2
по середине между коленом и лодыжкой, в углублении между малоберцовой костью и икроножной мышцей

1-ая внешняя линия на боку-1 (GB-39)
на 3 пальца над выступом латеральной лодыжки, в углублении между малоберцовой костью и ахиллесовым сухожилием • надавливайте, растягивая кожу за малоберцовой костью

положение на спине

положение на боку

Описание проблемы:

- *Хроническая или острая боль, проявляющаяся в тазобедренном суставе вокруг большого вертела бедренной кости при сгибании, внешней ротации и отведении.*
- *Боль может быть с одной стороны или с двух сторон одновременно.*
- *Боль может усиливаться при ходьбе, подъёме по ступенькам (когда вес переносится на одну ногу).*
- *Боль может сопровождаться неприятными болевыми ощущениями в пояснице и отдавать вдоль ноги.*
- *Боль может, как слегка ограничивать привычный объем движений, так и привести к полной утрате подвижности. Острая боль может сопровождать движения, выходящие за доступный радиус, варьирующийся в зависимости от тяжести состояния.*

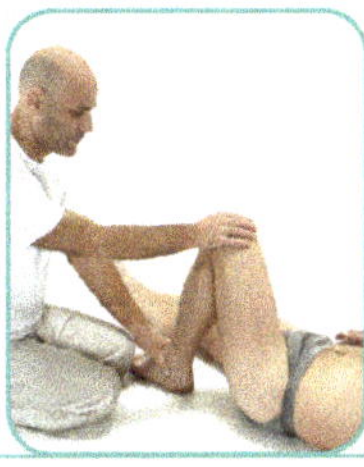
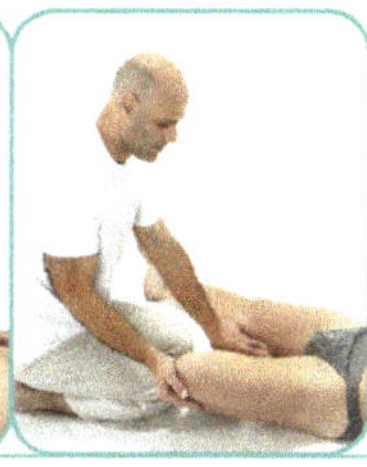
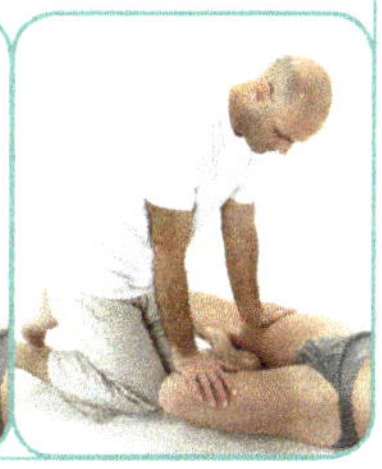

Последовательность лечения

Основные рекомендации:
Та же схема лечения используется для лечения другого состояния (схема 38), включающего отражённую боль в ноге, без выраженной боли в бедре при сгибании и внешней ротации бедра.

1. Массаж и точки акупрессуры живота

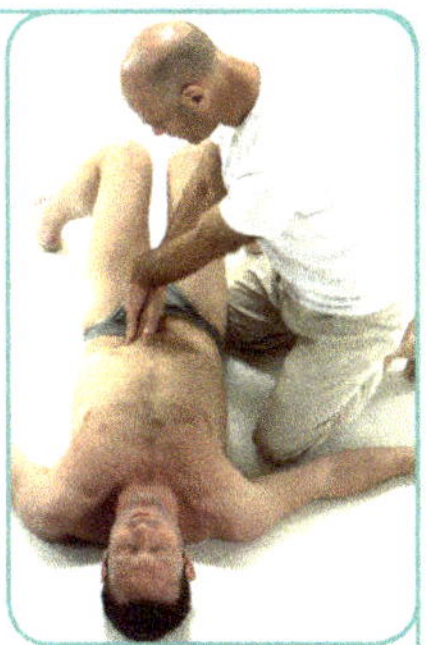

фаза а: если время позволяет – начните с полного массажа живота.
фаза б: надавите большим пальцем на точки (1), (2) и (3) по два-три раза. Надавливайте настолько глубоко, насколько позволит пациента (может быть немного болезненно), но уменьшите давление, если он напрягается. Не работайте глубоко с животом, если вашему пациенту больше 60 лет, или он страдает от нарушений, связанных с кровообращением.

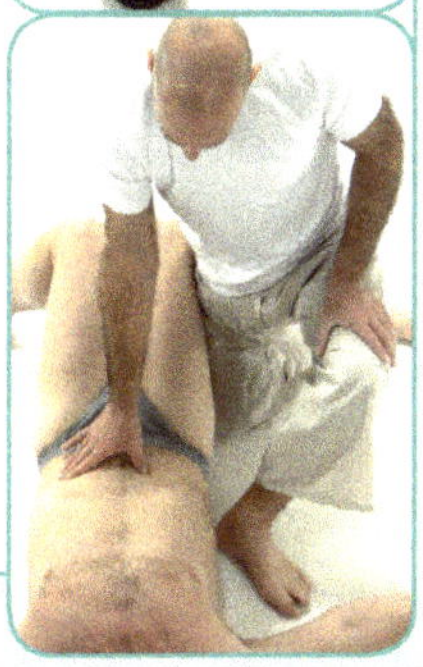

2. Терапевтические линии и акупрессурные точки бедра

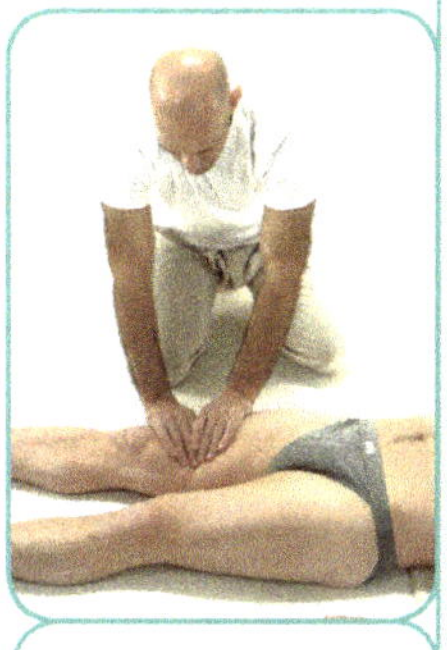

фаза а: Проработайте большими пальцами 2-ую внешнюю линию бедра от 1 до 3 раз.
фаза б: Надавите большим пальцем на точку (4) от 10 до 15 секунд. Можете использовать также ваши ладони для надавливания. Если используете ладони – надавливайте дольше. Нога пациента может быть прямой или согнутой. На согнутой ноге используйте ваши ладони, проработайте точки, и затем прижмите бедро к животу пациента. Когда нога прямая – работайте с голубыми точками, когда согнута – с жёлтыми.

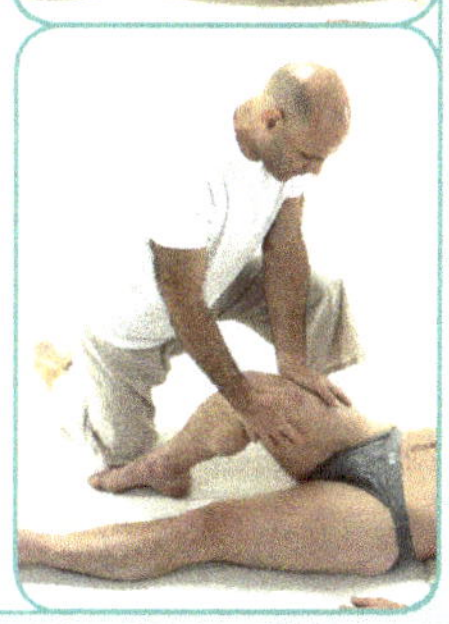

3. Надавливание коленом - опционально

Используйте ваше колено для работы с 1-ой и 2-ой внешними линиями ноги в положении сбоку от бедра. Отклонитесь назад, потяните колено вашего пациента, одновременно толкая своё колено к бедру, и прокатите мышцы задней поверхности бедра вбок, в сторону его другой ноги. Начните от колена, проработайте половину бедра и вернитесь к колену. Повторите один-два раза. Работайте медленно, каждый раз надавливая по 5 секунд.

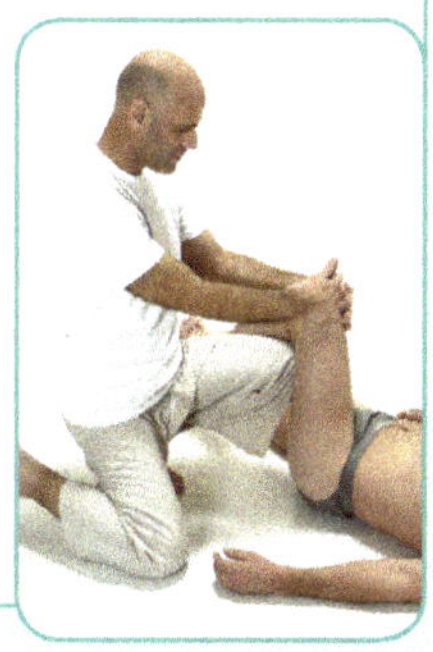

продолжение на следующей странице ➤

Боль в тазобедренном суставе при сгибании, отведении и внешней ротации

4. Терапевтические линии и акупрессурные точки боковой поверхности ноги

Попросите пациента лечь на бок.
фаза а: Проработайте большими пальцами 1-ую боковую линию бедра один-два раза.
фаза б: Надавите большим пальцем на точки с (5) по (9) от 1 до 3 раз.

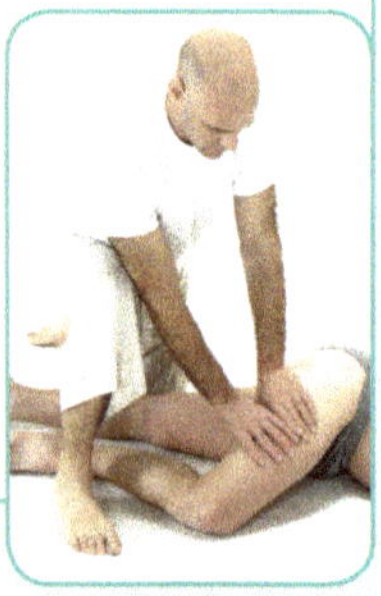

5. Массаж и акупрессурные точки области тазобедренного сустава

фаза а: Промассируйте ладонями зону вокруг большого вертела бедренной кости.
фаза б: Проработайте большими пальцами рук зону вокруг большого вертела бедренной кости, и вдоль тазовой кости и крестца.
фаза в: Надавите большим пальцем руки на точки с (10) по (13) от 2 до 3 раз.

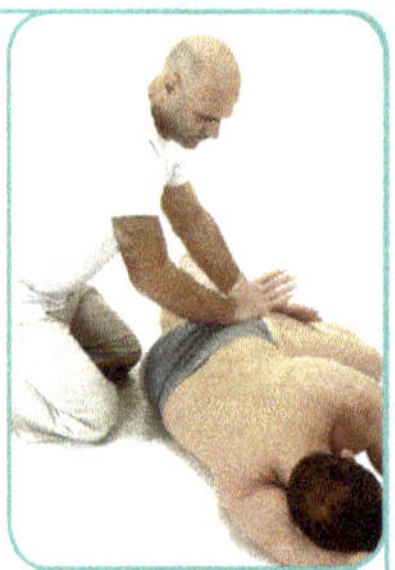

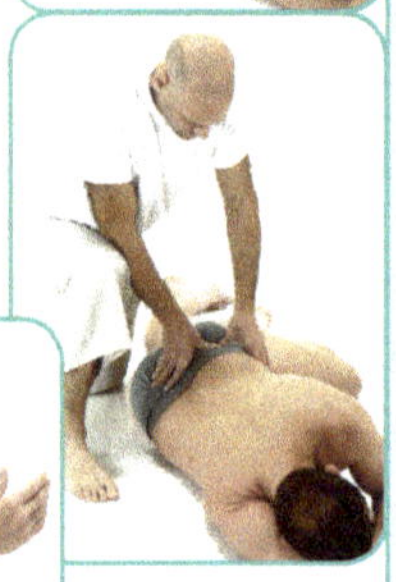

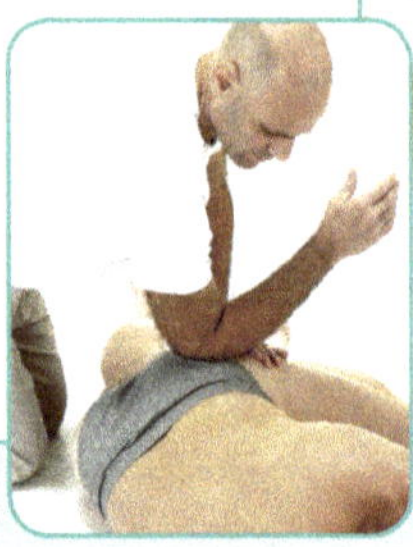

6. Акупрессурные точки поясницы

Надавите поочерёдно на точки с (14) по (17) 2-3 раза, используя костяшки пальцев. Если давление причиняет боль – остановитесь. Острая боль в месте давления может означать воспаление. Прямое давление на воспалённые ткани ухудшит состояния и противопоказано. В данной ситуации лечите живот, таз и ноги, но пропустите поясницу.

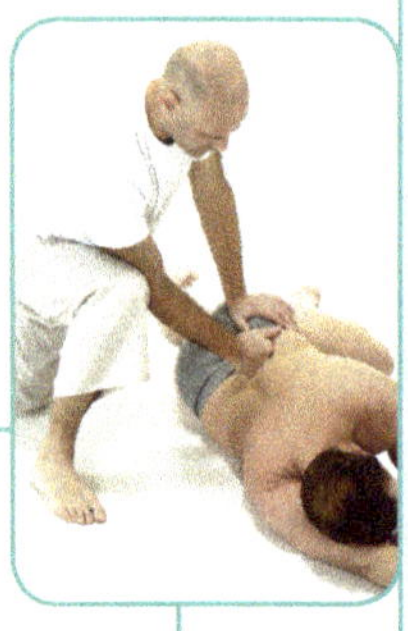

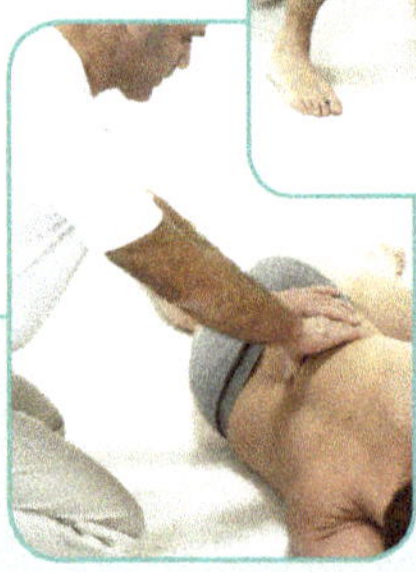

7. Растяжка задней поверхности бедра

Следуя схеме лечения подострых фаз, вы можете очень аккуратно провести растяжку для вашего пациента. Если при растягивании появляется боль – остановитесь. Толкните бедро пациента к животу; затем толкайте его пятку, одновременно растягивая заднюю поверхность бедра коленом (упираясь рядом с ягодицей); затем отпустите.

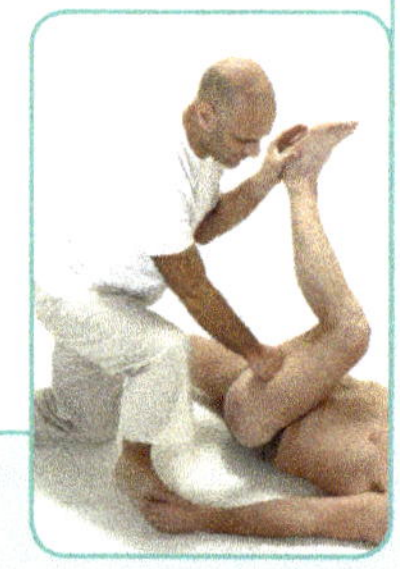

Меры предосторожности:

- *Проконсультируйтесь со специалистом в случаях острой или неясной боли в пояснице.*
- *Избегайте растяжек при лечении острых состояний.*
- *Используйте только растяжку, описанную в шаге 7 и только после того, как вы отработали её на здоровых людях.*
- *Прекратите любые растяжки или любые другие свои действия во время лечения – если они причиняют боль.*
- *Будьте крайне бдительны и осторожны при работе с животом пациентов, которым за 60 лет.*
- *Если работа с точками таза и поясницы причиняет боль или спазм – остановитесь. В такой ситуации лечите живот, ноги, но пропустите таз или поясницу.*
- *Проводите лечение ежедневно до восстановления. В подострых фазах проводите лечение дважды в неделю.*
- *Не проводите лечение, пока у пациента не прошли болевые ощущения после прошлого сеанса (если таковые имелись).*

Избранные терапевтические точки

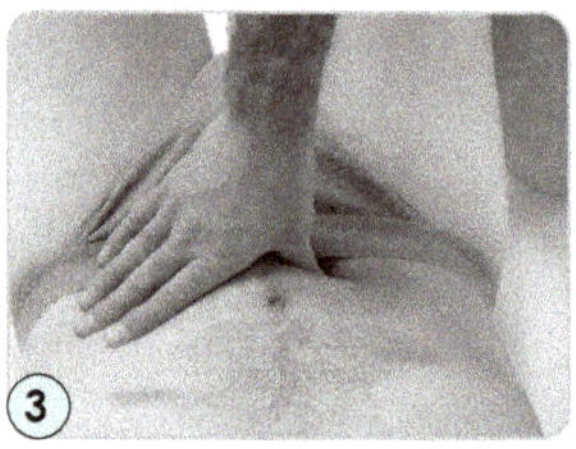

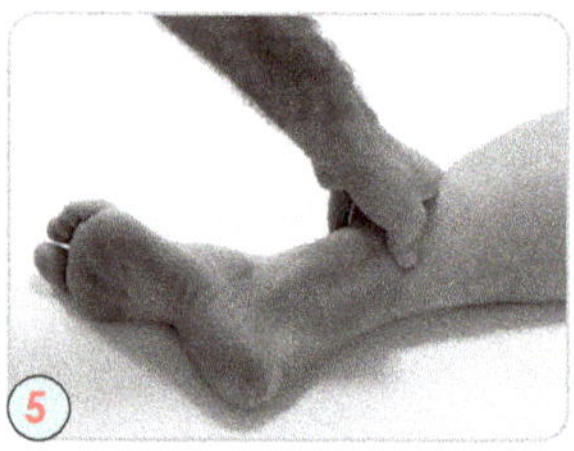

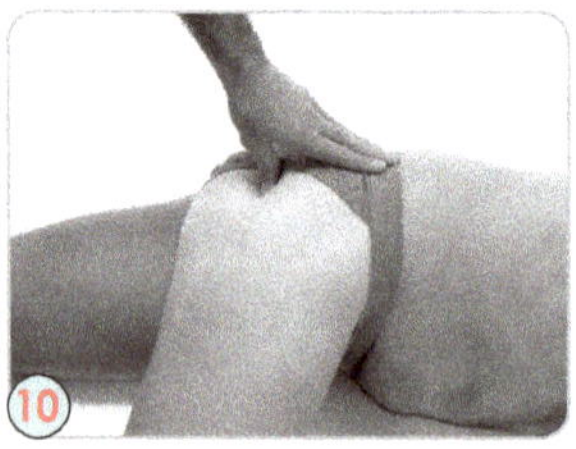

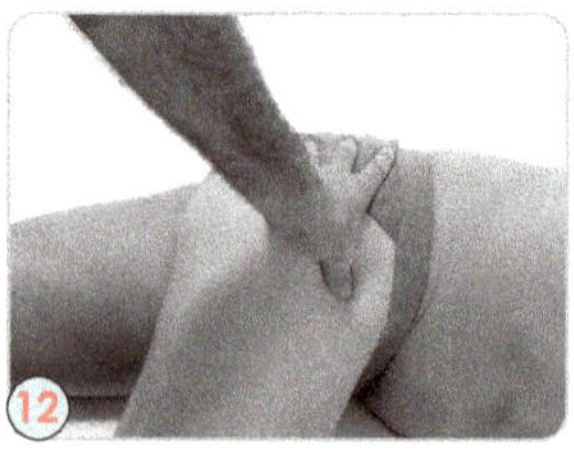

Схема - 43 ТАЗОБЕДРЕННЫЙ СУСТАВ

Боль в бедре при сгибании, приведении и внутренней ротации

●●● очень часто встречающееся состояние

нога 1-ая внутр. линия-9
на 9 пальцев выше внешнего медиального края коленной чашечки • на середине между верхней границей коленной чашечки и пахом • на линии, проходящей от медиальной границы коленной чашечки к медиальному краю верхней передней подвздошной ости • с внешней стороны от прямой мышцы бедра и с внутренней от приводящей мышцы бедра

нога 2-ая внутр. линия-12
на 9 пальцев выше медиального надмыщелка бедренной кости • на длинной мышце, приводящей бедро • надавливать вглубь и вверх на мышцу

нога 1-ая внутр. линия-7
на 4 пальца выше верхнего медиального угла коленной чашечки • на 1/4 расстояния от верхней границы коленной чашечки до паха • на линии, проходящей от медиальной границы коленной чашечки к медиальному краю верхней передней подвздошной ости, в углублении между косой медиальной широкой мышцей бедра и прямой мышцей бедра

нога 2-ая внутр. линия-10
на 4 пальцев выше медиального надмыщелка бедренной кости • на 1/4 расстояния от колена до паха • в углублении между медиальной широкой мышцей бедра и приводящей мышцей бедра • надавливать вглубь и вверх, толкая прямую мышцу бедра

нога 2-ая внутр. линия-7
по середине между лодыжкой и коленом • между камбаловидной и икроножной мышцами • ниже икроножной мышцы (когда она сокращена)

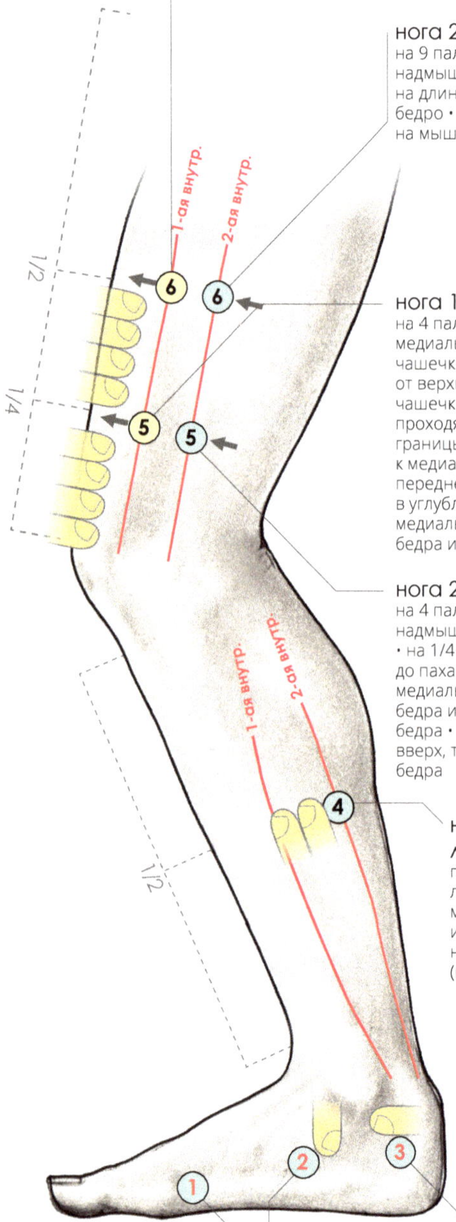

положение на спине

1-ая внешняя линия на боку-8 (GB-29)
чувствительная точка, отдающая книзу • в точке по середине линии между верхней передней подвздошной остью и большим вертелом бедренной кости • на латеральном конце складки кожи, образующейся при сгибании бедра, когда колено пациента притянуто к его животу • на передней поверхности напрягателя широкой фасции бедра

3-я линия живота-3
на 3 пальца ниже пупка • на латеральной границе прямой мышцы живота • на 4-5 пальцев латеральнее средней линии • на 1 палец ниже точки 3-я линия живота 2

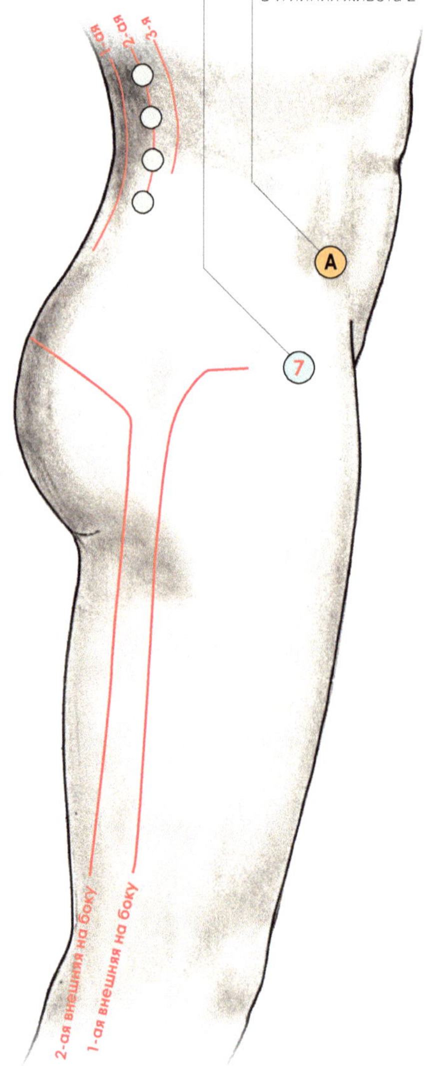

положение на боку

стопа внутр-8 (SP-3)
ближе к 1-му плюснефаланговому суставу большого пальца • под плюсневой костью

стопа внутр-6 (KID-2)
на 2 пальца ниже и на 1 палец спереди от лодыжки • в углублении под бугорком ладьевидной кости

стопа внутр-4 (KID-5)
на 1 палец ниже лодыжки, с внешней стороны от воображаемой линии, проходящей от лодыжки точно вниз

Описание проблемы:

- *Хроническая или острая боль, проявляющаяся в бедре вокруг большого вертела бедренной кости при сгибании, внутренней ротации и приведении.*
- *Боль может быть односторонней или двухсторонней.*
- *Боль может усиливаться при ходьбе, при поднимании ноги и при подъёме по ступенькам.*
- *Выпрямление ноги после сгибания может сопровождаться щелкающим звуком в суставе.*

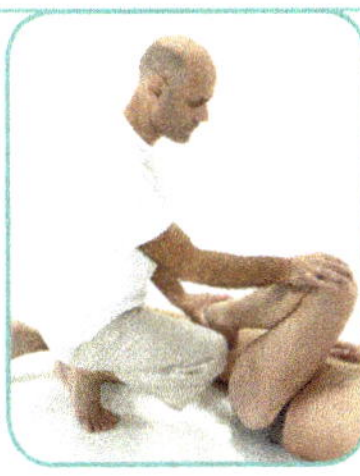

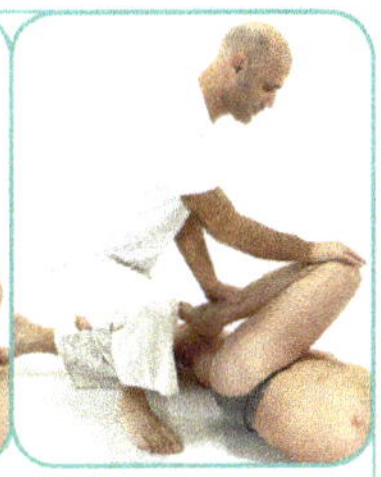

Последовательность лечения

Основные инструкции:
Повторите шаги с 1 по 4 до 4 раз (если время позволяет). Затем переходите к дополнительным процедурам.

1. Массаж внутренней поверхности ноги

Фаза а: Попросите пациента принять положение лёжа на спине. Можете разместить подушку под его коленями.
Фаза б: Используйте вес собственного тела при работе от стопы к паху и обратно. Работайте ладонью. Повторите от 1 до 3 раз.

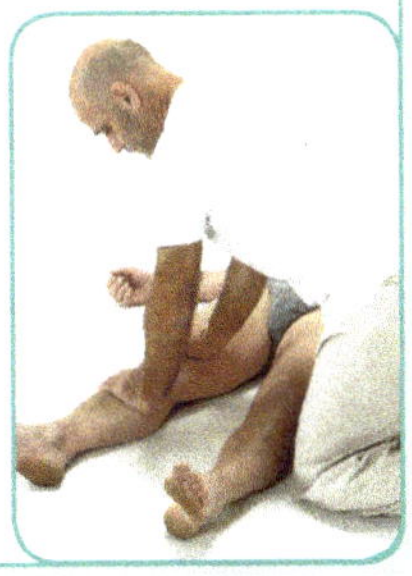

2. Терапевтические линии и акупрессурные точки внутренней поверхности ноги

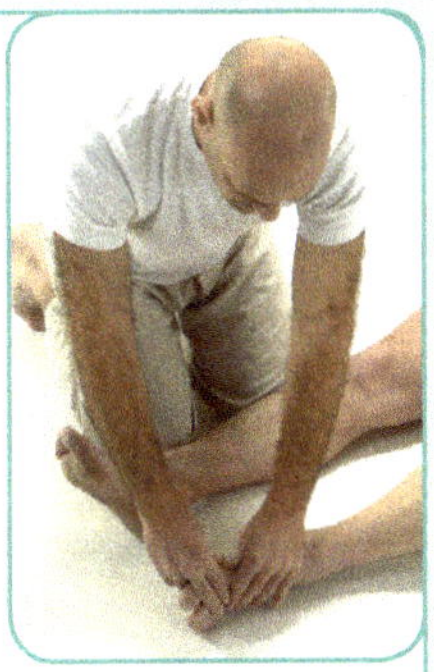

фаза а: Проработайте большими пальцами 1-ую и 2-ую внутреннюю линии бедра от 1 до 3 раз.
фаза б: Надавите большими пальцами на точки с (1) по (6) по 10-15 секунд. Можете использовать ладонь, в таком случае надавливайте дольше. Попробуйте альтернативные точки (5) и (6) и используйте те, что более эффективны.

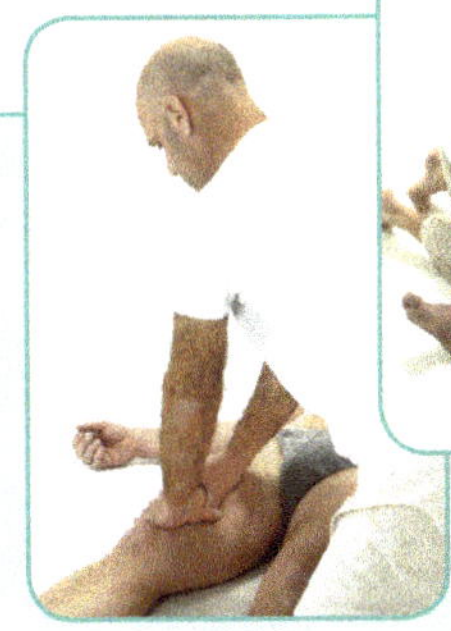

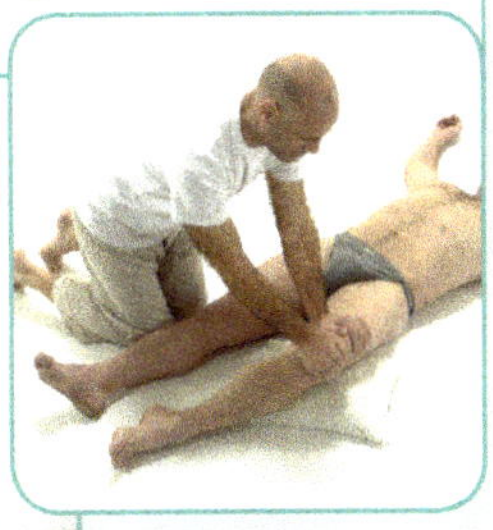

3. Терапевтическая линия внешней стороны бедра на боку и акупрессурная точка 7

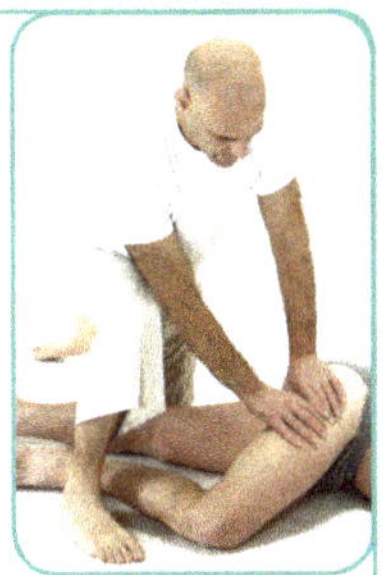

фаза а: Попросите пациента повернуться на боку.
фаза б: Надавите большими пальцами 1-ую внешнюю линию бедра на боку от 1 до 3 раз.
фаза в: Проработайте большими пальцами зону вокруг большого вертела бедренной кости.
фаза г: Используя большой палец, надавите на точку (7) в течении 10-15 секунд и повторите несколько раз.

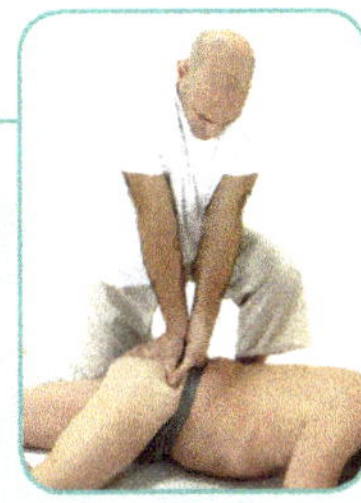

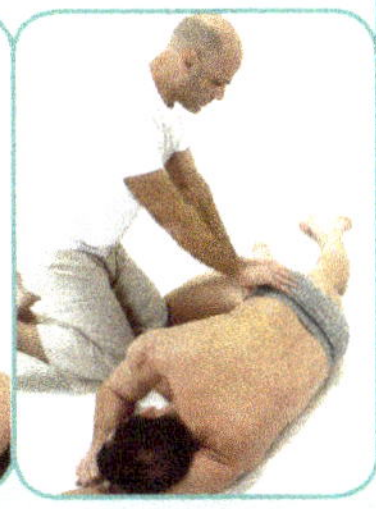

4. Терапевтическая линия поясницы

Используя кулак или большой палец руки, проработайте 2-ую поясничную линию. Начните от таза и двигайтесь до рёбер, затем обратно. Повторите от 1 до 3 раз. Если ваше давление причиняет боль – остановитесь.

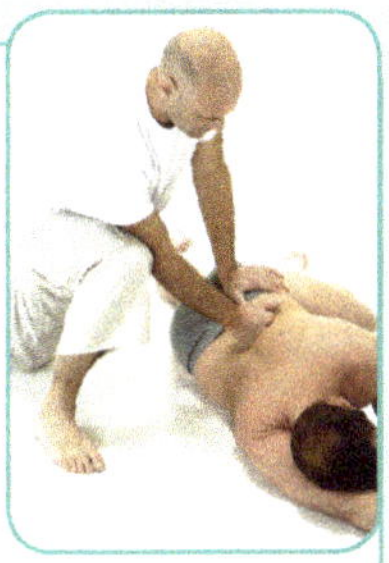

Необязательные дополнительные процедуры

5. Давление стопой на заднюю поверхность бедра.

Следуя схеме лечения – вы можете прибегнуть к нижеописанной процедуре: Сядьте между ног пациента. Надавите на внутреннюю поверхность его бедра подошвой стопы, перекатывая её вверх; вместе с тем - тяните на себя переднюю поверхность его бедра вашей второй стопой. Переступайте от колена к паху и обратно от 3 до 4 раз.

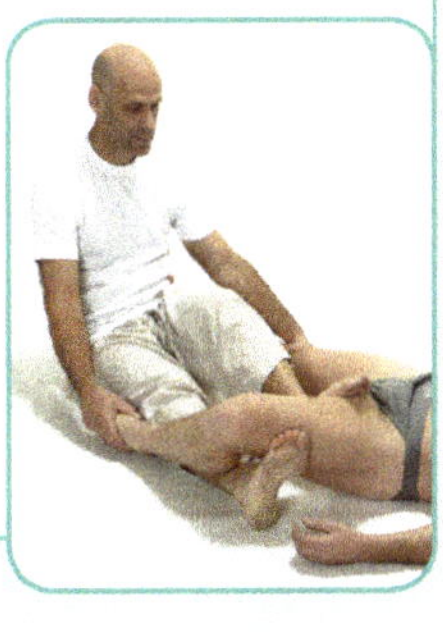

продолжение на следующей странице ➤

Боль в бедре при сгибании, приведении и внутренней ротации

6. Растяжка внутренней поверхности бедра

Широко разведите ноги пациента с помощью собственной ноги. Используя ладонь – проработайте его растянутую мышцу бедра от колена до паха и обратно 3-4 раза.

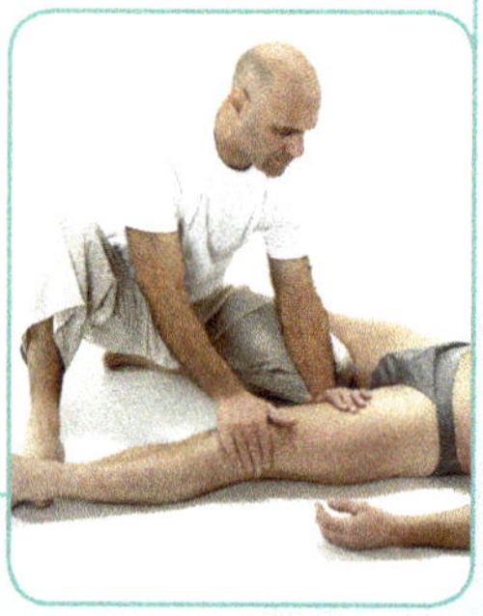

7. Растягивание ноги во время надавливания на точку 7

Большим пальцем руки нажмите на точку (7) в то время, одновременно толкая пятку пациента (когда его колено выпрямлено) на столько, на сколько ему физиологически доступно, но не больше 90 градусов. Надавить в течении 10 секунд, затем прекратите надавливание и растягивание. Повторить 3-4 раза.

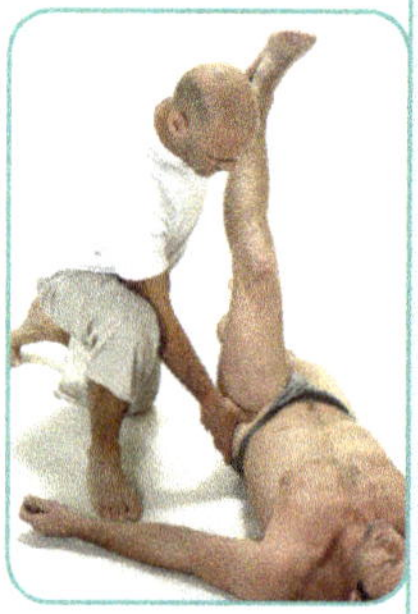

8. Растягивание ноги во время надавливания на точку A

Повторите шаг 7, но на этот раз надавливайте на точку (A) (так же можете использовать кончики пальцев руки)

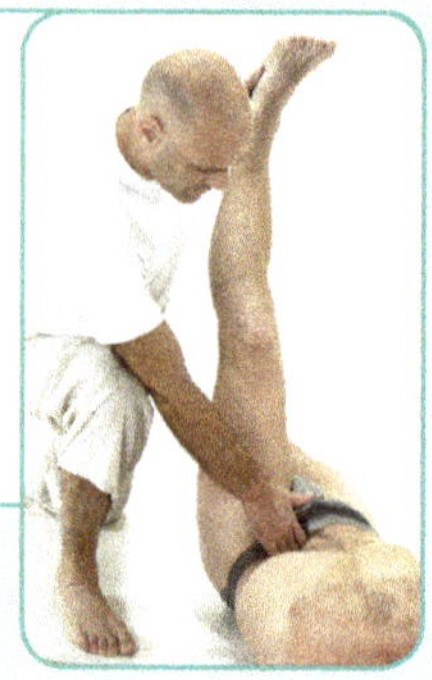

9. Стоя на бедре и животе

Используйте данную процедуру только с молодыми, здоровыми пациентами, которые весят как вы или больше. Встаньте на вашего пациента – одна стопа на его бедре, ниже передней верхней подвздошной кости (нога 1-ая внешняя-11), а вторая стопа на животе, ниже его пупка. Стойте столько, сколько захочет ваш пациент, но не больше минуты. Можете проделать процедуру один-два раза. Не должно ощущаться никакой боль (или совсем лёгкая). Эта процедура должна быть приятна для вашего пациента.

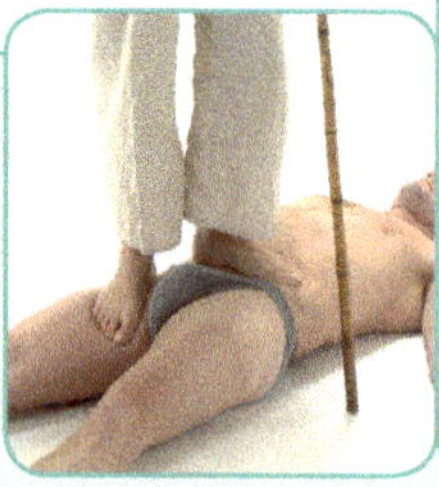

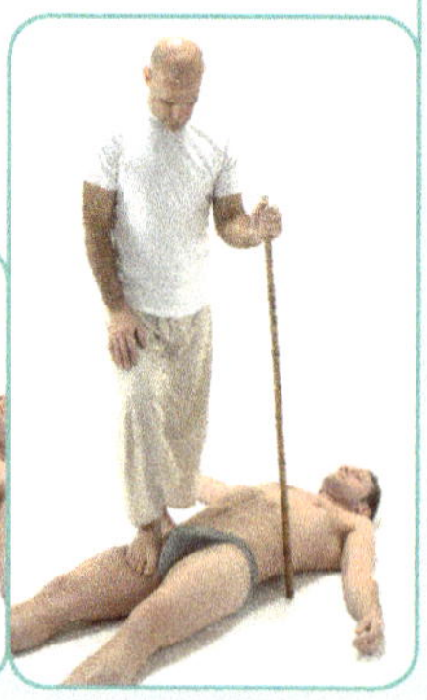

Меры предосторожности:

- *Проконсультируйтесь со специалистом в случаях острой или неясной боли в тазобедренном суставе.*
- *Используйте только растяжки, описанные в шагах с 5 по 9 и только после того, как вы отработали их на здоровых людях.*
- *Прекратите любые растяжки или любые другие свои действия во время лечения – если они причиняют боль.*
- *Будьте крайне бдительны и осторожны при работе с животом пациентов, которым за 60.*
- *Проводите лечение ежедневно до восстановления. В подострых фазах проводите лечение дважды в неделю.*
- *Не проводите лечение, пока у пациента не прошли болевые ощущения после прошлого сеанса (если таковые имелись).*

Избранные терапевтические точки

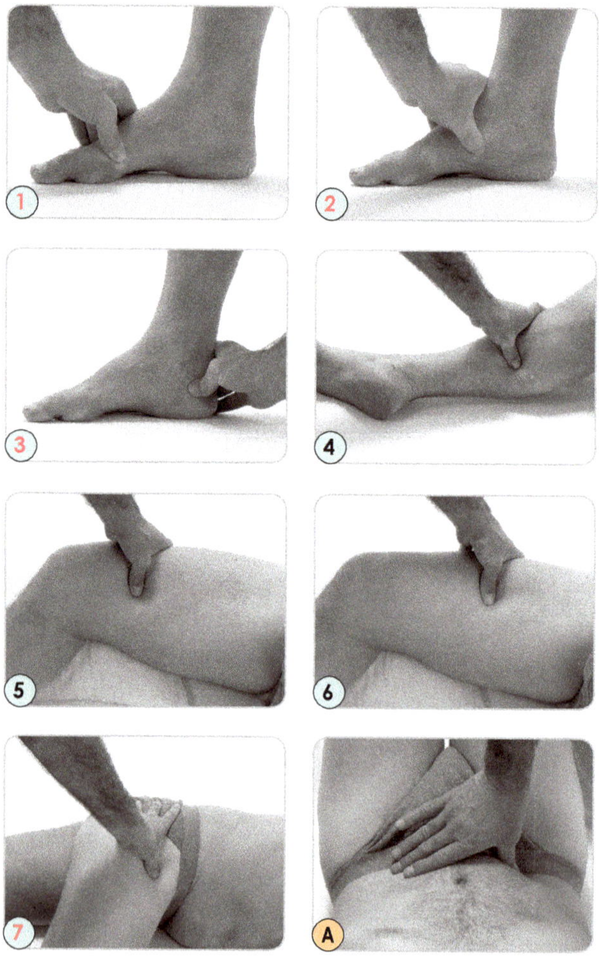

Схемы лечения в этой главе

Схема - 44 **"Тяжёлая и слабая нога"**

Схема - 45 **"Скованные икроножная мышца и мышцы задней поверхности бедра"**

Схема - 46 **"Боль в паху"**

Схема - 47 **"Боль на внутренней поверхности бедра"**

Лечение патологий ноги

В данной главе четыре схемы, которые лечат четыре различные, не часто встречающиеся патологии ног. Схемы «боль в паху» и «боль на внутренней поверхности бедра» лечат два, немного различные, состояния определённой патологии, называемой- растяжение приводящих мышц бедра, а другие две схемы лечат две неконкретизируемые патологии. Выберите одну схему из четырёх предложенных, опираясь на симптомы, соответствующие тайской диагностике (смотреть диагностическую таблицу), независимо от определения состояния, принятого в западной медицине. В случае совпадения симптомов, описанных пациента с тем, что указано в одной из схем, попробуйте использовать данную схему и понаблюдайте за реакцией пациента. Если ваше воздействие приветствуется его телом, ваше лечение может принести прекрасные результаты. Если заметили улучшение – продолжайте.

Тайские схемы	Возможные патологии, послужившие первопричиной
Тяжёлая и слабая нога	Неспецифические нейроваскулярные зажимы
Скованные икроножная мышца и мышцы задней поверхности бедра	Мышечный гипертонус и миофасциальные триггерные точки мышц ног
Боль в паху	Растяжение приводящих мышц бедра (растяжение паха)
Боль на внутренней поверхности бедра	Растяжение приводящих мышц бедра (растяжение паха)

Патологии ног

Растяжение приводящих мышц бедра (растяжение паха)

Обычно – растяжение одной из приводящих мышц бедра (большой, короткой, длинной, гребенчатой или тонкой), вызванное сильным или внезапным натяжением мышц, или по причине острой травмы, полученной от занятий спортом (часто это катание на коньках и лыжах), и включающее острую боль в области разрыва или травмы от повторяющегося чрезмерного напряжения. Растяжение приводящих мышц часто связано с отсутствием гибкости, недостатком разогрева и мышечной усталостью, что часто встречается в среде спортсменов и танцоров. Боль часто ощущается рядом с пахом, но также может ощущаться и где-то вдоль внутренней поверхности бедра. Боль может быть острой или лёгкой, в зависимости от тяжести травмы. Скованность мышц бедра легко пальпируется. Так же бедро может стать крайне чувствительным к надавливанию.

Нейроваскулярный синдром

Плохая невральная и/или кровяная (лимфатическая) циркуляция по причине пережатия нервных корешков в позвоночнике (радикулопатия) или периферических нервов, и/или кровеносных сосудов таза или ноги- из-за долгого пребывания в статичном положении или постуральных отклонений, вызванных натяжением связок и/или гипертонусом мышц по причине их постоянного использования или ментального стресса.

Причиной плохой невральной циркуляции может быть нервное напряжение – хроническое нервное раздражение из-за перенесённой травмы или по причине многократно повторяющейся травмы. Симптомы могут включать боль, чувство тяжести, слабость, холод, онемение или припухлость.

Симптомы могут усиливаться при различной активности или различных позах, создающих давление на повреждённый нерв или кровеносный сосуд. Острая радикулопатия создаёт серьёзные неврологические симптомы. Подобные состояния требуют дополнительного обследования у физиотерапевта. (Интересно заметить, что существует тайская схема акупрессуры (не включённая в данную книгу), которая является комбинацией точек из схемы «тяжёлая нога» и дополнительных точек вдоль поясничного и грудного отдела позвоночника, и направлена на лечение паралича ног.)

Мышечный гипертонус и триггерные точки

Гипертонус мышц по причине плохих постуральных привычек, повторяющегося чрезмерного напряжения и ментального стресса, в совокупности с триггерными точками в этих мышцах могут создавать боль, в том числе отдающую вдоль ноги.

Противопоказания и предупреждения

- **В острых фазах - любые растяжки в схемах "боль в паху" или "боль на внутренней поверхности бедра**
  Аккуратное растягивание может быть эффективным в хронических случаях, но привести к повреждению в острых фазах.
- **Надавливание большими пальцами рук на внутреннюю поверхность бедра, когда работаете по схеме "боль в паху" и "боль на внутренней поверхности бедра"**
  Может быть необоснованно в данных случаях по причине крайней чувствительности повреждённых мышц в данной области. Лучше использовать ладони рук для работы с этими схемами.
- **Давление на чувствительные линии и точки, которое приводит к созданию или усилению симптоматики**
- **Не применяйте надавливание, которое заставляет пациента сжиматься или отстраняться от руки**

Красный свет!

Если наблюдаются следующие симптомы, пациенту необходимо предложить обратиться к специалисту для установления степени тяжести заболевания

- **Недавно перенесённая серьёзная травма**
- **Постоянная или прогрессирующая боль**
- **Постоянная боль без видимых причин, которая появилась внезапно**
- **Слабость в обеих ногах**
  Может быть сигналом давления на позвоночник
- **Любые острые состояния**
- **Любые нетипичные признаки**

Выбор схемы – основные советы:

1. Выясните причину жалоб пациента – это боль, скованность или слабость, и где она ощущается.

Попросите пациента указать область боли, слабости или скованности

а. во время ходьбы или стоя на месте

б. когда он лежит на спине и поднимает сначала здоровую, а затем слабую ногу

в. в момент отведения и внешнего вращения бедра

2. Выберете одну схему

Зная область и вид дискомфорта вам должно быть понятно какую схему выбрать для лечения (смотреть диагностическую таблицу).

3. Начните лечение и убедитесь, что вы выбрали правильную схему.

По мере нажатия на точки, обращайте внимание на реакцию пациента, и проверяйте, являются ли точки, выбранной вами схемы, действительно подходящими и эффективными. Пожалуйста, не засыпайте пациента вопросами с самого начала! Позвольте ему сконцентрироваться на процессе глубже. Чаще всего ему потребуется некоторое время, чтобы понять и выразить (не всегда словами) эффективность точек, которые вы используете. Порой достоверную реакцию пациента вы сможете получить лишь на втором круге работы с точками. Используйте короткие вопросы типа «Здесь?» «Достаточно?» «Болезненно?». Если линии и точки приносят ожидаемые плоды, продолжайте работу - вы выбрали правильную схему.

СХЕМА 44 (СТРАНИЦА 204)

Тяжёлая и слабая нога

- Тяжесть, изнеможение и слабость ощущаются в одной из ног.
- Во время поочерёдного поднимания ног – в позиции лёжа на спине – становится очевидна разница между состоянием ног, как для пациента, так и для терапевта.
- Данное состояние может быть вызвано продолжительным стоянием, вождением или пребыванием в любом другом статичном положении.

ОБЛАСТЬ БОЛИ

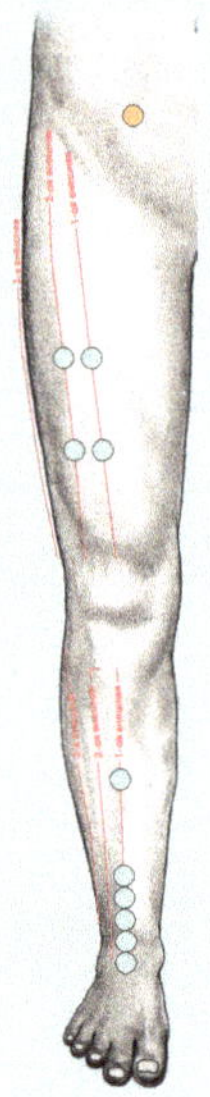

БОЛЕЗНЕННЫЕ ДВИЖЕНИЯ

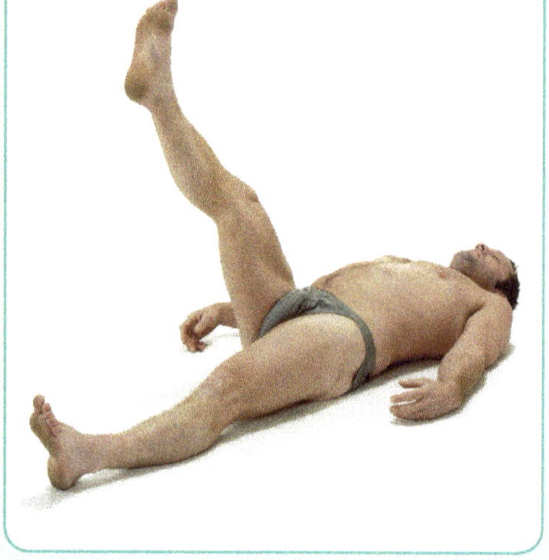

СХЕМА 45 (СТРАНИЦА 206)

Скованные икроножная мышца и мышцы задней поверхности бедра

- Скованность, зуд и боль ощущаются вдоль задней поверхности ноги и, часто, с внешней стороны вокруг лодыжки.
- Скованность мышц задней поверхности ноги легко пальпируется.
- Боль усиливается во время ходьбы и в положении стоя.
- Данное состояние часто вызвано повышенной физической активностью, такой как ходьба или бег. Так же причиной может быть продолжительное стояние или сидение, вождение автомобиля, или пребыванием в любом другом статичном положении.
- Это типичное состояние для людей с короткими мышцами задней поверхности ног.

ОБЛАСТЬ БОЛИ

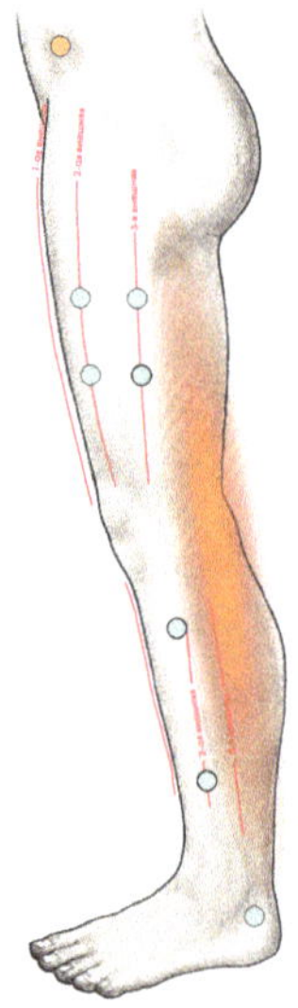

БОЛЕЗНЕННЫЕ ДВИЖЕНИЯ

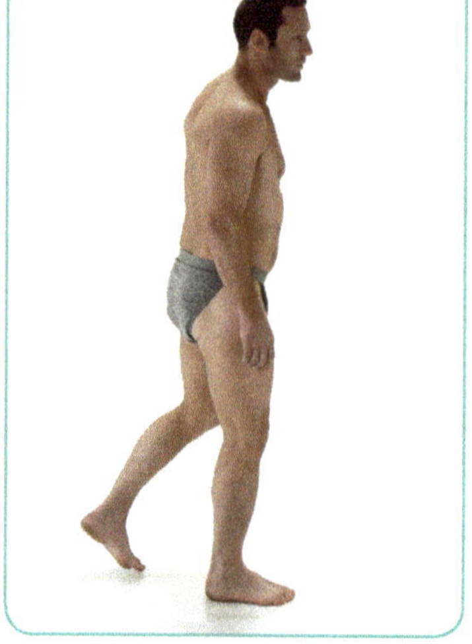

СХЕМА 46 (СТРАНИЦА 208)

Боль в паху

- Боль ощущается в верхней части бедра одной или обеих ног.
- Боль усиливается при различных растяжениях ног, в основном, при сгибании тазобедренного сустава, отведении и внешней ротации.
- Данное состояние типично для танцоров и практиков йоги и является результатом перерастяжения.
- Причиной так же может быть травма, при которой ноги разводятся толчком (усилием), что часто происходит при катании на лыжах или коньках.
- Данное состояние очень схоже со схемой «боль на внутренней поверхности бедра» (схема 47), но лечится немного по-другому.

ОБЛАСТЬ БОЛИ

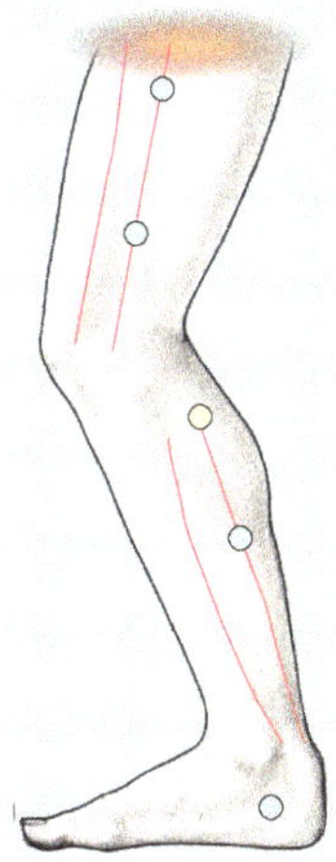

БОЛЕЗНЕННЫЕ ДВИЖЕНИЯ

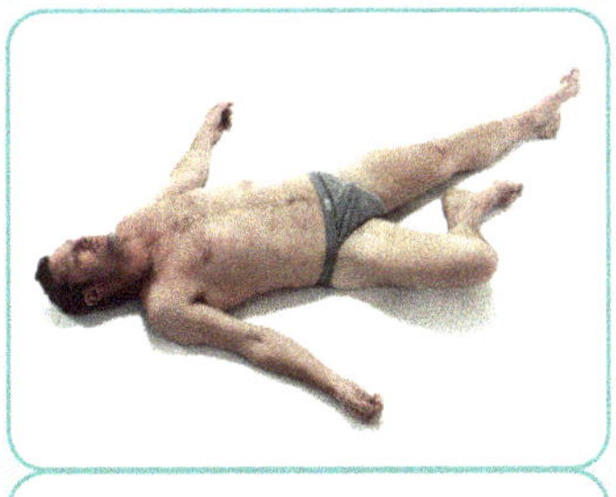

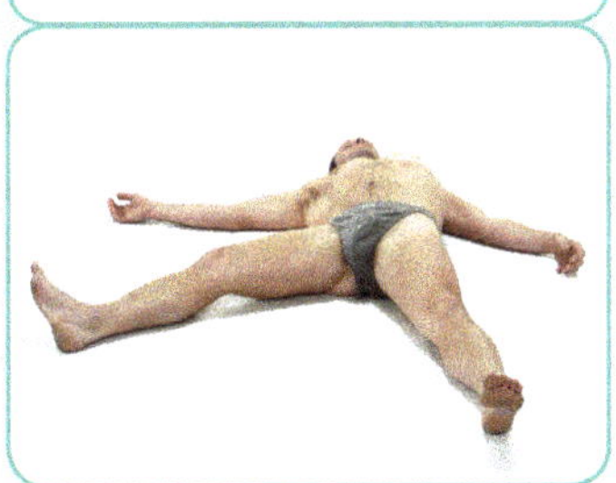

СХЕМА 47 (СТРАНИЦА 210)

Боль на внутренней поверхности бедра

- Боль ощущается на внутренней поверхности бедра.
- Боль ощущается на одной или на обеих ногах.
- Внутренняя поверхность бедра может быть чувствительна к прикосновениям.
- Боль усиливается при различных растяжениях ног, в основном, при сгибании тазобедренного сустава, отведении и внешней ротации.
- Данное состояние типично для танцоров и практиков йоги и является результатом перерастяжения. Причиной так же может быть травма при которой ноги разводятся толчком (с усилием), что часто происходит при катании на лыжах или коньках.

ОБЛАСТЬ БОЛИ

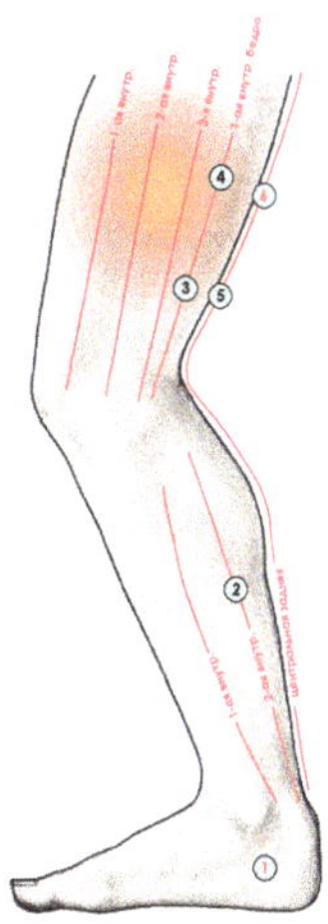

БОЛЕЗНЕННЫЕ ДВИЖЕНИЯ

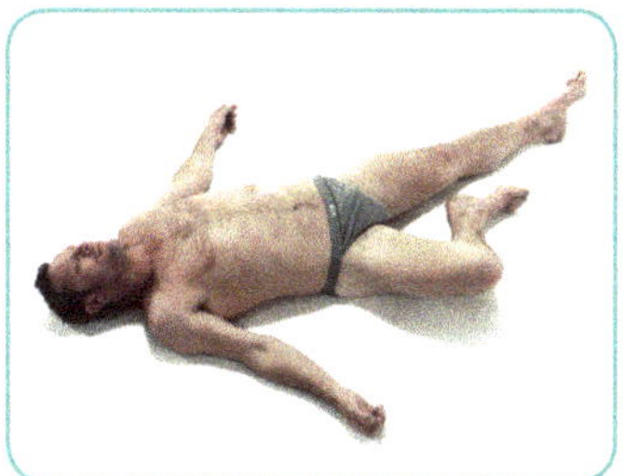

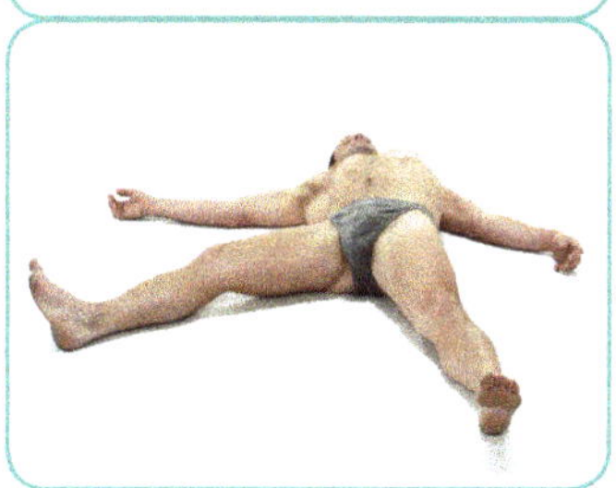

Схема - 44 НОГИ

Тяжёлая или слабая нога

● редко встречающееся состояние

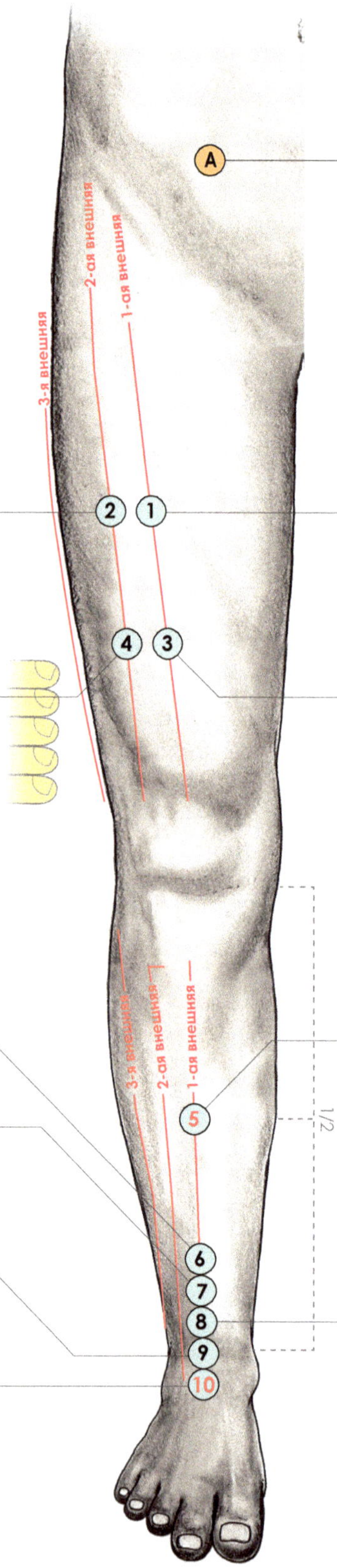

3-я линия живота-3
на 3 пальца ниже пупка • на латеральной границе прямой мышцы живота • на 4-5 пальцев латеральнее средней линии

Нога 2-ая внешняя линия-9
на 10 пальцев выше коленной чашечки • на середине между верхним внешним углом коленной чашечки и выступом большого вертела бедренной кости • между прямой мышцей бедра и латеральной широкой мышцей бедра

Нога 1-ая внешняя линия-10
на 10 пальцев выше центра верхней границы коленной чашечки • на середине между центром верхней границы коленной чашечки и верхней передней подвздошной остью • на прямой мышце бедра

Нога 2-ая внешняя линия-7
на 5 пальцев выше коленной чашечки • четверть расстояния между коленом и большим вертелом бедренной кости • в небольшом углублении между прямой мышцей бедра и латеральной широкой мышцей

Нога 1-ая внешняя линия-9
на 5 пальцев выше центра верхней границы коленной чашечки • на прямой мышце бедра

Нога 1-ая внешняя линия-5
над точкой 7 • на 3 пальца выше внешней лодыжки • латеральнее внешнего края большеберцовой кости • надавливать на переднюю большеберцовую мышцу рядом с костью

Нога 1-ая внешняя линия-6 (ST-38)
на середине между лодыжкой и коленом, прилегает к латеральному краю большеберцовой кости • надавливать на переднюю большеберцовую мышцу рядом с костью

Нога 1-ая внешняя линия-4
над точкой 3 • на 2 пальца выше внешней лодыжки • латеральнее внешнего края большеберцовой кости • надавливать на переднюю большеберцовую мышцу рядом с костью

Нога 1-ая внешняя линия-2
над точкой 10 • выше верхнего края внешней лодыжки • латеральнее внешнего края большеберцовой кости • надавливать на переднюю большеберцовую мышцу рядом с костью

Нога 1-ая внешняя линия-3
над точкой 9 • на 1 палец выше внешней лодыжки • латеральнее внешнего края большеберцовой кости • надавите на большеберцовую мышцу рядом с костью

Нога 1-ая внешняя линия-1 (ST-41)
в углублении на стыке ноги и предплюсны • между двумя сухожилиями: длинным разгибателем большого пальца стопы и длинным разгибателем пальцев • на уровне с латеральной лодыжкой

положение на спине

Описание проблемы:

- *Тяжесть, изнеможение и слабость ощущаются в одной из ног.*
- *Во время поочерёдного поднимания ног – в позиции лёжа на спине – становится очевидна разница между ногами как для пациента, так и для терапевта.*
- *Данное состояние может быть вызвано продолжительным стоянием, вождением или любой другой статичной позой.*

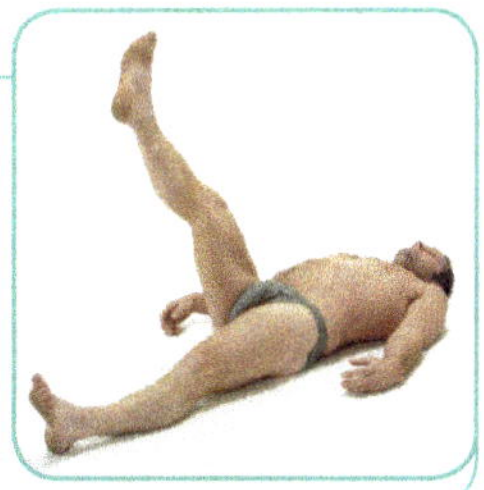

Последовательность лечения

1. Массаж внешней поверхности ноги

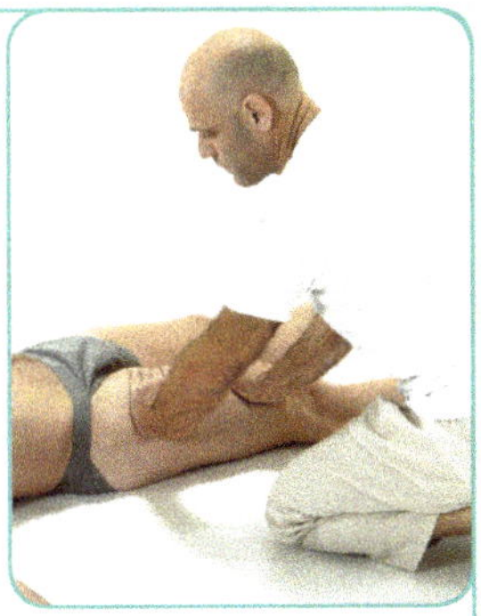

Попросите пациента лечь на спину. Сделайте массаж внешней стороны ноги, используя любую знакомую вам технику массажа. Используйте вес вашего тела, и начинайте работать от внешней лодыжки, и двигайтесь к паху и обратно. Повторите 2-3 раза. Для практикующих тайский массаж – используйте ладони рук для работы с внешней стороной ноги.

2. Терапевтические линии ноги

Проработайте три внешние линии ноги, начиная с внешней лодыжки. Двигайтесь вверх до паха и обратно от 1 до 3 раз. Используйте любую технику, с которой вы знакомы. Уделите отдельное внимание 1-ой внешней линии ноги. Для практикующих тайский массаж – используйте большие пальцы рук для работы с линиями.

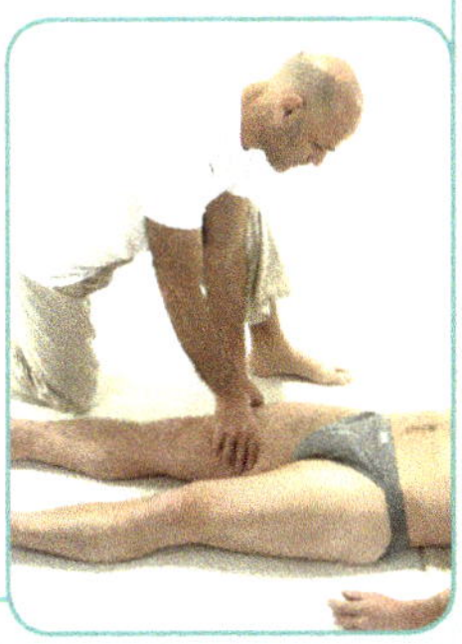

3. Точки акупрессуры

Надавите поочерёдно на точки с (1) по (10), используя большой палец руки. Надавливайте на каждую точку от 10 до15 секунд. Повторяйте надавливание на точки до тех пор, пока не наступит улучшение, вплоть до 10 повторений. Прекратите работу, если точки стали чувствительными. Используйте силу давления, которая устраивает вашего пациента.

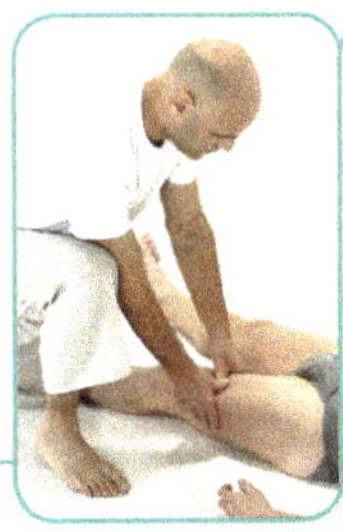

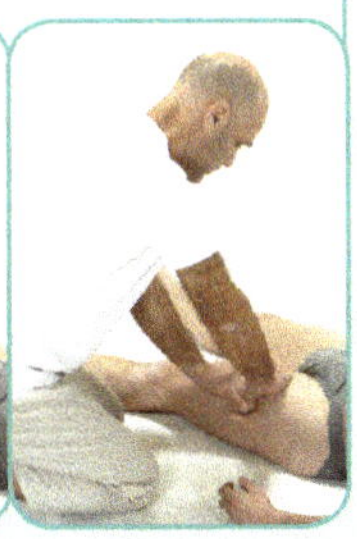

Необязательные дополнительные процедуры

4. Растяжка ноги

Большими пальцами надавите на дополнительную точку (A), одновременно толкая пятку пациента (удерживая его колено прямым) настолько, насколько доступно для него, но не более 90 градусов. Удерживайте давление 10-15 секунд и отпустите вместе с растяжкой. Повторите 3-4 раза.

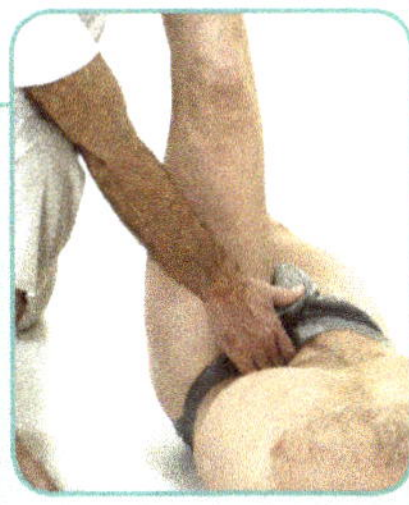

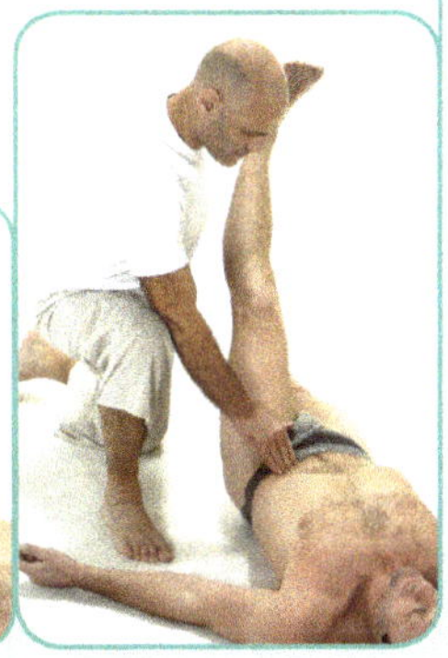

Меры предосторожности:

- *Проконсультируйтесь со специалистом в случаях острой или неясной боли в ноге.*
- *Избегайте растяжек при лечении острых состояний.*
- *Проводите лечение ежедневно до восстановления.*
- *Не проводите лечение, пока у пациента не прошли болевые ощущения после прошлого сеанса (если таковые имелись).*
- *Попросите пациента воздерживаться от долговременного пребывания в статичных положениях.*

Избранные терапевтические точки

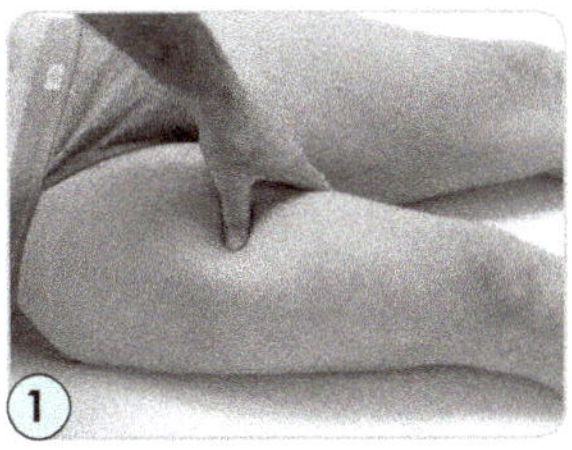

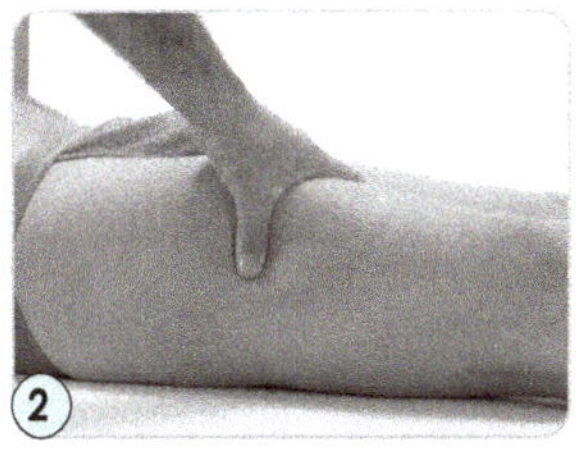

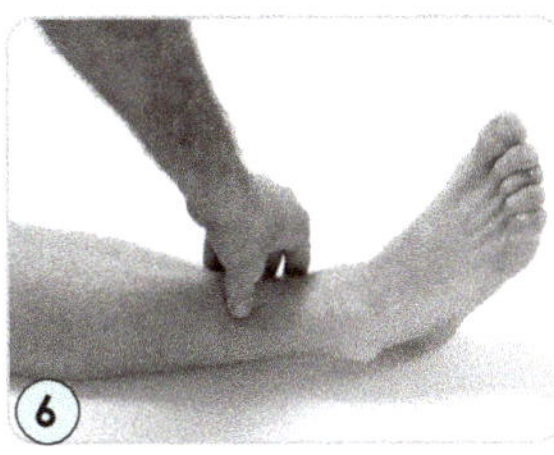

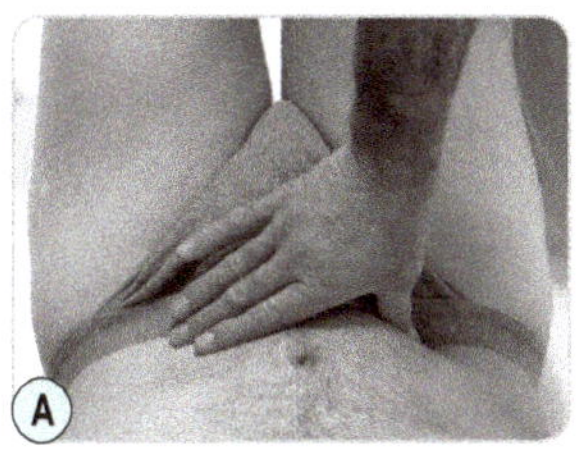

Схема - 45 НОГИ

Скованные икроножная мышца и мышцы задней поверхности бедра

●● часто встречающееся состояние

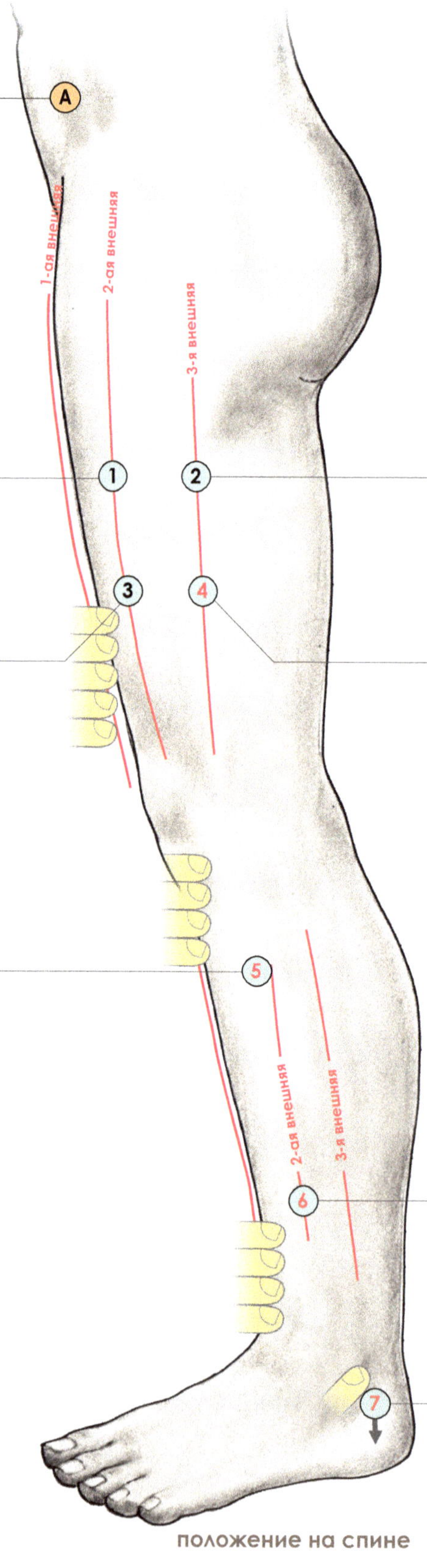

3-я линия живота-3
на 3 пальца ниже пупка • на латеральной границе прямой мышцы живота • на 4-5 пальцев латеральнее средней линии

Нога 2-ая внешняя линия-9
на 10 пальцев выше коленной чашечки • на середине между верхним внешним углом коленной чашечки и выступом большого вертела бедренной кости • между прямой мышцей бедра и латеральной широкой мышцей бедра

Нога 3-я внешняя линия-9
на 10 пальцев выше колена на подвздошно-большеберцовом тракте (когда нога согнута) • по середине между коленом и большим вертелом бедренной кости

Нога 2-ая внешняя линия-7
на 5 пальцев выше коленной чашечки • четверть расстояния между коленом и большим вертелом бедренной кости • в небольшом углублении между прямой мышцей бедра и латеральной широкой мышцей

Нога 3-я внешняя линия-7 (GB-31)
на 5 пальцев выше колена на подвздошно-большеберцовом тракте (когда нога согнута) • четверть расстояния от колена до большого вертела бедренной кости

Нога 2-ая внешняя линия-3 (ST-36)
на 4 пальца ниже нижней границы коленной чашечки • на передней большеберцовой мышце, примерно на 1 палец латеральнее гребня большеберцовой кости • отдаёт в стопу

Нога 2-ая внешняя линия-1 (GB-38)
на 4 пальца выше внешней лодыжки • в углублении на 1 палец на передней стороне малоберцовой кости • надавливание слишком близко к малоберцовой кости может привезти к созданию резкой боли

Стопа внешняя-4 (BL-61)
найдите небольшое углублении на пятке, на середине между верхушкой лодыжки и передним-нижним краем пятки • на 1 палец ниже лодыжки, на линии вдоль тыльной стороны лодыжки • надавить и сместить вниз

положение на спине

Описание проблемы:

- *Скованность, зуд и боль ощущаются вдоль задней поверхности ноги и, часто, с внешней стороны вокруг лодыжки.*
- *Скованность мышц задней поверхности ноги легко пальпируется.*
- *Боль усиливается во время ходьбы и в положении стоя.*
- *Данное состояние часто вызвано повышенной физической активностью, такой как ходьба или бег. Так же причиной может быть продолжительное стояние или сидение, вождение автомобиля, или другие виды длительного нахождения в статичном положении.*
- *Это типичное состояние для людей с короткими мышцами задней поверхности ног.*

Последовательность лечения

1. Массаж внешней поверхности бедра

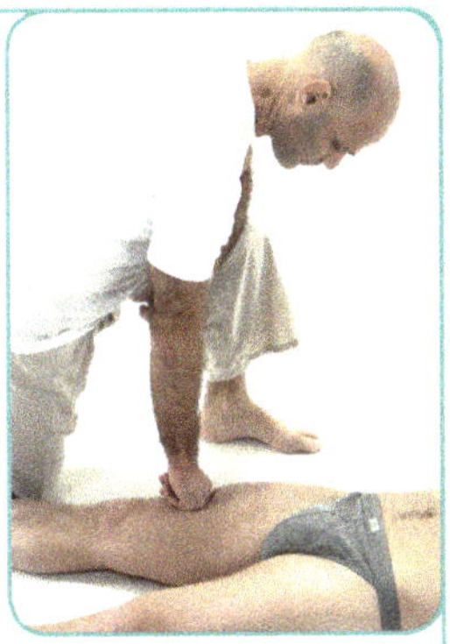

Попросите пациента лечь на спину. Ладонями (или, как вариант, используйте кулаки) рук проработайте 1-ую внешнюю линию бедра. Используйте вес вашего тела, и начинайте работать от колена, двигаясь к тазу и обратно. Повторите 2-3 раза.

2. Терапевтические линии внешней поверхности ноги

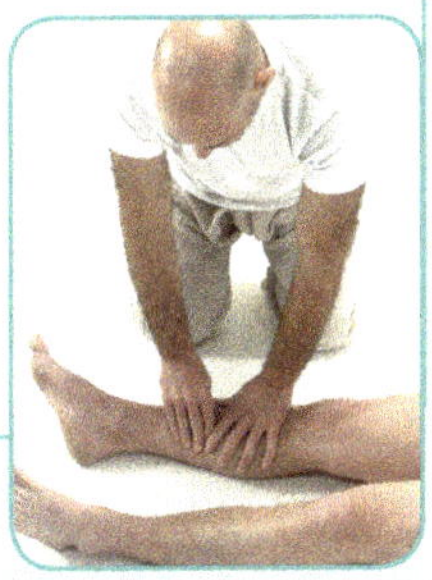

Проработайте три внешние линии ноги, начиная с внешней лодыжки. Двигайтесь вверх до паха и обратно от 1 до 3 раз. Используйте любую технику, с которой вы знакомы. Уделите отдельное внимание 2-ой внешней линии нижней части ноги, а также 2-ой и 3-ей внешним линиям бедра.

3. Точки акупрессуры

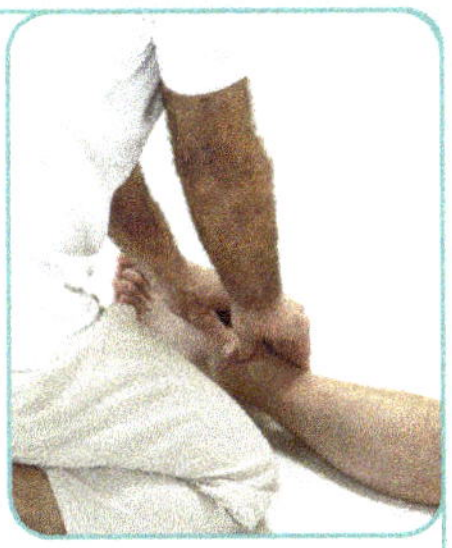

Фаза а: Надавите поочерёдно на точки с (1) по (6). Надавливайте на каждую точку от 10 до15 секунд. Повторяйте надавливание на точки до тех пор, пока не наступит улучшение, вплоть до 10 повторений. Прекратите работу, если точки стали чувствительными. Используйте силу давления, которая устраивает вашего пациента.

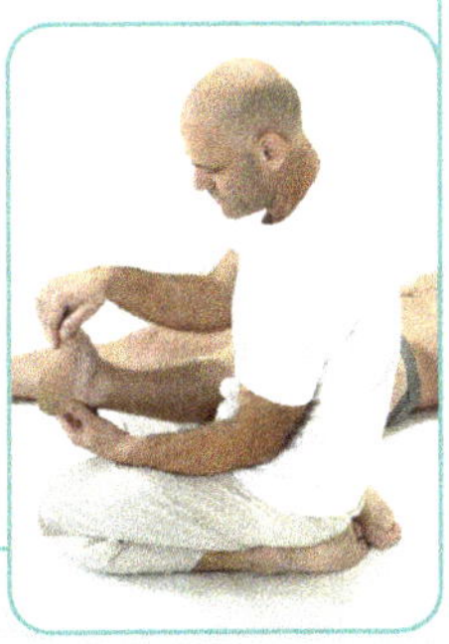

Фаза б: Надавите на точку (7), используя большой палец руки, затем оттяните вниз (смотреть стрелку). Во время надавливания на точку (7) – растяните стопу пациента (сгибание стопы).

Необязательные дополнительные процедуры

4. Растяжка задней поверхности ноги

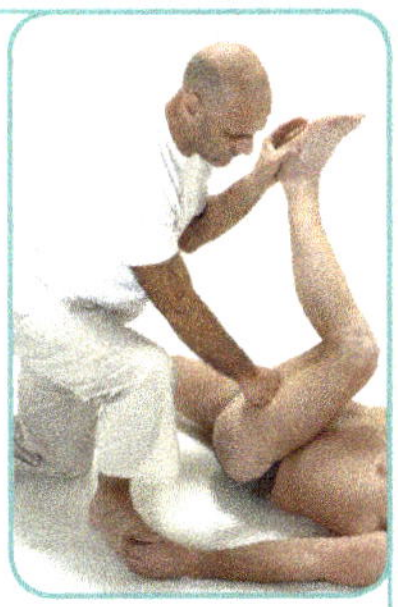

Осторожно растяните заднюю поверхность ноги пациента. При данной растяжке может ощущаться некоторая боль. Не перерастягивайте! Остановитесь, если появилась острая боль. Используя одну руку, толкните бедро пациента в сторону его живота. Затем толкните его пятку другой рукой и растяните заднюю поверхность бедра, упираясь в неё кулаком. Надавливайте кулаком рядом с ягодицами, затем по середине бедра, затем сразу под коленом (оставайтесь на бедре). Удерживайте растяжение несколько секунд и затем отпустите. Надавливайте на бедро, толкайте пятку, растягивайте и отпускайте. Повторите несколько раз.

5. Растяжка ноги

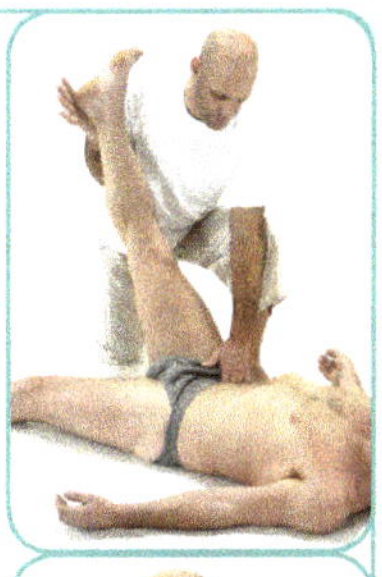

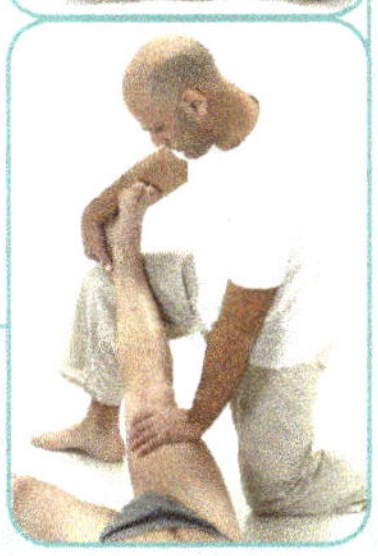

Большими пальцами рук надавите на дополнительную точку (A) одновременно толкая пятку пациента (удерживая его колено прямым) настолько, насколько доступно для него, но не более 90 градусов. Удерживайте давление 10-15 секунд и отпустите вместе с растяжкой. Повторите 3-4 раза. Можете так же использовать растяжку, указанную на фото.

Меры предосторожности:

- *Проконсультируйтесь со специалистом в случаях острой или неясной боли в ноге.*
- *Проводите лечение ежедневно до восстановления. В подострых фазах проводите лечение дважды в неделю.*
- *Не проводите лечение, пока у пациента не прошли болевые ощущения после прошлого сеанса (если таковые имелись).*
- *Попросите пациента воздерживаться от долговременного пребывания в статичных положениях.*

Схема - 46 НОГИ

Боль в паху

●● часто встречающееся состояние

Нога 2-ая внутр. линия-14
на 12 пальцев выше медиального надмыщелка бедра • в углублении длинной приводящей мышцы • на линии между медиальным надмыщелком бедра и точкой на складке паха, где пульс бедренной артерии легко прощупывается, между подвздошно-поясничной и гребенчатой мышцами

Нога 2-ая внутр. линия-11
на 5 пальцев выше медиального надмыщелка бедра, в углублении между медиальной широкой мышцей бедра и приводящими мышцами бедра • надавливать вглубь и вверх, толкая медиальную широкую мышцу

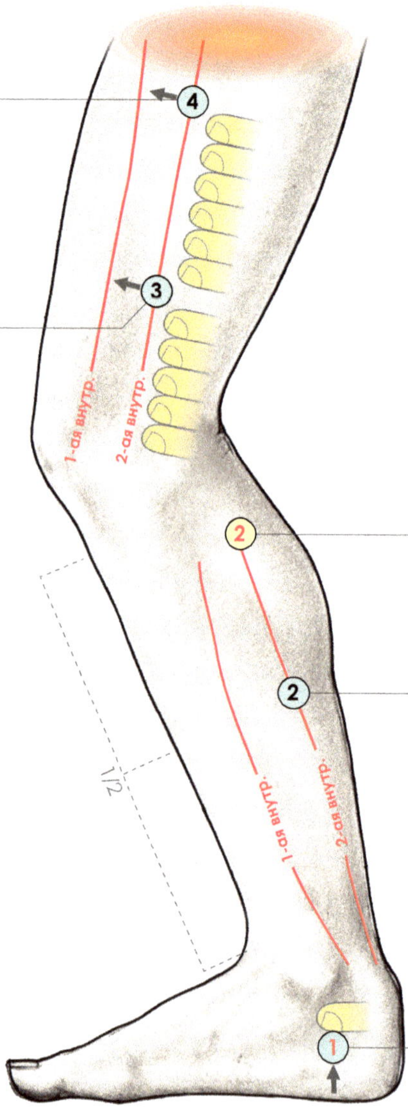

положение на спине

Нога 2-ая внутр. линия-8
(LIV-7)
ниже суставного выступа большеберцовой кости • на 3 пальца ниже колена

Нога 2-ая внутр. линия-7
по середине между лодыжкой и коленом • между камбаловидной мышцей и икроножной мышцей • под икроножной мышцей (когда она сокращена)

Стопа внутр-5 (KID-6)
на 1 палец ниже нижней границы лодыжки • найдите углубление между двумя пучками связок ниже таранной кости

Описание проблемы:

- *Боль ощущается в верхней части бедра одной или обеих ног.*
- *Боль усиливается при различных растяжениях ног, в основном, при сгибании тазобедренного сустава, отведении и внешней ротации.*
- *Данное состояние типично для танцоров и практиков йоги и является результатом перерастяжения. Причиной так же может быть травма, при которой ноги разводятся толчком (с усилием), что часто происходит при катании на лыжах или коньках.*
- *Данное состояние очень схоже со схемой «боль на внутренней поверхности бедра» (схема 47), но лечиться немного по-другому.*

Последовательность лечения

Основные инструкции:
Лечите болезненное бедро или оба, если боль ощущается с двух сторон. Используйте надавливание ладонями, когда работаете с внутренней поверхностью бедра, и воздержитесь от использования больших пальцев рук, так как данная область может быть крайне чувствительна.

1. Массаж внутренней поверхности ноги

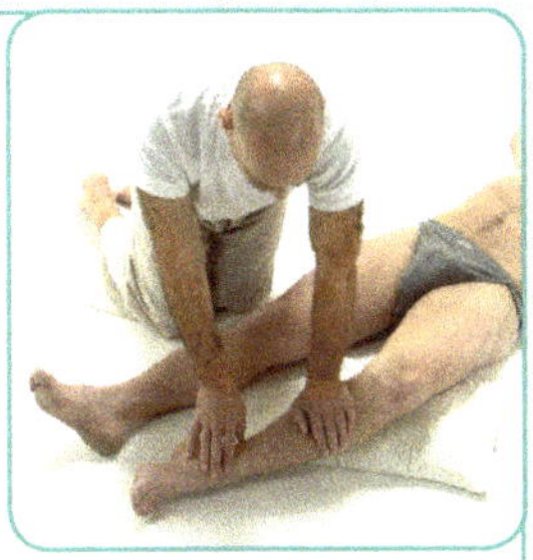

Попросите пациента лечь на спину. Сделайте массаж внутренней стороны ноги, используя любую знакомую вам технику массажа. Используйте вес вашего тела, и начинайте работать от внутренней лодыжки и двигайтесь к паху и обратно. Повторите 2-3 раза. Для практикующих тайский массаж – используйте ладони рук для работы с внутренней стороной ноги.

2. Терапевтические линии внутренней поверхности ноги

Проработайте 1-ую и 2-ую внутреннюю линии ноги, начинайте от внутренней лодыжки и двигайтесь к паху и обратно. Повторите от 1 до 3 раз. Используйте любую технику, с которой вы знакомы. Используйте надавливание ладонями или кулаком, когда работаете с внутренней поверхностью бедра, и воздержитесь от использования больших пальцев рук. Для практикующих тайский массаж – используйте ладони для работы с линиями.

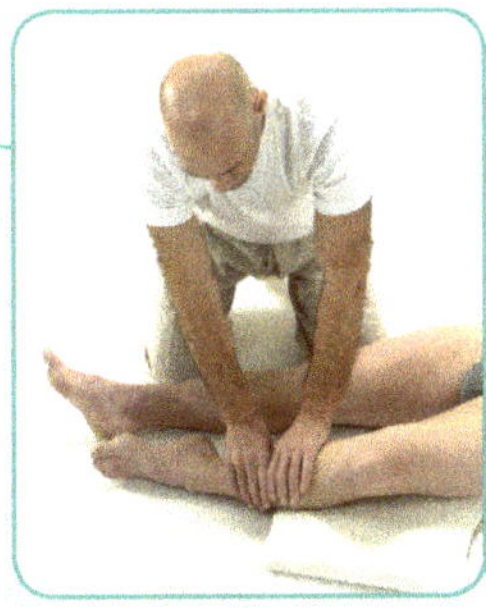

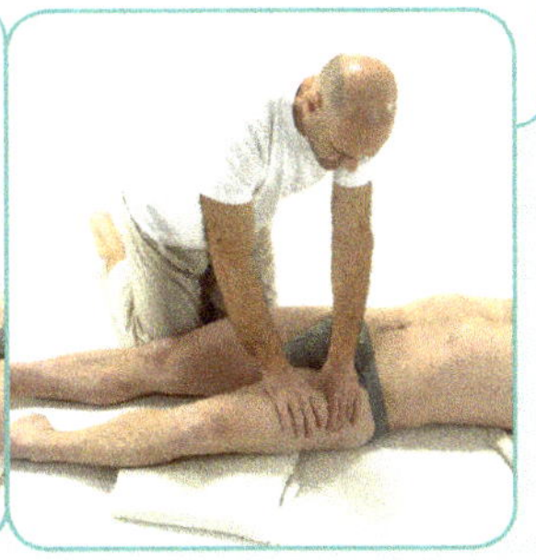

3. Точки акупрессуры

Надавите поочерёдно на точки с (1) по (4).
Для надавливания на точки (1) и (2) используйте ваши большие пальцы. Для работы с точками (3) и (4) – ладони. Надавите и сдвиньте (смотреть направление стрелок). Попробуйте альтернативную точку (2) и удостоверьтесь какая точка наиболее эффективна. Можете работать с обеими точками, если они обе оказались эффективны. Повторяйте надавливание на точки до тех пор, пока не наступит улучшение, вплоть до 10 повторений. Прекратите работу, если точки стали чувствительными. Используйте силу давления, которая устраивает вашего пациента.

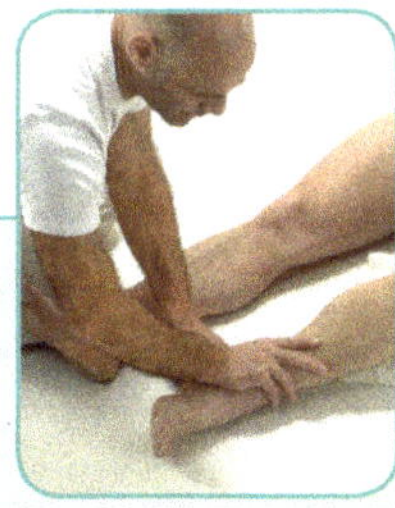

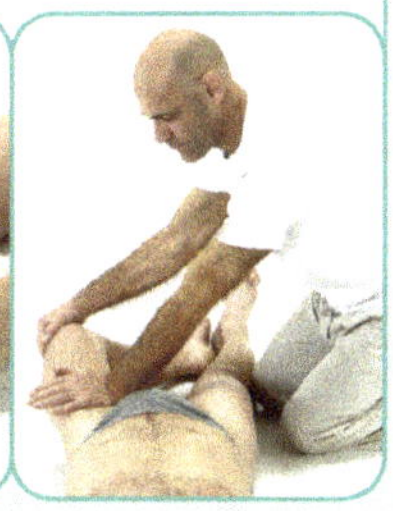

Меры предосторожности:

- *Проконсультируйтесь со специалистом в случаях острой или неясной боли в ноге.*
- *Используйте ладони рук для работы с внутренней поверхностью бедра, и воздержитесь от работы большими пальцами, так как внутренняя поверхность бедра может быть очень чувствительна.*
- *Избегайте растяжек при лечении острых состояний.*
- *Проводите лечение ежедневно до восстановления. В подострых фазах проводите лечение дважды в неделю.*
- *Не проводите лечение, пока у пациента не прошли болевые ощущения после прошлого сеанса (если таковые имелись).*
- *Попросите пациента воздерживаться от долговременного пребывания в статичных положениях.*

Избранные терапевтические точки

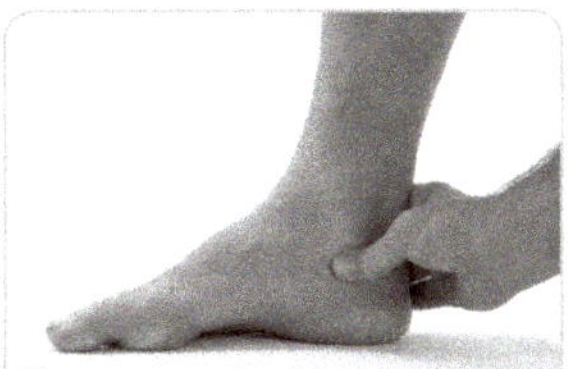

1

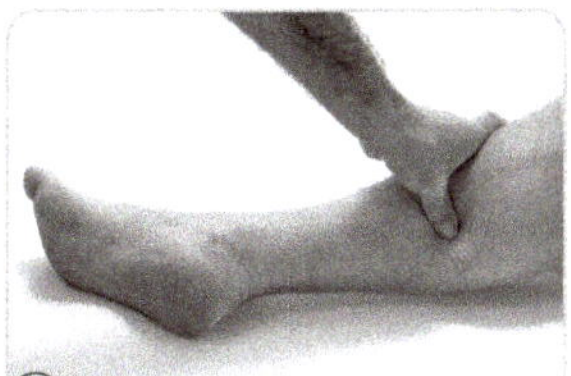

2

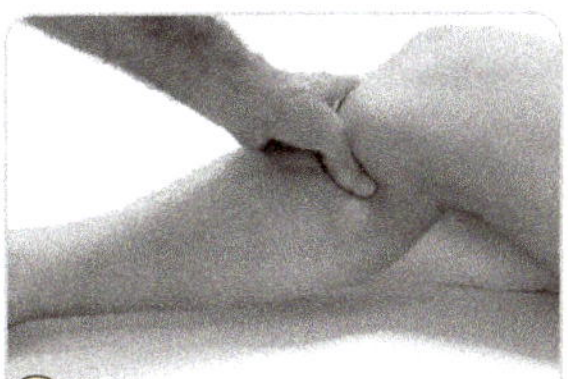

2

Схема - 47 ноги

Боль на внутренней поверхности бедра

● редко встречающееся состояние

Бедро 1-ая внутр. линия на боку-2
на 10 пальцев выше колена, на высшей линии внутренней поверхности бедра, когда пациент лежит на боку • две трети расстояния от колена до паха на полуперепончатой мышце

Нога 3-ая внутр. линия-3
на 12 пальцев выше медиального надмыщелка бедра • в углублении позади длинной приводящей мышцы

Нога средняя задняя линия-6 (BL-37)
на 10 пальцев выше подколенной ямки • в углублении на средней линии мышц задней поверхности бедра • между двуглавой мышцей бедра и полусухожильной мышцей

Нога 3-ая внутр. линия-1
на 5 пальцев выше медиального надмыщелка бедра • в углублении позади тонкой мышцы

Нога средняя задняя линия-5
на 5 пальцев выше подколенной ямки • в углублении на средней линии мышц задней поверхности бедра • между двуглавой мышцей бедра и полусухожильной мышцей

Бедро 1-ая внутр. линия на боку-1
на 5 пальцев выше колена, на высшей линии внутренней поверхности бедра (когда пациент лежит на боку) • на одной трети расстояния от колена до паха на полуперепончатой мышце

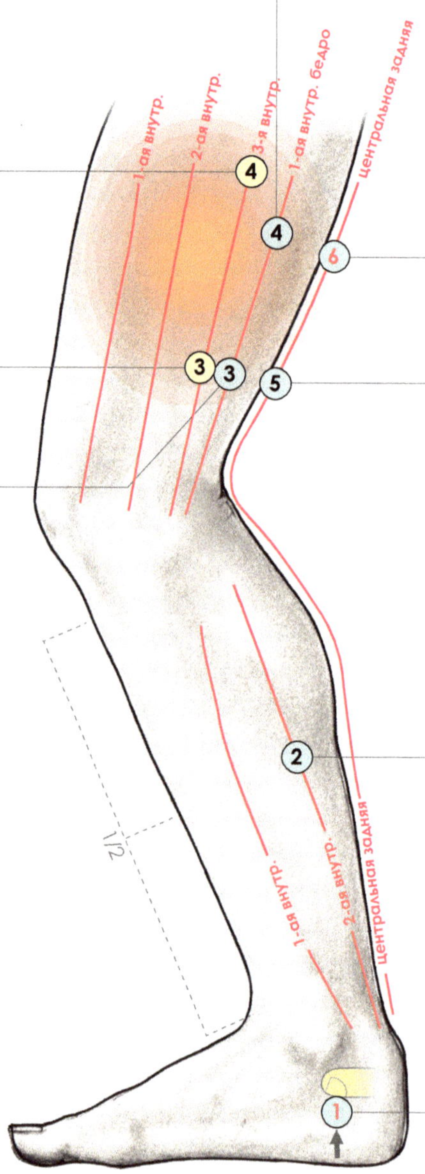

Нога 2-ая внутр. линия-7
по середине между лодыжкой и коленом • между камбаловидной мышцей и икроножной мышцей • под икроножной мышцей (когда она сокращена)

Стопа внутр-5 (KID-6)
на 1 палец ниже нижней границы лодыжки • найдите углубление между двумя пучками связок ниже таранной кости

положение на боку

Описание проблемы:

- *Боль ощущается на внутренней поверхности бедра.*
- *Боль ощущается в одной или обеих ногах.*
- *Внутренняя поверхность бедра может быть чувствительна к прикосновениям.*
- *Боль усиливается при различных растяжениях ног, в основном, при сгибании тазобедренного сустава, отведении и внешней ротации.*
- *Данное состояние типично для танцоров и практиков йоги и является результатом перерастяжения. Причиной так же может быть травма, при которой ноги разводятся толчком (с усилием), что часто происходит при катании на лыжах или коньках.*
- *Данное состояние очень схоже со схемой «боль на внутренней поверхности бедра» (схема 47), но лечиться немного по-другому.*

Последовательность лечения

Основные инструкции:
Это состояние схоже со схемой «боль в паху» и может быть пролечено по схеме 46.
Попробуйте обе схемы 46 и 47 и выберите, какая из них наиболее эффективна. Используйте давление ладонями при работе с внутренней поверхностью бедра, и воздержитесь от использования больших пальцев рук, так как эта зона может быть крайне чувствительна.

1. Массаж внутренней поверхности ноги

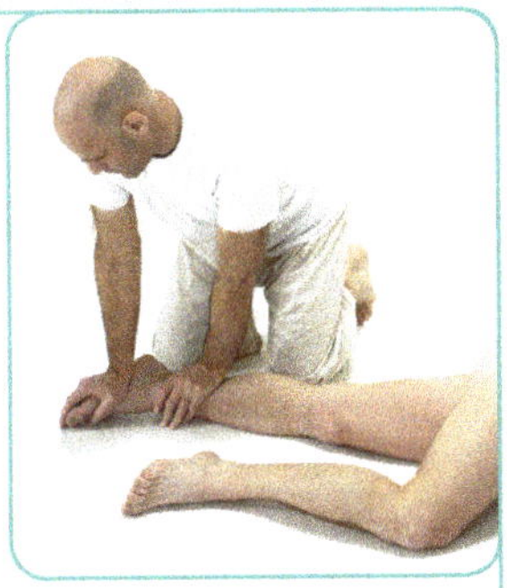

Попросите пациента лечь в положение на боку. Сделайте массаж внутренней стороны ноги, используя любую знакомую вам технику массажа. Используйте вес вашего тела, и начинайте работать от внутренней лодыжки и двигайтесь к паху и обратно. Повторите 2-3 раза. Для практикующих тайский массаж – используйте ладони рук для работы с внутренней стороной ноги.

2. Терапевтические линии внутренней поверхности ноги

Проработайте внутренние линии ноги в позиции на боку и центральную заднюю линию. Начинайте от внутренней лодыжки и двигайтесь к паху, затем обратно. Повторите от 1 до 3 раз. Используйте любую знакомую вам технику. Используйте надавливание ладонями или кулаком, когда работаете с внутренней поверхностью бедра, и воздержитесь от использования больших пальцев рук. Для практикующих тайский массаж – используйте ладони для работы с линиями.

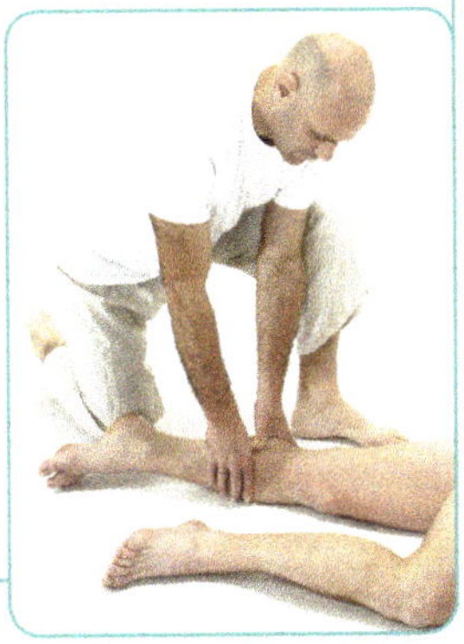

3. Точки акупрессуры

Надавите поочерёдно на точки с (1) по (6).
Для надавливания на точки (2), (5), и (6) используйте ваши большие пальцы. Для работы с точками (1), (3) и (4) (и их альтернативными точками) – ладони. Попробуйте альтернативные точки и удостоверьтесь какие точки наиболее эффективны. Можете работать с обоими вариантами точек, если оба варианта оказались эффективны. Повторяйте надавливание на точки до тех пор, пока не наступит улучшение, вплоть до 10 повторений. Прекратите работу, если точки стали чувствительными. Используйте силу давления, которая устраивает вашего пациента.

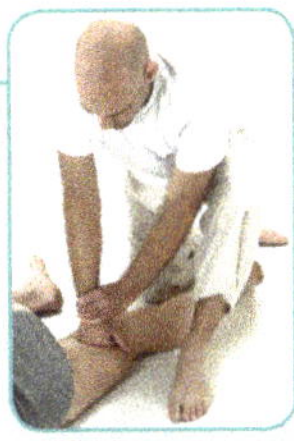

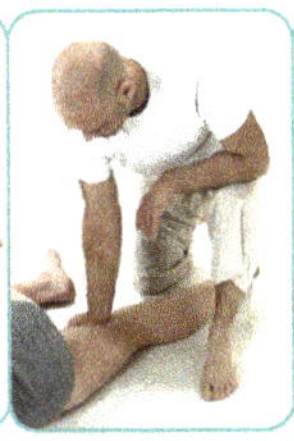

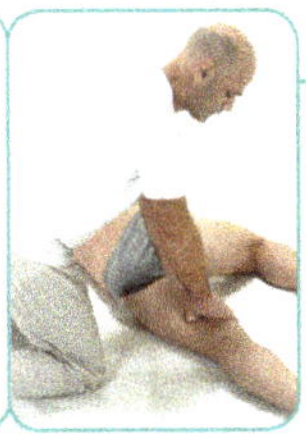

Меры предосторожности:

- *Проконсультируйтесь со специалистом в случаях острой или неясной боли в ноге.*
- *Используйте ладонь для работы с внутренней поверхностью бедра, и воздержитесь от работы большими пальцами рук, так как данная область может быть очень чувствительна.*
- *Избегайте растяжек при лечении острых состояний.*
- *Проводите лечение ежедневно до восстановления. В подострых фазах проводите лечение дважды в неделю.*
- *Не проводите лечение, пока у пациента не прошли болевые ощущения после прошлого сеанса (если таковые имелись).*
- *Попросите пациента воздерживаться от долговременного пребывания в статичных положениях.*

Избранные терапевтические точки

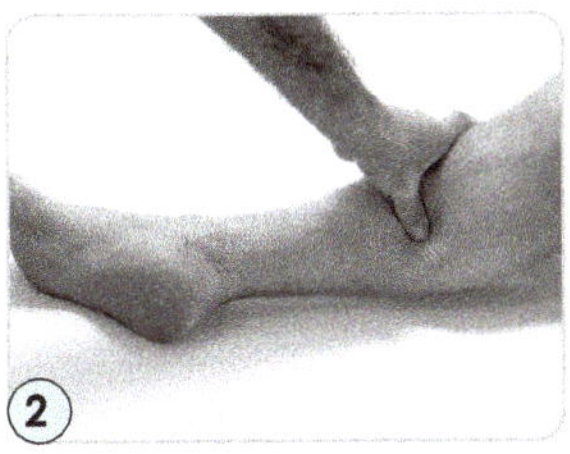

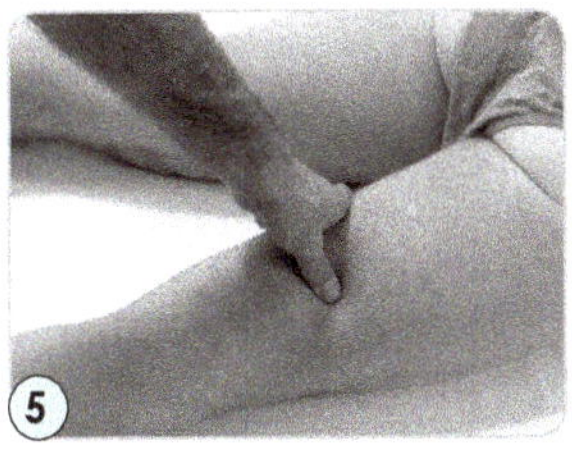

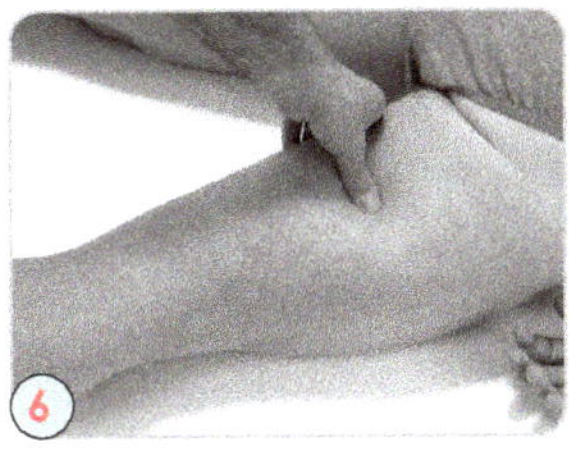

ГЛАВА 13 КОЛЕНО

Схемы лечения в этой главе

Схема - 48 **"Боль с наружной стороны колена"**
Схема - 49 **"Боль с внутренней стороны колена"**
Схема - 50 **"Скованность в колене с болью при сгибании/разгибании"**

Лечение патологий колена

Колено – самый большой сустав в теле. Он несёт большую часть веса тела, и является причиной большего числа травм и повреждений, чем другие суставы тела. Большинство видов боли в колене являются следствием износа или повторяющегося напряжения. Тайские схемы акупрессуры очень эффективны в лечении патологий колена, которые не требуют хирургического вмешательства. Серьёзные растяжения связок, без сомнения требуют хирургического вмешательства.

Выберите одну из трёх представленных схем, опираясь на симптомы, соответствующие тайской диагностике (смотреть диагностическую таблицу), независимо от определения состояния, принятого в западной медицине. В случае совпадения симптомов, описанных пациента с тем, что указано в одной из схем – попробуйте использовать данную схему и понаблюдайте за реакцией пациента. Если ваше воздействие приветствуется его телом – ваше лечение может принести прекрасные результаты. Если заметили улучшение – продолжайте.

Тайские схемы	Возможные патологии, послужившие первопричиной
Боль с наружной стороны колена	Структурные и постуральные отклонения Мышечные патологии Остеоартрит колена Повреждение мениска Синдром подвздошно-большеберцового тракта (СПБТ) Растяжение малоберцовой коллатеральной связки Сдавление общего малоберцового нерва
Боль с внутренней стороны колена	Структурные и постуральные отклонения Мышечные патологии Остеоартрит колена Повреждение мениска Растяжение медиальной коллатеральной связки Растяжение передней крестообразной связки
Скованность в колене с болью при сгибании/ разгибании	Структурные и постуральные отклонения Мышечные патологии Остеоартрит колена Тендинит связки надколенника (колено прыгуна) Пателлофеморальный болевой синдром Препателлярный бурсит Киста Бейкера Растяжение задней крестообразной связки колена Растяжение передней крестообразной связки колена Синдром ущемления подколенной артерии

Патологии колена

Разные состояния боли колена так или иначе имеют больше теоретическое обоснование. В реальности, состояние колена зависит от нескольких патологий одновременно.

Структурные и постуральные отклонения

Вальгусная деформация ног (Х-образные ноги), варусная деформация ног (О-образные ноги) и рекурвация коленного сустава (переразгибание коленного сустава) – это отклонения нижних конечностей, приводящие к дисбалансу нагрузки на колени, которые могут приводить к различным патологиям. Причинами отклонений чаще всего является генетическая предрасположенность, но чаще всего, при активном, здоровом образе жизни они протекают без болезненных последствий как у детей, так и у взрослых. Данные отклонения могут усугубляться ввиду физической слабости, полученных травм и патологий колена.

Тендинит связки надколенника (колено прыгуна)

Дегенерация коллагена сухожилия надколенника, обычно в нижней части коленной чашечки, вследствие повторяющихся приземлений после прыжка. Данное состояние часто встречается у спортсменов, особенно бегунов и прыгунов. Боль в передней части колена – основная жалоба при данном нарушении.

Пателлофеморальный болевой синдром (Хондромаляция надколенника)

Дегенерация хряща или травма по причине занятия различными видами спорта, такими как бег, прыжки, альпинизм и т.д. Причина возникновения боли до конца не ясна. Симптомы включают боль в передней части колена при сгибании, особенно, когда колено находится в согнутом положении продолжительное время, и при разгибании, особенно, когда сила направлена против гравитации. (например, подъём по ступенькам).

Остеоартрит колена

Дегенерация хряща коленного сустава – одна из самых часто встречающихся причин боли в колене. Обычно этой патологии подвержены пациенты пожилого возраста (за 50) и пациенты с избыточным весом тела. Другие факторы травм колена – разрыв мениска или повреждение связок. Симптомы становятся очевидней при ухудшении состояния и включают: скованность колена, ограничение диапазона движений, боль при физической активности колена, отёк сустава, повышенная чувствительность в суставе и чувство нестабильности.

Травмы связок колена

Растяжение передней крестообразной связки колена, растяжение задней крестообразной связки колена, растяжение медиальной коллатеральной связки и растяжение малоберцовой коллатеральной связки – травмы связок, часто возникающие при занятиях спортом, которые причиняют дискомфорт и/или боль, могут быть причиной воспаления и нестабильности. Полный разрыв связок может потребовать хирургического вмешательства.

Повреждение мениска

Мениск – уникальный вид хряща в коленном суставе, чья функция – амортизация. Разрыв мениска, причиной которого часто является травматическая перегрузка сустава во время скручивания на спортивных тренировках (когда вес всего тела перенесён на одну ногу); причиной так же может стать систематическое перенапряжение колена или медленная дегенерация, протекающая с годами. Может быть повреждён и один и оба мениска сразу. В 80% травм повреждение приходится на внутренний мениск.

Синдром подвздошно-большеберцового тракта (ITBS)

Воспаление небольшой синовиальной сумки или другой мягкой ткани на внешней стороне колена. Распространённая травма среди велосипедистов, бегунов или других спортсменов, чья деятельность требует многократного сгибания/разгибания колена. Происходит по причине трения подвздошно-большеберцового тракта о наружный надмыщелок бедра. Острая и жгучая боль усиливается при физических нагрузках, требующих сгибания/разгибания колена. Внешняя часть колена может быть чувствительной или отёчной.

Препателлярный бурсит

Воспаление синовиальной сумки преднадколенника по причине прямого давления на нижнюю часть коленной чашечки. Такое состояние типично для людей, кто много часов проводит на коленях. Симптомы включают боль в колене, воспаление, покраснение, отёк и трудности при ходьбе.

Киста Бейкера

Заполненный жидкостью карман в подколенной ямке, причиняющий дискомфорт и боль, в основном в задней части колена и, иногда, в передней части колена. Данное состояние возникает при разрыве мениска или связок, остеоартрите и других патологиях колена, включающих усиленное выделение синовиальной жидкости. Повторяющееся раздражение синовиальной сумки с годами может привести к кальцификации. В данном состоянии ощущается выраженная чувствительность в подколенной ямке.

Мышечные патологии

Гипертонус – включает жёсткость мышц ноги из-за неврологического повреждения, плохой осанки, участков испытывающих повторяющуюся повышенную нагрузку при движении и других видов напряжения.

Мышечная слабость – по причине недостаточной физической активности (современный образ жизни).

Миофасциальные триггерные точки – в тугих, скованных мышцах (могут так же создавать боль в колене).

Растяжения мышц – образующиеся из-за повторяющейся нагрузки на колено, травм или дегенерации.

Любая из вышеперечисленных мышечных патологий создают дискоординацию между мышцами, увеличивают нагрузку на колено и, в конечном счёте, приведут к нарушениям движений, боли и различным патологиям колена.

Синдром ущемления подколенной артерии

Ущемление подколенного нерва и подколенной артерии позади колена. Симптомы могут включать боль в колене, отёк, жжение, или покалывание, или онемение, и ограничение амплитуды движений коленного сустава, приводящее к затруднениям при ходьбе.

Синдром общего малоберцового нерва

Пережатие (сдавление) общего малоберцового нерва с внешней стороны колена в области головки малоберцовой кости. Симптомы могут включать боль во внешней области колена, жжение или покалывание, или онемение, и ограничение амплитуды движений коленного сустава, приводящее к затруднениям при ходьбе.

Противопоказания и предупреждения

- **Любые растяжки в острых состояниях**
  Аккуратное растягивание может быть полезным в хронических случаях, но травмоопасно в острых состояниях
- **Любые растяжки при серьёзной слабости или нестабильности колена**
  Будьте крайне осторожны при работе с пациентами, которые перенесли сильные травмы колена в прошлом.
- **Прямое давление на воспалённые участки**
  Если ваше давление создаёт острую боль – это может быть признаком воспаления. Прямое давление на данную область усилит воспалительный процесс и противопоказано (однако точный, мягкий массаж может быть полезен в случаях хронического воспаления). Используйте те точки акупрессуры, которые находятся вне зоны воспаления. Тайские схемы очень эффективны, когда точки на самом коленном суставе не используются для лечения. Лечение вне воспалённой области так же даст отличные результаты.
- **Надавливание на чувствительные точки или линии, которое приводит к появлению или усилению симптомов**
- **Надавливание, заставляющее пациента сжиматься или отстраняться от руки**

Красный свет!

Если наблюдаются следующие симптомы, пациенту необходимо предложить обратиться к специалисту для установления степени тяжести заболевания

- **Недавно перенесённая серьёзная травма**
- **Травма, которая привела к деформациям вокруг сустава**
- **Постоянная или прогрессирующая боль**
- **Постоянная боль без видимых причин, которая появилась внезапно**
- **Боль, которая по своей природе не связана с нарушением механики колена**
- **Боль в колене, которая появляется ночью или во время отдыха**
- **Боль в колене, которая сохраняется в течение нескольких дней**
- **Замыкание колена (невозможность согнуть колено) Может скрывать серьёзную травму.**
- **Отёк колена или икроножной мышцы**
- **Признаки инфекции, включая жар, покраснение или раздражение**
- **Любые острые состояния**
- **Любые нетипичные признаки**

Выбор схемы – основные советы:

Выбрать одну схему из трёх обычно просто, и сделать это можно, выяснив место боли и движения, ею вызывающие. Выявление этих нюансов должно включать очень осторожные и медленные движения, направленные на появление лёгких болевых ощущений

1. Во-первых, установите, какое движение вызывает или усиливает боль, и затем, точное место болевых ощущений.

Попросите вашего пациента:

а. Согнуть колено до момента возникновения боли и затем разогнуть его до момента возникновения боли.

б. Если сгибание/разгибание не причиняет боли – попросите его показать те движения или действия, при которых он чувствует боль в колене.

в. В момент, когда он почувствует боль – попросите показать её точное место

2. Выберите одну схему

Когда вы нашли место и определили последовательность движений, вызывающих боль, вы можете точно выбрать схему лечения (смотреть диагностическую таблицу).

3. Начните лечение и убедитесь, что вы выбрали правильную схему.

По мере нажатия на точки, обращайте внимание на реакцию пациента, и проверяйте, являются ли точки, выбранной вами схемы, действительно подходящими и эффективными. Пожалуйста, не засыпайте пациента вопросами с самого начала! Позвольте ему сконцентрироваться на процессе глубже. Чаще всего ему потребуется некоторое время, чтобы понять и выразить (навсегда словами) эффективность точек, которые вы используете. Порой достоверную реакцию пациента вы сможете получить лишь на втором круге работы с точками. Используйте короткие вопросы типа «Здесь?» «Достаточно?» «Болезненно?». Если линии и точки приносят ожидаемые плоды, продолжайте работу - вы выбрали правильную схему.

СХЕМА 48 (СТРАНИЦА 218)

Боль с наружной стороны колена

- Скованность и боль ощущаются с внешней стороны колена. Центр боли на внешней стороне сустава (точка 5). Колено может быть отёкшим.
- Боль может быть острой или хронической и, часто, её причиной является резкое или "неверное" движение, чаще всего во время занятия спортом.
- Боль усиливается при скручивающих движениях, но часто так же и при сгибании, и при выпрямлении колена.
- Данная патология, чаще всего, затрагивает лишь одно колено. Люди, перенёсшие операцию на колене, могут страдать и от "боли с внешней стороны колена" и от "боли с внутренней стороны колена".

ОБЛАСТЬ БОЛИ

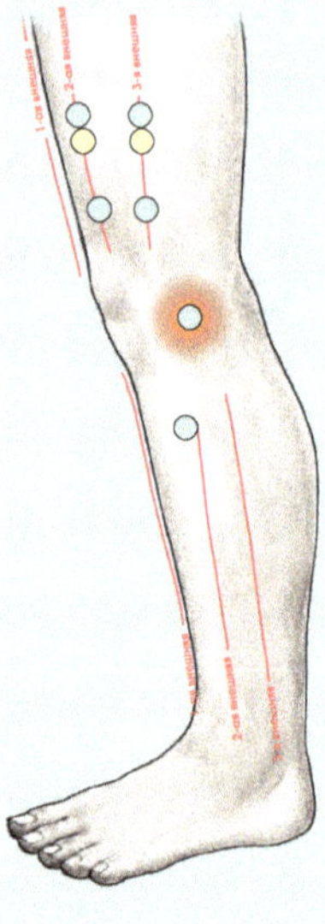

БОЛЕЗНЕННЫЕ ДВИЖЕНИЯ

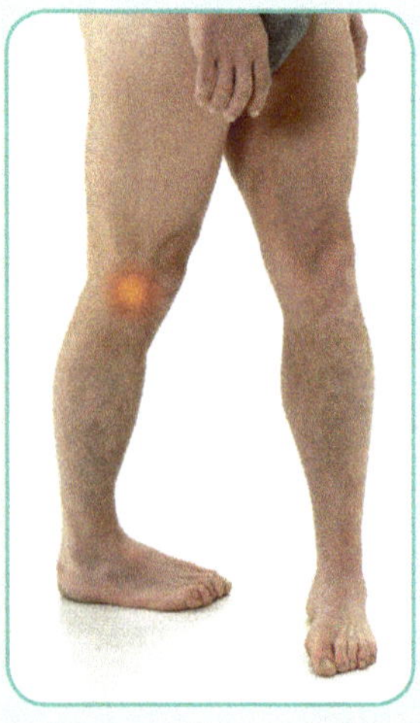

СХЕМА 49 (СТРАНИЦА 220)

Боль с внутренней стороны колена

- Скованность и боль ощущаются с внутренней стороны колена. Центр боли на внешней стороне сустава (точка 5). Колено может быть отёкшим.
- Боль может быть острой или хронической и, часто, её причиной является резкое или "неверное" движение, чаще всего во время занятия спортом.
- Боль усиливается при скручивающих движениях, но часто так же и при сгибании, и при выпрямлении колена.
- Данная патология, чаще всего, затрагивает лишь одно колено. Люди, перенёсшие операцию на колене могут страдать и от "боли с внешней стороны колена" и от "боли с внутренней стороны колена".

ОБЛАСТЬ БОЛИ

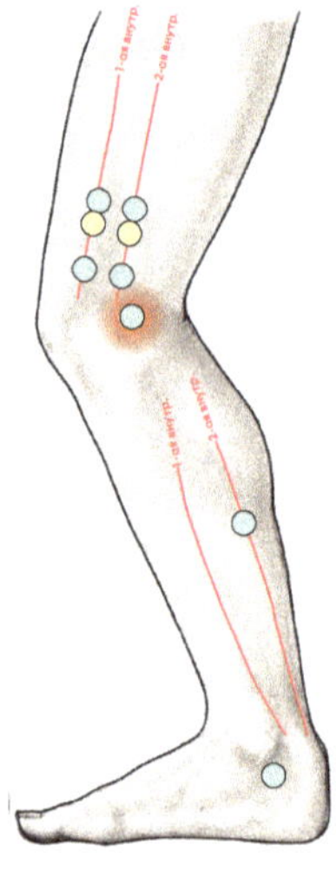

БОЛЕЗНЕННЫЕ ДВИЖЕНИЯ

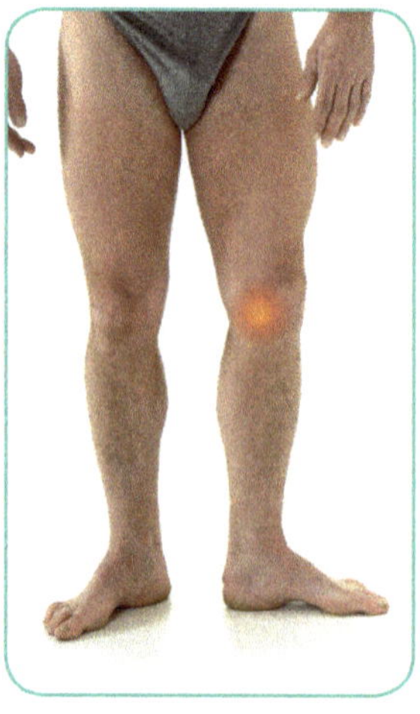

СХЕМА 50 (СТРАНИЦА 222)

Скованность в колене с болью при сгибании/разгибании

- Скованность и боль ощущаются при сгибании и разгибании колена.
- Боль может ощущаться или ниже коленной чашечки или над ней, в подколенной впадине, внутри колена или при любой комбинации этих областей.
- Боль ниже коленной чашечки может так же ощущаться ниже центра чашечки, в области её внешнего края или в области внутреннего края.
- Боль может возникать как при полном, так и при частичном сгибании/разгибании колена.

ОБЛАСТЬ БОЛИ

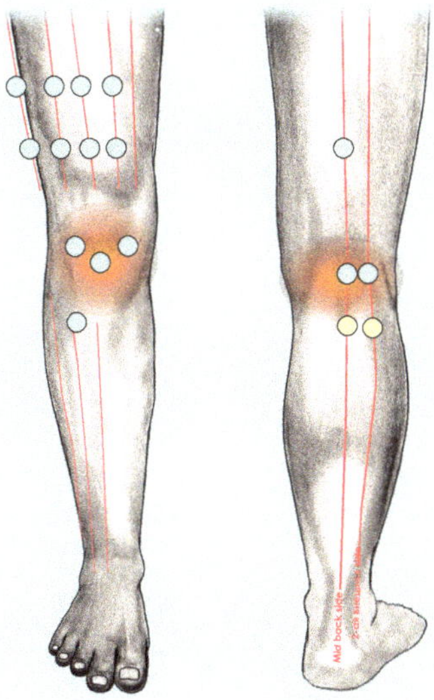

БОЛЕЗНЕННЫЕ ДВИЖЕНИЯ

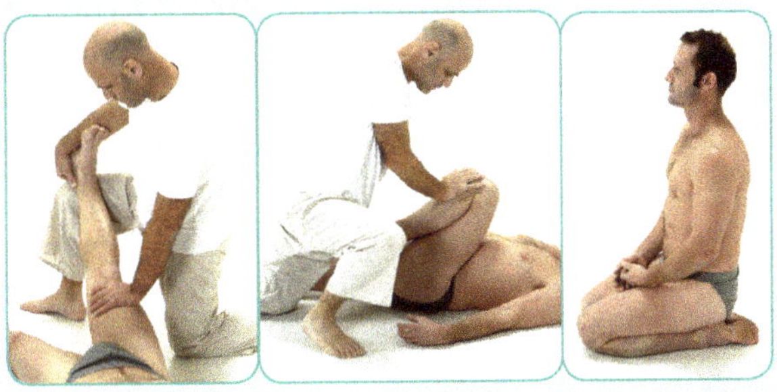

Схема - 48 КОЛЕНИ

Боль с внешней стороны колена

●●● очень часто встречающееся состояние

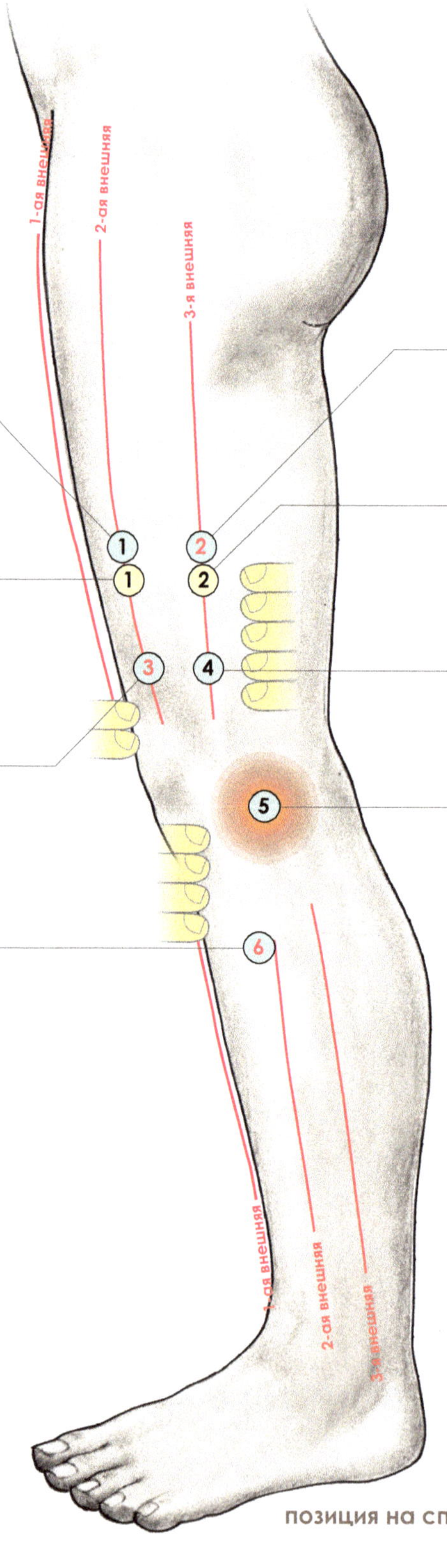

нога 2-ая внешняя линия 7
на 5 пальцев выше коленной чашечки • четверть расстояния между коленом и большим вертелом бедренной кости • в небольшом углублении между прямой мышцей бедра и латеральной широкой мышцей

нога 2-ая внешняя линия-6
на 4 пальца выше коленной чашечки • в небольшом углублении между прямой мышцей бедра и латеральной широкой мышцей бедра

нога 2-ая внешняя линия-5 (ST-34)
на 2 пальца выше коленной чашечки • в небольшом углублении между прямой мышцей бедра и латеральной широкой мышцей бедра

нога 2-ая внешняя линия-3 (ST-36)
на 4 пальца ниже нижней границы коленной чашечки • на передней большеберцовой мышце, примерно на 1 палец латеральнее гребня большеберцовой кости • отдаёт в стопу

нога 3-я внешняя линия-7 (GB-31)
на 5 пальцев выше колена на подвздошно-большеберцовом тракте • четверть расстояния от колена до большого вертела бедренной кости

нога 3-я внешняя линия-6
на 4 пальца выше латерального края колена на подвздошно-большеберцовом тракте • четверть расстояния от колена до большого вертела бедренной кости

нога 3-я внешняя линия-5
на 2 пальца выше латерального края колена на подвздошно-большеберцовом тракте

коленный сустав внешняя
точно над латеральным суставом колена • на одном уровне с нижним краем коленной чашечки • в небольшом углублении между бедренной и большеберцовой костями – в суставной ямке

позиция на спине

Описание проблемы:

- *Скованность и боль ощущаются с внешней стороны колена. Центр боли на внешней стороне сустава (точка 5). Колено может быть отёкшим.*
- *Боль может быть острой или хронической и, часто, её причиной является резкое или "неверное" движение, чаще всего во время занятия спортом.*
- *Боль усиливается при скручивающих движениях, но часто так же и при сгибании, и при выпрямлении колена.*
- *Боль может приводить к ограничению в подвижности.*
- *Данная патология, чаще всего, затрагивает лишь одно колено. Люди, перенёсшие операцию на колене, могут страдать и от "боли с внешней стороны колена" и от "боли с внутренней стороны колена".*

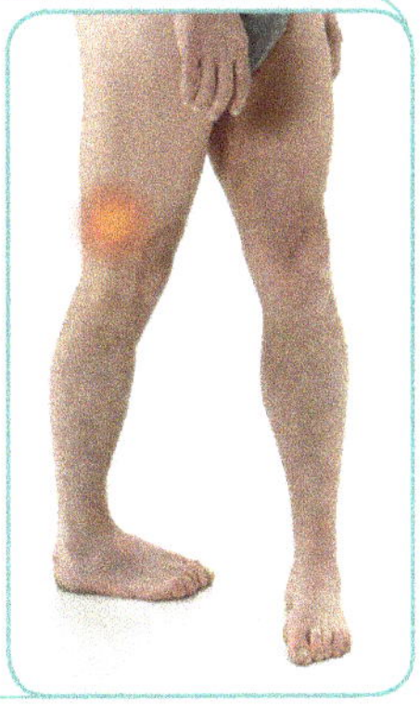

Последовательность лечения

1. Терапевтические линии

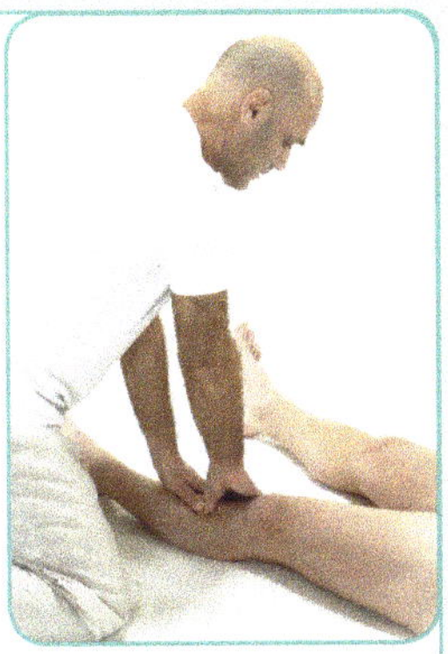

Попросите пациента лечь на спину. Проработайте 2-ую и 3-ю внешние линии бедра, начиная от таза, и двигайтесь вниз к колену и обратно. Повторите 2-3 раза. Проработайте 2-ую внешнюю линию нижней части ноги, начиная от лодыжки, и двигайтесь к колену и обратно. Повторите 2-3 раза. Для практикующих тайский массаж: используйте большие пальцы рук для работы с линиями.

2. Точки акупрессуры

Надавите на точки с (1) по (6). Не надавливайте на точку (5), если колено отёкшее или если эта точка очень чувствительна, так как обычно это бывает у пациентов, перенёсших операцию. Повторяйте надавливание на точки до тех пор, пока не наступит улучшение, вплоть до 10 повторений. Прекратите работу, если точки стали чувствительными. Используйте силу давления, которая устраивает вашего пациента.

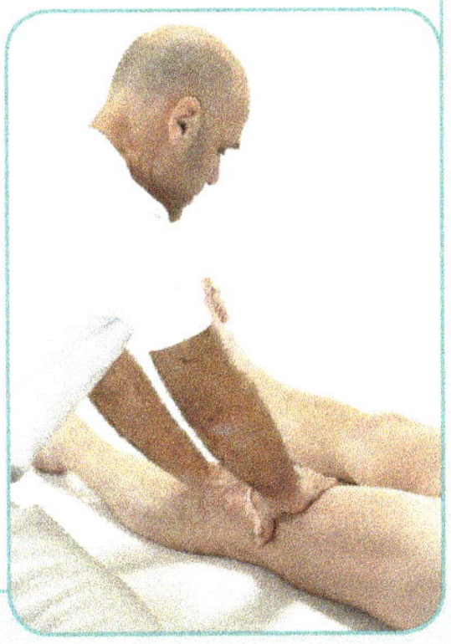

Меры предосторожности:

- *Проконсультируйтесь со специалистом в случаях острой или неясной боли в колене.*
- *Когда лечите патологии колена – не используйте растяжек. Однако в хронических случаях очень аккуратная растяжка может быть полезной.*
- *Неправильная растяжка может причинить колену серьёзное повреждение.*
- *Не надавливайте прямо на отёкшее колено.*
- *Проводите лечение ежедневно до восстановления. В хронических случаях проводите лечение дважды в неделю.*
- *Не проводите лечение, пока у пациента не прошли болевые ощущения после прошлого сеанса (если таковые имелись).*

Болезненные растяжки для колена

Ниже показаны некоторые фотографии общего тайского массажа с растяжками, которые могут привести к травме колена. Будьте крайне осторожны, когда лечите пациента с нестабильным или слабым коленом.

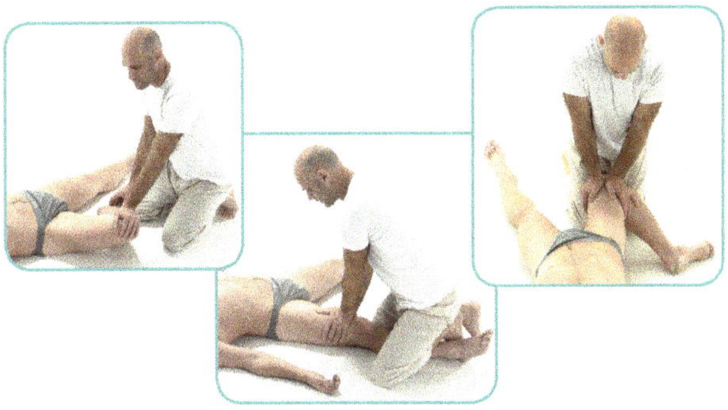

Избранные терапевтические точки

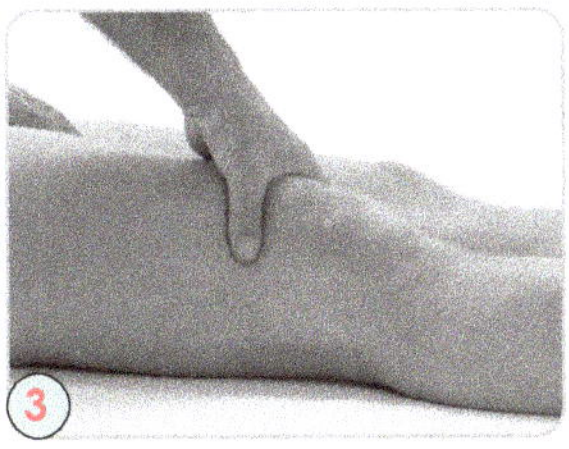

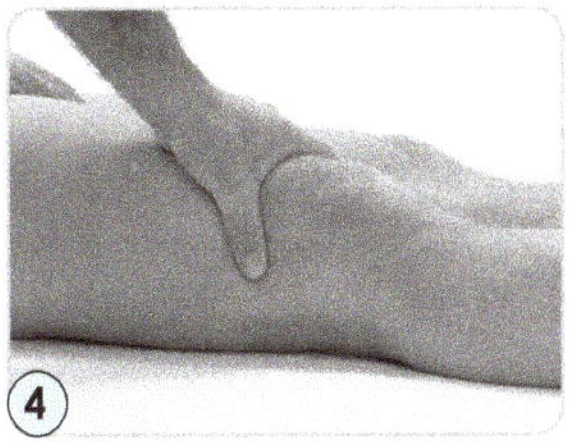

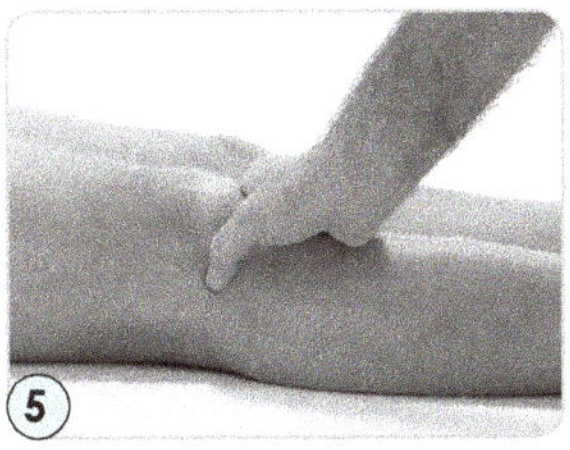

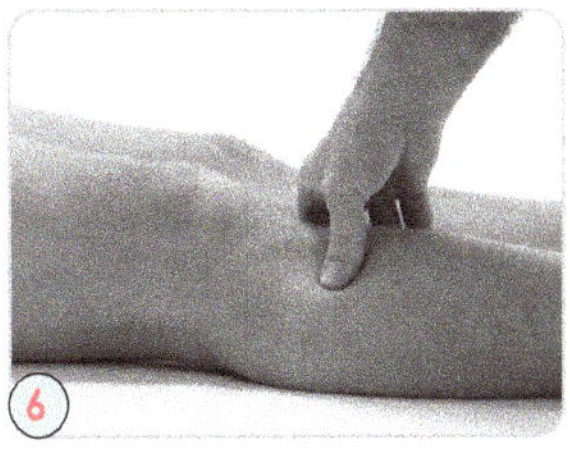

Схема - 49 КОЛЕНИ

Боль с внутренней стороны колена

●●● очень часто встречающееся состояние

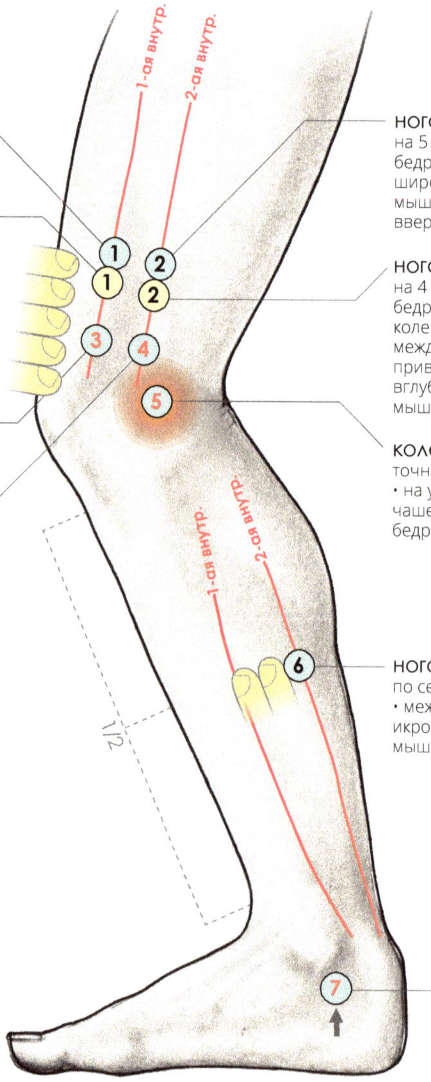

нога 1-ая внутр. линия-8
на 5 пальцев выше верхнего внутреннего угла коленной чашечки • 1/4 расстояния от верхней границы коленной чашечки до паха • на линии между медиальной границей коленной чашечки и медиальной границей верхней передней подвздошной ости, в углублении между косой медиальной широкой мышцей и прямой мышцей бедра

нога 1-ая внутр. линия-7
на 4 пальца выше верхнего внутреннего угла коленной чашечки • 1/4 расстояния от верхней границы коленной чашечки до паха • на линии между медиальной границей коленной чашечки и медиальной границей верхней передней подвздошной ости, в углублении между косой медиальной широкой мышцей и прямой мышцей бедра

нога 1-ая внутр. линия-5 (SP-10)
на 2 пальца выше верхнего внутреннего угла коленной чашечки • на линии между медиальной границей коленной чашечки и медиальной границей верхней передней подвздошной ости • на косой медиальной широкой мышце бедра

нога 2-ая внутр. линия-9 (LIV-9)
на 2 пальца выше медиального надмыщелка бедренной кости • в углублении между медиальной широкой мышцей бедра и приводящими мышцами бедра

нога 2-ая внутр. линия-11
на 5 пальцев выше медиального надмыщелка бедра, в углублении между медиальной широкой мышцей бедра и приводящими мышцами бедра • надавливать вглубь и вверх, толкая медиальную широкую мышцу

нога 2-ая внутр. линия-10
на 4 пальца выше медиального надмыщелка бедра, в углублении на расстоянии 1/4 от коленной чашечки до паха • в углублении между медиальной широкой мышцей бедра и приводящими мышцами бедра • надавливать вглубь и вверх, толкая медиальную широкую мышцу

коленный сустав внутренняя (LIV-8)
точно над медиальным коленным суставом • на уровне нижней границы коленной чашечки • в небольшом углублении между бедренной костью и большеберцовой костью

нога 2-ая внутр. линия-7
по середине между лодыжкой и коленом • между камбаловидной мышцей и икроножной мышцей • под икроножной мышцей (когда она сокращена)

стопа внутр-2 (KID-6)
точно под внутренней лодыжкой • найдите углубление между нижней границей лодыжки и таранной костью • надавите большим пальцем или используйте ладонь и толкните лодыжку вверх

позиция на спине

Описание проблемы:

- *Скованность и боль ощущаются с внутренней стороны колена. Центр боли в точке 5. Колено может быть отёкшим.*
- *Боль может быть острой или хронической и, часто, её причиной является резкое или “неверное” движение, чаще всего во время занятия спортом.*
- *Боль усиливается при скручивающих движениях, но часто так же и при сгибании, и при выпрямлении колена.*
- *Боль может приводить к ограничению в подвижности.*
- *Данная патология, чаще всего, затрагивает лишь одно колено. Люди, перенёсшие операцию на колене, могут страдать и от “боли с внешней стороны колена” и от “боли с внутренней стороны колена”.*

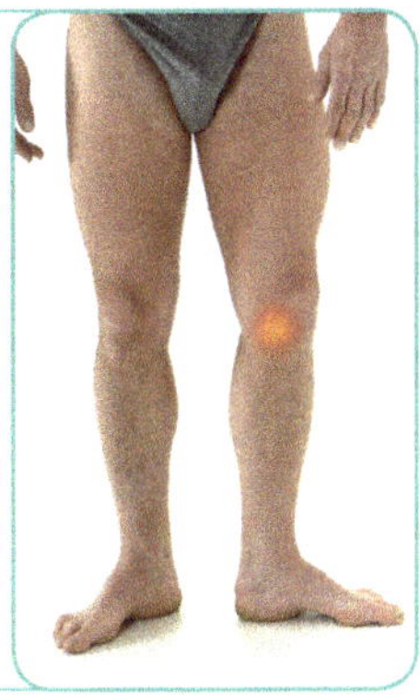

Последовательность лечения

1. Массаж ног

Попросите пациента лечь на спину и немного согнуть колено, положив его на подушку. Проработайте внутреннюю поверхность ноги, начинайте от внутренней лодыжки и двигайтесь вверх до паха и обратно. Повторите 2-3 раза. Для практикующих тайский массаж: используйте ладонь для работы с внутренней поверхностью ноги.

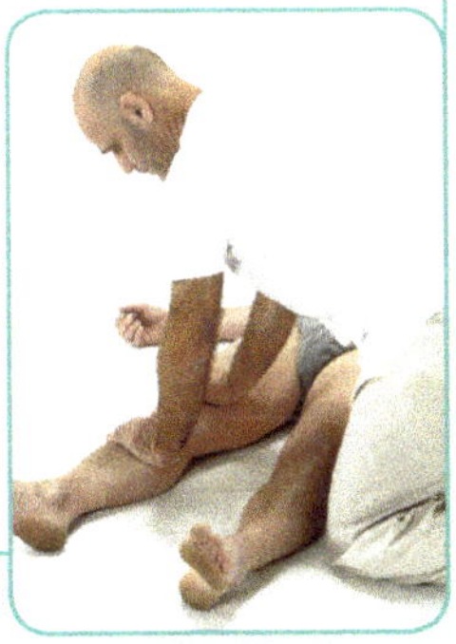

2. Терапевтические линии

Проработайте 1-ую и 2-ю внутренние линии ноги, начиная от таза, и двигайтесь вниз к колену и обратно. Повторите 2-3 раза. Проработайте 2-ую внутреннюю линию нижней части ноги, начиная от внутренней лодыжки, и двигайтесь к колену и обратно. Повторите 2-3 раза. Для практикующих тайский массаж: используйте большие пальцы для работы с линиями.

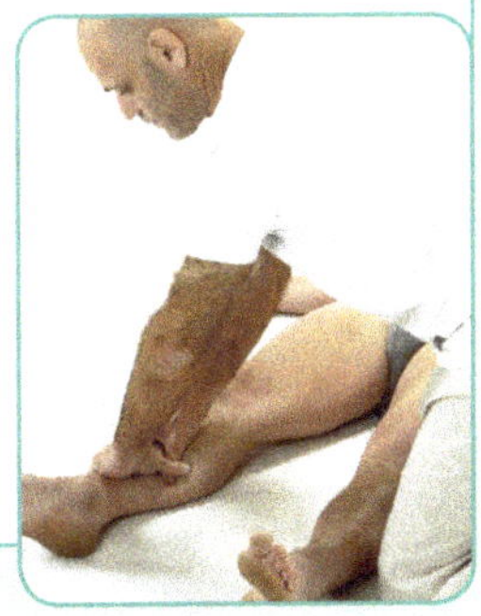

3. Точки акупрессуры

Надавите на точки с (1) по (7). Не надавливайте на точку (5), если колено отёкшее или если эта точка очень чувствительна, так как обычно это бывает у пациентов, перенёсших операцию. Повторяйте надавливание на точки до тех пор, пока не наступит улучшение, вплоть до 10 повторений. Прекратите работу, если точки стали чувствительными. Используйте силу давления, которая устраивает вашего пациента.

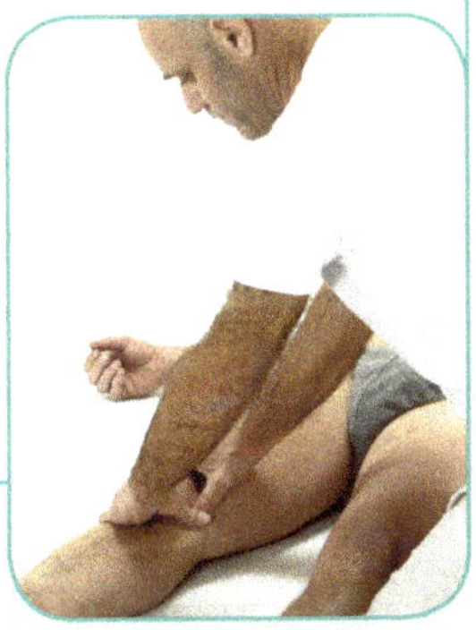

Меры предосторожности:

- *Проконсультируйтесь со специалистом в случаях острой или неясной боли в колене.*
- *Когда лечите патологии колена – не используйте растяжек. Однако в хронических случаях очень аккуратная растяжка может быть полезной.*
- *Неправильная растяжка может причинить колену серьёзное повреждение.*
- *Не надавливайте прямо на отёкшее колено.*
- *Проводите лечение ежедневно до восстановления. В хронических случаях проводите лечение дважды в неделю.*
- *Не проводите лечение, пока у пациента не прошли болевые ощущения после прошлого сеанса (если таковые имелись).*

Болезненные растяжки для колена

Ниже показаны некоторые фото общего тайского массажа с растяжками, которые могут привести к травме колена. Будьте крайне осторожны, когда лечите пациента с нестабильным или слабым коленом.

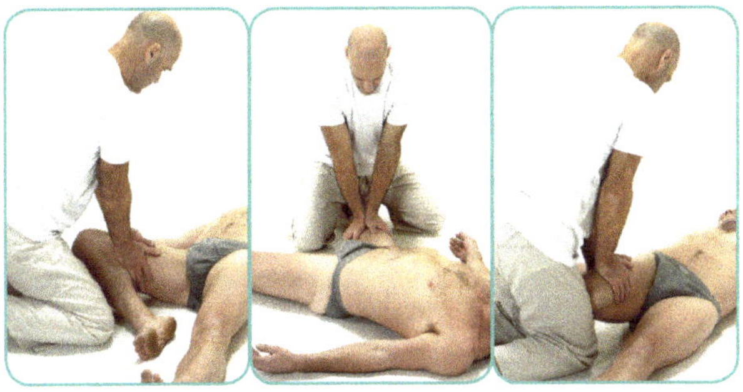

Избранные терапевтические точки

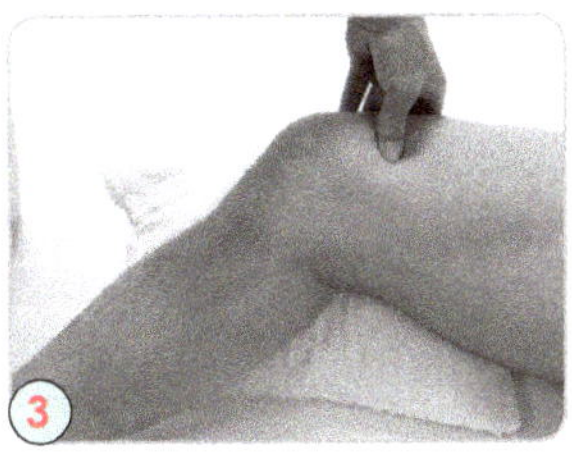

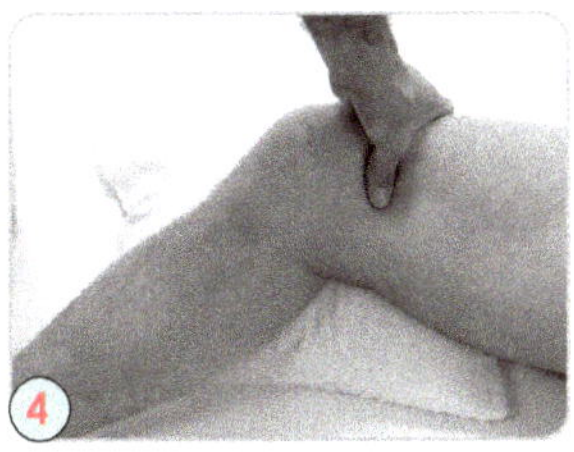

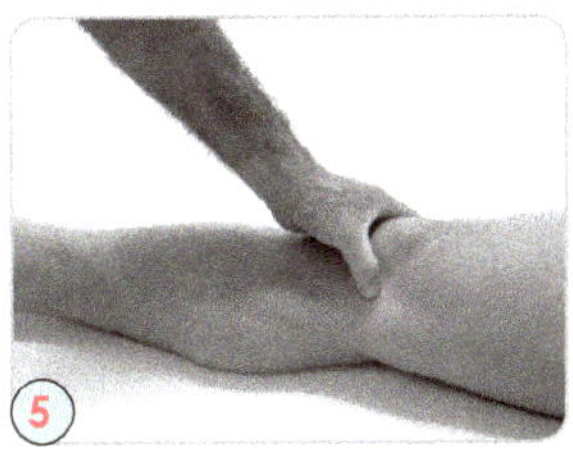

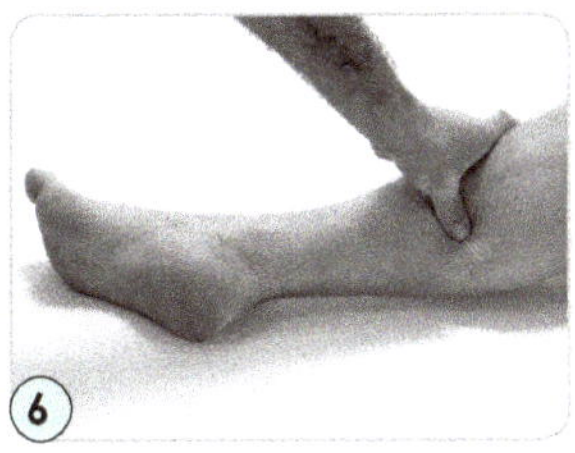

Схема - 50 КОЛЕНИ

Скованность в колене с болью при сгибании/разгибании

●●● очень часто встречающееся состояние

Нога 3-ья внешняя линия-7
(GB-31)
на 5 пальцев выше колена на подвздошно-большеберцовом тракте • 1/4 расстояния от колена до большого вертела бедренной кости

Нога 3-ья внешняя линия-5
на 2 пальца выше латерального края колена на подвздошно-большеберцовом тракте

Нога 2-ая внешняя линия-5
(ST-34)
на 2 пальца выше коленной чашечки • в небольшом углублении между прямой мышцей бедра и латеральной широкой мышцей бедра

Коленный глаз-внешний
(ST-35)
на 1 палец ниже коленной чашечки • в углублении с внешней стороны, которое образуется, когда колено полусогнуто

Нога 2-ая внешняя линия-3
(ST-36)
на 4 пальца ниже нижней границы коленной чашечки • на передней большеберцовой мышце, примерно на 1 палец латеральнее гребня большеберцовой кости • отдаёт в стопу

Коленный глаз-средний
(Hsihsia)
на 1 палец под коленной чашечкой на одном уровнем с линией, проходящей через её центр • по середине между "коленными глазами" на связке надколенника

Коленный глаз-внутр.
(Hsiyen)
на 1 палец ниже коленной чашечки • в углублении с внутренней стороны, которое образуется, когда колено полусогнуто

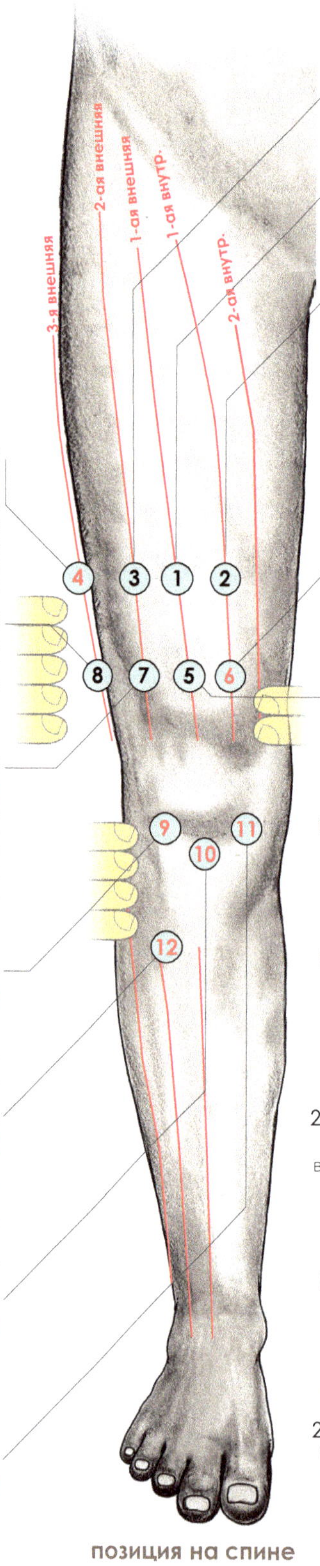

позиция на спине

Нога 2-ая внешняя линия-7
на 5 пальцев выше коленной чашечки • 1/4 расстояния между коленом и большим вертелом бедренной кости • в небольшом углублении между прямой мышцей бедра и латеральной широкой мышцей

Нога 1-ая внешняя линия-9
на 5 пальцев выше центра верхней границы коленной чашечки • на прямой мышце бедра

Нога 1-ая внутренняя линия-8
на 5 пальцев выше верхнего внутреннего угла коленной чашечки • на линии между медиальной границей коленной чашечки и медиальной границей верхней передней подвздошной ости, в углублении между косой медиальной широкой мышцей и прямой мышцей бедра

Нога 1-ая внутренняя линия-5 (SP-10)
на 2 пальца выше верхнего внутреннего угла коленной чашечки • на линии между медиальной границей коленной чашечки и медиальной границей верхней передней подвздошной ости • на косой медиальной широкой мышце бедра

Нога 1-ая внешняя линия-7
на 2 пальца выше центра верхней границы коленной чашечки • на прямой мышце бедра

Нога средняя задняя линия-5
на 5 пальцев выше подколенной ямки • в углублении на средней линии мышц задней поверхности бедра • между двуглавой мышцей бедра и полусухожильной мышцей

Нога средняя задняя линия-4
(BL-40)
в центре подколенной впадины • между сухожилиями двуглавой мышцей бедра и полусухожильной мышцей • надавливать только при согнутом колене!

2-ая внешняя линия на боку-8
(BL-39)
в подколенной ямке, на латеральном конце складки кожи • в углублении медиальнее сухожилия двуглавой мышцы бедра • надавливать только при согнутом колене

Нога средняя задняя линия-3
(BL-55)
на средней линии икроножной мышцы • на 2 пальца ниже подколенной впадины • точно под немного жёсткой мышечной тканью

2-ая внешняя линия на боку-7
на 2 пальца ниже подколенной ямки на 1 палец латеральнее линии нога средняя задняя 1

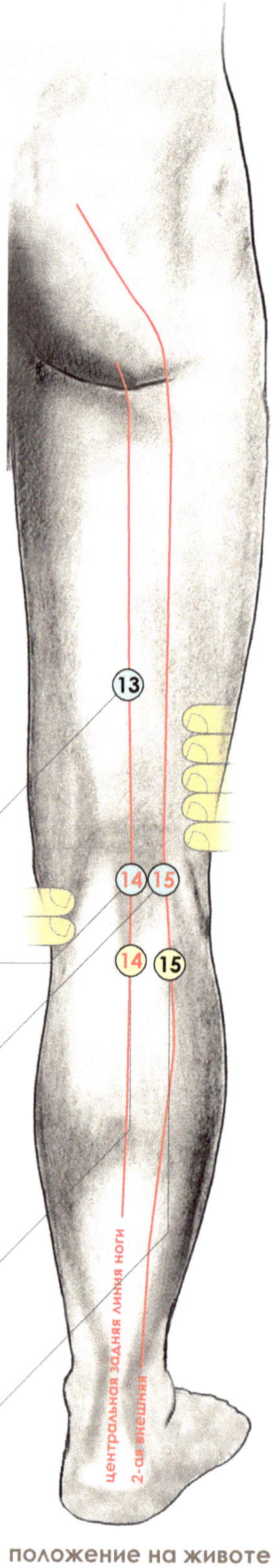

положение на животе

Описание проблемы:

- *Скованность и боль ощущаются при сгибании и разгибании колена.*
- *Боль может ощущаться или ниже коленной чашечки или над ней, в подколенной впадине, внутри колена или при любой комбинации этих областей*
- *Боль ниже коленной чашечки может так же ощущаться ниже центра чашечки, в области её внешнего края или в области внутреннего края*
- *Боль может возникать как при полном, так и при частичном сгибании/разгибании колена*

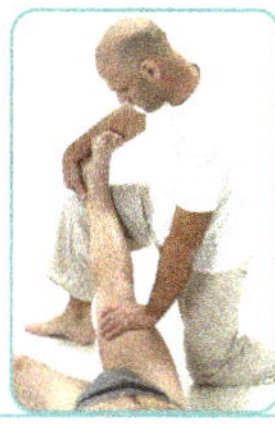
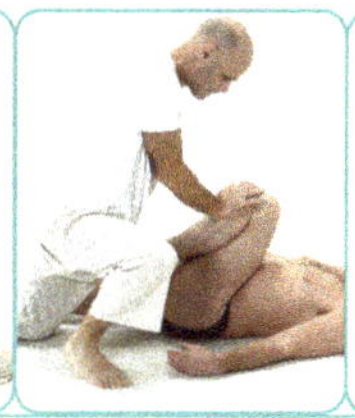
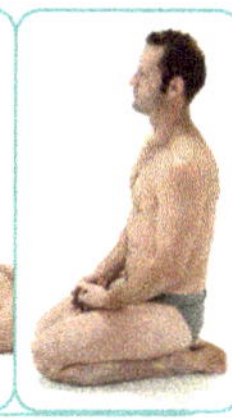

Последовательность лечения

Основные инструкции:
Лечите то колено, в котором ощущается боль.
Лечите оба колена, если боль чувствуется в обоих.
Следуйте шагам с 1 по 6; затем вернитесь к шагу 2, затем 3, затем 6. Повторите всю процедуру 2-3 раза.

1. Терапевтические линии

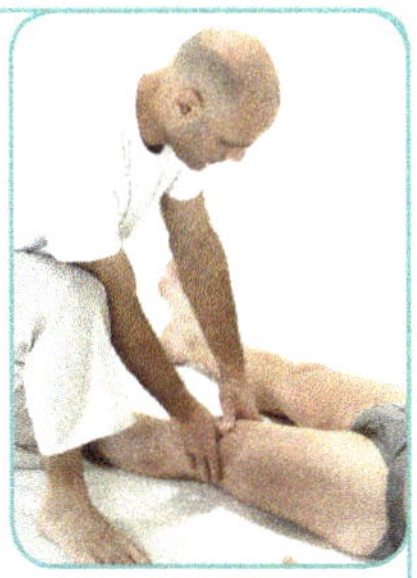

Попросите пациента лечь на спину. Проработайте 1-ую внутреннюю линию бедра и три внешние линии бедра, начиная от колена, и двигайтесь вверх к тазу и обратно. Повторите 1-2 раза. Проработайте 2-ую внешнюю линию нижней части ноги. Начинайте от лодыжки, и двигайтесь к колену и затем обратно. Повторите 1-2 раза. Для практикующих тайский массаж: используйте большие пальцы рук для работы с линиями.

2. Точки акупрессуры

Надавите на точки с 1 по 12. Можете повторить работу с точками 2-3 раза. Используйте силу давления, которая устраивает вашего пациента.

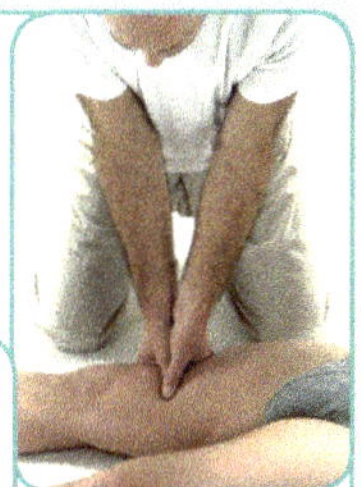
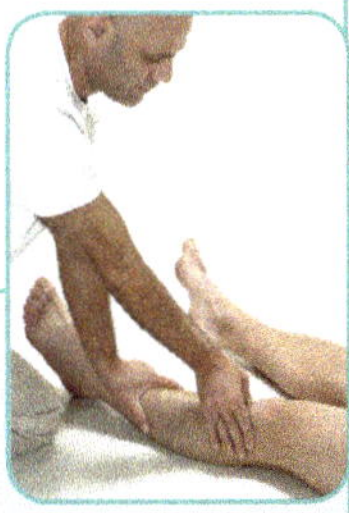
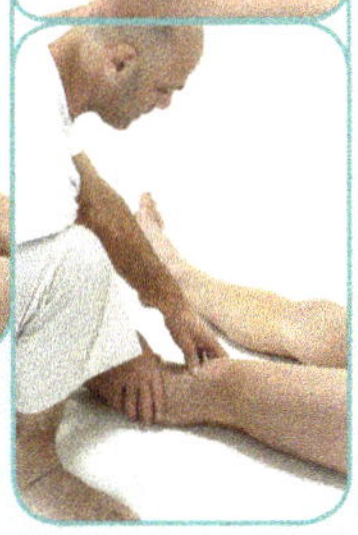

3. Сгибание/разгибание колена

Теперь колено нуждается в сгибании/разгибании. Одной рукой придерживайте ногу под коленом, а другой возьмитесь за пятку. Аккуратно согните колено и затем медленно выпрямите. Повторите несколько раз.

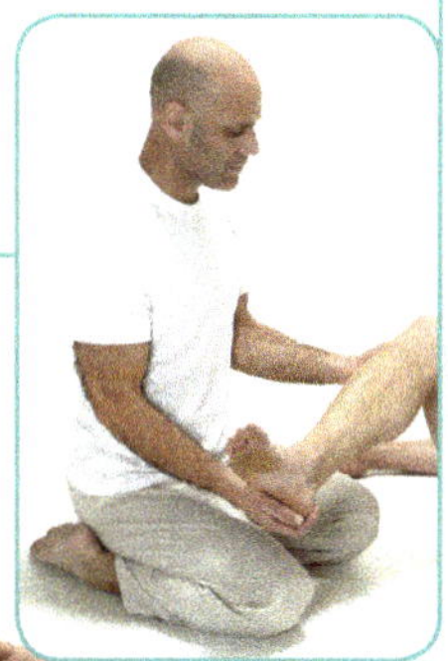
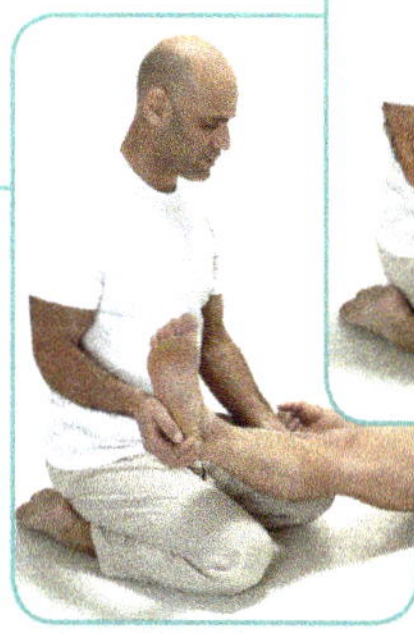

4. Надавливание ладонью на заднюю поверхность ноги

Попросите пациента лечь на живот. Надавите ладонью на заднюю поверхность ноги. Используйте для работы вес вашего тела и начинайте работать от пятки до ягодицы и обратно. Повторите 2-3 раза.

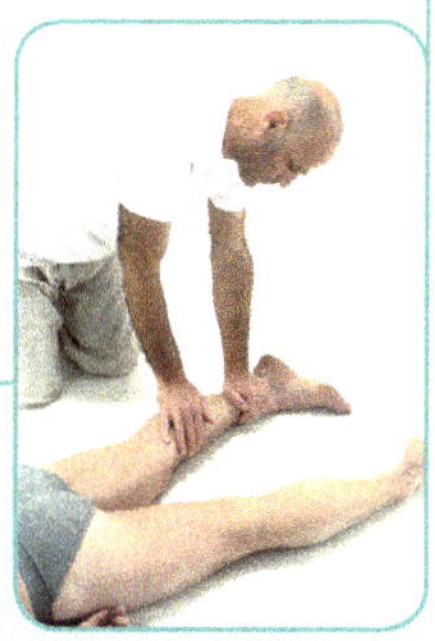

продолжение на следующей странице ➤

➤ *продолжение*
Скованность в колене с болью при сгибании/разгибании

5. Терапевтическая линия

Большими пальцами проработайте центральную заднюю линию ноги. Используйте вес вашего тела и начинайте работать от пятки до ягодицы и обратно. Повторите 2-3 раза. Для практикующих тайский массаж: используйте большие пальцы рук для работы с линиями.

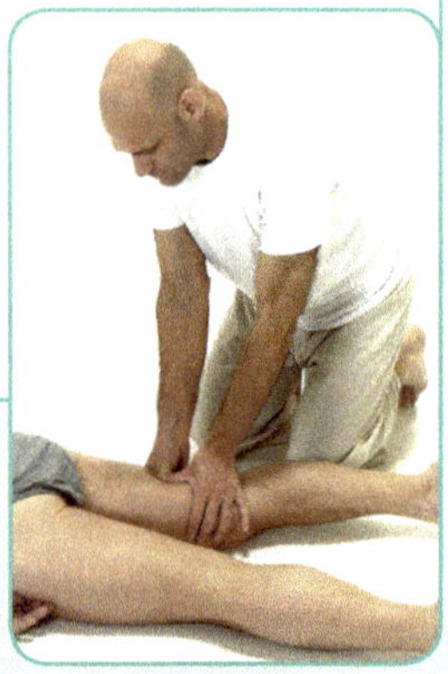

6. Точки акупрессуры

Фаза а: Надавите на точку (13).
Фаза б: Когда надавливаете на точки (14) и (15) – согните колено. Не надавливайте на точки (14) и (15) с прямой ногой! Можете вместо этого использовать альтернативные точки на прямой ноге и удостоверьтесь – какие точки более эффективны. Можете использовать обычные и альтернативные точки, если оба варианта эффективны. Повторите надавливание 1-2 раза. Используйте силу давления, которая устраивает вашего пациента.

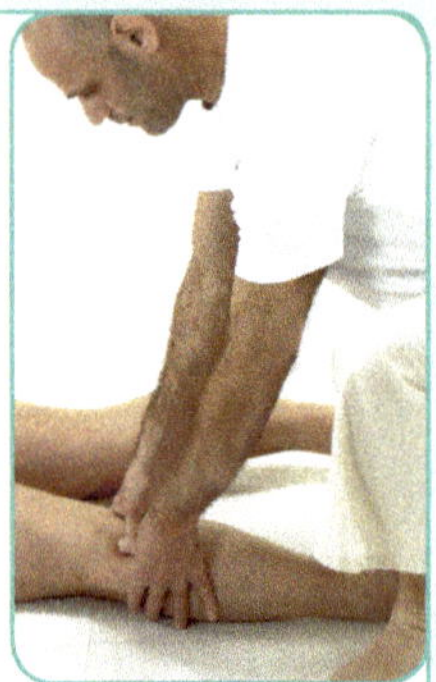

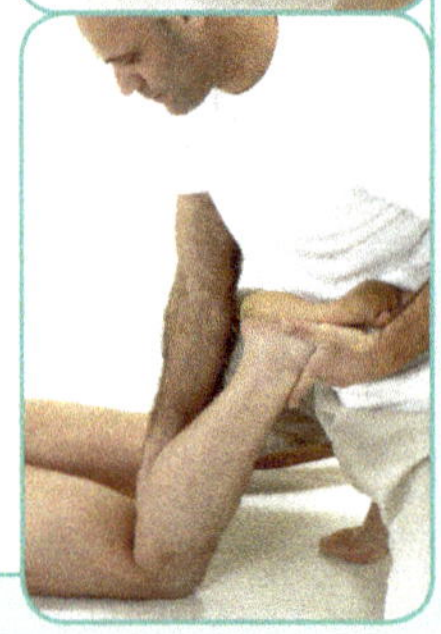

Меры предосторожности:

- *Проконсультируйтесь со специалистом в случаях острой или неясной боли в колене.*
- *Воздержитесь от болезненных растяжек колена.*
- *Проводите лечение ежедневно до восстановления. В хронических случаях проводите лечение дважды в неделю.*
- *Не проводите лечение, пока у пациента не прошли болевые ощущения после прошлого сеанса (если таковые имелись).*

Избранные терапевтические точки

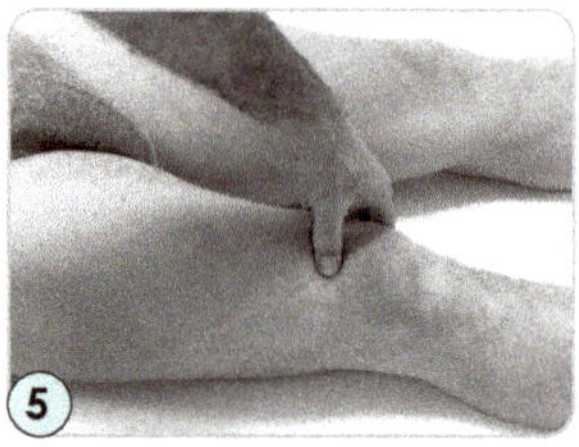
5

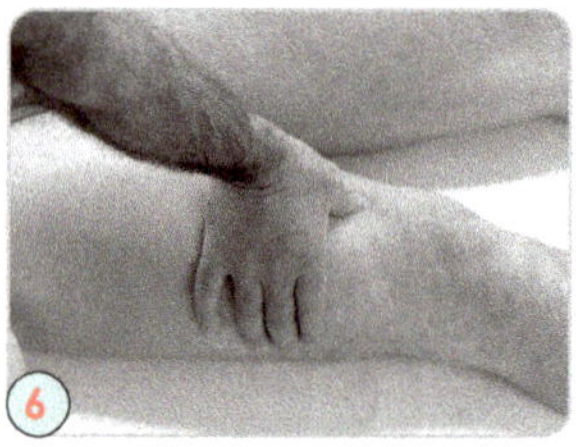
6

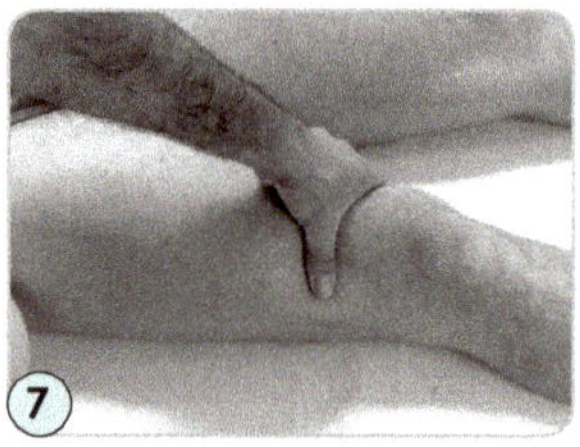
7

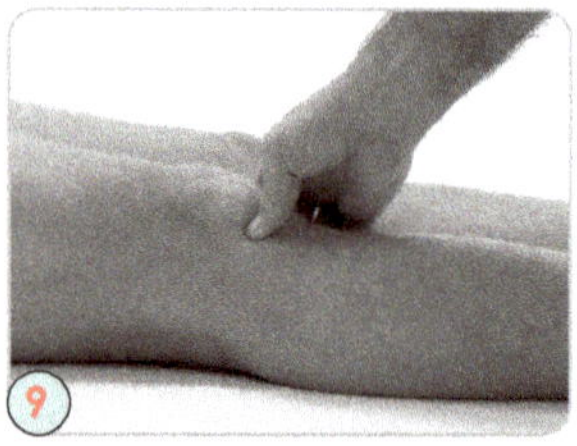
9

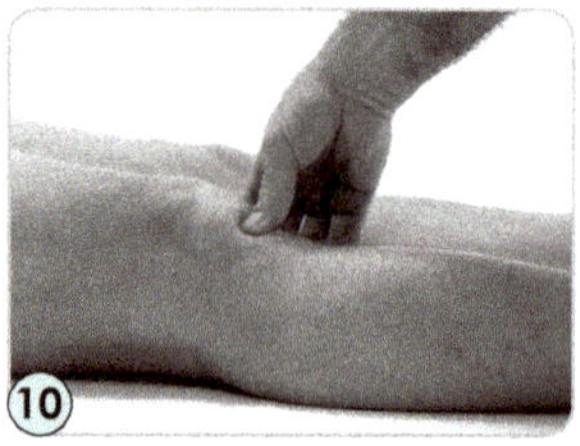
10

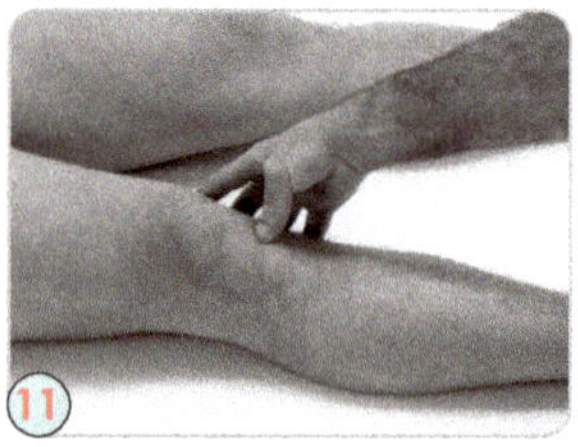
11

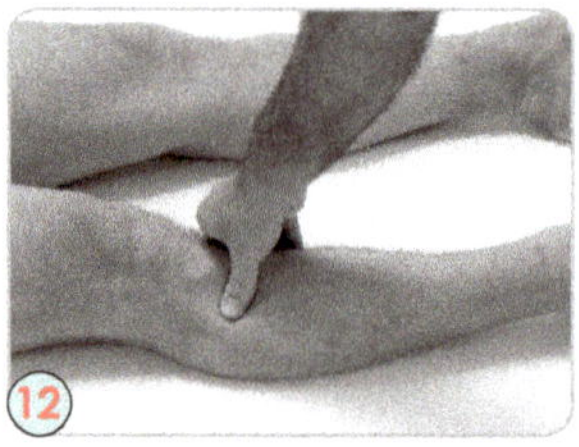
12

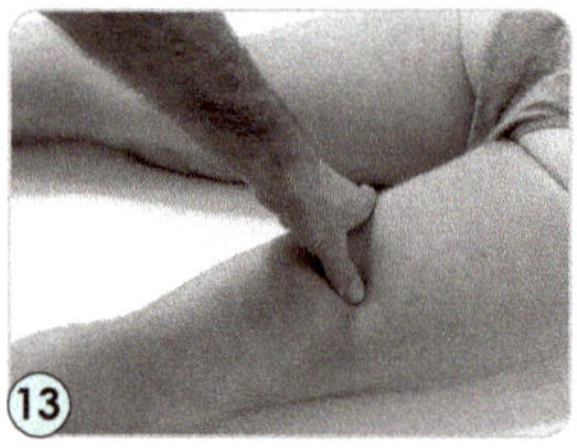
13

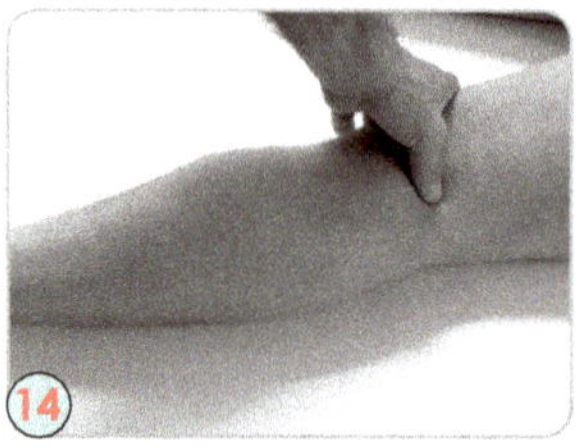
14

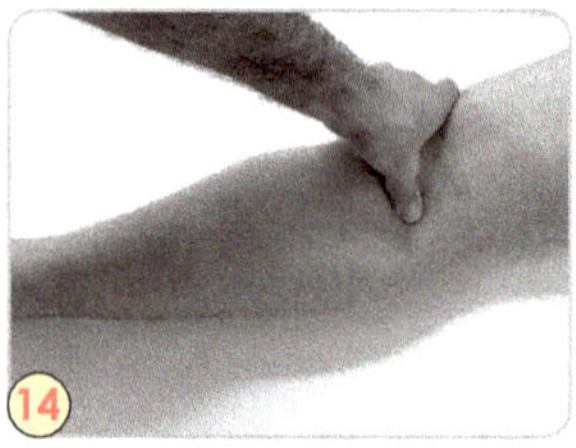
14

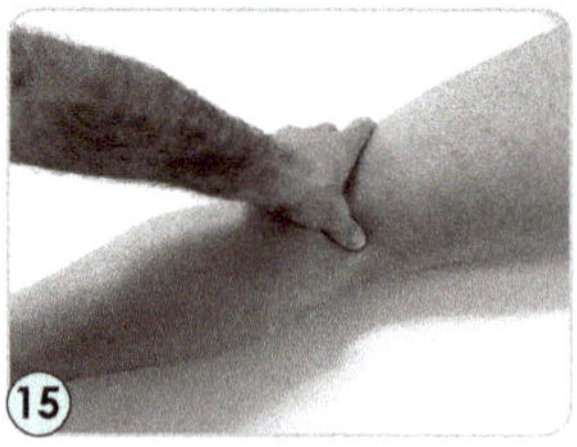
15

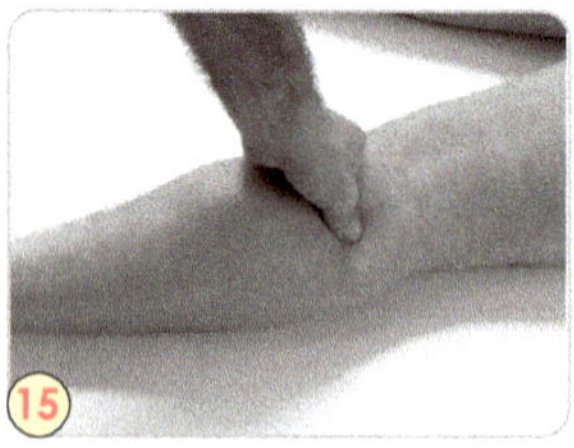
15

ГЛАВА 14 ГОЛЕНОСТОПНЫЙ СУСТАВ

Схемы лечения в этой главе

Схема - 51 **"Растяжение внешней стороны голеностопного сустава"**

Схема - 52 **"Растяжение внешней стороны голеностопного сустава с отёком"**

Схема - 53 **"Растяжение внутренней стороны голеностопного сустава"**

Лечение патологий голеностопного сустава

Растяжения голеностопного сустава – самые часто встречающиеся травмы ног. Они обычно случаются при быстрой ходьбе, или бездумном беге, особенно по пересечённой местности, или в темноте, или при наступании на незаметный объект, или при неудачном приземлении после прыжка (в спорте). Схемы тайской акупрессуры очень эффетивны в лечении растяжений голеностопного сустава, которые не требуют хирургического вмешательства. Выберите одну схему, из трех предложенных, опираясь на симптомы, соответствующие тайской диагностике (смотреть диагностическую таблицу), независимо от определения состояния, принятого в западной медицине. В случае совпадения симптомов, описанных пациентом с тем, что указано в одной из схем – попробуйте использовать данную схему и понаблюдайте за реакцией пациента. Если ваше воздействие приветствуется его телом – ваше лечение может принести прекрасные результаты. Если заметили улучшение – продолжайте.

Тайские схемы	Возможные патологии, послужившие первопричиной
Растяжение внешней стороны голеностопного сустава	Растяжение латеральной лодыжки
Растяжение внешней стороны голеностопного сустава с отёком	Растяжение латеральной лодыжки
Растяжение внутренней стороны голеностопного сустава	Растяжение медиальной лодыжки

Патологии голеностопного сустава

Растяжение латеральной лодыжки

Это самая распространённая травма нижней части ноги, включающая растяжение передней таранно-малоберцовой связки в передней части голеностопного сустава, которое чаще всего происходит из-за избыточной супинации (вращательное движение стопы во внешнюю сторону) – инверсии, подошвенного сгибания и приведения стопы. Более серьезные растяжения (2 и 3 степени) включают растяжение дополнительной связки - пяточно-малоберцовой, расположенной ниже лодыжки.

Симптомы включают боль, нестабильность, затруднения при ходьбе или потеря способности к самостоятельному передвижению, а так же воспаление, которое может не проходить неделями. Растяжения лодыжки имеют тенденцию к рецидивам в той же области. Рястяжения могут травмировать капилляры, из-за которых цвет кожи вокруг лодыжки может меняться (красный, фиолетовый, черный).

Растяжение медиальной лодыжки

Данная травма встречается реже, чем внешнее растяжение связок, и обычно более серьёзна. Обычно она включает растяжение одной, двух или всех четырёх дельтовидных связок – большеберцово-ладьевидная, большеберцово-пяточная, передняя и задняя большеберцово-таранные части.

Растяжение внутренней стороны голеностопного сустава происходит по причине избыточной пронации (вращательное движение конечности или ее части вовнутрь). Ввиду того, что лодыжка имеет небольшой радиус эверсии (выворачивание подошвы наружу) лишь значительное усилие может привести к внутреннему растяжению, по этой причине внутренние растяжения голеностопного сустава обычно сопровождаются разрывом сухожилий, переломами и смещениями. Симптомы включают боль, нестабильность, затруднения при ходьбе или потерю способности к самостоятельному передвижению, а так же воспаление, которое может не проходить неделями.

Противопоказания и предупреждения

- **Любые растяжки в острых состояниях**
  Аккуратное растяжение может быть эффективно в хронических состояниях, но будет болезненным - в острых.
- **Прямое давление на воспалённые ткани**
  Прямое надавливание на чувствительные и/или воспалённые участки – ухудшит состояние, поэтому противопоказано (в тоже время поверхностный массаж воспалённой области в хронических случаях может быть полезен). Используйте точки акупрессуры, находящиеся вне зоны воспаления. Тайские схемы очень эффективны для лечения даже без надавливания непосредственно на лодыжку. Лечние невоспалённых участков приведёт к отличным результатам.
- **Надавливание на чувствительные точки или линии, которое приводит к появлению или усилению симптомов**
- **Надавливание, заставляющее пациента сжиматься или отстраняться от руки**

Красный свет!

Если наблюдаются следующие симптомы, пациенту необходимо предложить обратиться к специалисту для установления степени тяжести заболевания.

- **Недавно перенесённая травма голеностопного сустава**
- **Травма, которая привела к деформации вокруг голеностопного сустава**
  Это явный признак перелома
- **Потеря способности к самостоятельному передвижению**
  Это может быть сигналом, указывающим на перелом или сильное растяжение.
- **Постоянная или прогрессирующая боль**
- **Боль в состоянии покоя**
- **Боль в голеностопном суставе, которая не стихает несколько дней**
- **Признаки инфекции, включая жар, покраснение и раздражение**
  Эти признаки могут быть сигналами инфекции в суставе и требуют незамедлительного обращения к специалисту.
- **Любые острые состояния**
- **Любые необычные признаки**

Выбор схемы – основные советы:

1. Определите область боли, проверьте есть ли отёк голеностопного сустава , затем определите движения, создающие или усиливающие боль.

Попросите пациента:

а. Медленно подвигать стопой во всех направлениях– внутреняя/наружная ротация, сгибание назад, сгибание подошвы, инверсия/эверсия, пронация/супинация.

б. При возникновении боли попросите показать точное место.

2. Выберите одну схему

Выяснив место боли и движения, которые её причиняют, а так же выяснив наличие или отсутствие отёка - вы сможете выбрать соответствующую схему. (смотреть диагностическую таблицу)

3. Начните лечение и удостоверьтесь, что вы выбрали правильную схему

По мере нажатия на точки, обращайте внимание на реакцию пациента, и проверяйте - являются ли точки, выбранной вами схемы, эффективными, и соответствуют ли они проблемам пациента. Пожалуйста, не засыпайте его вопросами с самого начала! Позвольте ему сконцентрироваться на процессе глубже. Чаще всего ему потребуется некоторое время, чтобы понять и выразить (невсегда словами) эффективность точек, которые вы используете. Порой вы можете получить полезную для себя оценку от пациента лишь в момент работы с конкретной точкой. Используйте короткие вопросы типа «Здесь?», «Достаточно?», «Болезненно?». Если линии и точки приносят ожидаемые плоды – продолжайте работу, вы выбрали правильную схему.

СХЕМА 51 (СТРАНИЦА 230)

Растяжение внешней стороны голеностопного сустава

- Растяжение возникает на внешней стороне голеностопного сустава.
- Боль ощущается с внешней стороны голеностопного сустава, вокруг латеральной лодыжки.
- Растяжение с внешней стороны голеностопного сустава – это травма, при которой наблюдается инверсия стопы (подворачивание).
- Боль усиливается в основном при супинации стопы, инверсии, внутренней ратации и сгибании подошвы. В тяжелых случаях - потеря способности к передвижению.

ОБЛАСТЬ БОЛИ

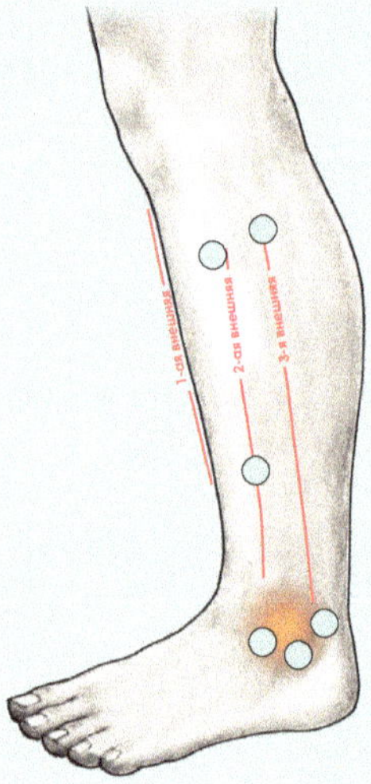

БОЛЕЗНЕННЫЕ ДВИЖЕНИЯ

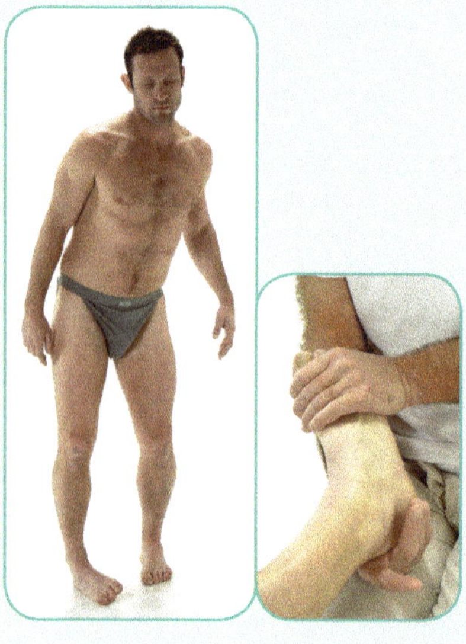

СХЕМА 52 (СТРАНИЦА 232)

Растяжение внешней стороны голеностопного сустава с отёком

- Растяжение возникает на внешней стороне голеностопного сустава с отёком лодыжки и голени (до ¼ голени).
- Скованность и боль ощущаются на внешней стороне голеностопного сустава вокруг латеральной лодыжки.
- Отёк может длиться несколько недель, в течение которых цвет кожи в месте отёка меняется.
- Растяжение с внешней стороны голеностопного сустава – это травма, при которой наблюдается инверсия стопы (подворачивание).
- Боль усиливается в основном при супинации стопы, инверсии, внутренней ротации и сгибании подошвы.

ОБЛАСТЬ БОЛИ

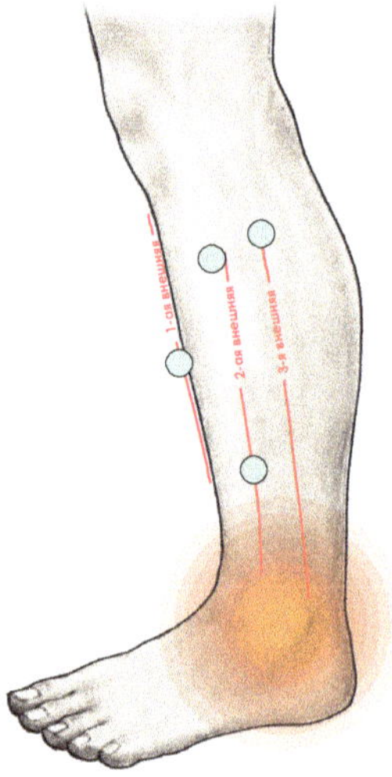

БОЛЕЗНЕННЫЕ ДВИЖЕНИЯ

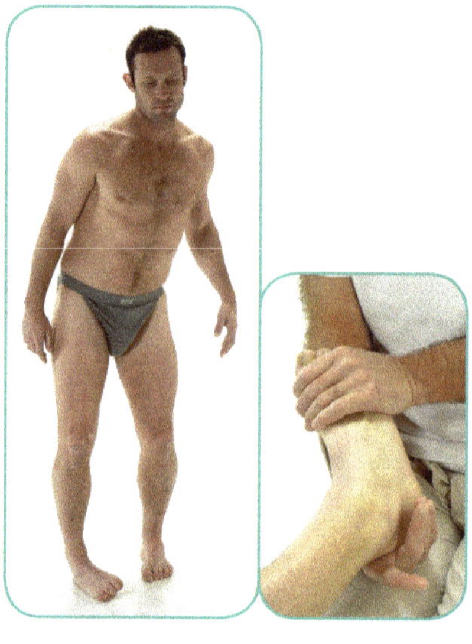

СХЕМА 53 (СТРАНИЦА 234)

Растяжение внутренней стороны голеностопного сустава

- Растяжение возникает на внутренней стороне голеностопного сустава.
- Скованность и боль ощущаются на внутренней стороне голеностопного сустава, вокруг медиальной лодыжки.
- Растяжение внутренней стороны голеностопного сустава – это травма, при которой наблюдается эверсия стопы (выворачивание стопы наружу).
- Боль усиливается в основном при пронации стопы, эверсии, внешней ротации и сгибании подошвы.

ОБЛАСТЬ БОЛИ

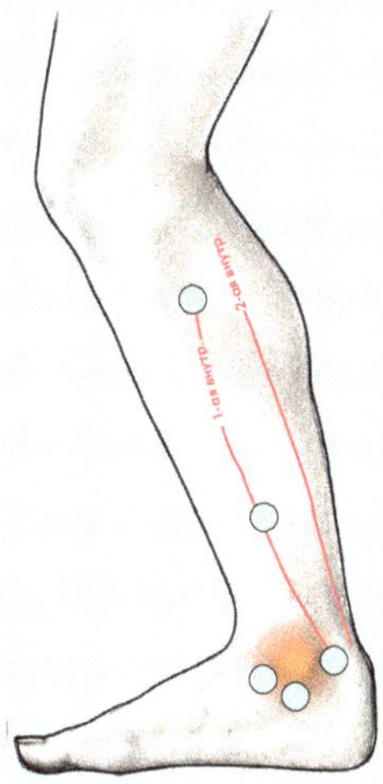

БОЛЕЗНЕННЫЕ ДВИЖЕНИЯ

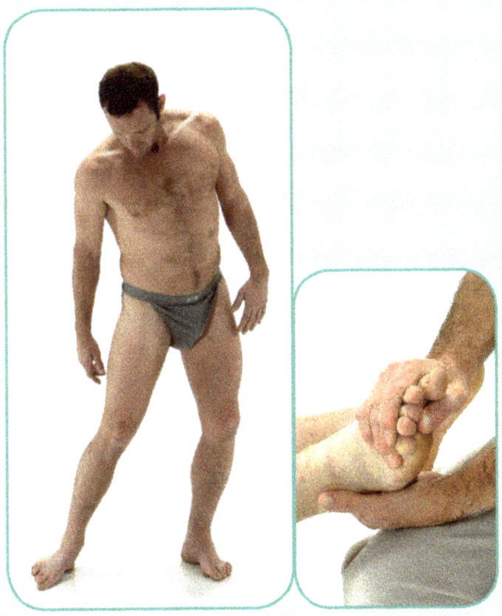

Схема - 51 ГОЛЕНОСТОПНЫЙ СУСТАВ
Растяжение внешней стороны голеностопного сустава

●●● очень часто встречающееся состояние

Если возникает боль при сгибании подошвы (легкое растяжение верхней части голеностопного сустава) – работайте с линией (1), или лучше с альтернативной первой линией, которая находится на передней большеберцовой мышце, на 1 палец латеральнее большеберцовой кости (смотри пунктирную линию). Так же надавите на 1 (возможно вам понадобится использовать ваше колено) и дополнительно (A) в углублениии, чуть спереди голеностопного сустава, между двумя сухожилиями.

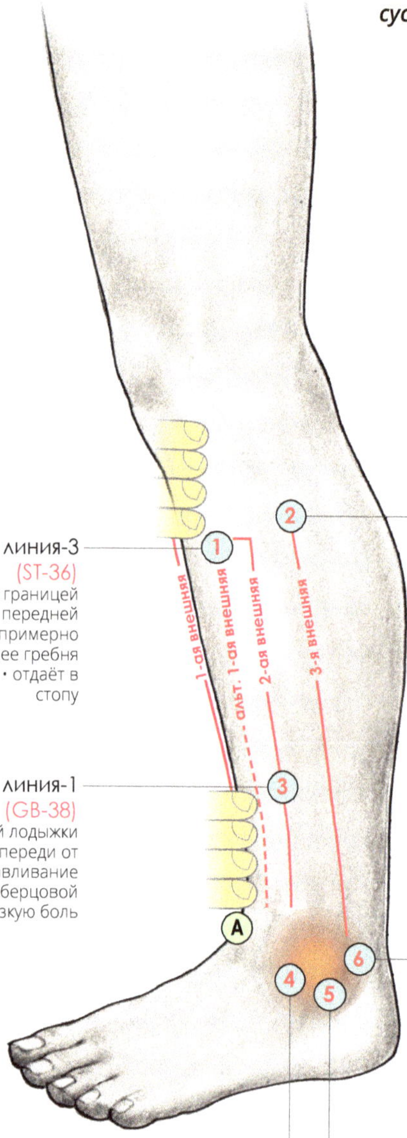

нога 2-ая внешняя линия-3 (ST-36)
на 4 пальца под нижней границей коленной чашечки • на передней большеберцовой мышце, примерно на 1 палец латеральнее гребня большеберцовой кости • отдаёт в стопу

нога 3-я внешняя линия-3 (область GB-34)
на 1 палец спереди от GB-34 • на 3 пальца ниже коленной чашечки • под головкой малоберцовой кости

нога 2-ая внешняя линия-1 (GB-38)
на 4 пальца выше внешней лодыжки • в углублении на 1 палец спереди от малоберцовой кости • надавливание слишком близко к малоберцовой кости может создать резкую боль

2-ая внешняя линия на боку-1 (BL - 60)
в углублении на задней границе лодыжки • надавливать к лодыжке

положение на спине

стопа внешняя-3 (GB-40)
спереди от лодыжки • сразу под линией, проходящей вдоль нижнего края лодыжки

стопа внешняя-2 (BL-62)
под выступом лодыжки • в тонком углублении между лодыжкой и сухожилиями задней большеберцовой мышцы

Описание проблемы:

- *Растяжение возникает на внешней стороне голеностопного сустава.*
- *Боль ощущается с внешней стороны голеностопного сустава вокруг латеральной лодыжки, в точках (4), (5) и (6). Обычно, наиболее чувствительная – точка (4).*
- *Боль может быть острой или хронической.*
- *Растяжение с внешней стороны голеностопного сустава – это травма, при которой наблюдается инверсия стопы (подворачивание). Обычно это происходит при быстрой ходьбе или бездумном беге, особенно по пересечённой местности, или в темноте, или при наступании на незаметный объект, или при неудачном приземлении после прыжка (в спорте).*
- *Боль усиливается в основном при супинации стопы, инверсии, внутренней ротации и сгибании подошвы.*
- *Растянутый голеностопный сустав приводит к плохому балансу всего тела, нестабильности и боли при ходьбе. В тяжелых случаях - потеря способности к самостоятельному передвижению.*

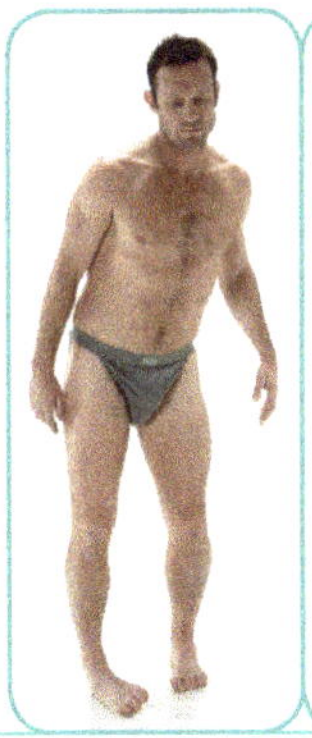

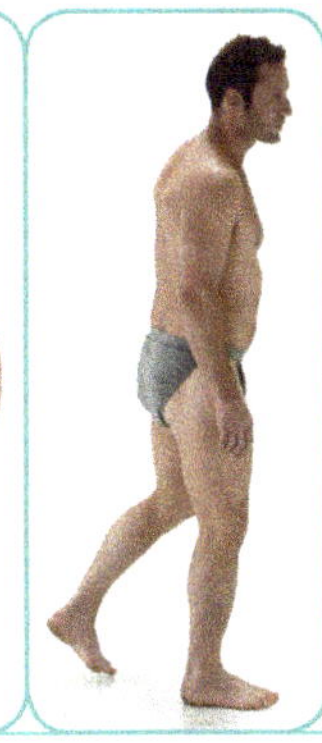

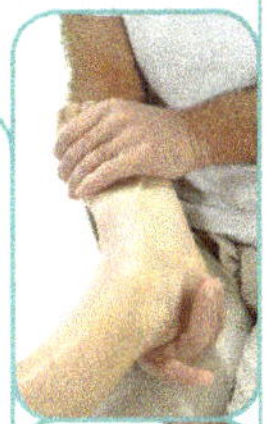

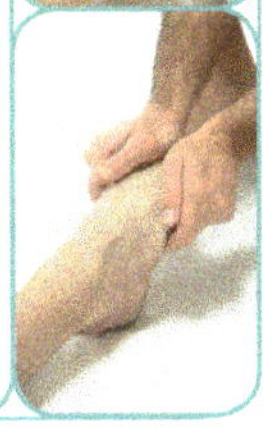

Последовательность лечения:

Основные инструкции:
Тайские схемы акупрессуры могут быть использованы так же для лечения пациентов, которые приходят к вам для получения общего массажа, но имели растяжение голеностопного сустава в прошлом, но так полностью и не восстановились, и не знают, что он нуждается в лечении. Нестабильный голеностопный сустав может служить причиной патологий в тазобедренном суставе, пояснице, верхнем отделе спины и плечах.

1. Терапевтические линии

Попросите пациента лечь на спину. Проработайте 3 внешние линии ноги. Начните от колена и двигайтесь вниз до лодыжки и обратно. Повторите 2-3 раза. Проверьте так же альтернативную пунктирную линию 1 и проработайте её с ней, чтобы выяснить, эффективна ли она. Для практиков тайского массажа: используйте большие пальцы рук для работы с линиями.

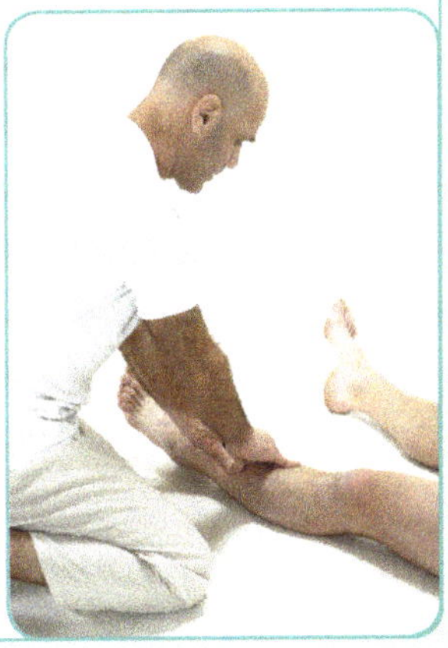

2. Точки акупрессуры

фаза а: Надавите на точки с (1) по (3). Повторите 3-4 раза.

фаза б: Попросите пациента согнуть колено и поставить стопу на пол. Надавите на точки с (4) по (6). Повторите 3-4 раза. Если какая-либо точка вокруг лодыжки слишком чувствительная для надавливания – не надавливайте. "Некоторая" боль может сопровождать работу с точками – это "хорошая боль". Боль "хорошая" - если ваш пациент хочет, чтобы вы продолжали давление, и если боль проходит, как только вы перестали работать с точкой.

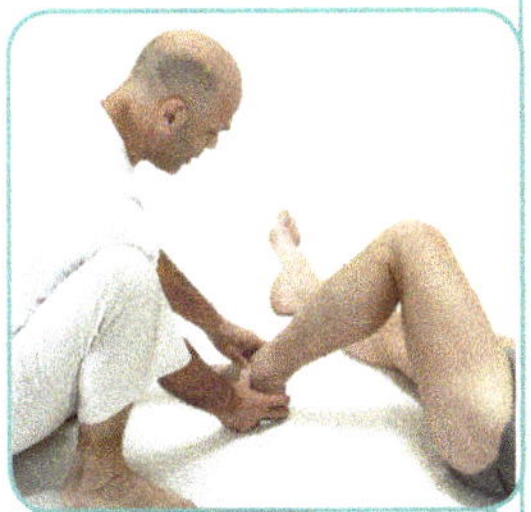

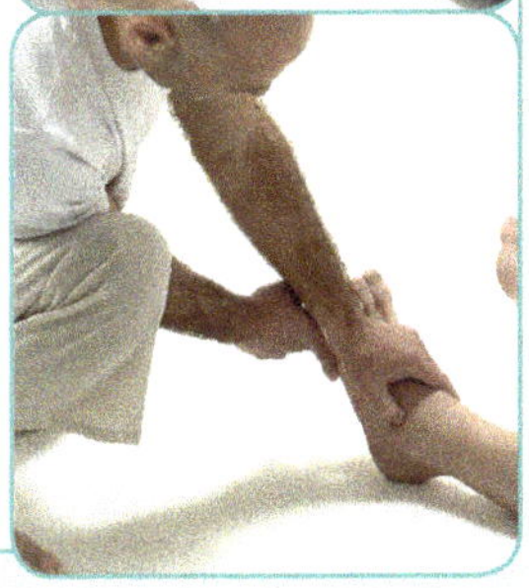

Избранные терапевтические точки

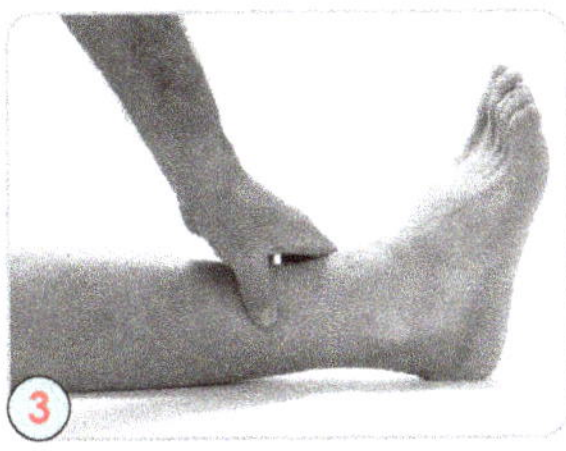

3

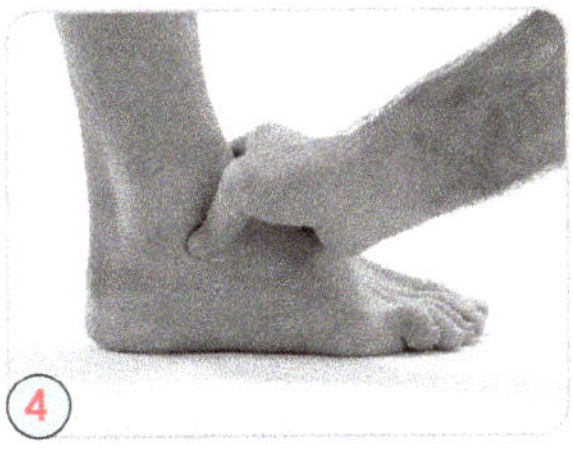

4

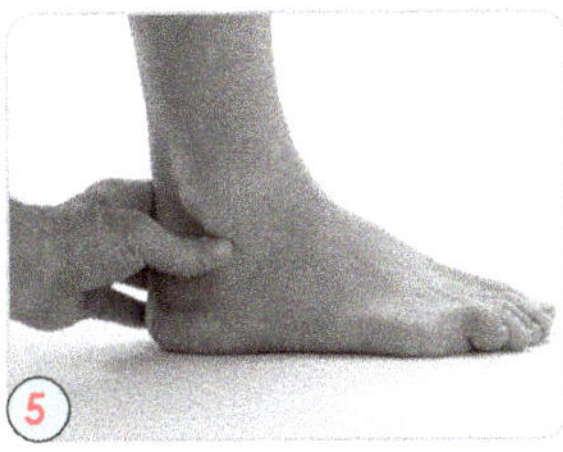

5

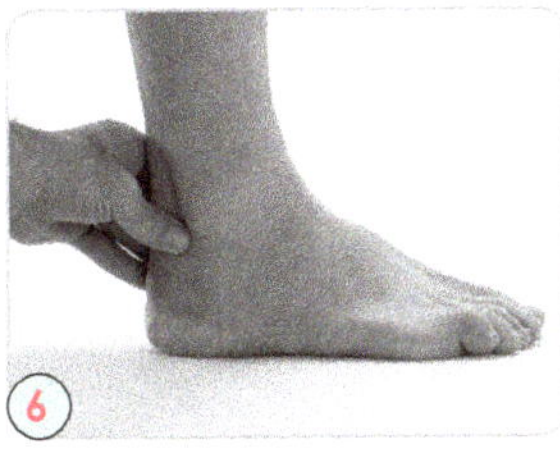

6

Меры предосторожности:

- *Проконсультируйтесь со специалистом в случаях острой или неясной боли в голеностопном суставе.*
- *Совсем не используйте растяжек, кроме запущенных хронических случаев, когда они могут быть полезны.*
- *Не надавливайте непосредственно на отёкший участок.*
- *Проводите лечение ежедневно до восстановления. В подострых фазах проводите лечение дважды в неделю.*
- *Не проводите лечение, пока у пациента не прошли болевые ощущения после прошлого сеанса (если таковые имелись).*

Схема - 52 ГОЛЕНОСТОПНЫЙ СУСТАВ
Растяжение внешней стороны голеностопного сустава с отёком

●●● очень распространённое состояние

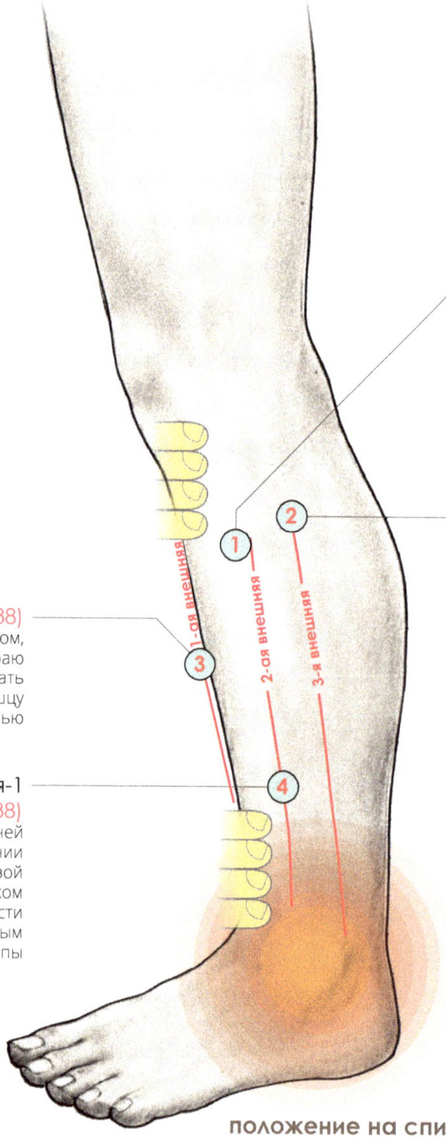

нога 2-ая внешняя линия-3 (ST-36)
на 4 пальца ниже нижней границы коленной чашечки • на передней большеберцовой мышце, примерно на 1 палец латеральнее гребня большеберцовой кости • отдаёт в стопу

нога 3-я внешняя линия-3 (область GB-34)
на 1 палец спереди от GB-34 • на 3 пальца ниже коленной чашечки • под головкой малоберцовой кости

нога 1-ая внешняя линия-6 (ST-38)
на середине между лодыжкой и коленом, прилегает к латеральному краю большеберцовой кости • надавливать на переднюю большеберцовою мышцу рядом с костью

нога 2-ая внешняя линия-1 (GB-38)
на 4 пальца выше внешней лодыжки • в углублении спереди от малоберцовой кости • надавливание слишком близко к малоберцовой кости может привезти к болезненным прострелам до самой стопы

положение на спине

Описание проблемы:

- *Растяжение возникает на внешней стороне голеностопного сустава с отёком лодыжки и голени вплоть до точки 4.*
- *Скованность и боль ощущаются на внешней стороне голеностопного сустава, вокруг латеральной лодыжки.*
- *Отёк может длиться несколько недель, в течение которых цвет кожи в месте отёка меняется.*
- *Растяжение с внешней стороны голеностопного сустава – это травма, при которой наблюдается инверсия стопы (подворачивание). Обычно это происходит при быстрой ходьбе или бездумном беге, особенно по пересечённой местности, или в темноте, или при наступании на незаметный объект, или при неудачном приземлении после прыжка (в спорте).*
- *Боль усиливается в основном при супинации стопы, инверсии, внутренней ротации и сгибании подошвы.*
- *Растянутый голеностопный сустав приводит к плохому балансу всего тела, нестабильности и боли при ходьбе. В тяжелых случаях - потеря способности к самостоятельному передвижению.*

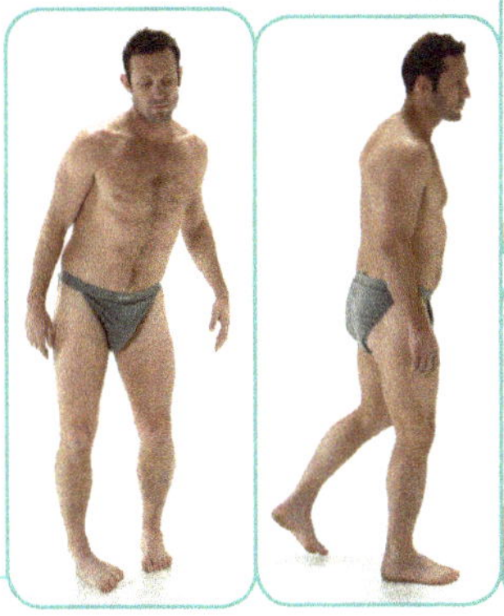

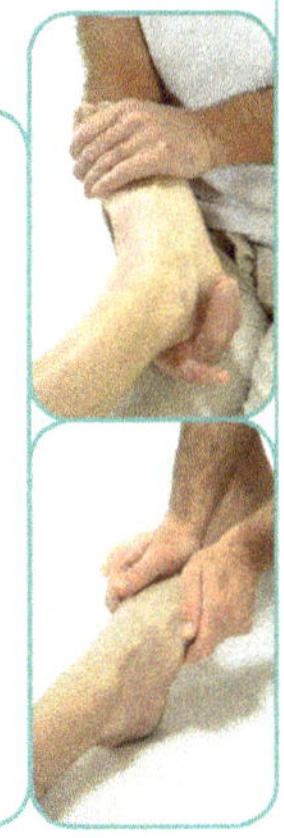

Последовательность лечения:

1. Терапевтические линии

Попросите пациента лечь на спину. Проработайте 3 внешние линии ноги. Начните от колена и двигайтесь вниз до точки (4) (на 4 пальца над лодыжкой) и обратно. Повторите 2-3 раза. Не работайте ниже точки (4). Не надавливайте непосредственно на отёк. Для практиков тайского массажа: используйте большие пальцы рук для работы с линиями.

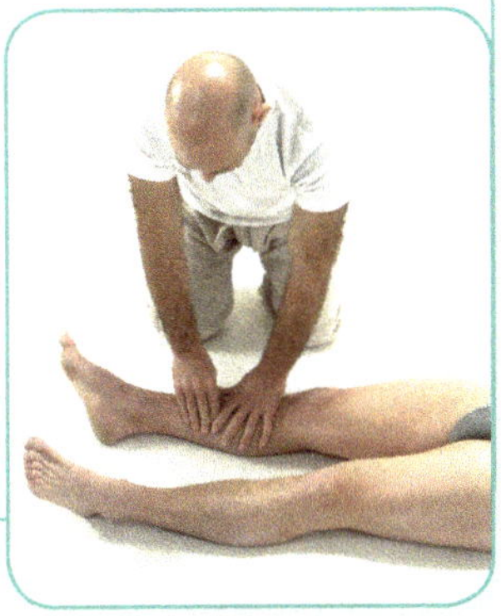

2. Точки акупрессуры

Надавите на точки с (1) по (4). Повторяйте надавливание на точки до тех пор, пока не наступит улучшение, вплоть до 10 повторений. Прекратите работу, если точки стали чувствительными. Используйте силу давления, которая устраивает вашего пациента.

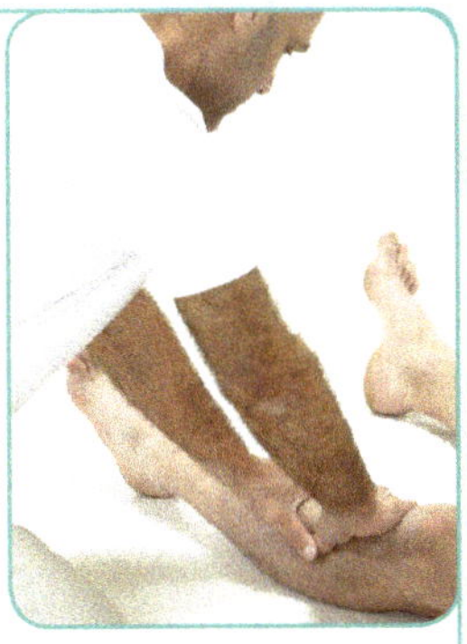

Необязательные дополнительные процедуры

3. Массаж внешней стороны стопы

Следую схеме лечения, если отёк немного спал – вы можете большими пальцами рук аккуратно промассировать тыльную сторону стопы.

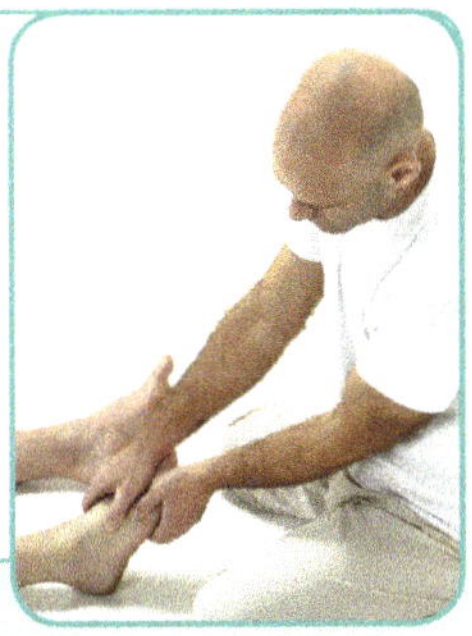

Меры предосторожности:

- *Проконсультируйтесь со специалистом в случаях острой или неясной боли в лодыжке.*
- *Совсем не используйте растяжек, кроме запущенных хронических случаев, когда они могут быть полезны.*
- *Не надавливайте непосредственно на отёкший участок.*
- *Проводите лечение ежедневно до восстановления. В подострых фазах проводите лечение дважды в неделю.*
- *Не проводите лечение, пока у пациента не прошли болевые ощущения после прошлого сеанса (если таковые имелись).*

Избранные терапевтические точки

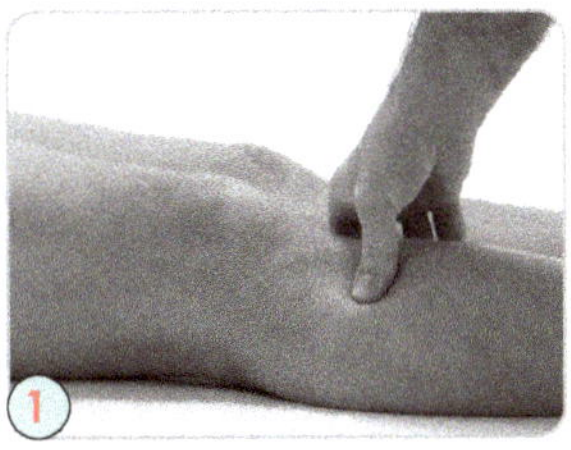

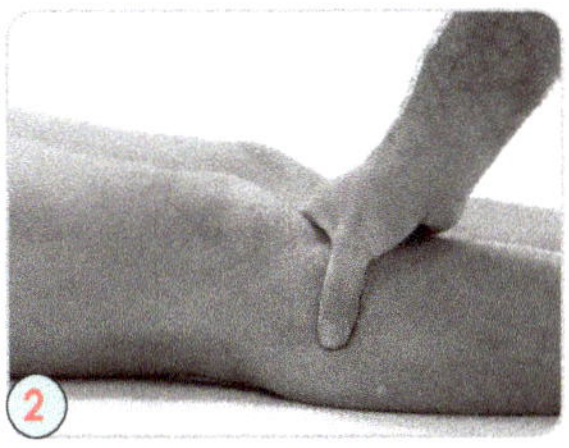

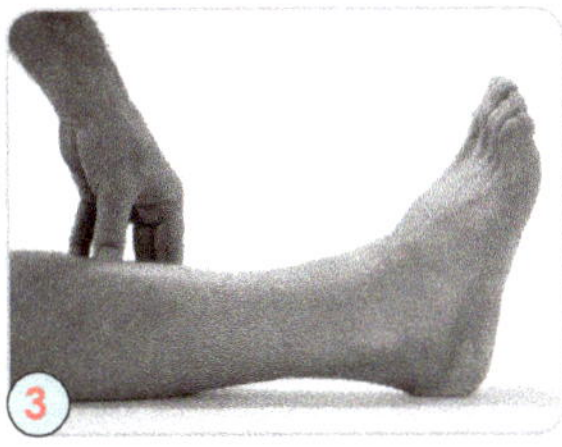

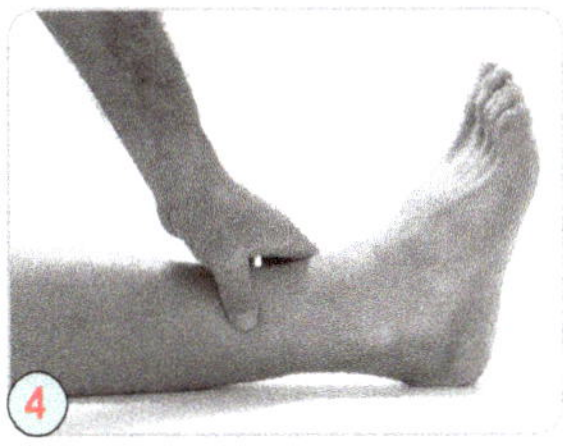

Схема - 53 ГОЛЕНОСТОПНЫЙ СУСТАВ
Растяжение внутренней стороны голеностопного сустава

редко встречающееся состояние

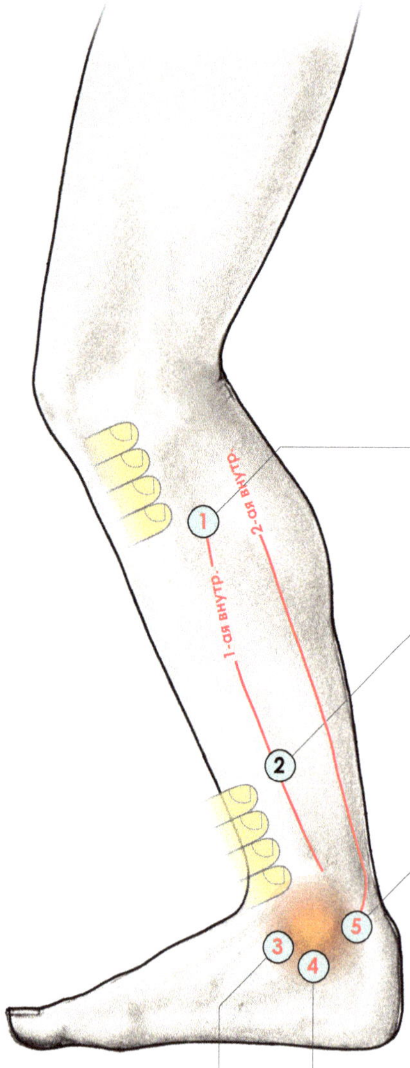

Описание проблемы:

- *Растяжение возникает на внутренней стороне голеностопного сустава.*
- *Скованность и боль ощущаются на внутренней стороне голеностопного сустава , вокруг медиальной лодыжки в точках (3), (4) и (5). Самая чувствительная точка – (5).*
- *Боль может быть острой или хронической.*
- *Растяжение с внутренней стороны голеностопного сустава – это травма, при которой наблюдается эверсия стопы (выворачивание стопы наружу). Обычно это происходит при быстрой ходьбе или бездумном беге, особенно по пересечённой местности, или в темноте, или при наступании на незаметный объект, или при неудачном приземлении после прыжка (в спорте).*
- *Боль усиливается в основном при пронации стопы, эверсии, внешней ротации и сгибании подошвы.*
- *Растянутый голеностопный сустав приводит к плохому балансу всего тела, нестабильности и боли при ходьбе. В тяжелых случаях- потеря способности к передвижению.*

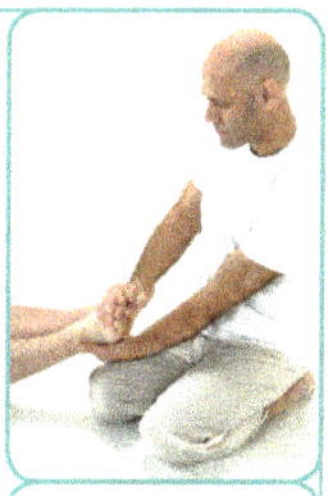

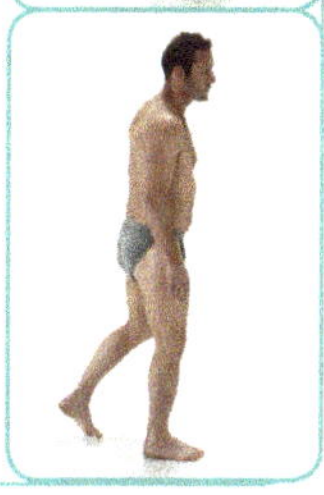

Последовательность лечения:

1. Массаж голени

Попросите вашего пациента лечь на спину и немного согнуть колени, положив их на подушку. Проработайте внутреннюю сторону голени. Начинайте от колена и двигайтесь к внутренней лодыжке и обратно. Повторите 2-3 раза. Для практиков тайского массажа: используйте ладонь руки для работы с внутренней стороной голени.

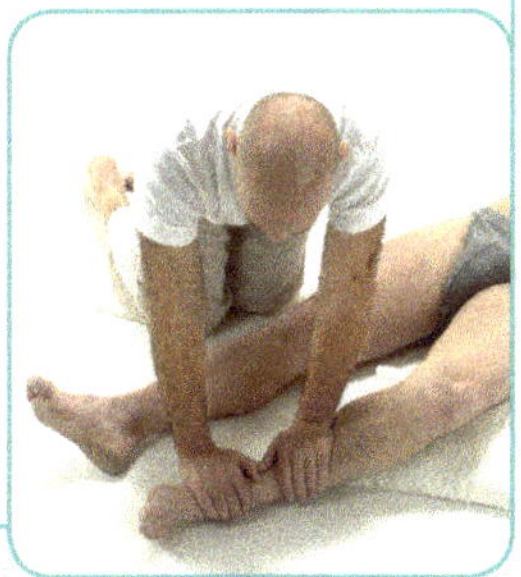

2. Терапевтические линии

Проработайте 1-ую внутреннюю линию ноги. Начните от колена и двигайтесь вниз до лодыжки и обратно. Повторите 2-3 раза. Для практиков тайского массажа: используйте большие пальцы рук для работы с линиями.

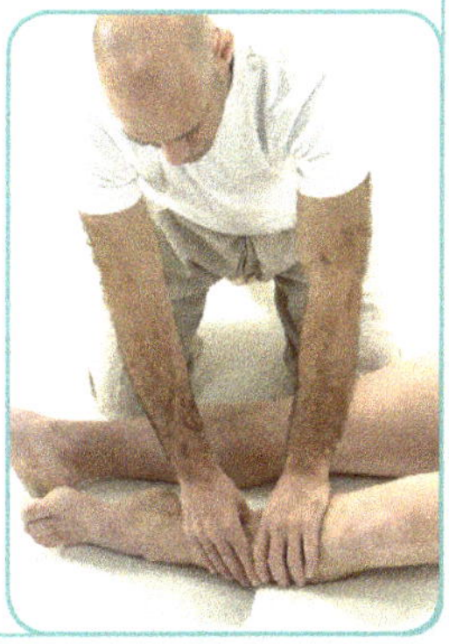

3. Точки акупрессуры

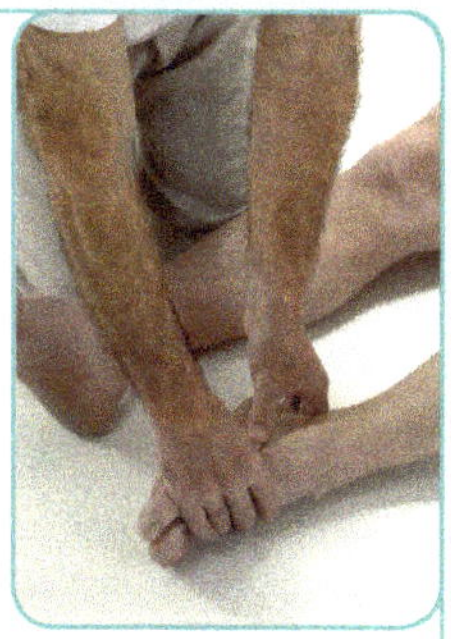

Надавите на точки с (1) по (5). Повторяйте надавливание на точки до тех пор, пока не наступит улучшение, вплоть до 10 повторений. Используйте силу давления, которая устраивает вашего пациента. Если какая-либо точка вокруг лодыжки слишком чувствительна для надавливания – не надавливайте. "Некоторая" боль может сопровождать работу с точками – это "хорошая боль". Боль "хорошая" - если ваш пациент хочет, чтобы вы продолжали давление, и если боль проходит, как только вы перестали работать с точкой.

Меры предосторожности:

- *Проконсультируйтесь со специалистом в случаях острой или неясной боли в голеностопном суставе.*
- *Боль в состоянии покоя может сигнализировать о переломе.*
- *Совсем не используйте растяжек, кроме зарущенных хронических случаев, когда они могут быть полезны.*
- *Не надавливайте непосредственно на отёкший участок.*
- *Проводите лечение ежедневно до восстановления. В подострых фазах проводите лечение дважды в неделю.*
- *Не проводите лечение, пока у пациента не прошли болевые ощущения после прошлого сеанса (если таковые имелись).*

Избранные терапевтические точки

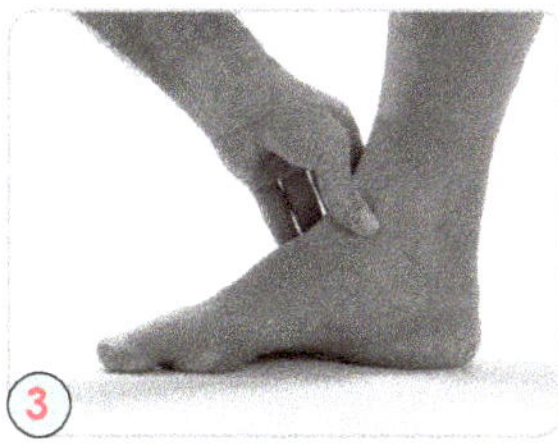

3

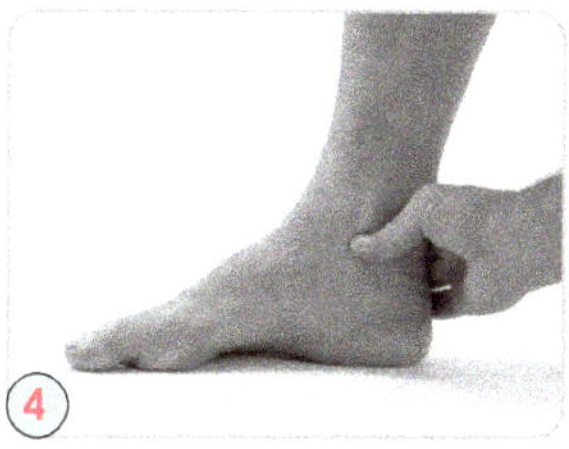

4

ГЛАВА 15 СТОПА

Схемы лечения в этой главе

Routine - 54 **"Боль в подошве стопы при ходьбе"**
Routine - 55 **"Скованность в ахилловом сухожилии"**

Лечение патологий стопы

Две схемы этой главы используются для лечения нескольких редко встречающихся патологий стопы. Выберите одну схему, из двух предложенных, опираясь на симптомы, соответствующие тайской диагностике (смотреть диагностическую таблицу), независимо от определения состояния, принятого в западной медицине. В случае совпадения симптомов, описанных пациентом с тем, что указано в одной из схем – попробуйте использовать данную схему и понаблюдайте за реакцией пациента. Если ваше воздействие приветствуется его телом – ваше лечение может принести прекрасные результаты. Если заметили улучшение – продолжайте.

Тайские схемы	Возможные патологии, послужившие первопричиной
Боль в подошве стопы при ходьбе	Синдром тарзального канала Тендиноз сухожилий стопы Слабость мышц голени в сочетании с плоскостопием
Скованность в ахилловом сухожилии	Патологии ахиллова сухожилия Задний пяточный бурсит

Патологии стопы

Синдром тарзального канала

Давление на задний большеберцовый нерв в месте, где он проходит тарзальный канал под удерживателем сгибателей, ниже внутренней лодыжкой. Это вызвано сдавливающим или натягивающим напряжением нерва, по причине воспаления синовиальной сумки в туннеле. Это часто происходит из-за повторяющегося чрезмерного напряжения или постурального нарушения стопы. Симптомы включают боль на подошве стопы, стреляющую боль вокруг внутренней лодыжки и на подошве, и, возможно, парестезию, онемение и слабость мышц стопы. Боль усиливается при продолжительной ходьбе или долгом стоянии, и, когда стопа находится в статичном положении длительное время (например ночью, во сне). В некоторых случаях может понадобиться хирургическое вмешательство.

Тендиноз сухожилий стопы

Дегенерация коллагена в сухожилиях внутренней части лодыжки, особенно заднего большеберцового, по причине повторяющейся перегрузки. Боль ощущается при ходьбе.

Слабость мышц

Слабость мышц голени, особенно задней большеберцовой мышцы и длинной малоберцовой мышцы, приводящая к плоскостопию и боли в подошве стопы при ходьбе.

Патологии ахиллова сухожилия

Это нарушение включает три разные (но связанные между собой) патологии: дегенерация коллагена в сухожилиях (тендиноз), воспаление сухожилий (тендинит) и воспаление паратендиции - рыхлой ткани, окружающей сухожилие. Нарушение в ахилловом сухожилии – это повторяющаяся чрезмерная нагрузка, приводящая к травме, часто встречающаяся у людей пожилого возраста, спортсменов или людей, подверженных напряжённой физической активности.

Часто связано с гипермобильностью суставов и различными нарушениями в строении ноги и стопы. Симптомы включают скованность и боль на нижнем краю сухожилия, в месте прикрепления ахиллова сухожилия к пятке, в её нижней трети или по всей её длине. Боль усиливается при сгибании назад (во время ходьбы). Так же симптомы включают утоньшение сухожилия с воспалением. Нарушения ахиллова сухожилия, без должного лечения, могут приводить к частичному или полному разрыву сухожилия.

Задний пяточный бурсит

Воспаление двух синовиальных сумок на задней стороне пятки над местом прикрепления ахиллова сухожилия, по причине прямого давления обуви на эту область, или по причине смены обуви с высоким каблуком на обувь с плоской подошвой, или по причине костной деформации задней части пятки. Симптомы включают боль в задней части пятки при ходьбе или беге в обуви, которая проходит после отдыха от обуви и нагрузок.

Противопоказания и предупреждения

- **Любые растяжки в острых фазах**
  Осторожное растягивание может быть эффективным в хронических состояниях, но может навредить в острых фазах.
- **Прямое надавливание на воспалённые ткани**
  Прямое надавливание на чувствительные и/или воспалённые участки ухудшит состояние, поэтому противопоказано (в тоже время поверхностный массаж воспалённой области в хронических случаях может быть полезен). Используйте силу давления, которая устраивает вашего пациента, и убедитесь, что ваши надавливания не создают неприятных ощущений. Начните с легкого надавливания и продолжайте увеличивать давление, если это необходимо.
- **Надавливание на чувствительные точки или линии, которое приводит к появлению или усилению симптомов**
- **Надавливание, заставляющее пациента сжиматься или отстраняться от руки**

Красный свет!

Если наблюдаются следующие симптомы, пациенту необходимо предложить обратиться к специалисту, что бы установить степень тяжести заболевания.

- **Недавно перенесённая травма**
- **Боль в стопе, возникающая ночью или во время отдыха**
- **Постоянная или прогрессирующая боль**
- **Непроходящая боль без видимых причин, которая появилась внезапно**
- **Любые острые состояния**
- **Любые нетипичные признаки**

Выбор схемы – основные советы:

Выбор одной из двух схем для лечения стопы прост:

1. Определите область боли, затем определите движения, создающие или усиливающие боль

Попросите вашего пациента указать точно на область боли во время ходьбы.

2. Выберите одну схему

Зная область боли - вы сможете выбрать одну из схем (смотреть диагностическую таблицу).

3. Начните лечение и удостоверьтесь, что вы выбрали правильную схему

По мере нажатия на точки, обращайте внимание на реакцию пациента, и проверяйте- являются ли точки, выбранной вами схемы, эффективными, и соответствуют ли они проблемам пациента. Пожалуйста, не засыпайте его вопросами с самого начала! Позвольте ему сконцентрироваться на процессе глубже. Чаще всего ему потребуется некоторое время, чтобы понять и выразить (невсегда словами) эффективность точек, которые вы используете. Порой вы можете получить полезную для себя оценку от пациента лишь в момент работы с конкретной точкой. Используйте короткие вопросы типа «Здесь?», «Достаточно?», «Болезненно?». Если линии и точки приносят ожидаемые плоды – продолжайте работу, вы выбрали правильную схему.

СХЕМА 54 (СТРАНИЦА 240)

Боль в подошве стопы при ходьбе

- Боль ощущается на подошве стопы при наступании на эту стопу.
- Выраженная скованность может быть пальпирована
- Данная боль может возникать от ношения плохо подходящей или новой обуви, или сандалий.

ОБЛАСТЬ БОЛИ

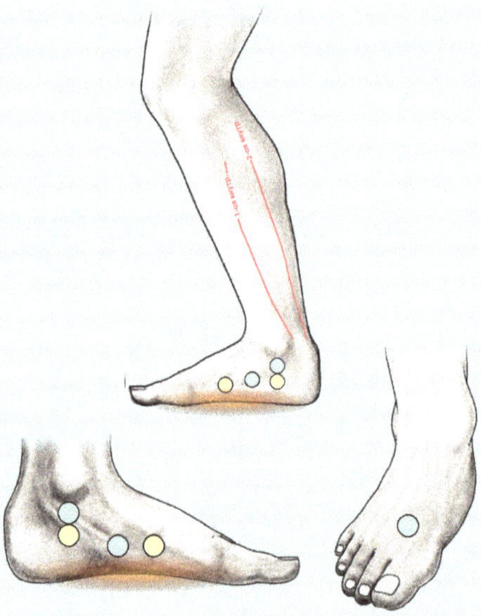

БОЛЕЗНЕННЫЕ ДВИЖЕНИЯ

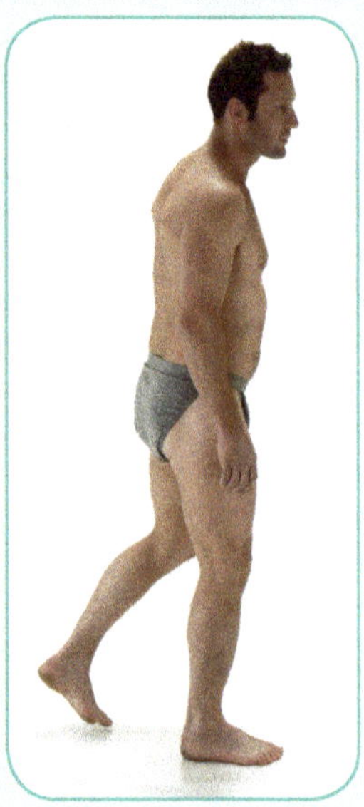

СХЕМАЕ 55 (СТРАНИЦА 242)

Скованность в ахилловом сухожилии

- Скованность и боль ощущаются вдоль ахиллова сухожилия
- Боль усиливается при изгибе стопы и при ходьбе
- Боль может быть результатом переизбыточной ходьбы, особенно вниз по наклонной поверхности или продолжительного стояния, а также, причиной могут быть короткие мышцы задней поверхности ноги
- Данное состояние влияет на обе ноги

ОБЛАСТЬ БОЛИ

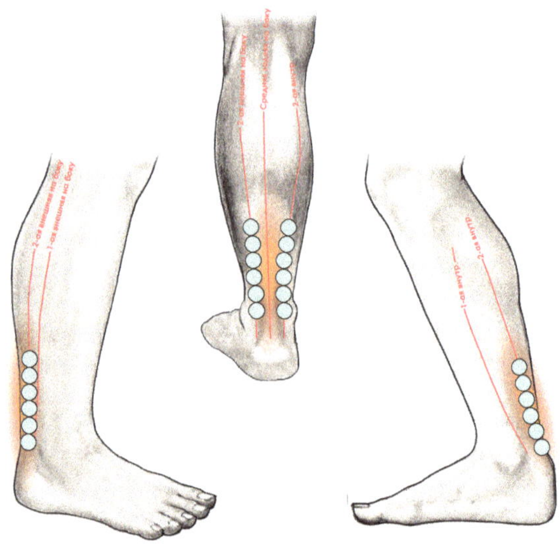

БОЛЕЗНЕННЫЕ ДВИЖЕНИЯ

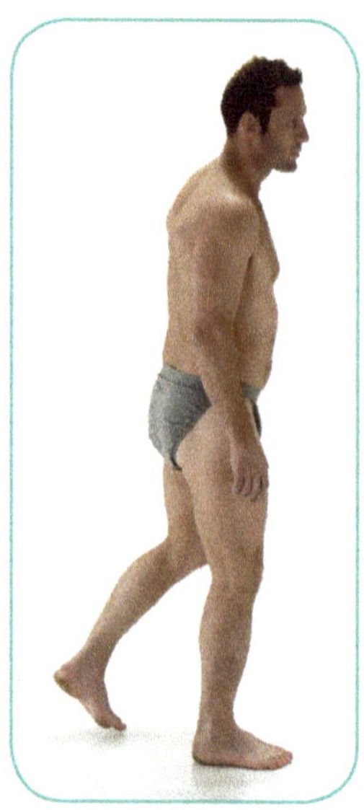

Схема - 54 СТОПА

Боль в подошве стопы при ходьбе

● редко встречающееся состояние

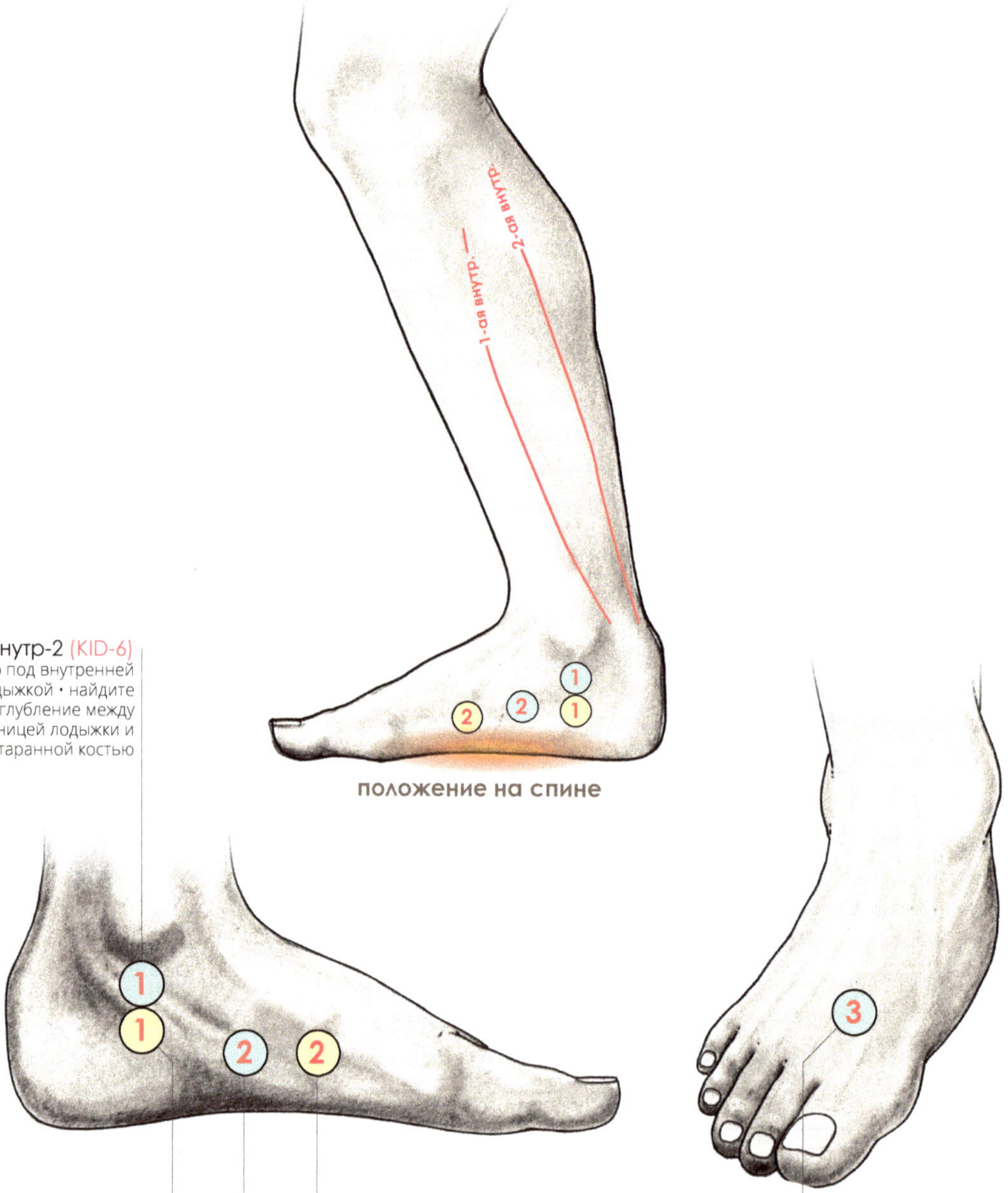

Стопа внутр-2 (KID-6)
точно под внутренней лодыжкой • найдите небольшое углубление между нижней границей лодыжки и таранной костью

Стопа внутр-5 (KID-6)
на 1 палец ниже нижней границы лодыжки • найдите углубление между двумя пучками связок ниже таранной кости

Стопа внутр-7 (SP-4)
на 1 палец спереди точки 2 • ниже основания первой плюсневой кости

Стопа внутр-6 (KID-2)
на 2 пальца ниже и на 1 палец спереди лодыжки • в углублении ниже ладьевидной кости

Стопа внешняя-5 (LIV-3)
чувствительная точка между большим и вторым пальцами, в углублении на 2 пальца ниже разделения плюсневых костей большого и второго пальца ноги

Описание проблемы:

- *Боль ощущается на подошве стопы при наступании на эту стопу.*
- *Выраженная скованность может быть пальпирована*
- *Боль может быть причиной затруднений при ходьбе.*
- *Данная боль может возникать от ношения плохо подходящей или новой обуви, или сандалий.*
- *Боль может быть острой, но проходить через несколько часов*

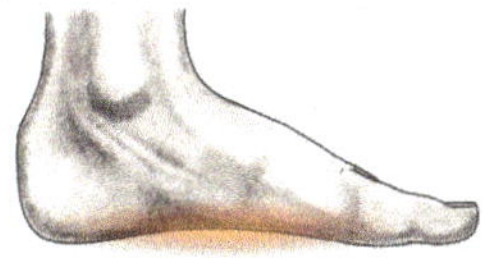

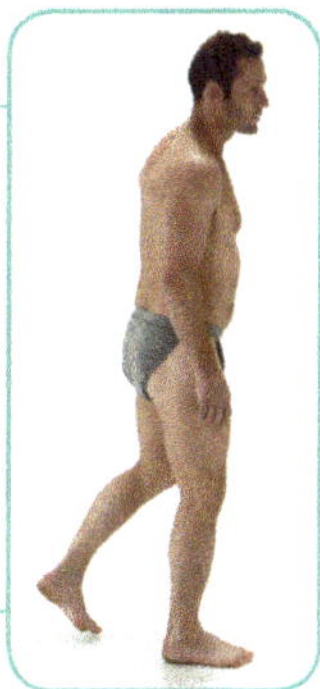

Последовательность лечения

1. Массаж голени

Попросите пациента лечь на спину и немного согнуть колени, положив их на подушку. Проработайте внутреннюю сторону голени. Начинайте от колена и двигайтесь к внутренней лодыжке и обратно. Повторите 2-3 раза. Для практиков тайского массажа: используйте ладонь руки для работы с внутренней стороной голени.

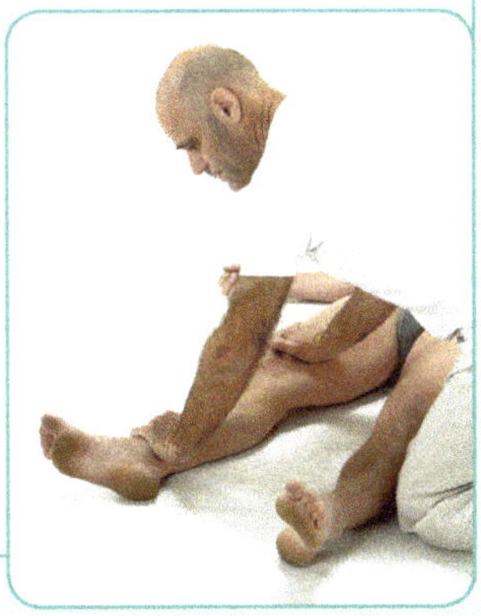

2. Терапевтические линии

Проработайте 1-ую внутреннюю линию ноги. Начните от колена и двигайтесь вниз до лодыжки, и вдоль внутренней стопы сразу под большим выступом косточки к большому пальцу ноги, и обратно к колену. Повторите 2-3 раза. Для практиков тайского массажа: используйте большие пальцы рук для работы с линиями.

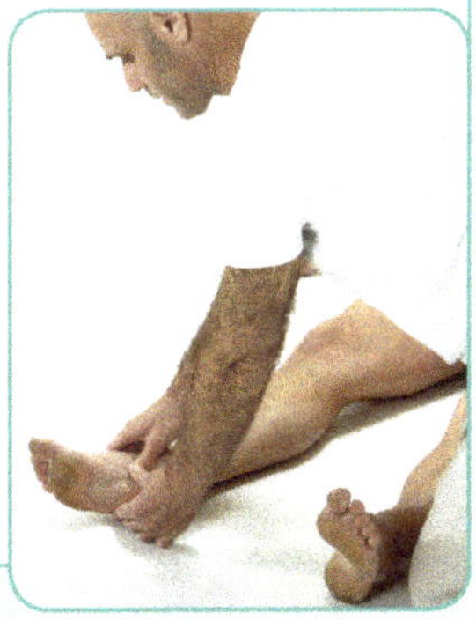

3. Точки акупрессуры

Надавите на точки (1), (2) и (3). Повторяйте надавливание на точки до тех пор, пока не наступит улучшение, вплоть до 10 повторений. Прекратите работу, если точки стали чувствительными. Используйте силу давления, которая устраивает вашего пациента.

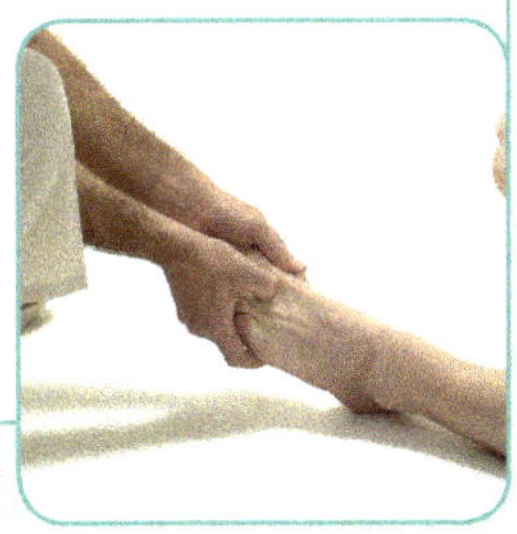

Меры предосторожности:

- Проконсультируйтесь со специалистом в случаях острой или неясной боли в стопе.
- Проводите лечение ежедневно до восстановления. В хронических случаях проводите лечение дважды в неделю.
- Не проводите лечение, пока у пациента не прошли болевые ощущения после прошлого сеанса (если таковые имелись).

Избранные терапевтические точки

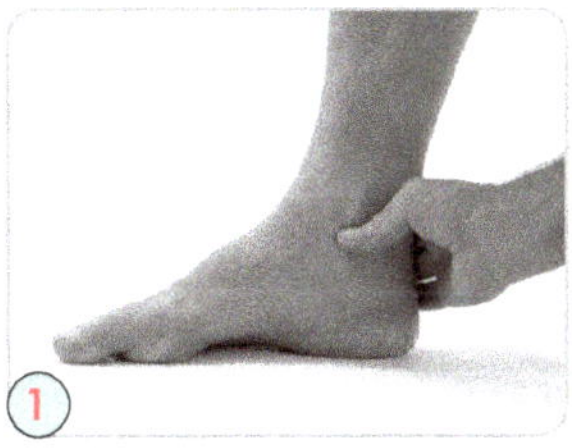

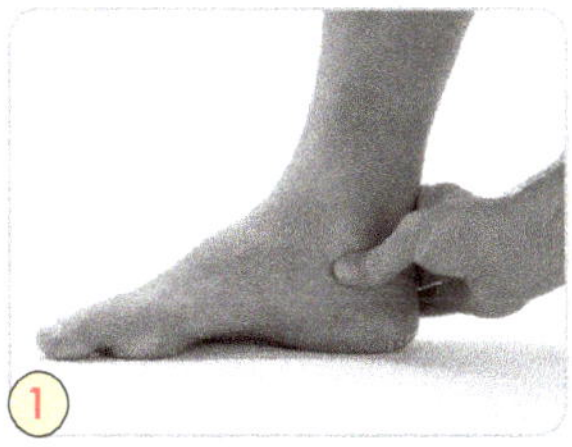

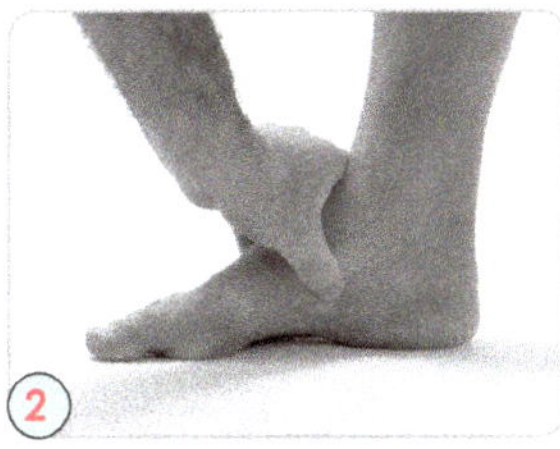

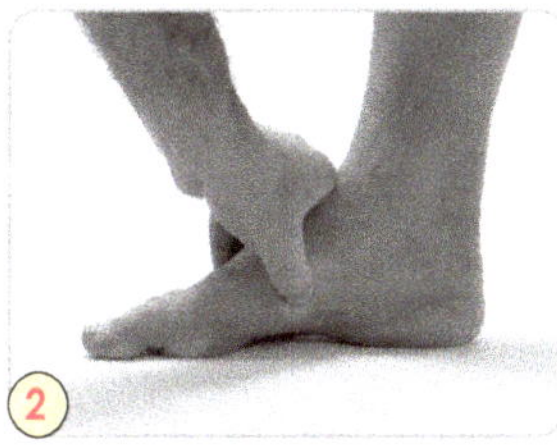

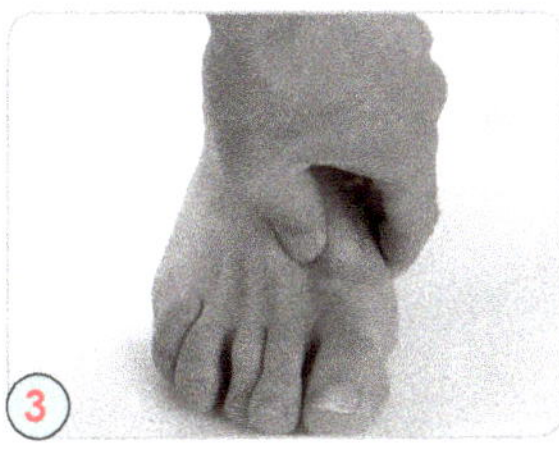

Схема - 55 СТОПА

Скованность в ахилловом сухожилии

●● часто встречающееся состояние

2-ая внешняя линия на боку-6
на внешней стороне ахиллова сухожилия • над точкой 5 • на 5 палец выше внешней лодыжки

2-ая внешняя линия на боку-5
на внешней стороне ахиллова сухожилия • над точкой 4 • на 4 палец выше внешней лодыжки

2-ая внешняя линия на боку-4
на внешней стороне ахиллова сухожилия • над точкой 3 • на 3 палец выше внешней лодыжки

2-ая внешняя линия на боку-3
на внешней стороне ахиллова сухожилия • над точкой 2 • на 2 палец выше внешней лодыжки

2-ая внешняя линия на боку-2
на внешней стороне ахиллова сухожилия • над точкой 1 • на 1 палец выше внешней лодыжки

2-ая внешняя линия на боку-1 (BL-60)
на внешней стороне ахиллова сухожилия • на одном уровне с внешней лодыжкой • надавливать на ахиллово сухожилие

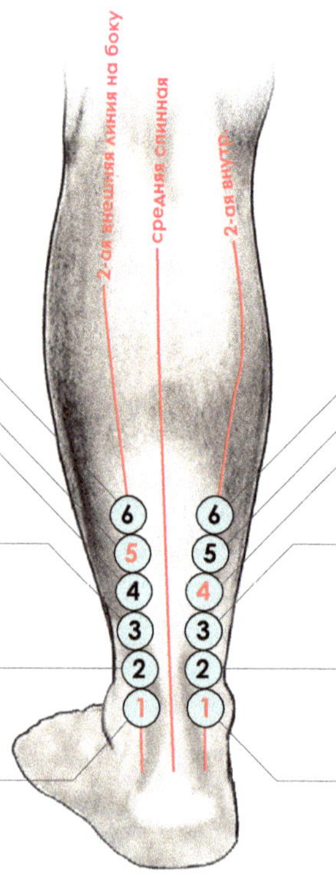

положение на животе

Нога 2-ая внутр. линия-6
at the medial aspect of the Achilles tendon • above Leg point 5 • 4 fingers above the medial malleolus

Нога 2-ая внутр. линия-5
на внутренней стороне ахиллова сухожилия • над точкой 4 • на 3 пальца выше внутренней лодыжки

Нога 2-ая внутр. линия-4 (KID-7)
на внутренней стороне ахиллова сухожилия • над точкой 3 • на 2 пальца выше внутренней лодыжки

Нога 2-ая внутр. линия-3
на внутренней стороне ахиллова сухожилия • над точкой 2 • на 1 палец выше внутренней лодыжки

Нога 2-ая внутр. линия-2
на внутренней стороне ахиллова сухожилия • над точкой ноги 1 • над внутренней лодыжкой

Нога 2-ая внутр. линия-1 (KID-3)
на внутренней стороне ахиллова сухожилия • на одном уровне с внутренней лодыжкой • надавливать на ахилловo сухожилие

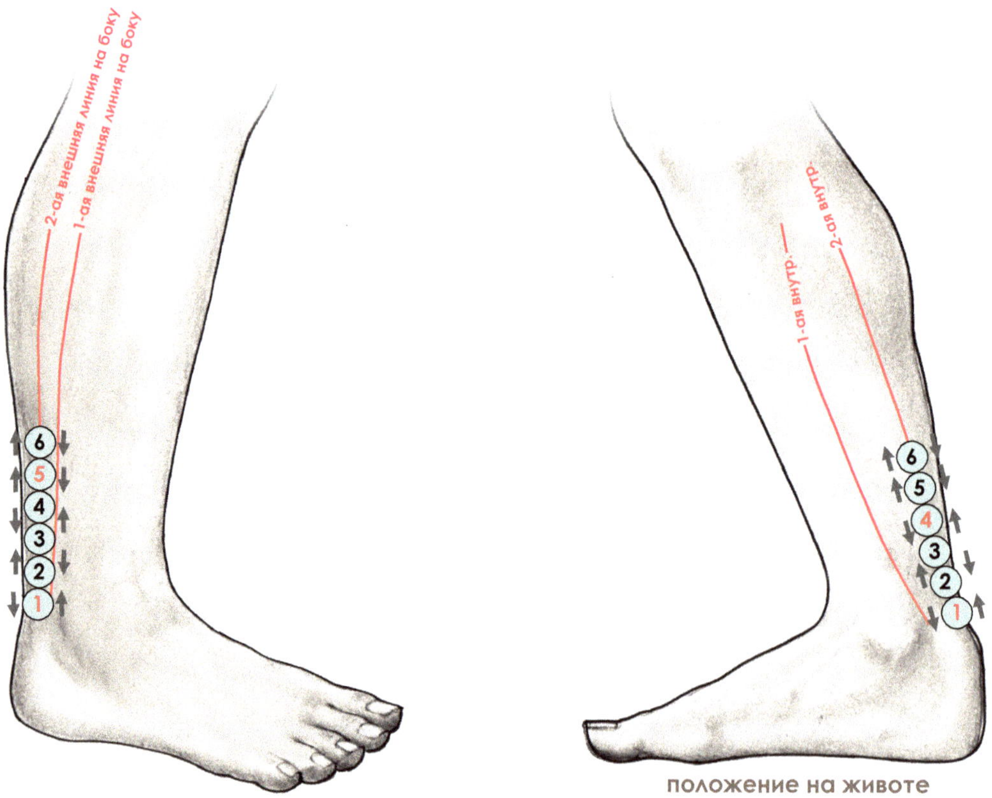

положение на животе

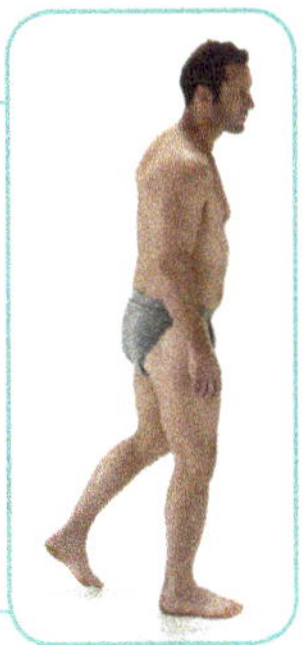

Описание проблемы:

- *Скованность и боль ощущаются вдоль ахиллова сухожилия*
- *Боль усиливается при изгибе стопы и при ходьбе*
- *Боль может быть результатом переизбыточной ходьбы, особенно вниз по наклонной поверхности или продолжительного стояния, а также, причиной могут быть короткие мышцы задней поверхности ноги*
- *Данное состояние влияет на обе ноги*

Последовательность лечения

1. Точки акупрессуры

Попросите пациента лечь на живот. Положите под голеностопный сустав подушку так, чтобы ахиллово сухожилие было немного растянуто. Проработайте точки с 1 по 6 с обеих сторон сухожилия следующим образом: большим пальцем руки надавите на точку 1. Во время надавливания – сдвиньте кожу вниз/вверх несколько раз. Повторите с остальными точками. Проработайте обе стороны. Повторяйте надавливание на точки вплоть до 10 повторений. Прекратите работу, если точки стали чувствительными. Используйте силу давления, которая устраивает вашего пациента.

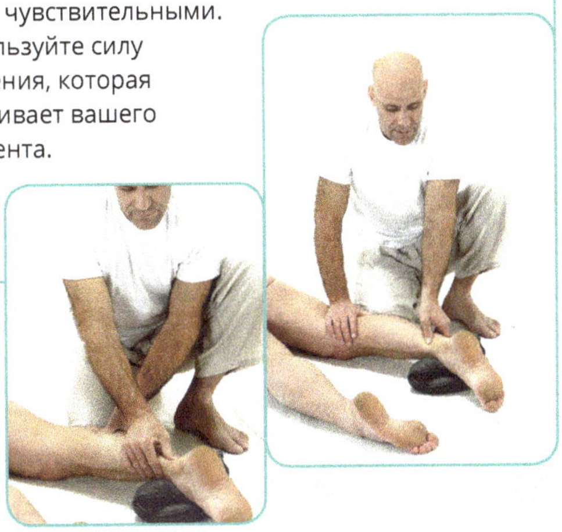

Меры предосторожности:

- *Проконсультируйтесь со специалистом перед лечением острых или непонятных состояний в области стопы.*
- *Проводите лечение ежедневно до восстановления. В хронических случаях проводите лечение дважды в неделю.*
- *Не проводите лечение, пока у пациента не прошли болевые ощущения после прошлого сеанса (если таковые имелись).*

Избранные терапевтические точки

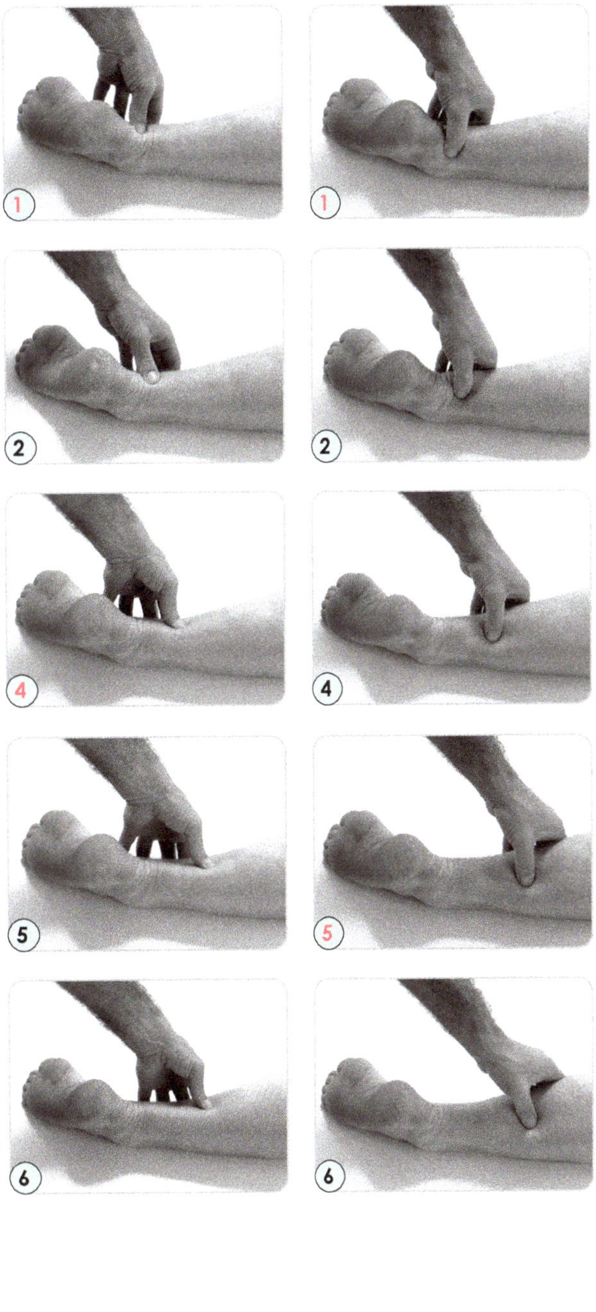

ГЛАВА 16 **ПАЛЬЦЫ НОГ**

Схема лечения в этой главе

Схема - 56 **"Растяжение большого пальца ноги"**
Схема - 57 **"Растяжение 2-го пальца ноги"**
Схема - 58 **"Растяжение 3-го пальца ноги"**
Схема - 59 **"Растяжение 4-го пальца ноги"**
Схема - 60 **"Растяжение мизинца ноги"**

Лечение растяжений пальцев ног

Растяжение пальцев ног – редко встречающееся явление. Но когда растяжение всё же случается, тайские схемы могут быть эффективным средством для его лечения.

Попробуйте использовать схемы и посмотрите на реакцию пациента. Если ваши надавливания приветствуются его телом – ваше лечение может принести положительные результаты. Если заметили улучшения – продолжайте.

Патологии пальцев ног

Растяжение пальцев ног это результат травмы, чаще всего плюснефалангового сустава. Эти травмы случаются, когда сустав подвергается чрезмерному сгибанию/разгибанию, или когда пальцы растягивают в разные стороны. Травматическое растяжение суставов чаще всего происходит во время спортивных игр с мячом, прогулок босиком, особенно ночью, а также задевания незаметных объектов и углов. Симптомы включают скованность, боль, иногда отёк вокруг сутава на его верхней и тыльной сторонах. Боль может быть помехой при ходьбе.

Противопоказания и предупреждения

- **Любые растяжки пальцев в острых состояниях**
  Осторожное растягивание может быть эффективным в хронических случаях, но будет болезненным и может навредить в острых.
- **Надавливание на чувствительные точки или линии, которое приводит к появлению или усилению симптомов**
- **Надавливание, заставляющее пациента сжиматься или отстраняться от руки**

Красный свет!

Если наблюдаются следующие симптомы, пациенту необходимо предложить обратиться к специалисту для обследования

- **Недавно перенесённая травма**
- **Постоянная или усиливающаяся боль**
- **Деформация вокруг сустава**
  Это может быть признаком перелома
- **Любые острые состояния**
- **Необычные признаки**

Выбор схемы – основные советы:

Выбор одной схемы из пяти для лечения растяжений пальцев ног очень лёгок.

1. Найдите повреждённый палец

Попросите пациента показать - какой именно палец болит, и какие движения усиливают или создают боль.

2. Выберите одну схему

Зная какой именно палец болит или повреждён – вы сможете выбрать правильную схему для лечения (смотреть диагностическую таблицу)

3. Начните лечение и удостоверьтесь, что вы выбрали правильную схему

По мере нажатия на точки, обращайте внимание на реакцию пациента, и проверяйте являются ли точки, выбранной вами схемы, эффективными и актуальными. Пожалуйста, не засыпайте его вопросами с самого начала! Позвольте ему сконцентрироваться на процессе глубже. Чаще всего ему потребуется некоторое время, чтобы понять и выразить (невсегда словами) эффективность точек, которые вы используете. Порой вы можете получить полезную для себя оценку от пациента лишь в момент работы с конкретной точкой. Используйте короткие вопросы типа «Здесь?», «Достаточно?», «Болезненно?». Если линии и точки приносят ожидаемые плоды – продолжайте работу, вы выбрали правильную схему.

СХЕМА 56 (СТРАНИЦА 248)

Растяжение большого пальца ноги

- Растяжение большого пальца ноги чаще всего происходит в области 1-го плюснефалангового сустава.
- Эти травмы случаются, когда сустав подвергается чрезмерному сгибанию/разгибанию или оттягиванию в сторону .
- Скованность, боль и иногда отёк сопровождают травму сустава, его верхнюю и тыльную стороны.

ОБЛАСТЬ БОЛИ

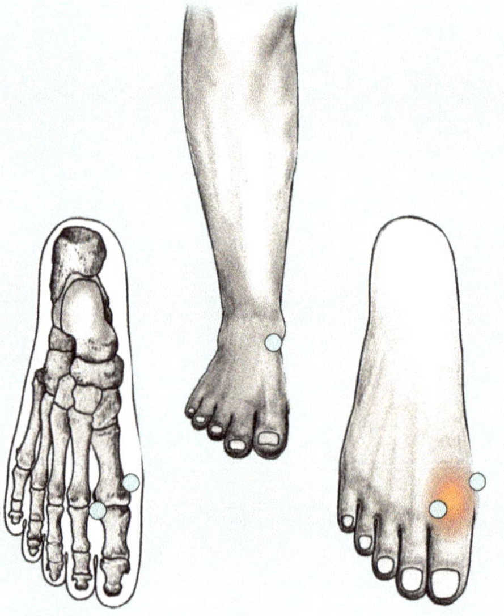

СХЕМА 57 (СТРАНИЦА 250)

Растяжение 2-го пальца ноги

- Растяжение 2-го пальца ноги чаще всего происходит в области 2-го плюснефалангового сустава.
- Эти травмы случаются, когда сустав подвергается чрезмерному сгибанию/разгибанию.
- Скованность, боль и иногда отёк сопровождают травму сустава, его верхнюю и тыльную стороны.

ОБЛАСТЬ БОЛИ

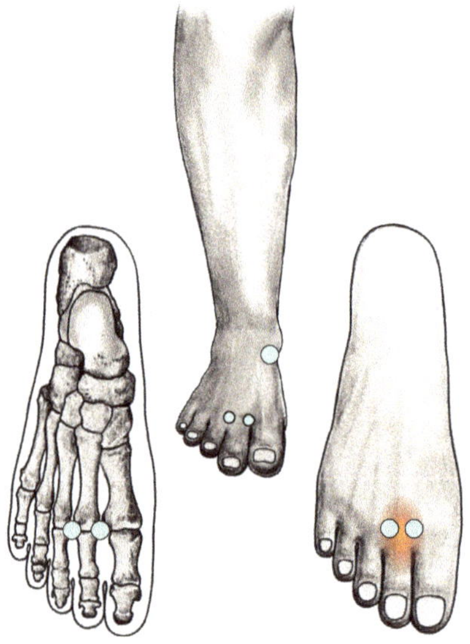

СХЕМА 58 (СТРАНИЦА 252)

Растяжение 3-го пальца ноги

- Растяжение 3-го пальца ноги чаще всего происходит в области 3-го плюснефалангового сустава.
- Эти травмы случаются, когда сустав подвергается чрезмерному сгибанию/разгибанию.
- Скованность, боль и иногда отёк сопровождают травму сустава, его верхнюю и тыльную стороны.

ОБЛАСТЬ БОЛИ

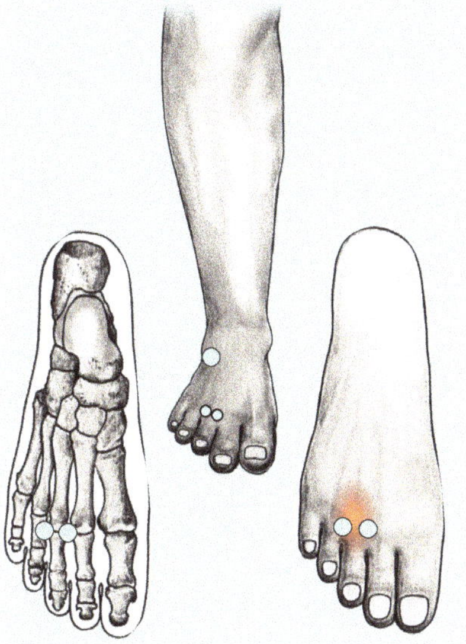

СХЕМА 59 (СТРАНИЦА 254)

Растяжение 4-го пальца ноги

- Растяжение 4-го пальца ноги чаще всего происходит в области 4-го плюснефалангового сустава.
- Эти травмы случаются, когда сустав подвергается чрезмерному сгибанию/разгибанию.
- Скованность, боль и иногда отёк сопровождают травму сустава, его верхнюю и тыльную стороны.

ОБЛАСТЬ БОЛИ

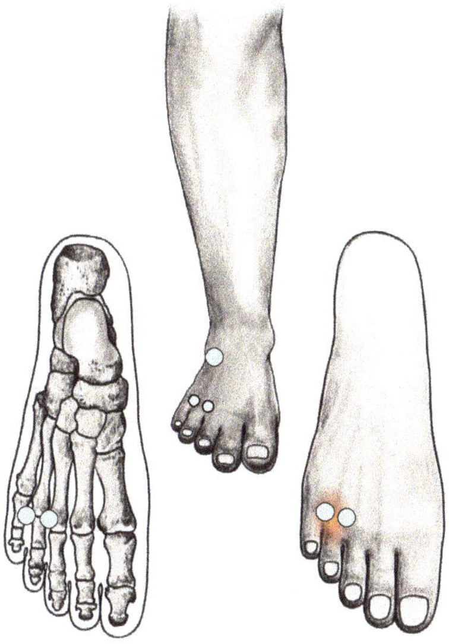

СХЕМА 60 (СТРАНИЦА 256)

Растяжение мизинца ноги

- Растяжение мизинца ноги чаще всего происходит в области 5-го плюснефалангового сустава.
- Эти травмы случаются, когда сустав подвергается чрезмерному сгибанию/разгибанию или оттягиванию в сторону.
- Скованность, боль и иногда отёк сопровождают травму сустава, его верхнюю и тыльную стороны.

ОБЛАСТЬ БОЛИ

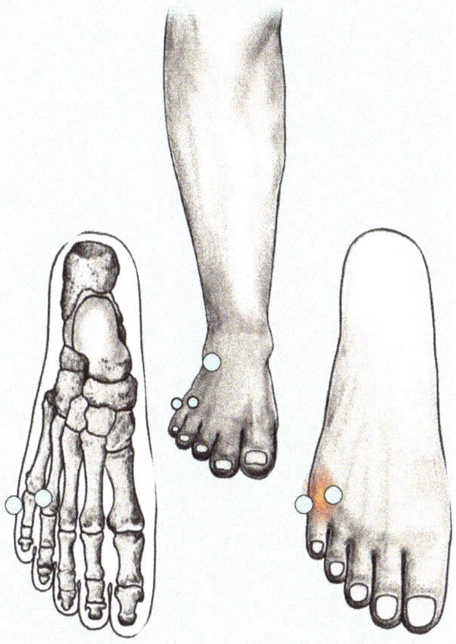

Схема - 56 ПАЛЬЦЫ НОГИ

Растяжение большого пальца ноги

● редко встречающееся состояние

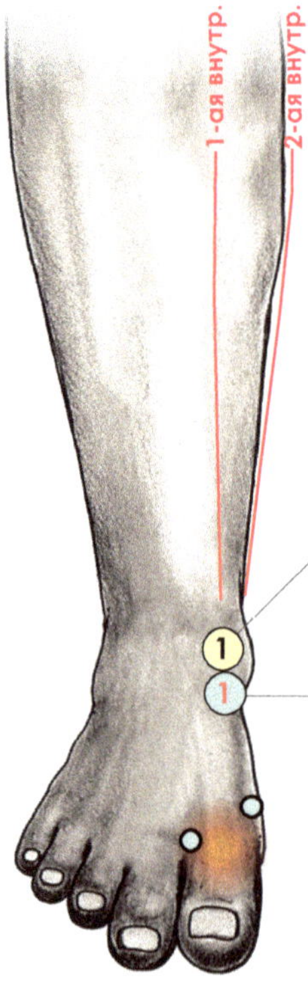

Стопа внутр-9
найдите углубление позади лодыжки • на 1 палец выше линии, идущей вдоль нижней границы лодыжки

Стопа внутр-3 (SP-5)
найдите углубление спереди от лодыжки • точно над линией, идущей вдоль нижней границы лодыжки

Положение на спине

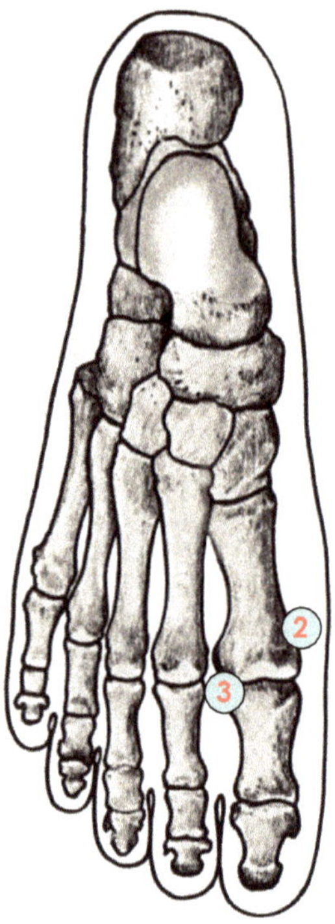

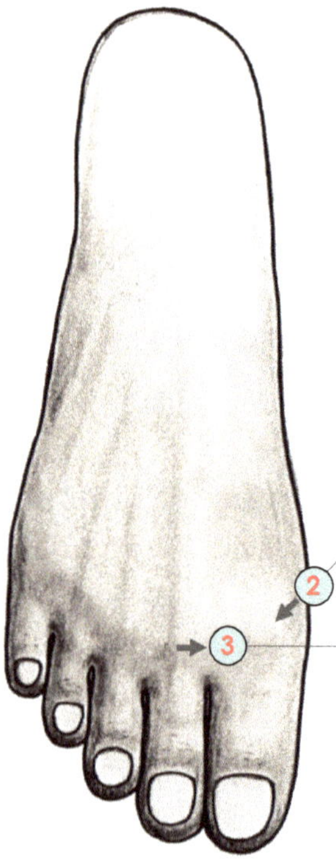

Стопа внутр-8 (SP-3)
ближе к первому плюсне-фаланговому суставу большого пальца • под костью плюсны

Большой палец ноги-латеральная (зона LIV-2)
на пол цуня над точкой LIV-2, надавливать к суставу
• ближе к краю перепонки между 1-ым и 2-ым пальцами в тонком углублении, на латеральной стороне первого плюсне-фалангового сустава • надавливать к суставу

Описание проблемы:

- *Растяжение большого пальца ноги чаще всего происходит в области 1-го плюснефалангового сустава.*
- *Эти травмы случаются, когда сустав подвергается чрезмерному сгибанию/разгибанию, или когда пальцы растягивают в разные стороны.*
- *Скованность, боль и иногда отёк сопровождают травму сустава, его верхнюю и тыльную стороны.*
- *Боль усиливается при сгибании/разгибании поврежденного сустава.*
- *Боль может приводить к проблемам при ходьбе.*

Последовательность лечения

1. Массаж голени

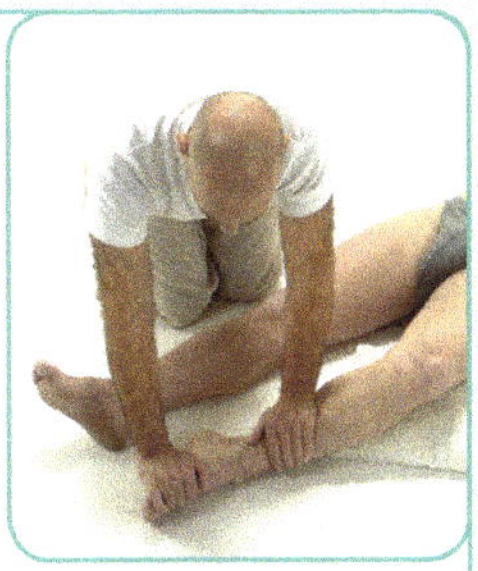

Попросите пациента лечь на спину, с немного согнутыми коленями, лежащими на подушке. Проработайте внутреннюю сторону голени, начиная от колена и продвигаясь вниз к лодыжке и обратно. Повторите 2-3 раза. Для практикующих тайский массаж: используйте ладони для работы с внутренней стороной голени.

2. Терапевтическая линия

Проработайте 2-ую внутреннюю линию ноги, начинайте от колена и продвигайтесь вниз к лодыжке и вдоль внутренней линии стопы, сразу над костью сустава большого пальца ноги, и обратно к колену. Повторите 2-3 раза. Для практикующих тайский массаж: используйте большие пальцы для работы с линией.

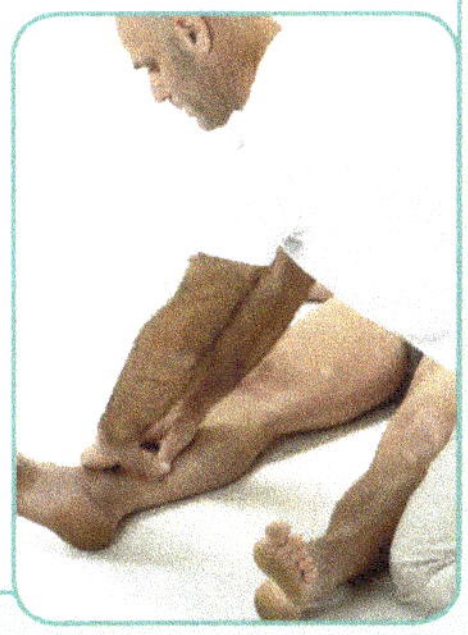

3. Терапевтические точки

Надавите большим пальцем на точки с (1), (2) и (3). Попробуйте альтернативную точку (1) и удостоверьтесь какая из них лучше. Повторяйте надавливание на точки до тех пор, пока не наступит улучшение, вплоть до 10 повторений. Прекратите работу, если точки стали чувствительными. Используйте силу давления, которая устраивает вашего пациента.

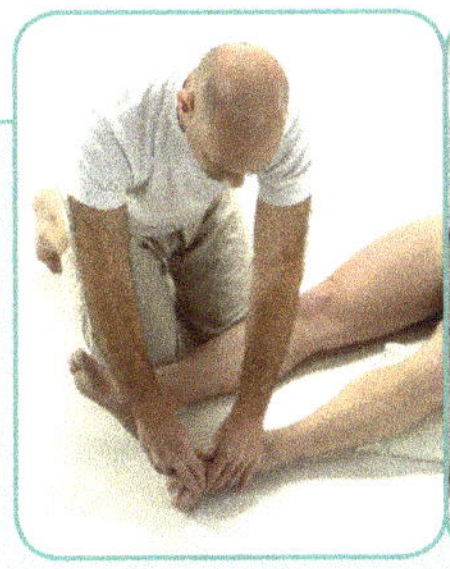

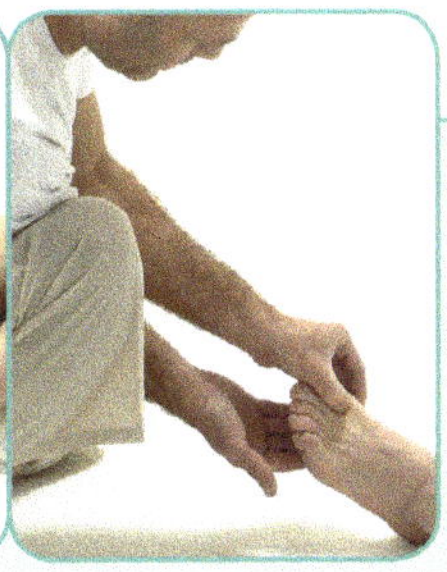

Меры предосторожности:

- *Проконсультируйтесь со специалистом в случаях острой боли или неясного вам состояния.*
- *Проводите лечение ежедневно до восстановления. В неострых фазах проводите лечение дважды в неделю.*
- *Не проводите лечение, пока у пациента не прошли болевые ощущения после прошлого сеанса (если таковые имелись).*

Избранные терапевтические точки

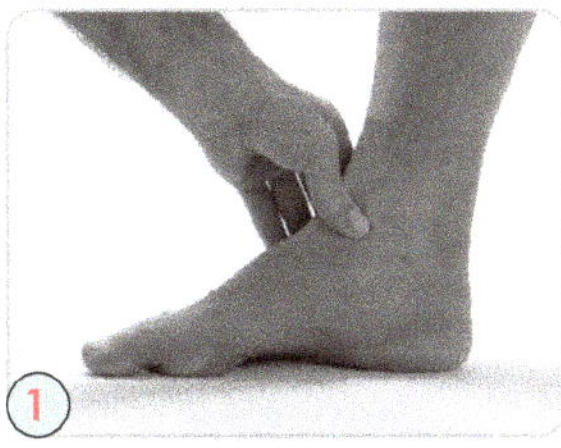

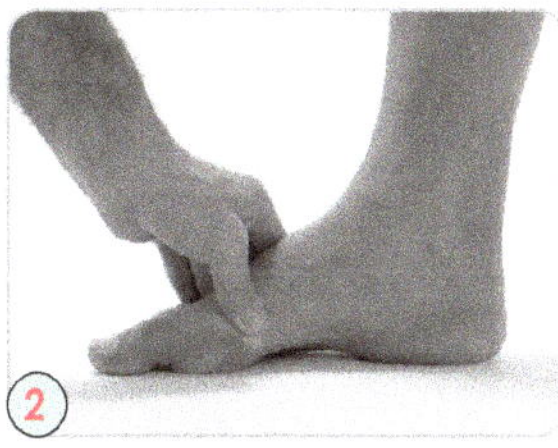

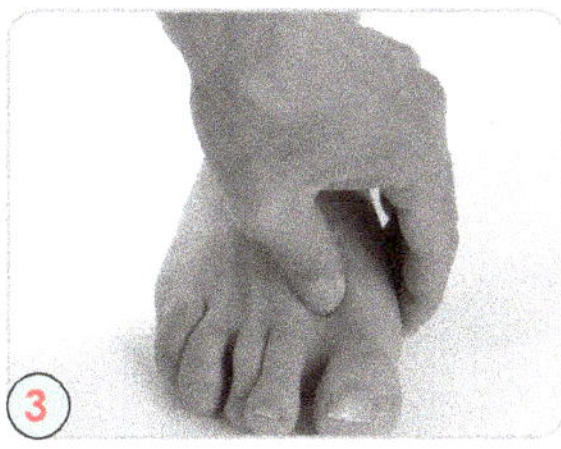

Растяжение 2-го пальца ноги

● редко встречающееся состояние

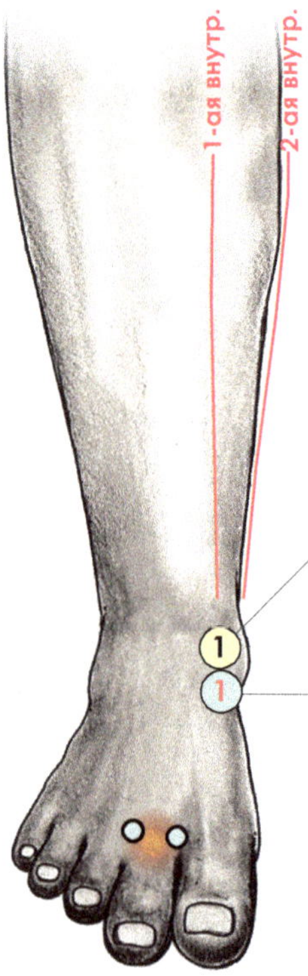

Стопа внутр-9
найдите углубление позади лодыжки • на 1 палец выше линии, идущей вдоль нижней границы лодыжки

Стопа внутр-3 (SP-5)
найдите углубление спереди от лодыжки • точно над линией, идущей вдоль нижней границы лодыжки

Положение на спине

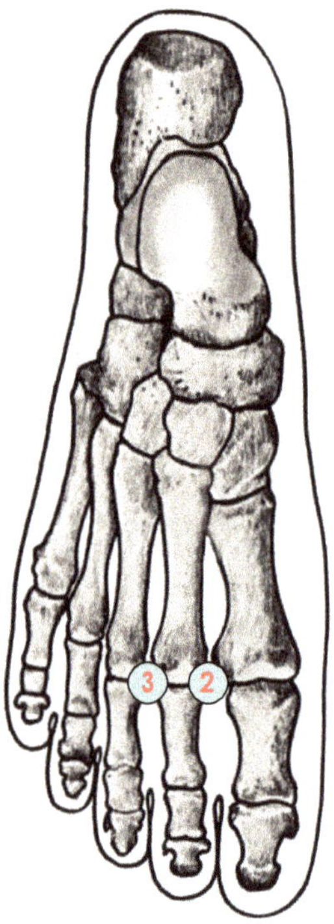

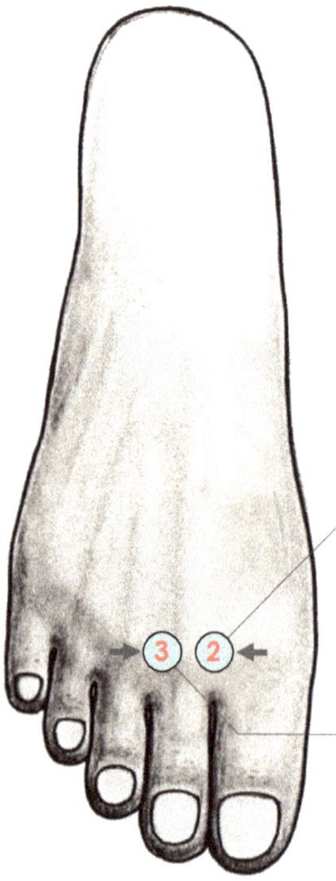

2-ой палец ноги-медиальная (зона LIV-2)
на пол цуня над точкой LIV-2, надавливать к суставу • ближе к краю перепонки между 1-ым и 2-ым пальцами в тонком углублении, на медиальной стороне 2-го плюсне-фалангового сустава • надавливать к суставу

2-ой палец ноги-латеральная (зона ST-44)
на пол цуня над точкой ST-44, надавливать к суставу
• ближе к краю перепонки между 2-ым и 3-ым пальцами в тонком углублении, на латеральной стороне первого плюсне-фалангового сустава • надавливать к суставу

Описание проблемы:

- *Растяжение второго пальца ноги чаще всего происходит в области 2-го плюснефаланговово сустава.*
- *Эти травмы случаются, когда сустав подвергается чрезмерному сгибанию/разгибанию.*
- *Скованность, боль и иногда отёк сопровождают травму сустава, его верхнюю и тыльную стороны.*
- *Боль усиливается при сгибании/разгибании поврежденного сустава.*
- *Боль может приводить к затруднениям при ходьбе.*

Последовательность лечения

1. Массаж голени

Попросите пациента лечь на спину, с немного согнутыми коленями, лежащими на подушке . Проработайте внутреннюю сторону голени, начиная от колена и продвигаясь вниз к лодыжке и обратно. Повторите 2-3 раза. Для практикующих тайский массаж: используйте ладони для работы с внутренней стороной голени.

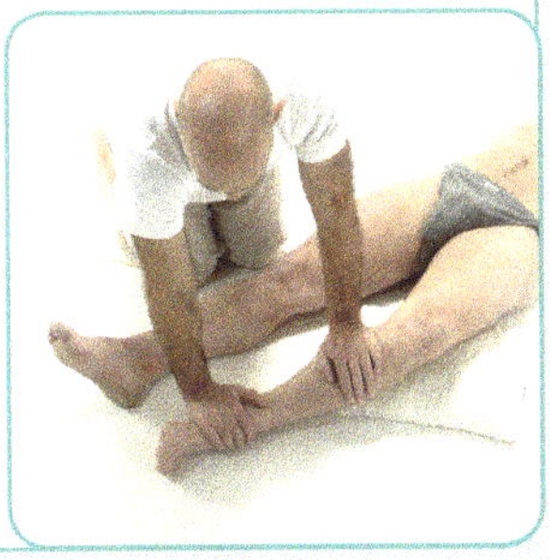

2. Терапевтическая линия

Проработайте 2-ую внутреннюю линию ноги, начинайте от колена и продвигайтесь вниз к лодыжке и вдоль внутренней линии стопы, сразу над костью сустава большого пальца ноги, и обратно к колену. Повторите 2-3 раза. Для практикующих тайский массаж: используйте больше пальцы для работы с линией.

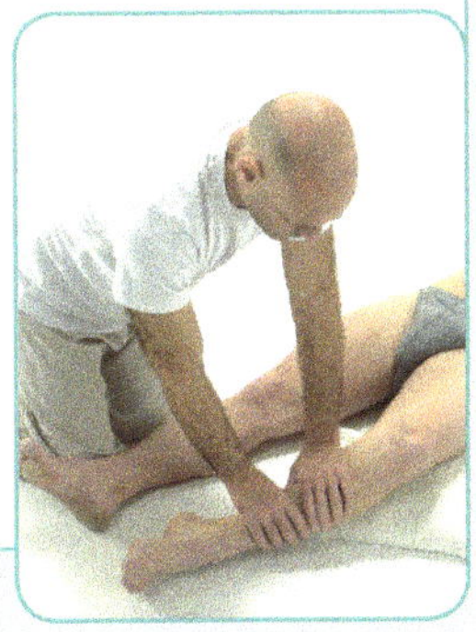

3. Терапевтические точки

Надавите большим пальцем на точки с (1), (2) и (3). Попробуйте альтернативную точку (1) и удостоверьтесь какая из них лучше. Повторяйте надавливание на точки до тех пор, пока не наступит улучшение, вплоть до 10 повторений. Прекратите работу, если точки стали чувствительными. Используйте силу давления, которая устраивает вашего пациента.

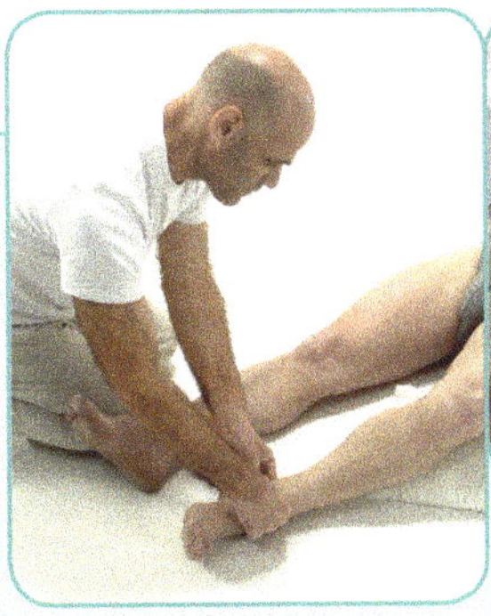

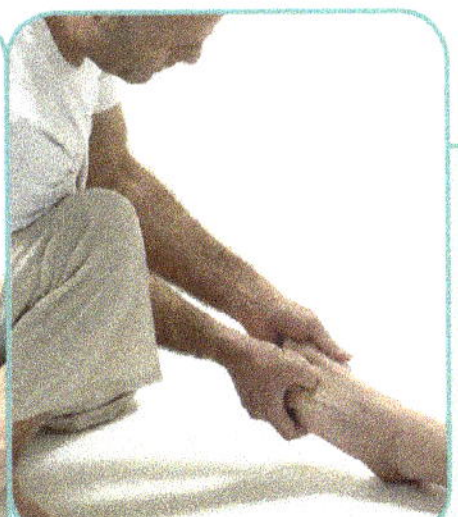

Меры предосторожности:

- *Проконсультируйтесь со специалистом в случаях острой боли или неясного вам состояния.*
- *Проводите лечение ежедневно до восстановления. В неострых фазах проводите лечение дважды в неделю.*
- *Не проводите лечение, пока у пациента не прошли болевые ощущения после прошлого сеанса (если таковые имелись).*

Избранные терапевтические точки

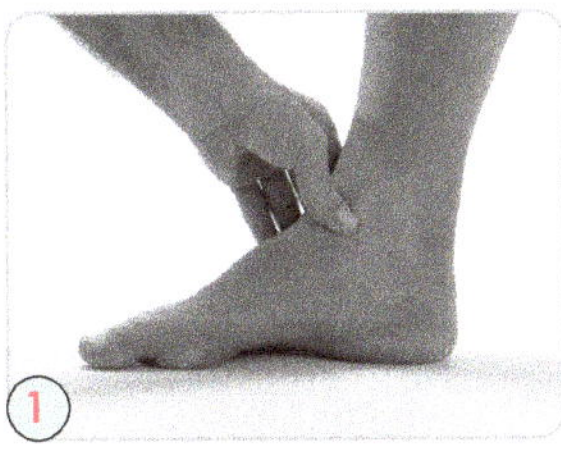
1

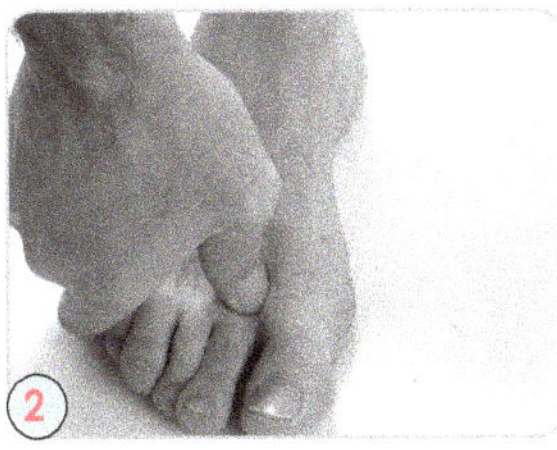
2

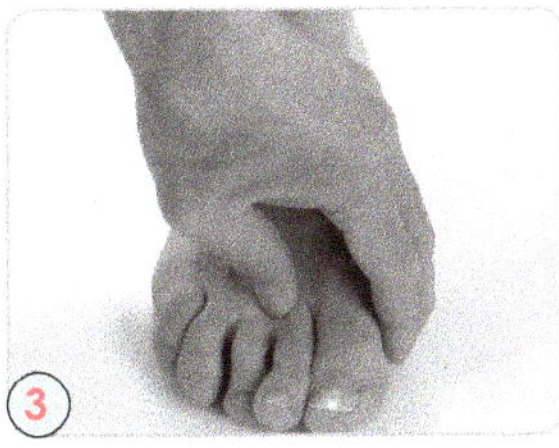
3

Схема - 58 ПАЛЬЦЫ НОГИ
Растяжение 3-го пальца ноги

● редко встречающееся состояние

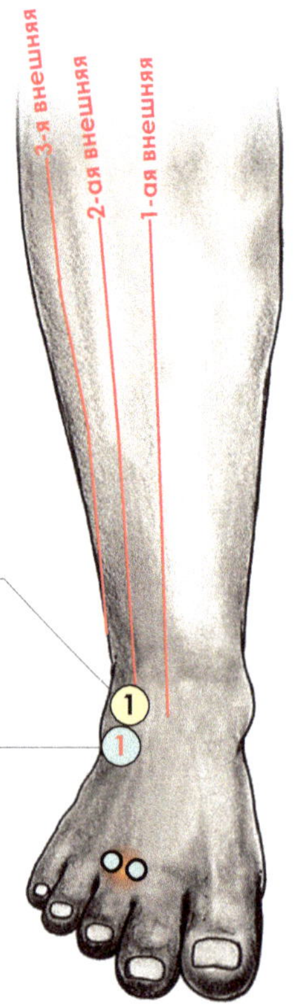

Стопа внешняя-6
в углублении на 1 палец над линией, проходящей вдоль нижней границы лодыжки

Стопа внешняя-3 (GB-40)
спереди от лодыжки • сразу под линией, проходящей вдоль нижнего края лодыжки

Положение на спине

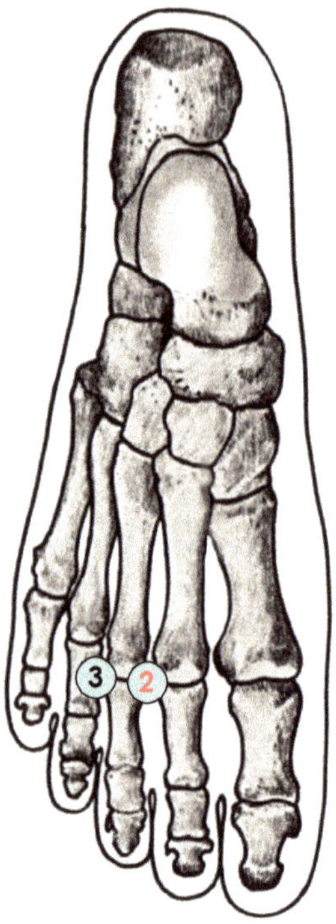

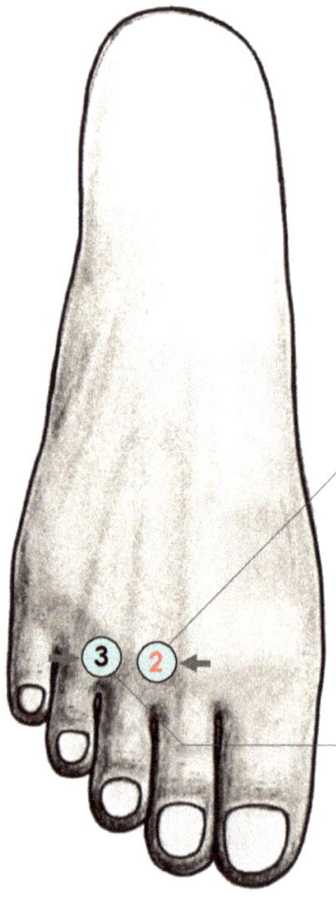

3-й палец ноги-медиальная (зона ST-44)
на пол цуня над точкой ST-44, надавливать к суставу
• ближе к краю перепонки между 2-ым и 3-ым пальцами на тонком углублении на медиальной стороне третьего плюсне-фалангового сустава • надавливать к суставу

3-й палец ноги-латеральная
ближе к краю перепонки между 2-ым и 3-ым пальцами в тонком углублении, на латеральной стороне первого плюсне-фалангового сустава • надавливать к суставу

Описание проблемы:

- *Растяжение третьего пальца ноги чаще всего происходит в области 3-го плюснефалангового сустава.*
- *Эти травмы случаются, когда сустав подвергается чрезмерному сгибанию/разгибанию.*
- *Скованность, боль и иногда отёк сопровождают травму сустава, его верхнюю и тыльную стороны.*
- *Боль усиливается при сгибании/разгибании поврежденного сустава.*
- *Боль может приводить к затруднениям при ходьбе.*

Последовательность лечения

1. Терапевтическая линия

Попросите пациента лечь на спину, с немного согнутыми коленями, лежащими на подушке . Проработайте 3-ую внутреннюю линию ноги, начинайте от колена, и продвигайтесь вниз к лодыжке и обратно к колену. Повторите 2-3 раза. Для практикующих тайский массаж: используйте больше пальцы для работы с линией.

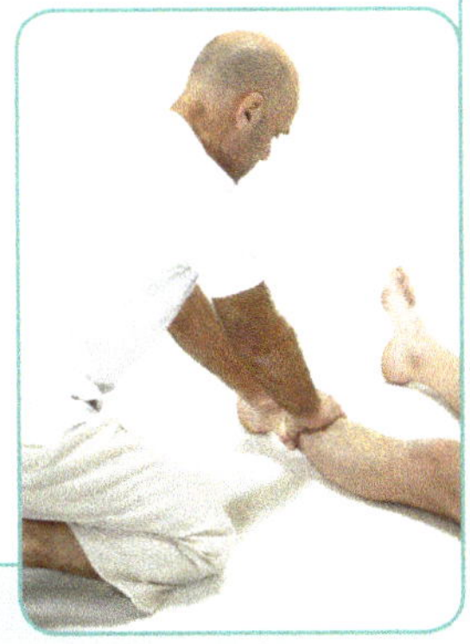

2. Терапевтические точки

Надавите большим пальцем на точки с (1), (2) и (3). Попробуйте альтернативную точку (1) и удостоверьтесь какая из них лучше. Повторяйте надавливание на точки до тех пор, пока не наступит улучшение, вплоть до 10 повторений. Прекратите работу, если точки стали чувствительными. Используйте силу давления, которая устраивает вашего пациента.

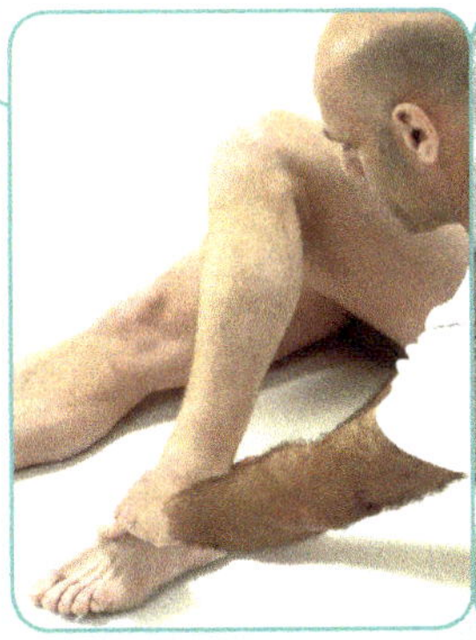

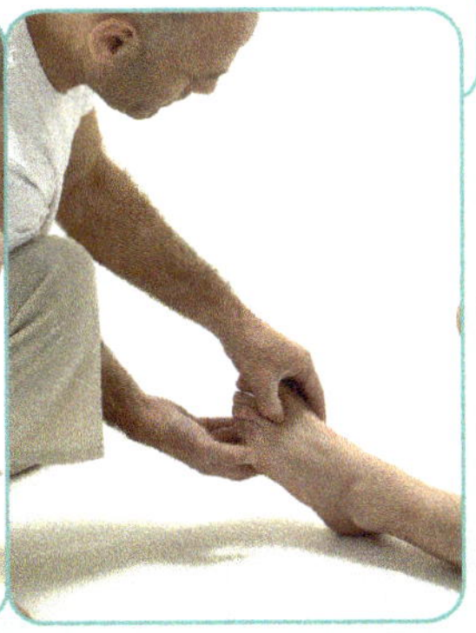

Меры предосторожности:

- *Проконсультируйтесь со специалистом в случаях острой боли или неясного вам состояния.*
- *Проводите лечение ежедневно до восстановления. В неострых фазах проводите лечение дважды в неделю.*
- *Не проводите лечение, пока у пациента не прошли болевые ощущения после прошлого сеанса (если таковые имелись).*

Избранные терапевтические точки

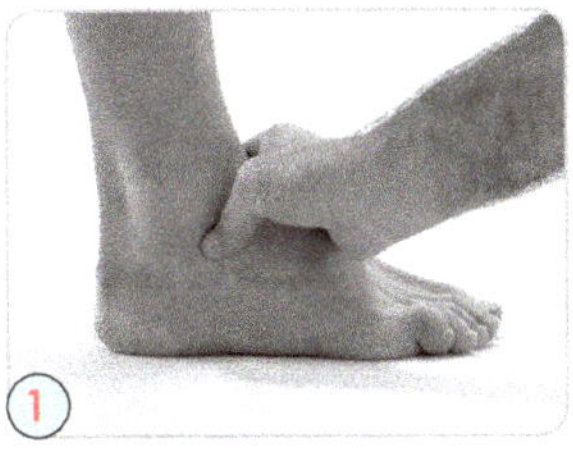
1

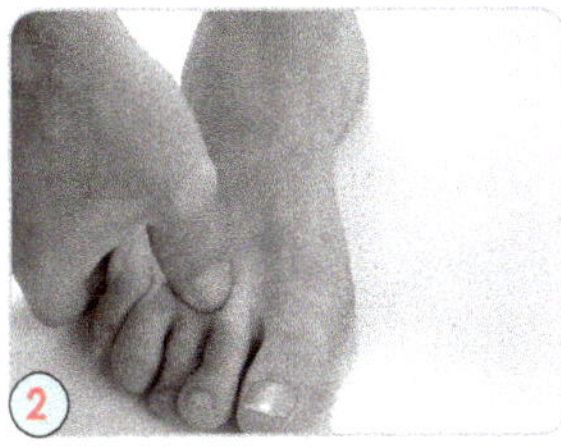
2

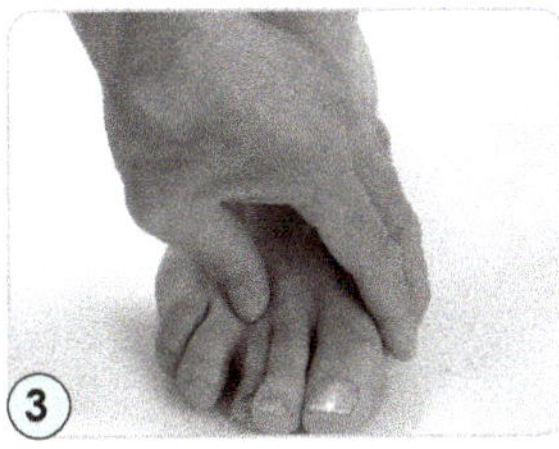
3

Схема - 59 ПАЛЬЦЫ НОГИ
Растяжение 4-го пальца ноги

● редко встречающееся состояние

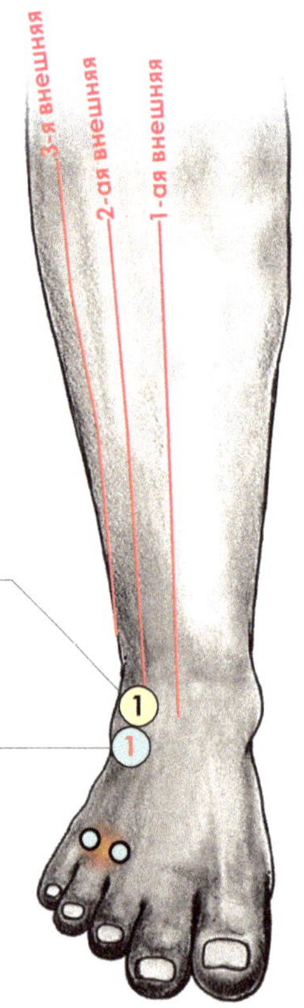

Стопа внешняя-6
в углублении на 1 палец выше линии, проходящей вдоль нижнего края лодыжки

Стопа внешняя-3 (GB-40)
спереди от лодыжки • сразу под линией, проходящей вдоль нижнего края лодыжки

Положение на спине

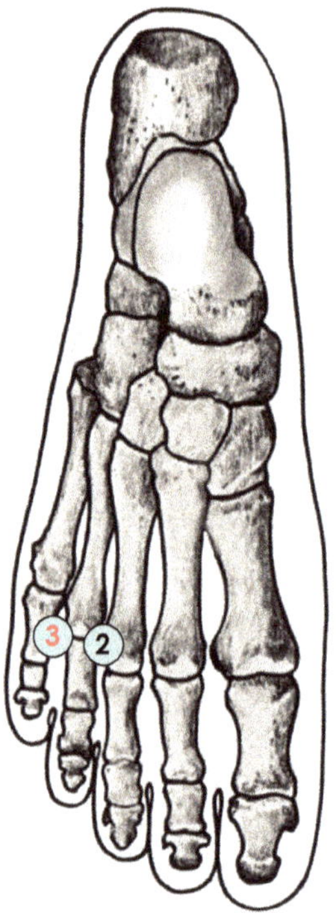

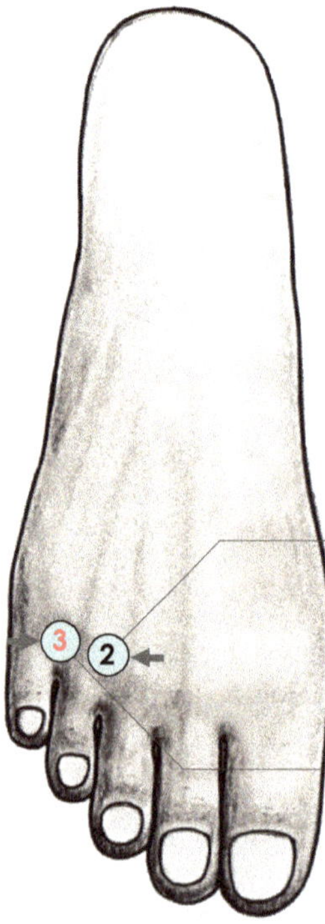

4-й палец ноги-медиальная
ближе к краю перепонки между 3-ым и 4-ым пальцами в тонком углублении, на медиальной стороне четвёртого плюсне-фалангового сустава • надавливать к суставу

4-й палец ноги-латеральная (зона GB-43)
на пол цуня над точкой GB-43, надавливать к суставу • ближе к краю перепонки между 4-ым и 5-ым пальцами в тонком углублении, на латеральной стороне четвёртого плюсне-фалангового сустава • надавливать к суставу

Описание проблемы:

- *Растяжение четвёртого пальца ноги чаще всего происходит в области 4-го плюснефалангового сустава.*
- *Эти травмы случаются, когда сустав подвергается чрезмерному сгибанию/разгибанию.*
- *Скованность, боль и иногда отёк сопровождают травму сустава, его верхнюю и тыльную стороны.*
- *Боль усиливается при сгибании/разгибании поврежденного сустава.*
- *Боль может приводить к затруднениям при ходьбе.*

Последовательность лечения

1. Терапевтическая линия

Попросите пациента лечь на спину, с немного согнутыми коленями, лежащими на подушке . Проработайте 3-ую внутреннюю линию ноги, начинайте от колена, и продвигайтесь вниз к лодыжке и обратно к колену. Повторите 2-3 раза. Для практикующих тайский массаж: используйте больше пальцы для работы с линией.

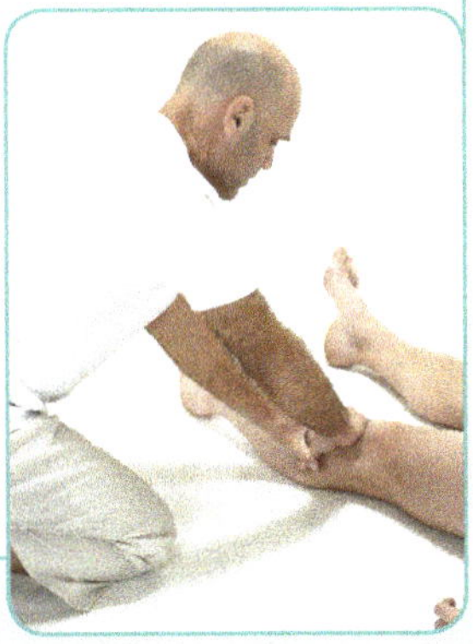

2. Терапевтические точки

Надавите большим пальцем на точки с (1), (2) и (3). Попробуйте альтернативную точку (1) и удостоверьтесь какая из них лучше. Повторяйте надавливание на точки до тех пор, пока не наступит улучшение, вплоть до 10 повторений. Прекратите работу, если точки стали чувствительными. Используйте силу давления, которая устраивает вашего пациента.

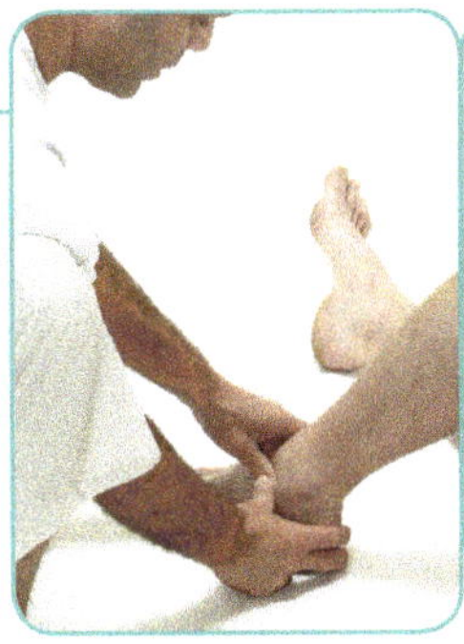

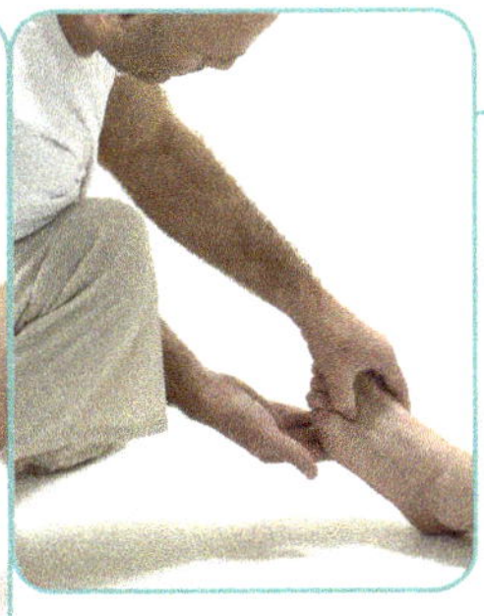

Меры предосторожности:

- *Проконсультируйтесь со специалистом в случаях острой боли или неясного вам состояния.*
- *Проводите лечение ежедневно до восстановления. В неострых фазах проводите лечение дважды в неделю.*
- *Не проводите лечение, пока у пациента не прошли болевые ощущения после прошлого сеанса (если таковые имелись).*

Избранные терапевтические точки

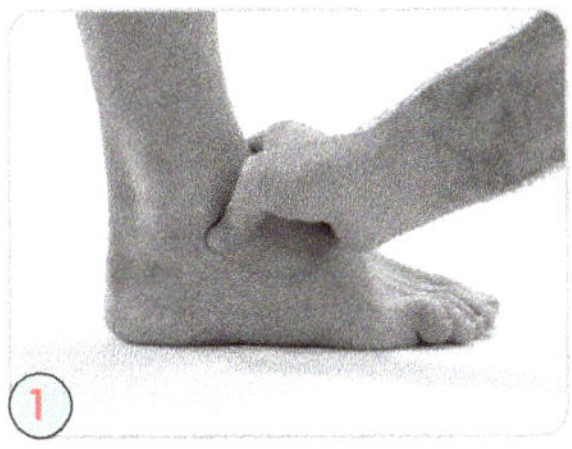

1

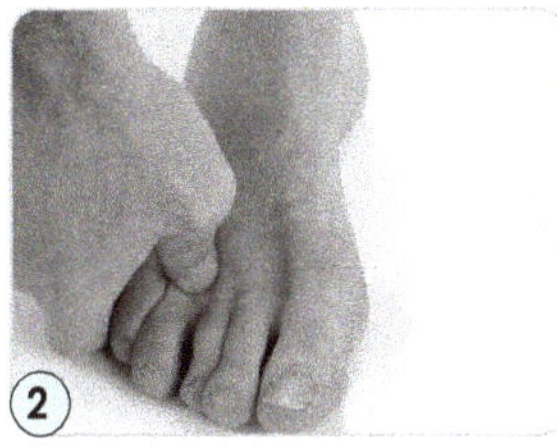

2

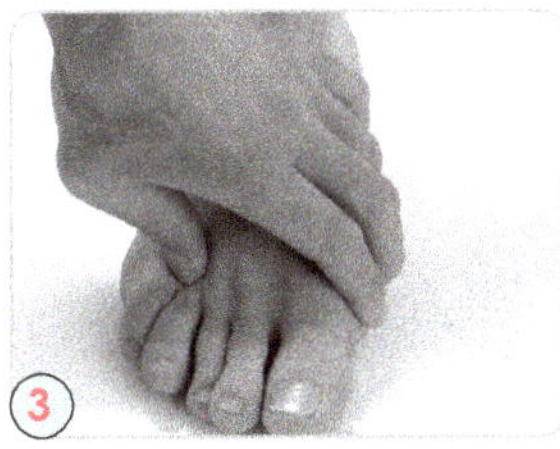

3

Схема - 60 ПАЛЬЦЫ НОГИ
Растяжение мизинца ноги

● редко встречающееся состояние

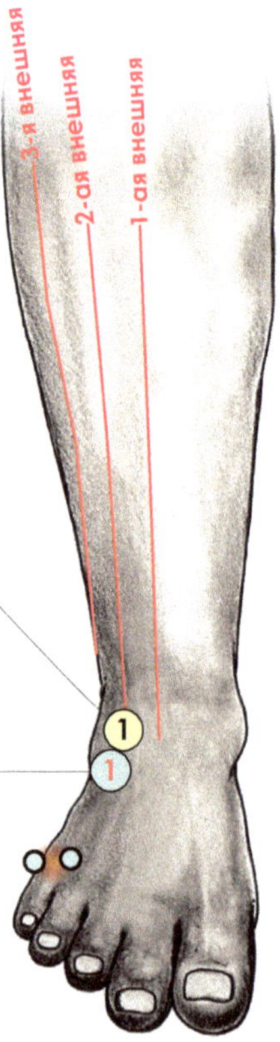

Стопа внешняя-6
в углублении на 1 палец выше линии, проходящей вдоль нижнего края лодыжки

Стопа внешняя-3 (GB-40)
спереди от лодыжки • сразу под линией, проходящей вдоль нижнего края лодыжки

Положение на спине

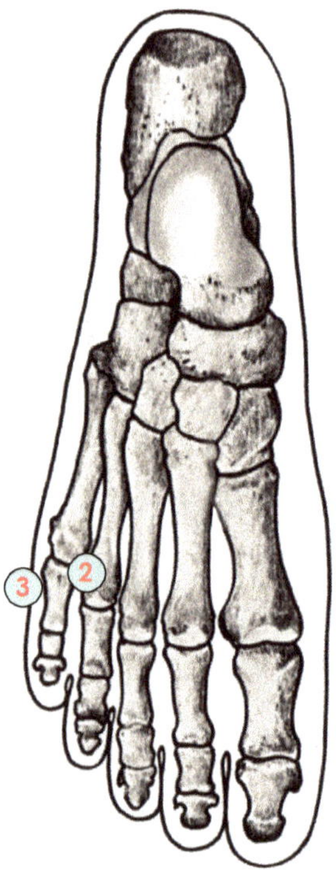

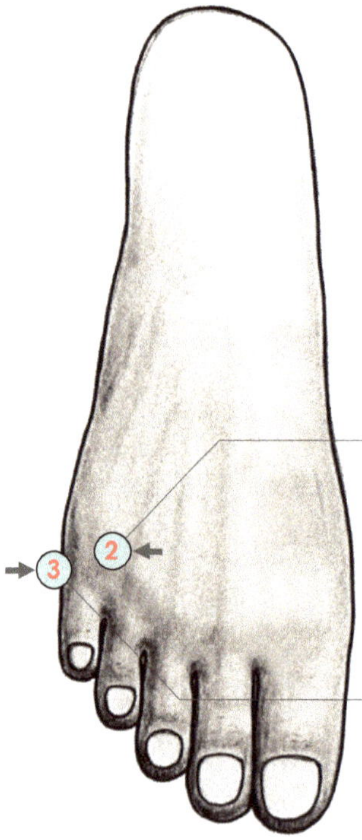

Мизинец ноги-медиальная
(зона GB-43)
на пол цуня над точкой GB-43, надавливать к суставу • ближе к краю перепонки между 4-ым и 5-ым пальцами в тонком углублении, на медиальной стороне пятого плюсне-фалангового сустава • надавливать к суставу

Мизинец ноги-латеральная
(BL-66)
на внешней стороне мизинца, в тонком углублении, на латеральной стороне пятого плюсне-фалангового сустава • надавливать к суставу

Описание проблемы:

- *Растяжение мизинца ноги чаще всего происходит в области 5-го плюснефалангового сустава.*
- *Эти травмы случаются, когда сустав подвергается чрезмерному сгибанию/разгибанию или оттягиванию в сторону.*
- *Скованность, боль и иногда отёк сопровождают травму сустава, его верхнюю и тыльную стороны.*
- *Боль усиливается при сгибании/разгибании поврежденного сустава.*
- *Боль может приводить к затруднениям при ходьбе.*

Последовательность лечения

1. Терапевтическая линия

Попросите пациента лечь на спину, с немного согнутыми коленями, лежащими на подушке. Проработайте 3-ую внутреннюю линию ноги, начинайте от колена, и продвигайтесь вниз к лодыжке и обратно к колену. . Повторите 2-3 раза. Для практикующих тайский массаж: используйте больше пальцы для работы с линией.

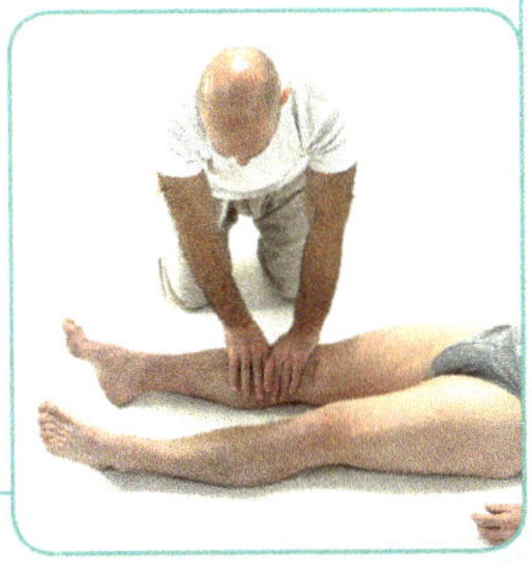

2. Терапевтические точки

Надавите большим пальцем на точки с (1), (2) и (3). Попробуйте альтернативную точку (1) и удостоверьтесь какая из них лучше. Повторяйте надавливание на точки до тех пор, пока не наступит улучшение, вплоть до 10 повторений. Прекратите работу, если точки стали чувствительными. Используйте силу давления, которая устраивает вашего пациента.

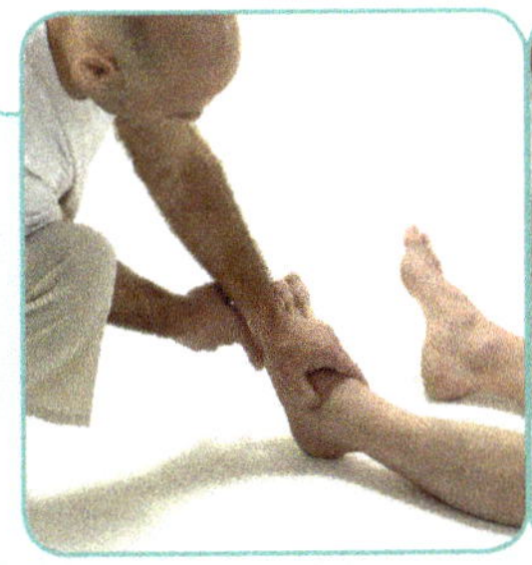

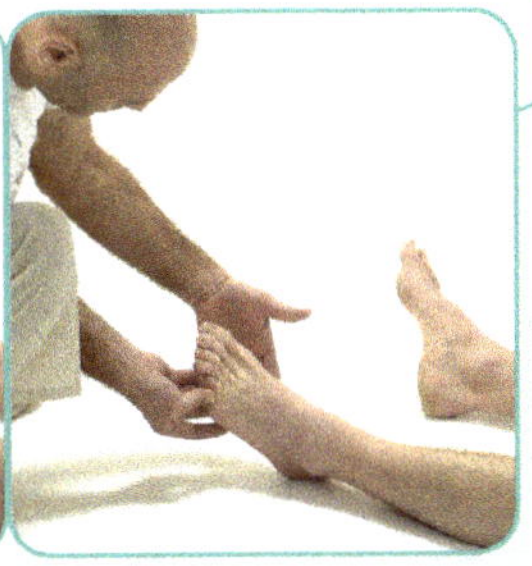

Меры предосторожности:

- *Проконсультируйтесь со специалистом в случаях острой боли или неясного вам состояния.*
- *Проводите лечение ежедневно до восстановления. В подострых фазах проводите лечение дважды в неделю.*
- *Не проводите лечение, пока у пациента не прошли болевые ощущения после прошлого сеанса (если таковые имелись).*

Избранные терапевтические точки

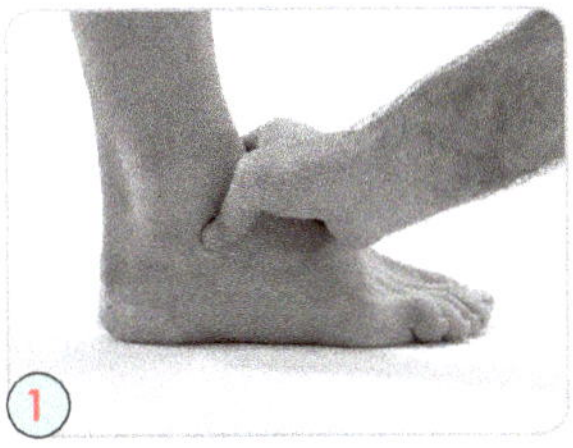

1

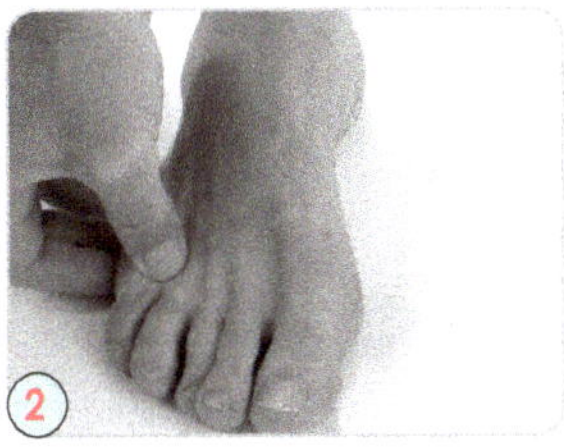

2

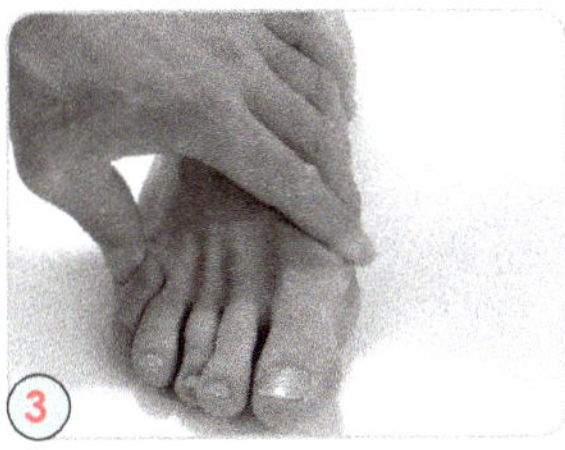

3

точки традиционной тайской акупрессуры

АНАТОМИЧЕСКИЙ АТЛАС

Передняя сторона тела

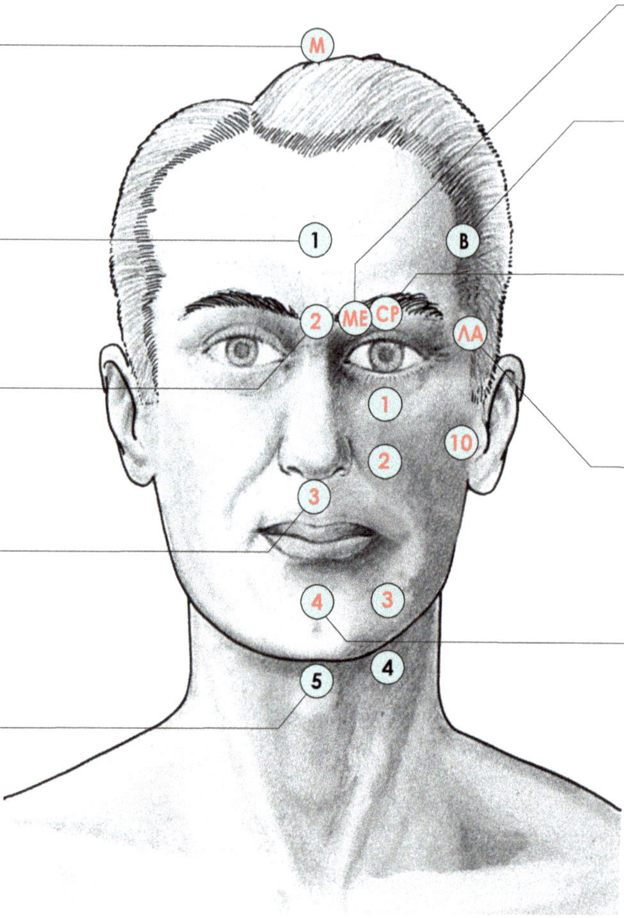

Макушка (GV-20)
верхняя точка головы на линии соединяющей собой уши

Центральная лицевая-1
на центральной линии лба • по середине (2 пальца) от линии бровей до линии волос

Центральная лицевая-2 (Yintang)
над переносицей • между внутренними краями бровей (надпереносье)

Центральная лицевая-3 (GV-26)
на расстоянии одной трети от носа к верхней губе (в желобке)

Центральная лицевая-5
под подбородком • за нижней челюстью • на мягких тканях в основании ротовой полости (передняя двубрюшная мышца) • надавливание отдаёт в язык

Медиальная точка брови (BL-2)
на медиальном конце брови • на 1 палец латеральнее центральной линии • в надглазничной вырезке

Висок
а одном уровне с точкой "центральная лицевая-1" • на 1 палец выше линии, продолжающейся от латерального края брови • чувствительная – будьте внимательны! • надавливайте ладонью, не пальцем!

Средняя точка брови (yuyao)
чувствительная точка в центре брови • точно над зрачком • на надглазничной дуге • надавите на выступающую вперёд часть кости или, как вариант, на нижнюю поверхность кости снизу-вверх

Латеральная точка брови (Taiyang)
на 2 пальца латеральнее оконечности глаза в углублении латеральнее края кости

Центральная лицевая-4 (CV-24)
в углублении сразу над подбородком • надавливать вниз

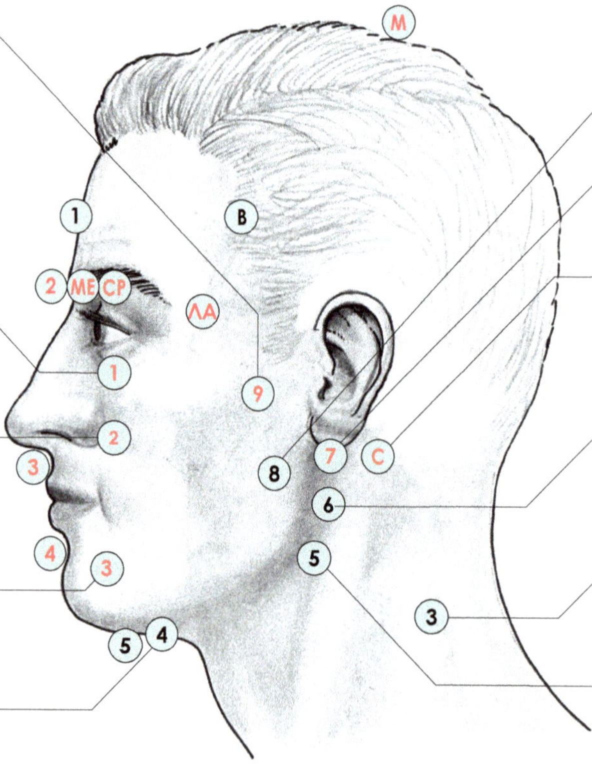

Лицевая-9 (ST-7)
в небольшом углублении под скулой (скуловая дуга) • когда рот раскрыт широко, это углубление исчезает • на 1 палец по направлению к уху • проведите пальцем от носа под скулой в направлении уха и остановитесь на расстоянии 1 пальца до уха • перед мыщелковым отростком нижней челюсти • отдаёт в зубы, рот, нос, глаза, виски

Лицевая-1 (ST-2)
на 1 палец ниже зрачка • небольшое углубление в верхней челюсти (подглазничное отверстие)

Лицевая-2 (ST-3)
точно под зрачком • на одном уровне с ноздрями • с латеральной стороны носогубного желобка, под костью

Лицевая-3 (Jiachengjiang)
на 1 палец латеральнее Центральной лицевой-4 • выше подбородка, над подбородочным отверстием • надавливать вниз

Лицевая-4
под подбородком • за нижней челюстью • на мягких тканях в основании ротовой полости (передняя двубрюшная мышца) • надавливание отдаёт в язык

Лицевая-8
точно на 1 палец ниже точки «лицевая-9» • точно под уровнем мочки уха • на 1 палец ближе вперёд относительно заднего края нижней челюсти • найдите маленькую жёсткую мышцу (мышца смеха)

Лицевая-7 (TW-17)
в углублении между нижней челюстью и ГКС-мышцей • точно под уровнем сосцевидного отростка • надавите на челюсть

сосцевидный отросток (GB-12)
чуть позади и ниже относительно нижнего края сосцевидного отростка • надавите на ГКС-мышцу

Лицевая-6
на заднем краю нижней челюсти • над точкой «лицевая-5» • поместите кончик вашего пальца между нижней челюстью и ГКС-мышцей и надавите на кость

3-я спинная-3
на 4 пальца ниже затылочной линии, в углублении между трапециевидной мышцей и мышцей-ГКС • на середине между затылком и С-7

Лицевая-5
на заднем углу нижней челюсти или чуть-чуть над ним • проведите кончиком пальца между нижней челюстью и ГКС-мышцей и потяните кость на себя, ощущая сопротивление

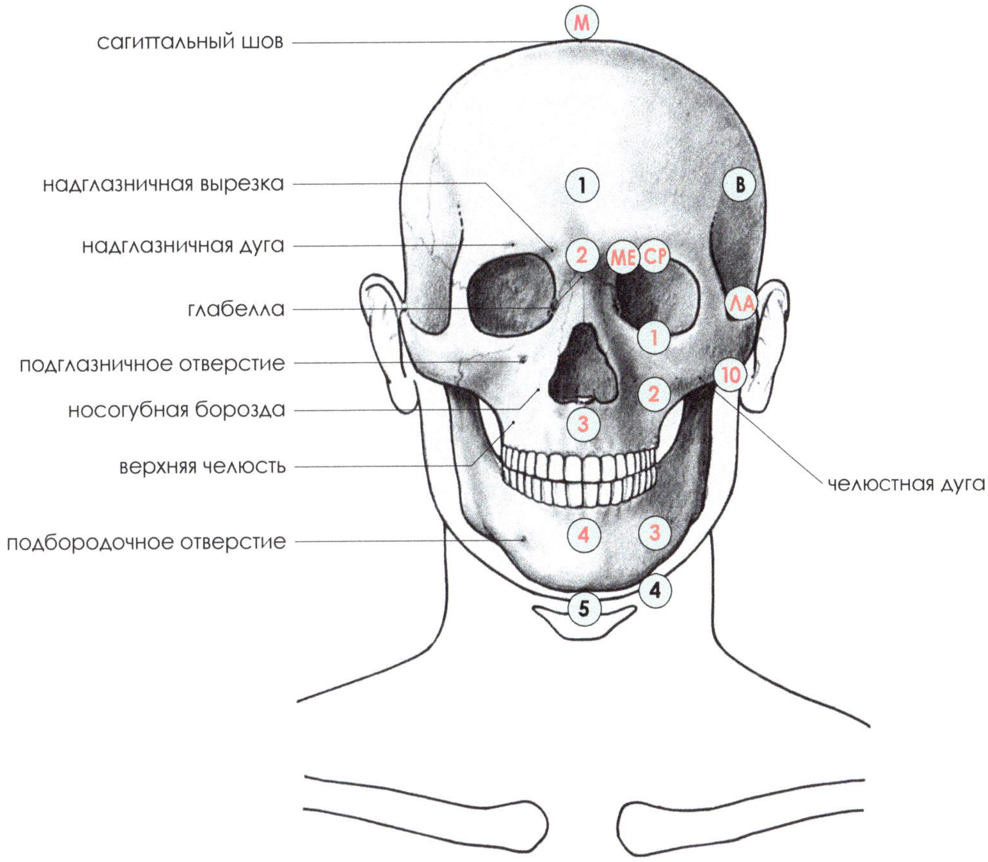
сагиттальный шов
надглазничная вырезка
надглазничная дуга
глабелла
подглазничное отверстие
носогубная борозда
верхняя челюсть
подбородочное отверстие
челюстная дуга
М
1
В
2
МЕ
СР
ЛА
1
10
2
3
4
3
4
5

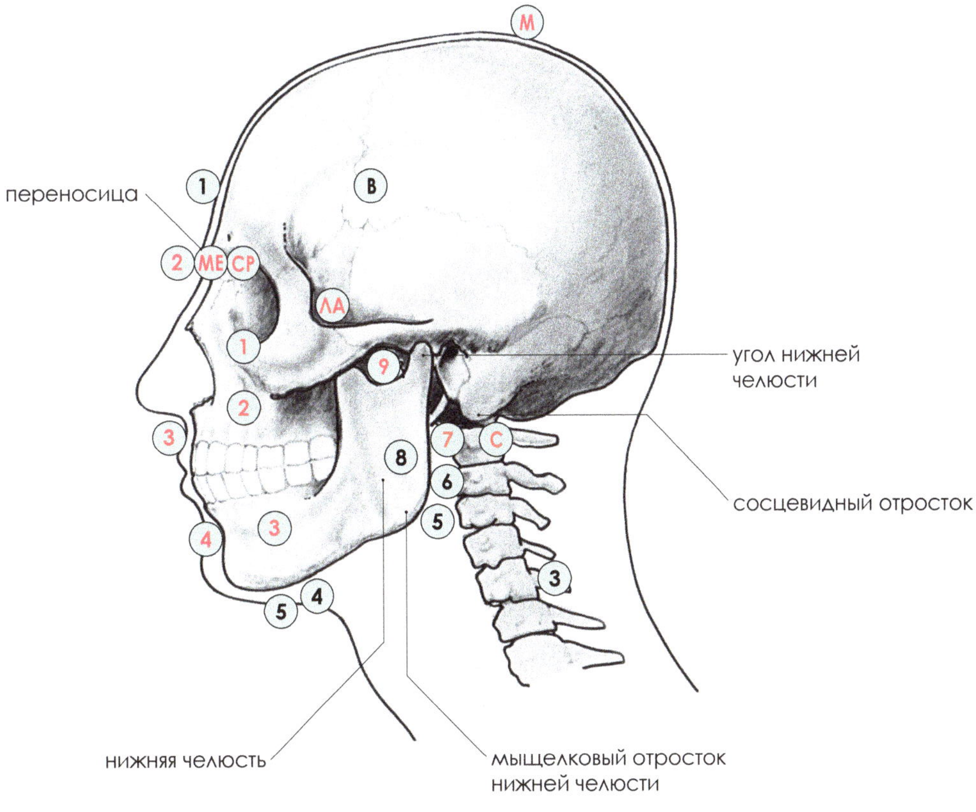
переносица
угол нижней челюсти
сосцевидный отросток
нижняя челюсть
мыщелковый отросток нижней челюсти
М
1
В
2
МЕ
СР
ЛА
1
9
2
3
7
С
8
6
5
4
3
3
5
4

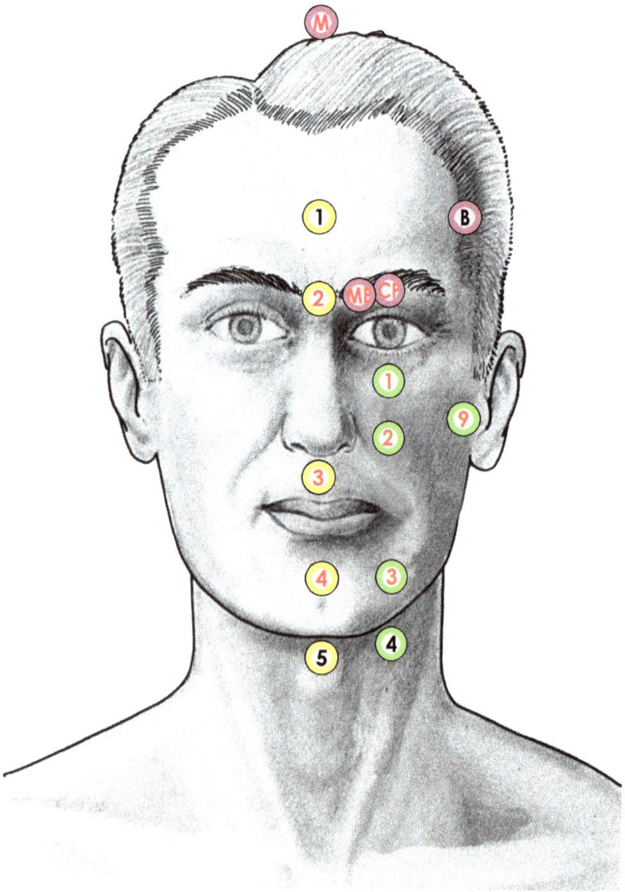

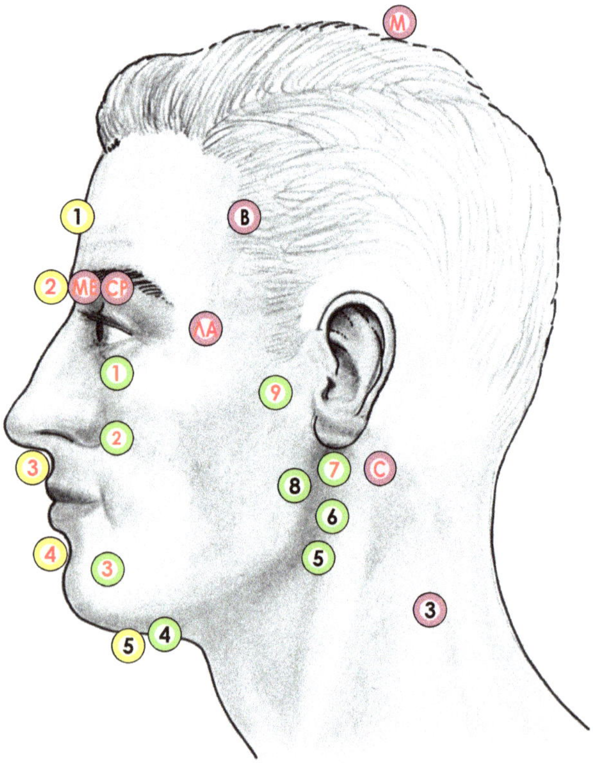

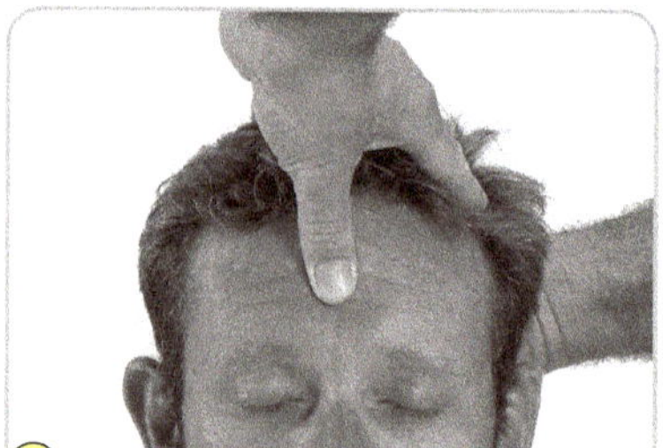

1 Средняя лицевая линия-1

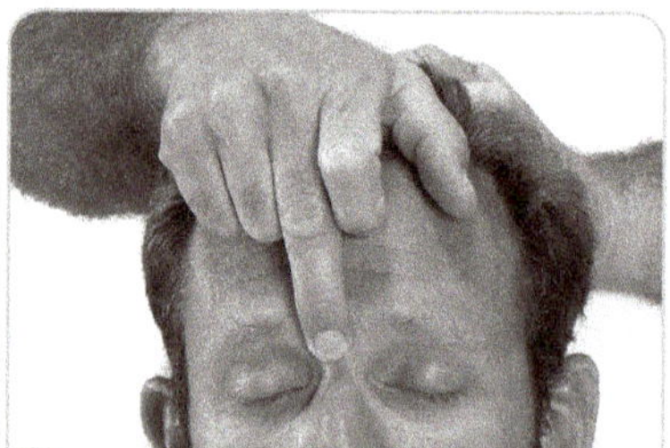

2 Средняя лицевая линия-2

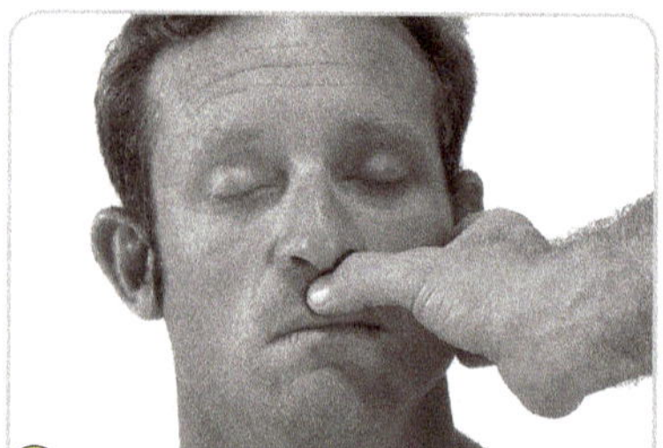

3 Средняя лицевая линия-3

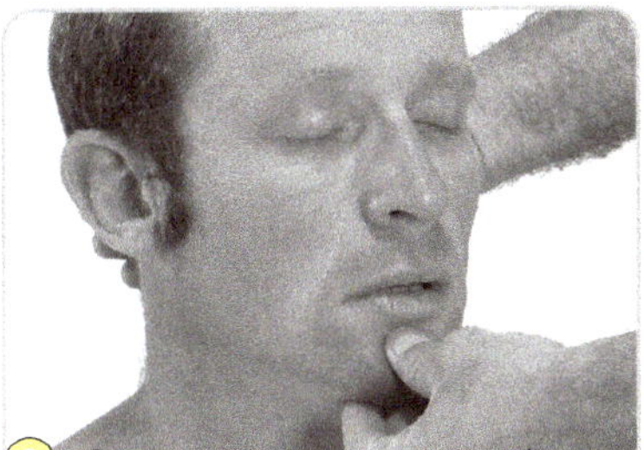
4 Средняя лицевая линия-4

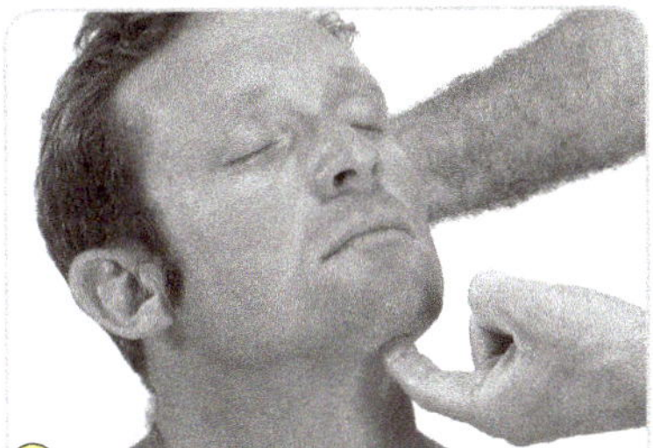
5 Средняя лицевая линия-5

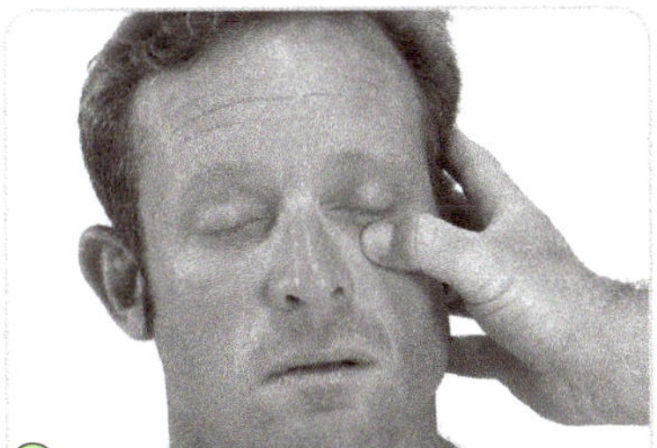
1 Лицевая линия-1

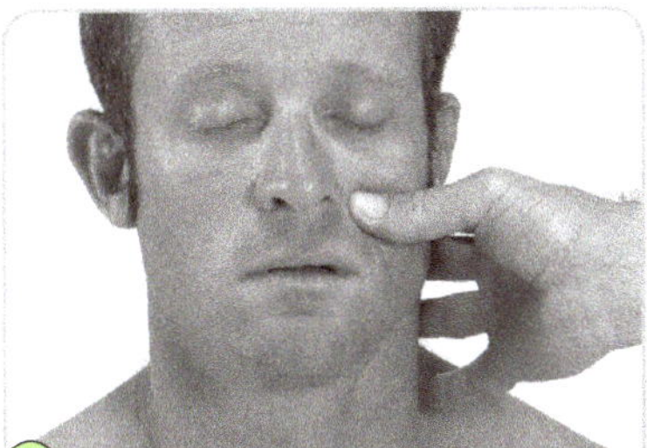
2 Лицевая линия-2

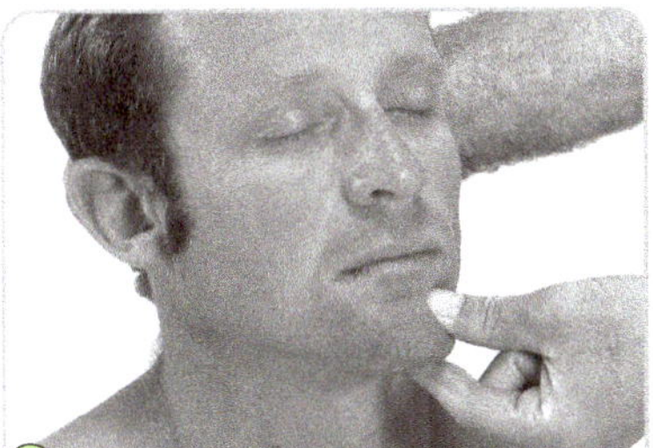
3 Лицевая линия-3

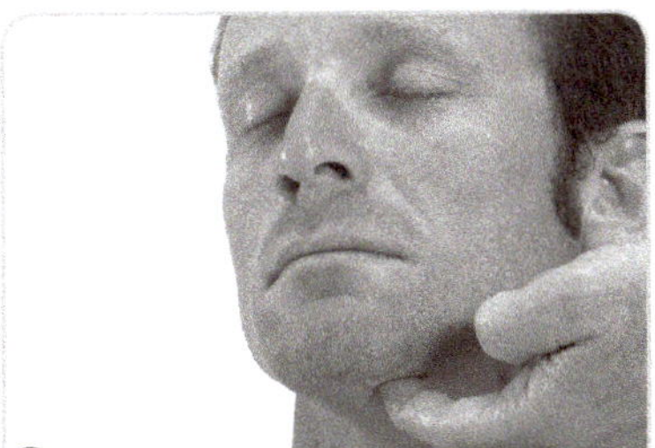
4 Лицевая линия-4

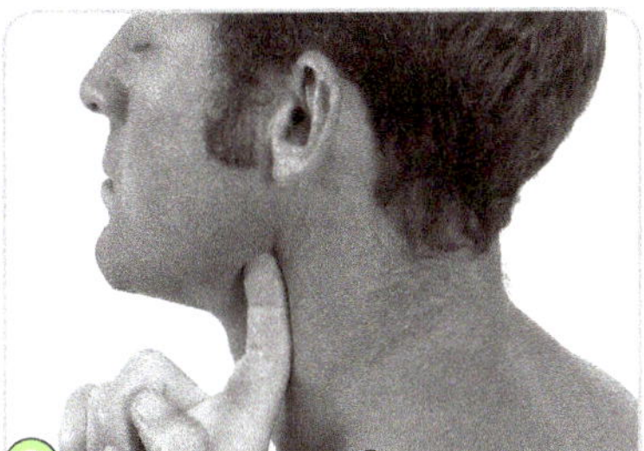
5 Лицевая линия-5

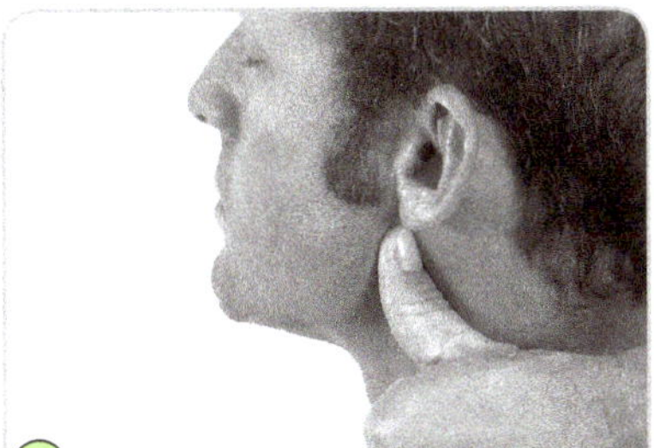
6 Лицевая линия-6

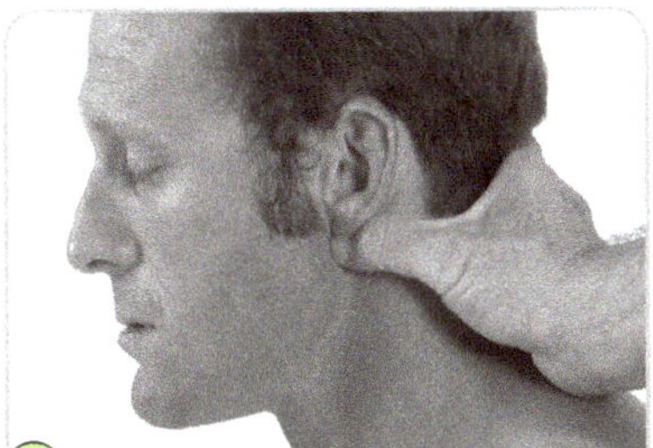
7 Лицевая линия-7

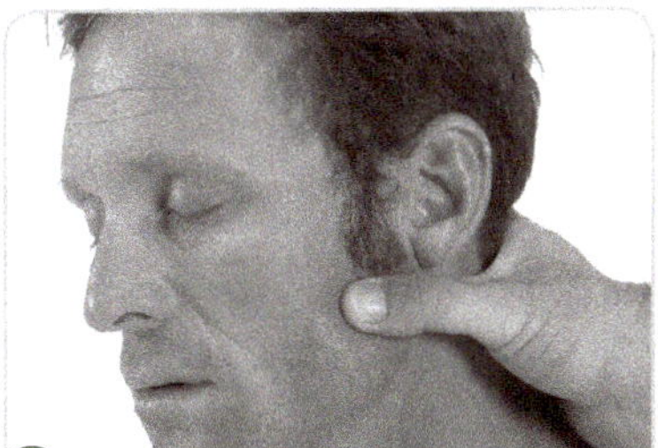
8 Лицевая линия-8

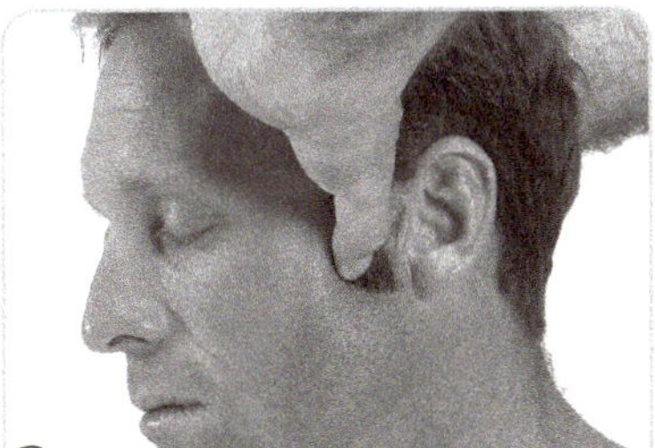
9 Лицевая линия-9

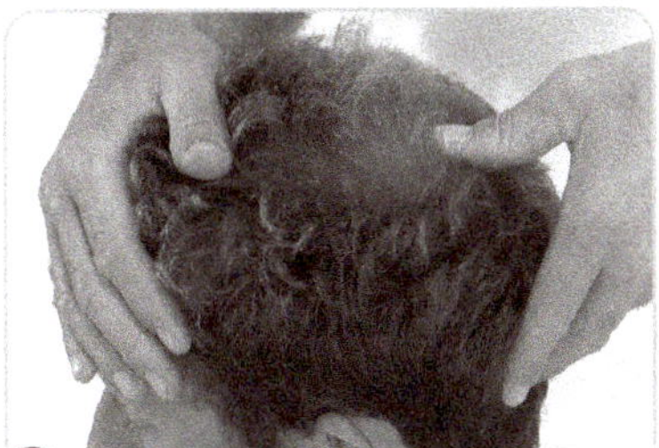
М Макушка

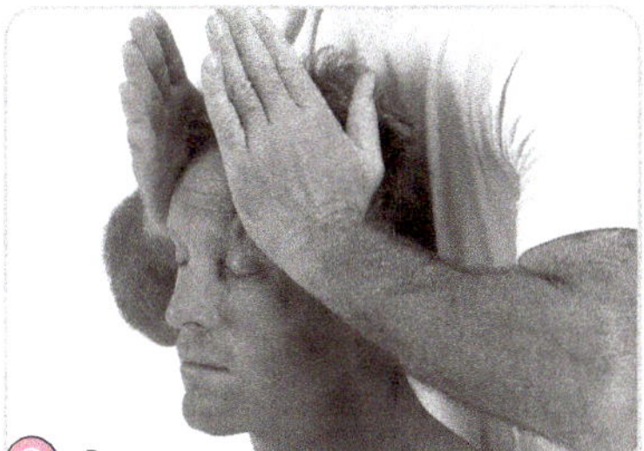
В Висок

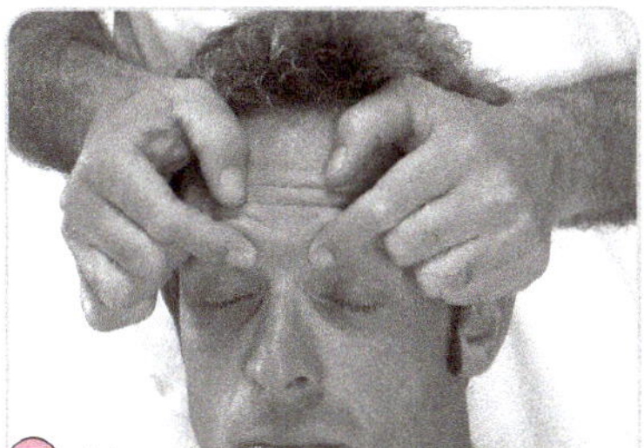
МБ Медиальная точка брови

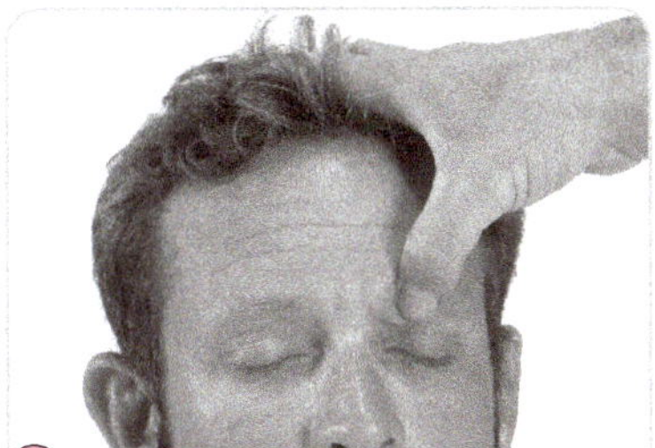
СР Средняя точка брови

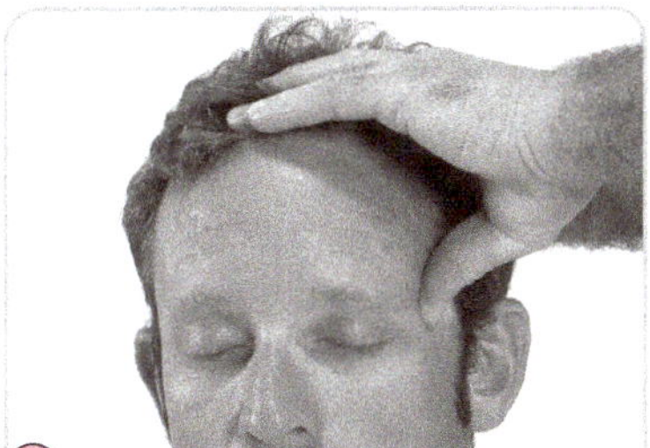
ЛА Латеральная точка брови

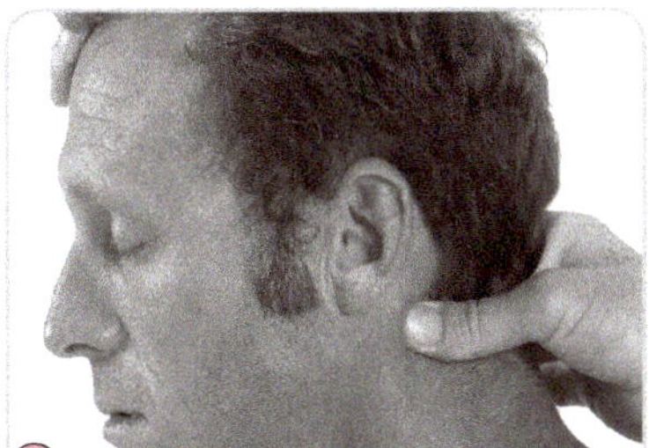
С Сосцевидный отросток

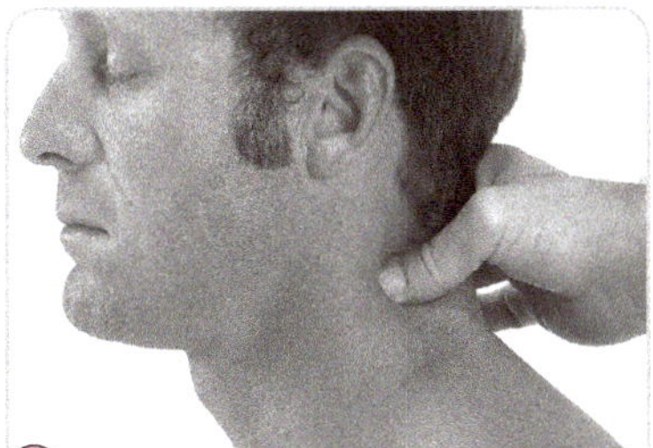
3 3-я спинная линия-3

терапевтические точки **ГРУДИ**

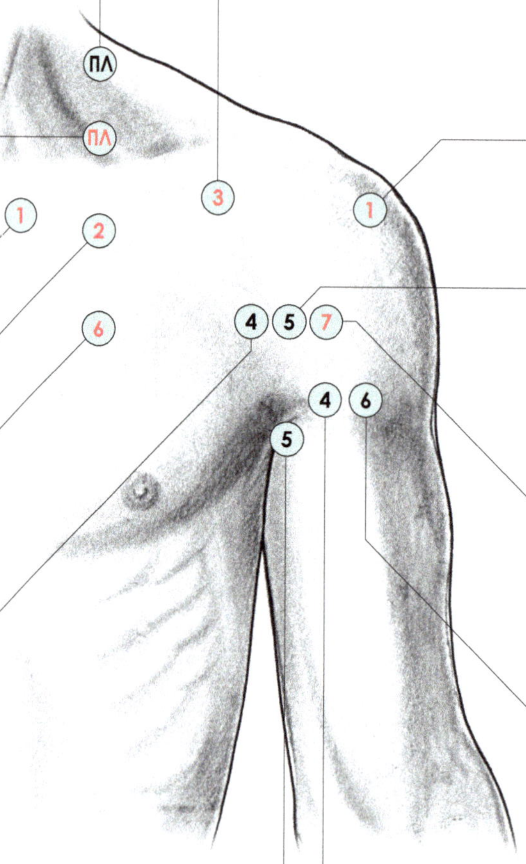

передняя трапециевидная мышца
чувствительная точка, прилегает к латеральному краю шеи • надавливать на заднюю лестничную мышцу спереди трапециевидной мышцы

Грудь-3 (LU-2)
сразу под ключицей • медиальнее клювовидного отростка лопатки, в глубокой впадине точно перед плечом • надавливать вперёд и вверх

передняя лестничная мышца (ST-12 area)
в надключичной ямке • граничит с латеральным краем шеи • надавливайте аккуратно в сторону шеи на лестничную мышцу • боль отдаёт в руку

Грудь-1 (KID-27)
на латеральном краю грудины • в тонком углублении под головкой ключицы и над первым ребром • отдаёт в плечо

Грудь-2 (ST-13)
под ключицей • середина между средней линией и латеральным краем груди • на 3 пальца латеральнее средней линии • соприкасается с латеральным краем шеи

Грудь-6 (ST-15)
на 1 пальца ниже ключицы • во втором межреберье • на 3 пальца латеральнее средней линии • граничит с латеральным краем шеи • точно под точкой 3

Грудь-4
на пограничной линии между плечом и грудью • на половине пути между ключицей и подмышечной впадиной

Указательный палец-5 (LI-15)
в небольшом углублении, образующимся, когда рука поднимается в сторону • под внешним краем акромиона, между средней и передней главами дельтовидной мышцы

Средняя внутр. рука-5
на 1 палец латеральнее линии проходящей от подмышечной впадины вверх к ключице • на одном уровне со центральной точкой между ключицей и подмышечной впадиной • поместите палец на границу груди и руки и надавите с внешней сторону на сухожилие двуглавой мышцы, прижимая к плечевой кости

Большой палец-7 (Jianqian)
половина расстояния между подмышечной впадиной и внешним концом акромиона • на 1 палец латеральнее линии соединяющей подмышечную впадину и ключицу • на шейке плеча • надавите в углубление на внутренней границе передней дельтовидной мышцы

Большой палец-6
над подмышечной впадиной • на 2 пальца латеральнее линии соединяющей подмышечную впадину и ключицу • надавите в углубление на внутренней границе передней дельтовидной мышцы

Грудь-5
во внутренней части подмышечной впадины, когда рука поднята вбок • надавливать на мышцу вверх

Средняя внутр. рука-4
над подмышечной впадиной • на 1 палец латеральнее линии, проходящей от подмышечной впадины вверх к ключице • поместите палец чуть выше подмышечной впадины и надавите снаружи на сухожилие двуглавой мышцы, прижимая к плечевой кости

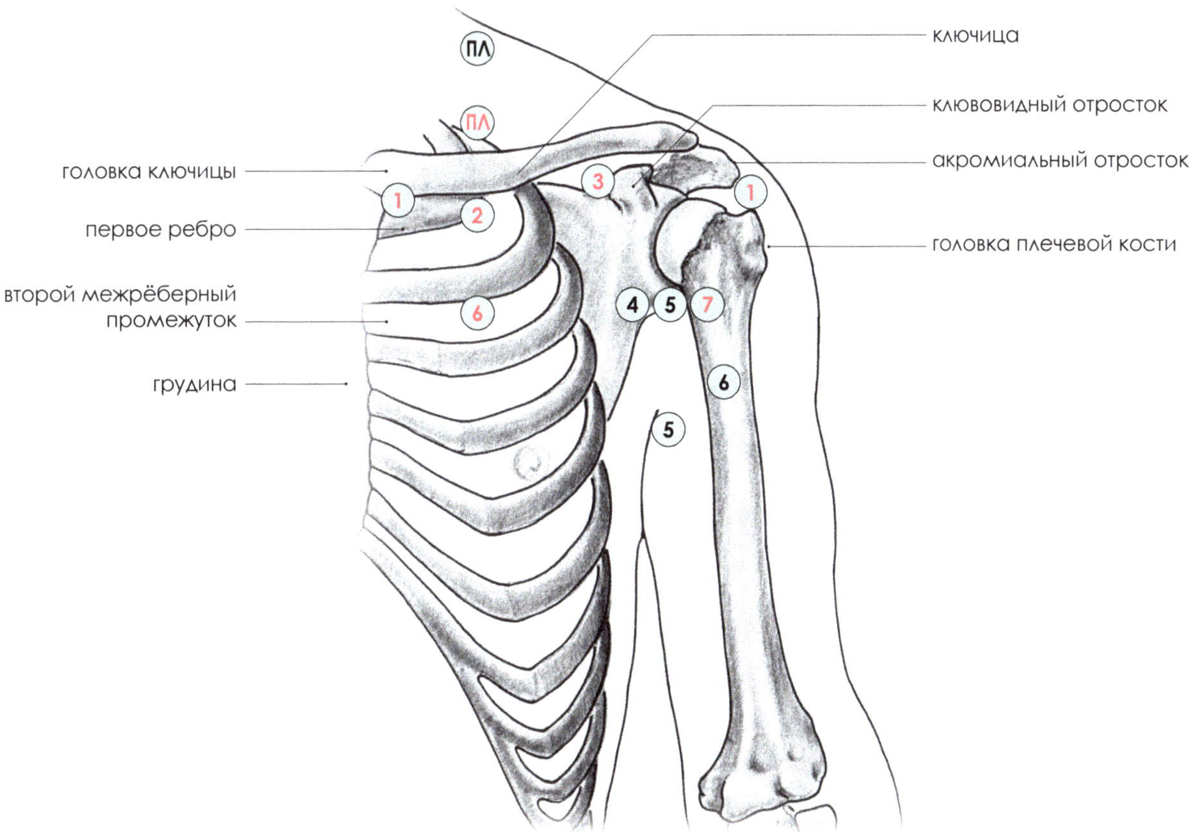
ключица
клювовидный отросток
акромиальный отросток
головка ключицы
первое ребро
головка плечевой кости
второй межрёберный промежуток
грудина
ПЛ
ПЛ
1
2
3
1
4
5
7
6
6
5

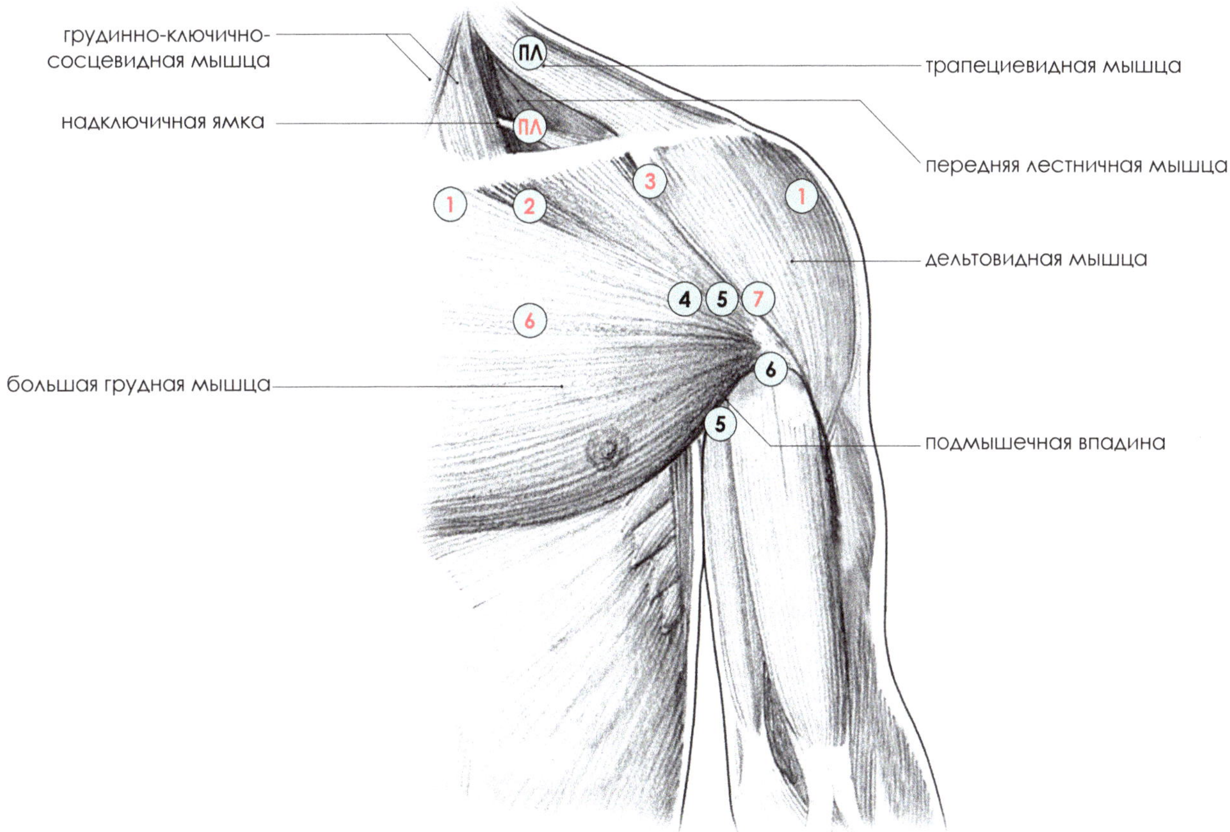
грудинно-ключично-сосцевидная мышца
трапециевидная мышца
надключичная ямка
передняя лестничная мышца
дельтовидная мышца
большая грудная мышца
подмышечная впадина
ПЛ
ПЛ
1
2
3
1
4
5
7
6
6
5

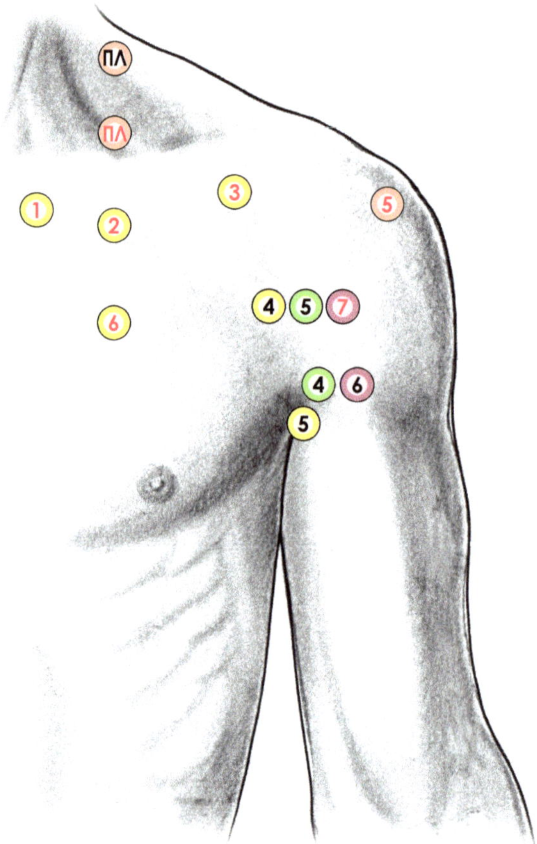
ПЛ
ПЛ
1
2
3
5
6
4
5
7
4
6
5

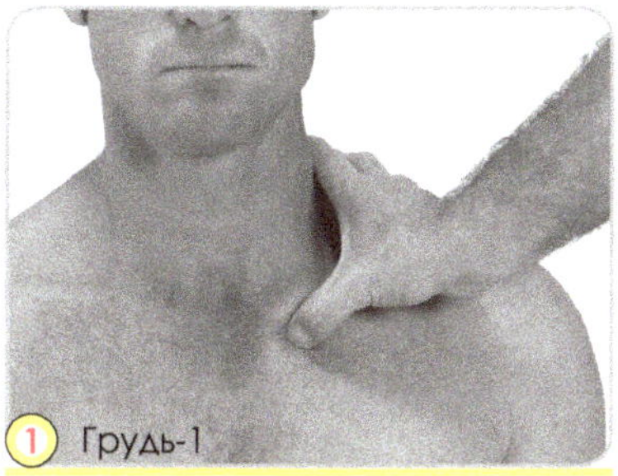

1 Грудь-1

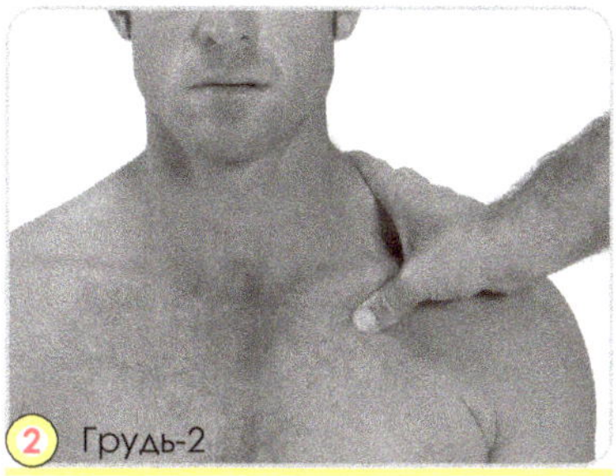

2 Грудь-2

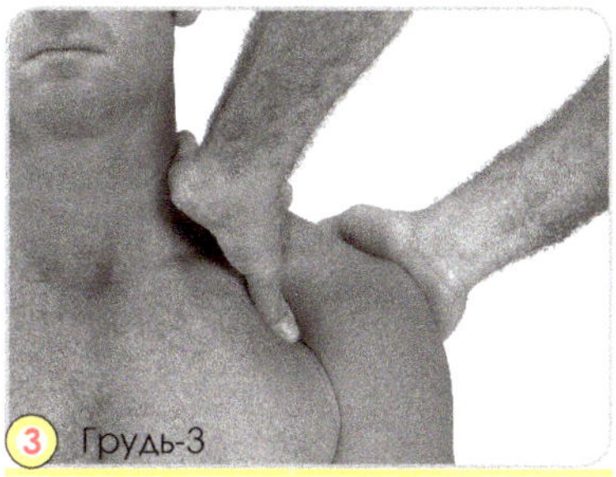

3 Грудь-3

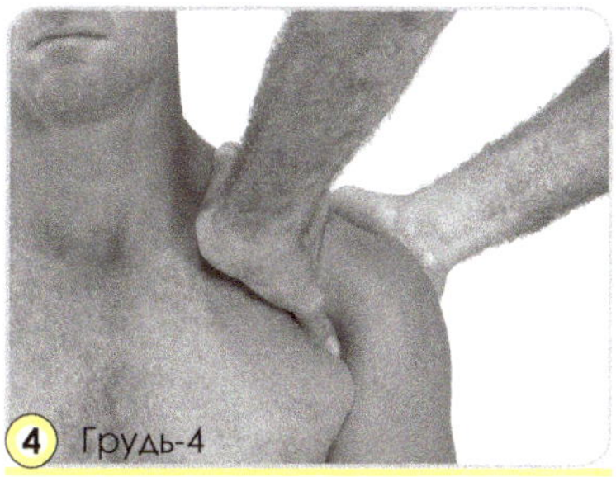

4 Грудь-4

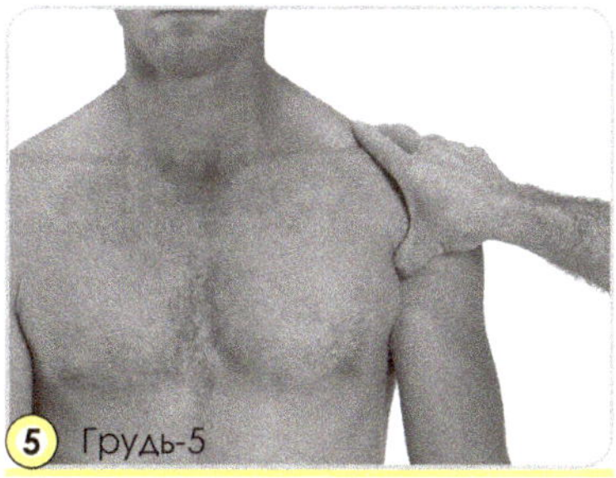

5 Грудь-5

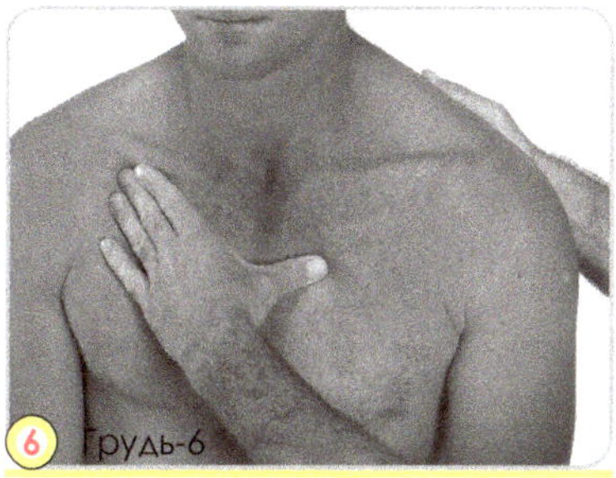

6 Грудь-6

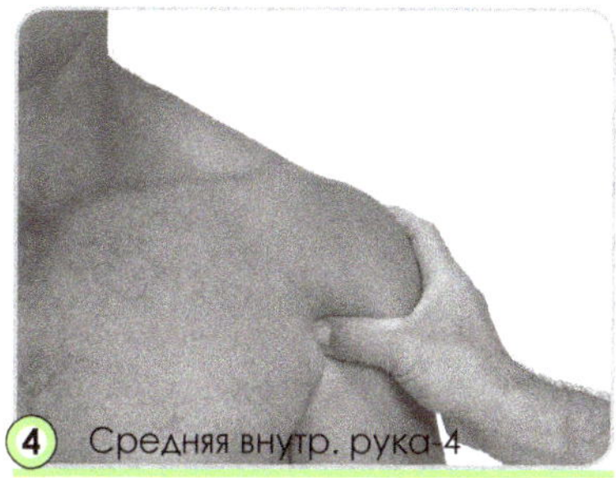

4 Средняя внутр. рука-4

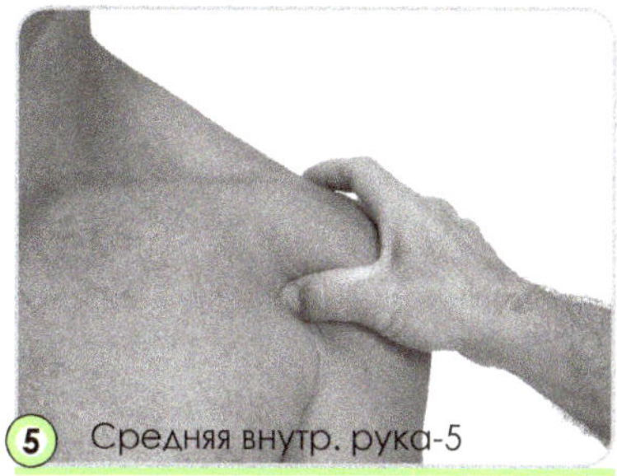

5 Средняя внутр. рука-5

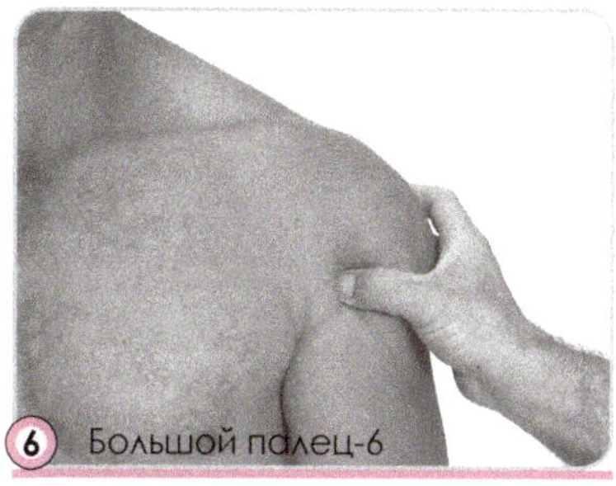

6 Большой палец-6

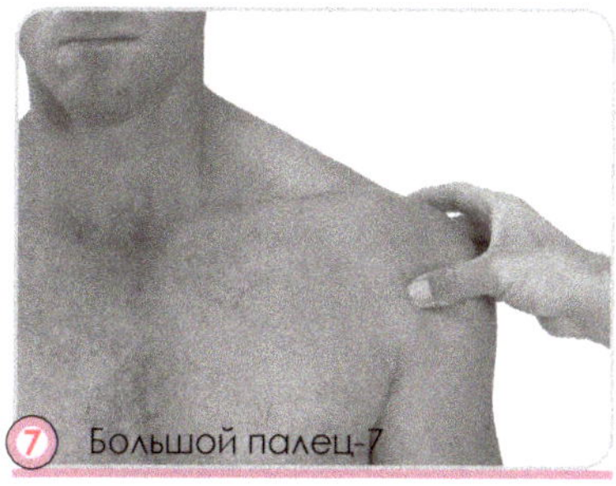

7 Большой палец-7

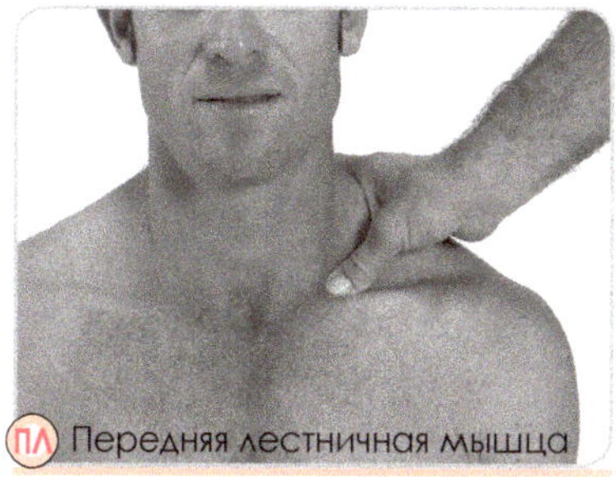

ПЛ Передняя лестничная мышца

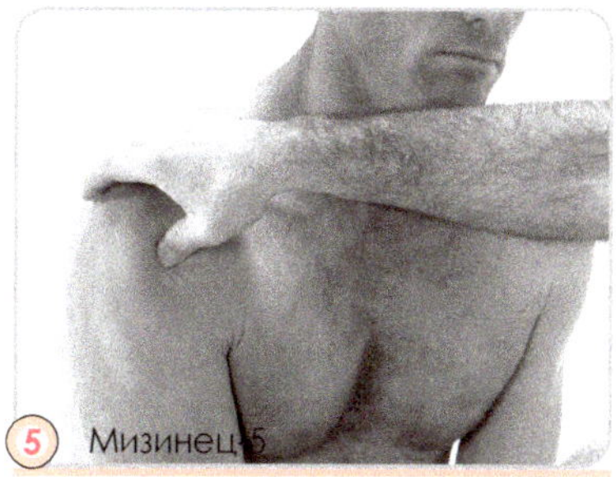

5 Мизинец-5

Средняя линий живота

Эта линия пролегает от мечевидного отростка – конец грудной кости – по прямой линии.

1-ая линия живота

Эта линия начинается латеральнее мечевидного отростка на нижнем конце грудины. Она пролегает по прямой линии вниз вдоль прямой мышцы живота, на 2 пальца латеральнее средней линии и заканчивается на лобковой кости.

2-ая линия живота

Эта линия начинается под 6-ым ребром, пролегает по прямой вниз вдоль прямой мышцы живота, на 3 пальца латеральнее средней линии, и заканчивается на лобковой кости.

3-ая линия живота

Эта линия начинается под 7-ым ребром и пролегает по прямой вниз вдоль латерального края прямой мышцы живота, на 4-5 пальцев на летральнее средней линии, и заканчивается на лобковой кости.

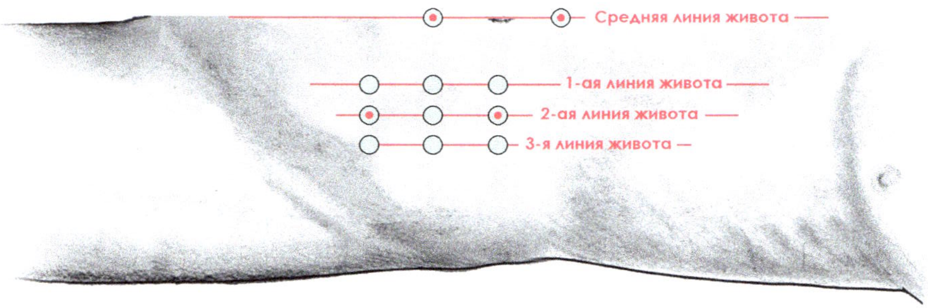

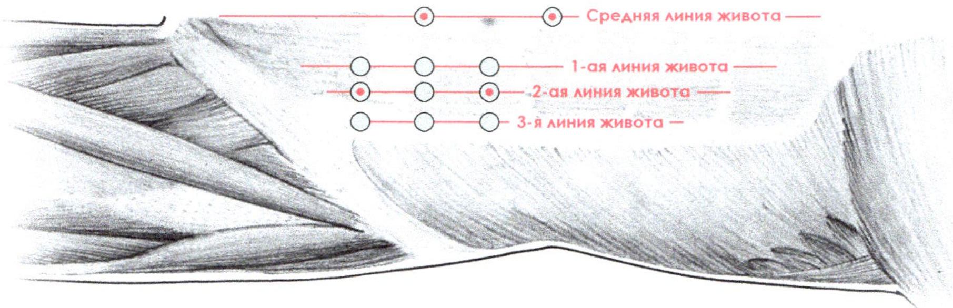

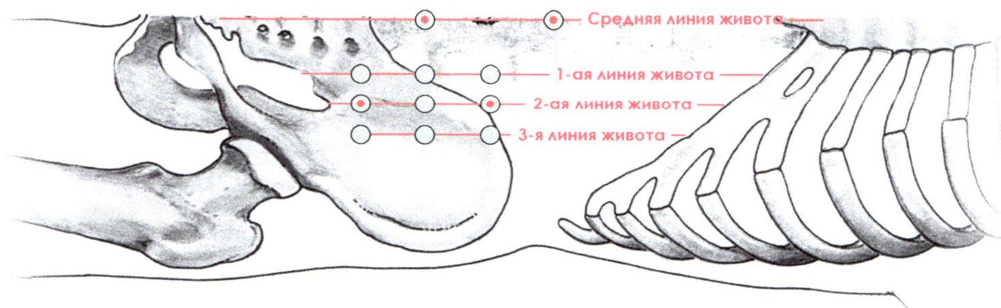

ЛИНИИ ЖИВОТА

терапевтические точки **ЖИВОТА**

1-ая линия живота-1
на уровне с пупком • на 2 пальца латеральнее средней линии

2-ая линия живота-1 (ST-25)
на уровне с пупком • на 3 пальца латеральнее средней линии

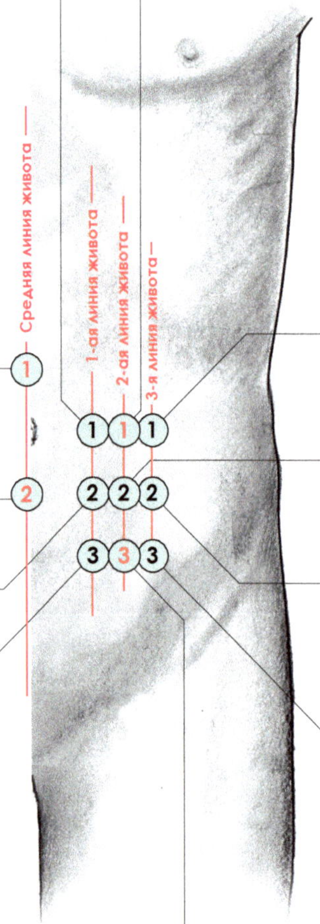

Средняя линия живота-1 (CV-9)
на 1 палец выше пупка

3-я линия живота-1
на одном уровне с пупком • на латеральной границе прямой мышцы живота • на 4-5 пальцев латеральнее средней линии

2-ая линия живота-2
на 1 палец ниже пупка • на 3 пальца латеральнее средней линии • на 1 палец ниже точки 1

Средняя линия живота-2 (CV-7)
на 1 палец ниже пупка

1-ая линия живота-2
на 1 палец ниже пупка • на 2 пальца латеральнее средней линии • на 1 палец ниже точки «1-ая линия живота-1»

3-я линия живота-2
на 1 палец ниже пупка • на латеральной границе прямой мышцы живота • на 4-5 пальцев латеральнее средней линии • на 1 палец ниже точки 1

3-я линия живота-3
на 3 пальца ниже пупка • на латеральной границе прямой мышцы живота • на 4-5 пальцев латеральнее средней линии • на 1 палец ниже точки 2

1-ая линия живота-3
на 3 пальца ниже пупка • на 2 пальца латеральнее средней линии • на 1 палец ниже точки 2

2-ая линия живота-3 (ST-28)
на 3 пальца ниже пупка • на 3 пальца латеральнее средней линии • на 1 палец ниже точки 2

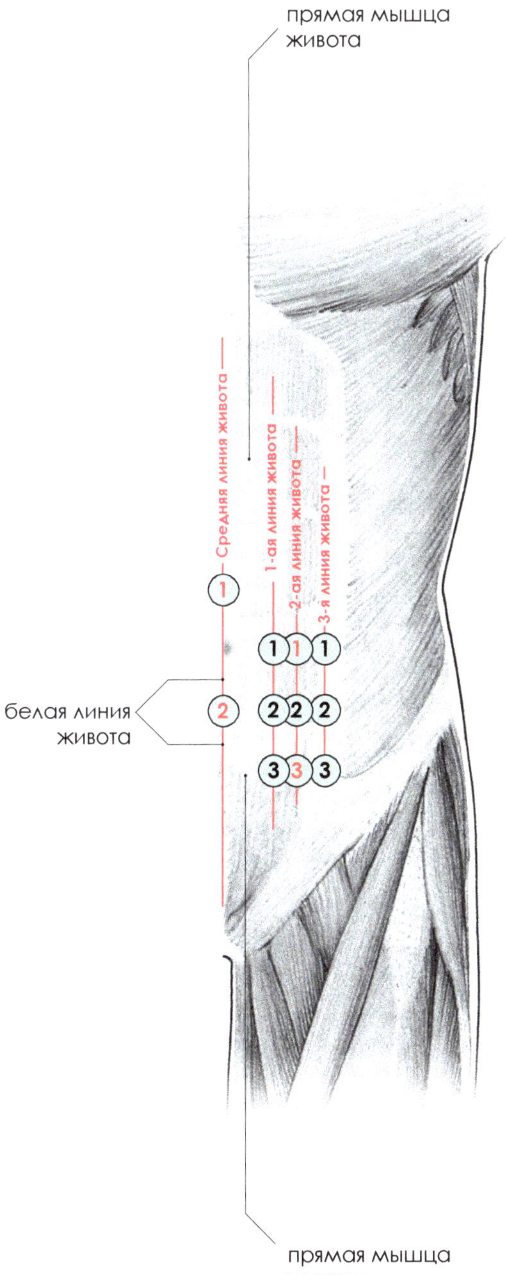
прямая мышца живота
Средняя линия живота
1-ая линия живота
2-ая линия живота
3-я линия живота
1
1 1 1
белая линия живота
2
2 2 2
3 3 3
прямая мышца живота

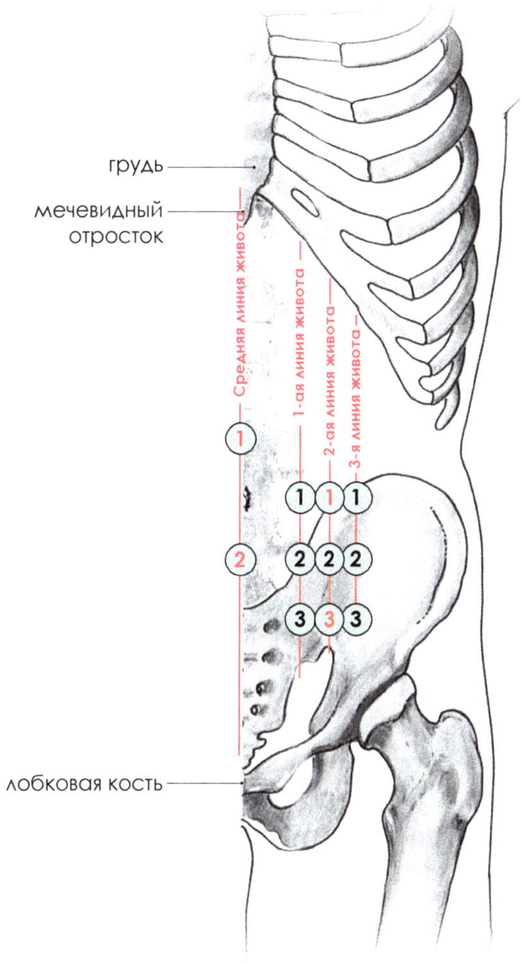
грудь
мечевидный отросток
Средняя линия живота
1-ая линия живота
2-ая линия живота
3-я линия живота
1
1 1 1
2
2 2 2
3 3 3
лобковая кость

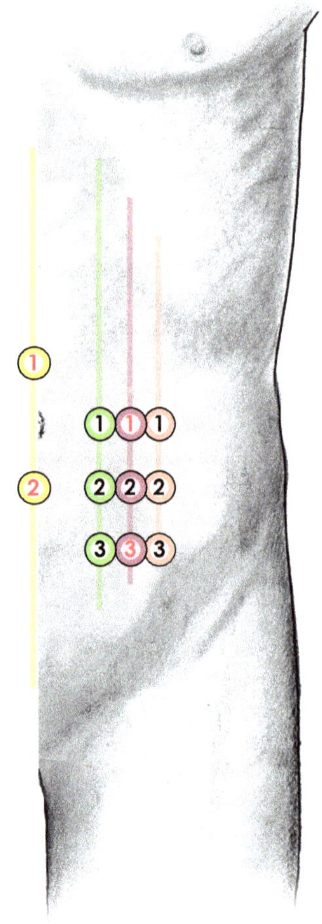
1
1 1 1
2
2 2 2
3 3 3

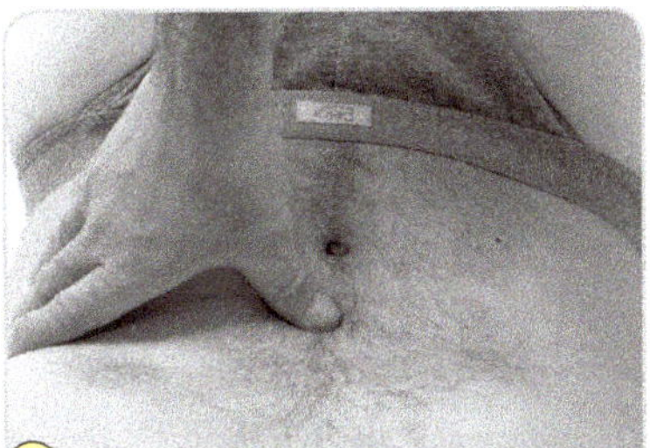
1 Средняя линия-1

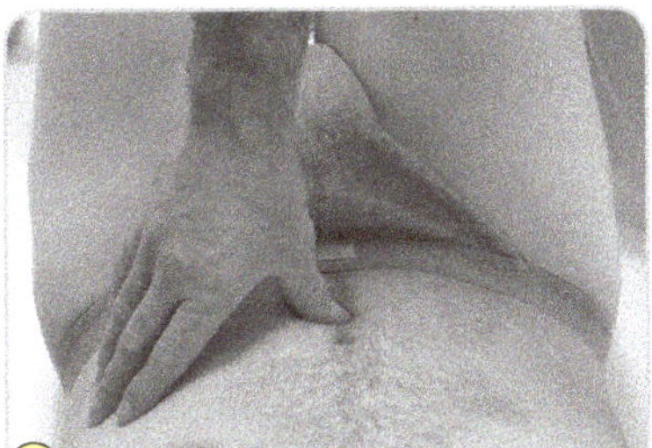
2 Средняя линия-2

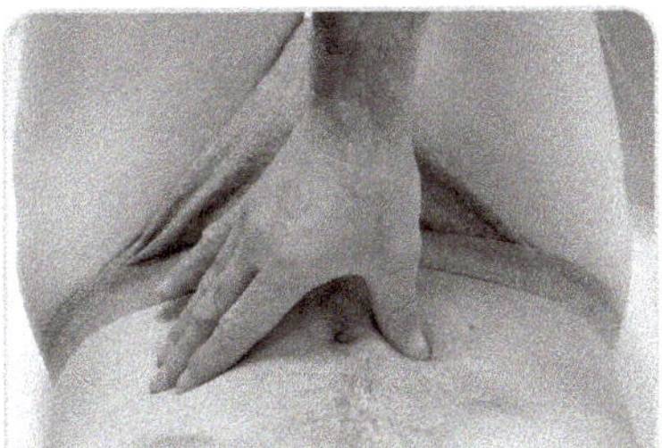
1 1-ая линия-1

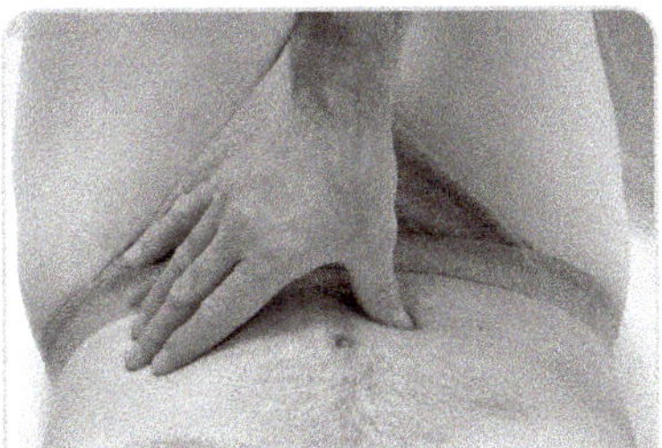
2 1-ая линия-2

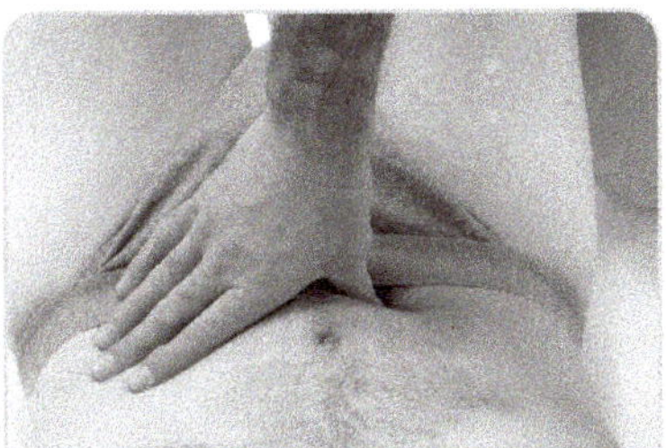
3 1-ая линия-3

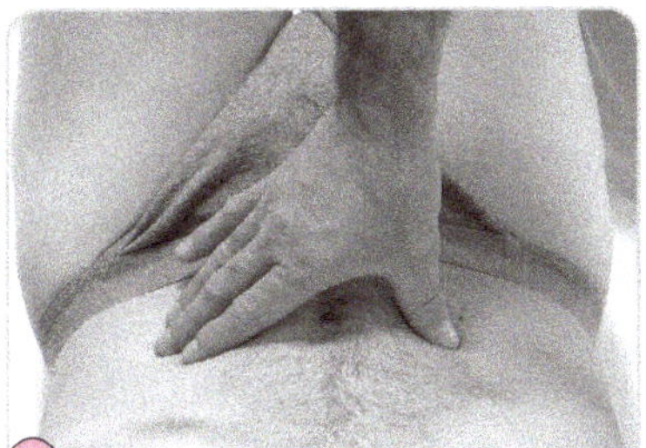
1 2-ая линия-1

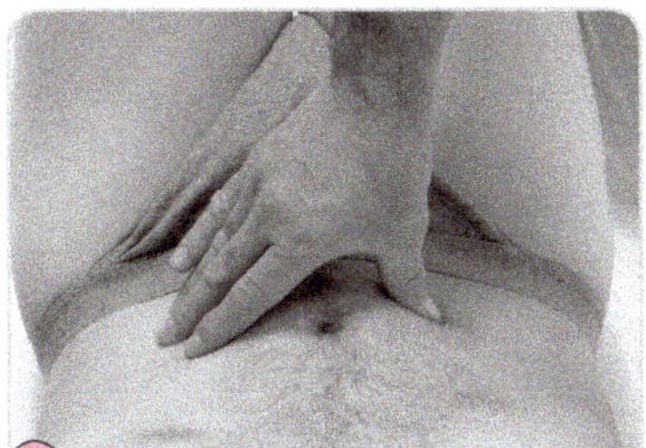
2 2-ая линия-2

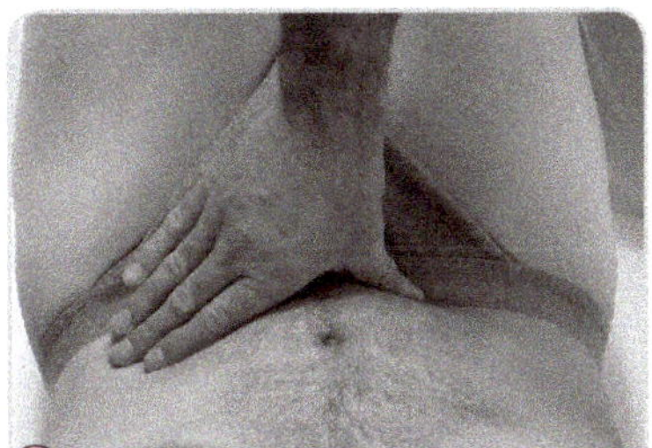
3 2-ая линия-3

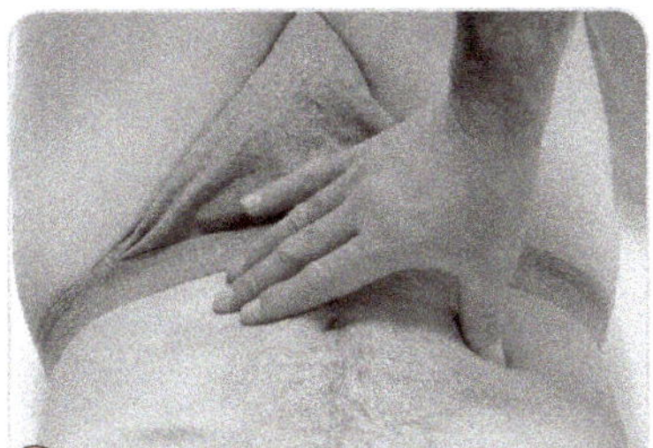
1 3-я линия-1

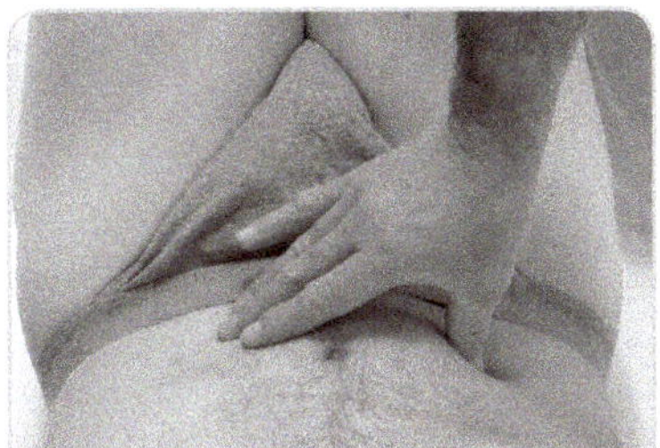
2 3-я линия-2

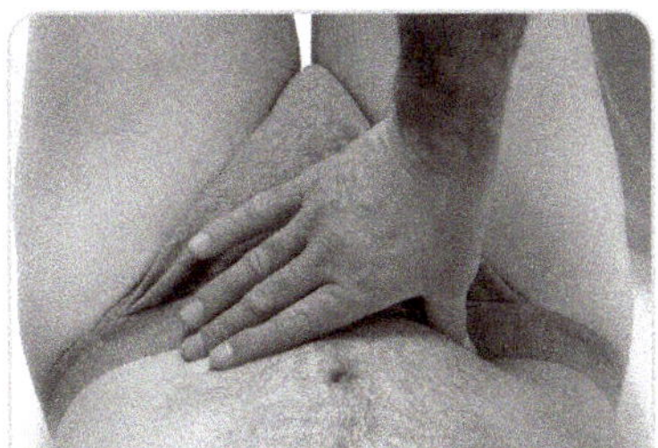
3 3-я линия-3

нога 3-я внутренняя линия – положение на спине

Эта линия пролегает через 2 отметки:

1. Над коленом, за тонкой мышцей
2. Под пахом, за тонкой мышцей

- Эта линия начинается над коленом.
- Дальше её путь лежит в углублении задней тонкой мышцы и за бедренной костью, заканчиваясь в паху

нога 2-ая внутренняя линия – положение на спине

Эта линия пролегает через 4 отметки:

1. Внутренняя сторона ахиллова сухожилия, на одном уровне с внутренней лодыжкой
2. Под медиальным мыщелком большеберцовой кости, на 2 пальца позади внутреннего края большеберцовой кости между камбаловидной мышцей и медиальной головкой икроножной мышцы
3. Над медиальным надмыщелком бедренной кости, между медиальной широкой мышцей бедра и приводящими мышцами бедра
4. Складка паха на бедренной артерии, между подвздошно-поясничной и гребенчатой мышцами

- Эта линия начинается на медиальной стороне ахиллова сухожилия.
- Она движется вверх между камбаловидной мышцей и медиальным брюшком икроножной мышцы, на 2 пальца позади медиальной границы большеберцовой кости.
- Она доходит до колена под медиальным надмыщелком большеберцовой кости.
- Она снова начинается над медиальным надмыщелком бедренной кости между медиальной широкой мышцей бедра и приводящими мышцами бедра.
- Далее она пролегает вверх в углублении за портняжной мышцей, продолжаясь на длинной приводящей мышце достигая складки паха на бедренной артерии между подвздошно-поясничной и гребенчатой мышцами.

нога 1-ая внутренняя линия – положение на спине

Эта линия пролегает через 4 отметки:

1. Задний край медиальной лодыжки
2. Под головкой большеберцовой кости
3. Над передним медиальным краем коленной чашечки
4. В паху, на одном уровне с медиальной границей верхней передней подвздошной ости

- Эта линия начинается в углублении между медиальной лодыжкой и ахилловым сухожилием.
- Затем она пролегает в углублении, прилегающем к медиальной границе большеберцовой кости на первом длинном сгибателе пальцев, и затем, на камбаловидной мышце, достигая головки большеберцовой кости под коленом,
- Она снова начинается над передним медиальным краем коленной чашечки и движется вверх по медиальной косой широкая мышце бедра и вдоль медиальной границы прямой мышцы бедра,
- Она пролегает на бедре вдоль углубления на линии, нарисованной между медиальным краем коленной чашечки и медиальным краем верхней передней подвздошной ости, оканчиваясь под пахом.

нога 1-ая внешняя линия – положение на спине

Эта линия пролегает через 4 отметки:

1. Углубление между двумя сухожилиями (длинного разгибателя большого пальца стопы и длинного разгибателя пальцев) на передней стороне голеностопного сустава
2. Под коленом, под головкой большеберцовой кости
3. Над коленной чашечкой на одном уровне с центральной линией коленной чашечки
4. Под верхней передней подвздошной остью

- Линия начинается на передней стороне голеностопного сустава в углублении между сухожилиями длинного разгибателя большого пальца стопы и длинного разгибателя пальцев, на одном уровне с внешней лодыжкой.
- Далее она движется вверх, вдоль латеральной границы большеберцовой кости по передней большеберцовой мышце, достигая колена под головкой большеберцовой кости.
- Продолжается она сверху от верхней границы коленной чашечки, на одном уровне с центральной линией коленной чашечки, двигаясь вверх вдоль средней линии передней стороны бедра по брюшку прямой мышцы бедра, оканчиваясь под верхней передней подвздошной остью.

нога 2-ая внешняя линия – положение на спине

Эта линия пролегает через 4 отметки:

1. Над голеностопным суставом, на внешней границе малоберцовой кости
2. Под коленом, с внешней стороны головки малоберцовой кости
3. Верхний латеральный угол коленной чашечки
4. Внешняя граница большого вертела бедренной кости

- Линия начинается над лодыжкой, на внешней стороне малоберцовой кости.
- Затем пролегает вверх в углублении на внешней границе малоберцовой кости между передней большеберцовой мышцей и мышцей длинным разгибателем пальцев, достигая под коленной чашечкой головки малоберцовой кости.
- Снова она начинается на верхнем латеральном углу коленной чашечки.
- Она пролегает вверх в небольшом углублении между прямой мышцей бедра и латеральной широкой мышцей бедра по линии соединяющей латеральную границу коленной чашечки и внешнюю границу большого вертела бедренной кости.
- Она заканчивается на середине между большим вертелом бедренной кости и верхней передней подвздошной остью, между прямой мышцей бедра и напрягателем широкой фасции бедра на латеральном конце ямки, образованной, когда тазобедренный сустав согнут.

нога 3-я внешняя линия – положение на спине

Эта линия пролегает через 4 отметки:

1. Внешняя лодыжка
2. Головка малоберцовой кости
3. Над коленом, на подвздошно-большеберцовом тракте
4. Большой вертел бедренной кости

- Линия начинается за внешней лодыжкой.
- Она следует вверх по сухожилию длинной малоберцовой мышцы.
- Она продолжается на задней стороне длинной малоберцовой мышцы.
- Достигает колена под головкой малоберцовой кости.
- Начинается снова над коленом.
- Следует вверх по подвздошно-большеберцовому тракту до большого вертела бедренной кости.

ЛИНИИ **ПЕРЕДНЕЙ СТОРОНЫ НОГИ**

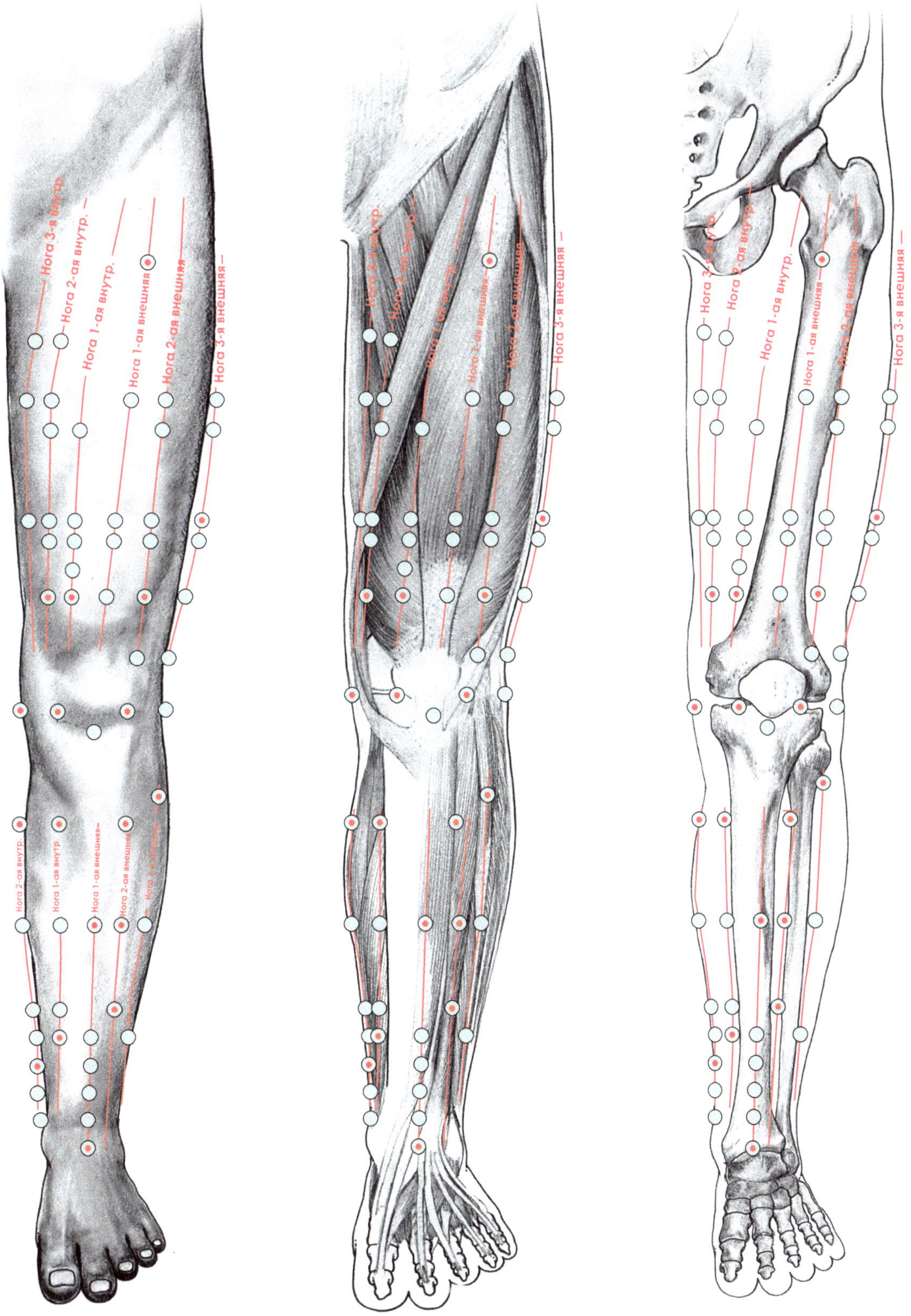

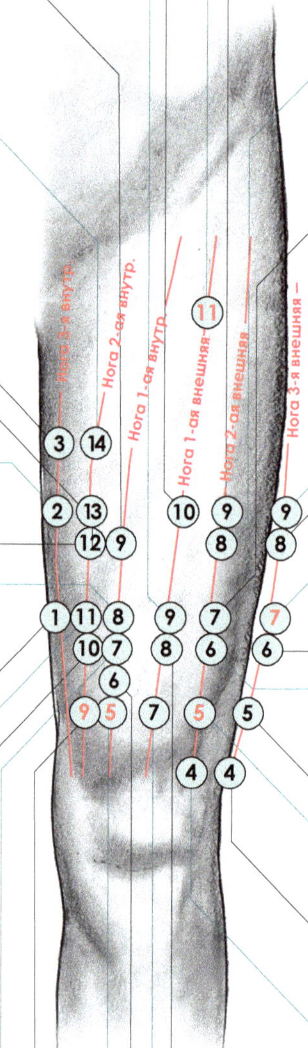

Нога 1-ая внешняя линия-10
на 10 пальцев выше центра верхней границы коленной чашечки • на середине между центром верхней границы коленной чашечки и верхней передней подвздошной остью • на прямой мышце бедра

Нога 1-ая внешняя линия-9
на 5 пальцев выше центра верхней границы коленной чашечки • на прямой мышце бедра

Нога 1-ая внутр. линия-9
на 9 пальцев выше верхнего внутреннего угла коленной чашечки • по середине между верхней границей коленной чашечки и пахом • на линии между медиальной границей коленной чашечки и медиальным краем верхней передней подвздошной ости, медиальнее прямой мышцы бедра

Нога 2-ая внутр. линия-14
на 12 пальцев выше медиального надмыщелка бедра • в углублении на длинной приводящей мышце • на линии между медиальным надмыщелком бедра и точкой на складке паха, где пульс бедренной артерии легко прощупывается, между подвздошно-поясничной и гребенчатой мышцами

нога 3-ая внутр. линия-3
на 12 пальцев выше медиального надмыщелка бедра • в углублении позади длинной приводящей мышцы

Нога 2-ая внутр. линия-13
на 10 пальцев выше медиального надмыщелка бедра • в углублении на длинной приводящей мышце • на линии между медиальным надмыщелком бедра и точкой на складке паха, где пульс бедренной артерии легко прощупывается, между подвздошно-поясничной и гребенчатой мышцами

Нога 3-ая внутр. линия-2
на 10 пальцев выше медиального надмыщелка бедра • в углублении позади тонкой мышцы

Нога 2-ая внутр. линия-12
на 9 пальцев выше медиального надмыщелка бедра на длинной приводящей мышце • надавливать вглубь и вверх на мышцы

Нога 1-ая внутр. линия-8
на 5 пальцев выше верхнего внутреннего угла коленной чашечки • 1/4 расстояния от верхней границы коленной чашечки до паха • на линии между медиальной границей коленной чашечки и медиальной границей верхней передней подвздошной ости, в углублении между косой медиальной широкой мышцей и прямой мышцей бедра

Нога 3-ая внутр. линия-1
на 5 пальцев выше медиального надмыщелка бедра • в углублении позади тонкой мышцы

Нога 2-ая внутр. линия-11
на 5 пальцев выше медиального надмыщелка бедра, в углублении между медиальной широкой мышцей бедра и приводящими мышцами бедра • надавливать вглубь и вверх, толкая медиальную широкую мышцу

Нога 2-ая внутр. линия-10
на 4 пальца выше медиального надмыщелка бедра, в углублении на 1/4 между коленной чашечкой и пахом • надавливать вглубь и вверх, толкая медиальную широкую мышцу • в углублении между медиальной широкой мышцей бедра и приводящими мышцами бедра • надавливать вглубь и вверх, толкая медиальную широкую мышцу вверх

Нога 1-ая внутр. линия-7
на 4 пальца выше верхнего внутреннего угла коленной чашечки • 1/4 расстояния от верхней границы коленной чашечки до паха • на линии между медиальной границей коленной чашечки и медиальной границей верхней передней подвздошной ости, в углублении между косой медиальной широкой мышцей и прямой мышцей бедра

Нога 2-ая внутр. линия-9 (LIV-9)
на 2 пальца выше медиального надмыщелка бедренной кости • в углублении между медиальной широкой мышцей бедра приводящими мышцами бедра

Нога 1-ая внутр. линия-5 (SP-10)
на 2 пальца выше верхнего внутреннего угла коленной чашечки • на линии между медиальной границей коленной чашечки и медиальной границей верхней передней подвздошной ости • на косой медиальной широкой мышце бедра

Нога 1-ая внешняя линия-11 (ST-31)
на 5 пальцев выше верхней передней подвздошной ости • на линии между центром верхней грани коленной чашечки и верхней передней подвздошной остью • на прямой мышце бедра

Нога 2-ая внешняя линия-9
на 10 пальцев выше коленной чашечки • на середине между верхним внешним углом коленной чашечки и выступом большого вертела бедренной кости • между прямой мышцей бедра и латеральной широкой мышцей бедра

Нога 2-ая внешняя линия-8
на 9 пальцев выше коленной чашечки (при выпрямленной ноге) • на середине между коленной чашечкой и выступом большого вертела бедренной кости • между латеральной широкой мышцей бедра и прямой мышцей бедра

Нога 2-ая внешняя линия-7
на 5 пальцев выше коленной чашечки • четверть расстояния между коленом и большим вертелом бедренной кости • в небольшом углублении между прямой мышцей бедра и латеральной широкой мышцей

Нога 3-я внешняя линия-9
на 10 пальцев выше колена на подвздошно-большеберцовом тракте (когда нога согнута) • по середине между коленом и большим вертелом бедренной кости

Нога 3-я внешняя линия-8
на 9 пальцев выше колена на подвздошно-большеберцовом тракте (когда нога выпрямлена) • по середине между коленом и выступающей частью большого вертела бедренной кости

Нога 3-я внешняя линия-7 (GB-31)
на 5 пальцев выше колена на подвздошно-большеберцовом тракте (когда нога согнута) • четверть расстояния от колена до большого вертела бедренной кости

Нога 3-я внешняя линия-6
на 4 пальца выше латерального края колена на подвздошно-большеберцовом тракте (когда нога выпрямлена) • четверть расстояния от колена до большого вертела бедренной кости

Нога 2-ая внешняя линия-6
на 4 пальца выше коленной чашечки • в небольшом углублении между прямой мышцей бедра и латеральной широкой мышцей бедра • или, альтернативно – чуть спереди от подвздошно-большеберцового тракта

Нога 3-я внешняя линия-5
на 2 пальца выше латерального края коленного сустава на подвздошно-большеберцовом тракте

Нога 2-ая внешняя линия-5 (ST-34)
на 2 пальца выше коленной чашечки • в небольшом углублении между прямой мышцей бедра и латеральной широкой мышцей бедра • или, альтернативно – чуть спереди от подвздошно-большеберцового тракта

Нога 3-я внешняя линия-4
сразу над латеральным краем коленного сустава на подвздошно-большеберцовом тракте

Нога 2-ая внешняя линия-4
над верхним латеральным углом коленной чашечки • на сухожилии латеральной широкой мышце бедра

Нога 1-ая внешняя линия-8
на 4 пальца выше центра верхней границы коленной чашечки • на прямой мышце бедра

Нога 1-ая внешняя линия-7
на 2 пальца выше центра верхней границы коленной чашечки • на прямой мышце бедра

Нога 1-ая внутр. линия-6
на 4 пальца выше верхнего внутреннего угла коленной чашечки • 1/4 расстояния от верхней границы коленной чашечки до паха • на линии между медиальной границей коленной чашечки и медиальной границей верхней передней подвздошной ости, в углублении между косой медиальной широкой мышцей и прямой мышцей бедра

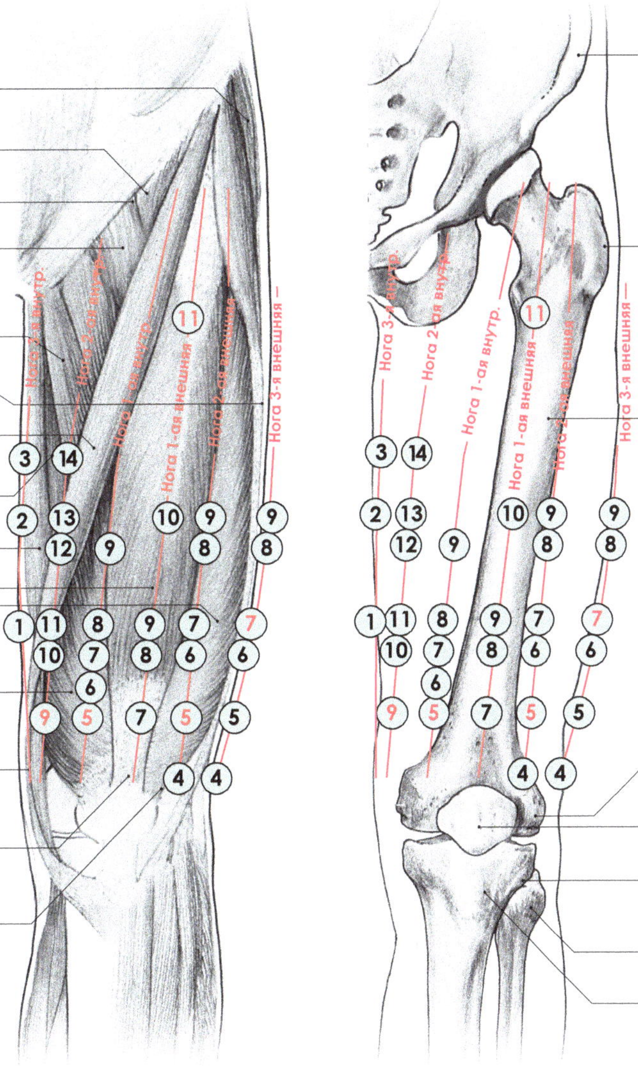
напрягателя широкой фасции бедра
подвздошно-поясничная мышца
бедренная артерия
гребенчатая мышца
приводящие мышцы бедра
подвздошно-большеберцовый тракт
портняжная мышца
приводящие мышцы бедра
тонкая мышца бедра
прямая мышца бедра
латеральная широкая мышца бедра
косая медиальная широкая мышца бедра
сухожилие полусухожильной мышцы
сухожилие прямой мышцы бедра
сухожилие латеральной широкой мышцы бедра
Нога 3-я внутр.
Нога 2-ая внутр.
Нога 1-ая внутр.
Нога 1-ая внешняя
Нога 2-ая внешняя
Нога 3-я внешняя
верхняя передняя подвздошная ость
большой вертел бедренной кости
бедренная кость
медиальный надмыщелок бедренной кости
коленная чашечка
медиальный мыщелок большеберцовой кости
головка малоберцовой кости
головка большеберцовой кости

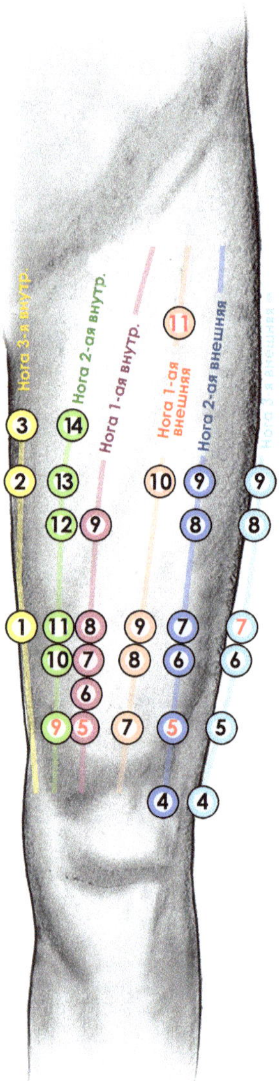

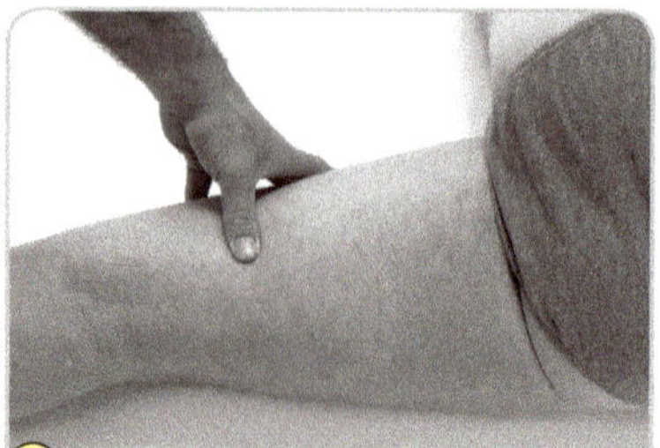
1 Нога 3-я внутр. линия-1

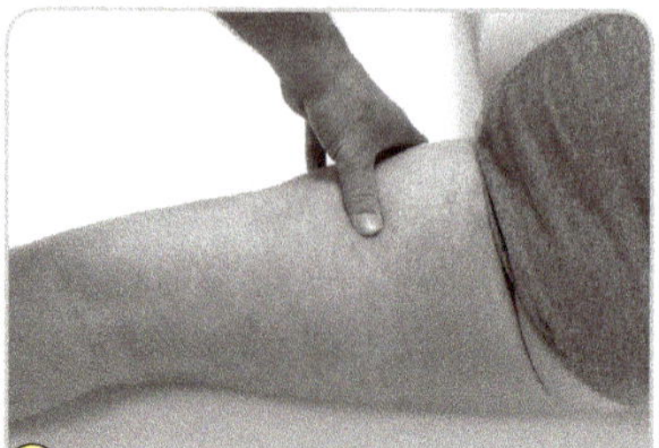
2 Нога 3-я внутр. линия-2

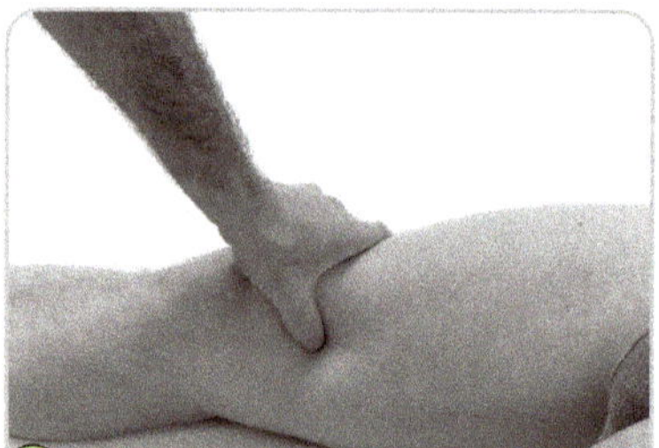
9 2-ая внутр-9

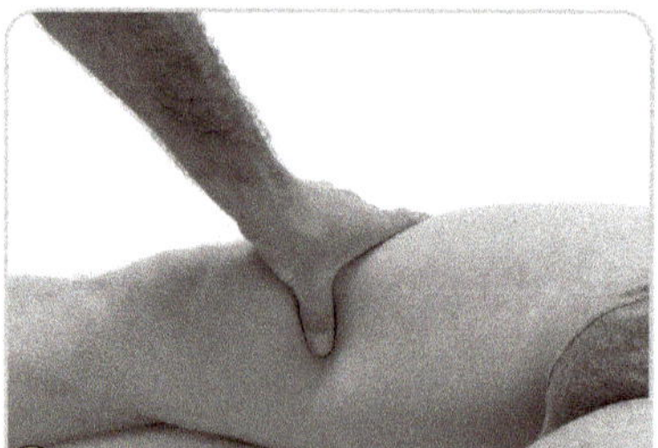
10 2-ая внутр-10

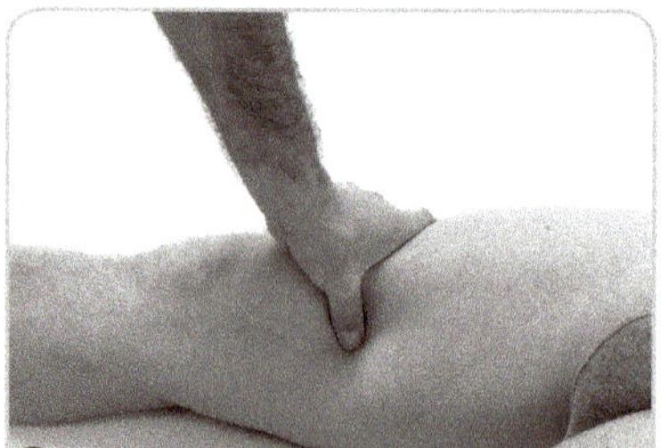
11 2-ая внутр-11

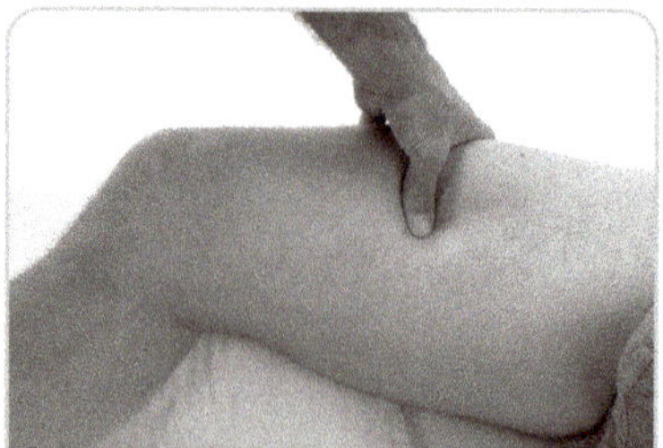
12 2-ая внутр-12

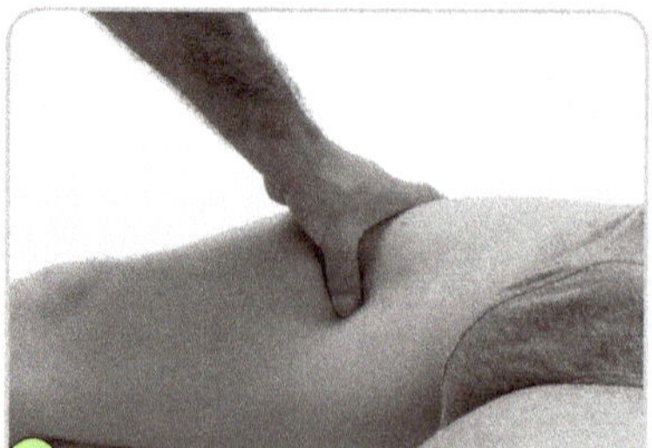
13 2-ая внутр-13

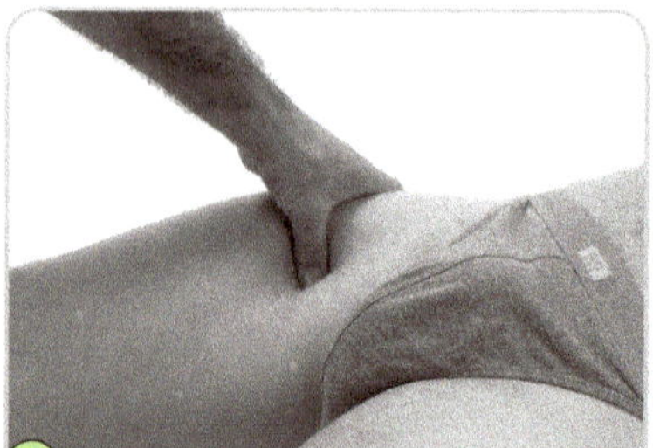
14 2-ая внутр-14

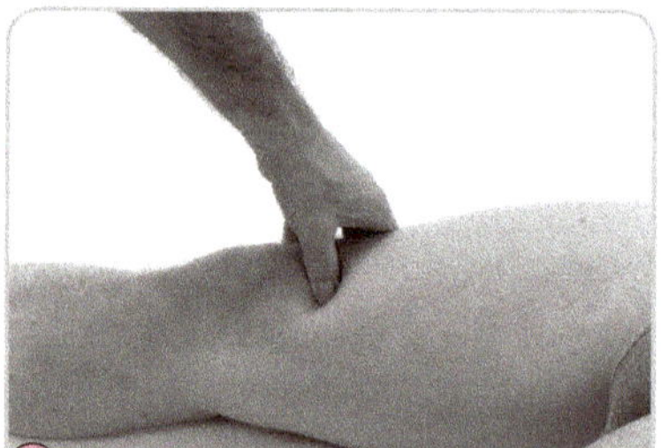
5 1-ая внутр-5

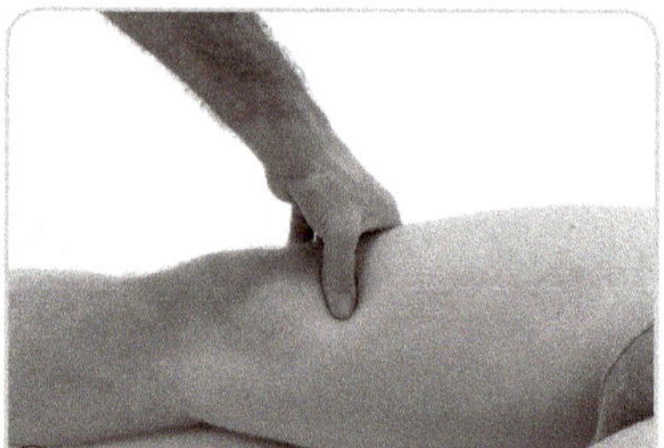
6 1-ая внутр-6

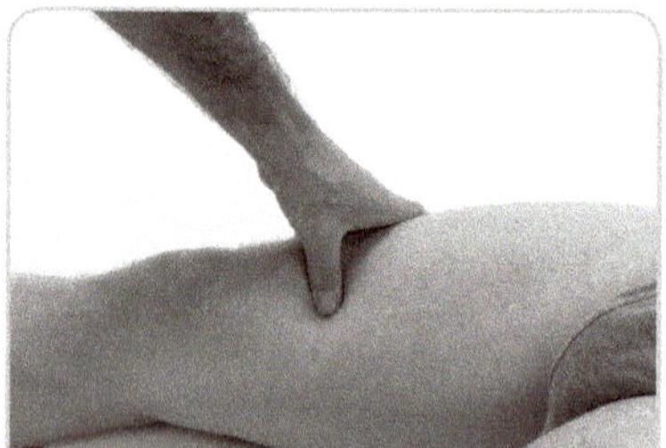
7 1-ая внутр-7

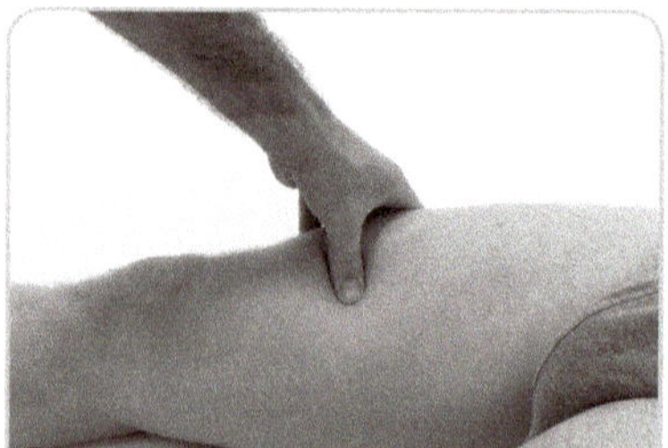
8 1-ая внутр-8

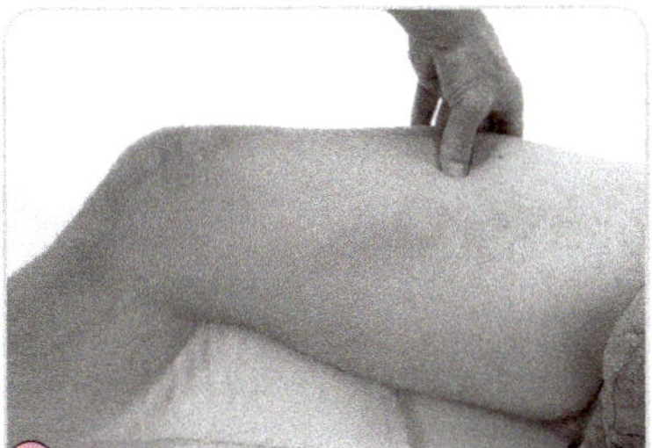
9 1-ая внутр-9

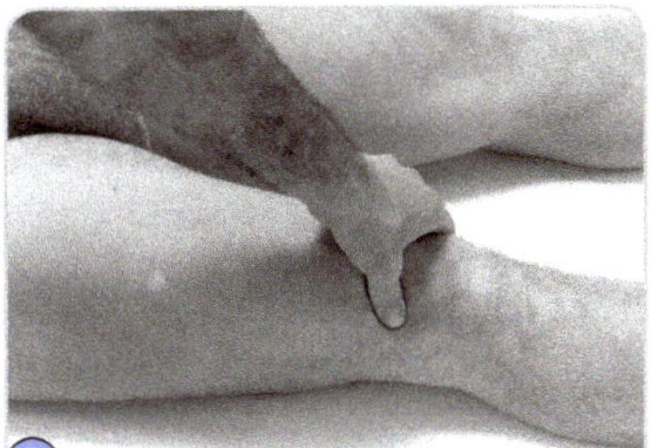
4 2-ая внешняя-4

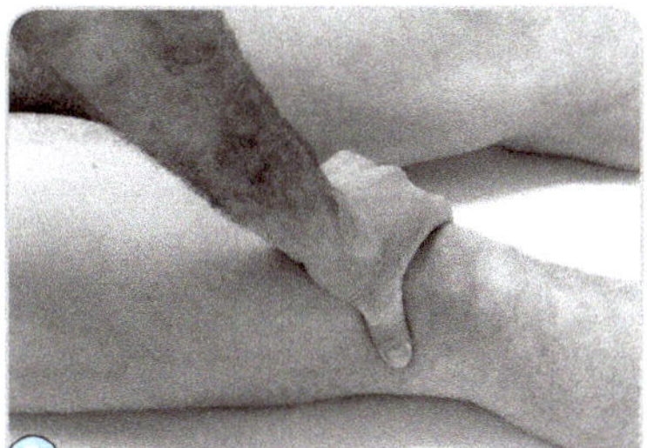
4 3-я внешняя-4

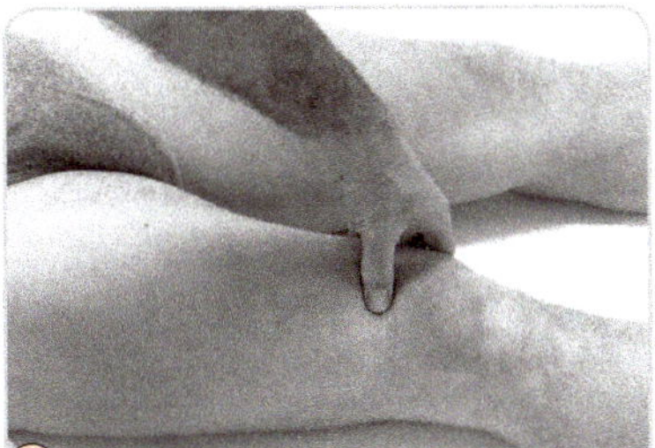
7 1-ая внешняя-7

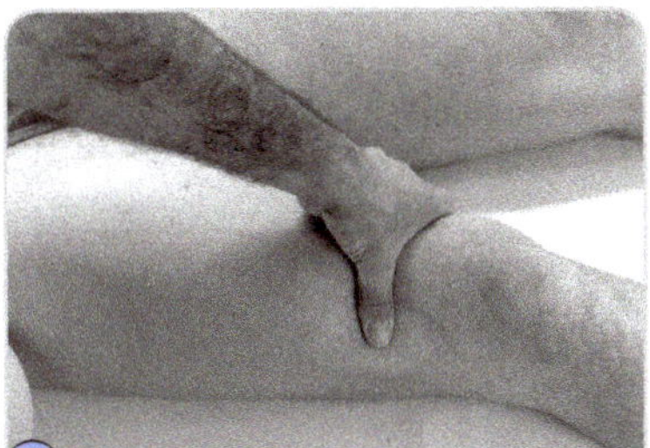
5 2-ая внешняя-5

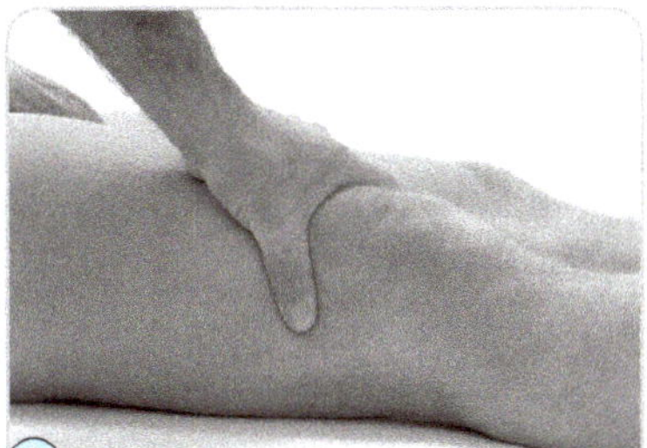
5 3-я внешняя-5

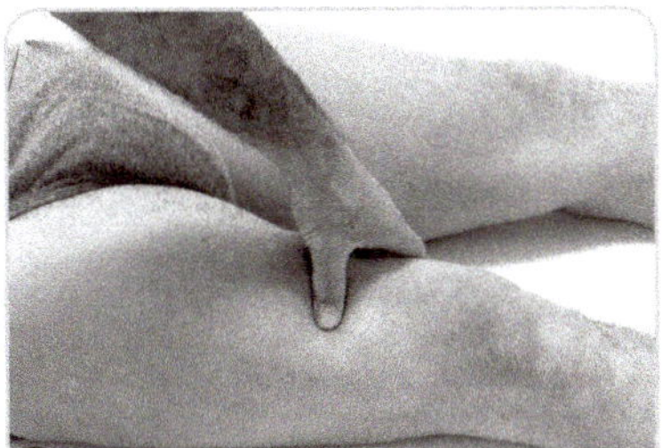
8 1-ая внешняя-8

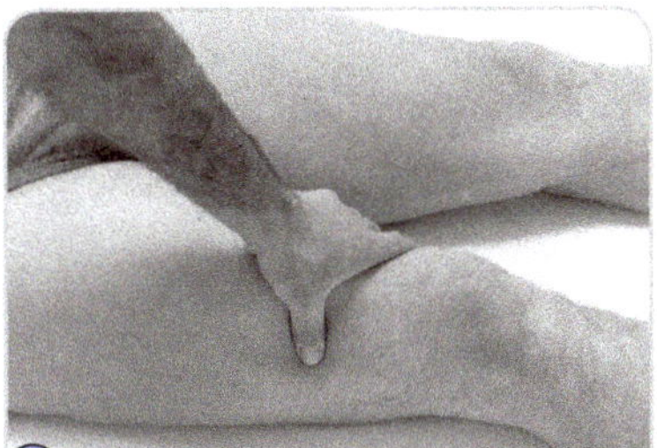
6 2-ая внешняя-6

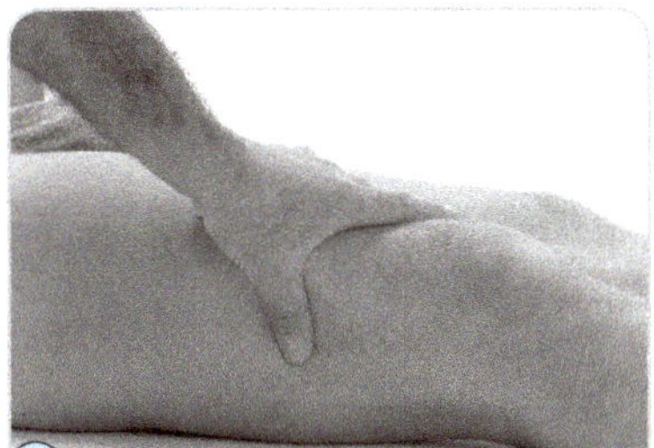
6 3-я внешняя-6

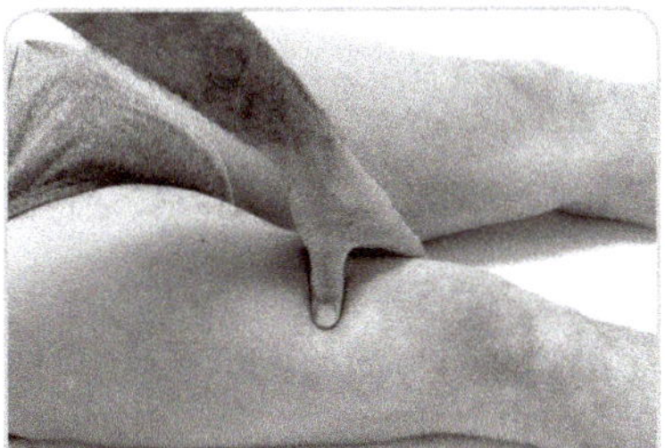
9 1-ая внешняя-9

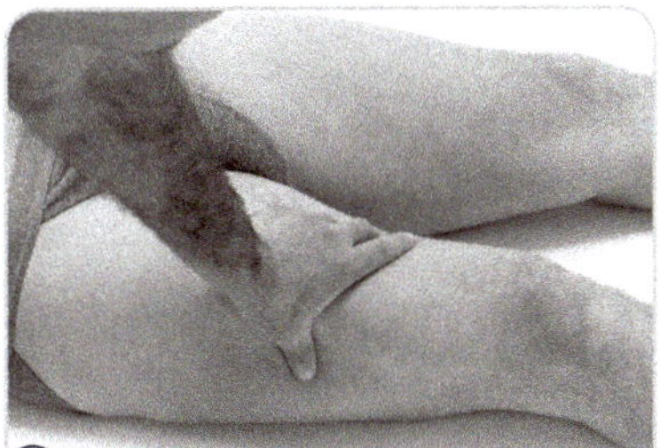
7 2-ая внешняя-7

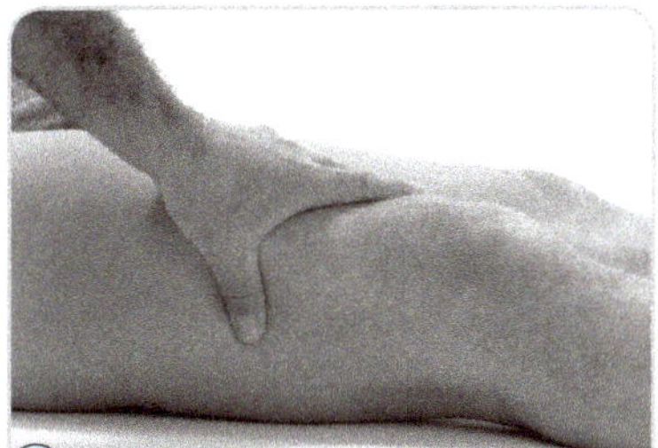
7 3-я внешняя-7

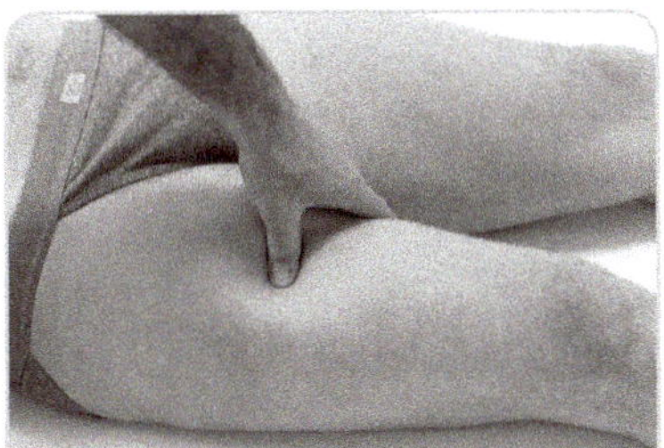
10 1-ая внешняя-10

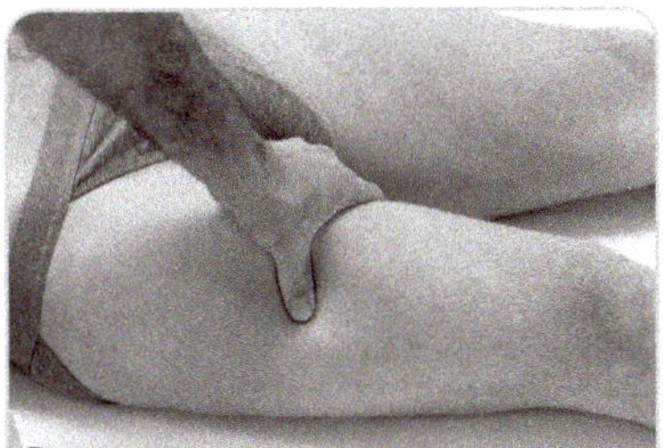
8 2-ая внешняя-8

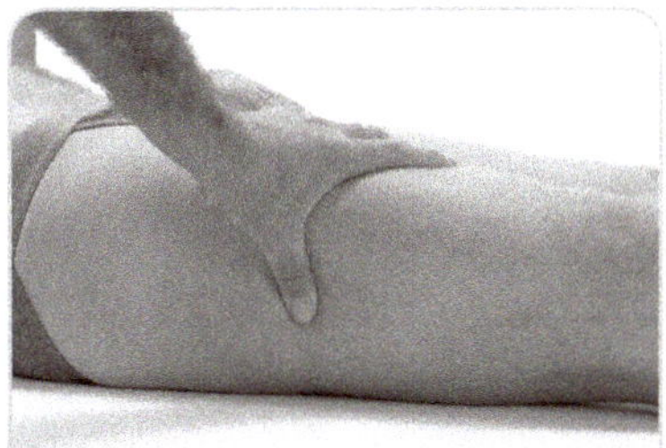
8 3-я внешняя-8

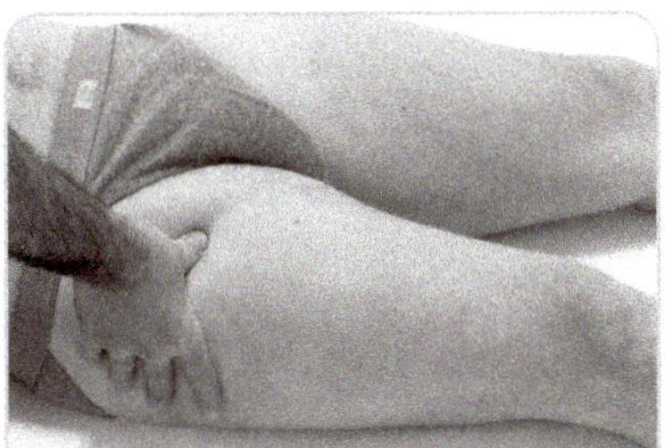
11 1-ая внешняя-11

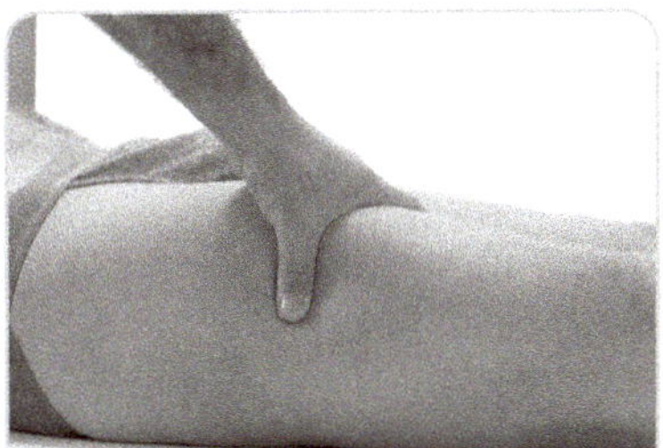
9 2-ая внешняя-9

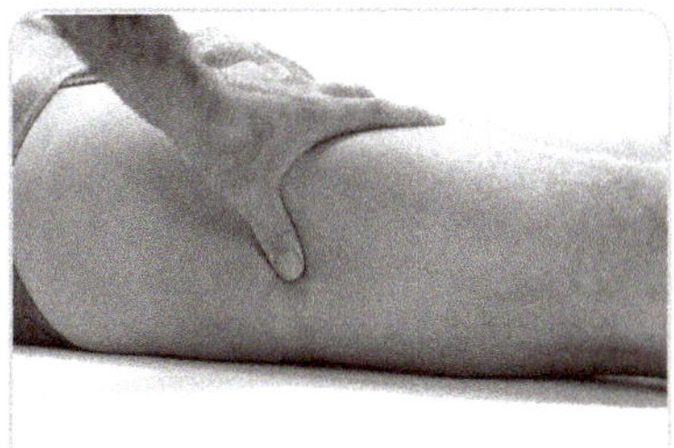
9 3-я внешняя-9

Коленный глаз-внутр. (Medial Xiyan)
чуть ниже коленной чашечки • в углублении с внутренней стороны, которое образуется, когда колено полусогнуто

Коленный сустав внутр. (LIV-8)
точно над медиальным коленным суставом • на уровне нижней границы коленной чашечки • в небольшом углублении между бедренной костью и большеберцовой костью – в суставной ямке

Нога 1-ая внешняя линия-6 (ST-38)
на середине между лодыжкой и коленом, прилегает к латеральному краю большеберцовой кости • надавливать на переднюю большеберцовою мышцу рядом с костью

Нога 1-ая внутр. линия-4 (SP-9)
на 4 пальца под нижней границей коленной чашечки • прилегает к медиальной границе большеберцовой кости

Нога 2-ая внутр. линия-8 (LIV-7)
ниже мыщелка большеберцовой кости • на 3 пальца ниже колена

Нога 1-ая внутр. линия-3
по середине между коленом и лодыжкой • прилегает к внутренней границе большеберцовой кости

Нога 2-ая внутр. линия-7
по середине между лодыжкой и коленом • между камбаловидной мышцей и икроножная мышца • под икроножной мышцей (когда она сокращена)

Нога 1-ая внутр. линия-2
на 4 пальца выше выступа внутренней лодыжки • прилегает к внутренней границе большеберцовой кости

Нога 2-ая внутр. линия-6
на внутренней стороне ахиллова сухожилия • над точкой 5 • на 4 пальца выше внутренней лодыжки

Нога 2-ая внутр. линия-5
на внутренней стороне ахиллова сухожилия • над точкой 4 • на 3 пальца выше внутренней лодыжки

Нога 2-ая внутр. линия-4 (KID-7)
на внутренней стороне ахиллова сухожилия • над точкой 3 • на 2 пальца выше внутренней лодыжки

Нога 2-ая внутр. линия-3
на внутренней стороне ахиллова сухожилия • над точкой 2 • на 1 палец выше внутренней лодыжки

Нога 2-ая внутр. линия-2
на внутренней стороне ахиллова сухожилия • над точкой ноги 1 • над внутренней лодыжкой

Нога 1-ая внутр. линия-1 (SP-6)
на 3 пальца выше медиальной лодыжки • примыкает к медиальной границе большеберцовой кости

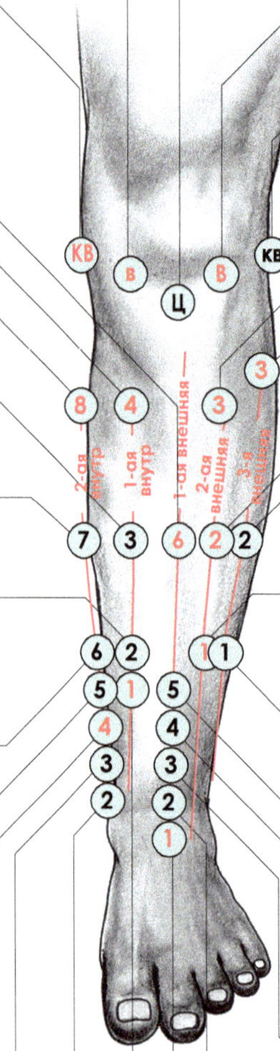

Коленный глаз-средний
на 1 палец под коленной чашечкой на одном уровнем с линией, проходящей через её центр • по середине между "коленными глазами" на связке надколенника

Коленный глаз-внешний (ST 35)
на 1 палец ниже коленной чашечки • в углублении с внешней стороны, которое образуется, когда колено полусогнуто

Коленный сустав внешняя
точно над латеральным суставом колена • на одном уровне с нижним краем коленной чашечки • в небольшом углублении между бедренной и большеберцовой костями – в суставной ямке

Нога 2-ая внешняя линия-3 (ST-36)
на 4 пальца ниже нижней границы коленной чашечки • на передней большеберцовой мышце, примерно на 1 палец латеральнее гребня большеберцовой кости • отдаёт в стопу

Нога 3-я внешняя линия-3 (GB-34 area)
на 1 палец спереди от GB-34 • на 3 пальца ниже коленной чашечки • под головкой малоберцовой кости

Нога 2-ая внешняя линия-2 (ST-40)
по середине между коленом и лодыжкой • в углублении на передней стороне малоберцовой кости, между двумя мышцами: длинной малоберцовой и передней большеберцовой

Нога 3-я внешняя линия-2
по середине между лодыжкой и коленом, на длинной малоберцовой мышце • на сухожилии длинной малоберцовой мышцы • прокатите сухожилие вверх, прижимая к малоберцовой кости

Нога 2-ая внешняя линия-1 (GB-38)
на 4 пальца выше внешней лодыжки • в углублении на 1 палец спереди от малоберцовой кости • надавливание слишком близко к малоберцовой кости может отдавать болезненным покалыванием в стопу

Нога 3-я внешняя линия-1
на 4 пальца выше выступа внешней лодыжки • на сухожилии длинной малоберцовой мышцы • прокатите сухожилие вверх, прижимая к малоберцовой кости

Нога 1-ая внешняя линия-5
над точкой 7 • на 3 пальца выше внешней лодыжки • латеральнее внешнего края большеберцовой кости • надавливать на переднюю большеберцовую мышцу рядом с костью

Нога 1-ая внешняя линия-4
над точкой 3 • на 2 пальца выше внешней лодыжки • латеральнее внешнего края большеберцовой кости • надавливать на переднюю большеберцовую мышцу рядом с костью

Нога 1-ая внешняя линия-3
над точкой 9 • на 1 палец выше внешней лодыжки • латеральнее внешнего края большеберцовой кости • надавите на большеберцовою мышцу рядом с костью

Нога 1-ая внешняя линия-2
над точкой 10 • выше верхнего края внешней лодыжки • латеральнее внешнего края большеберцовой кости • надавливать на переднюю большеберцовую мышцу рядом с костью

Нога 1-ая внешняя линия-1 (ST-41)
в углублении на стыке ноги и предплюсны • между двумя сухожилиями: длинным разгибателем большого пальца стопы и длинным разгибателем пальцев • на уровне с латеральной лодыжкой

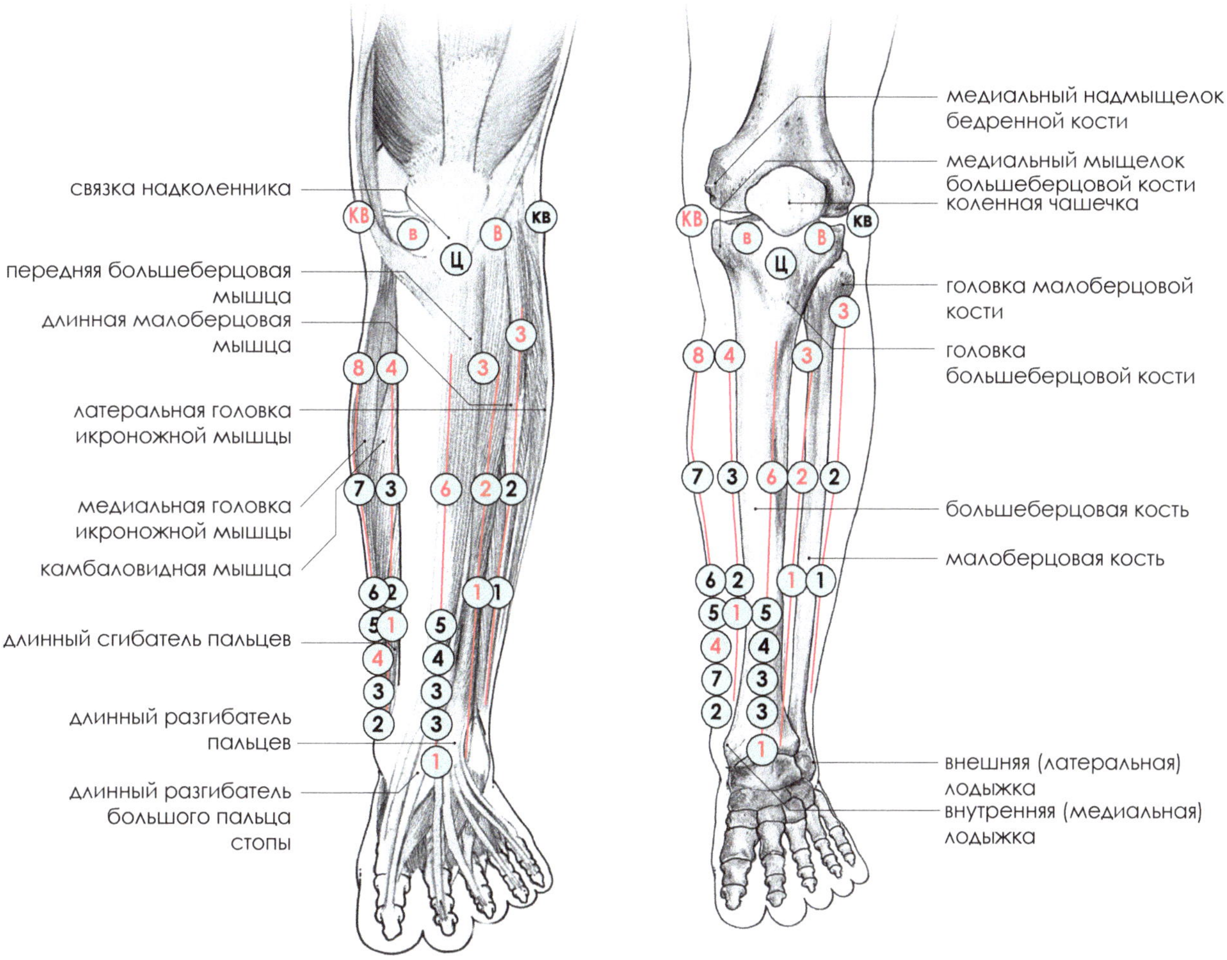
связка надколенника
передняя большеберцовая мышца
длинная малоберцовая мышца
латеральная головка икроножной мышцы
медиальная головка икроножной мышцы
камбаловидная мышца
длинный сгибатель пальцев
длинный разгибатель пальцев
длинный разгибатель большого пальца стопы
медиальный надмыщелок бедренной кости
медиальный мыщелок большеберцовой кости
коленная чашечка
головка малоберцовой кости
головка большеберцовой кости
большеберцовая кость
малоберцовая кость
внешняя (латеральная) лодыжка
внутренняя (медиальная) лодыжка

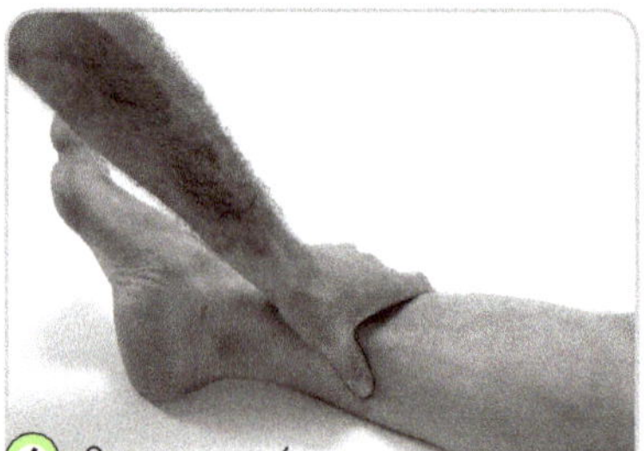

6 2-ая внутр-6

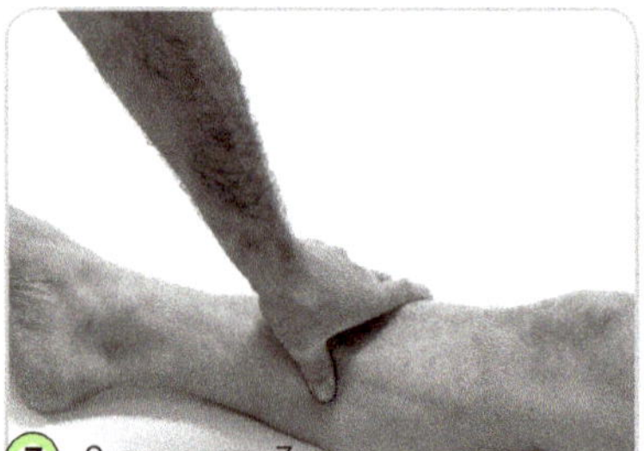

7 2-ая внутр-7

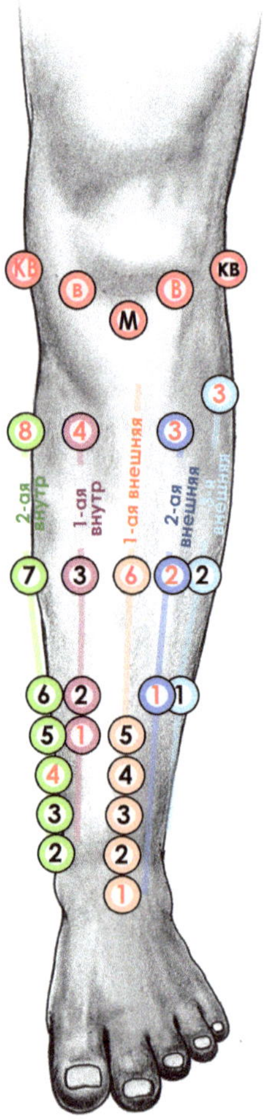

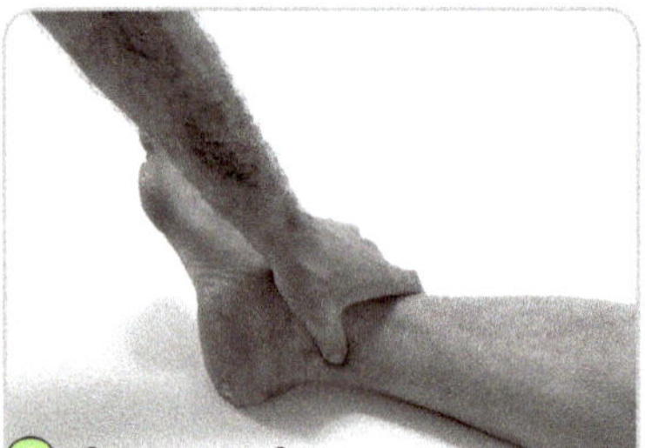

2 2-ая внутр-2

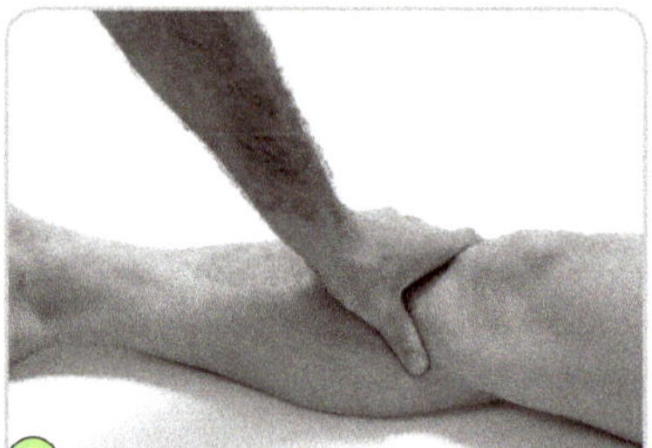

8 2-ая внутр-8

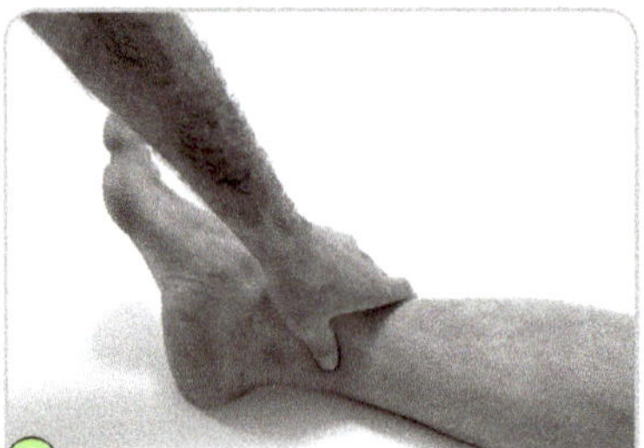

3 2-ая внутр-3

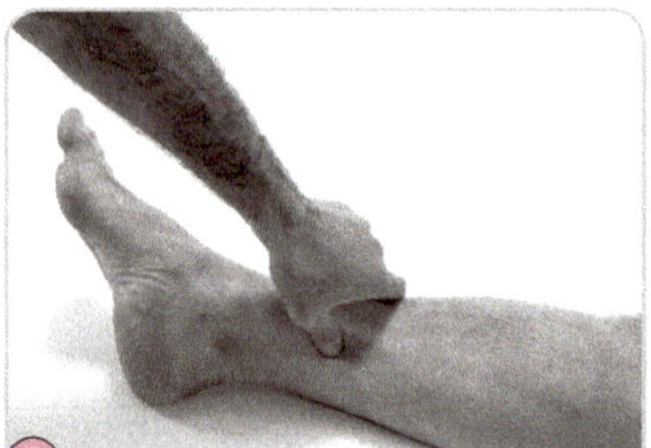

1 1-ая внутр-1

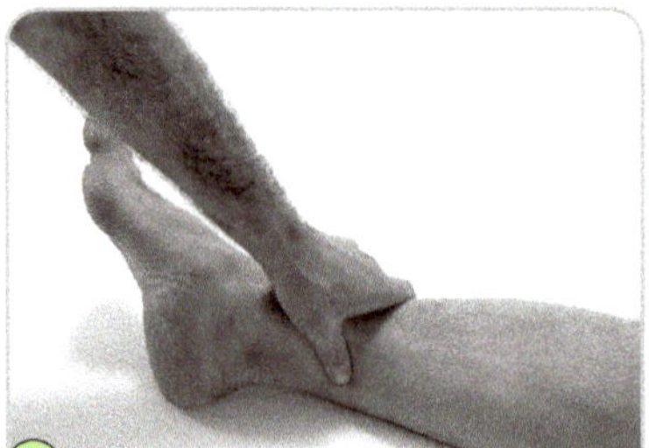

4 2-ая внутр-4

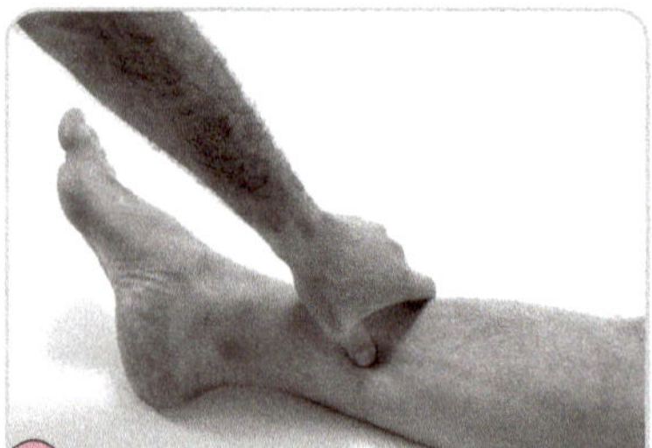

2 1-ая внутр-2

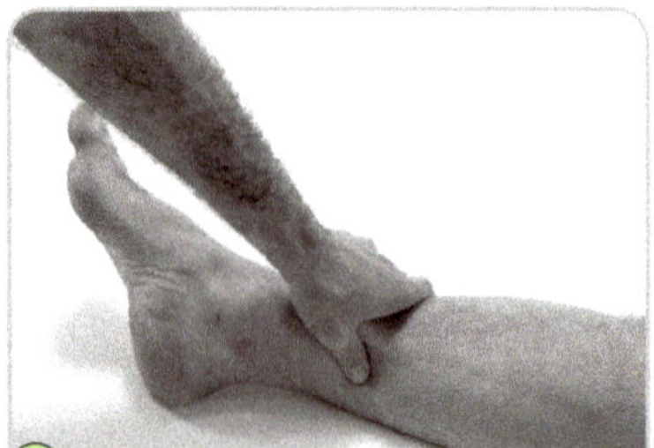

5 2-ая внутр-5

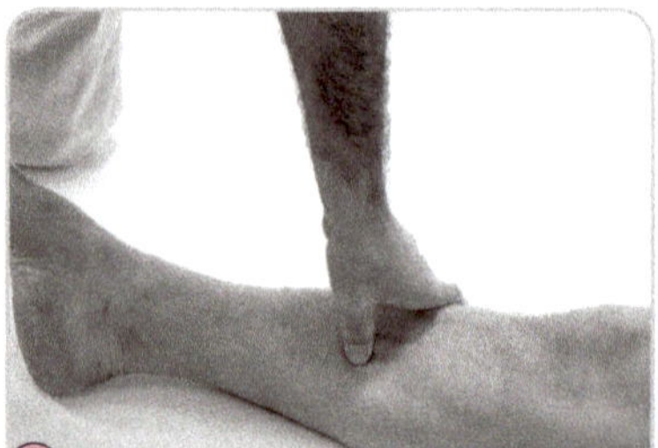

3 1-ая внутр-3

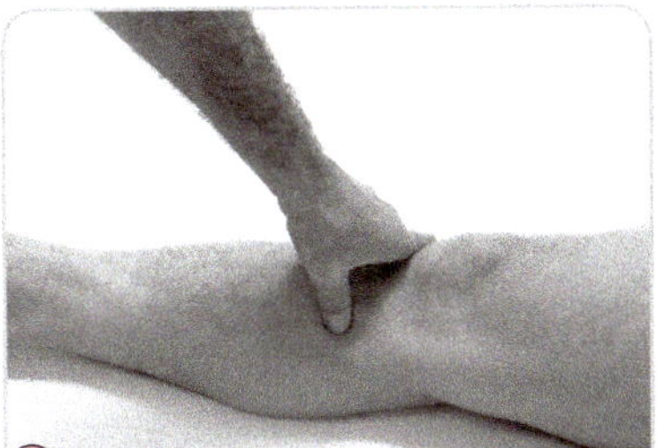
4 1-ая внутр-4

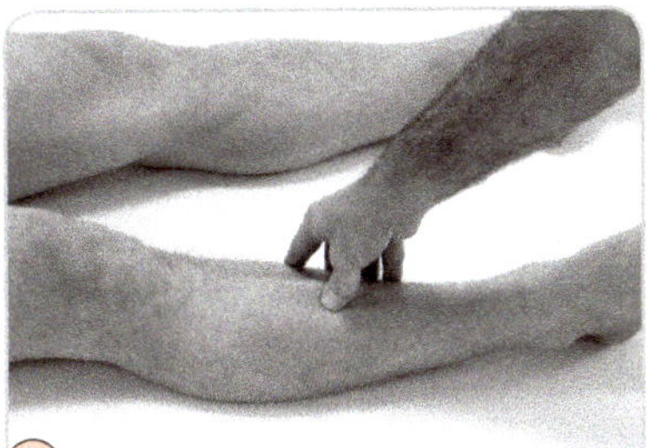
6 1-ая внешняя-6

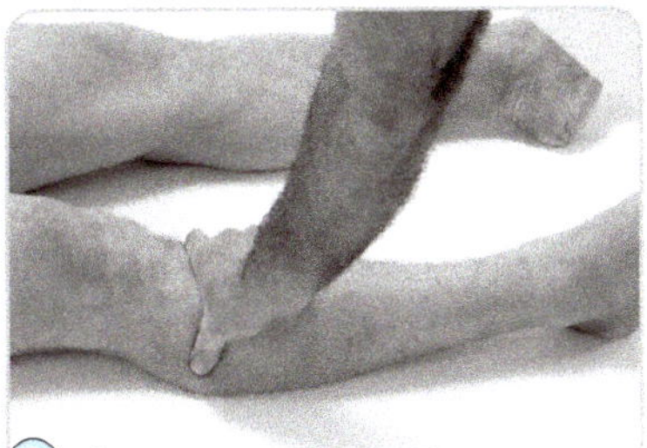
3 3-я внешняя-3

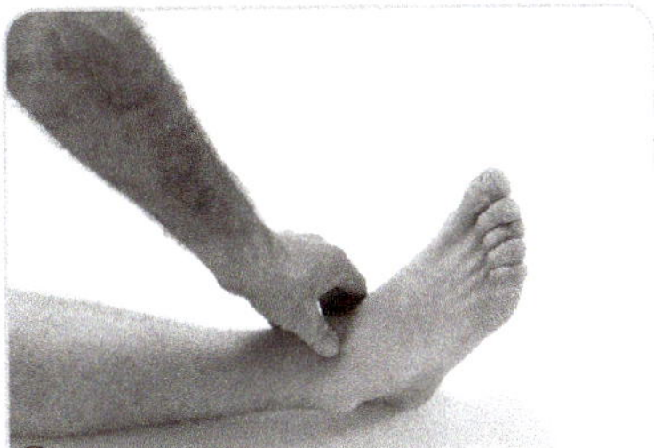
1 1-ая внешняя-1

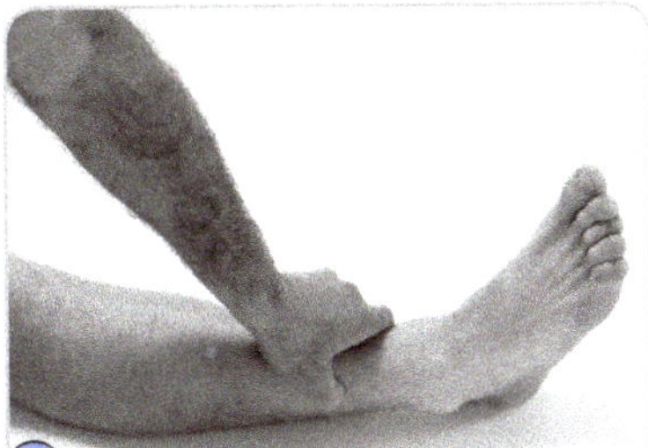
1 2-ая внешняя-1

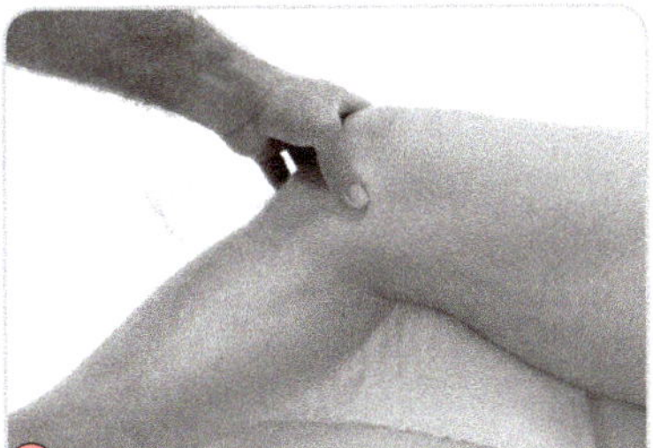
КВ Коленный сустав внутр.

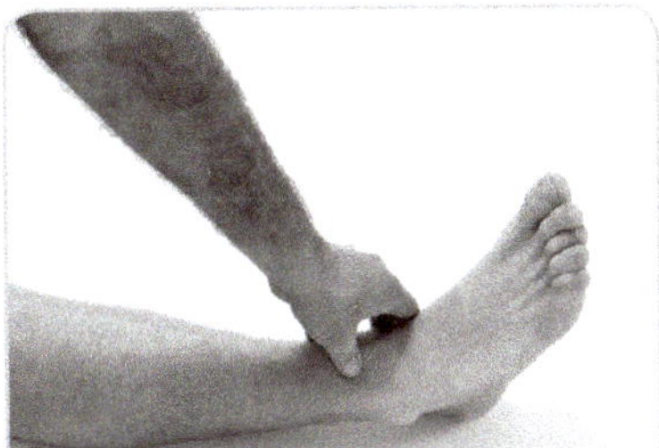
2 1-ая внешняя-2

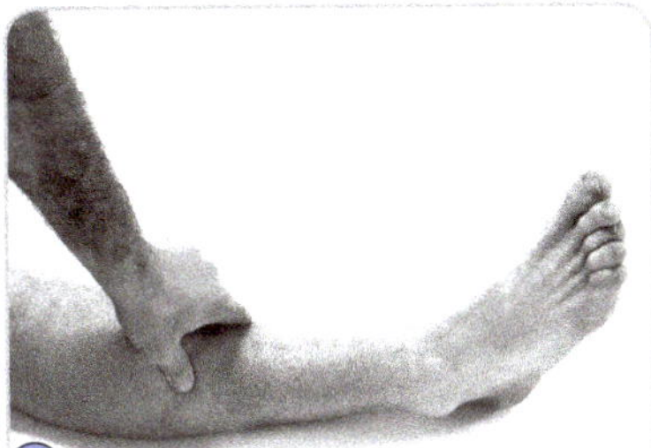
2 2-ая внешняя-2

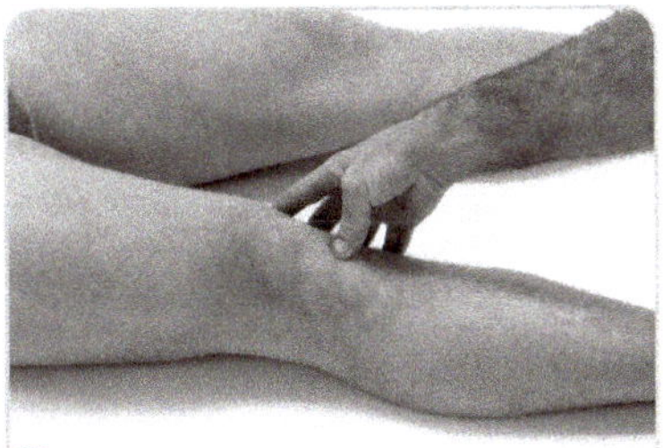
В Коленный глаз-внутр.

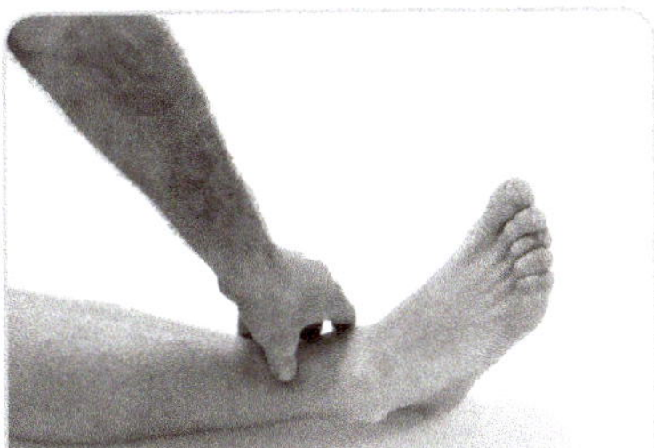
3 1-ая внешняя-3

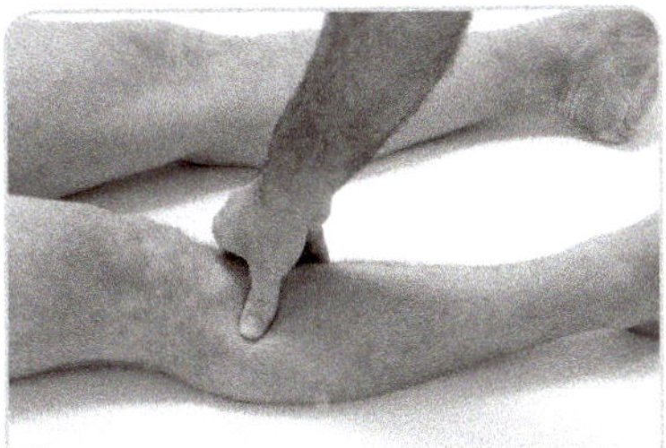
3 2-ая внешняя-3

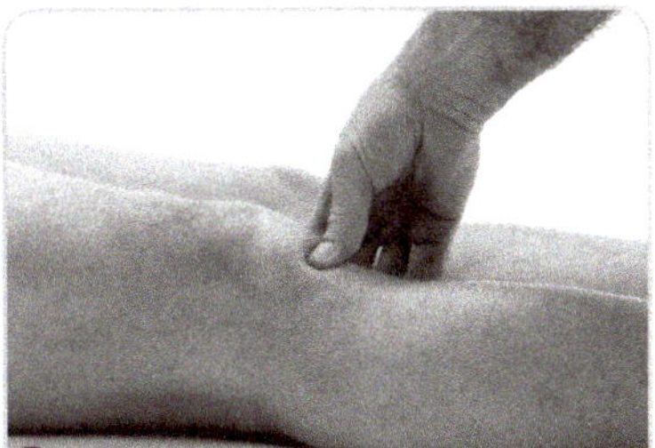
Ц Коленный глаз-средний

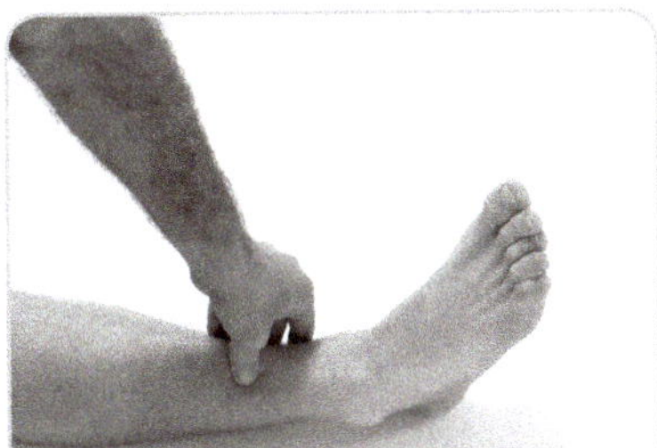
4 1-ая внешняя-4

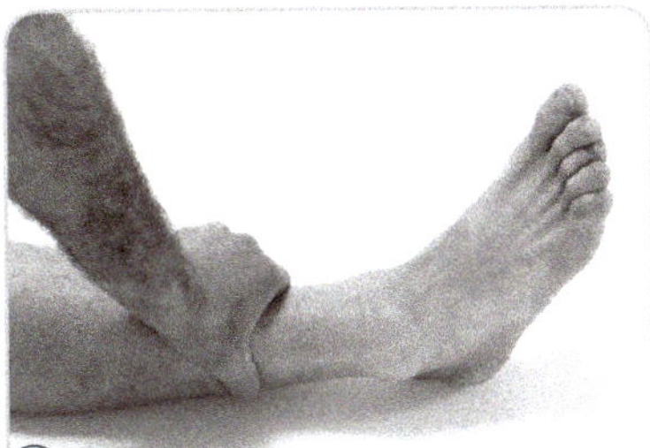
1 3-я внешняя-1

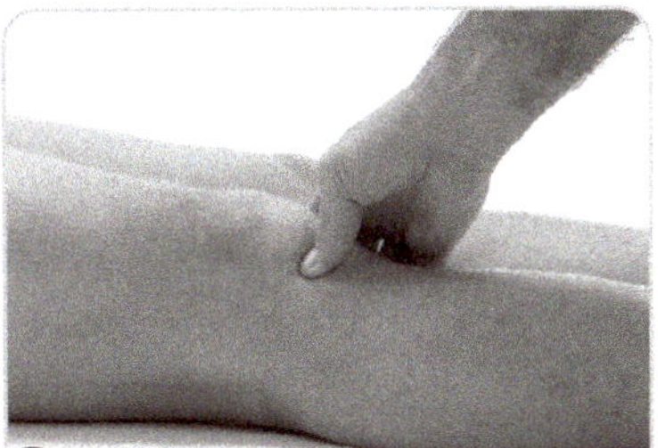
В Коленный глаз-внешний

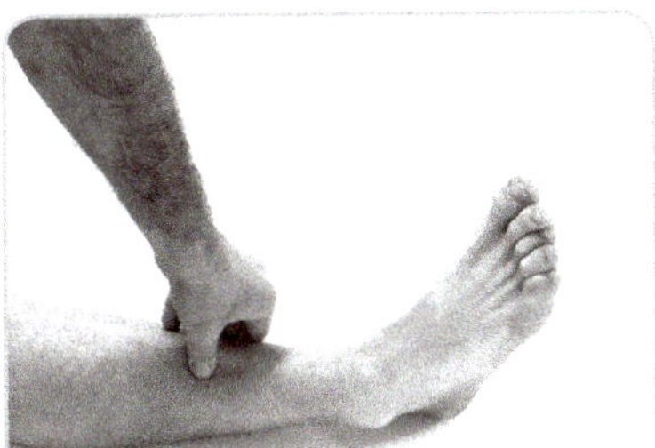
5 1-ая внешняя-5

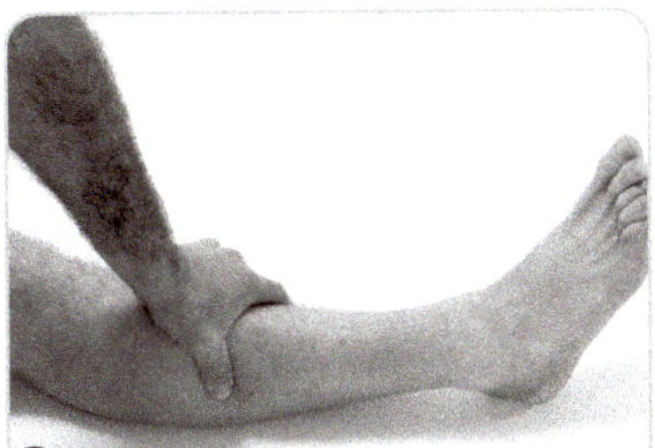
2 3-я внешняя-2

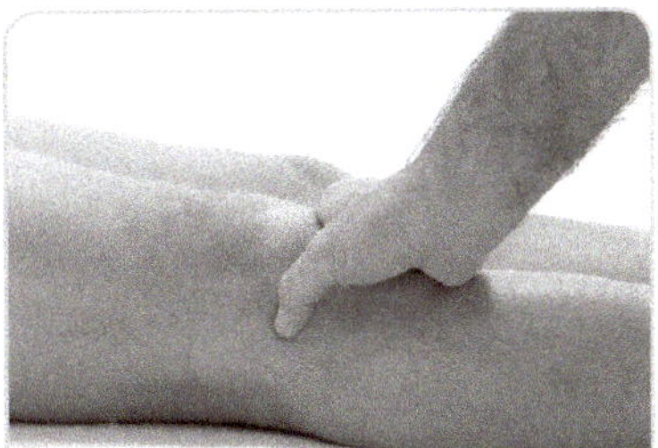
КВ Коленный сустав внешняя

Руки и кисти

линия мизинца

Эта линия пролегает через 3 отметки:

1. Точка, где встречаются мизинец и безымянный пальцы
2. Медиальный надмыщелок локтя
3. Центр подмышки

- Эта линия начинается на запястье, ниже головки локтевой кости, между гороховидной и полулунной костьми в углублении между двумя сухожилиями: поверхностным сгибателем пальцев кисти и локтевым сгибателем запястья.
- Она продолжается на передней-медиальной стороне предплечья в небольшом углублении между 2 мышцами -локтевым сгибателем запястья и длинной ладонной мышцей и затем пересекает медиальный мадмыщелок плечевой кости.
- Линия продолжается вдоль медальной стороны плечевой кости по медиальной головке трёхглавой мышцы плеча до подмышки.

средняя внутр. линия руки

Эта линия пролегает через 5 отметок:

1. Средний палец
2. Медиальный конец локтевой складки (когда рука согнута)
3. Плечевая мышца, между трёхглавой и двуглавой мышцами плеча
4. Дальний конец трёхглавой мышцы в её центре
5. Латеральный край клювовидного отростка лопатки

- Линия начинается в центре поперечной складки запястья чуть латеральнее точки, где встречаются локтевая и лучевая кости, в углублении между сухожилиями длинной ладонной мышцы и лучевого сгибателя запястья.
- Она продолжается вверх по средней линии предплечья и пересекает локоть по середине между медиальным надмыщелком и сухожилием двуглавой мышцы плеча (когда локоть согнут).
- Далее она следует по медиальной плечевой мышце забирается на среднюю линию двуглавой мышцы плеча.
- Затем он продолжается латеральнее на 1 палец от границы груди и руки (когда рука находится в приведённом положении), на сухожилии двуглавой мышцы и конце латерального края клювовидного отростка лопатки.

линия большого пальца

Эта линия пролегает через 3 отметки:

1. Точка, где на ладони встречаются указательный и средний пальцы
2. «Глаз локтя» (крупное углубление на складке локтя)
3. Ниже передней части акромиона, в желобке на медиальной границе двуглавой мышцы.

- Линия начинается в углублении на запястной складке, чуть латеральнее дистального конца лучевой кости, между сухожилиями лучевого сгибателя запястья и длинной мышцы, приводящей большой палец кисти.
- Далее она следует между плечелучевой мышцей и лучевым сгибателем запястья.
- Она пересекает крупное углубление локтя, следуя латеральному брюшку двуглавой мышцы плеча, сваливается в желобок на медиальной границе двуглавой мышцы.
- Линия заканчивается под передней стороной акромиона, примерно на 2 пальца латеральнее границы между грудью и рукой (когда рука согнута).

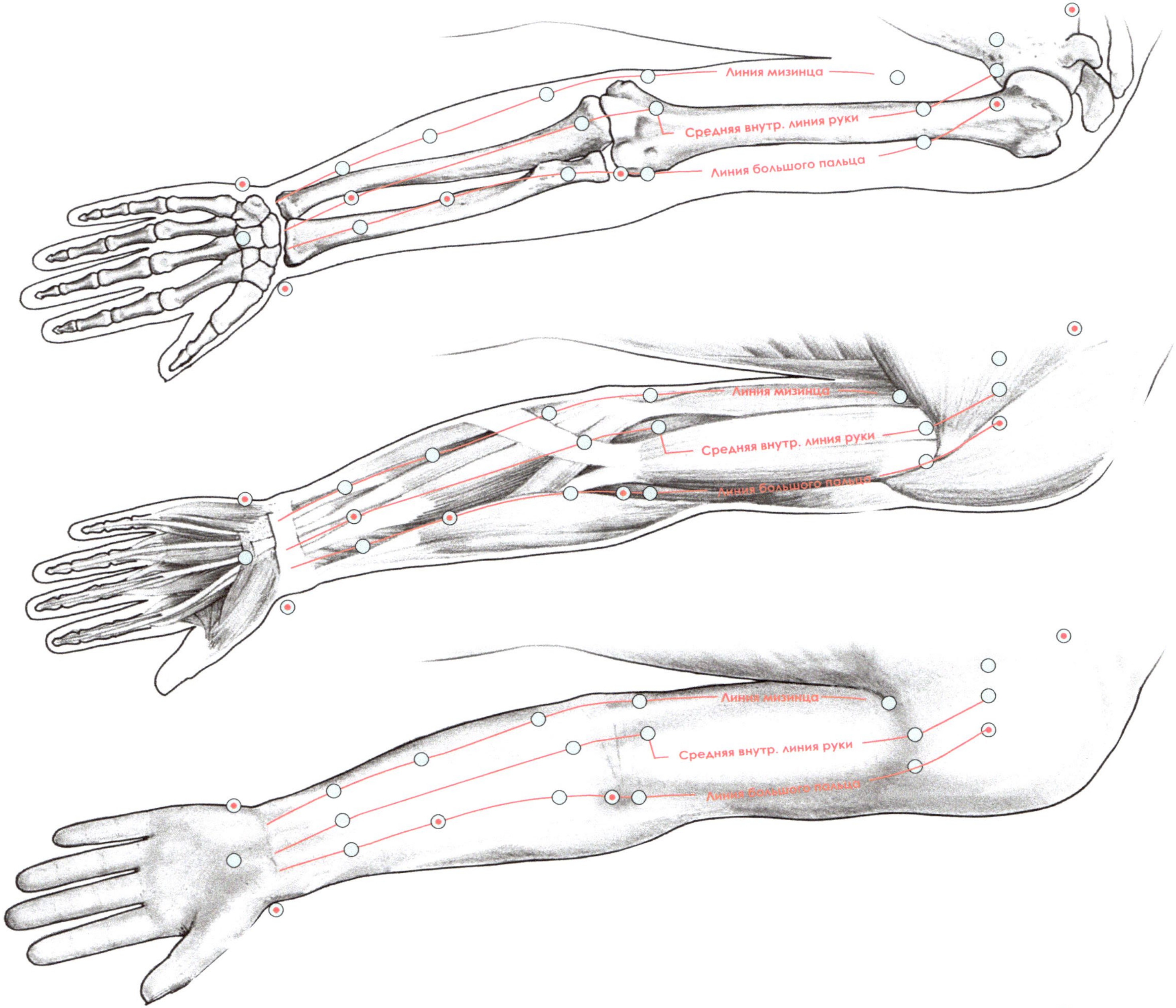

терапевтич линии ВНУТРЕННЕЙ СТОРОНЫ РУКИ

терапевтические точки **ВНУТРЕННЕЙ СТОРОНЫ РУКИ**

Средняя внутр. рука-5
на 1 палец латеральнее линии проходящей от подмышечной впадины вверх к ключице • на одном уровне со центральной точкой между ключицей и подмышечной впадиной • поместите палец на границу груди и руки и надавите с внешней сторону на сухожилие двуглавой мышцы, прижимая к плечевой кости

Большой палец-7 (Jianqian)
половина расстояния между подмышечной впадиной и внешним концом акромиона • на 1 палец латеральнее линии соединяющей подмышечную впадину и ключицу • на шейке плеча • надавите в углубление на внутренней границе передней дельтовидной мышцы

Грудь-3 (LU-2)
сразу под ключицей • медиальнее клювовидного отростка лопатки, в глубокой впадине точно перед плечом • надавливать вперёд и вверх

Средняя внутр. рука-4
над подмышечной впадиной • на 1 палец латеральнее линии, проходящей от подмышечной впадины вверх к ключице • поместите палец чуть выше подмышечной впадины и надавите снаружи на сухожилие двуглавой мышцы, прижимая к плечевой кости

Грудь-4
на пограничной линии между плечом и грудью • по середине между ключицей и подмышечной впадиной

Большой палец-6
над подмышечной впадиной • на 2 пальца латеральнее линии соединяющей подмышечную впадину и ключицу • надавите в углубление на внутренней границе передней дельтовидной мышцы

Грудь-5
во внутренней части подмышечной впадины, когда рука поднята вбок • надавливать на мышцу вверх

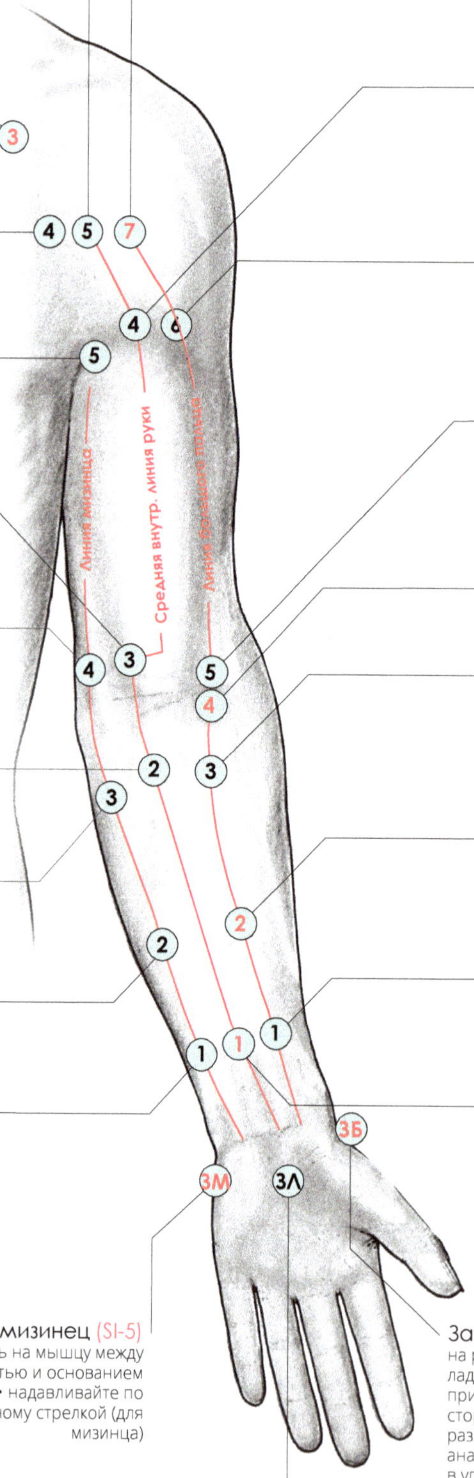

Большой палец-5
над углублением локтевой складки • ниже и латеральнее нижней границы бицепса, когда рука полусогнута (90°) • придавите плечевую мышцу к кости

Средняя внутр. рука-3
на одном уровне с нижней границей двуглавой мышцы, когда рука находится в полусогнутом положении (90°) • надавливать на плечевую мышцу, между двуглавой и трёхглавой мышцами плеча, прижимать к плечевой кости

Большой палец-4 (LU-5)
в углублении локтевой складки

Мизинец-4
на 1 палец над средним надмыщелком локтя • на средней головке трицепса • надавливайте к кости • отдаёт в запястье и мизинец

Большой палец-3
на 2 пальца ниже локтевой складки • в углублении между плечелучевой мышцей и локтевым сгибателем запястья • надавливать к кости • отдаёт в большой палец

Средняя внутр. рука-2
на 1 палец ниже средней точки между медиальным надмыщелком и двуглавой мышцей плеча • на брюшке мышцы круглого пронатора

Большой палец-2 (зона LU-6)
по середине между запястьем и локтем, медиальнее лучевой кости • в углублении между плечелучевой мышцей и лучевым сгибателем запястья

Мизинец-3
на 1 палец ниже среднего надмыщелка локтя • на сухожилии локтевого сгибателя запястья • отдаёт в мизинец

Большой палец-1
четверть расстоянии от запястья до локтя (3 пальца от запястья) • в углублении между лучевой костью и сухожилием лучевого сгибателя запястья

Мизинец-2
на середине между локтем и запястьем • в небольшом углублении между двумя мышцами - длинная ладонная мышца и локтевым сгибателем запястья

Мизинец-1
1/4 от запястья до локтя (3 пальца от запястья) • в небольшом углублении между двумя сухожилиями – сухожилие длинной ладонной мышцы и локтевым сгибателем запястья

Средняя внутр. рука-1 (P-5)
четверть расстоянии от запястья до локтя (3 пальца от запястья) • в небольшом углублении между двумя сухожилиями – сухожилие длинной ладонной мышцы и локтевой сгибатель запястья

Запястье-мизинец (SI-5)
надавливать на мышцу между гороховидной костью и основанием пястноц кости • надавливайте по направлению, указанному стрелкой (для мизинца)

Запястье-большой палец (LI-5)
на радиальном краю кисти (ребре ладони) • в ложбинке, образующейся при отведении большого пальца в сторону • между длинным и коротким разгибателями большого пальца • в анатомической табакерке • надавите в углубление и затем в направлении большого пальца

Запястье-ладонь
на 1 палец ниже запястной складки • на границе ладони, на удерживателе сгибателей • надавить и затем толкнуть в сторону болезненной области

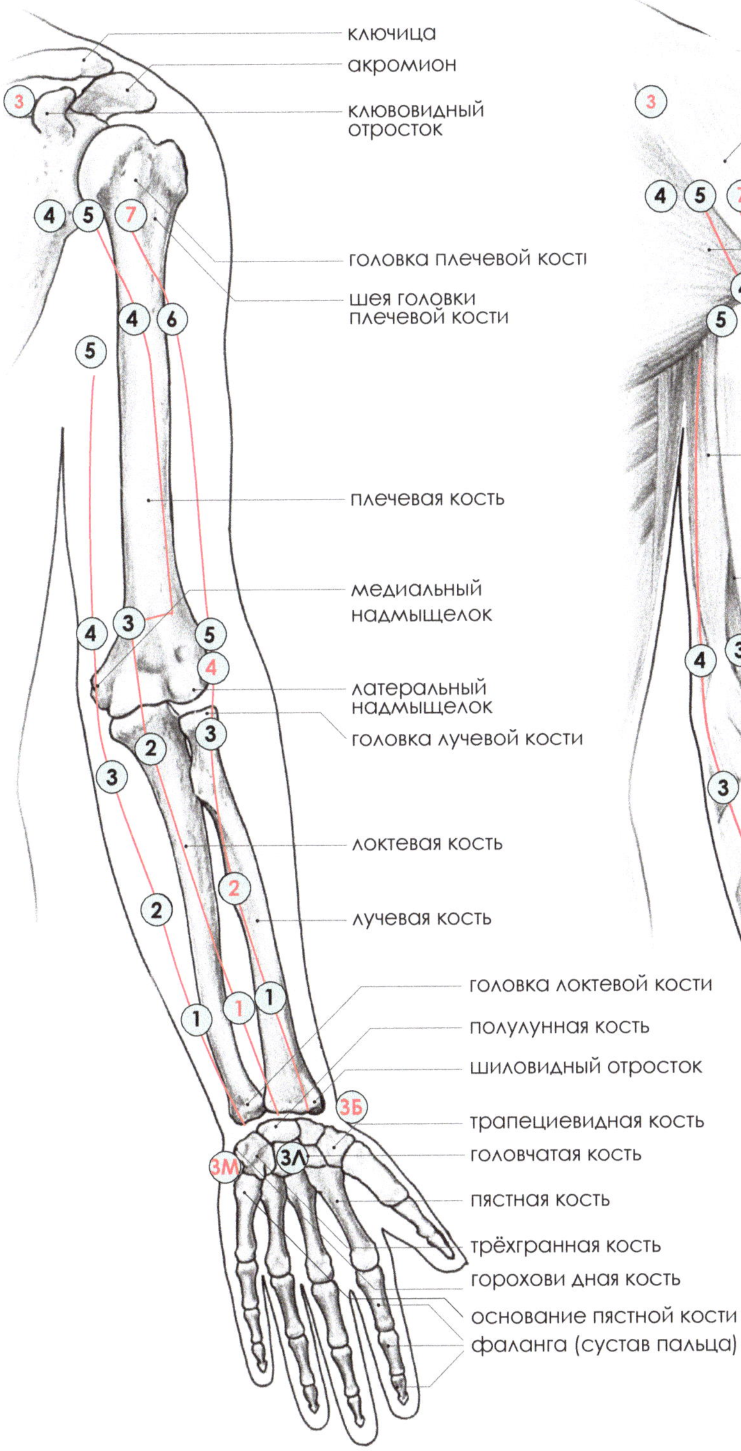
ключица
акромион
клювовидный отросток
головка плечевой кост
шея головки плечевой кости
плечевая кость
медиальный надмыщелок
латеральный надмыщелок
головка лучевой кости
локтевая кость
лучевая кость
головка локтевой кости
полулунная кость
шиловидный отросток
трапециевидная кость
головчатая кость
пястная кость
трёхгранная кость
горохови дная кость
основание пястной кости
фаланга (сустав пальца)

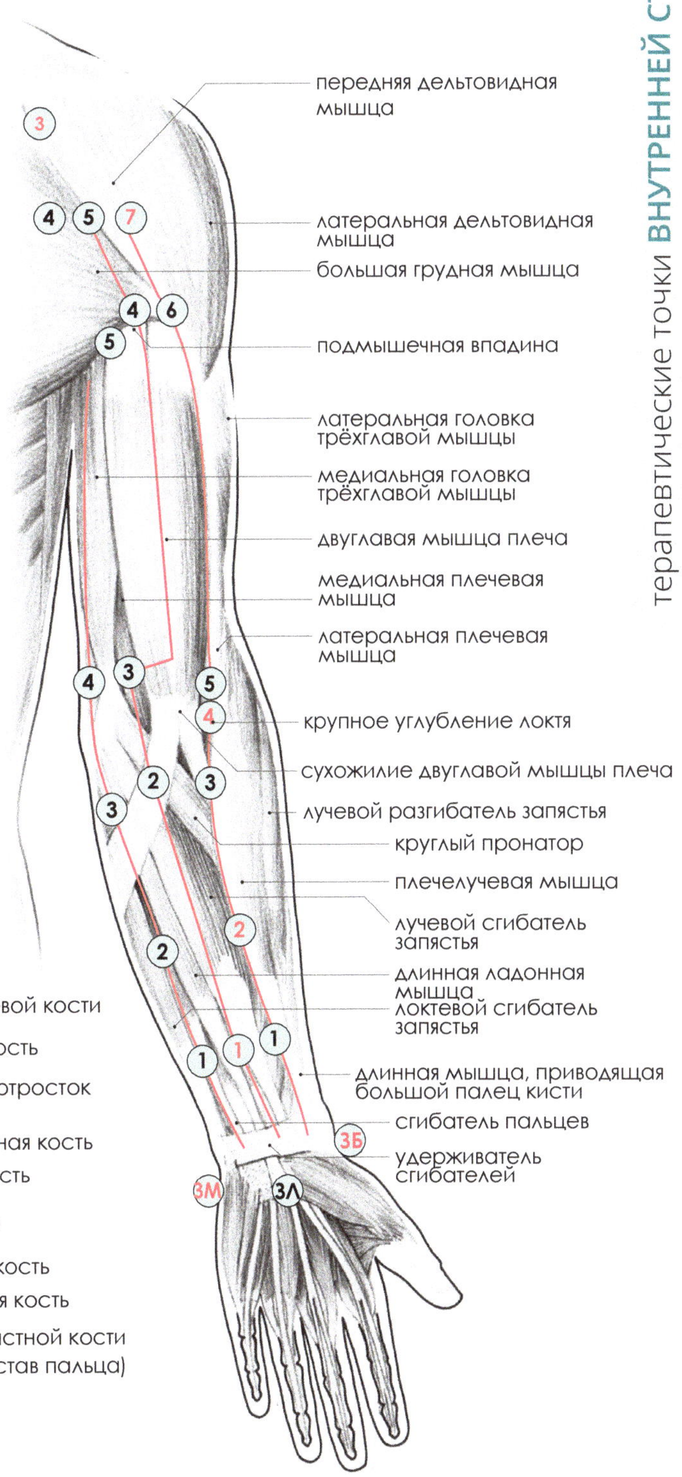
передняя дельтовидная мышца
латеральная дельтовидная мышца
большая грудная мышца
подмышечная впадина
латеральная головка трёхглавой мышцы
медиальная головка трёхглавой мышцы
двуглавая мышца плеча
медиальная плечевая мышца
латеральная плечевая мышца
крупное углубление локтя
сухожилие двуглавой мышцы плеча
лучевой разгибатель запястья
круглый пронатор
плечелучевая мышца
лучевой сгибатель запястья
длинная ладонная мышца
локтевой сгибатель запястья
длинная мышца, приводящая большой палец кисти
сгибатель пальцев
удерживатель сгибателей

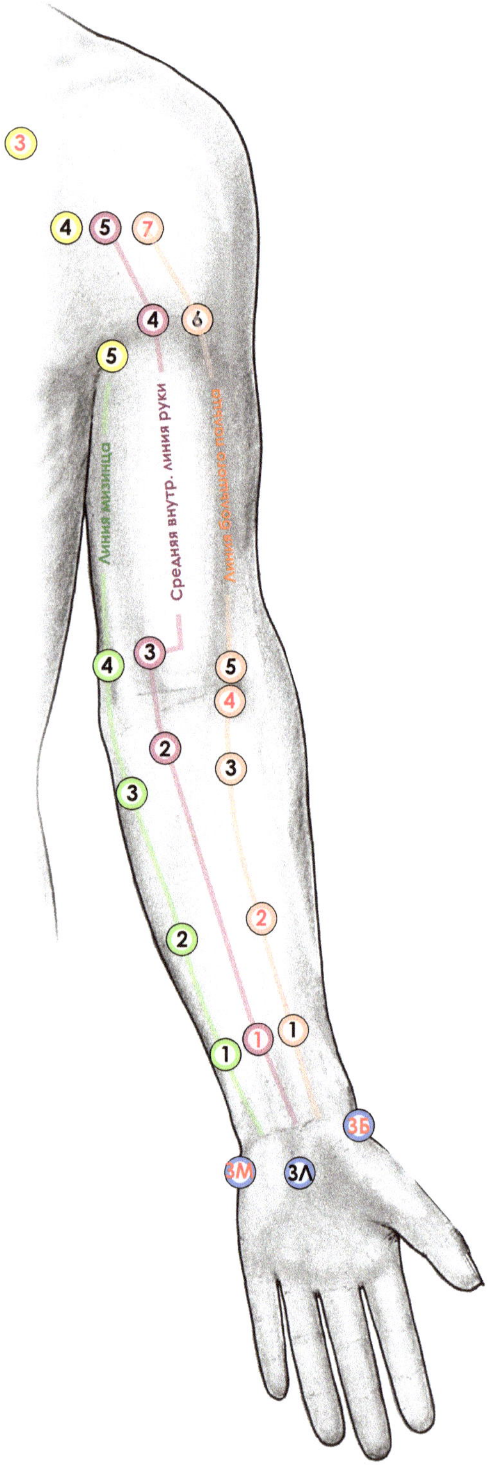

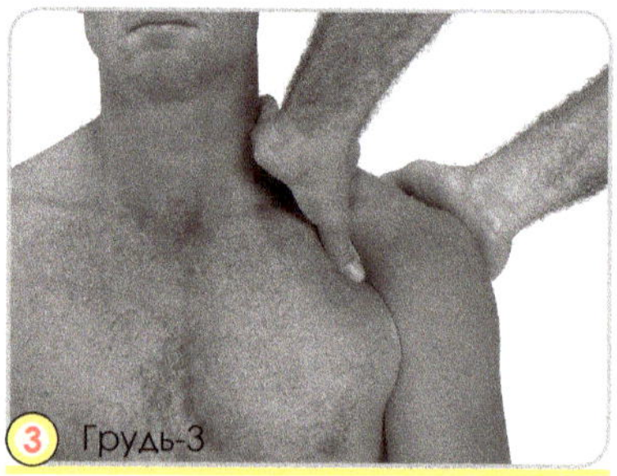

3 Грудь-3

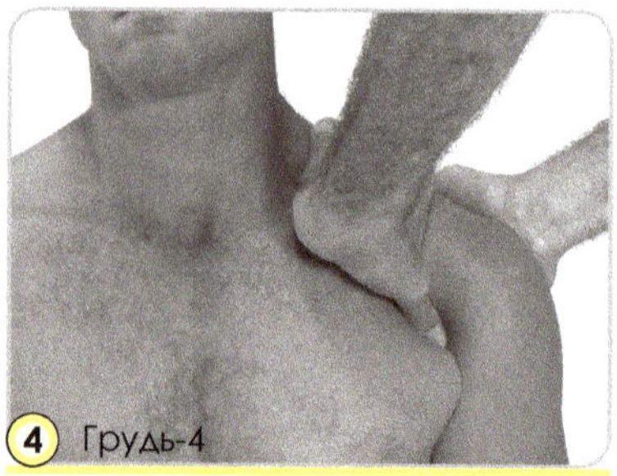

4 Грудь-4

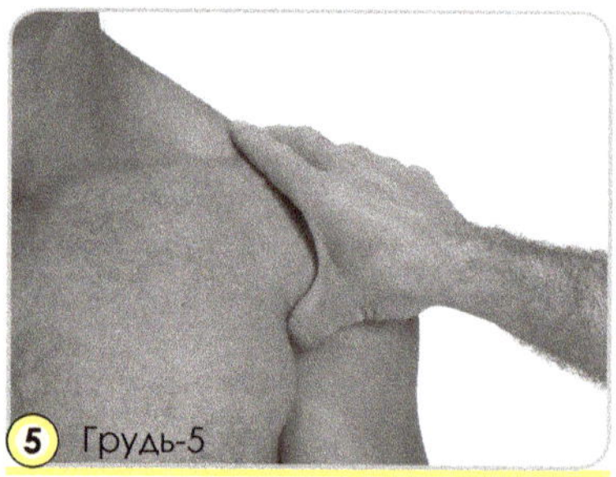

5 Грудь-5

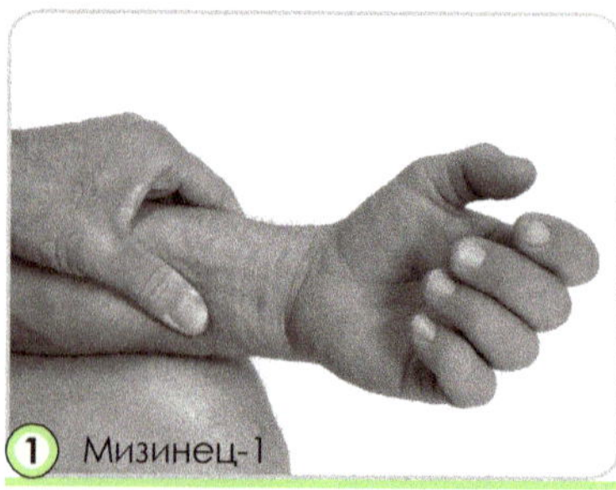

1 Мизинец-1

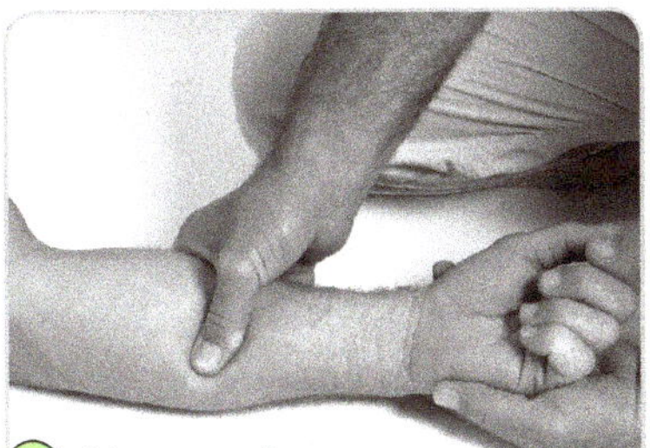

2 Мизинец-2

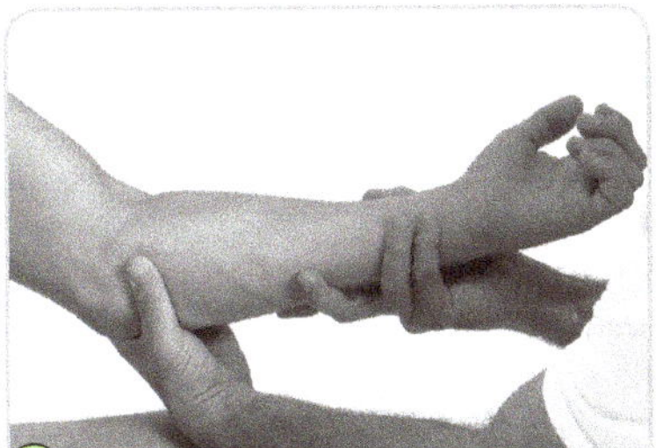

3 Мизинец-3

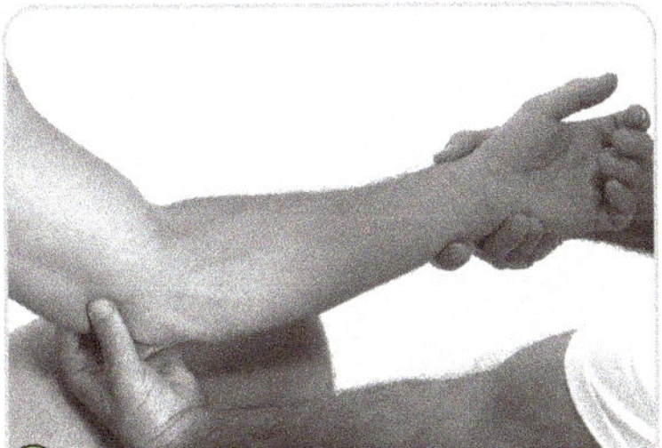

4 Мизинец-4

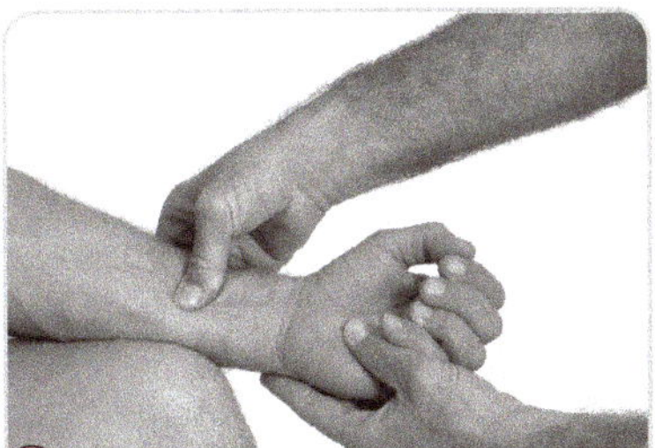

1 Средняя внутр. линия руки-1

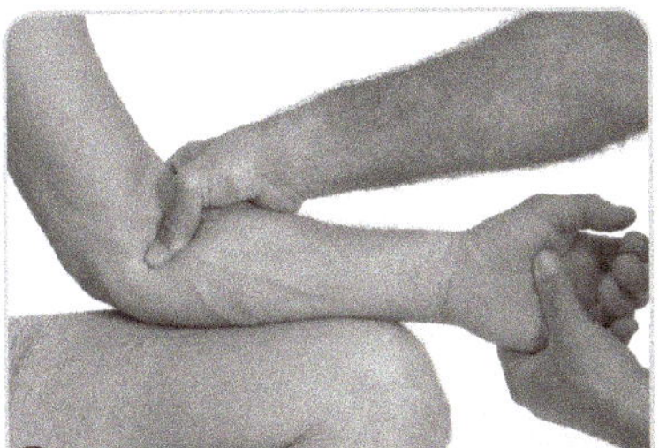

2 Средняя внутр. линия руки-2

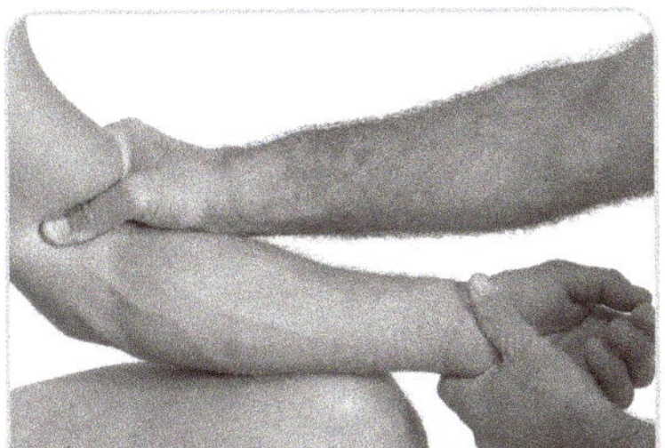

3 Средняя внутр. линия руки-3

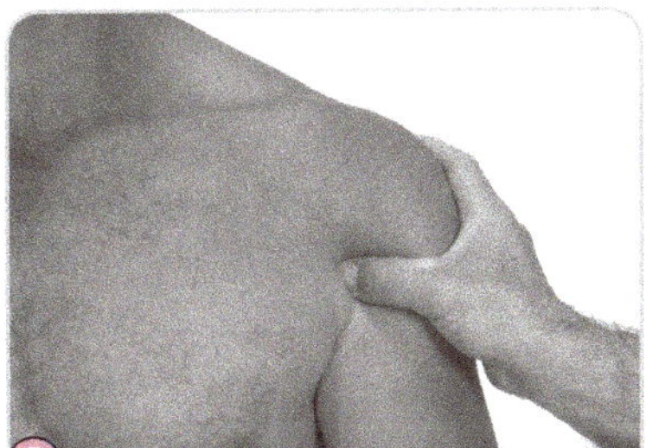

4 Средняя внутр. линия руки-4

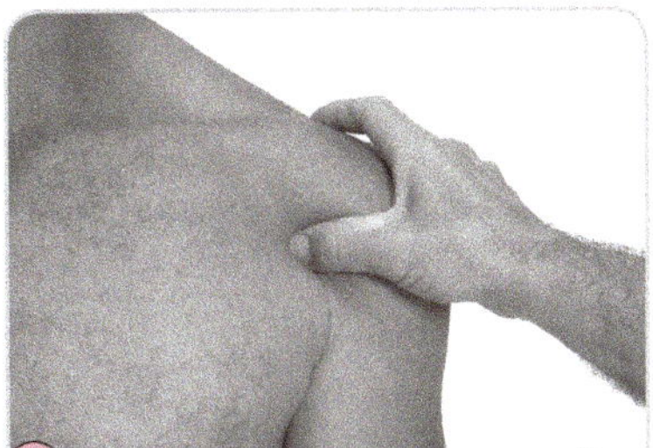

5 Средняя внутр. линия руки-5

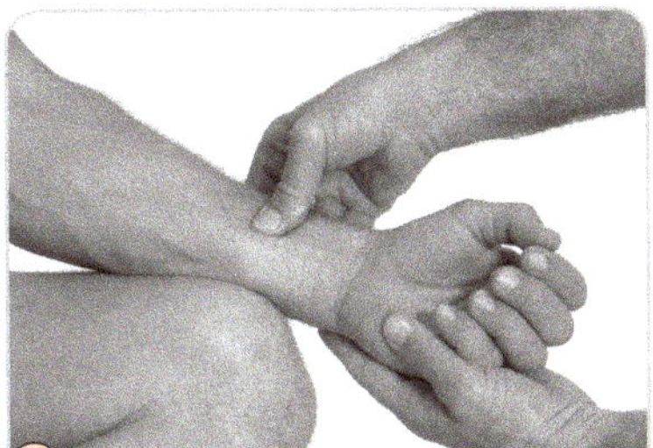

1 Большой палец-1

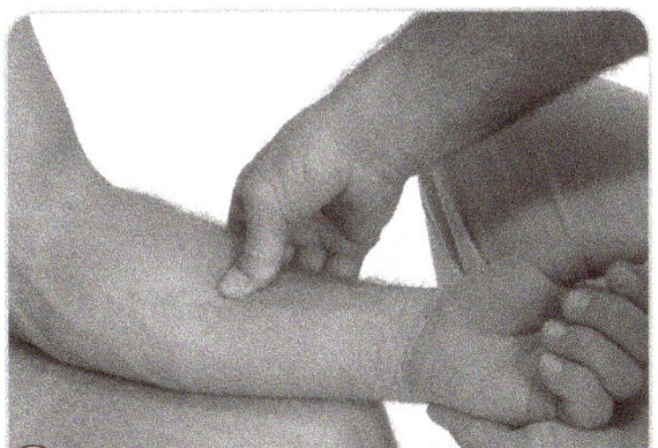

2 Большой палец-2

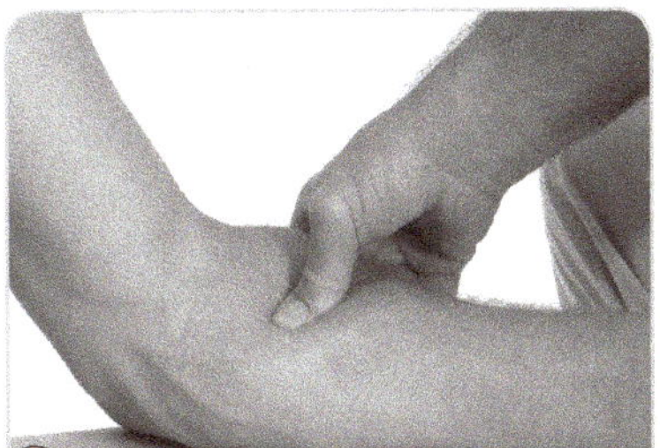

3 Большой палец-3

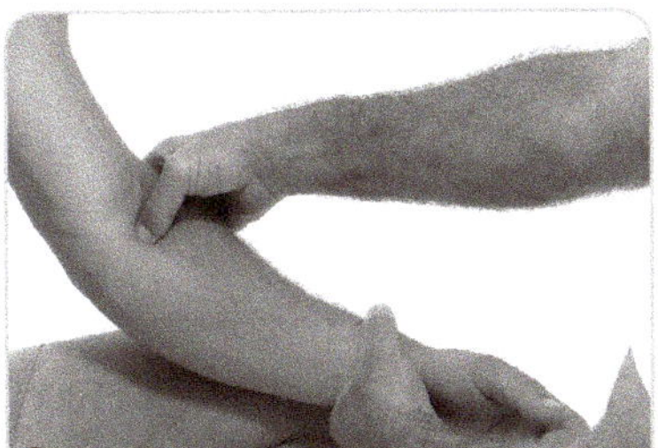

4 Большой палец-4

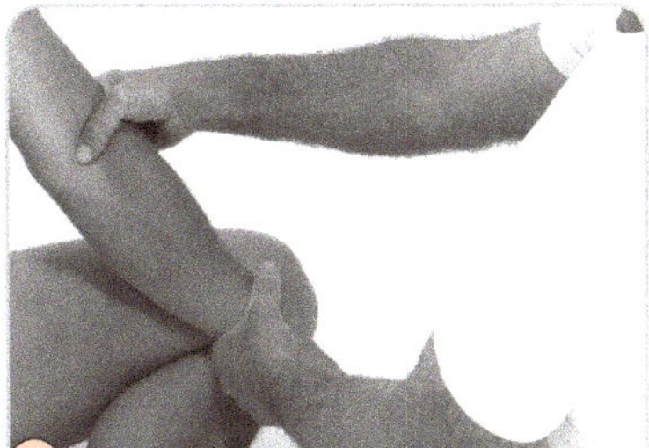

5 Большой палец-5

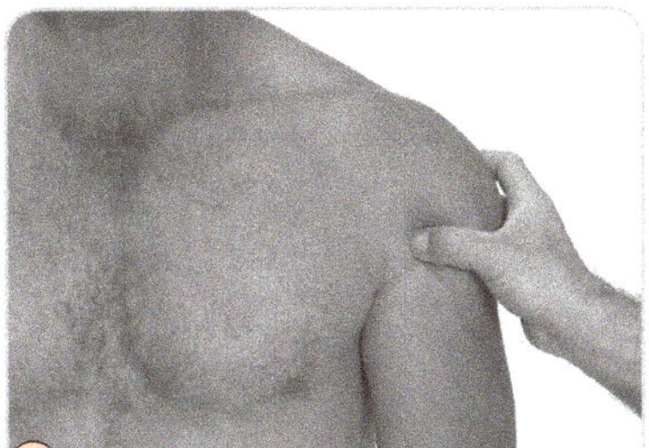

6 Большой палец-6

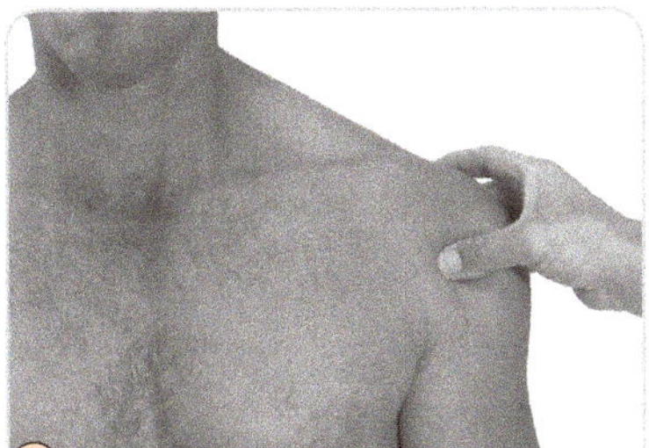

7 Большой палец-7

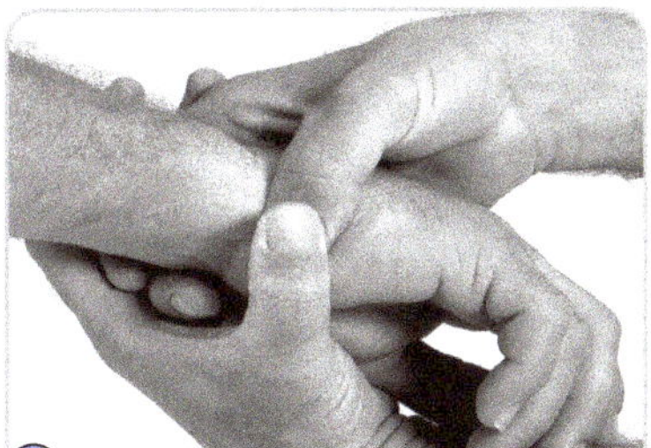

3М Запястье-мизинец

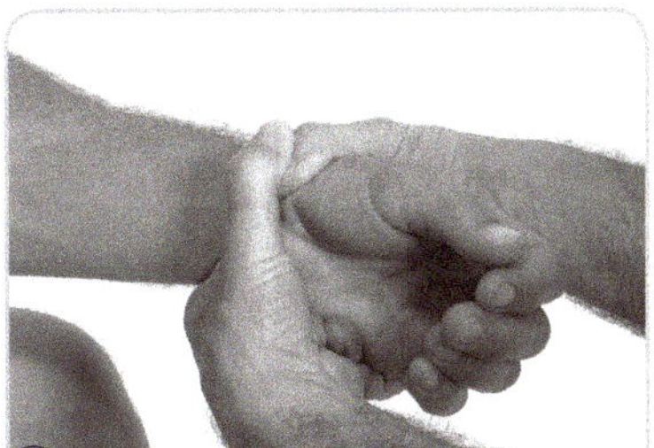

3Б Запястье-большой палец

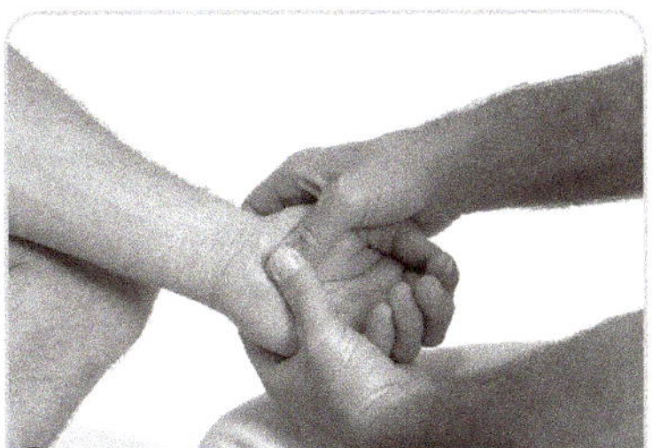

3Л Запястье-ладонь

Линия указательного пальца

Эта линия пролегает через 3 отметки:

1. Указательный палец
2. Сгиб локтя, на 1 палец латеральнее крупной впялены
3. Под латеральным концом акромиона

- Линия начинается на тыльной стороне запястья, в углублении между сухожилиями длинного разгибателя большого пальца и разгибателя пальцев, латеральнее дистального конца локтевой кости, на одной линии с указательным пальцем.
- Она продолжается вверх по локтевой кости на коротком разгибателе большого пальца, лучевом разгибателе запястья и затем через центр плечелучевой мышцы.
- Проходит через изгиб локтя на 1 палец латеральнее крупной впадины, на плечелучевой мышце.
- Пролегает дальше по латеральной стороне плечевой кости.
- Затем продолжается на латеральной двуглавой мышце.
- Линия заканчивается под латеральным концом акромиона.

Линия среднего пальца

Эта линия пролегает через 4 отметки:

1. Средний палец
2. Латеральный конец локтевого сгиба
3. На переднелатеральной стороне плечевой кости, на 3 пальца над локтевым отростком.
4. Углубление ниже и позади конца акромиона, когда рука поднята вбок.

- Линия начинается в центральной точке тыльной стороны сгиба запястья, на одной линии со средним пальцем, в углублении позади точки, где встречаются головка лучевой кости и дистальный конец локтевой кости, на полулунной кости.
- Далее линия пролегает по углублению между локтевой и лучевой костьми.
- Она продолжается на лучевой кости, на разгибателе пальцев и затем между мышцей разгибателем пальцев и лучевым разгибателем запястья .
- Линия достигает сгиба локтя на его латеральном конце, когда рука согнута, на внешней стороне надмыщелка головки лучевой кости .
- Затем снова начинается на переднелатеральном краю плечевой кости, на 3 пальца выше локтевого отростка.
- Затем она пролегает вверх по переднелатеральному краю плечевой кости.
- Продолжается в желобке между средней и задней двуглавыми мышцами .
- Линия заканчивается ниже и сзади латерального конца акромиона, в углублении, образующимся при поднимании руки вбок.

Линия безымянного пальца

Эта линия пролегает через 4 отметки:

1. Безымянный палец
2. Латеральный надмыщелок головки лучевой кости
3. Углубление выше локтевого отростка
4. Верхний конец подмышечной впадины (когда рука согнута)

- Эта линий начинается на тыльной стороне сгиба запястья, в углублении ниже головки локтевой кости, на одном уровне с безымянным пальцем, между сухожилиями локтевого сгибателя запястья и сгибателя мизинца.
- Далее она продолжается на локтевом разгибателе запястья до шеи головки лучевой кости.
- Она снова начинается в углублении позади локтевого отростка.
- Идёт вверх по руки по средней линии трёхглавой мышцы до верхнего конца подмышечной впадины (когда рука согнута).

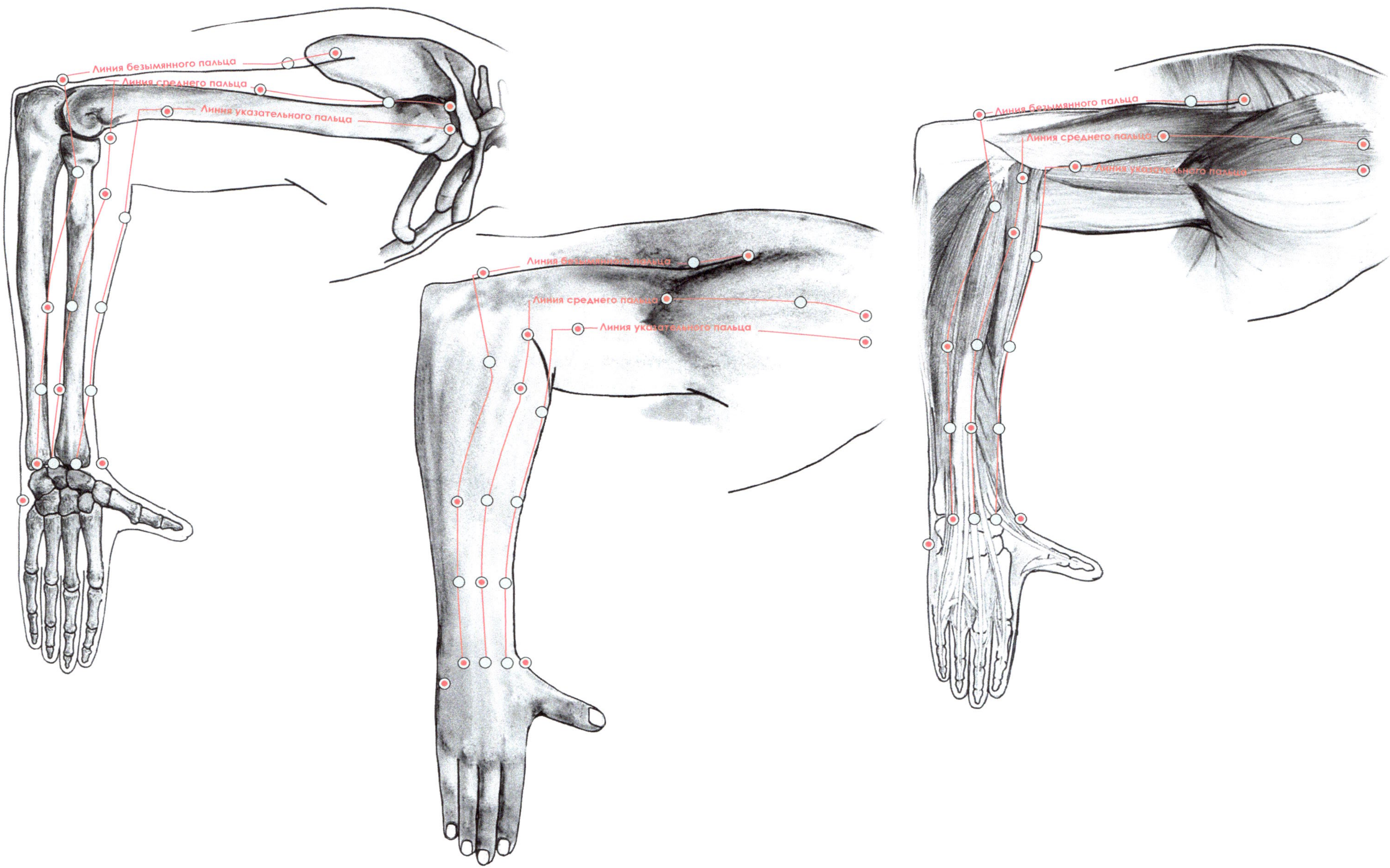
Линия безымянного пальца
Линия среднего пальца
Линия указательного пальца
Линия безымянного пальца
Линия среднего пальца
Линия указательного пальца
Линия безымянного пальца
Линия среднего пальца
Линия указательного пальца

терапевтические точки ВНЕШНЕЙ СТОРОНЫ РУКИ

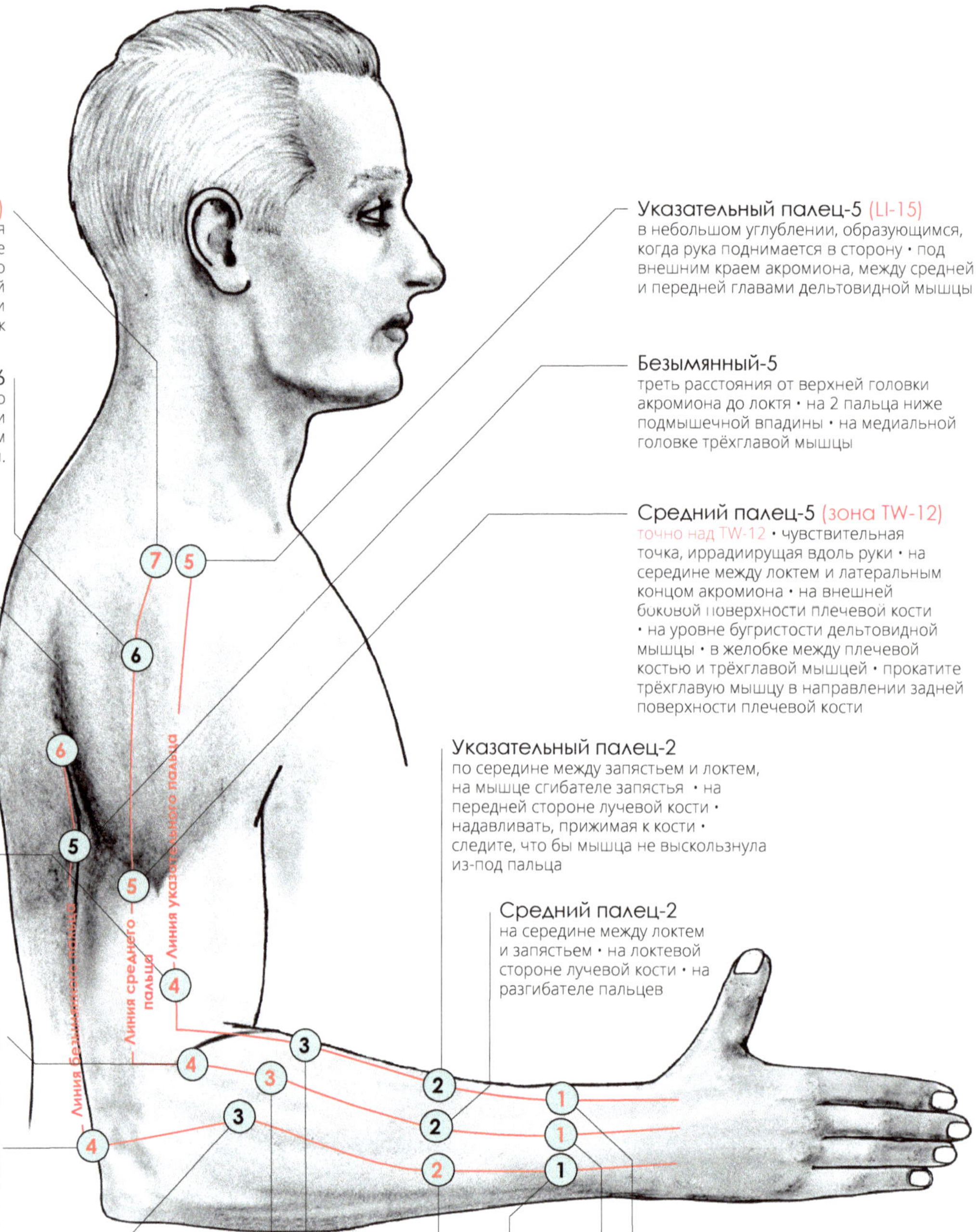

Средний палец-7 (TW-14)
средняя и передняя дельтовидная мышцы ниже и спереди от латерального края акромиона • в небольшой впадине, образующейся при отведении руки вбок

Средний палец-6
на 3 пальца ниже внешнего конца акромиона • в углублении между латеральным и задним пучками дельтовидной мышцы.

Безымянный-6 (SI-9)
чувствительная точка, нажатие на которую отдает вниз по руке • расположите большой палец на подмышечной впадине и надавите вверх на мышечные ткани к углу, где рука встречается с лопаткой, или, как вариант, надавите на 2 пальца выше подмышечной впадины

Указательный палец-4 (LI-12)
на 2 пальца выше локтевой складки • на внешней боковой стороне плечевой кости • между двуглавой и трёхглавой мышцами плеча • оттянуть кожу вверх и затем надавить • отдаёт во все пальцы

Средний палец-4 (LI-11)
в углублении между латеральным концом локтевого сгиба (когда рука согнута) и латеральным над мыщелком локтя

Безымянный-4 (TW-10)
на 2 пальца выше локтевого отростка • в середине углубления • на сухожилии трёхглавой мышцы

Безымянный-3
на 1 палец ниже локтевой складки • сразу под головкой лучевой кости • на мышце разгибателе пальцев

Указательный палец-5 (LI-15)
в небольшом углублении, образующимся, когда рука поднимается в сторону • под внешним краем акромиона, между средней и передней главами дельтовидной мышцы

Безымянный-5
треть расстояния от верхней головки акромиона до локтя • на 2 пальца ниже подмышечной впадины • на медиальной головке трёхглавой мышцы

Средний палец-5 (зона TW-12)
точно над TW-12 • чувствительная точка, иррадиирущая вдоль руки • на середине между локтем и латеральным концом акромиона • на внешней боковой поверхности плечевой кости • на уровне бугристости дельтовидной мышцы • в желобке между плечевой костью и трёхглавой мышцей • прокатите трёхглавую мышцу в направлении задней поверхности плечевой кости

Указательный палец-2
по середине между запястьем и локтем, на мышце сгибателе запястья • на передней стороне лучевой кости • надавливать, прижимая к кости • следите, что бы мышца не выскользнула из-под пальца

Средний палец-2
на середине между локтем и запястьем • на локтевой стороне лучевой кости • на разгибателе пальцев

Указательный палец-1 (LI-6)
1/4 между запястьем и локтем (3 пальца от запястья) • на передней стороне лучевой кости • на диагональной мышце длинном разгибателе большого пальца • надавливать, прижимая к кости • следите, что бы мышца не выскользнула из-под пальца

Средний палец-3 (LI-10)
на 2 пальца под латеральным концом локтевого сгиба (когда рука согнута) • в небольшом углублении между двух мышц – разгибатель пальцев и лучевой разгибатель запястья

Указательный палец-3
на 3 пальца ниже локтевой складки • на плечелучевой мышце • на передней стороне лучевой кости • надавливать, прижимая к кости • следите, что бы мышца не выскользнула из-под пальца • отдает в указательный палец

Средний палец-1 (TW-6)
на одну четверть (3 пальца) от запястья к локтю • в углублении между лучевой и локтевой костьми

Безымянный-2 (зона SI-7)
по середине между локтем и запястьем • на мышце локтевом разгибателе запястья • надавливать, прижимая к лучевой кости

Безымянный-1
на 1/4 (3 пальца) от запястья к локтю • на мышце локтевом разгибателе запястья • надавливать, прижимая к лучевой кости

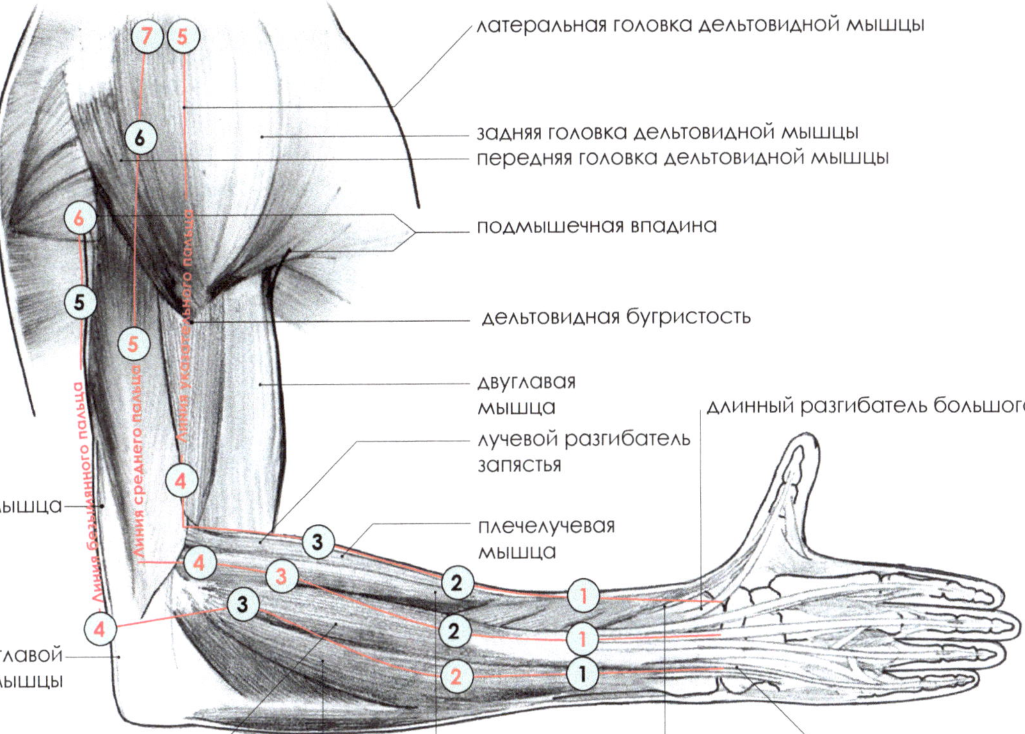
латеральная головка дельтовидной мышцы
задняя головка дельтовидной мышцы
передняя головка дельтовидной мышцы
подмышечная впадина
дельтовидная бугристость
двуглавая мышца
длинный разгибатель большого
лучевой разгибатель запястья
трёхглавая мышца
плечелучевая мышца
сухожилие трёхглавой мышцы
разгибатель пальцев
длинная мышца, отводящая большой палец кисти
разгибатель мизинца
локтевой разгибатель запястья
короткий разгибатель большого пальца
Линия безымянного пальца
Линия среднего пальца
Линия указательного пальца

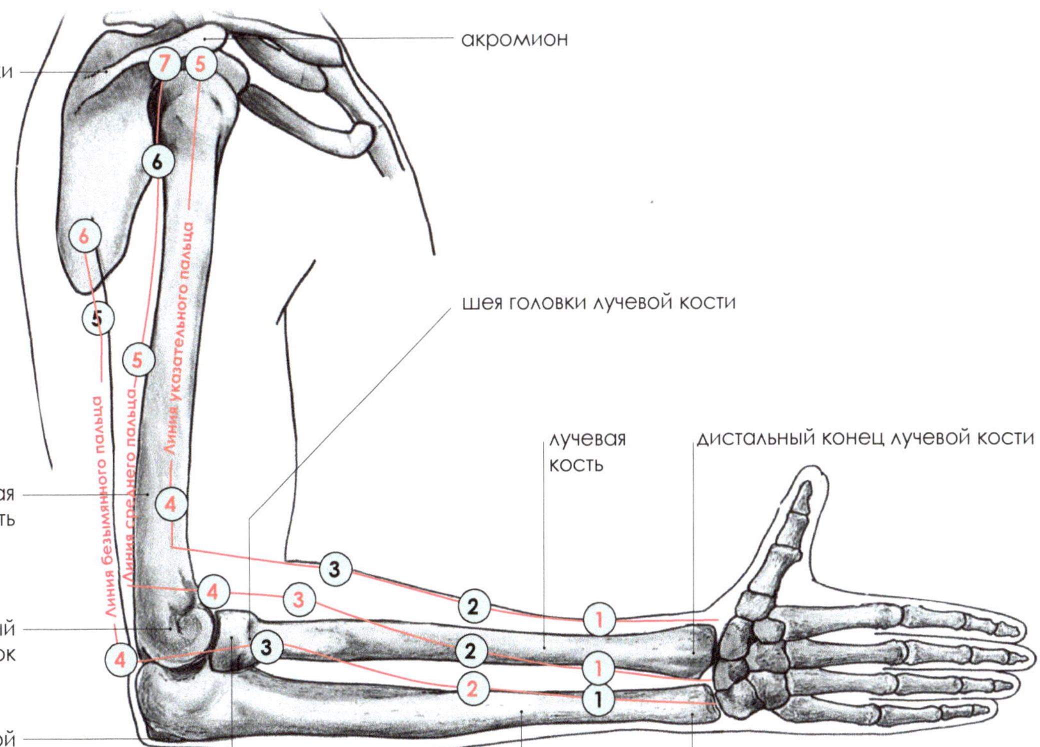
акромион
ость лопатки
шея головки лучевой кости
лучевая кость
дистальный конец лучевой кости
плечевая кость
латеральный надмыщелок
локтевой отросток
головка лучевой кости
локтевая кость
головка локтевой кости
Линия безымянного пальца
Линия среднего пальца
Линия указательного пальца

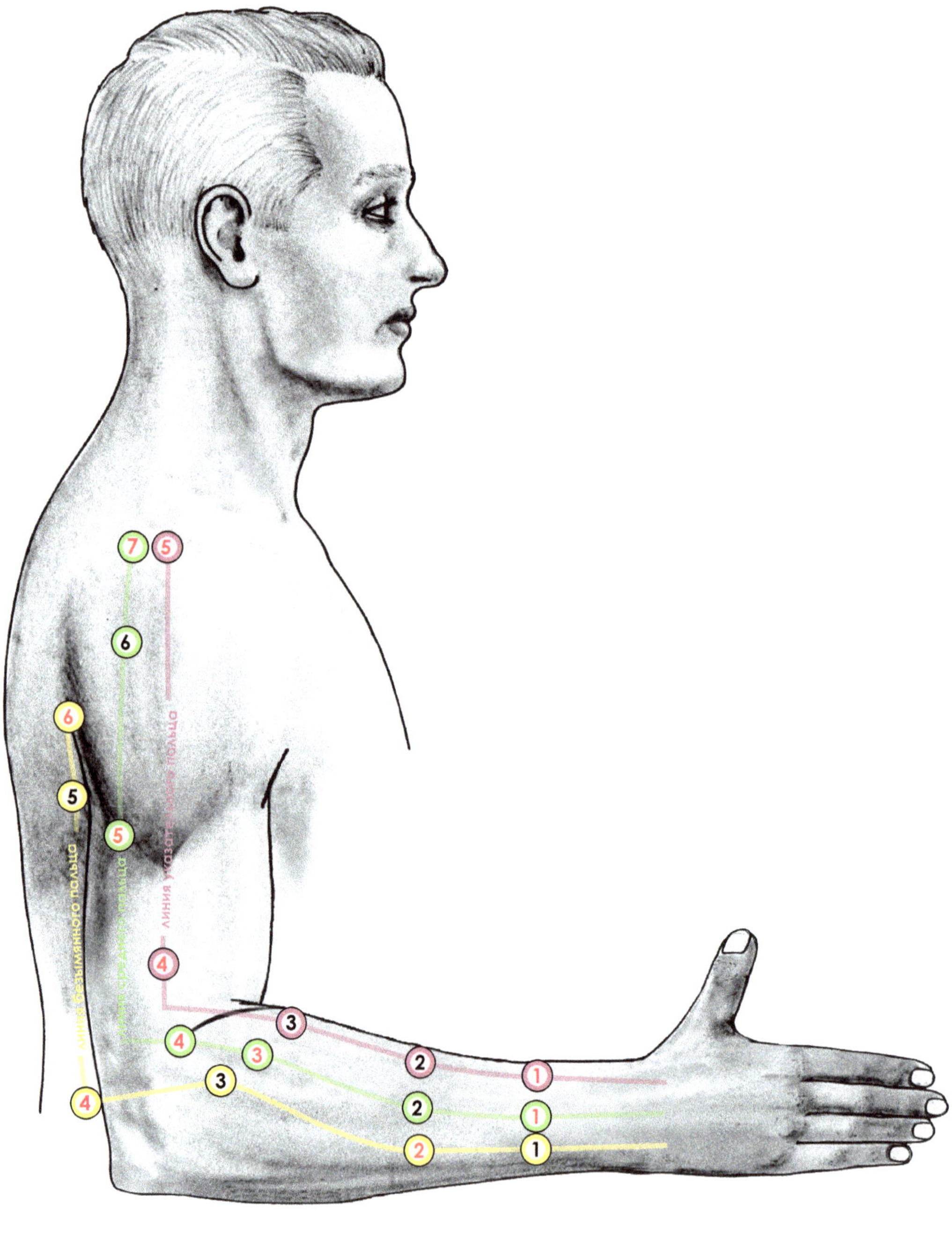
линия безымянного пальца
линия среднего пальца
линия указательного пальца

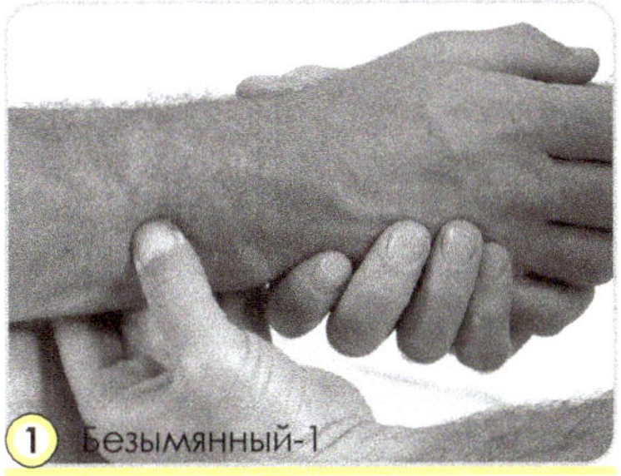

1 Безымянный-1

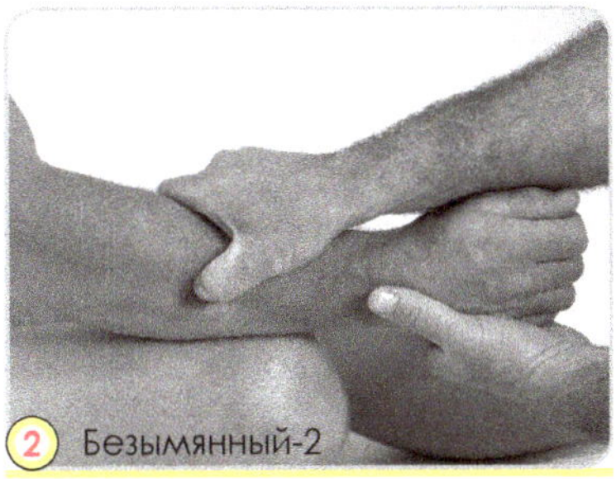

2 Безымянный-2

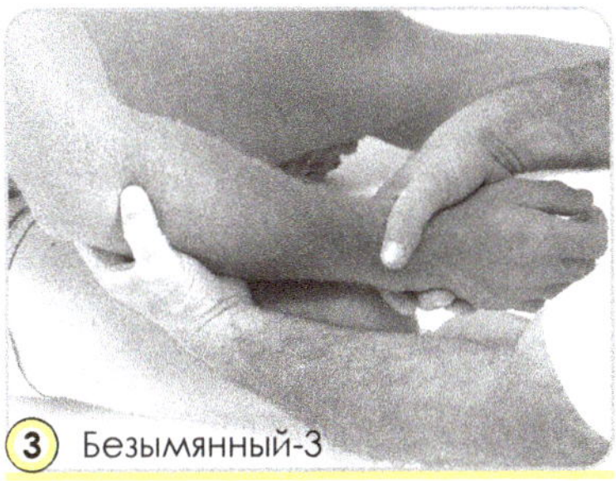

3 Безымянный-3

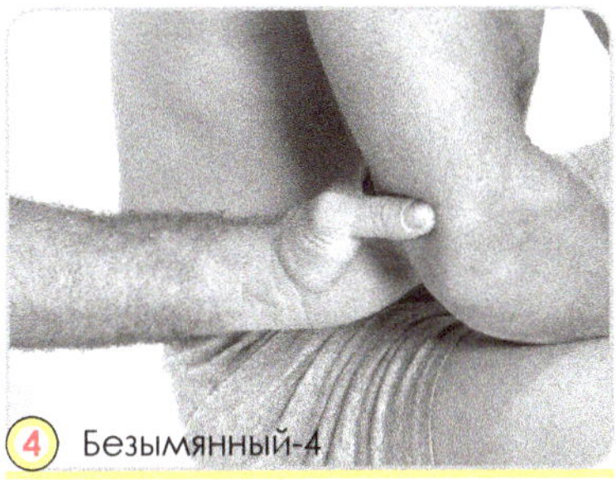

4 Безымянный-4

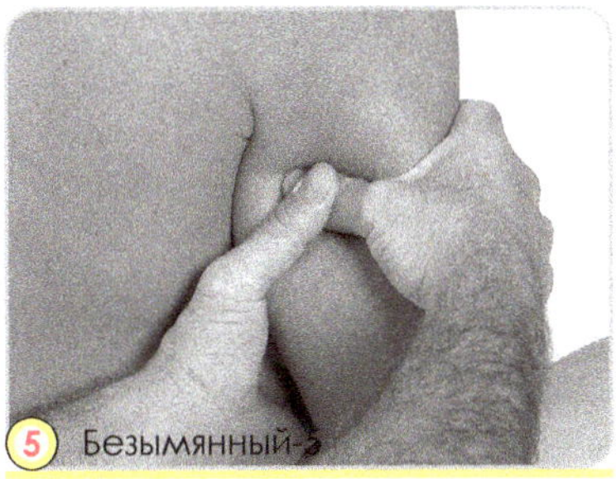

5 Безымянный-5

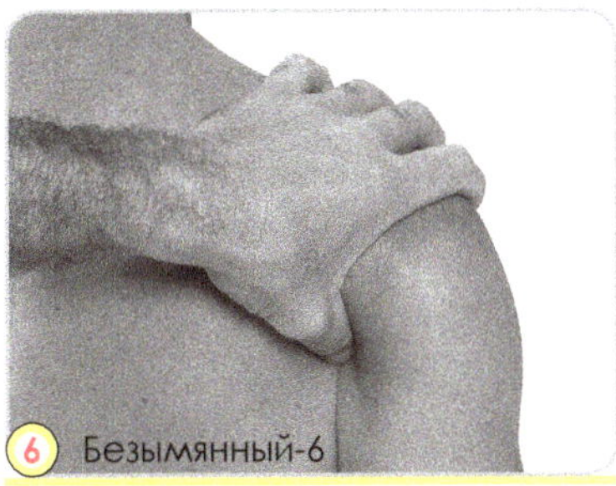

6 Безымянный-6

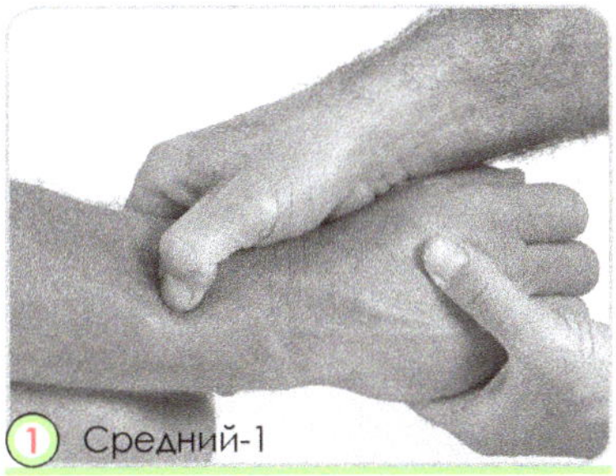

1 Средний-1

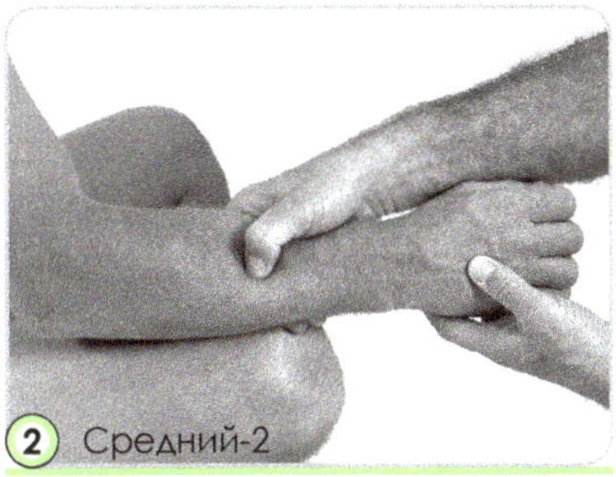

2 Средний-2

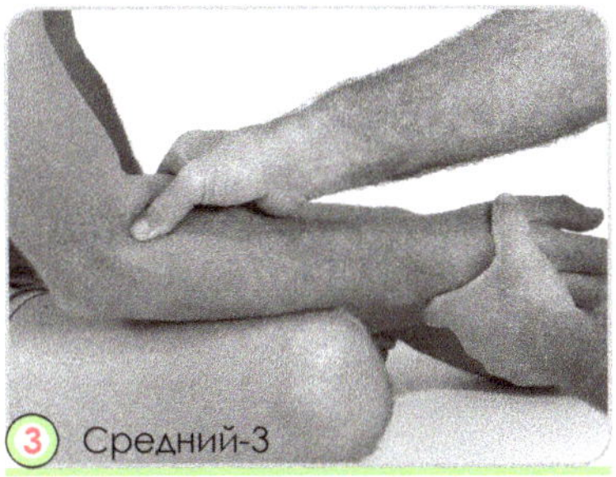

3 Средний-3

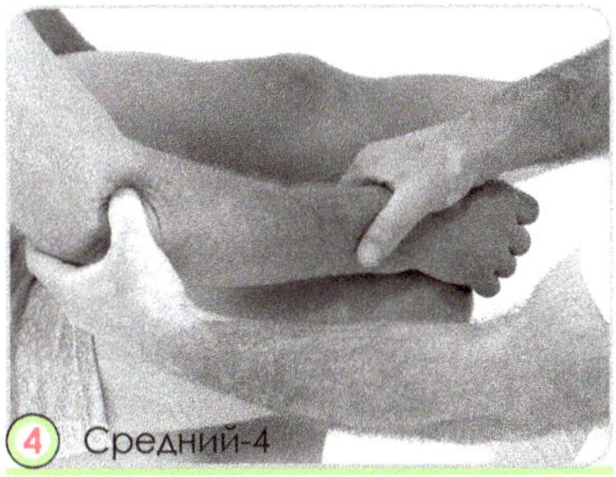

4 Средний-4

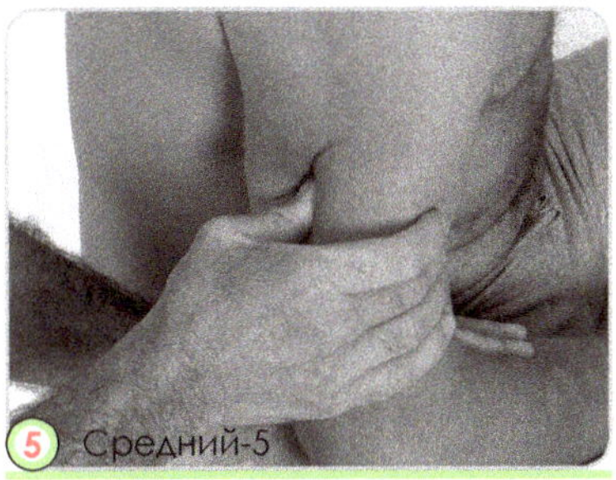

5 Средний-5

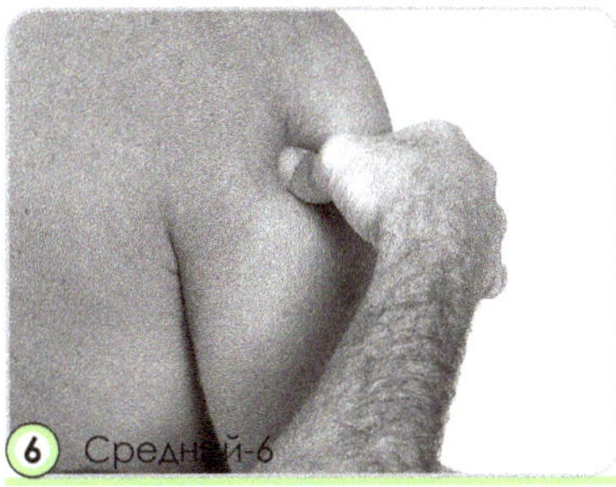

6 Средний-6

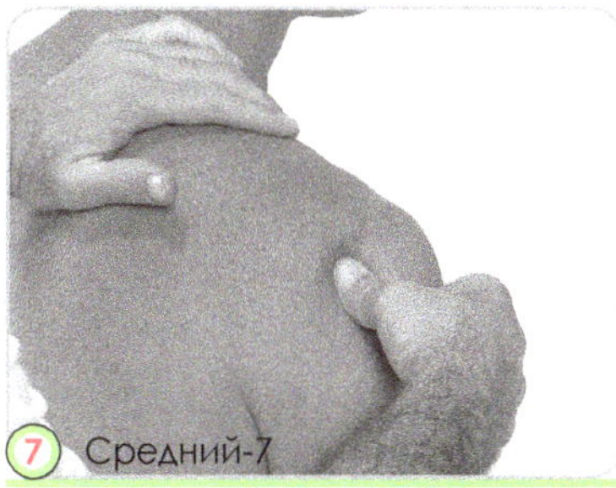

7 Средний-7

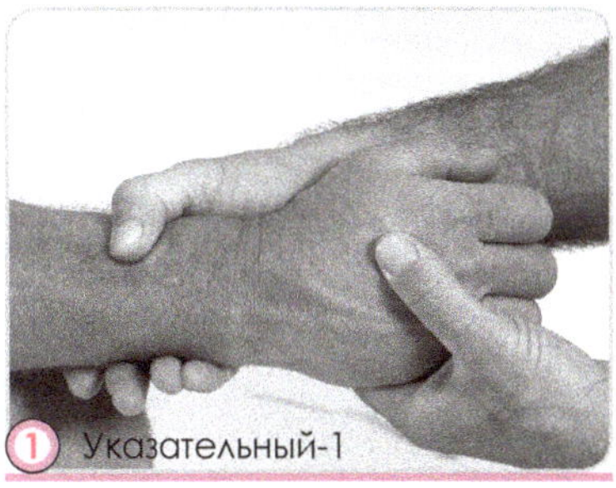

1 Указательный-1

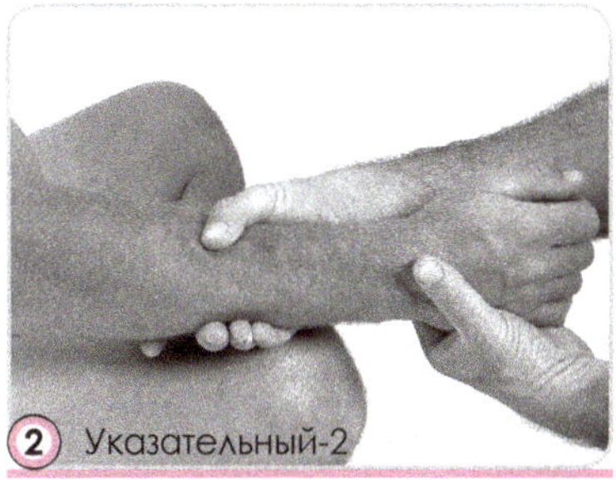

2 Указательный-2

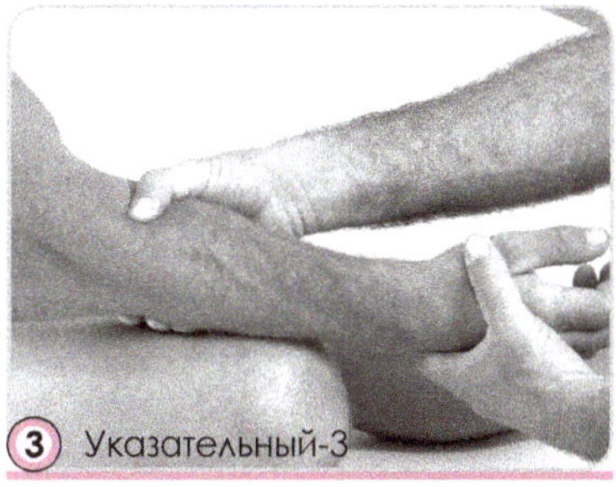

3 Указательный-3

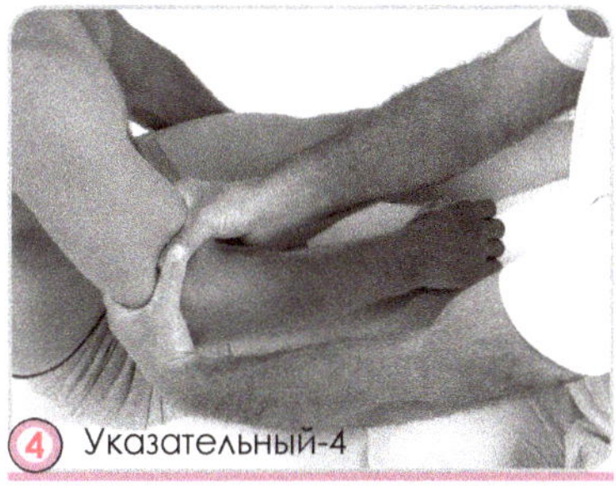

4 Указательный-4

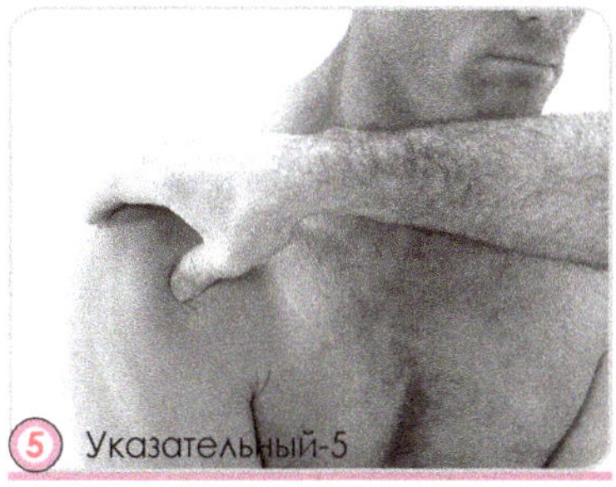

5 Указательный-5

указательный палец-лучевая (LI-3)
проведите пальцем от запястья, пока не почувствуете выступ сустава указательного пальца • чуть к центру от головки второй пястной кости, на лучевом краю

запястье-большой палец (LI-5)
на радиальном краю кисти (ребре ладони) • в ложбинке, образующейся при отведении большого пальца в сторону • между длинным и коротким разгибателями большого пальца • в анатомической табакерке • надавите в углубление и затем в направлении большого пальца

запястье-указательный палец
в углублении на одной линии с указательным пальцем • между двумя сухожилиями сгибателя большого пальца • на полпальца от локтевой стороны к лучевому краю запястья

запястье-средний палец
в углублении в средней точке задней поверхности запястья • на одной линии со средним пальцем

запястье-безымянный палец (TH-4)
в углублении на одной линии с безымянным пальцем • между сухожилиями локтевого разгибателя запястья и мизинца • на 1 палец от края запястья на локтевой стороне

запястье-мизинец (SI-4)
надавить на мышцу между гороховидной костью и основанием пястной кости •надавливайте по направлению, указанному стрелкой (для мизинца)

средний палец-локтевая (Baxie)
надавливайте в сторону сустава • в углублении на локтевой стороне сустава среднего пальца • на 1 палец над точкой, где встречается кожа между безымянным и средним пальцами (когда рука сжата в кулак)

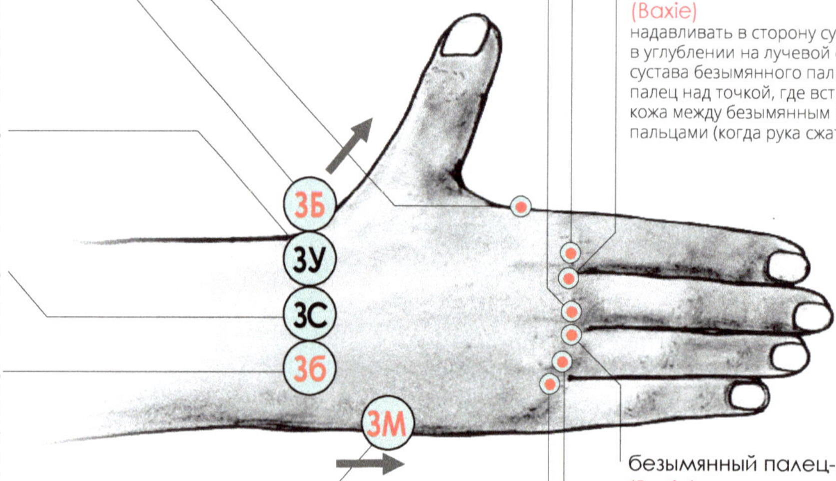

мизинец-лучевая (Baxie)
надавливать в сторону сустава • в углублении на лучевой стороне сустава мизинца • на 1 палец над точкой, где встречается кожа между безымянным и мизинцем (когда рука сжата в кулак)

указательный палец-локтевая (Baxie)
надавливать к суставу • в углублении на локтевой стороне сустава указательного пальца • на 1 палец над точкой, где встречается кожа между указательным и средним пальцами (когда рука сжата в кулак)

средний палец-лучевая (Baxie)
надавливать в сторону сустава • в углублении на лучевой стороне сустава безымянного пальца • на 1 палец над точкой, где встречается кожа между безымянным и средним пальцами (когда рука сжата в кулак)

безымянный палец-лучевая (Baxie)
надавливать в сторону сустава • в углублении на лучевой стороне сустава безымянного пальца • на 1 палец над точкой, где встречается кожа между безымянным и средним пальцами (когда рука сжата в кулак)

безымянный палец-локтевая (Baxie)
надавливать в сторону сустава • в углублении на локтевой стороне сустава безымянного пальца • на 1 палец над точкой, где встречается кожа между безымянным пальцем и мизинцем (когда рука сжата в кулак)

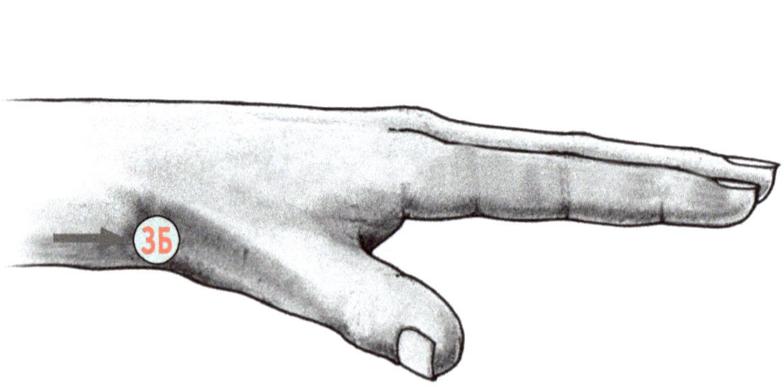

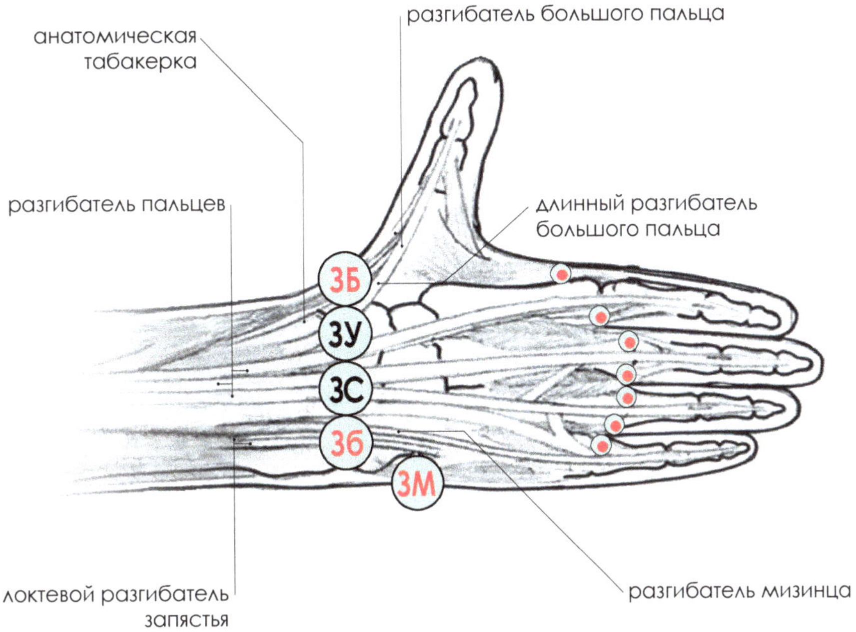
разгибатель большого пальца
анатомическая табакерка
разгибатель пальцев
длинный разгибатель большого пальца
ЗБ
ЗУ
ЗС
Зб
ЗМ
локтевой разгибатель запястья
разгибатель мизинца

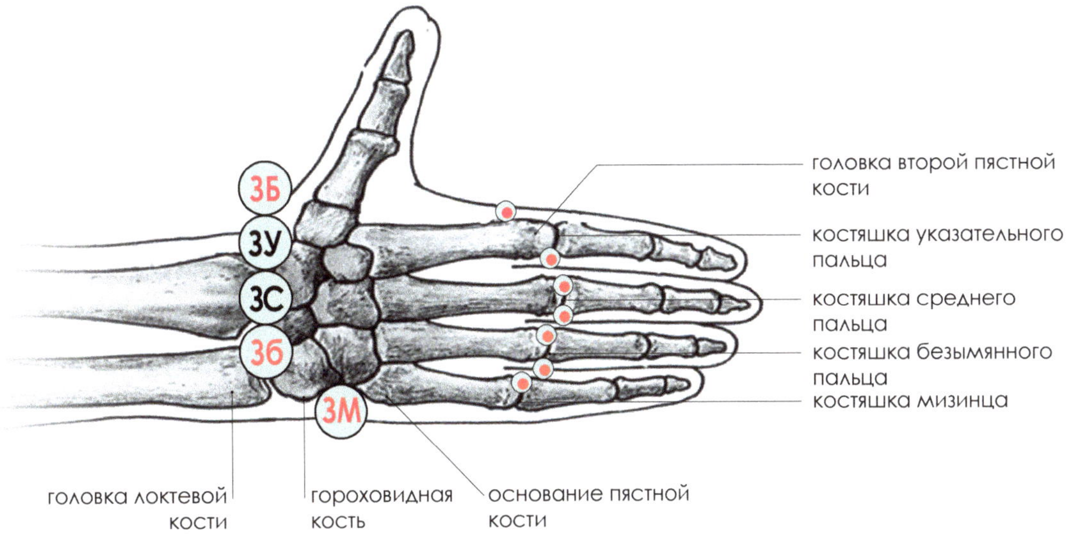
головка второй пястной кости
костяшка указательного пальца
костяшка среднего пальца
костяшка безымянного пальца
костяшка мизинца
ЗБ
ЗУ
ЗС
Зб
ЗМ
головка локтевой кости
гороховидная кость
основание пястной кости

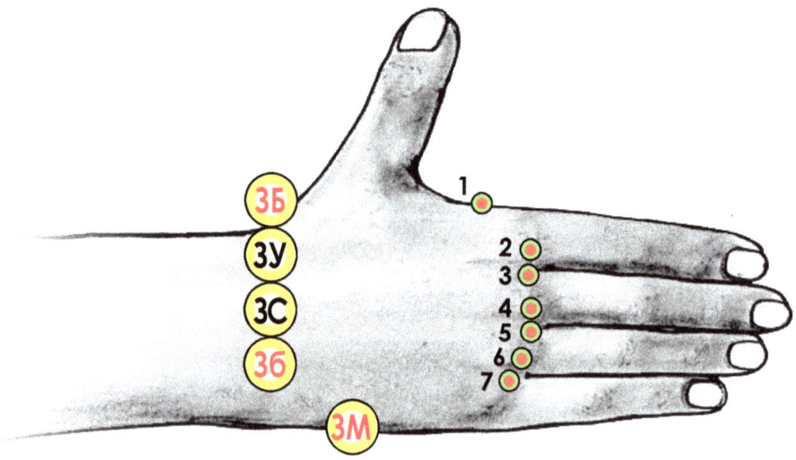

3Б
3У
3С
3Б
3М
1
2
3
4
5
6
7

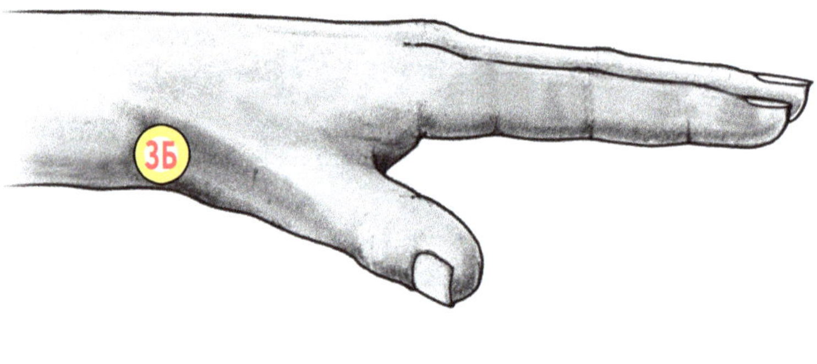

3Б

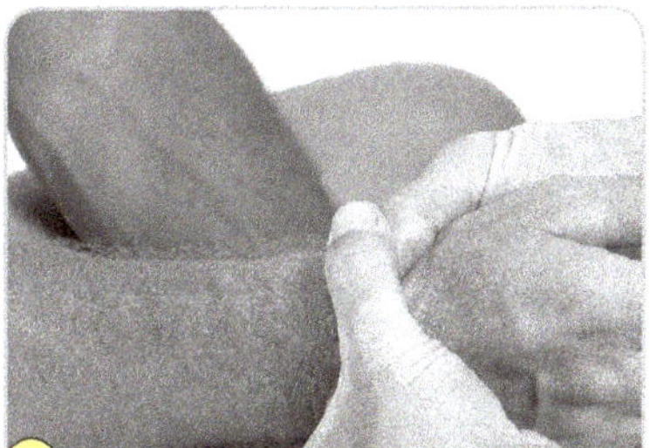
3Б Запястье-большой палец

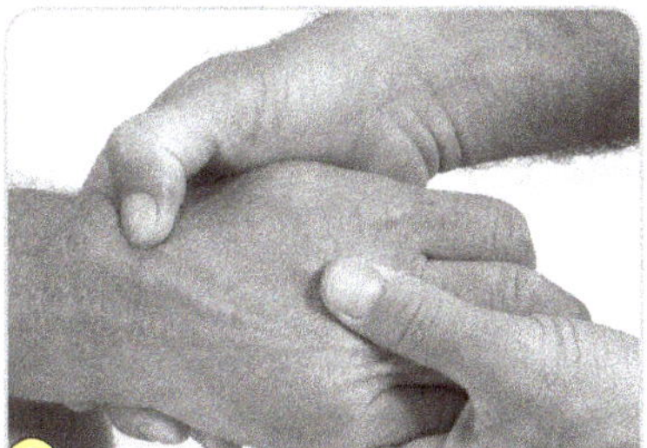
3У Запястье-указательный палец

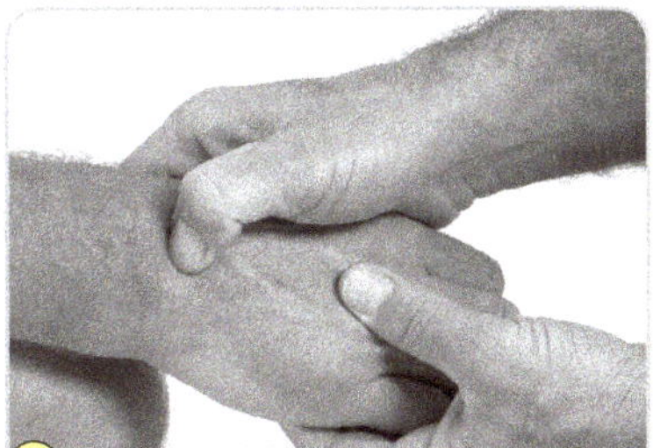
3С Запястье-средний палец

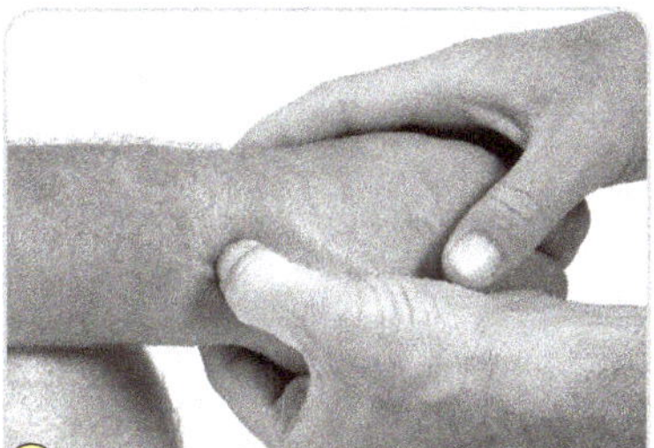
3б Запястье-безымянный палец

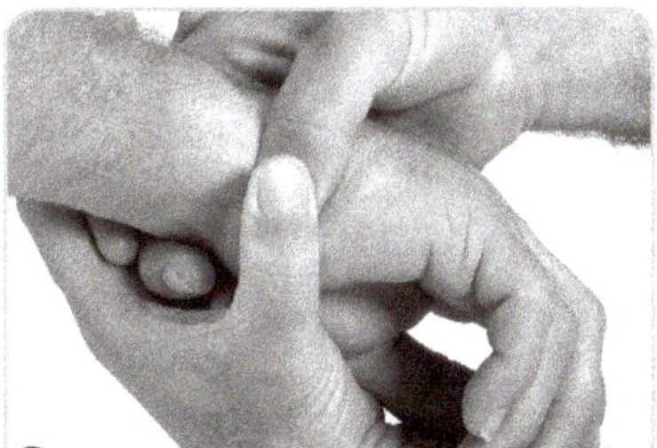
3М Запястье-мизинец

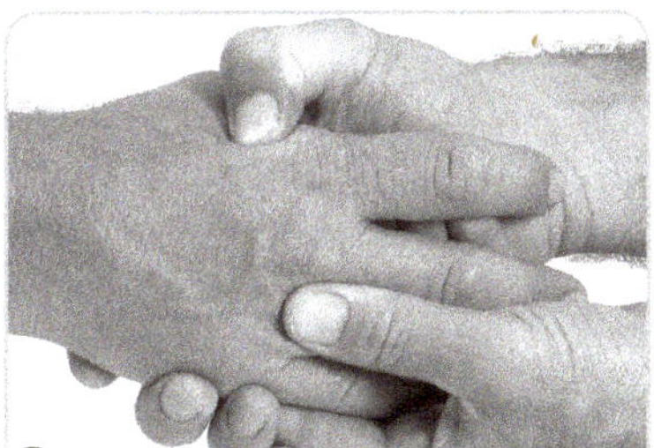
1 Указательный-лучевая сторона

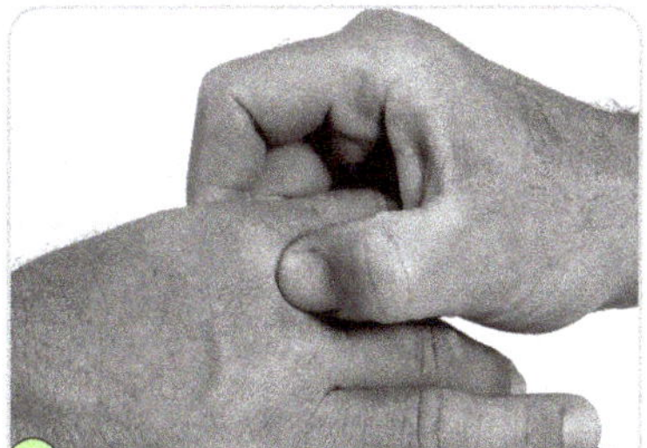
2 Указательный-локтевая сторона

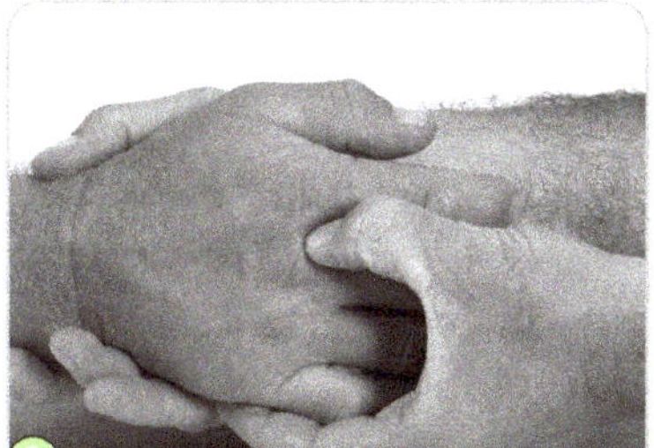
3 Средний-лучевая сторона

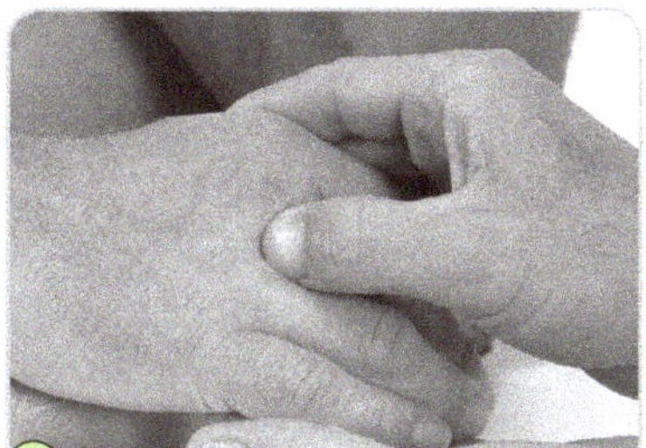
4 Средний-локтевая сторона

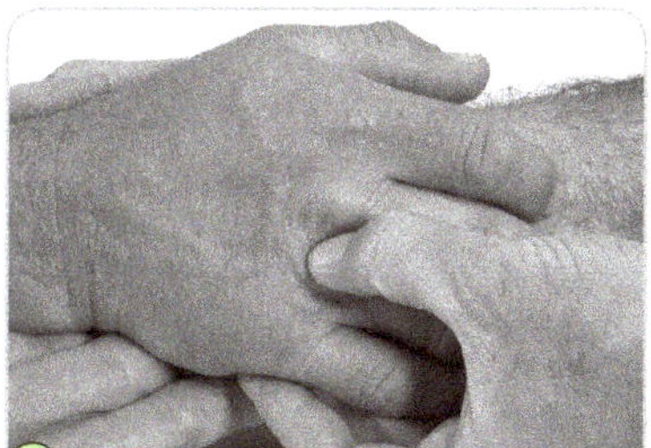
6 Безымянный-лучевая сторона

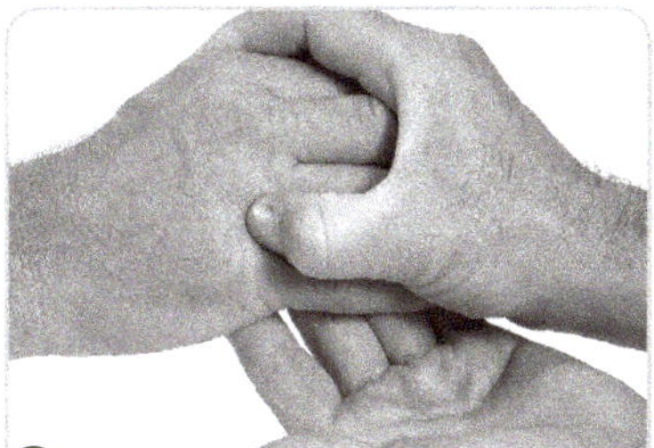
6 Безымянный-локтевая сторона

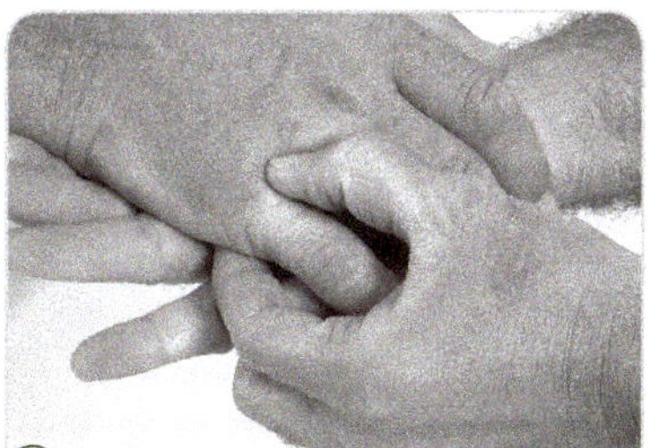
7 Мизинец-лучевая сторона

Задняя сторона тела

1-ая спинная линия

Эта линия пролегает через 2 отметки:

1. Основание черепа, выше остистого отростка С-1, на пол пальца латеральнее средней линии
2. На пол пальца латеральнее остистого отростка L5

- Линия начинается на затылочной кости, в основании черепа, выше остистого отростка С-1.
- Она спускается вниз на расстоянии пол пальца от центральной линии шеи, в позвоночном жёлобе.
- Она проходит на пол пальца латеральнее от остистого отростка С-6.
- Продолжается на пол пальца латеральнее грудного позвонка .
- И далее, на пол пальца латеральнее поясничного позвонка.
- Линия проходит в жёлобе между позвонками и остистыми мышцами.
- Она заканчивается на одном уровне с остистым отростком L-5, где этот жёлоб между позвонками и остистыми мышцами заканчивается на крестцовой кости.

2-ая спинная линия

Эта линия пролегает через 5 отметок:

1. На 1.5 пальца латеральнее средней линии на основании черепа, выше остистого отростка С-1
2. На 1.5 пальца латеральнее 7го остистого отростка шейного отдела позвоночника
3. На 2 пальца латеральнее остистого отростка Т-7
4. На 2.5 пальца латеральнее остистого отростка L-1
5. На 1 палец латеральнее остистого отростка L-5

- Линия начинается на затылочной кости, в основании черепа, выше С-1, по середине между складкой непосредственно выше С-1 и углублением между трапециевидной и грудинно-ключично-сосцевидной мышцами .
- Она спускается вниз вдоль шеи, по самой выпуклой части трапециевидной мышцы, на 1.5 пальца латеральнее средней линии, по середине от средней линии к 3-ей спинной линии, в углублении между трапециевидной и грудинно-ключично-сосцевидной мышцами.
- Далее она идёт вниз к верхней части спины, на 1.5 пальца латеральнее остистого отростка 2-го грудного позвонка
- Далее продолжается вниз к середине спины по наиболее выпуклой части остистых мышц, на 2 пальца латеральнее остистого отрезка 7-го грудного позвонка.
- Она продолжается вниз на 2.5 пальца латеральнее остистого отрезка 3-го поясничного позвонка.
- Линия заканчивается в месте, где она встречается с крестцом, на 1 палец латеральнее остистого отростка 5-го поясничного позвонка.

3-я спинная линия

Первый участок линии пролегает через 5 отметок:

1. Основание черепа, выше С-1, в углублении между трапециевидной и грудинно-ключично-сосцевидной мышцами.
2. На 2.5 пальца латеральнее остистого отрезка С-7
3. На 3.5 пальца латеральнее остистого отрезка Т-7
4. На 4.5 пальца латеральнее остистого отрезка L-3
5. На 2.5 пальца латеральнее ямки между L-3 и L-4

- Первый участок этой линии начинается ниже затылочной кости, в основании черепа в углублении между трапециевидной и грудинно-ключично-сосцевидной мышцами.
- Далее она пролегает вниз по шее, в углублении между трапециевидной и грудинно-ключично-сосцевидной мышцами, на 3-4 пальца латеральнее центральной линии. Второй участок отходит в районе точки «3-я спинная-4» в сторону вдоль верхнего края трапециевидной мышцы и заканчивается на медиальном крае акромиона.
- Она продолжается вниз по спине, в углублении на 2.5 пальца латеральнее остистого отростка Т-1.
- Затем она продолжается на середине между остистым отростком и медиальной границей лопатки.
- Дальше вниз на 3.5 пальца латеральнее остистого отростка Т-7.
- Достигает мета на 4.5 пальца латеральнее остистого отрезка L-3, чуть выше подвздошной кости.
- Затем она поворачивает к центру в небольшом углублении на 2.5 пальца латеральнее ямки между поясничными позвонками L-3 и L-4.

Второй участок линии пролегает через 2 точки:

1. Поворот трапециевидной мышцы в сторону плеча
2. Медиальный край акромиона

- Этот участок пролегает по самой выпуклой части трапециевидной мышцы и заканчивается на плече.

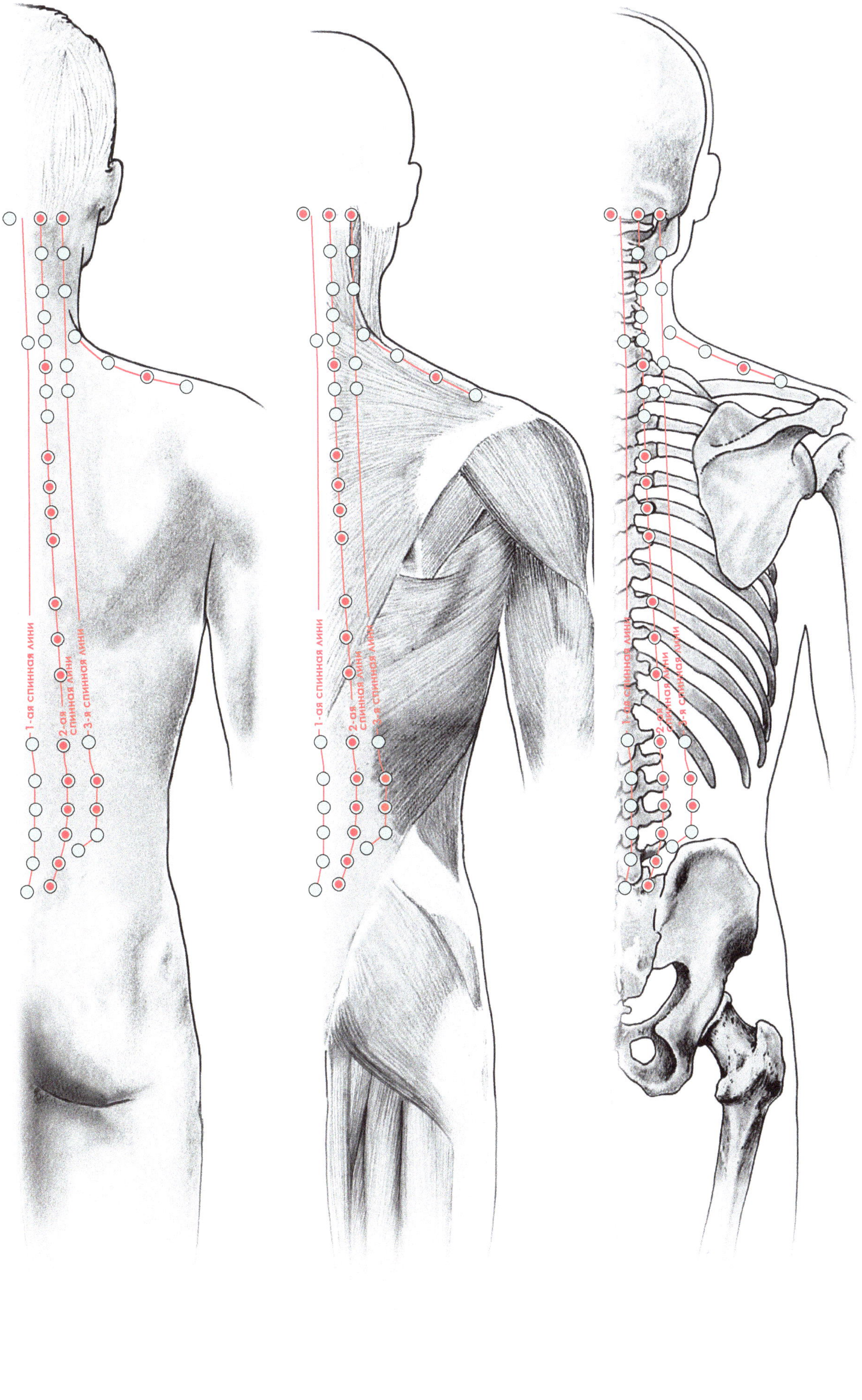
1-ая спинная лини
2-ая спинная лини
3-я спинная лини
1-ая спинная лини
2-ая спинная лини
3-я спинная лини
1-ая спинная лини
2-ая спинная лини
3-я спинная лини

терапевтические точки **ШЕИ, ВЕРХНЕЙ И СРЕДНЕЙ ЧАСТЕЙ СПИНЫ**

2-ая спинная-1 (BL-10)
в основании черепа, сразу под затылочной костью • на 1 палец латеральнее центральной линии • в наиболее выпуклой точке параспинальных мышц • надавливать вперёд большим пальцем, придерживая голову другой рукой

2-ая спинная-2
на 1/4 расстояния между затылочной костью и С-7 • на 1 палец латеральнее средней линии • в наиболее выпуклой точке параспинальных мышц • надавливать вперёд к центру шеи, придерживая голову второй рукой

Затылок-центр (GV-16)
в углублении под наружной выпуклостью • над С-1

2-ая спинная-3
посередине между затылком и С-7 • на 1 палец латеральнее средней линии • на сгибе шеи при запрокидывании головы • в наиболее выпуклой точке параспинальных мышц • надавливать вперёд к центру шеи, придерживая голову второй рукой

2-ая спинная-4
под точкой 2-ая спинная-3 • на 1 палец латеральнее средней линии • в наиболее выпуклой точке параспинальных мышц • надавливать вперёд к центру шеи, придерживая голову второй рукой

2-ая спинная-5
на 1 палец латеральнее средней линии • на уровне остистого отростка С-6 • сразу над С-7 • в наиболее выпуклой точке параспинальных мышц • надавливать вперёд к центру шеи, придерживая голову второй рукой

1-ая спинная-1
на уровне остистого отростка С-6 • в маленькой выемке над С-7 • надавить сразу за остистым отростком к центру шеи, придерживая голову другой рукой

2-ая спинная-6 (Ding chuan)
на 1 палец латеральнее остистого отростка С-7 • в наиболее выпуклой точке параспинальных мышц • надавливать вглубь и под 45° вниз

2-ая спинная-7
на 1 палец латеральнее остистого отростка Т-1 • сразу под С-7 • в наиболее выпуклой точке параспинальных мышц • надавливать вперёд под 45° вниз

2-ая спинная-8
на 1 палец латеральнее остистого отростка Т-2 • на 1 палец ниже С-7 • на уровне верхнего угла лопатки • в наиболее выпуклой точке параспинальных мышц • надавливать вглубь и под 45° вниз

2-ая спинная-9 (BL-13)
на 1 палец латеральнее края остистого отростка Т-3 • на одном уровне с медиальным краем лопаточной ости • в наиболее выпуклой точке ромбовидной мышцы • надавливать вперёд

2-ая спинная-13 (Weiguanxiashu)
на 1.5 пальца латеральнее остистого отростка Т-8 • под нижним углом лопатки • в наиболее выпуклой точке параспинальных мышц

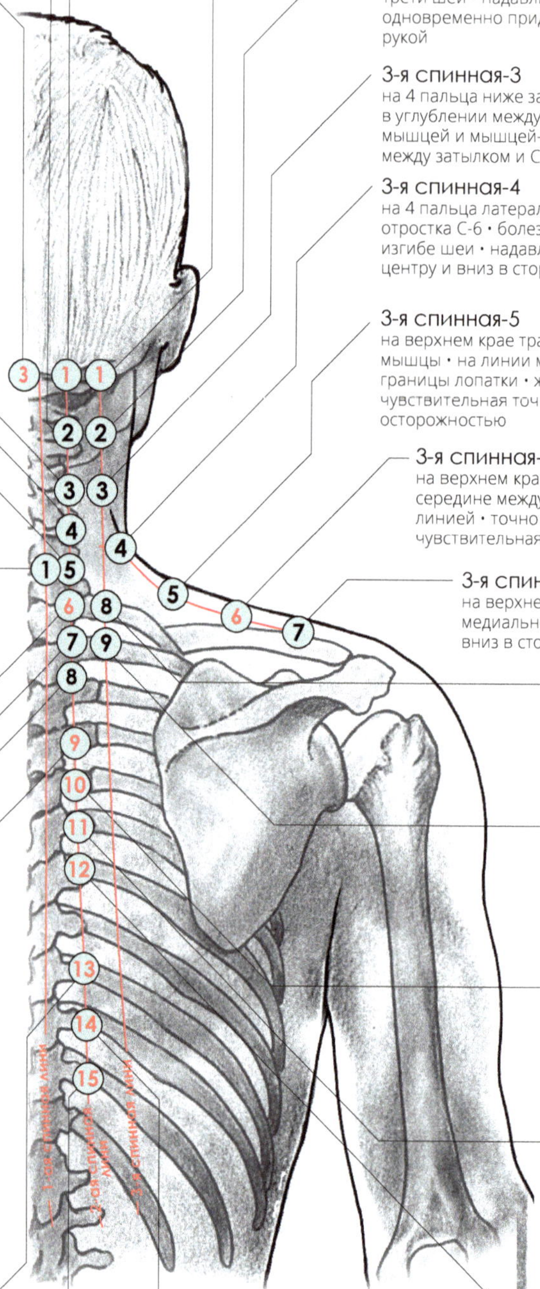

3-я спинная-1 (GB-20)
под затылочной линией в углублении между трапециевидной мышцей и мышцей-ГКС • на 4 пальца латеральнее медиальной линии и над С-1 • надавливать к центру шеи, одновременно придерживая голову другой рукой

3-я спинная-2
на 2 пальца ниже затылочной линии в углублении между трапециевидной мышцей и мышцей-ГКС • в пределах верхней трети шеи • надавливать к центру шеи, одновременно придерживая голову другой рукой

3-я спинная-3
на 4 пальца ниже затылочной линии в углублении между трапециевидной мышцей и мышцей-ГКС • на середине между затылком и С-7

3-я спинная-4
на 4 пальца латеральнее края остистого отростка С-6 • болезненная точка на изгибе шеи • надавливать под 45° к центру и вниз в сторону С-7

3-я спинная-5
на верхнем крае трапециевидной мышцы • на линии медиальной границы лопатки • жёсткая, но чувствительная точка – надавливать с осторожностью

3-я спинная-6 (GB-21)
на верхнем крае трапециевидной мышцы • по середине между акромионом и медиальной линией • точно над точкой "лопатка-1" • жёсткая, но чувствительная точка – надавливать с осторожностью

3-я спинная-7
на верхнем крае трапециевидной мышцы, чуть медиальнее плечевого сустава • надавливать вниз в сторону сухожилия надостной мышцы

3-я спинная-8
на 2 пальца латеральнее остистого отростка С-7 • в тонкой бороздке латеральнее позвоночных мышц • надавливать под 45° внутрь и вперёд

3-я спинная-9
на 2 пальца латеральнее края остистого отростка Т-1 • ниже С-7 в углубление латеральнее относительно спинных мышц • посередине между верхним углом лопатки и остистым отростком С-7 • надавливать вперёд

2-ая спинная-10 (BL-14)
на 1 палец латеральнее края остистого отростка Т-4 • на 1 палец выше точки 3, в наиболее выпуклой точке параспинальных мышц • на одном уровне с линией, которая пролегает под лопаточной остью • надавливать вперёд

2-ая спинная-11 (BL-15)
на 1-1.5 пальца латеральнее остистого отростка Т-5 • на уровне середины медиальной границы лопатки • в наиболее выпуклой точке параспинальных мышц

2-ая спинная-12 (BL-16)
на 1-1.5 пальца латеральнее остистого отростка Т-6 • на уровне трети линии, соединяющей верхний и нижний углы лопатки • на 1 палец ниже точки 7 • в наиболее выпуклой точке параспинальных мышц

2-ая спинная-15 (BL-19)
на 1.5 пальца латеральнее остистого отростка Т-10 • на 1 палец ниже точки 2 • на 4 пальца под нижним углом лопатки • в наиболее выпуклой точке параспинальных мышц

2-ая спинная-14 (BL-18)
на 1.5 пальца латеральнее остистого отростка Т-9 • на 2 пальца под нижним концом лопатки • в верхней точке параспинальных мышц

терапевтические точки ШЕИ, ВЕРХНЕЙ И СРЕДНЕЙ ЧАСТЕЙ СПИНЫ

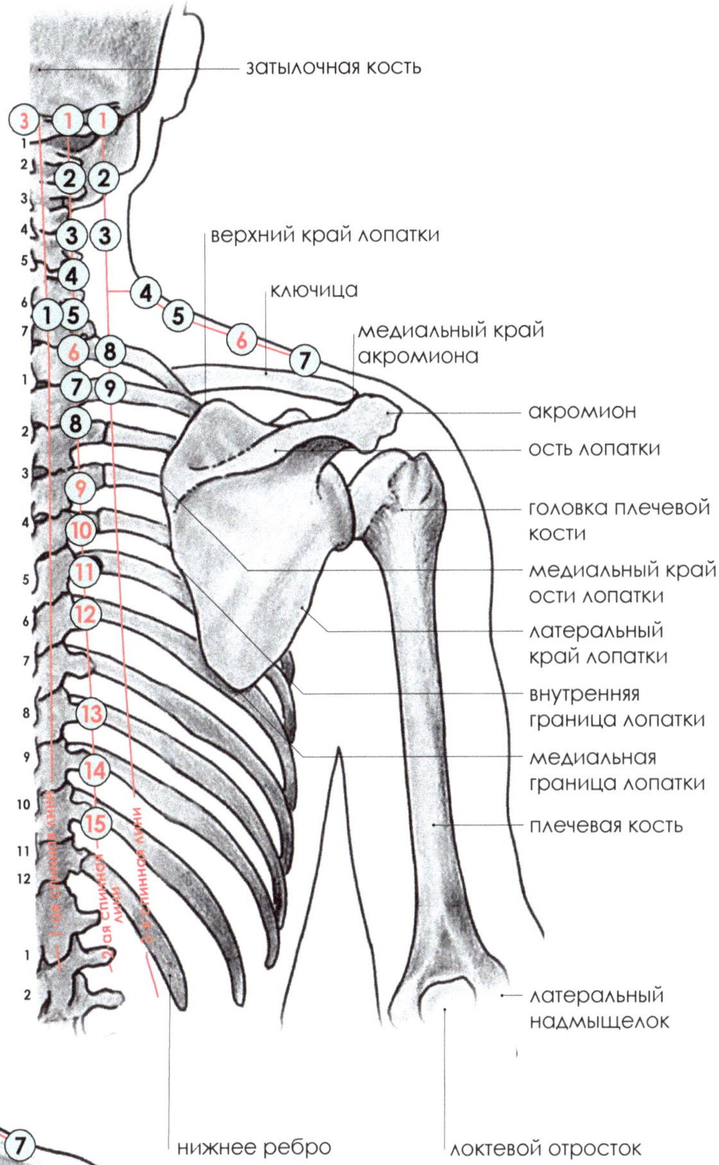

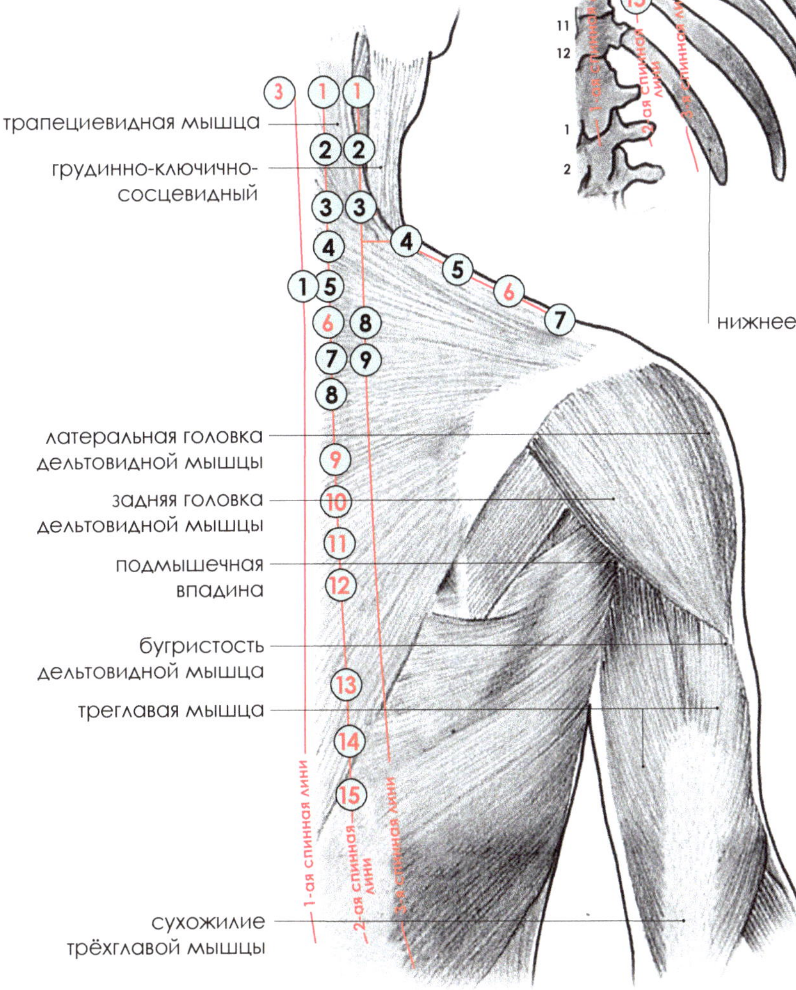

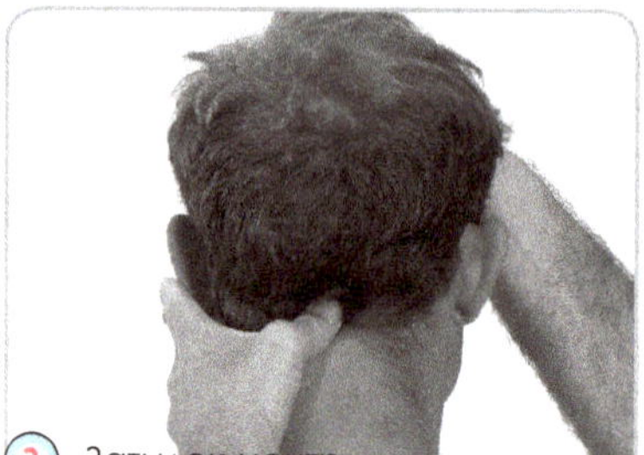

3 Затылок-центр

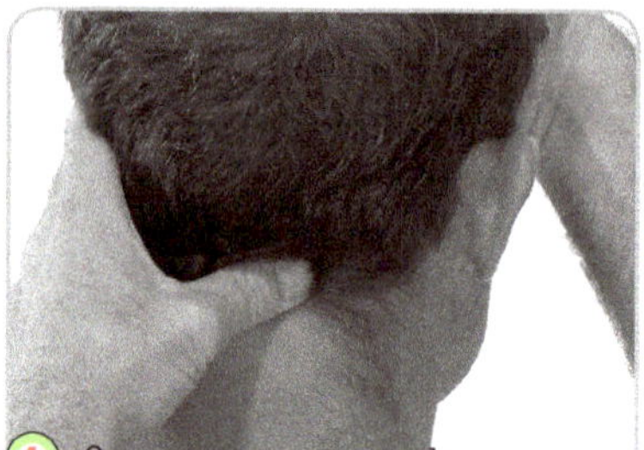

1 2-ая спинная лини-1

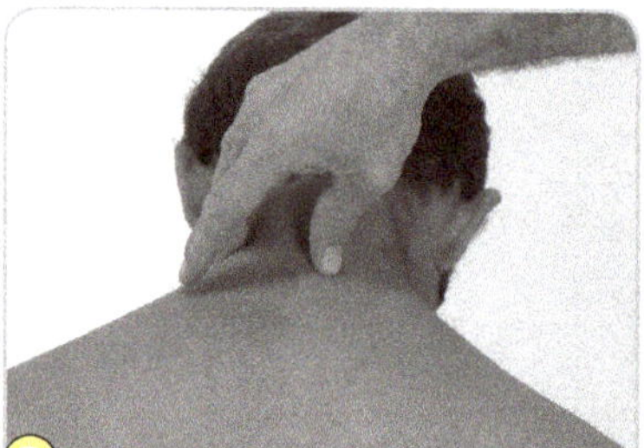

1 1-ая спинная лини-1

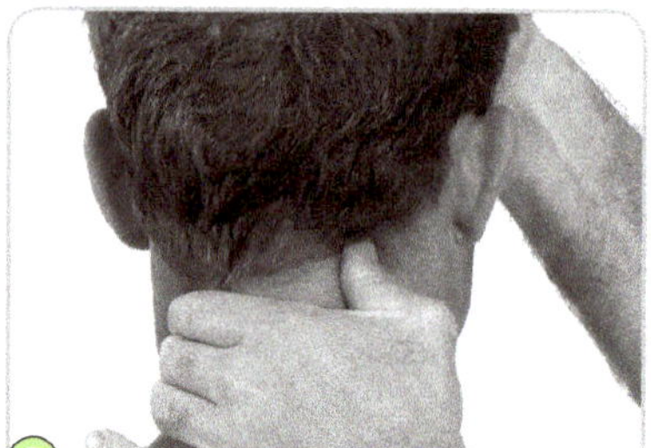

2 2-ая спинная лини-2

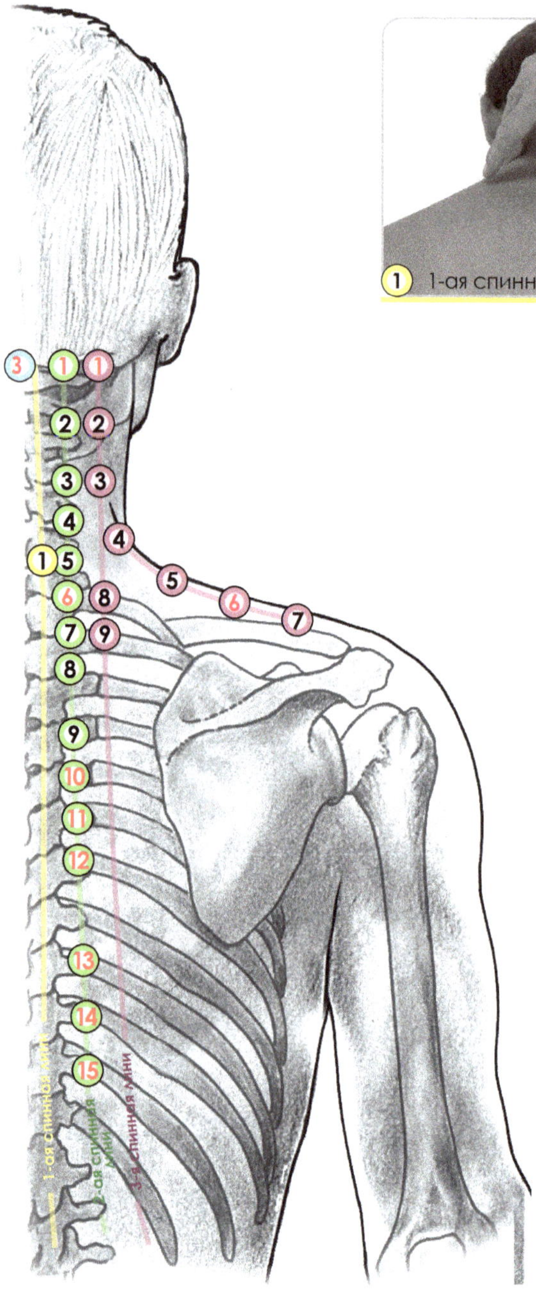

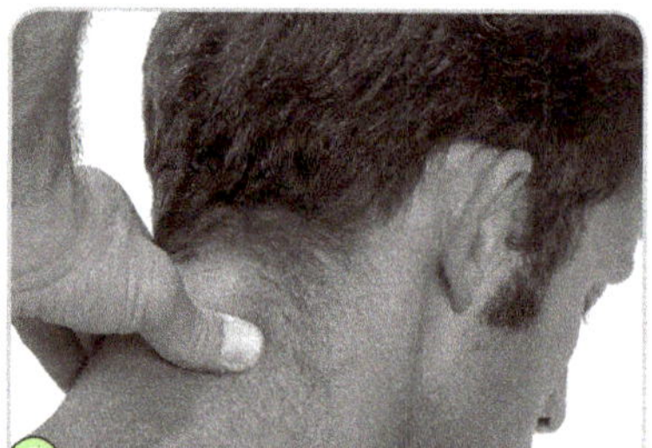

3 2-ая спинная лини-3

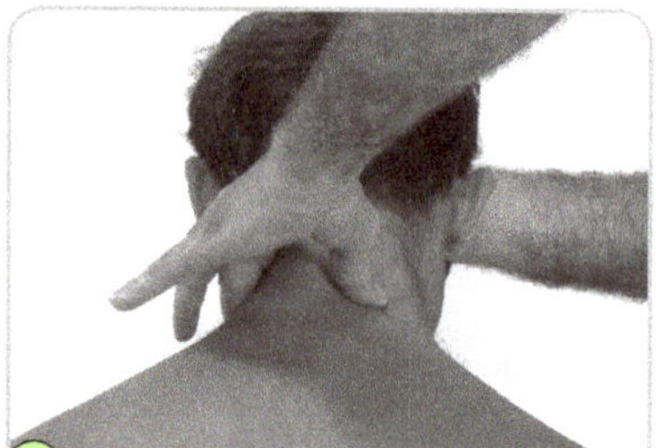

4 2-ая спинная лини-4

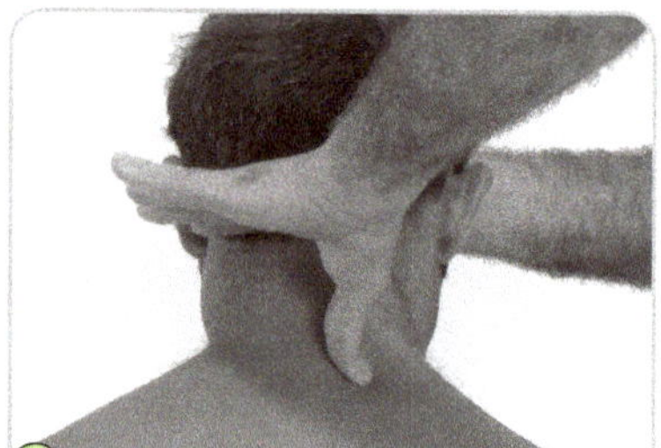

5 2-ая спинная лини-5

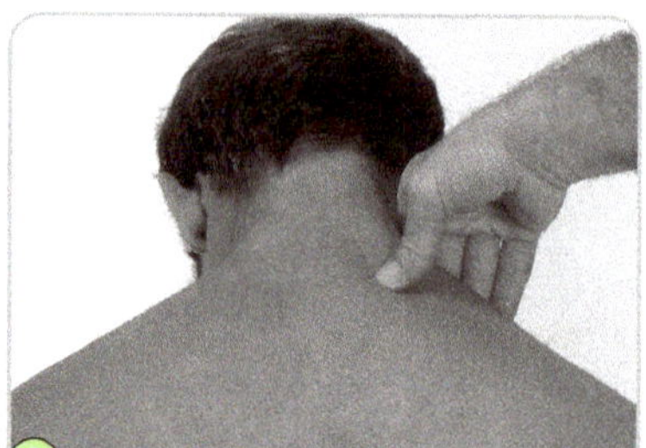

6 2-ая спинная лини-6

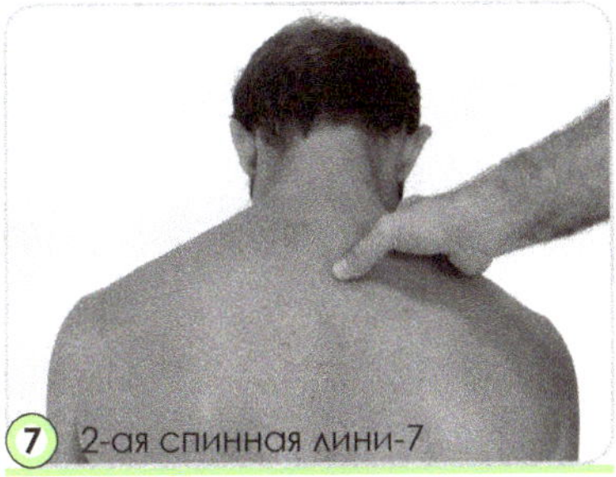
7 2-ая спинная лини-7

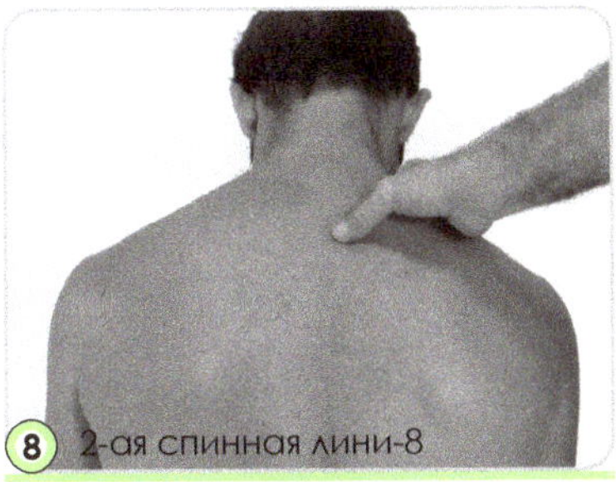
8 2-ая спинная лини-8

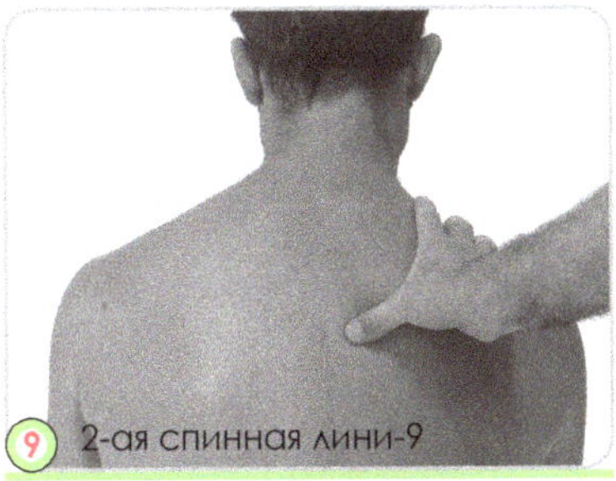
9 2-ая спинная лини-9

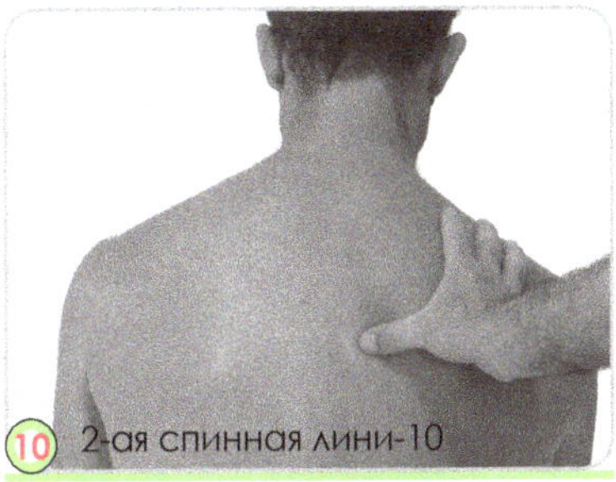
10 2-ая спинная лини-10

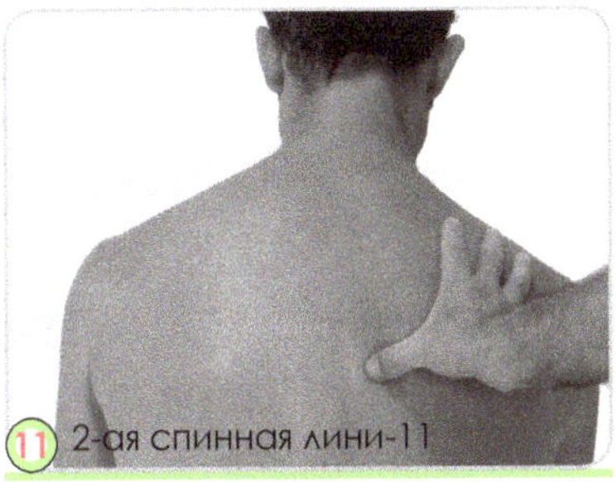
11 2-ая спинная лини-11

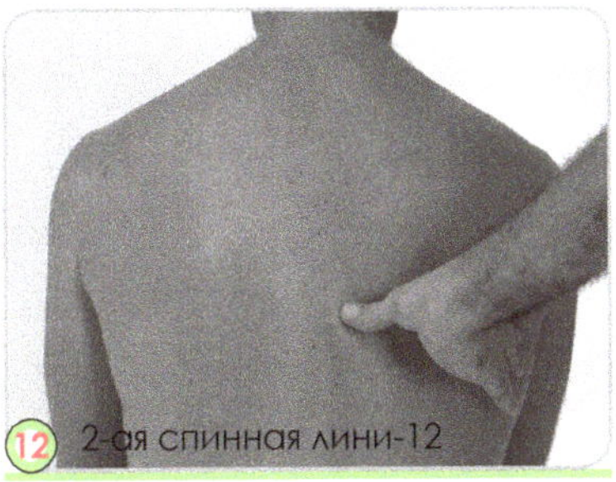
12 2-ая спинная лини-12

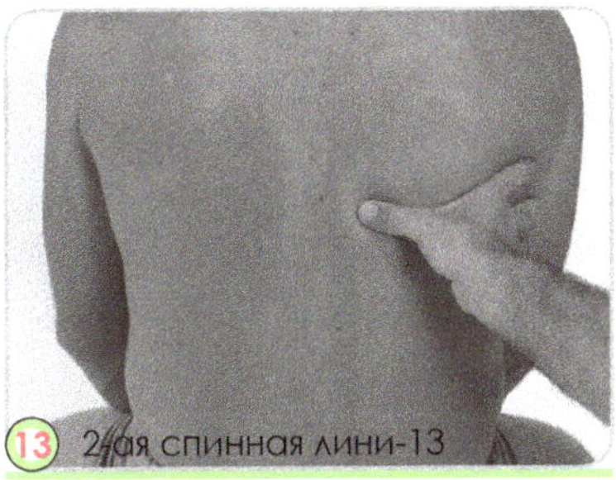
13 2-ая спинная лини-13

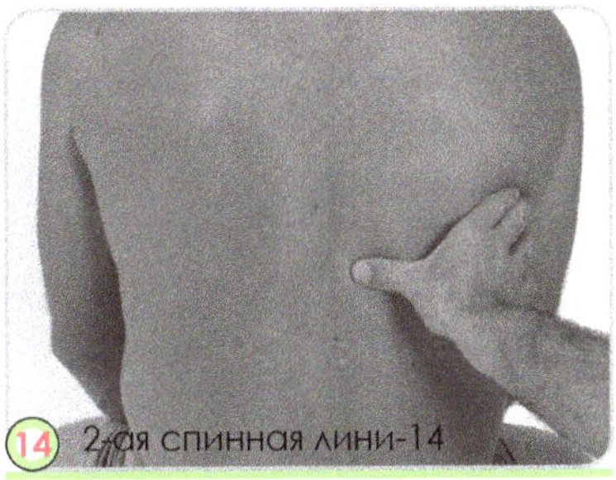
14 2-ая спинная лини-14

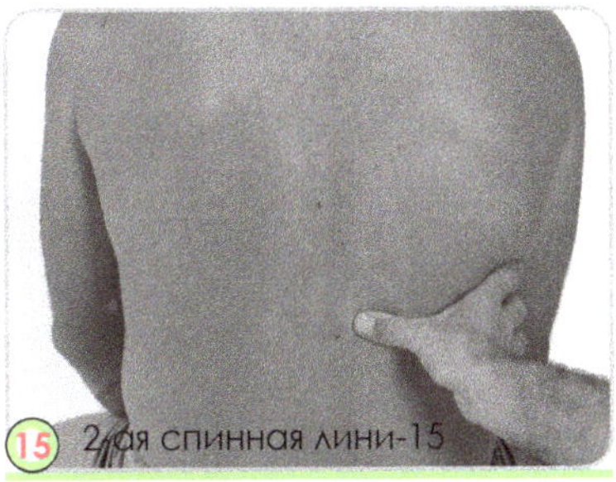
15 2-ая спинная лини-15

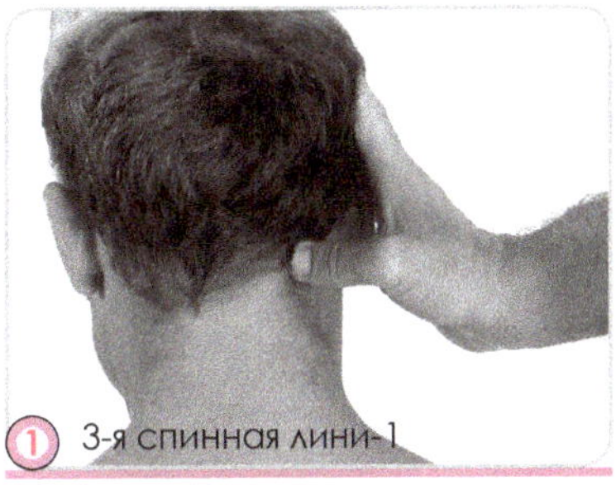
1 3-я спинная лини-1

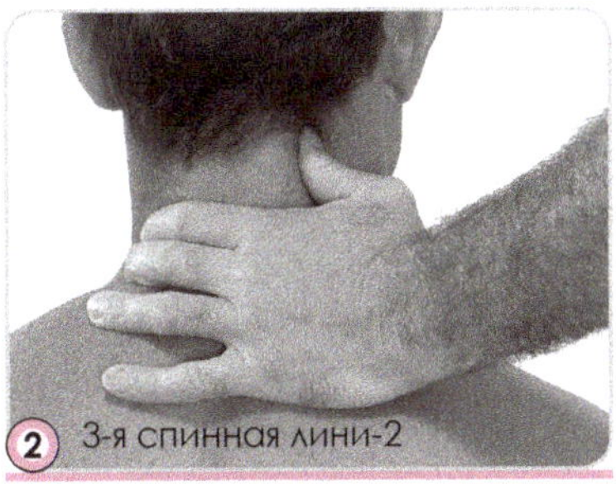
2 3-я спинная лини-2

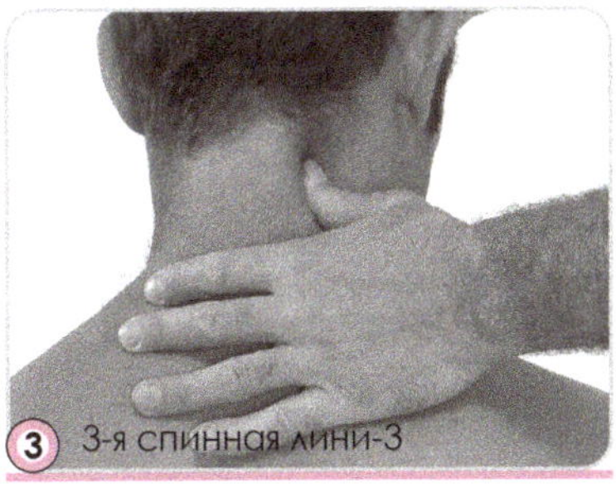
3 3-я спинная лини-3

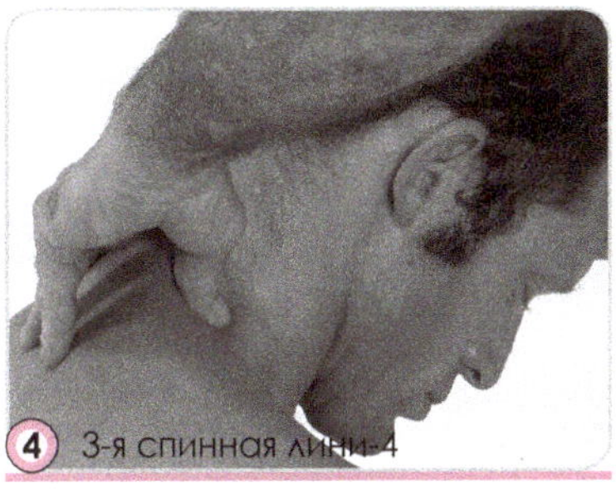
4 3-я спинная лини-4

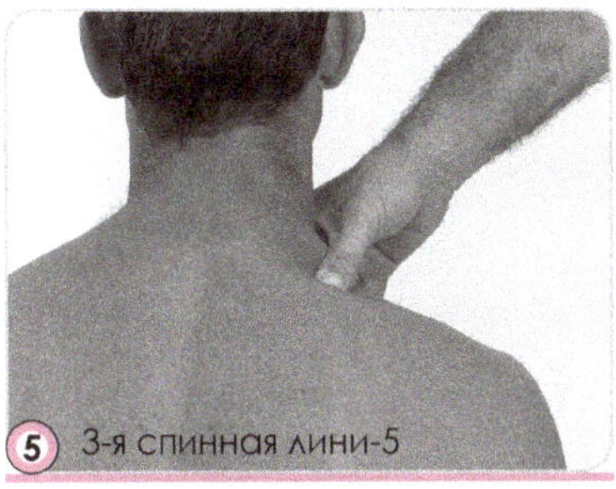
5 3-я спинная лини-5

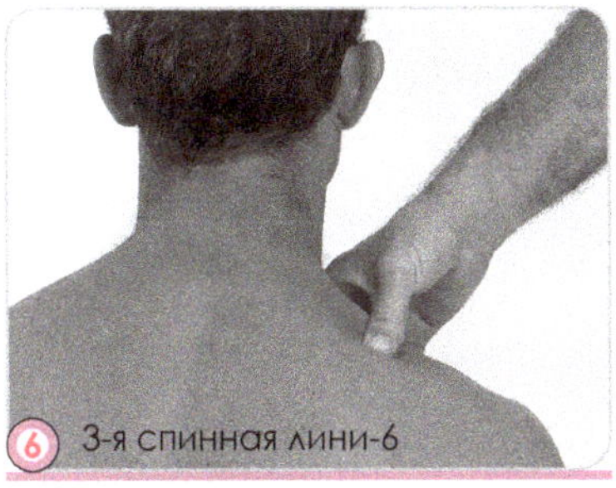
6 3-я спинная лини-6

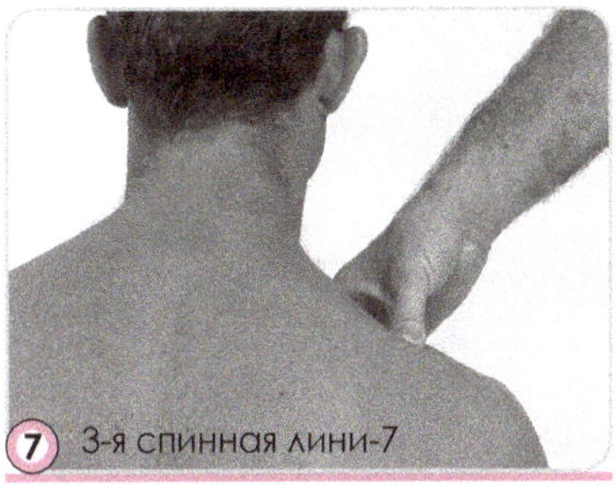
7 3-я спинная лини-7

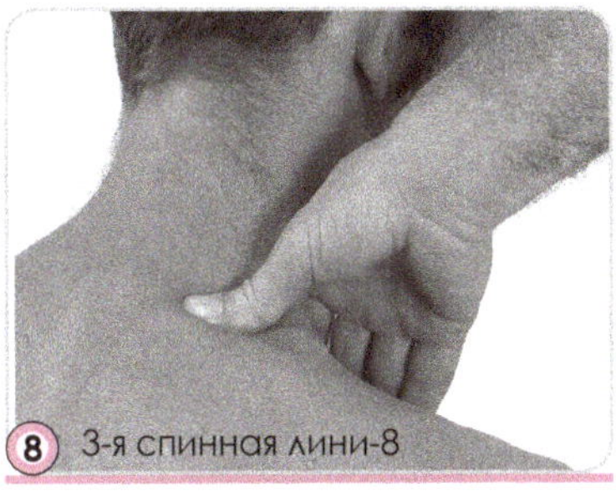
8 3-я спинная лини-8

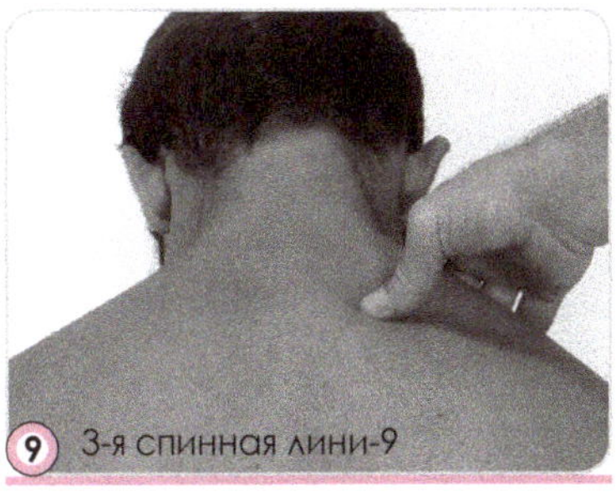
9 3-я спинная лини-9

линия лопатки

Эта линия пролегает через 8 отметок:

1. Над центральной точкой ости лопатки
2. Над остью лопатки, чуть латеральнее её медиального конца
3. Верхний угол лопатки
4. Нижний угол лопатки
5. Под латеральным концом ости лопатки, точно над подмышечной впадиной
6. Ниже ости лопатки, чуть латеральнее её медиальной границы
7. Над нижним углом лопатки
8. Центр лопатки

- Эта линий начинается в углублении над центральной точкой ости лопатки.
- Она направляется к центру до латеральной стороны медиального края лопатки.
- Где она поворачивает вверх к верхнему углу лопатки.
- Затем поворачивает вниз и пролегает вдоль медиальной границы лопатки доходя до её нижнего угла.
- Затем она снова поворачивает наверх и пролегает вдоль латерального края лопатки.
- Она проходит медиальнее тыльного края подмышечной впадины. и затем вверх, достигая нижней границы ости лопатки (точка «лопатка-13»).
- Затем она поворачивает к центру и пролегает вдоль нижнего края ости лопатки и поворачивает вниз на латеральном конце медиальной границы лопатки (точка «лопатка-14»).
- Она пролегает на 1 палец латеральнее медиального края лопатки.
- Достигает углубления над нижним концом лопатки в V-образном костном образовании (точка «лопатка-16»).
- И вновь поворачивает вверх, заканчиваясь в центре лопатки (точка «лопатка-17»).

линия среднего пальца

Эта линия пролегает через 4 отметки:

1. Средний палец
2. На лучевом краю латерального надмыщелка (головки лучевой кости)
3. На заднелатеральной стороне плечевой кости, на 3 пальца над локтевым отростком
4. Углубление ниже и сзади конца акромиона, когда рука поднята вбок

- Линия начинается в центральной точке сгиба запястья на тыльной стороне, на одном уровне со средним пальцем в углублении ниже точки, где встречаются головка локтевой кости и дистальный конец лучевой кости, на полулунной кости.
- Продолжается дальше вверх на внешней стороне предплечья в углублении между локтевой и лучевой костями
- Далее продолжается на лучевой кости, на разгибателе пальцев и затем между мышцами разгибателя пальцев и лучевого разгибателя запястья.
- Доходит да локтевого сгиба на его латеральном конце (когда локоть согнут), .на лучевом краю латерального надмыщелка (головки лучевой кости)
- Снова начинается на заднелатеральном краю плечевой кости, на 3 пальца над локтевым отростком.
- Она движется вверх по заднелатеральному краю плечевой кости
- Продолжается в желобке между центральной и задней дельтовидными мышцами.
- Линия заканчивается позади и ниже латерального конца акромиона, в углублении, образующимся когда рука поднята в сторону.

линия безымянного пальца

Эта линия пролегает через 4 отметки:

1. Безымянный палец
2. Латеральный надмыщелок (головки лучевой кости)
3. Углубление на внешней стороне локтевого выступа
4. Внешний конец подмышечной впадины, когда рука находится в согнутом состоянии

- Эта линия начинается на тыльной стороне сгиба запястья в углублении позади головки локтевой кости, на одной линии с безымянным пальцем, между сухожилиями локтевого сгибателя запястья и сгибателя мизинца.
- Она продолжается по локтевому разгибателю запястья к шее головки лучевой кости (латеральным надмыщелок).
- Она снова начинается в углублении на передней стороне локтевого отростка.
- И продолжается по средней линии трёхглавой мышцы к внешнему концу подмышечной впадины, когда рука находится в согнутом состоянии.

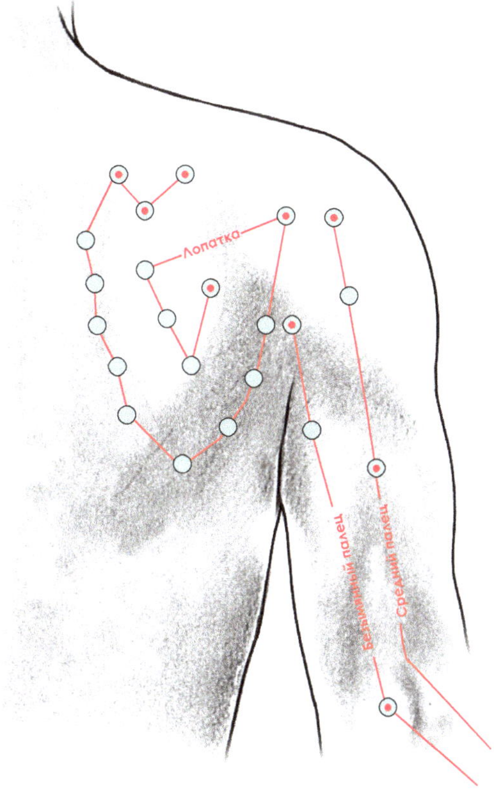
Лопатка
Безымянный палец
Средний палец

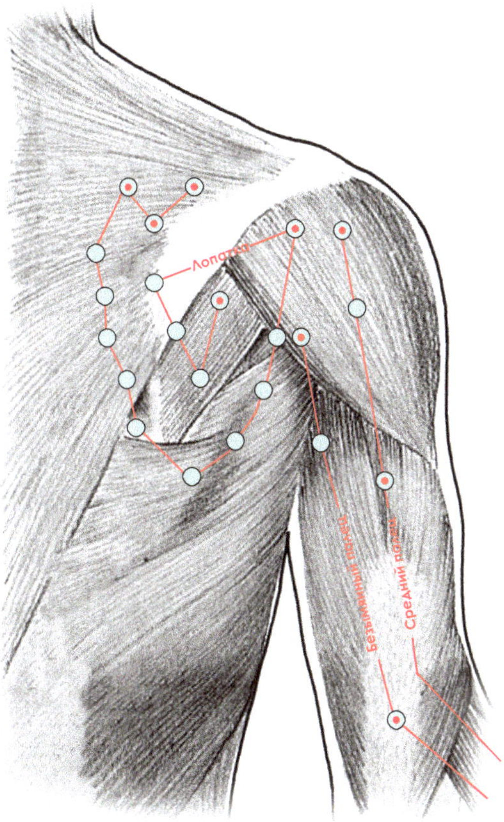
Лопатка
Безымянный палец
Средний палец

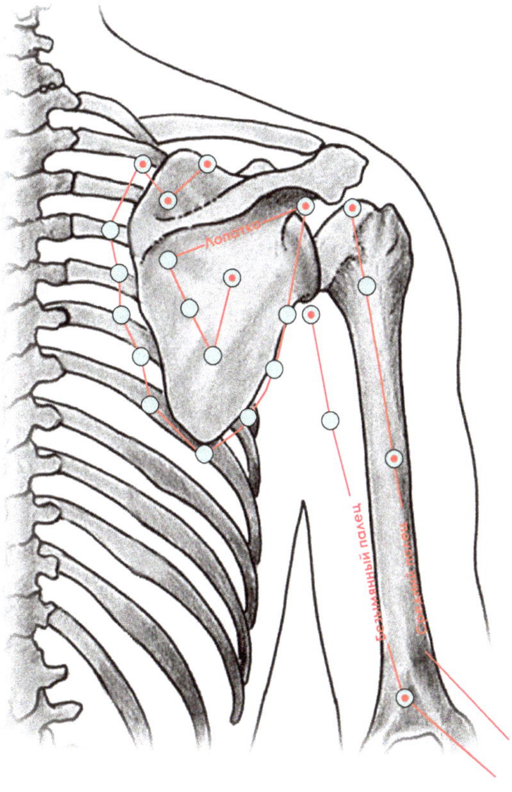
Лопатка
Безымянный палец

Лопатка-3 (SI-14)
верхний угол лопатки • на 1 палец над лопаточной остью • проведите пальцем вверх вдоль медиальной границы лопатки до того места, где она переходит в заднюю часть и исчезает под мышцей, поднимающей лопатку; надавите на точку, не позволяйте мышце убегать из-под пальца • это жёсткая и чувствительная точка, ощущения от которой расходятся во все стороны, в том числе и в голову

Лопатка-4
на линии медиального края лопаточной ости

Лопатка-5
медиальнее внутреннего края лопатки • на одном уровне с линией, лежащей под лопаточной остью

Лопатка-6
точка по середине медиальной границы лопатки • по середине между нижним и верхним углами лопатки

Лопатка-7
медиальнее внутреннего края лопатки • на расстоянии одной трети между нижним и верхним углом лопатки • на 1 палец ниже точки в середине медиальной границы лопатки

Лопатка-8
медиальнее внутреннего края лопатки • на расстоянии 1/5 от нижнего к верхнему углу лопатки • на 1 палец выше нижнего угла лопатки

Лопатка-16
на 1 палец ниже точки «лопатка-15» • найдите небольшую впадину на углу, образованном внешним и внутренним краям лопатки • на 3 пальца над нижним углом лопатки

Лопатка-9
под нижним углом лопатки и немного латеральнее • найдите тонкую, "скользкую" мышцу

Лопатка-10
латеральнее внешнего края лопатки • на 1 палец выше точки «лопатка-10» • на середине расстояния между нижним углом лопатки и подмышечной впадиной • надавливать к краю лопатки, на кость

Лопатка-11
латеральнее внешнего края лопатки • на одном уровне с подмышечной впадиной • надавливать к краю лопатки, на кость

Лопатка-12
латеральнее внешнего края лопатки • на 2 пальца выше подмышечной впадины • надавливать внутрь • очень чувствительная точка над малой круглой мышцей

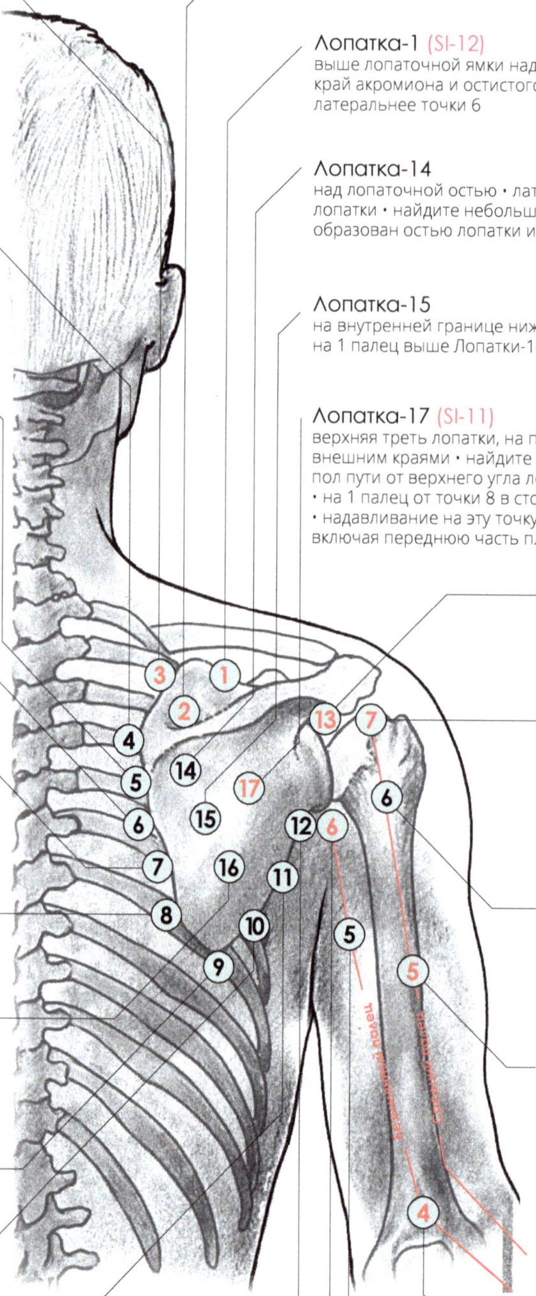

Лопатка-2 (SI-13)
выше лопаточной ямки над лопаточной остью • край акромиона и остистого отростка • на 1 палец латеральнее точки 6

Лопатка-1 (SI-12)
выше лопаточной ямки над лопаточной остью • край акромиона и остистого отростка • на 1 палец латеральнее точки 6

Лопатка-14
над лопаточной остью • латеральнее внутреннего края лопатки • найдите небольшое углубление в углу, который образован остью лопатки и внутренним краем лопатки

Лопатка-15
на внутренней границе нижнего угла лопатки • на 1 палец выше Лопатки-14

Лопатка-17 (SI-11)
верхняя треть лопатки, на пол пути между её внутренним и внешним краями • найдите очень чувствительную точку на пол пути от верхнего угла лопатки к подмышечной впадине • на 1 палец от точки 8 в сторону подмышечной впадины • надавливание на эту точку отдаёт во всех направлениях, включая переднюю часть плеча

Лопатка-13 (SI-10)
точно над подмышечной впадиной • под нижним краем ости лопатки • надавливать к центру

Средний палец-7 (TW-14)
средняя и передняя дельтовидная мышцы ниже и спереди от латерального края акромиона • в небольшой впадине, образующейся при отведении руки вбок

Средний палец-6
на 3 пальца ниже внешнего конца акромиона • в углублении между латеральным и задним пучками дельтовидной мышцы.

Средний палец-5 (зона TW-12)
точно над TW-12 • чувствительная точка, иррадиирущая вдоль руки • на середине между локтем и латеральным концом акромиона • на внешней боковой поверхности плечевой кости • на уровне бугристости дельтовидной мышцы • в желобке между плечевой костью и трёхглавой мышцей • прокатите трёхглавую мышцу в направлении задней поверхности плечевой кости

Безымянный-4 (TW-10)
на 2 пальца выше локтевого отростка • в середине углубления • на сухожилии трёхглавой мышцы

Безымянный-5
треть расстояния от верхней головки акромиона до локтя • на 2 пальца ниже подмышечной впадины • на медиальной головке трицепса

Безымянный-6 (SI-9)
чувствительная точка, нажатие на которую отдаёт вниз по руке • расположите большой палец на подмышечной впадине и надавите вверх на мышечные ткани к углу, где рука встречается с лопаткой, или, как вариант, надавите на 2 пальца выше подмышечной впадины

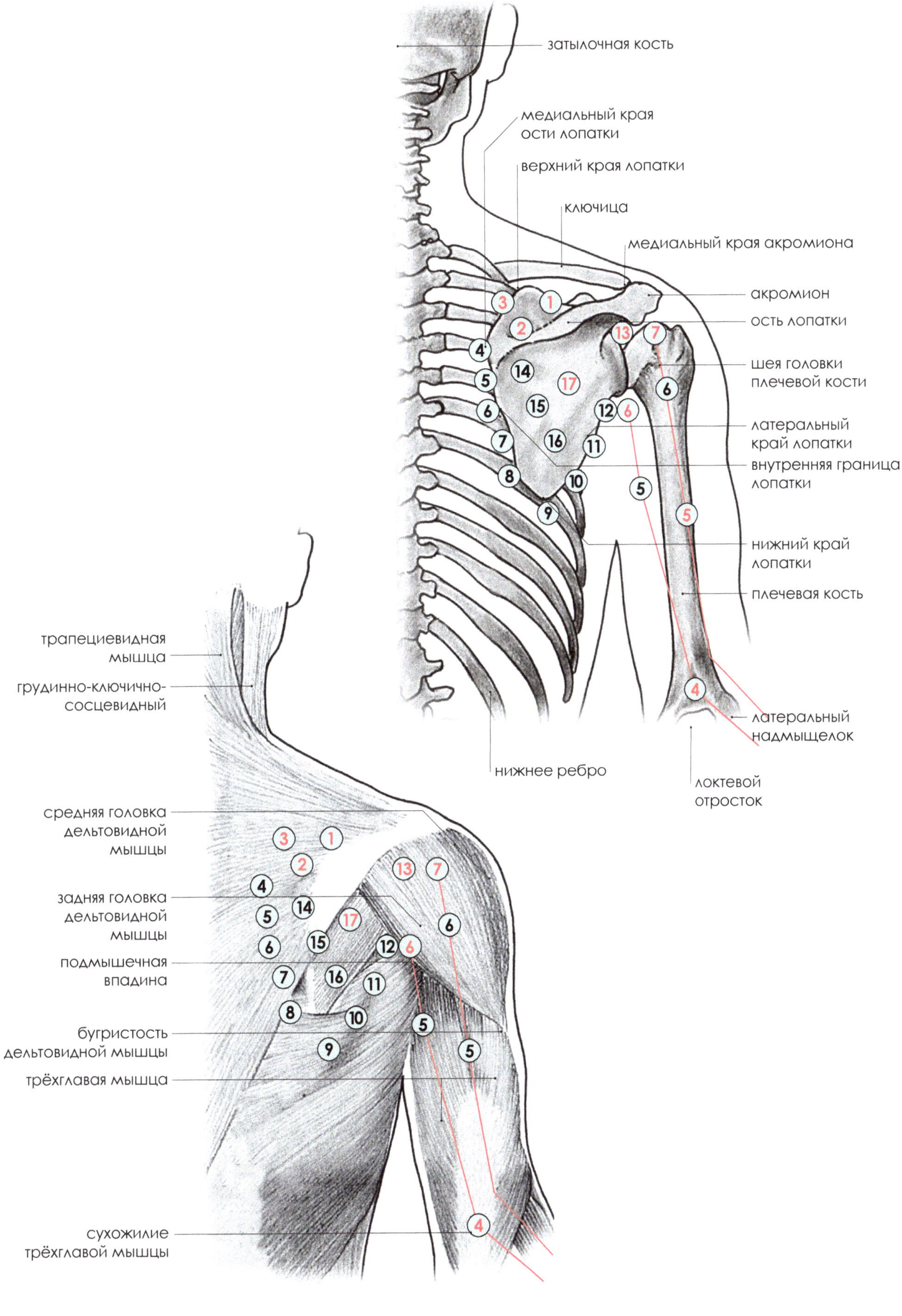
затылочная кость
медиальный края ости лопатки
верхний края лопатки
ключица
медиальный края акромиона
акромион
ость лопатки
шея головки плечевой кости
латеральный край лопатки
внутренняя граница лопатки
нижний край лопатки
плечевая кость
латеральный надмыщелок
локтевой отросток
нижнее ребро
трапециевидная мышца
грудинно-ключично-сосцевидный
средняя головка дельтовидной мышцы
задняя головка дельтовидной мышцы
подмышечная впадина
бугристость дельтовидной мышцы
трёхглавая мышца
сухожилие трёхглавой мышцы

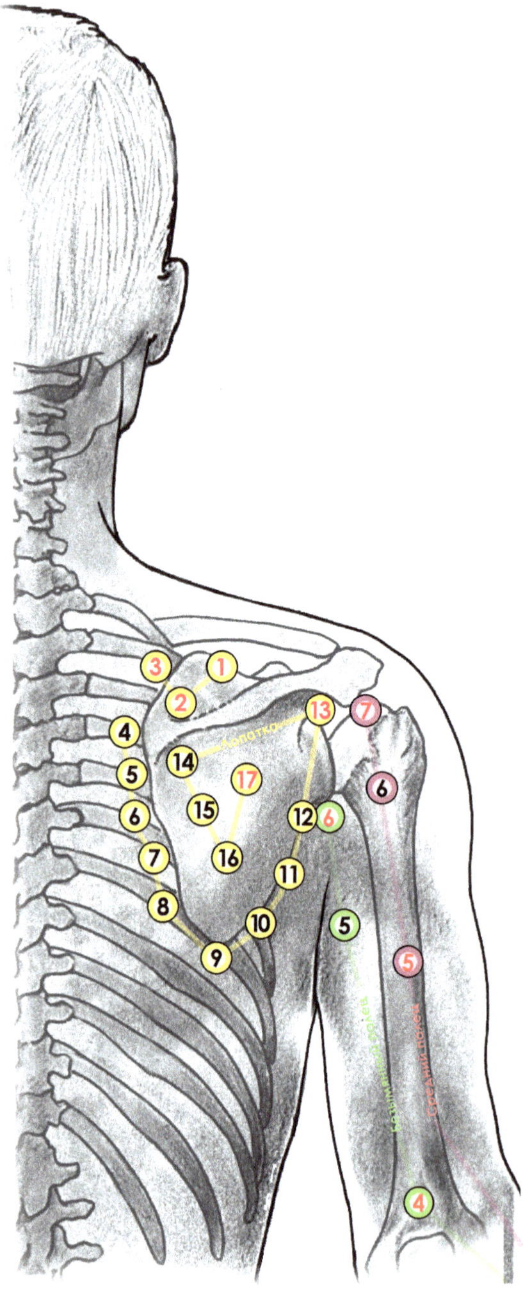

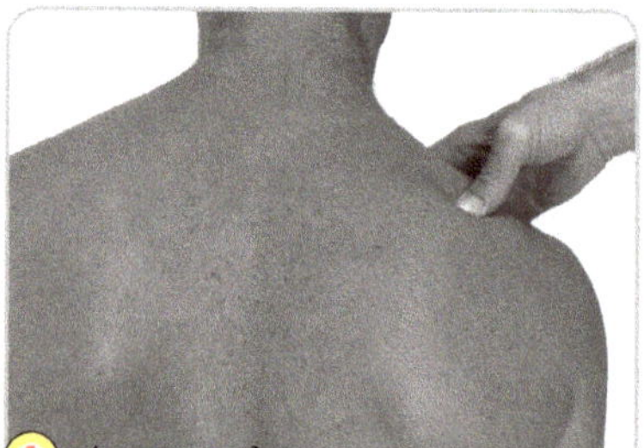
1 Лопатка-1

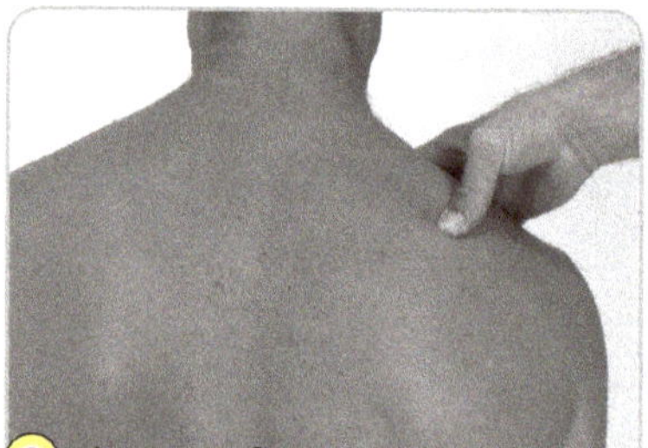
2 Лопатка-2

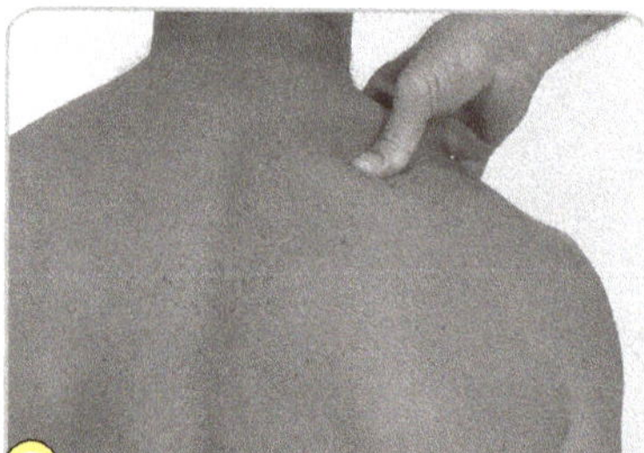
3 Лопатка-3

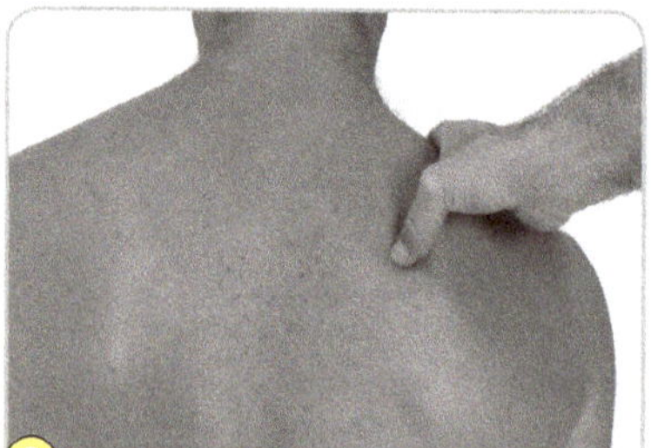
4 Лопатка-4

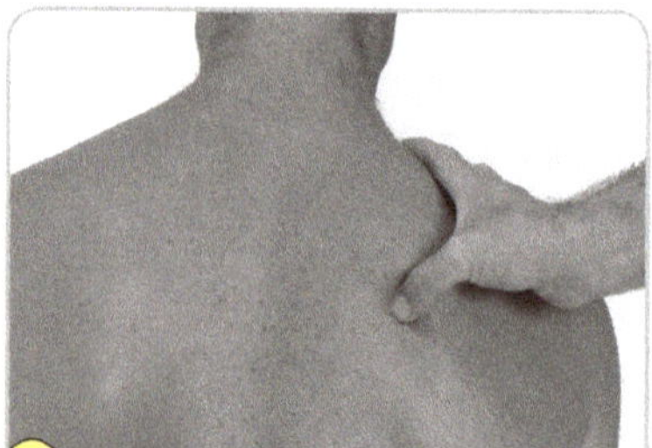
5 Лопатка-5

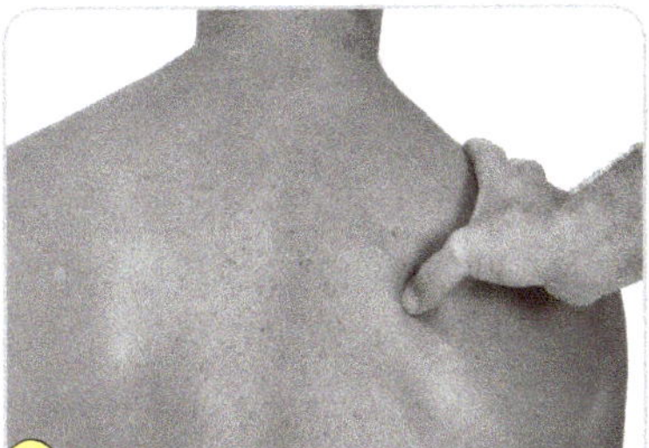
6 Лопатка-6

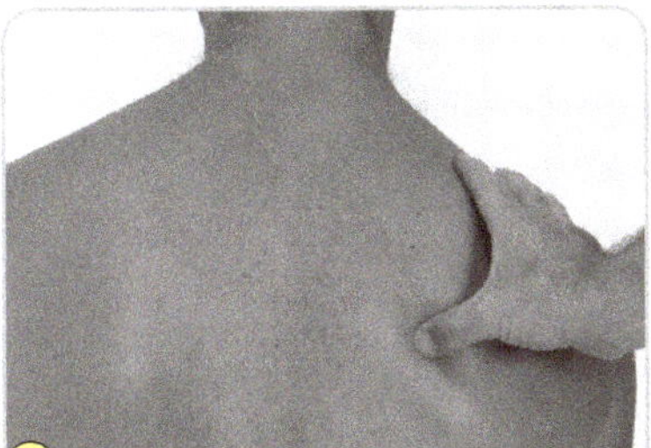
7 Лопатка-7

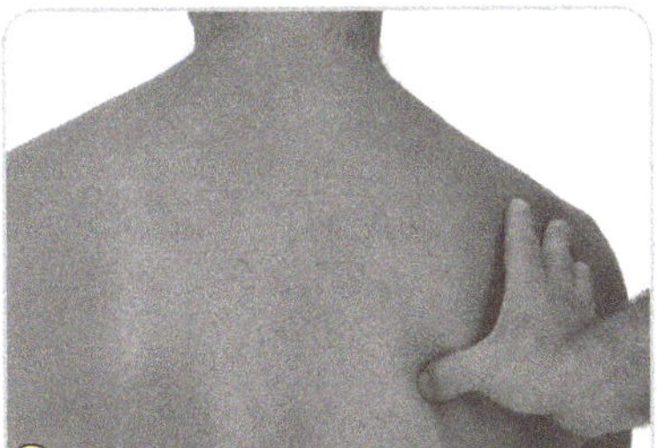
8 Лопатка-8

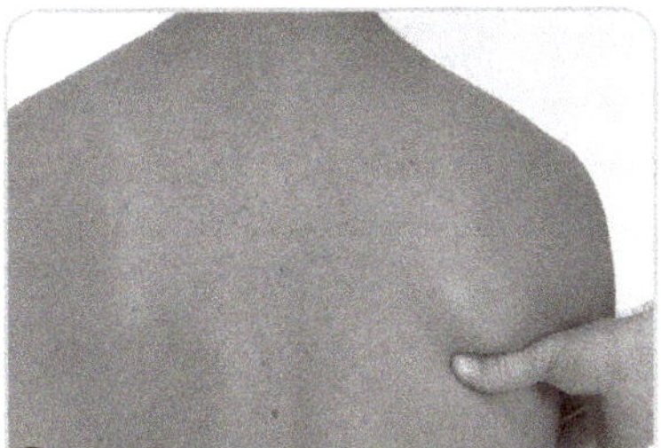
9 Лопатка-9

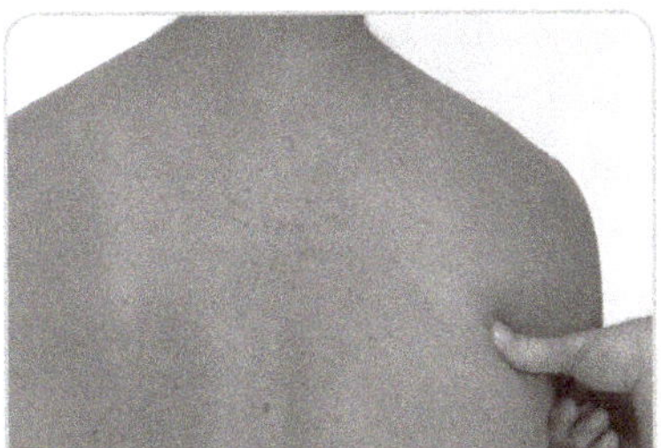
10 Лопатка-10

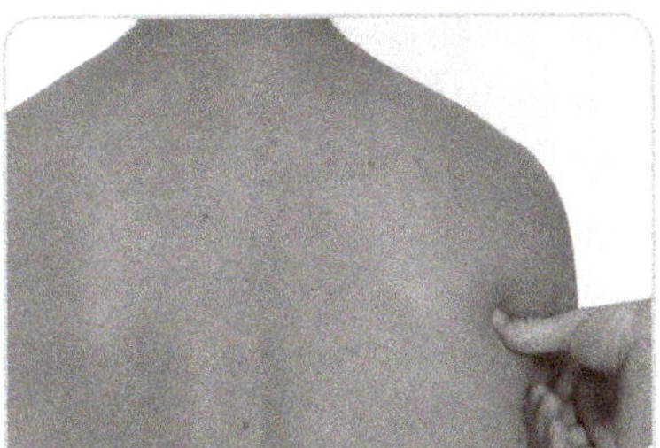
11 Лопатка-11

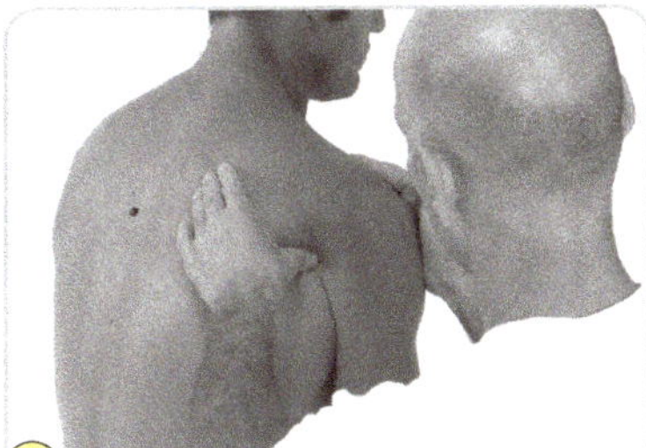
12 Лопатка-12

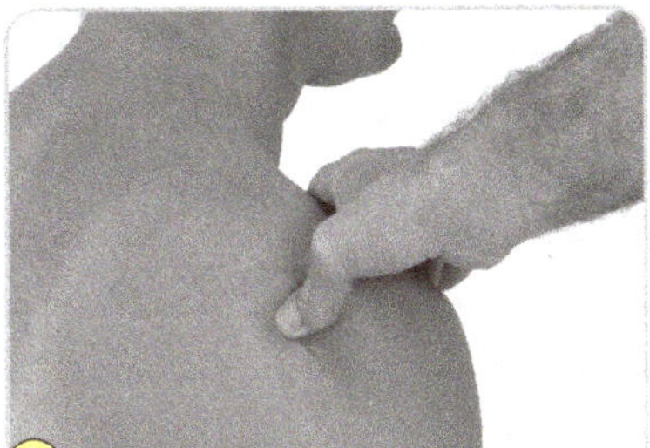
13 Лопатка-13

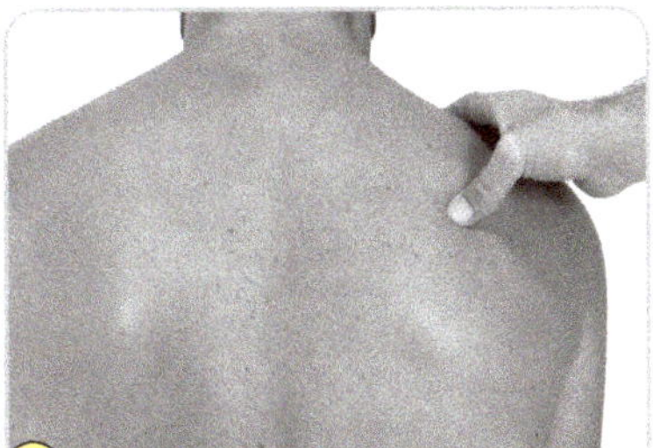
14 Лопатка-14

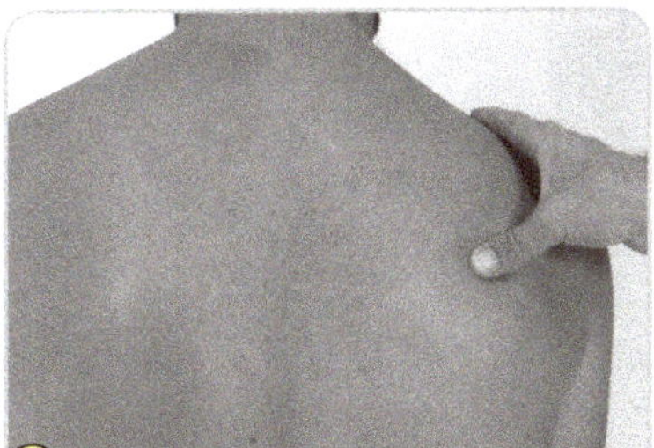
15 Лопатка-15

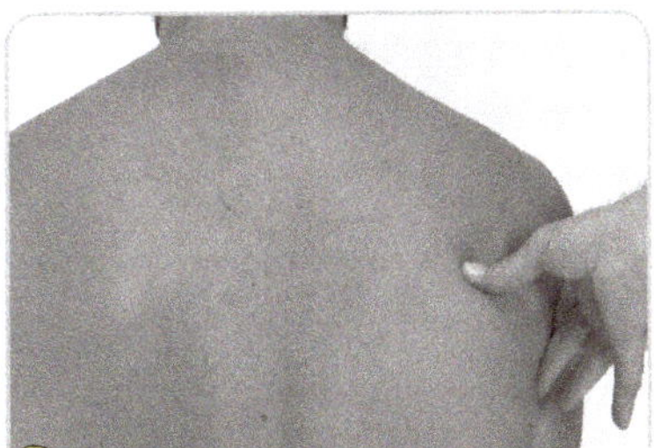
16 Лопатка-16

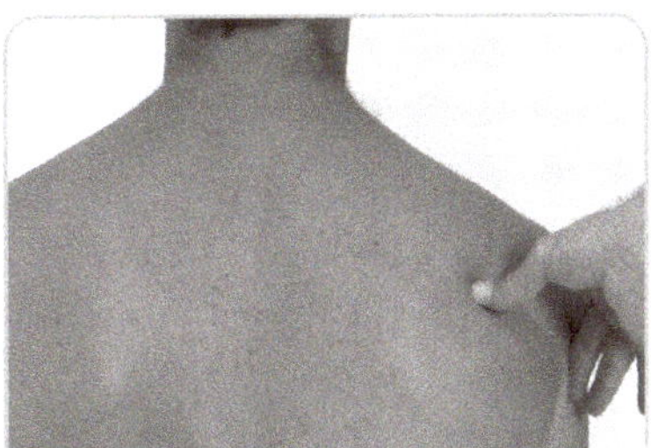
17 Лопатка-17

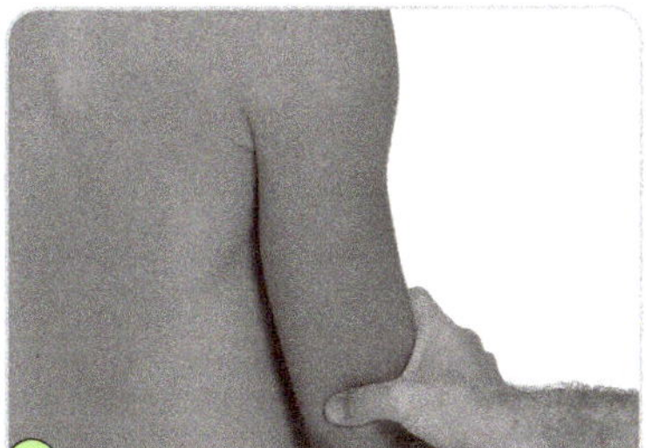
4 Безымянный-4

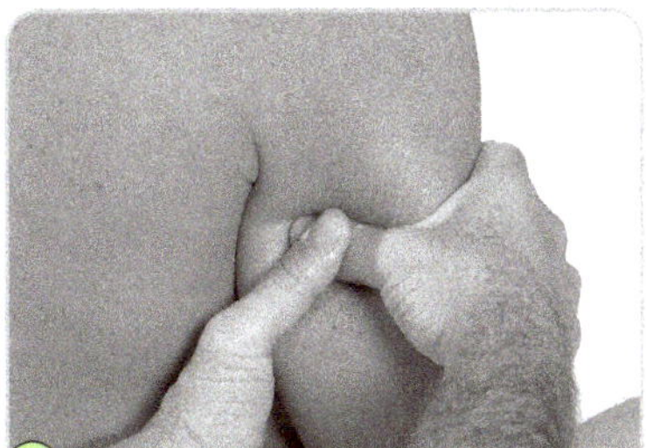
5 Безымянный-5

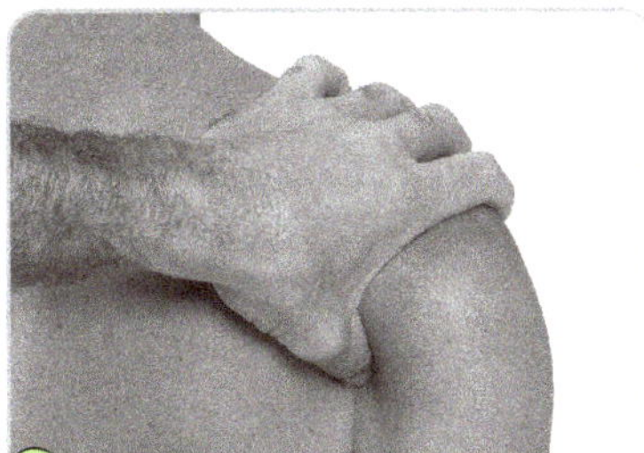
6 Безымянный-6

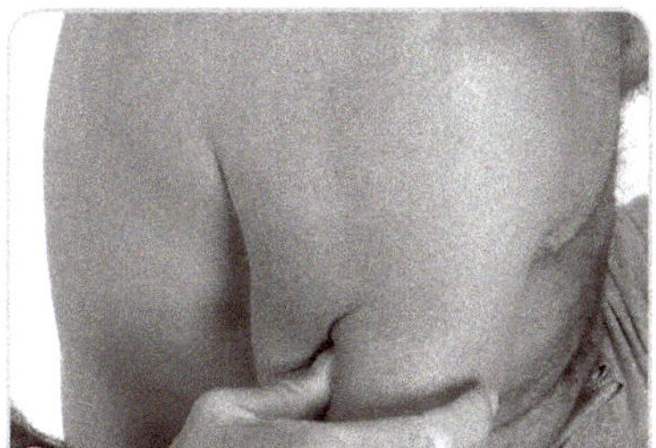
5 Средний палец-5

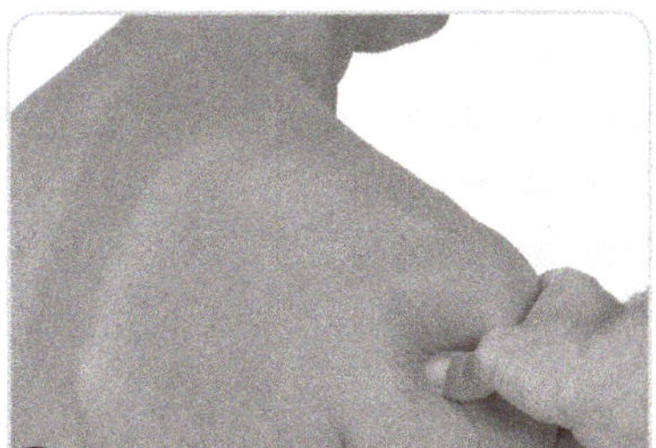
6 Средний палец-6

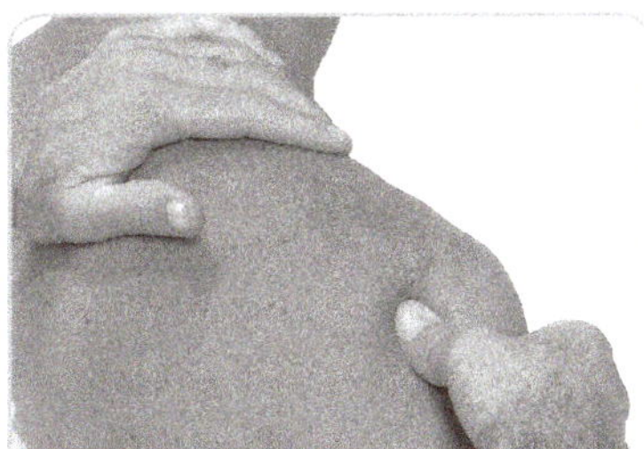
7 Средний палец-7

терапевтические точки **ПОЯСНИЦЫ И ТАЗОБЕДРЕННОГО СУСТАВА**

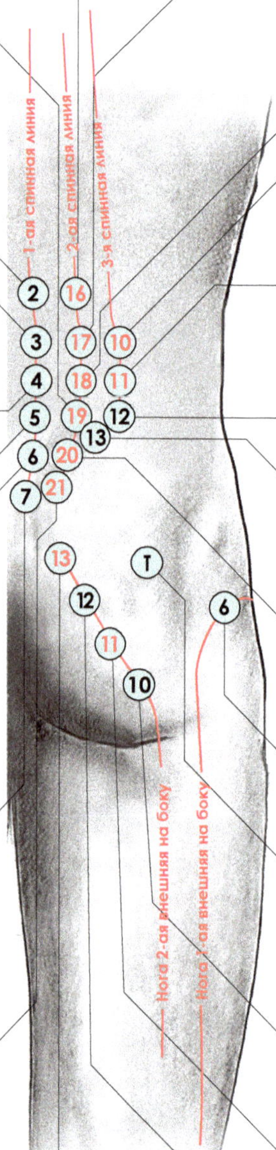

2-ая спинная-16 (BL-21)
на 2 пальца латеральнее остистого отростка • на уровне с нижней границей остистого отростка Т-12 • в наиболее выпуклой точке параспинальных мышц

2-ая спинная-19 (BL-24)
на 2 пальца латеральнее остистого отростка • на уровне с нижней границей остистого отростка L-3 • на одном уровне с высшей точкой подвздошного гребня • в наиболее выпуклой точке параспинальных мышц

1-ая спинная-2
на одном уровне с нижней границей остистого отростка Т-12 в костной ложбине позвоночника • надавливать вперёд чуть отступя от остистого отростка

1-ая спинная-3
на уровне нижней границы остистого отростка L-1 • на одном уровне в точкой «3-я спинная-10» • сразу под нижним ребром • в углублении спинной бороздки • надавливать вбок, толкая спинную мышцу от позвоночника

1-ая спинная-4
на уровне нижней границы остистого отростка L-2 • по середине между высшими точками подвздошного гребня и нижним краем нижнего ребра • в углублении спинной борозды • надавливать вбок, толкая спинную мышцу от позвоночника

1-ая спинная-5
на одном уровне с нижней границей остистого отростка L-3 • на уровне высших точек подвздошных гребней • в углублении дуги позвоночника • надавливать вперёд, сразу за остистым отростком

1-ая спинная-6
на одном уровне с нижней границей остистого отростка L-4 • над нижней точкой линии и сразу над задней верхней подвздошной остью • в углублении дуги позвоночника • надавливать вперёд, сразу за остистым отростком

1-ая спинная-7
на одном уровне с нижней границей остистого отростка L-5 • нижняя точка линии, чуть над крестцом • проведите пальцем вверх по крестцу к его вершине (основанию) и надавите в месте, где начинаются мягкие ткани – на сухожилии мышцы, выпрямляющей позвоночник • надавливать вперёд в углублении дуги позвоночника, сразу за остистым отростком

2-ая спинная-21 (BL-26)
на 1 палец латеральнее остистого отрезка • на одном уровне с остистым отрезком L-5 • нижняя точка линии, сразу над крестцом • чуть медиальнее задней верхней подвздошной ости • проведите пальцем вверх по крестцу к его вершине (основанию) и надавите в месте, где начинаются мягкие ткани – на сухожилии мышцы, выпрямляющей позвоночник • надавливать вперёд в углублении дуги позвоночника, сразу за остистым отростком

2-ая внешняя линия на боку-13 (BL-29)
латеральный край крестца • на одном уровне с S-3,4 • на одном уровне с горизонтальной линией над большим вертелом бедренной кости

2-ая спинная-17 (BL-22)
на 2 пальца латеральнее остистого отростка • на уровне с нижней границей остистого отростка L-1 • сразу под нижним ребром • на верхней точке, где поясница ещё остаётся чувствительной • в наиболее выпуклой точке параспинальных мышц

2-ая спинная-18 (BL-23)
на 2 пальца латеральнее остистого отростка • на уровне с нижней границей остистого отростка L-2 • на середине между высшей точкой подвздошного гребня и нижней границей нижнего ребра • в наиболее выпуклой точке параспинальных мышц

3-я спинная-10 (BL-51)
на 4 пальца латеральнее остистого отростка L-1, чуть ниже нижнего ребра • надавливать по 45° к позвоночнику • отдаёт вниз

3-я спинная-11 (BL-52)
на 4 пальца латеральнее остистого отростка L-2, чуть ниже нижнего ребра • по середине между 12-ым ребром и подвздошной складкой • отдаёт вниз

3-я спинная-12
на 4 пальца латеральнее остистого отростка • на одном уровне с высшей точкой подвздошного гребня • надавливать вперёд и под 45° к позвоночнику

3-я спинная-13
по середине между нижними окончаниями 2-ой и 3-ей спинных линий • в небольшом углублении на распрямляющей мышце спины • сразу над задней верхней подвздошной остью и немного латеральнее

2-ая спинная-20 (BL-25)
на 1 палец латеральнее остистого отростка L-4 • над нижней точкой линии и немного над задней верхней подвздошной остью • в наиболее выпуклой точке параспинальных мышц

нога 1-ая внешняя линия на боку-6
над костным выступом большого вертела бедренной кости

Тазобедренный сустав
по середине между задней верхней подвздошной остью и большим вертелом бедренной кости • на 3 пальца над большим вертелом бедренной кости и на 2-3 пальца в сторону крестца

2-ая внешняя линия на боку-10
на 1 палец ниже токи «нога 2-ая внешняя линия на боку-11» • на большой ягодичной мышце

2-ая внешняя линия на боку-11 (GB-30)
треть расстояния от большого вертела бедренной кости до вершины копчика

2-ая внешняя линия на боку-12
на 1 палец ниже точки «нога 2-ая внешняя линия на боку-13»

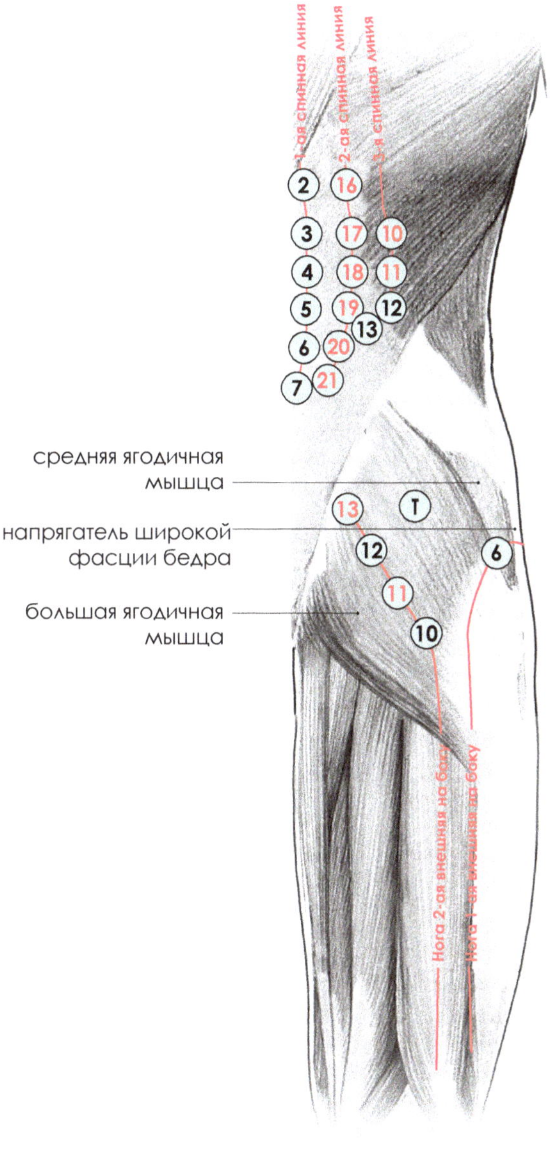

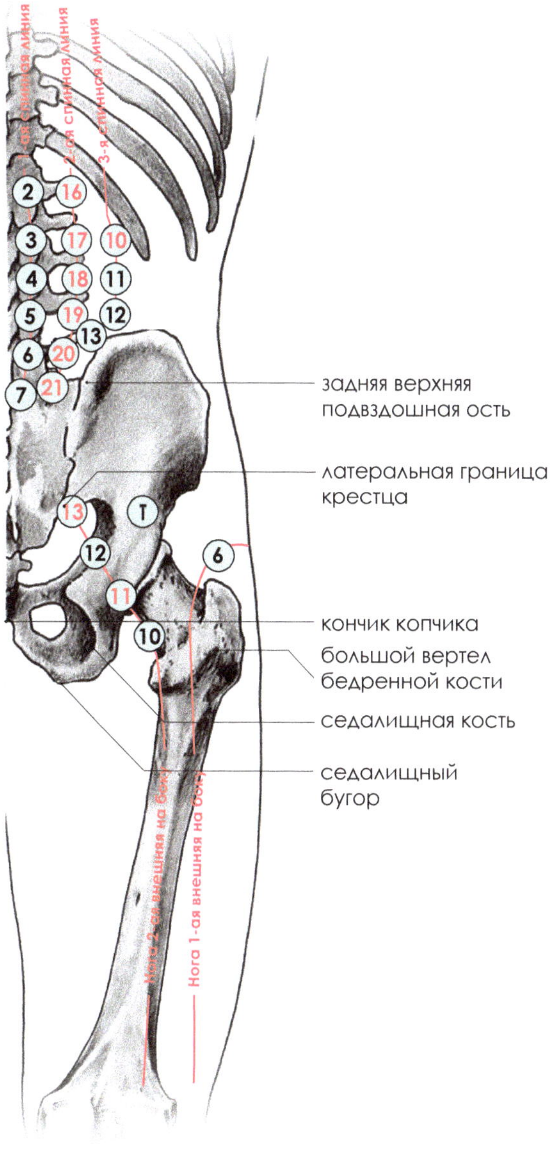

- Что бы найти ямку между L-5 и S-1 – найдите линию, соединяющую обе стороны задней верхней подвздошной ости.

- Что бы найти L-4 и L-3 – найдите линию, соединяющую высшие точки подвздошного гребня. Эта линия пролегает между L3- и L-4.

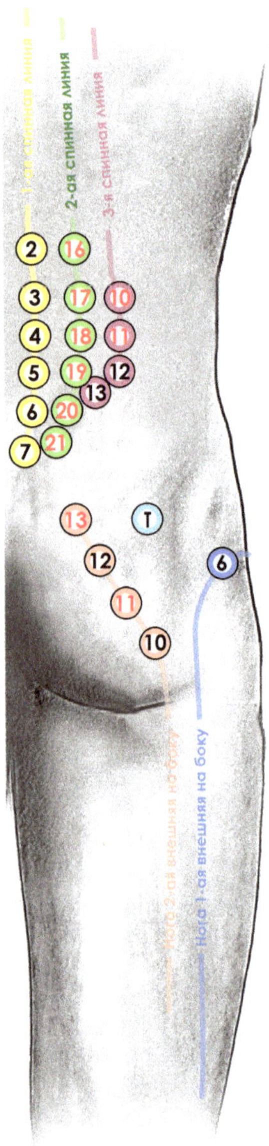

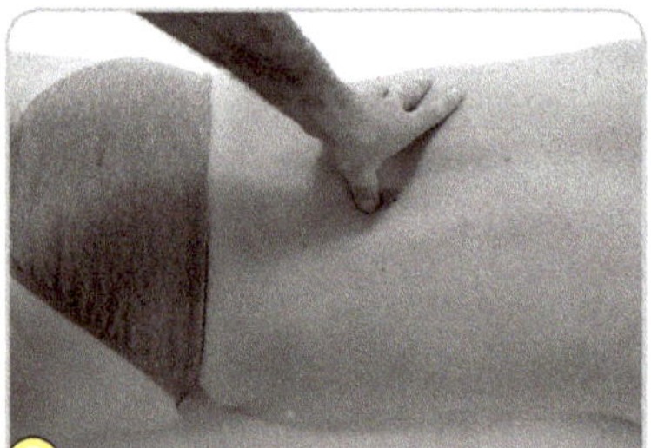
2 1-ая спинная-2

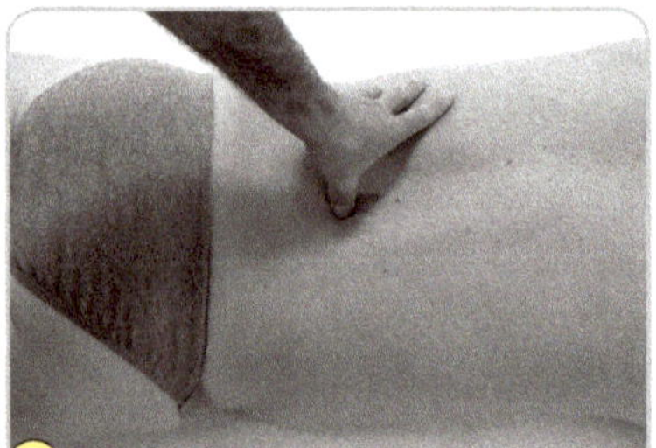
3 1-ая спинная-3

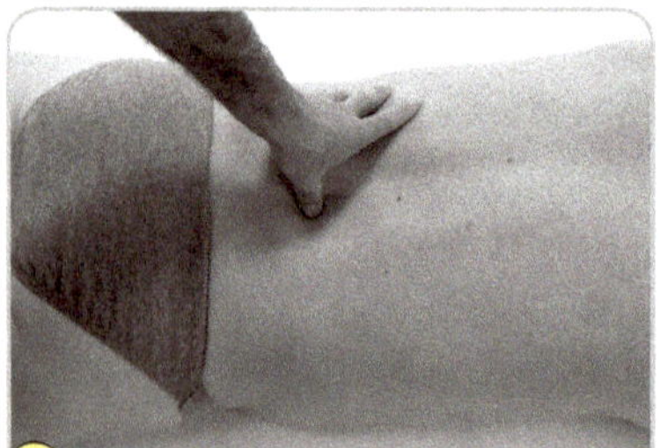
4 1-ая спинная-4

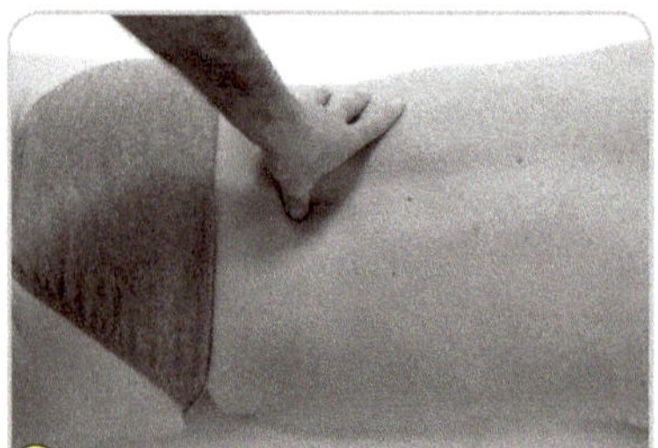
5 1-ая спинная-5

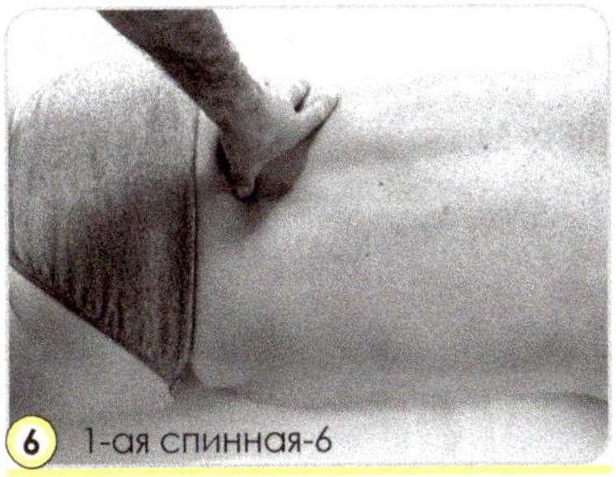

6 1-ая спинная-6

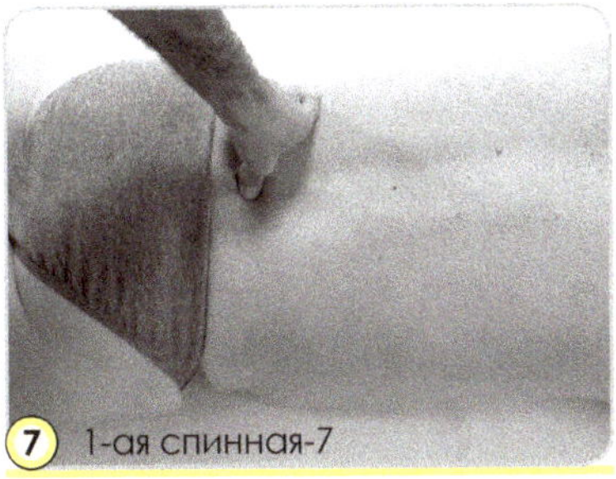

7 1-ая спинная-7

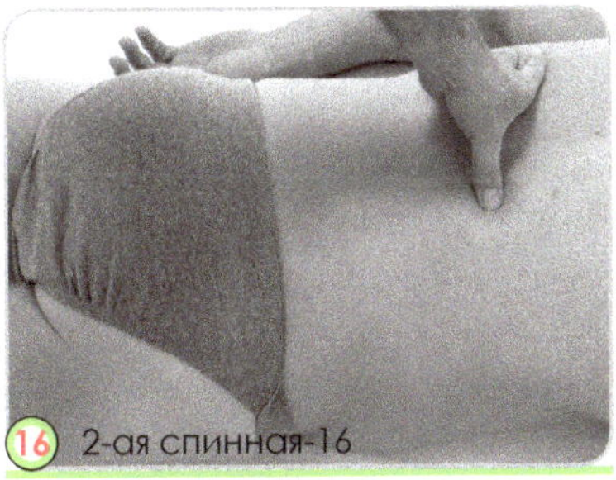

16 2-ая спинная-16

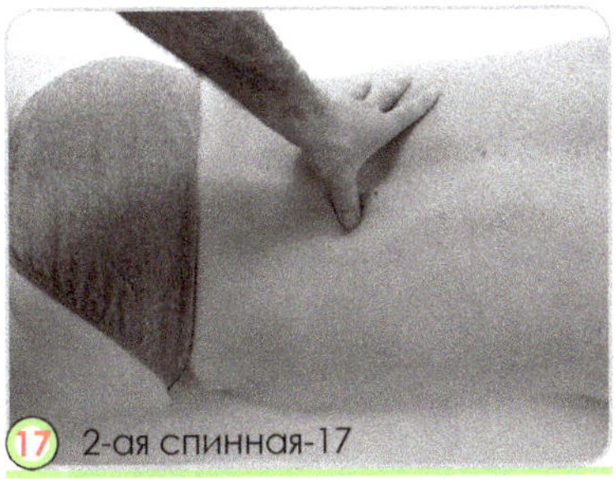

17 2-ая спинная-17

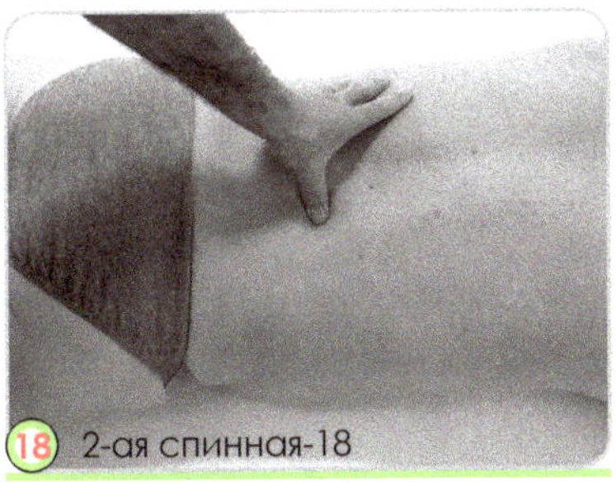

18 2-ая спинная-18

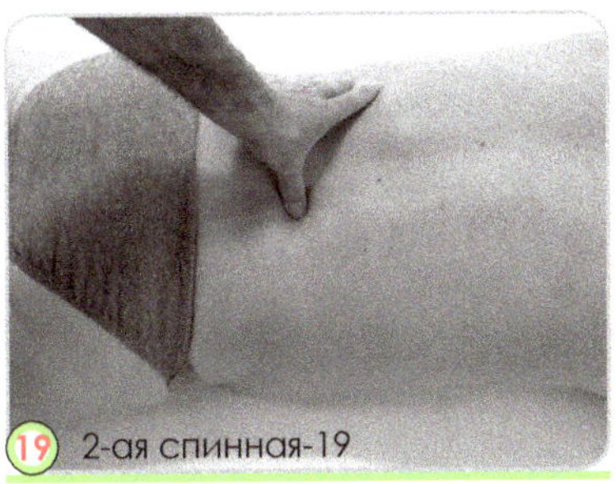

19 2-ая спинная-19

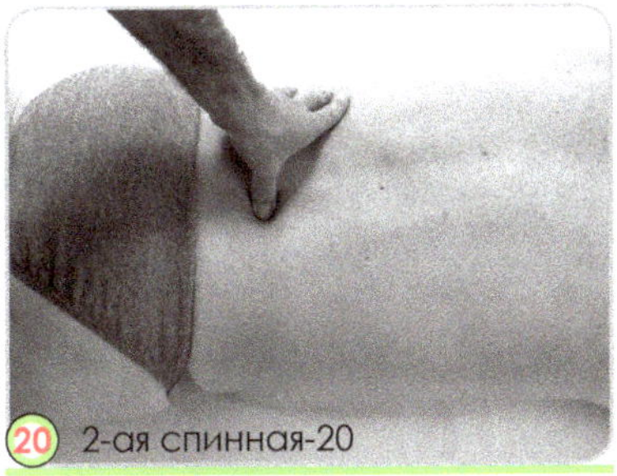

20 2-ая спинная-20

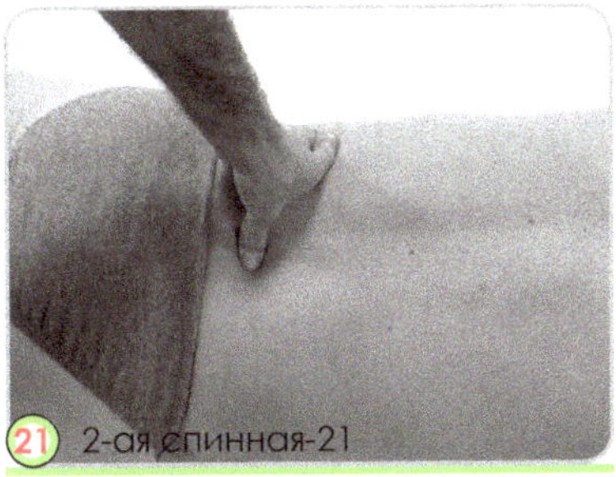

21 2-ая спинная-21

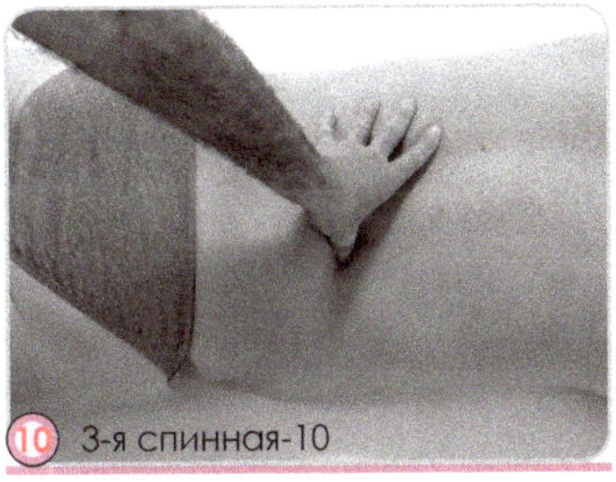

10 3-я спинная-10

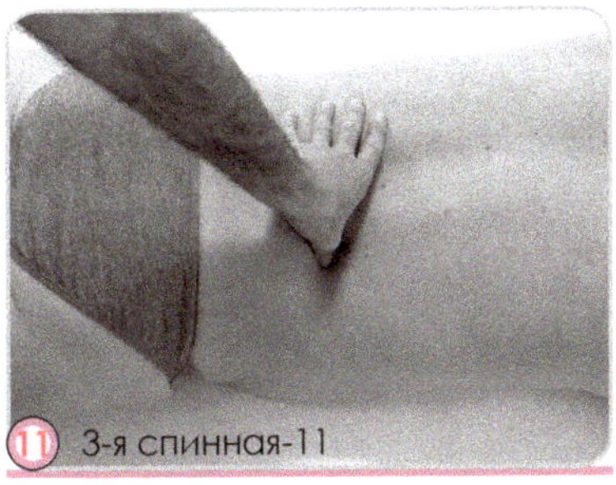

11 3-я спинная-11

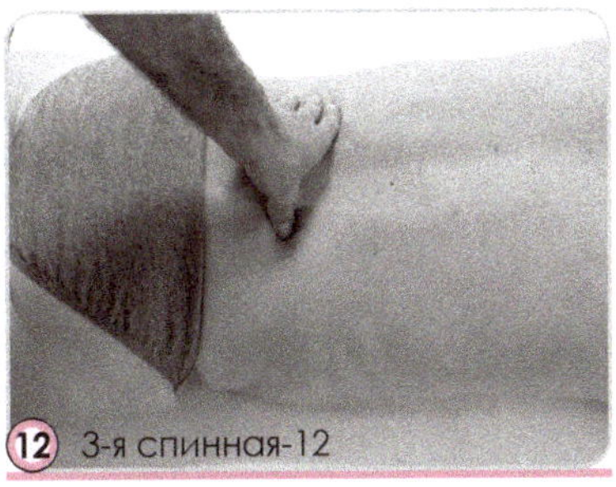

12 3-я спинная-12

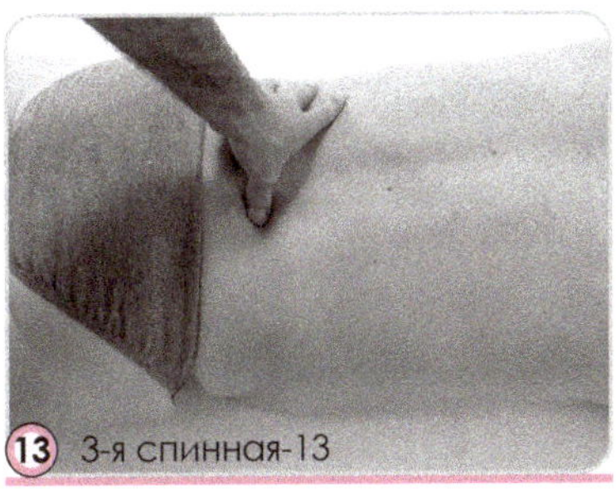

13 3-я спинная-13

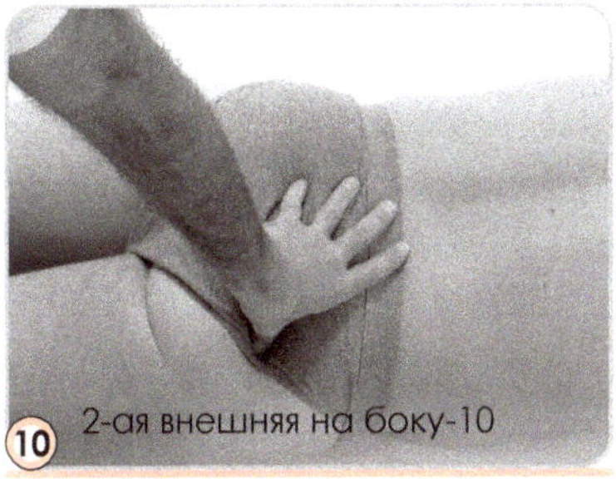

10 2-ая внешняя на боку-10

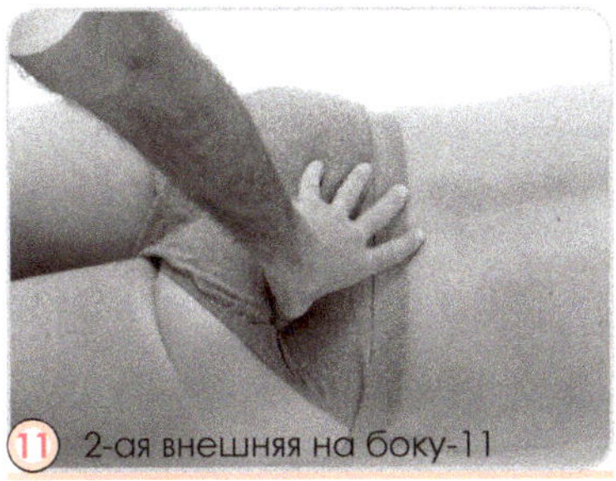

11 2-ая внешняя на боку-11

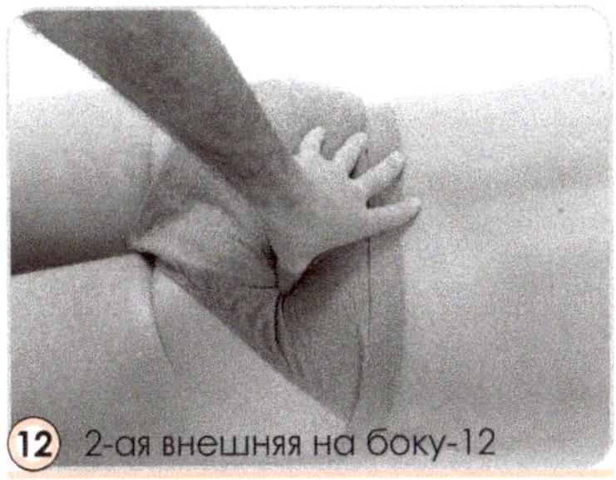

12 2-ая внешняя на боку-12

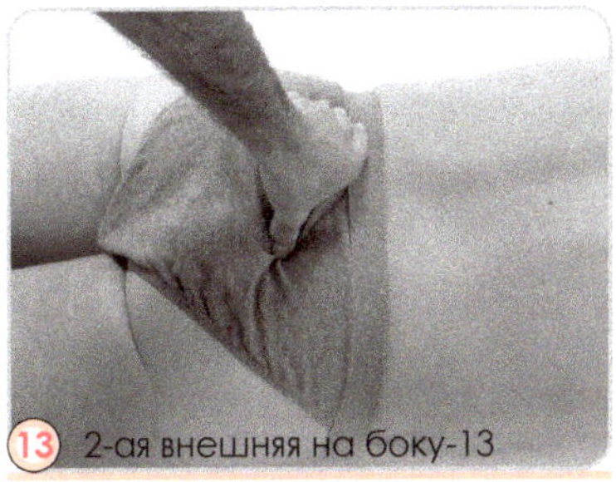

13 2-ая внешняя на боку-13

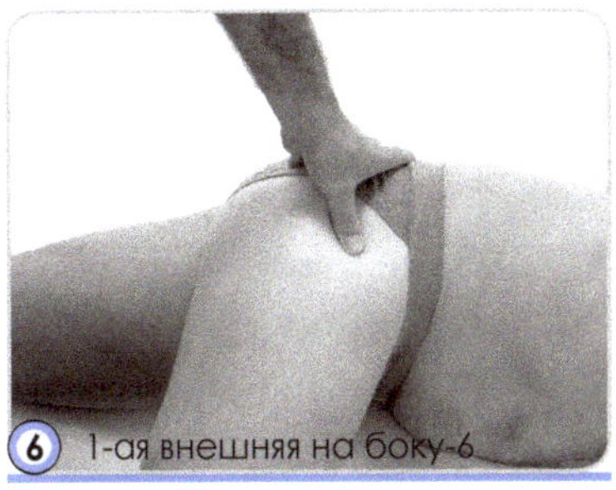

6 1-ая внешняя на боку-6

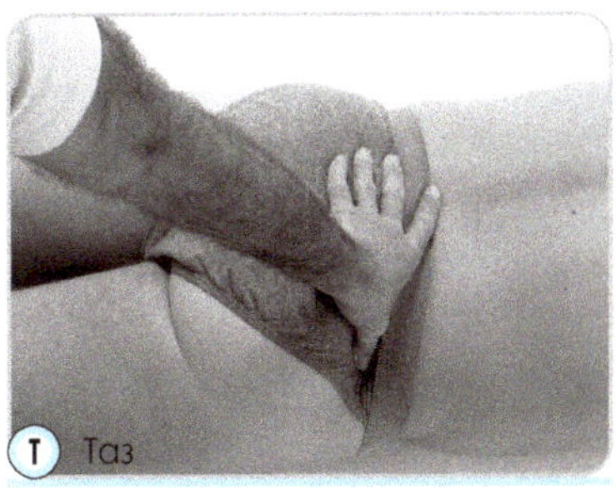

Т Таз

1-ая внутр. линия голени на боку (идентична нога линии «2-ая внутр. линия» в положении на спине)

Эта линия пролегает через 2 отметки:

1. Медиальный край ахиллова сухожилия, на одном уровне с внутренней лодыжкой
2. Под медиальным мыщелком большеберцовой кости, на 2 пальца позади медиального края большеберцовой кости, на медиальной головке икроножной мышцы

- Эта линия начинается на медиальном крюк ахиллова сухожилия, на одном уровне с медиальной лодыжкой.
- Она движется вверх по медиальному брюшку икроножной мышцы, на 2 пальца позади медиальной границы большеберцовой кости.
- Линия достигает колена под медиальным надмыщелком большеберцовой кости.

1-ая внутр линия бедра на боку

Эта линия пролегает через 2 отметки:

1. Над коленом, на полуперепончатой мышце
2. Ниже паха на большой приводящей мышце

- Линия начинается над коленом.
- Она пролегает по наиболее выпуклой линии бедра, когда пациент лежит на боку.
- Линия пролегает по полуперепончатой мышце и большой приводящей мышце заканчиваясь у паха.

нога средняя задняя линия

Эта линия пролегает через 3 отметки:

1. Точка, где встречается ахиллово сухожилие и пятка
2. Центр ямку под на тыльной стороне колена
3. Центр ягодичной складки

- Эта линия начинается на пятке и проходит вверх через ахиллово сухожилие и центральную линию икроножной мышцы.
- Она достигает центральной точки в подколенной ямке по середине между сухожилиями двуглавой мышцы бедра и полусухожильной мышцы.
- Линия продолжается вверх в углублении на средней линии мышц задней поверхности ноги, между двуглавой мышцей бедра и полусухожильной мышцей.
- Линия заканчивается на ягодичной складка под седалищным бугром.

нога 2-ая внешняя линия на боку

Эта линия пролегает через 5 отметок:

1. Латеральный край ахиллова сухожилия, на одном уровне с внешней лодыжкой
2. Латеральная граница подколенной ямки, медиальнее сухожилия двуглавой мышцы бедра
3. Ниже ягодиц, на латеральной вершине двуглавой мышцы бедра.
4. На ягодицах, в углублении между большим вертелом бедренной кости и седалищной костьми
5. Латеральная граница крестца, на одном уровне с S-3,4

- Эта линий начинается над пяткой, на тыльной стороне лодыжки, на латеральной стороне ахиллова сухожилия.
- Она пролегает по середине между средней линией икроножной мышцы и малоберцовой костью, на латеральной головке икроножной мышцы.
- Достигает латерального конца складки подколенной ямки.
- Продолжается вдоль углубления на латеральной головке двуглавой мышцы бедра.
- Линия взбирается на ягодицы и продолжается в углублении между седалищной костью и большим вертелом бедренной кости.
- Заканчивается линия на латеральной границе крестца, на одном уровне с S-3,4.

нога 1-ая внешняя линия на боку

Эта линия пролегает через 6 отметок:

1. Углубление за латеральной лодыжкой
2. Задний край головки малоберцовой кости
3. Точно над коленом в углублении позади подвздошно-боль берцового тракта и спереди от двуглавой мышцы бедра
4. За большим вертелом бедренной кости
5. Над большим вертелом бедренной кости
6. По середине между большим вертелом и передней верхней подвздошной остью

- Эта линия начинается позади латеральной лодыжки и пролегает вверх вдоль заднего края малоберцовой кости между костью и икроножной мышцей, достигая колена с тыльной стороны головки малоберцовой кости.
- Линия продолжается вверх над коленом позади подвздошно-большеберцового тракта.
- Далее она продолжается вверх вдоль задней границы подвздошно-большеберцового тракта.
- Она забирается на ягодицы и проходит за большим вертелом бедренной кости, оборачивает его по кругу сверху и заканчивается на его передней стороне, на латеральном конце складки, образующейся когда тазобедренный сустав согнут (колено приведено к животу) по середине между большим вертелом и передней верхней подвздошной остью.

терапевтич линии ЗАДНЕЙ ПОВЕРХНОСТИ НОГИ

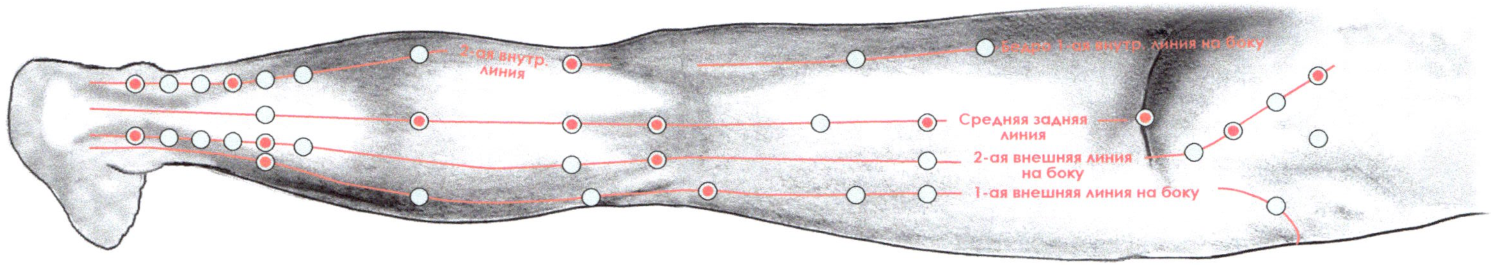

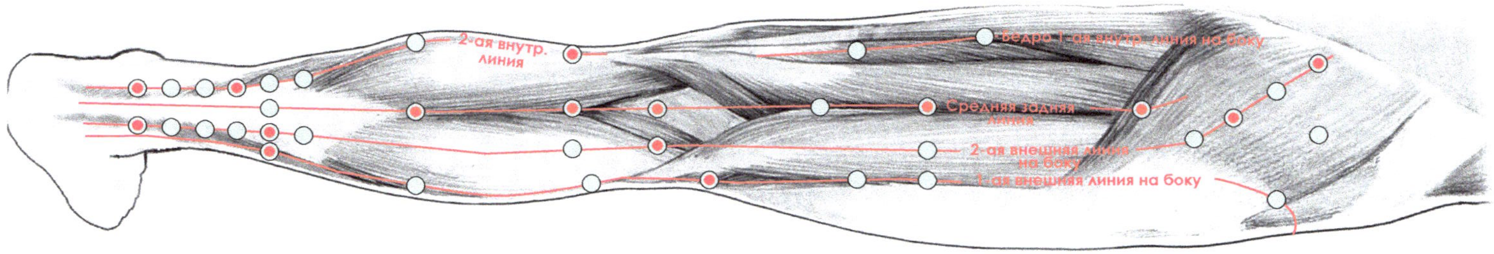

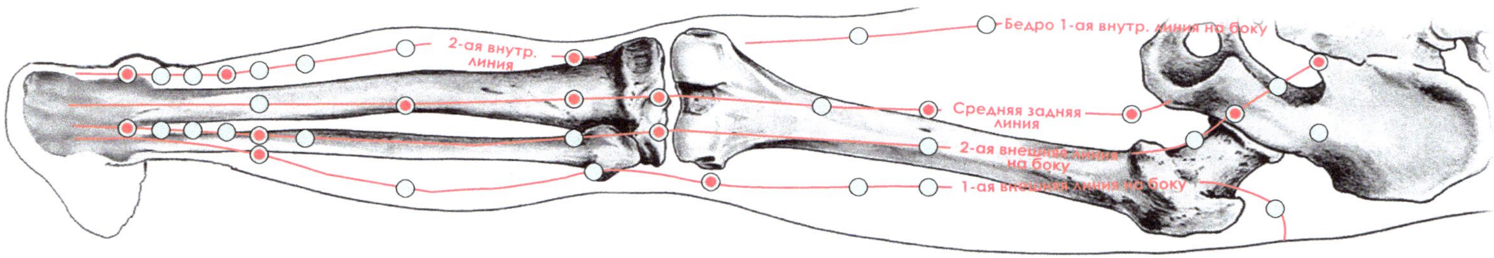

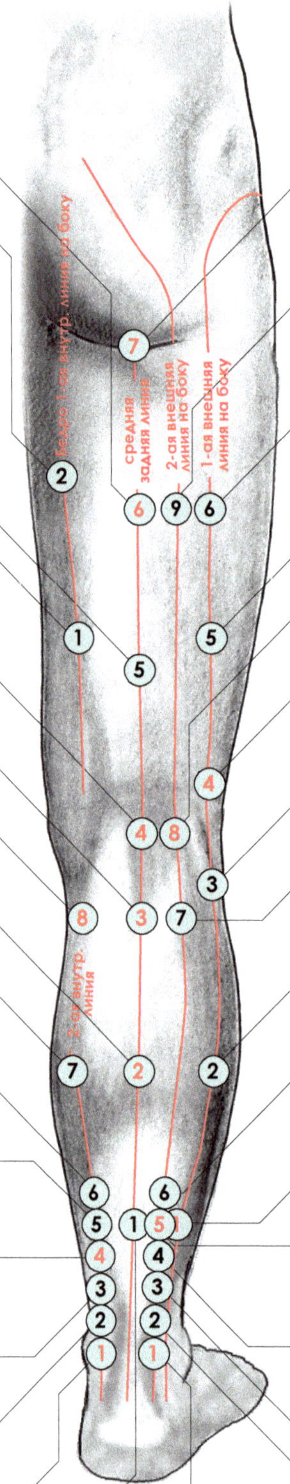

Нога средняя задняя линия-6 (BL-37)
на 10 пальцев выше подколенной ямки • в углублении на средней линии мышц задней поверхности бедра • между двуглавой мышцей бедра и полусухожильной мышцей

Бедро 1-ая внутренняя линия на боку-2
на 9 пальцев выше колена, на высшей линии внутренней стороны бедра (в положении на боку) • на большой приводящей мышце

Нога средняя задняя линия-5
на 5 пальцев выше подколенной ямки • в углублении на средней линии мышц задней поверхности бедра • между двуглавой мышцей бедра и полусухожильной мышцей

Бедро 1-ая внутренняя линия на боку-1
на 5 пальцев выше колена, на высшей линии внутренней стороны бедра (в положении на боку) • треть расстояния от колена до паха, на полуперепончатой мышце

Нога средняя задняя линия-4 (BL-40)
в центре подколенной ямки • между сухожилиями двуглавой мышцы бедра и полусухожильной мышцы • надавливать только при согнутом колене!

Нога средняя задняя линия-3 (BL-55)
на средней линии икроножной мышцы • на 2 пальца ниже подколенной впадины • точно под слегка скованной мышечной тканью

Нога 2-ая внутр. линия-8 (LIV-7)
ниже суставного выступа большеберцовой кости • на 4 пальца ниже колена

Нога средняя задняя линия-2 (BL-57)
на средней линии икроножной мышцы • по середине между коленом и лодыжкой • в углублении под икроножной мышцей (когда она сокращена) • на мышечно-сухожильном сочленении

Нога 2-ая внутр. линия-7
по середине между лодыжкой и коленом • между камбаловидной мышцей и икроножная мышца • под икроножной мышцей (когда она сокращена)

Нога 2-ая внутр. линия-6
на внутренней стороне ахиллова сухожилия • над точкой «нога 2-ая внутр. линия-4» • на 4 пальца выше внутренней лодыжки

Нога 2-ая внутр. линия-5
на внутренней стороне ахиллова сухожилия • над точкой «нога 2-ая внутр. линия-4» • на 3 пальца выше внутренней лодыжки

Нога 2-ая внутр. линия-4 (KID-7)
на внутренней стороне ахиллова сухожилия • над точкой «нога 2-ая внутр. линия-3» • на 2 пальца выше внутренней лодыжки

Нога 2-ая внутр. линия-3
на внутренней стороне ахиллова сухожилия • над точкой «нога 2-ая внутр. линия-1» • на 1 палец выше внутренней лодыжки

Нога 2-ая внутр. линия-2
на внутренней стороне ахиллова сухожилия • над точкой «нога 2-ая внутр. линия-1» • над внутренней лодыжкой

Нога 2-ая внутр. линия-1 (KID-3)
на внутренней стороне ахиллова сухожилия • на одном уровне с внутренней лодыжкой • надавливать на ахиллово сухожилие

Нога средняя задняя линия-1
на ахиллесовом сухожилии • 4 пальца над пяткой или 3 пальца над лодыжкой

Нога средняя задняя линия-7 (BL-36)
в углублении в центре ягодичной складки • на середине задних мышц бедра • надавливать вглубь и вверх, к седалищному бугру

2-ая внешняя линия на боку-9
на середине между коленом и большим вертелом бедренной кости • в углублении между латеральной широкой мышцей бедра и двуглавой мышцей бедра

1-ая внешняя линия на боку-6
по середине между коленом и большим вертелом бедренной кости • на заднем крае подвздошно-большеберцового тракта

1-ая внешняя линия на боку-5
на 5 пальцев над коленом • на заднем крае подвздошно-большеберцового тракта, на бедренной кости

2-ая внешняя линия на боку-8 (BL-39)
в подколенной ямке, на латеральном конце складки кожи • в углублении медиальнее сухожилия двуглавой мышцы бедра • надавливать только при согнутом колене

1-ая внешняя линия на боку-4 (GB-33)
сразу над коленом • на уровне с верхней границей коленной чашечки • между сухожилием двуглавой мышцы бедра и бедренной костью • надавливать, прижимая к кости

1-ая внешняя линия на боку-3
на 2 пальца ниже колена • чувствительная точка на внешнем краю головки малоберцовой кости

2-ая внешняя линия на боку-7
на 2 пальца ниже подколенной ямки на • 1 палец латеральнее точки «нога средняя задняя линия-3»

1-ая внешняя линия на боку-2
по середине между коленом и лодыжкой, в углублении между малоберцовой костью и икроножной мышцей

2-ая внешняя линия на боку-6
на внешней стороне ахиллова сухожилия • над точкой «2-ая внешняя линия на боку-5» • на 4 пальца выше внешней лодыжки

1-ая внешняя линия на боку-1 (GB-39)
на 3 пальца над выступом внешней лодыжки, в углублении между малоберцовой костью и ахиллесовым сухожилием • надавливайте, прижимая к малоберцовой кости

2-ая внешняя линия на боку-5 (BL-59)
на внешней стороне ахиллова сухожилия • над точкой «2-ая внешняя линия на боку-4» • на 3 пальца выше внешней лодыжки

2-ая внешняя линия на боку-4
на внешней стороне ахиллова сухожилия • над точкой «2-ая внешняя линия на боку-3» • на 2 пальца выше внешней лодыжки

2-ая внешняя линия на боку-3
на внешней стороне ахиллова сухожилия • над точкой «2-ая внешняя линия на боку-2» • на 1 палец выше внешней лодыжки

2-ая внешняя линия на боку-2
на внешней стороне ахиллова сухожилия • над точкой «2-ая внешняя линия на боку-1» • над внешней лодыжкой

2-ая внешняя линия на боку-1 (BL-60)
на внешней стороне ахиллова сухожилия • на одном уровне с внешней лодыжкой

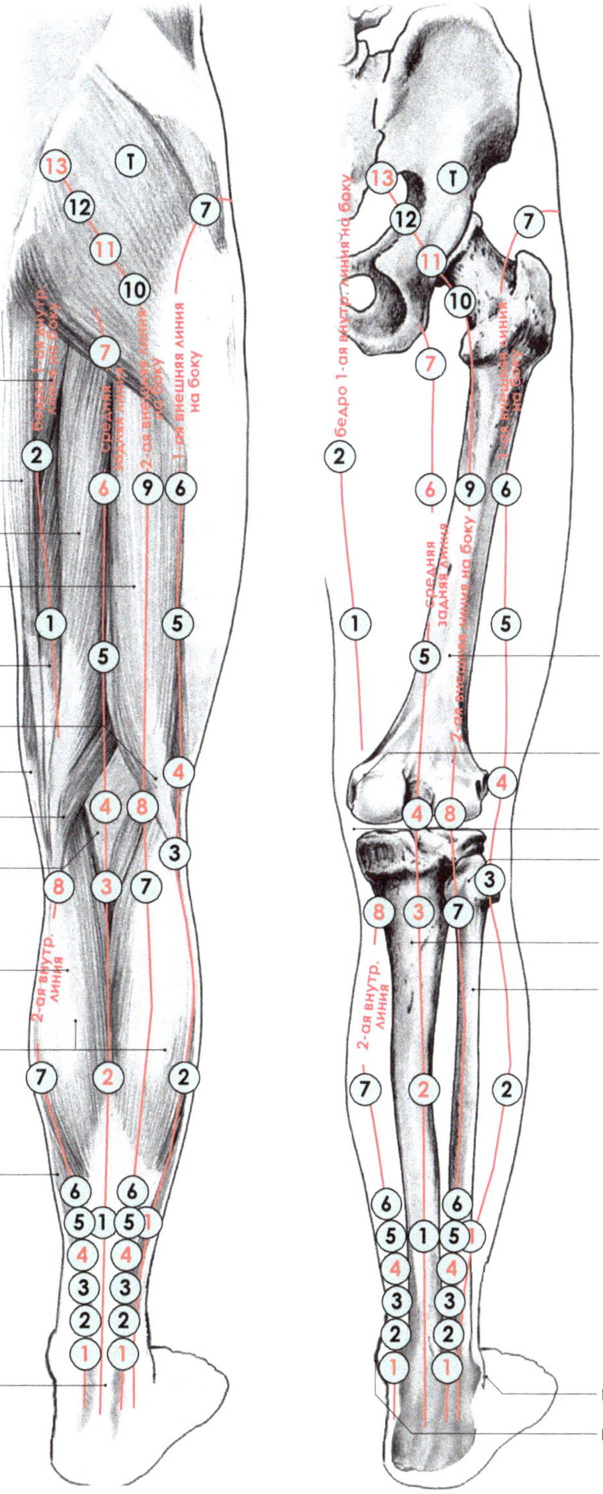
приводящие мышцы бедра
тонкая мышца
полусухожильная мышца
двуглавая мышца бедра
полуперепончатая
сухожилие двуглавой мышцы бедра
портняжная мышца
сухожилие полусухожильной мышцы
подколенная ямка (впадина)
медиальная головка икроножной мышцы
икроножная мышца
камбаловидная мышца
ахиллово сухожилие
1-ая внешняя линия на боку
2-ая внутр. линия
бедро 1-ая внутр. линия на боку
средняя задняя линия
2-ая внешняя линия на боку
бедренная кость
медиальный надмыщелок бедренной кости
медиальный коленный сустав
головка малоберцовой кости
большеберцовая кость
малоберцовая кость
внешняя лодыжка
внутренняя лодыжка

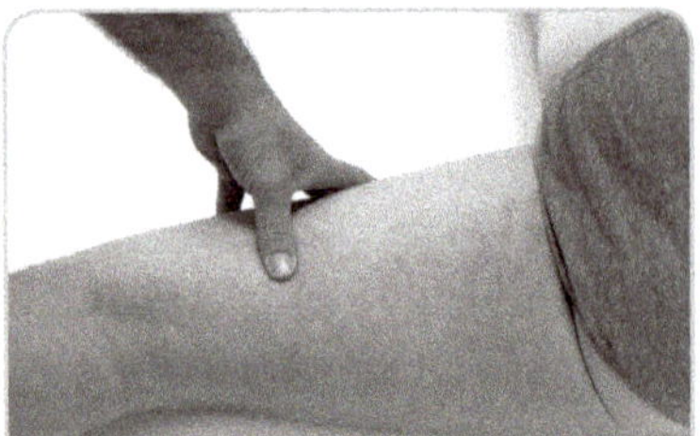
1 Бедро 1-ая внутренняя линия на боку-1

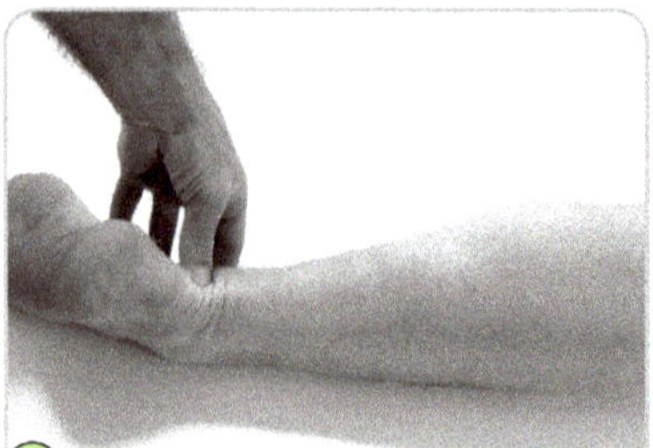
1 2-ая внутр-1

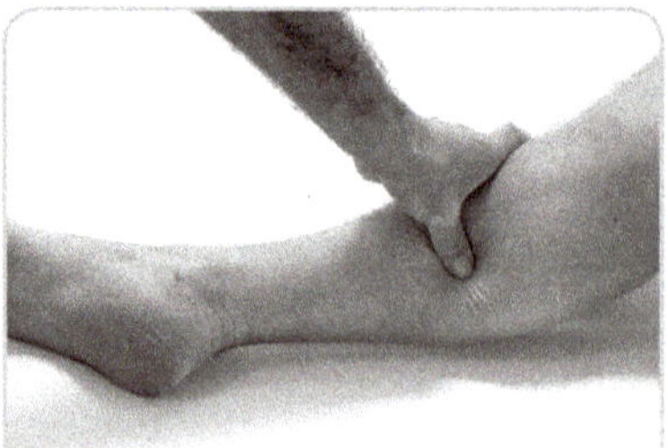
7 2-ая внутр-7

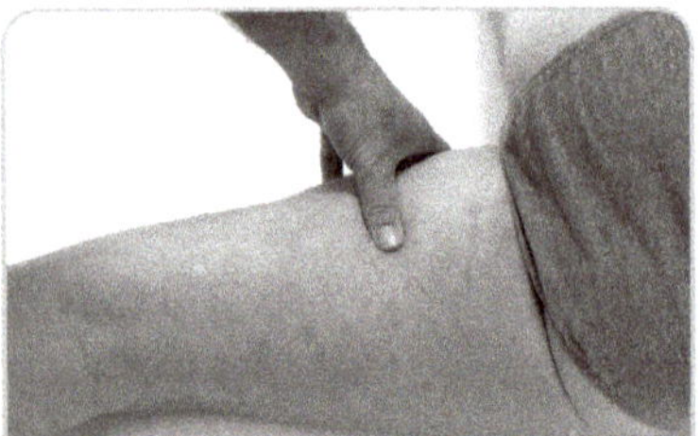
2 Бедро 1-ая внутренняя линия на боку-2

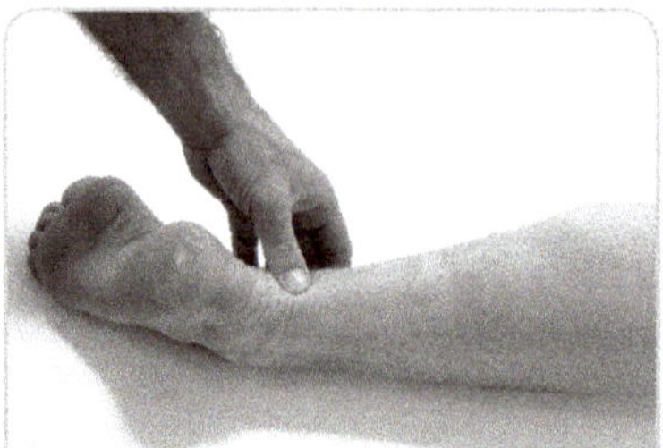
2 2-ая внутр-2

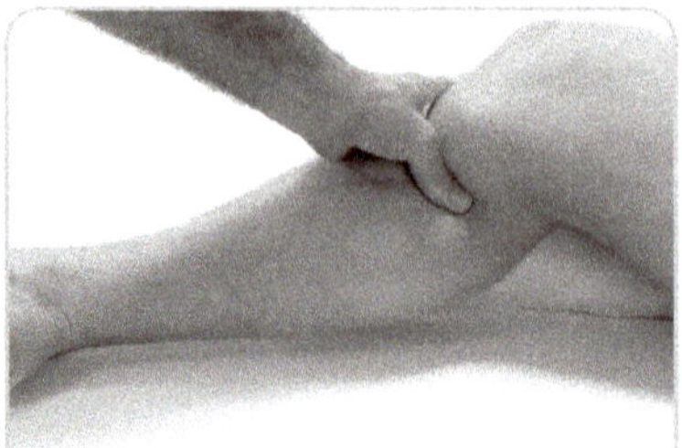
8 2-ая внутр-8

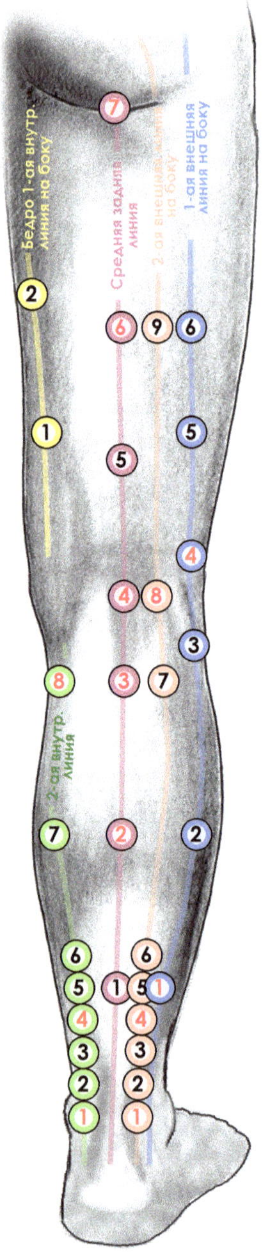

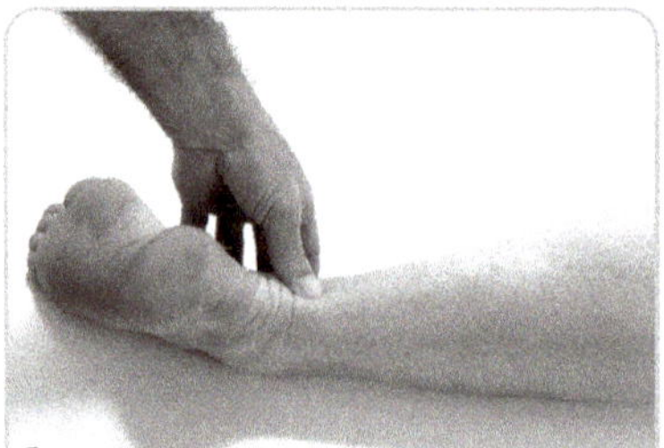
3 2-ая внутр-3

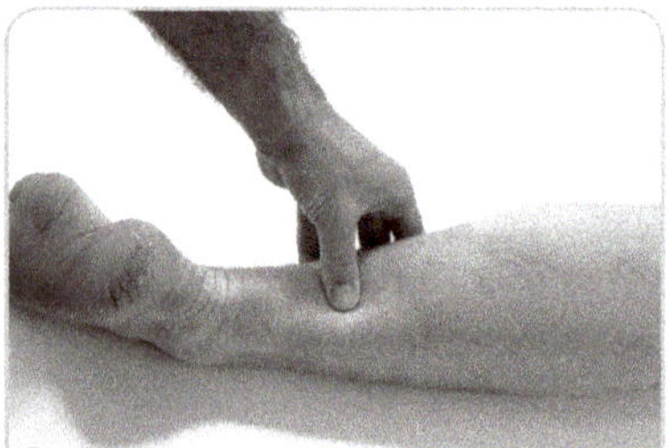
1 Средняя задняя-1

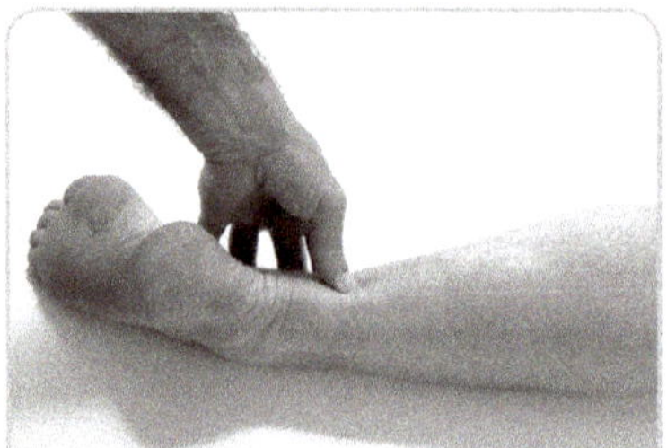
4 2-ая внутр-4

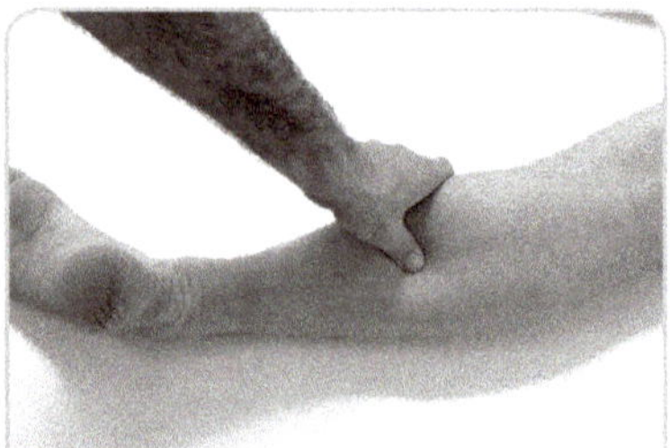
2 Средняя задняя-2

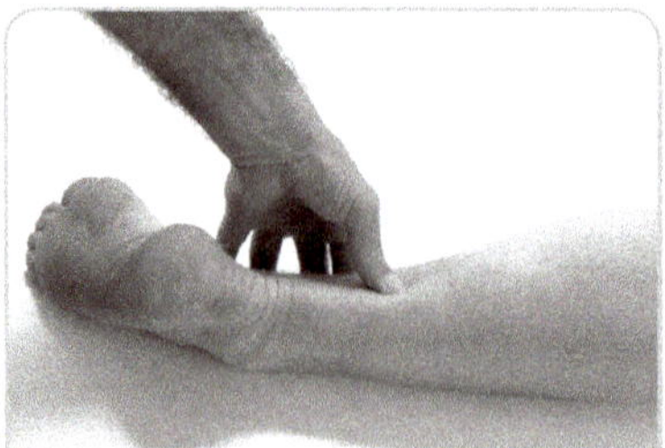
5 2-ая внутр-5

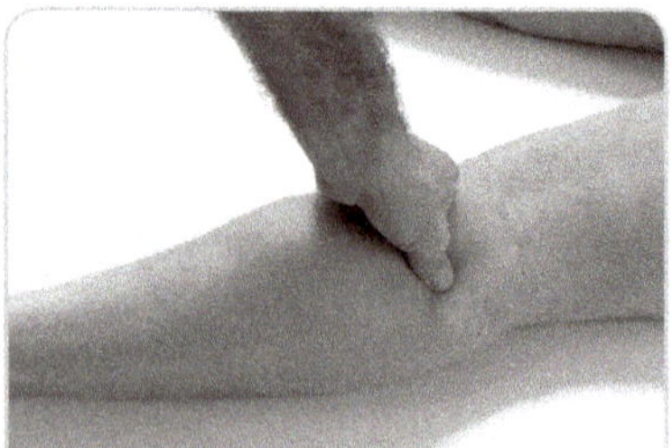
3 Средняя задняя-3

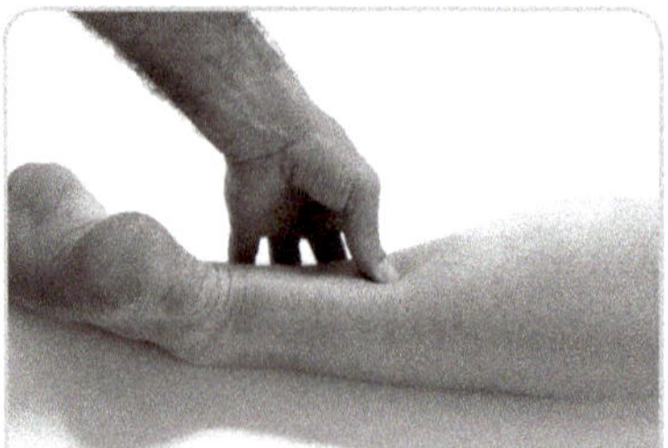
6 2-ая внутр-6

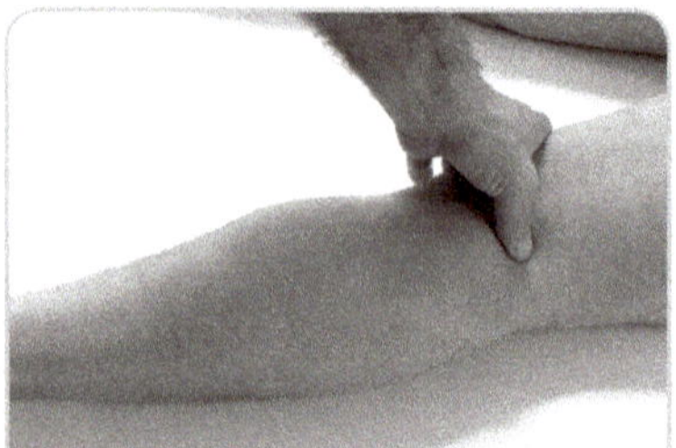
4 Средняя задняя-4

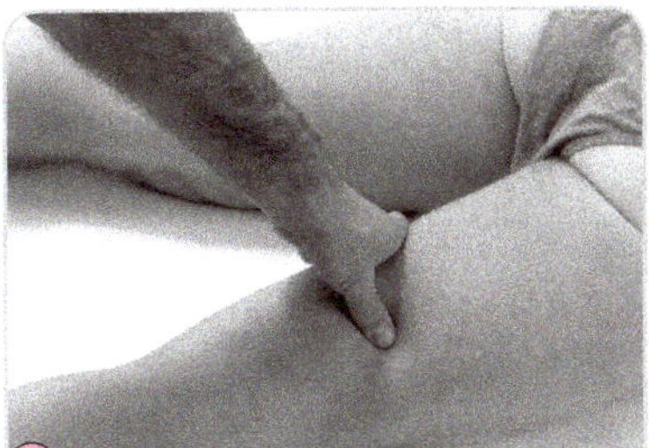

5 Средняя задняя-5

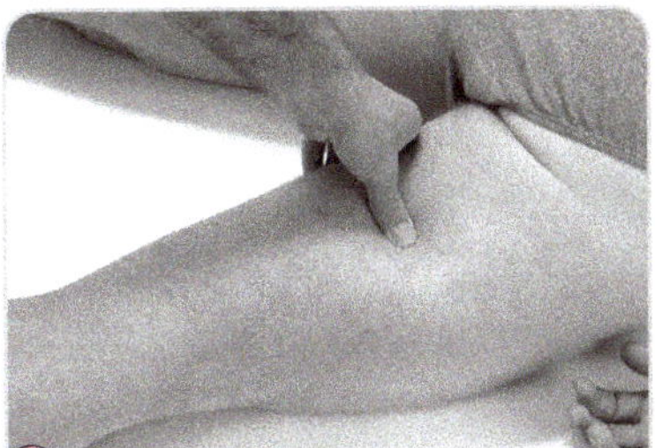

6 Средняя задняя-6

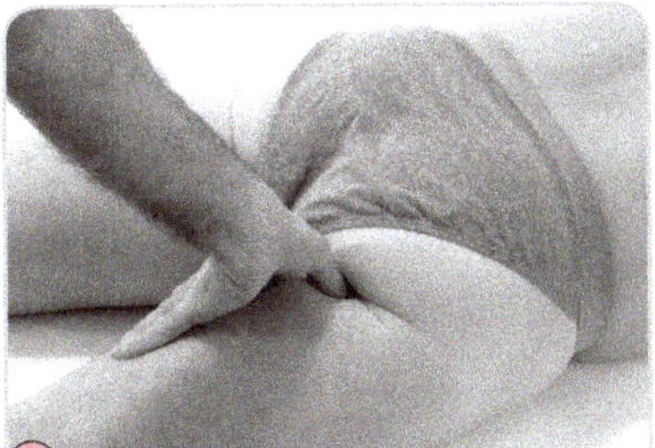

7 Средняя задняя-7

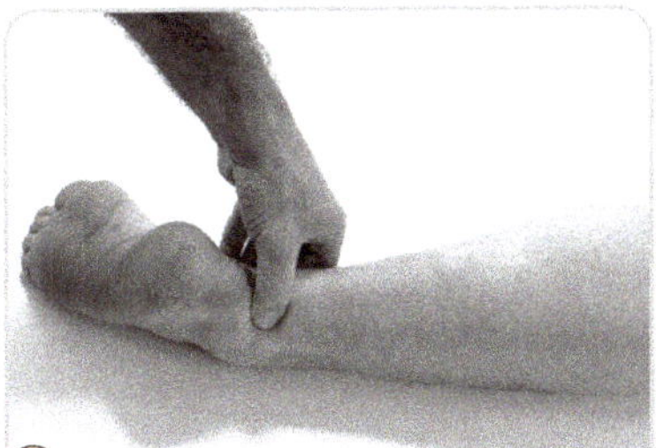

1 2-ая внешняя линия на боку-1

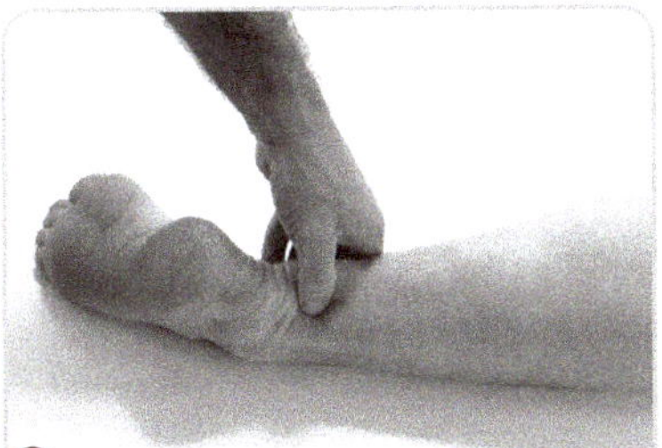

2 2-ая внешняя линия на боку-2

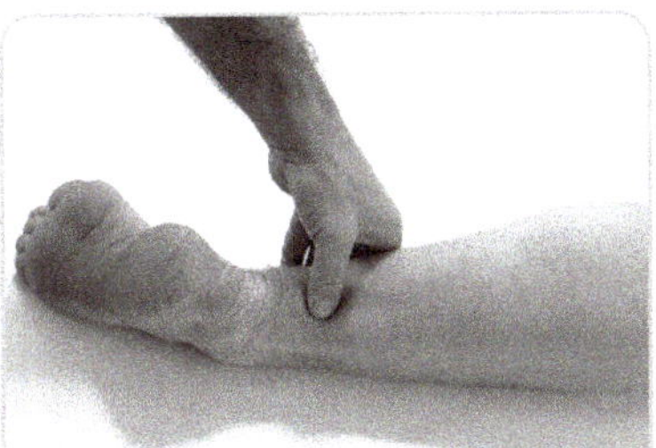

3 2-ая внешняя линия на боку-3

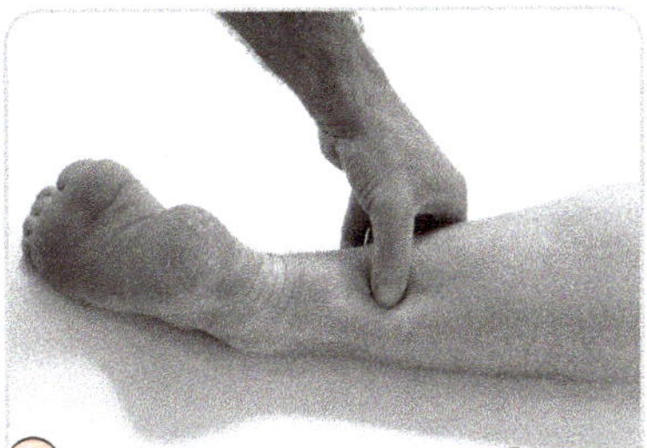

4 2-ая внешняя линия на боку-4

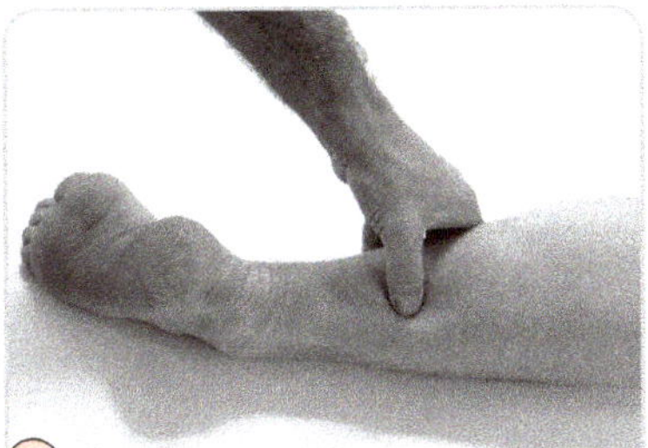

5 2-ая внешняя линия на боку-5

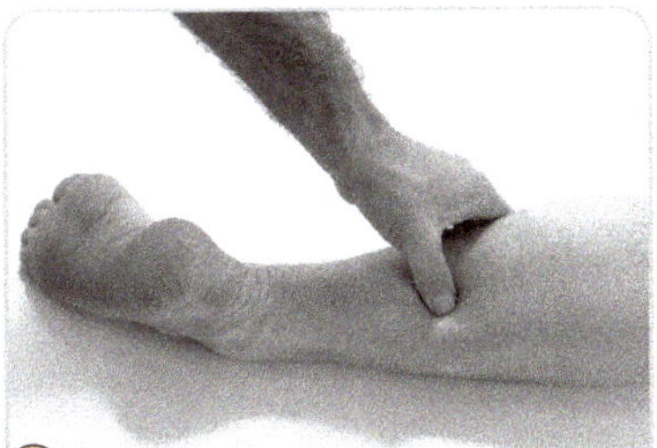

6 2-ая внешняя линия на боку-6

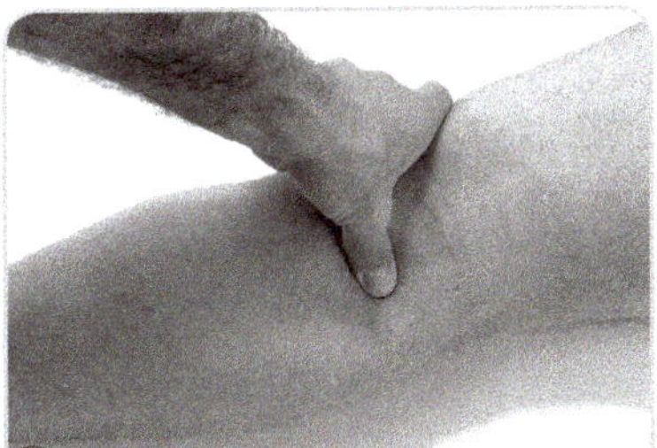

7 2-ая внешняя линия на боку-7

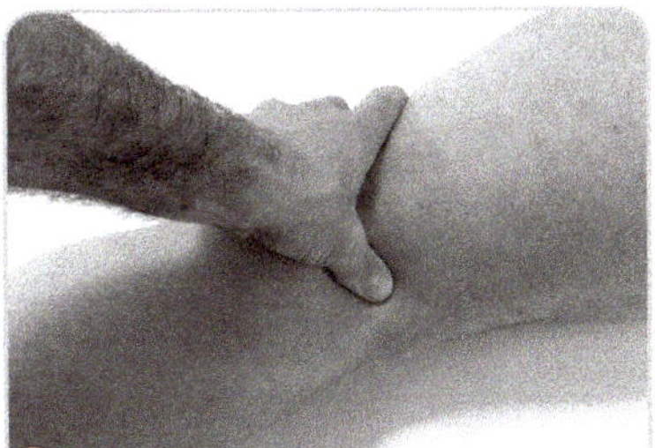

8 2-ая внешняя линия на боку-8

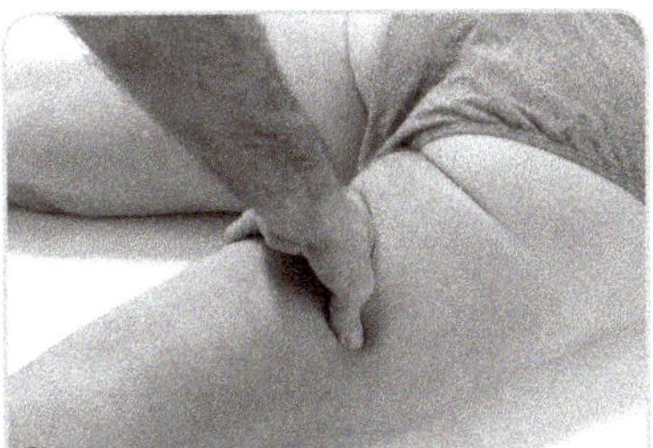

9 2-ая внешняя линия на боку-9

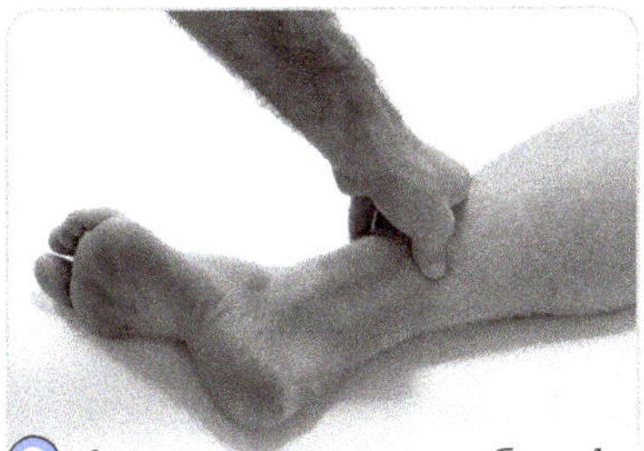

1 1-ая внешняя линия на боку-1

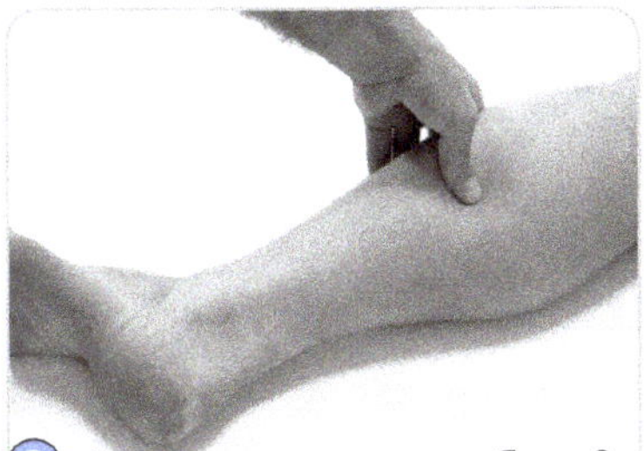

2 1-ая внешняя линия на боку-2

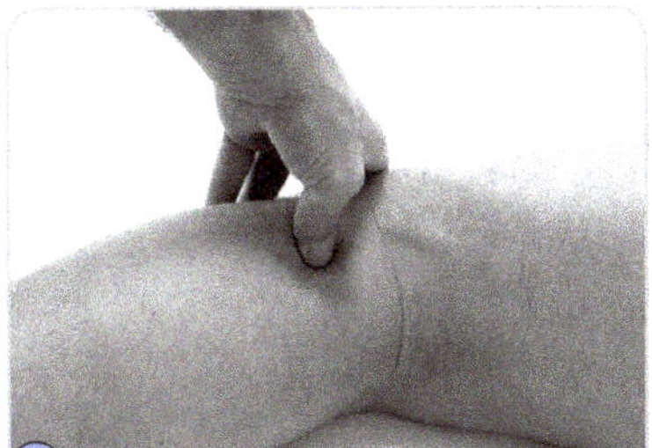

3 1-ая внешняя линия на боку-3

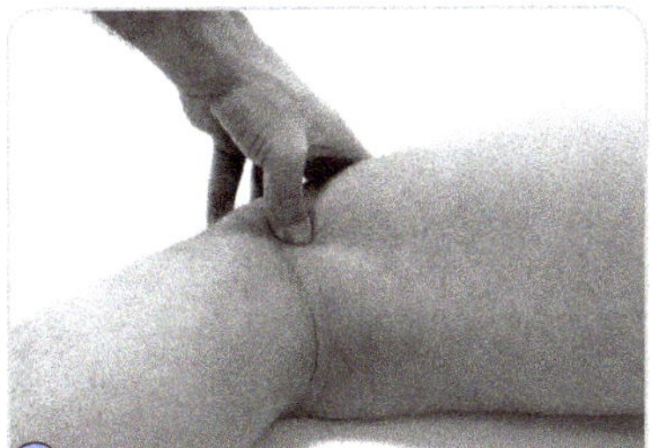

4 1-ая внешняя линия на боку-4

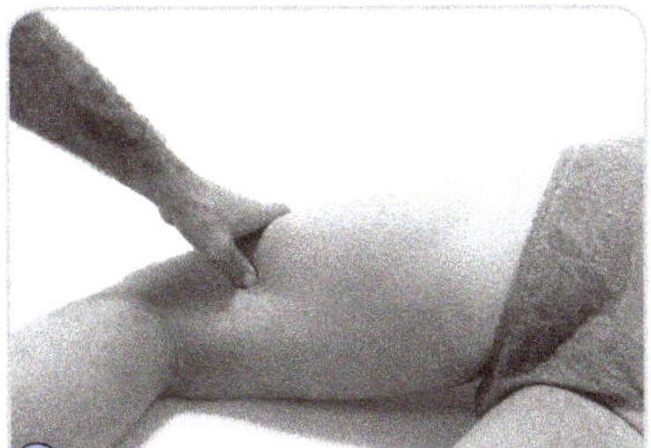

5 1-ая внешняя линия на боку-5

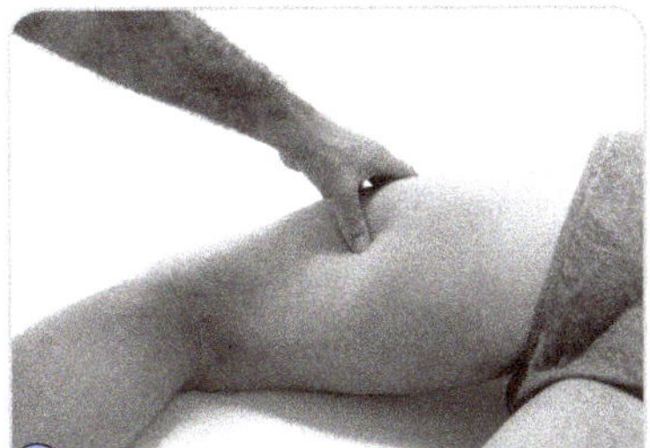

6 1-ая внешняя линия на боку-6

НОГА И ТАЗОБЕДРЕННЫЙ СУСТАВ НА БОКУ

нога 1-ая внешняя линия в положении на спине

Эта линия пролегает через 4 отметки:

1. Углубление между двух сухожилий (длинный разгибатель большого пальца стопы и длинный разгибатель пальцев), на задней стороне голеностопного сустава
2. Под коленом, под головкой большеберцовой кости
3. Над коленной чашечкой на её средней линии
4. Под передней верхней подвздошной остью

- Линия начинается на передней стороне лодыжки, в углублении между двумя сухожилиями (длинный разгибатель большого пальца стопы и длинный разгибатель пальцев), на одном уровне с внешней лодыжкой .
- Линия направляется наверх вдоль латеральной границы большеберцовой кости на передней большеберцовой мышце достигая колена под головкой большеберцовой кости.
- Она продолжается вверх от верхней границы коленной чашечки на уровне её центральной линии, двигаясь вдоль средней линии передней стороны бедра по брюшку прямой мышцы бедра, заканчиваясь под передней верхней подвздошной остью.

нога 2-ая внешняя линия в положении на спине

Эта линия пролегает через 4 отметки:

1. Над лодыжкой на передней стороне малоберцовой кости
2. Под коленом, на внешней стороне головки большеберцовой кости
3. Верхний латеральный угол коленной чашечки
4. Внешняя сторона большого вертела бедренной кости

- Линия начинается над лодыжкой, на внешней границе малоберцовой кости.
- Она продолжается вверх в углублении на внешней границе малоберцовой кости между передней большеберцовой мышцей и длинным разгибателем пальцев, места под коленом с внешней стороны головки малоберцовой кости.
- Снова начинается на верхнем латеральном углу колена.
- Продолжается вверх в небольшом углублении между прямой мышцей бедра и латеральной широкой мышцей бедра по линии, соединяющей латеральную границу коленной чашечки и внешнюю сторону большого вертела бедренной кости.
- Линия заканчивается по середине между большим вертелом и передней верхней подвздошной остью, между прямой мышцей бедра и напрягателя широкой фасции бедра, на латеральном конце впадины, образующейся когда тазобедренный сустав согнут (колено приведено к животу).

нога 3-я внешняя линия в положении на спине

Эта линия пролегает через 4 отметки:

1. Внешняя лодыжка
2. Головка большеберцовой кости
3. Над коленом, на подвздошно-большеберцовом тракте
4. Большой вертел бедренной кости

- Линия начинается позади внешней лодыжки.
- Она продвигается вверх по сухожилию по длинной малоберцовой мышце и по малоберцовой кости.
- Линия доходит до колена под головкой малоберцовой кости.
- Она снова начинается над коленом.
- Она продвигается вверх по подвздошно-большеберцовому тракту до большого вертела .

нога 1-ая внешняя линия на боку

Эта линия пролегает через 6 отметок:

1. Углублении позади внешней лодыжки
2. Тыльный край головки малоберцовой кости
3. Сразу над коленом в углублении позади подвздошно-большеберцового тракта и с передней стороны двуглавой мышцы бедра
4. Позади большого вертела
5. Над большим вертелом trokanterin üstünde
6. По середине между большим вертелом бедренной кости и передней верхней подвздошной остью

- Эта линия начинается за наружной лодыжкой и пролегает вверх вдоль тыльного края головки малоберцовой кости между костью и икроножной мышцей, доходя пол колено на задней стороне головки малоберцовой кости.
- Она продолжается вверх над коленом, на задней стороне подвздошно-большеберцового тракта.
- Линия продолжается вверх вдоль задней границы подвздошно-большеберцового тракта.
- Забирается на ягодицы позади большого вертела бедренной кости, огибает его сверху и заканчивается на его передней стороне, на латеральном конце складки, образующейся когда тазобедренный сустав согнут (колено приведено к животу), по середине между большим вертелом бедренной кости и передней верхней подвздошной остью.

нога 2-ая внешняя линия на боку

Эта линия пролегает через 5 отметок:

1. Латеральный конец ахиллова сухожилия, на одном уровне с внешней лодыжкой
2. Латеральная граница подколенной впадины, медиальнее двуглавой мышцы бедра
3. Под ягодицей, на латеральной головке двуглавой мышцы бедра
4. На ягодице в углублении между большим вертелом бедренной кости и седалищной костью
5. Латеральная граница крестца, на одном уровне с S-3,4

- Эта линия начинается над пяткой на латеральном конце ахиллова сухожилия.
- Она движется вверх по середине между средней линией икроножной мышцы и малоберцовой костью, по латеральной головке икроножной мышцы.
- Она доходит до латерального конца подколенной впадины.
- Линия движется вверх в любленые вдоль задней границы латеральной широкой мышцы бедра и латеральной границей двуглавой мышцы бедра.
- Она взбирается на ягодицы и продолжается в углублении между седалищной костью и большим вертелом бедренной кости.
- Линия заканчивается на латеральной границе крестца, на одном уровне с S-3.4.

нога средняя задняя линия

Эта линия пролегает через 3 отметки:

1. Точка, где встречаются ахиллово сухожилие и пятка
2. Центр подколенной впадины
3. Центр ягодичной складки

- Эта линия начинается от пятки и идёт вверх по ахилловому сухожилию и по средней линии икроножной мышцы.
- Доходит до центральной точки подколенной впадины, по середине между сухожилиями двуглавой мышцы бедра и полусухожильной мышцы.
- Линия продолжается вверх в углублении на центральной линии двуглавой мышцы бедра, между полусухожильной и двуглавой мышцами.
- Она заканчивается на ягодичной складке под седалищным бугром.

ЛИНИИ **НОГИ И ТАЗОБЕДРЕННОГО СУСТАВА НА БОКУ**

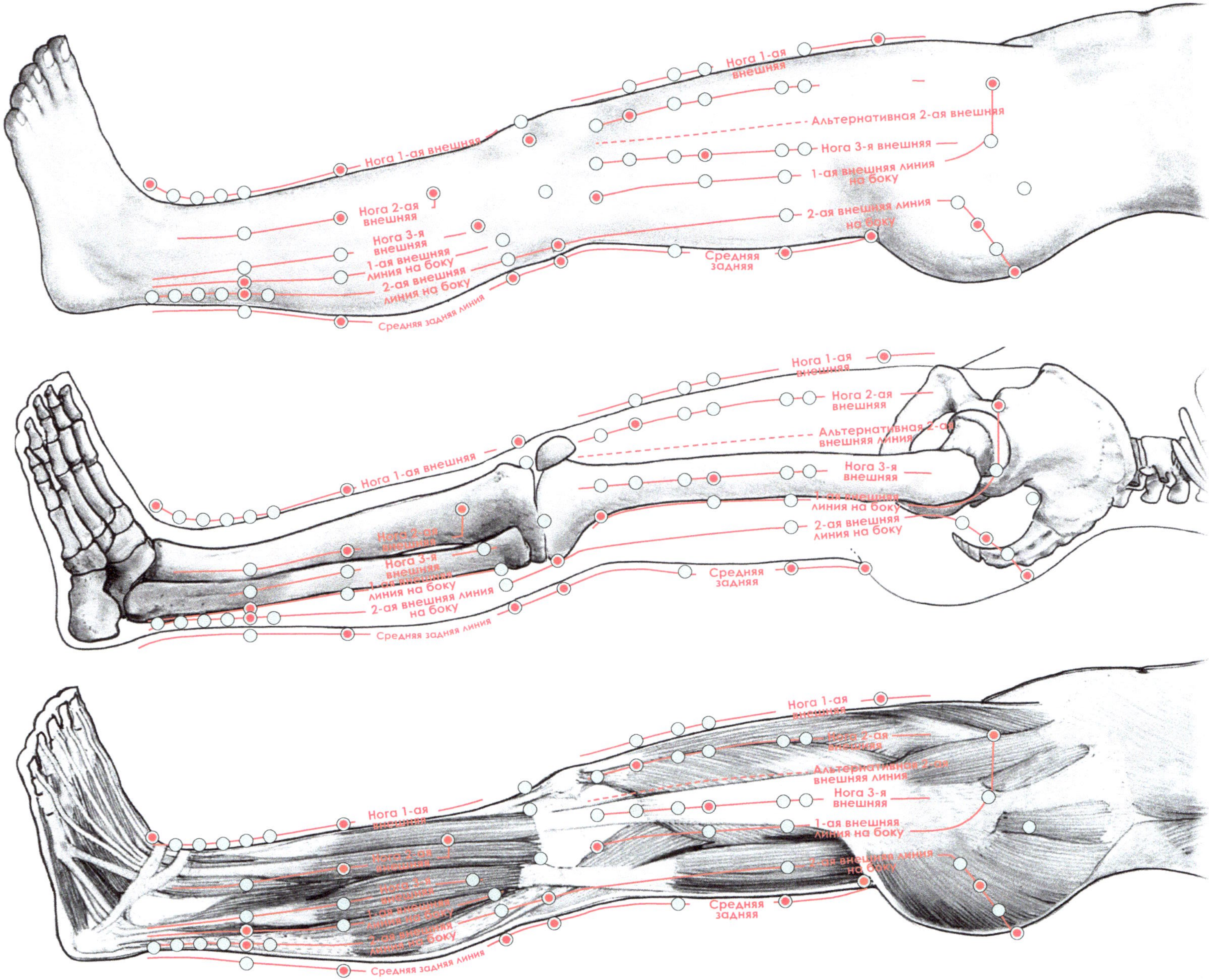

терапевтические точки **НОГИ И ТАЗОБЕДРЕННОГО СУСТАВА НА БОКУ**

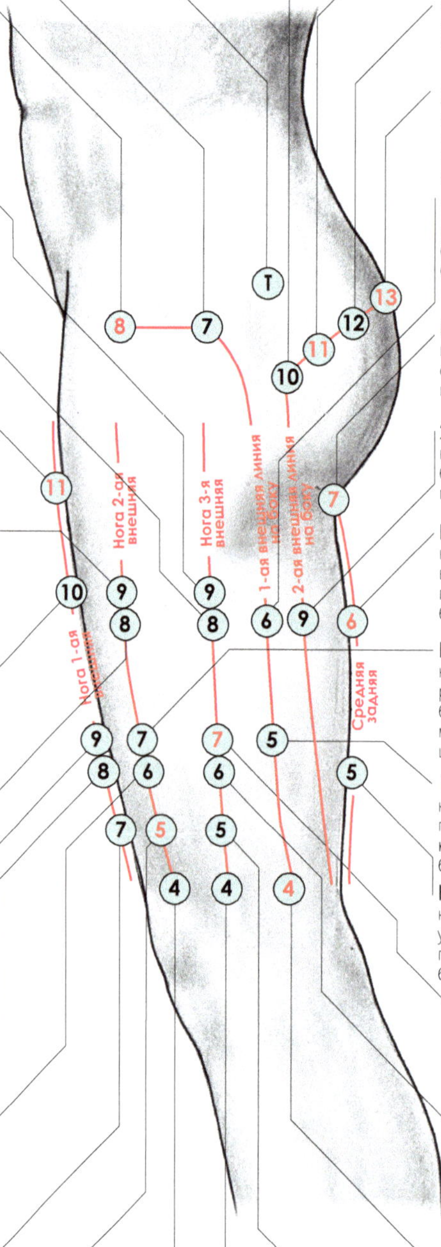

Таз
по середине между задней верхней подвздошной остью и большим вертелом бедренной кости • на 3 пальца над большим вертелом бедренной кости и 2-3 пальца в сторону крестца

1-ая внешняя линия на боку-7
над выступом большого вертела бедренной кости

1-ая внешняя линия на боку-8 (GB-29)
чувствительная точка, отдающая книзу • в точке по середине линии между верхней передней подвздошной остью и большим вертелом бедренной кости • на латеральном конце складки кожи, образующейся при сгибании бедра, когда колено клиента притянуто к его животу • на передней поверхности напрягателя широкой фасции бедра

Нога 3-я внешняя линия-9
на 10 пальцев выше колена на подвздошно-большеберцовом тракте • по середине между коленом и большим вертелом бедренной кости (когда нога согнута)

Нога 3-я внешняя линия-8
на 9 пальцев выше колена на подвздошно-большеберцовом тракте (когда нога выпрямлена) • по середине между коленом и выступающей частью большого вертела бедренной кости

Нога 1-ая внешняя линия-11 (ST-31)
на 5 пальцев выше верхней передней подвздошной ости • на линии между центром верхней грани коленной чашечки и верхней передней подвздошной остью • на прямой мышце бедра

Нога 2-ая внешняя линия-9
на 10 пальцев выше коленной чашечки • на середине между верхним внешним углом коленной чашечки и выступом большого вертела бедренной кости • между прямой мышцей бедра и латеральной широкой мышцей бедра

Нога 1-ая внешняя линия-10
на 10 пальцев выше центра верхней границы коленной чашечки • на середине между центром верхней границы коленной чашечки и верхней передней подвздошной остью • на прямой мышце бедра

Нога 2-ая внешняя линия-8
на 9 пальцев выше коленной чашечки • на середине между верхним внешним углом коленной чашечки и выступом большого вертела бедренной кости • между прямой мышцей бедра и латеральной широкой мышцей бедра

Нога 1-ая внешняя линия-9
на 5 пальцев выше центра верхней границы коленной чашечки • на прямой мышце бедра

Нога 1-ая внешняя линия-8
на 4 пальца выше центра верхней границы коленной чашечки • на прямой мышце бедра

Нога 2-ая внешняя линия-6
на 4 пальца выше коленной чашечки • в небольшом углублении между прямой мышцей бедра и латеральной широкой мышцей бедра

Нога 1-ая внешняя линия-7
на 2 пальца выше центра верхней границы коленной чашечки • на прямой мышце бедра

Нога 2-ая внешняя линия-5 (ST-34)
на 2 пальца выше коленной чашечки • в небольшом углублении между прямой мышцей бедра и латеральной широкой мышцей бедра

Нога 2-ая внешняя линия-4
над верхним латеральным углом коленной чашечки • на сухожилии латеральной широкой мышцы бедра

2-ая внешняя линия на боку-10
на 1 палец ниже точки «2-ая внешняя линия на боку-11» • на грушевидной мышце

2-ая внешняя линия на боку-11 (GB-30)
на 1 палец под точкой «2-ая внешняя линия на боку-12» • треть расстояния от большого вертела до вершины копчика • на грушевидной мышце

2-ая внешняя линия на боку-12
на 1 палец ниже точки «2-ая внешняя линия на боку-13» • на грушевидной мышце

2-ая внешняя линия на боку-13 (BL-29)
на латеральном крае крестца • на уровне с S-3 и S-4 • на одном уровне с линией, пролегающей горизонтально над большим вертелом бедренной кости

1-ая внешняя линия на боку-6
по середине между коленом и большим вертелом бедренной кости • на заднем крае подвздошно-большеберцового тракта, на бедренной кости

Нога средняя задняя линия-7 (BL-36)
в углублении в центре ягодичной складки • на середине задних мышц бедра • надавливать вниз и вверх, к седалищному бугру

2-ая внешняя линия на боку-9
на середине между коленом и большим вертелом бедренной кости • в углублении на латеральной головке двуглавой мышцы бедра

Нога средняя задняя линия-6 (BL-37)
на 10 пальцев выше подколенной впадины • в углублении на средней линии мышц задней поверхности бедра • между двуглавой мышцей бедра и полусухожильной мышцей

Нога 2-ая внешняя линия-7
на 5 пальцев выше коленной чашечки • четверть расстояния между коленом и большим вертелом бедренной кости • в небольшом углублении между прямой мышцей бедра и латеральной широкой мышцей

1-ая внешняя линия на боку-5
на 5 пальцев над коленом • в углублении позади подвздошно-большеберцового тракта • на заднем крае подвздошно-большеберцового тракта, на бедренной кости

Нога средняя задняя линия-5
на 5 пальцев выше подколенной ямки • в углублении на средней линии мышц задней поверхности бедра • между двуглавой мышцей бедра и полусухожильной мышцей

Нога 3-я внешняя линия-7 (GB-31)
на 5 пальцев выше колена на подвздошно-большеберцовом тракте (когда нога согнута) • четверть расстояния от колена до большого вертела бедренной кости

Нога 3-я внешняя линия-6
на 4 пальца выше латерального края колена на подвздошно-большеберцовом тракте (когда нога выпрямлена) • четверть расстояния от колена до большого вертела бедренной кости

1-ая внешняя линия на боку-4 (GB-33)
сразу над коленом • на уровне с верхней границей коленной чашечки • между сухожилием двуглавой мышцы бедра и бедренной костью • надавливать, прижимая к кости

Нога 3-я внешняя линия-5
на 2 пальца выше латерального края колена на подвздошно-большеберцовом тракте

Нога 3-я внешняя линия-4
точно над латеральным краем колена на подвздошно-большеберцовом тракте

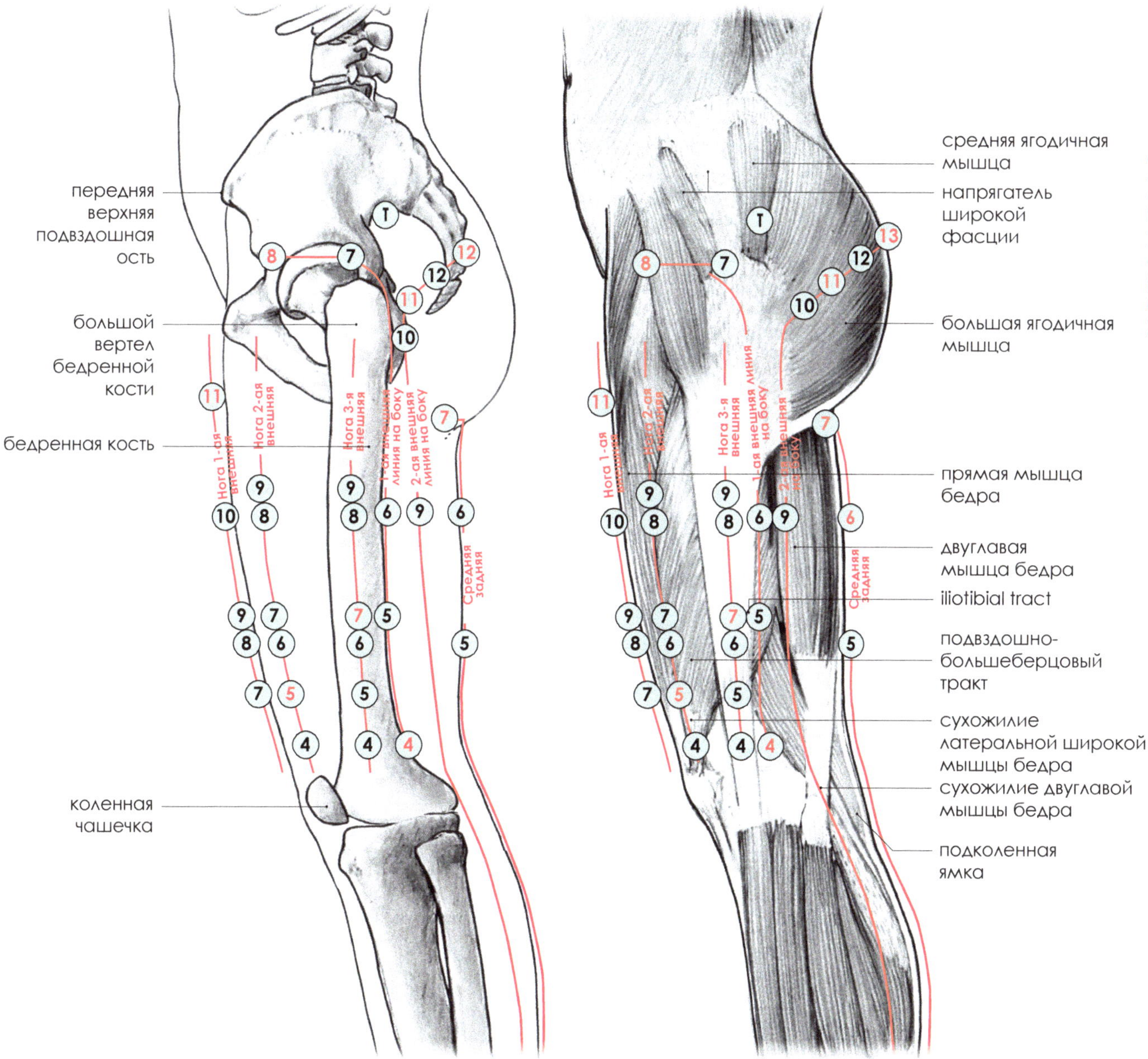

Расположение точек 10, 11, 12 и 13 на тазобедренном суставе слегка отличается на двух рисунках по причине противоречий рисунков.
Что бы найти точки на тебе вы должны опираться на их текстовое описание.

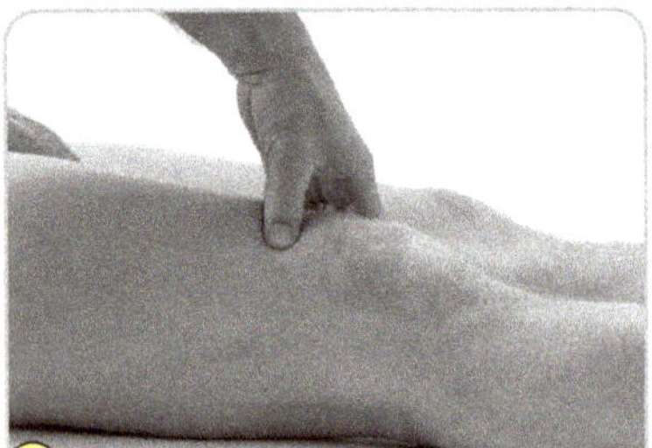

7 1-ая внешняя-7

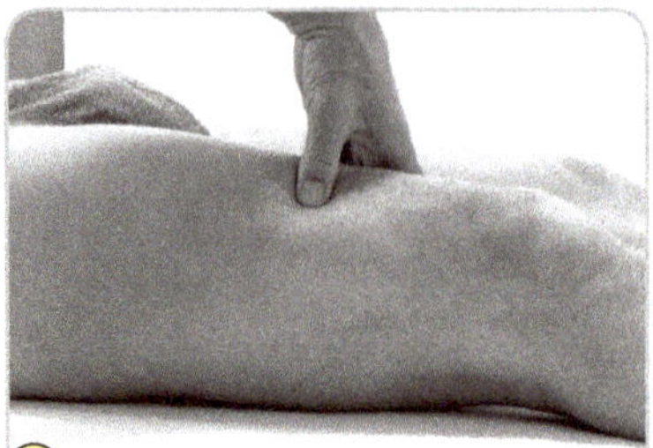

8 1-ая внешняя-8

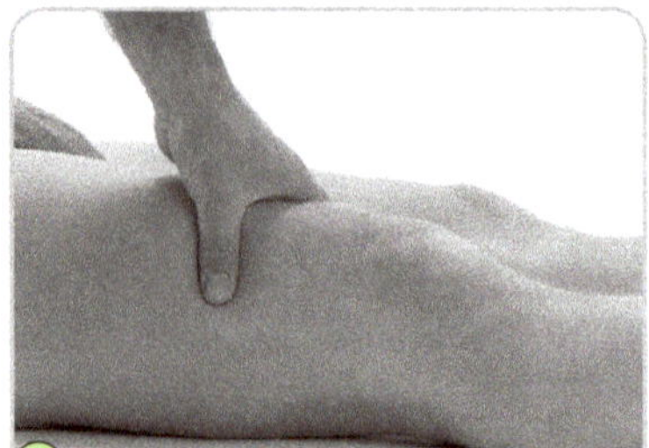

6 2-ая внешняя-6

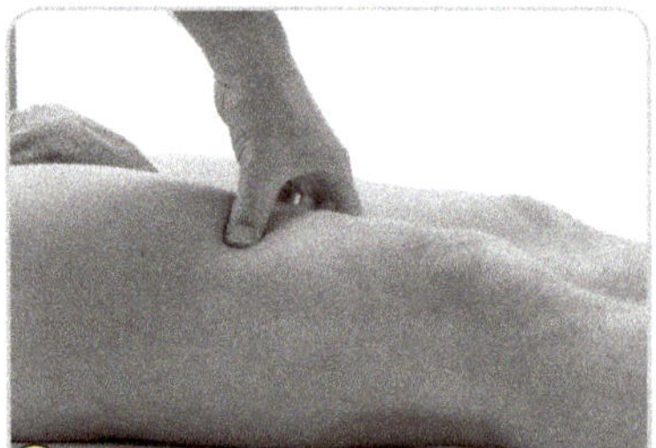

9 1-ая внешняя-9

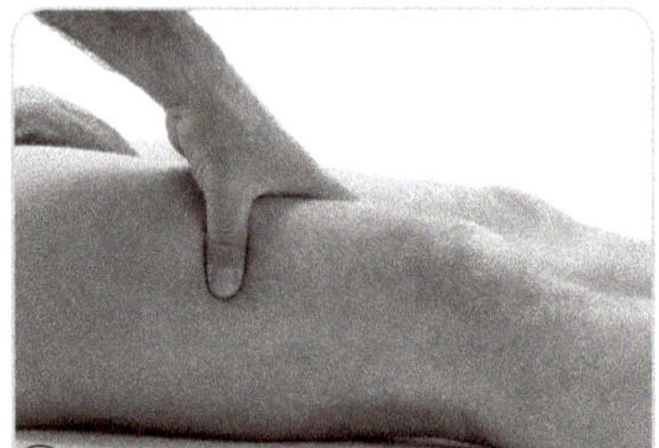

7 2-ая внешняя-7

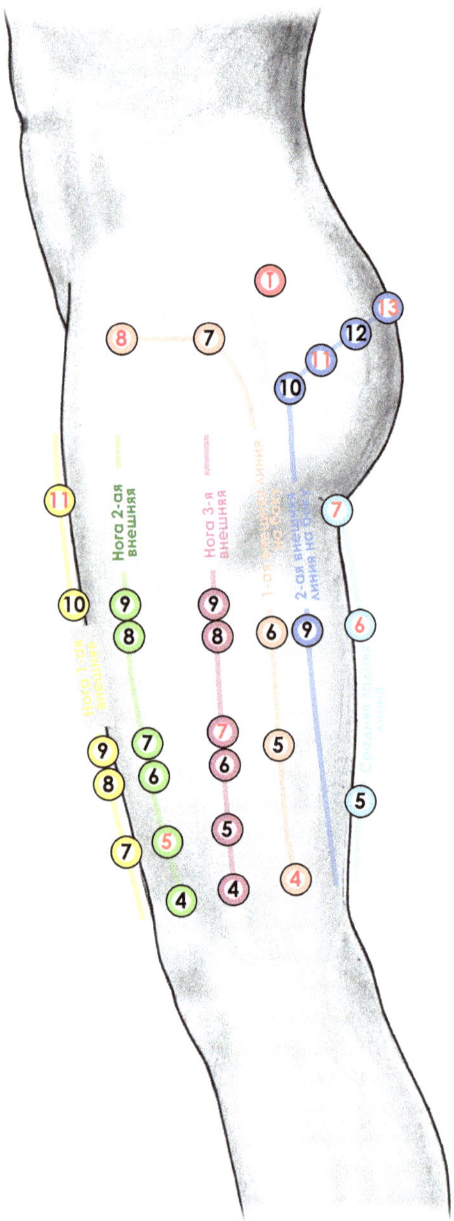

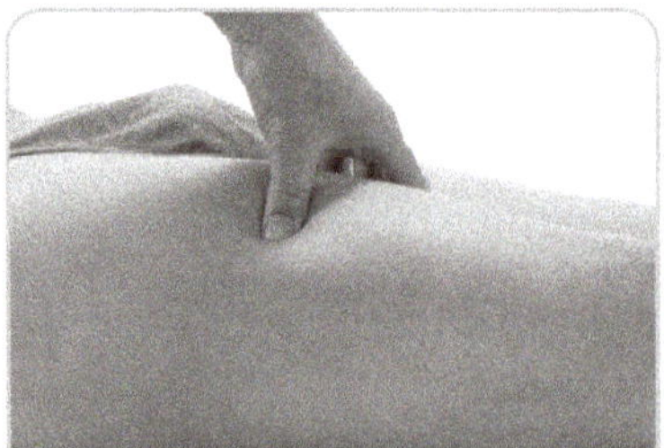

10 1-ая внешняя-10

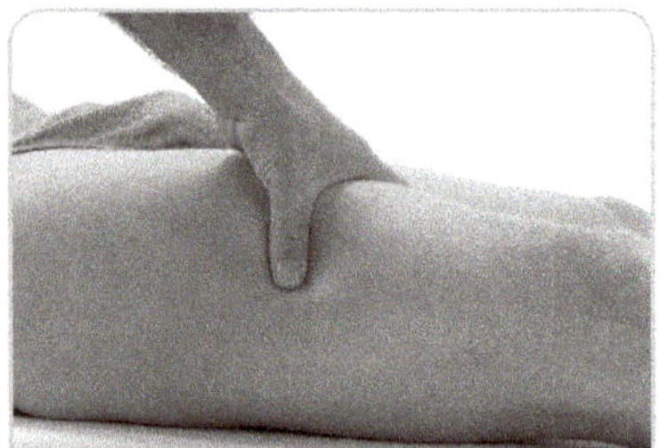

8 2-ая внешняя-8

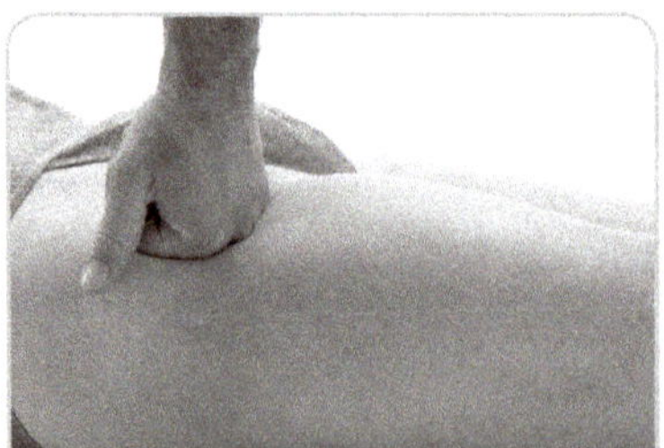

11 1-ая внешняя-11

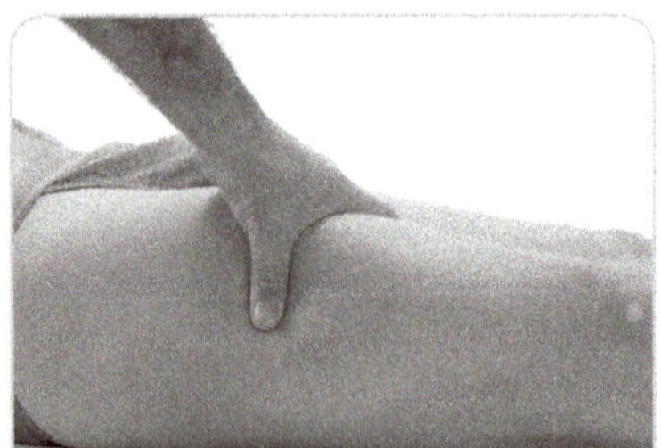

9 2-ая внешняя-9

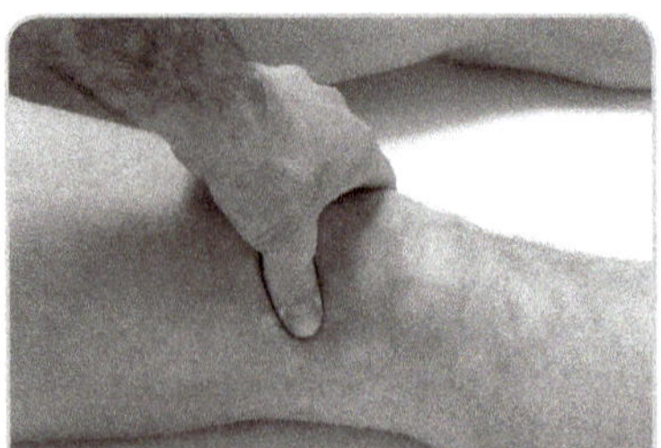

4 2-ая внешняя-4

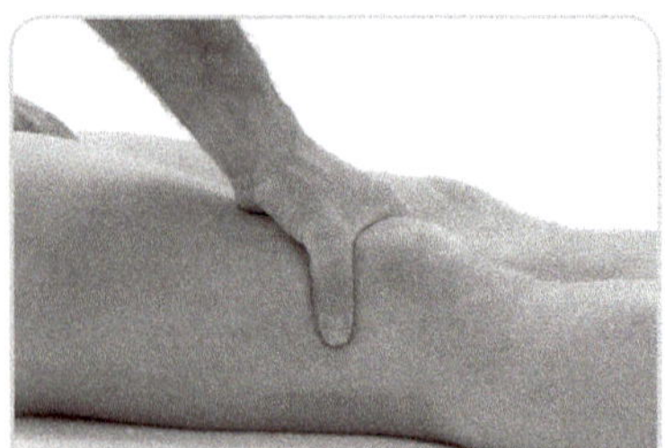

4 3-я внешняя-4

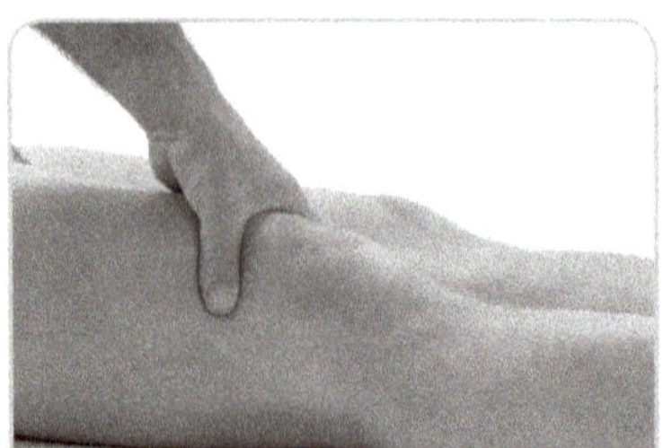

5 2-ая внешняя-5

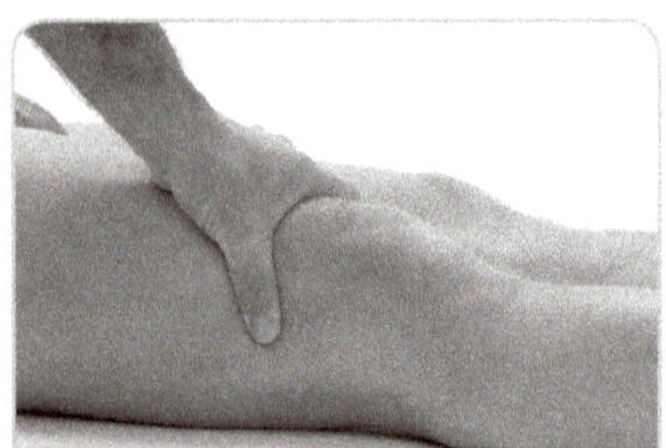

5 3-я внешняя-5

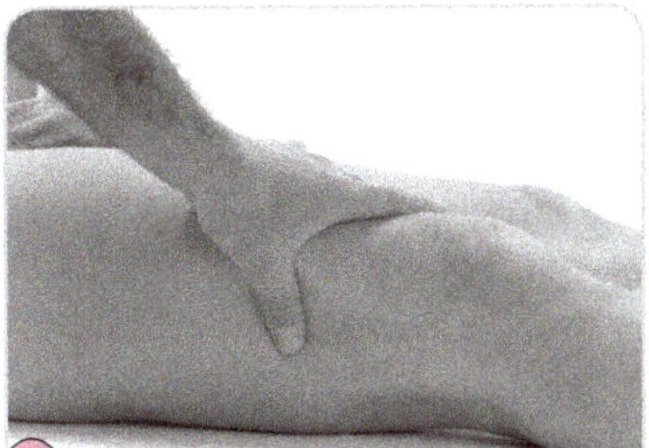
6 3-я внешняя-6

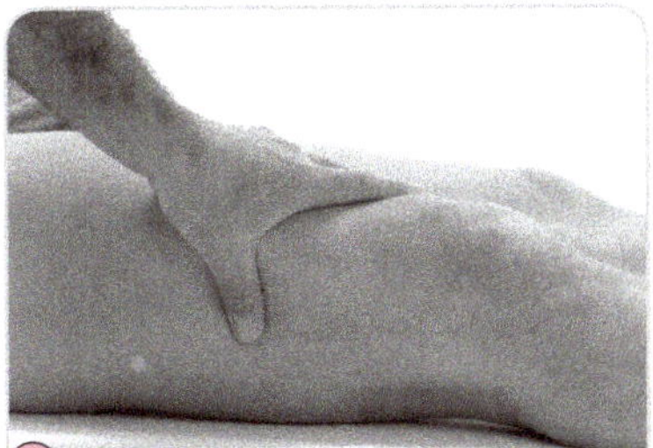
7 3-я внешняя-7

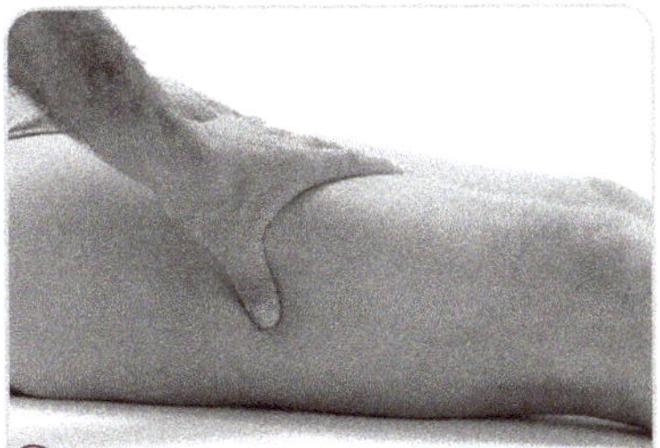
8 3-я внешняя-8

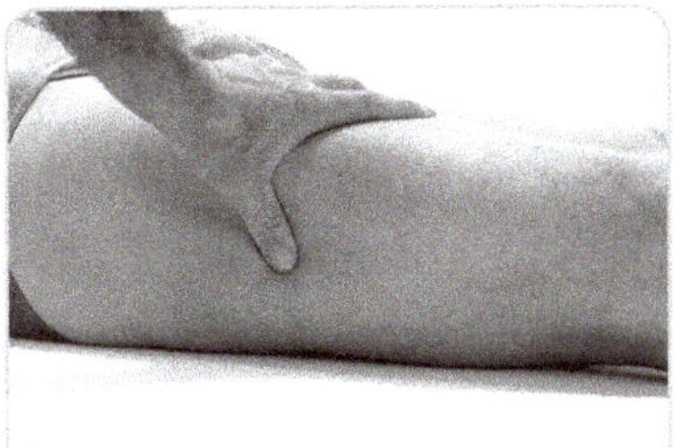
9 3-я внешняя-9

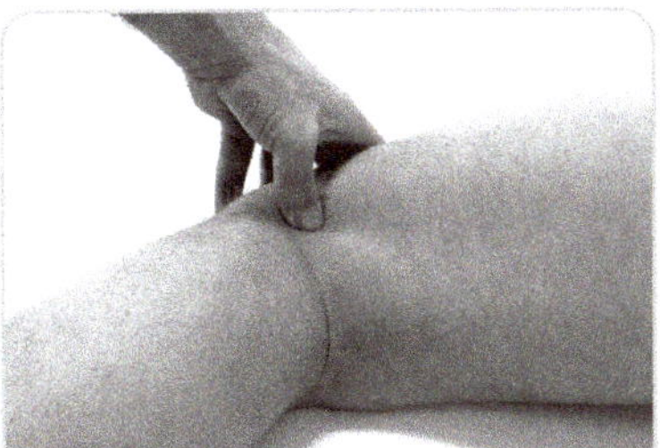
4 1-ая внешняя линия на боку-4

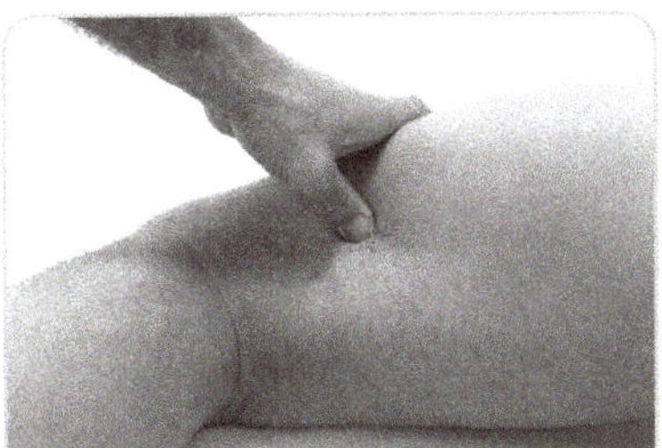
5 1-ая внешняя линия на боку-5

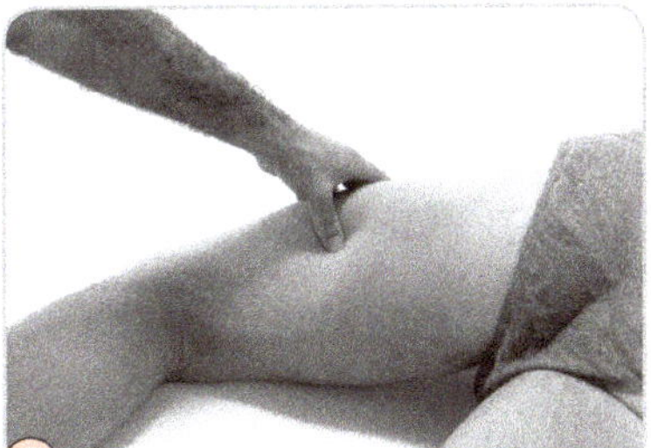
6 1-ая внешняя линия на боку-6

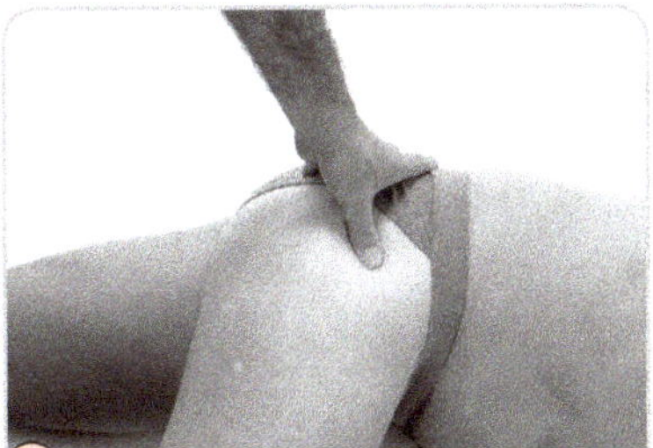
7 1-ая внешняя линия на боку-7

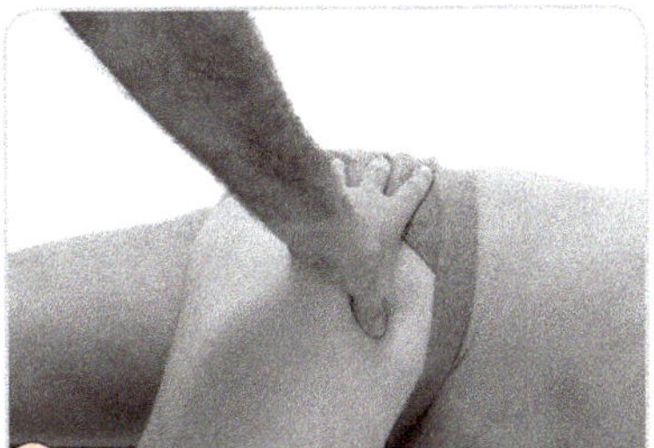
8 1-ая внешняя линия на боку-8

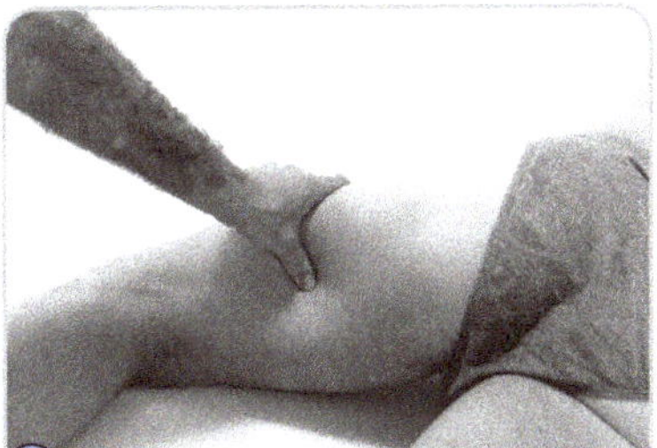
9 2-ая внешняя линия на боку-9

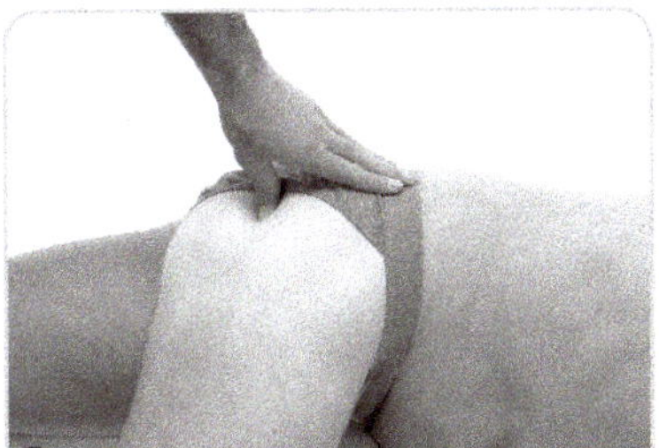
10 2-ая внешняя линия на боку-10

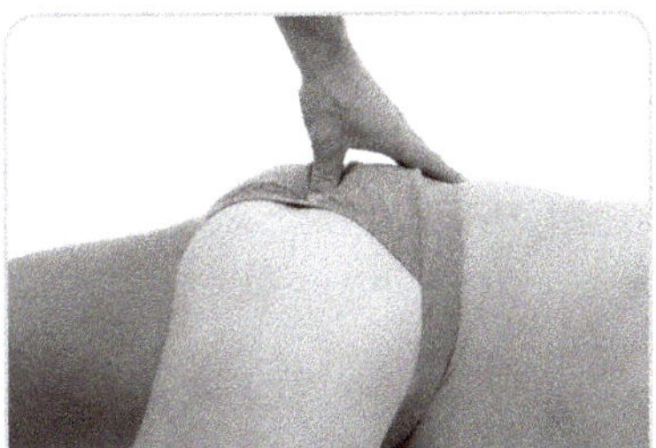
11 2-ая внешняя линия на боку-11

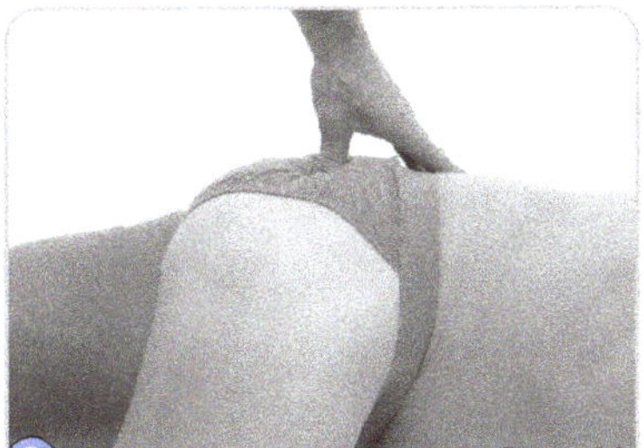
12 2-ая внешняя линия на боку-12

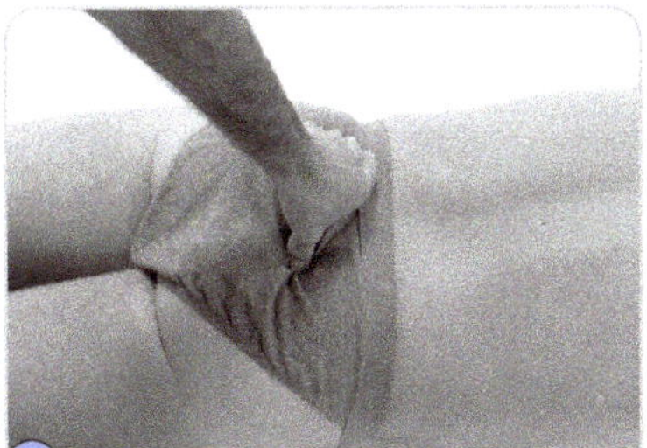
13 2-ая внешняя линия на боку-13

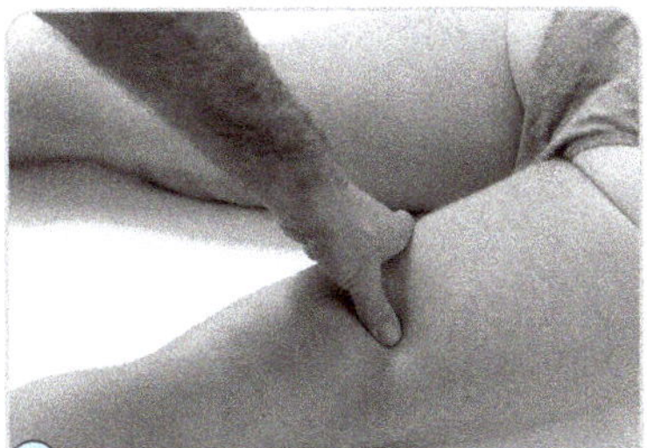
5 Средняя задняя-5

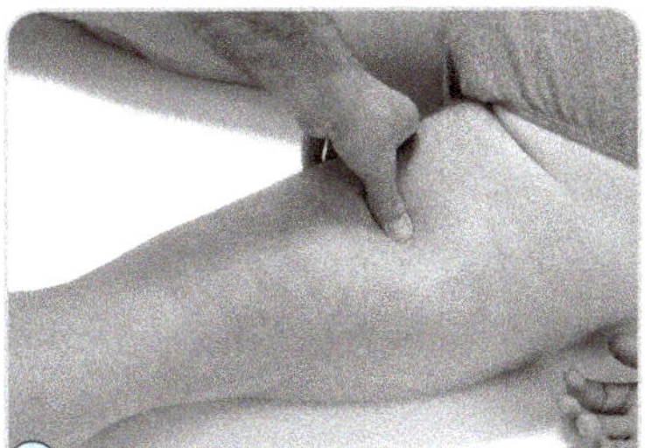
6 Средняя задняя-6

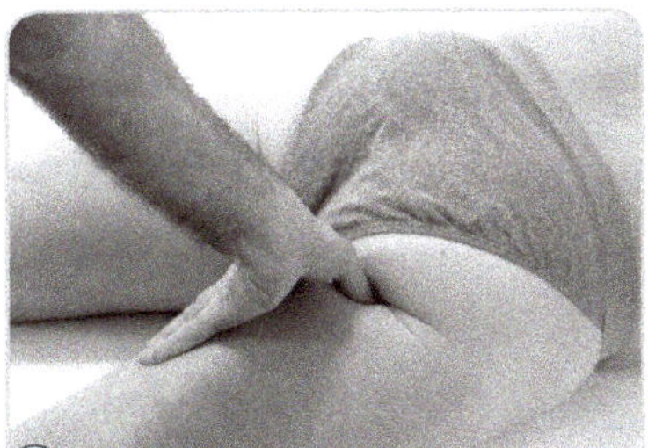
7 Средняя задняя-7

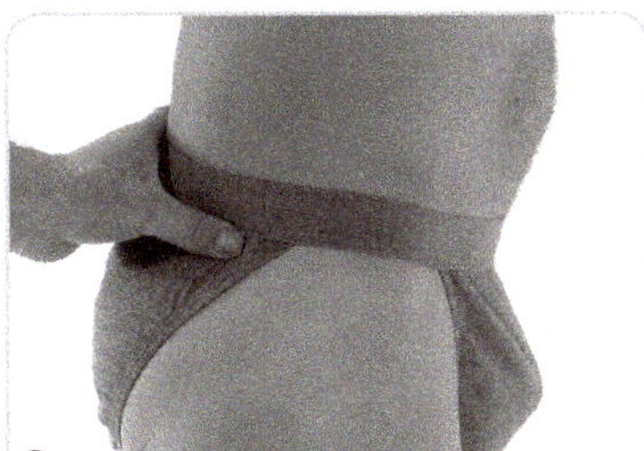
T Таз

терапевтические точки **ГОЛЕНИ НА БОКУ**

Коленный сустав-внешняя
точно над латеральным суставом колена • на одном уровне с нижним краем коленной чашечки • в небольшом углублении между бедренной и большеберцовой костями – в межсуставной ямке

Нога 3-я внешняя линия-3 (область GB-34)
на 1 палец спереди от GB-34 • на 3 пальца ниже коленной чашечки • под головкой малоберцовой кости

Нога 2-ая внешняя линия-3 (ST-36)
на 4 пальца ниже нижней границы коленной чашечки • на передней большеберцовой мышце, примерно на 1 палец латеральнее гребня большеберцовой кости • отдаёт в стопу

Коленный глаз-внешний (ST-35)
на 1 палец ниже коленной чашечки • в углублении с внешней стороны, которое образуется, когда колено полусогнуто

Коленный глаз-средний
на 1 палец под коленной чашечкой на одном уровнем с линией, проходящей через её центр • по середине между “коленными глазами” на связке надколенника

Нога 2-ая внешняя линия-2 (ST-40)
по середине между лодыжкой и коленом • в углублении на передней стороне малоберцовой кости, между двумя мышцами - длинной малоберцовой и передней большеберцовой

Нога 1-ая внешняя линия-6 (ST-38)
на середине между лодыжкой и коленом, на латеральном крае большеберцовой кости • надавливать на переднюю большеберцовою мышцу рядом с костью

Нога 2-ая внешняя линия-1 (GB-38)
на 4 пальца выше внешней лодыжки • в углублении на 1 палец спереди от малоберцовой кости • надавливание слишком близко к малоберцовой кости может отдавать болезненным покалыванием в стопе

Нога 1-ая внешняя линия-5
над точкой «нога 1-ая внешняя линия-4» • на 3 пальца выше внешней лодыжки • латеральнее внешнего края большеберцовой кости • надавливать на переднюю большеберцовую мышцу рядом с костью

Нога 1-ая внешняя линия-4
над точкой «нога 1-ая внешняя линия-3» • на 2 пальца выше внешней лодыжки • латеральнее внешнего края большеберцовой кости • надавливать на переднюю большеберцовую мышцу рядом с костью

Нога 1-ая внешняя линия-3
над точкой «нога 1-ая внешняя линия-2» • на 1 палец выше внешней лодыжки • латеральнее внешнего края большеберцовой кости • надавите на большеберцовою мышцу рядом с костью

Нога 1-ая внешняя линия-2
над точкой «нога 1-ая внешняя линия-1» • выше верхнего края внешней лодыжки • латеральнее внешнего края большеберцовой кости • надавливать на переднюю большеберцовую мышцу рядом с костью

Нога 1-ая внешняя линия-1 (ST-41)
в углублении на стыке ноги и предплюсны • между двумя сухожилиями: длинным разгибателем большого пальца стопы и длинным разгибателем пальцев • на одном уровне с латеральной лодыжкой

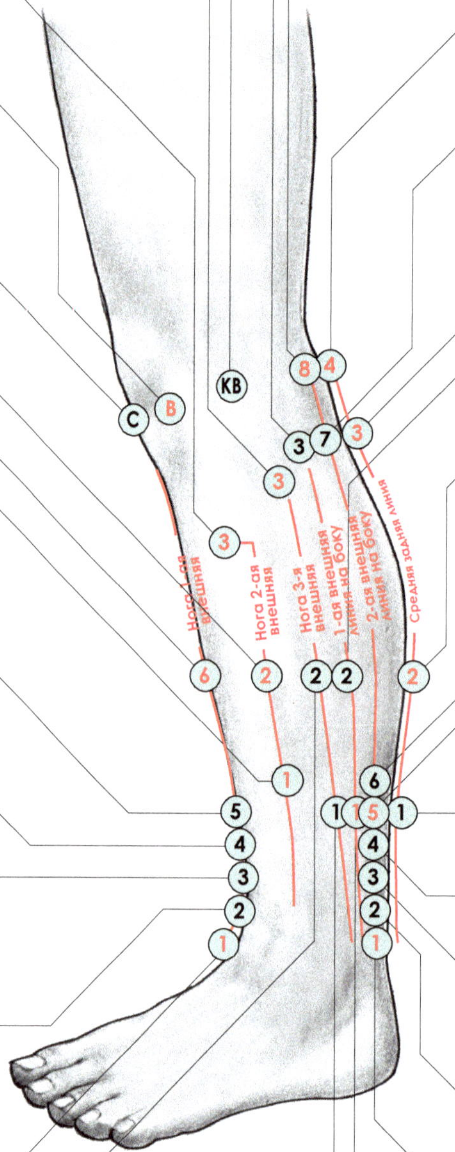

1-ая внешняя линия на боку-3
на 2 пальца ниже колена • чувствительная точка на внешнем краю головки малоберцовой кости

2-ая внешняя линия на боку-8 (BL-39)
в подколенной ямке, на латеральном конце складки кожи • в углублении медиальнее сухожилия двуглавой мышцы бедра • надавливать только при согнутом колене

Нога средняя задняя линия-4 (BL-40)
в центре подколенной ямки • между сухожилиями двуглавой мышцы бедра и полусухожильной мышцы • надавливать только при согнутом колене!

2-ая внешняя линия на боку-7
на 2 пальца ниже подколенной ямки на • 1 палец латеральнее точки «нога средняя задняя линия-3»

Нога средняя задняя линия-3 (BL-55)
на средней линии икроножной мышцы • на 2 пальца ниже подколенной впадины • точно под слегка скованной мышечной тканью

1-ая внешняя линия на боку-2
по середине между коленом и лодыжкой, в углублении между малоберцовой костью и икроножной мышцей

Нога средняя задняя линия-2 (BL-57)
на средней линии икроножной мышцы • по середине между подколенной впадиной и лодыжкой • в углублении под икроножной мышцей (когда она сокращена) • на мышечно-сухожильном сочленении

2-ая внешняя линия на боку-6
на внешней стороне ахиллова сухожилия • над точкой «2-ая внешняя линия на боку-5» • на 4 пальца выше внешней лодыжки

2-ая внешняя линия на боку-5 (BL-59)
на внешней стороне ахиллова сухожилия • над точкой «2-ая внешняя линия на боку-4» • на 3 пальца выше внешней лодыжки

Нога средняя задняя линия-1
на ахилловом сухожилии • 4 пальца над пяткой или 3 пальца над лодыжкой

2-ая внешняя линия на боку-4
на внешней стороне ахиллова сухожилия • над точкой «2-ая внешняя линия на боку-3» • на 2 пальца выше внешней лодыжки

2-ая внешняя линия на боку-3
на внешней стороне ахиллова сухожилия • над точкой «2-ая внешняя линия на боку-2» • на 1 палец выше внешней лодыжки

2-ая внешняя линия на боку-2
на внешней стороне ахиллова сухожилия • над точкой «2-ая внешняя линия на боку-1» • над внешней лодыжкой

2-ая внешняя линия на боку-1 (Bl-60)
в углублении на задней границе лодыжки • на одном уровне с внешней лодыжкой

Нога 3-я внешняя линия-2
по середине между лодыжкой и коленной чашечкой, на сухожилие длинной малоберцовой мышцы • перекатить сухожилие вверх, прижав к малоберцовой кости

Нога 3-я внешняя линия-1
на 3 пальца выше выступа внешней лодыжки • на сухожилие длинной малоберцовой мышцы • перекатить сухожилие вверх, прижав к малоберцовой кости

1-ая внешняя линия на боку-1 (GB-39)
ession between the fibula bone and the на 3 пальца над выступом внешней лодыжки, в углублении между малоберцовой костью и ахиллесовым сухожилием • надавливайте, прижимая к малоберцовой кости

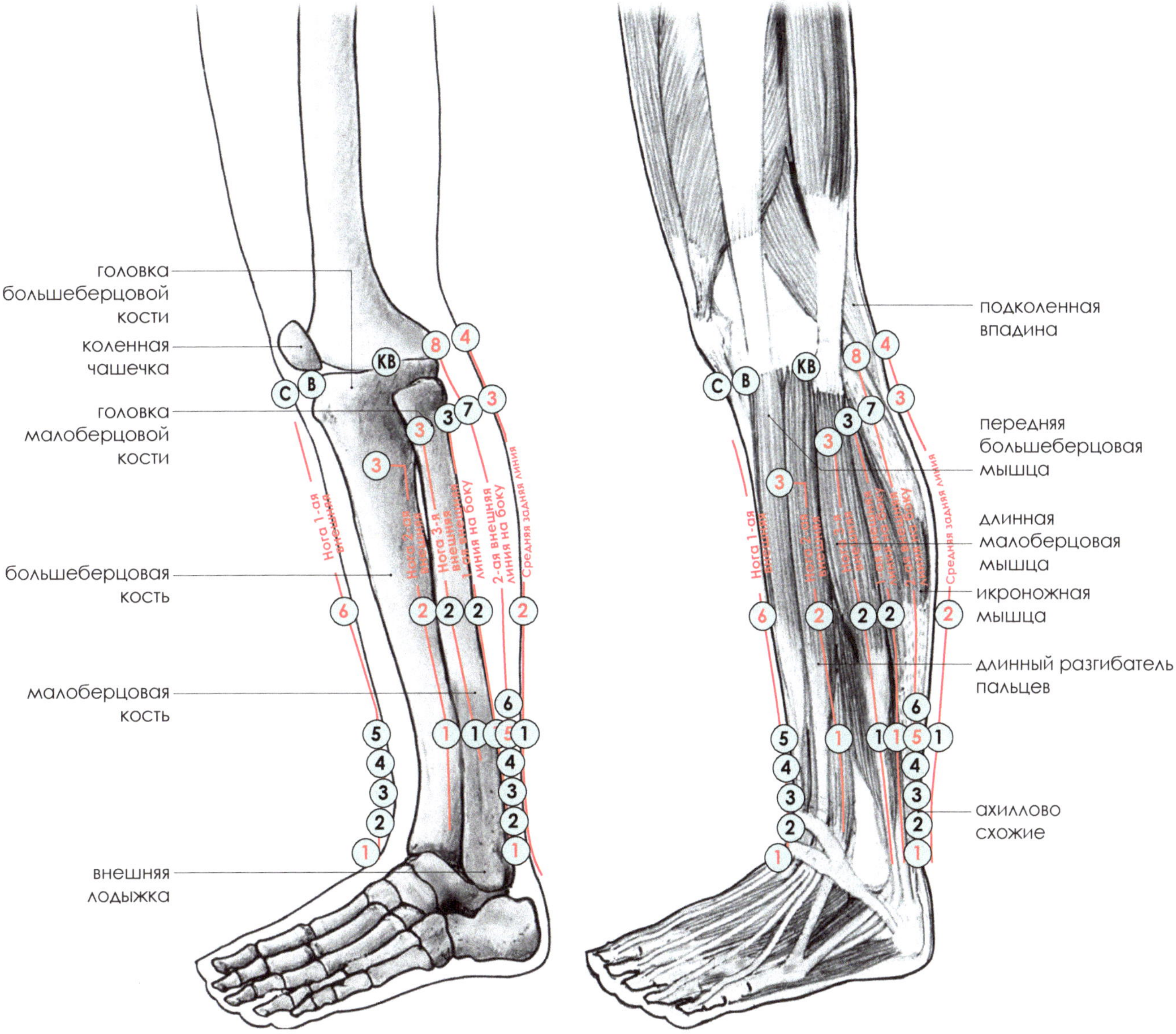
головка большеберцовой кости
коленная чашечка
головка малоберцовой кости
большеберцовая кость
малоберцовая кость
внешняя лодыжка
Нога 1-ая внешняя
Нога 2-ая внешняя
Нога 3-я внешняя 1-ая линия на боку
2-ая внешняя линия на боку
Средняя задняя линия
C
B
KB
подколенная впадина
передняя большеберцовая мышца
длинная малоберцовая мышца
икроножная мышца
длинный разгибатель пальцев
ахиллово схожие

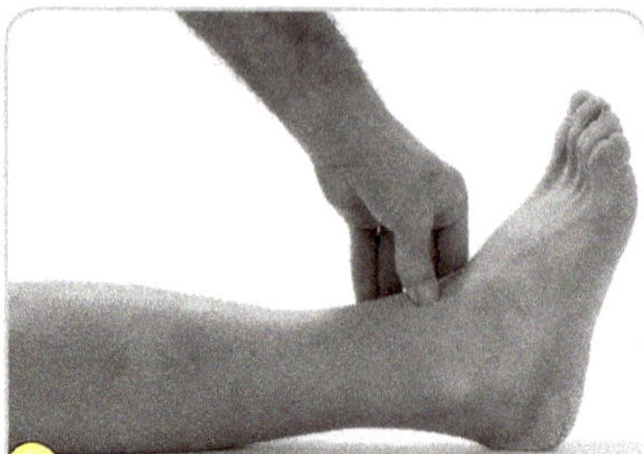
1-ая внешняя-1

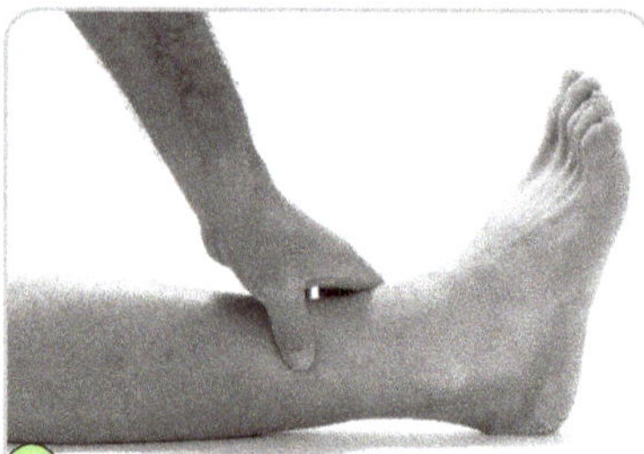
2-ая внешняя-1

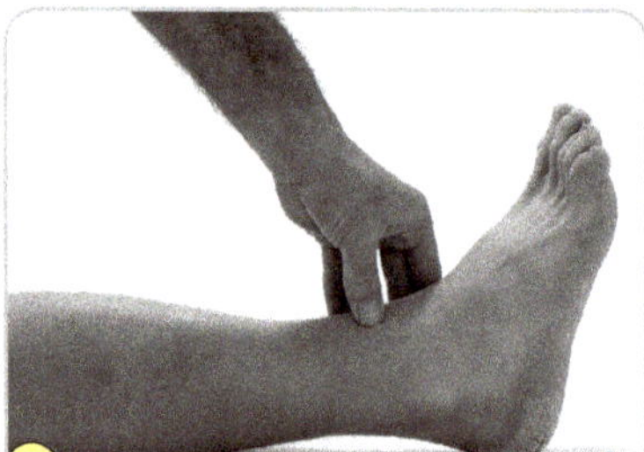
1-ая внешняя-2

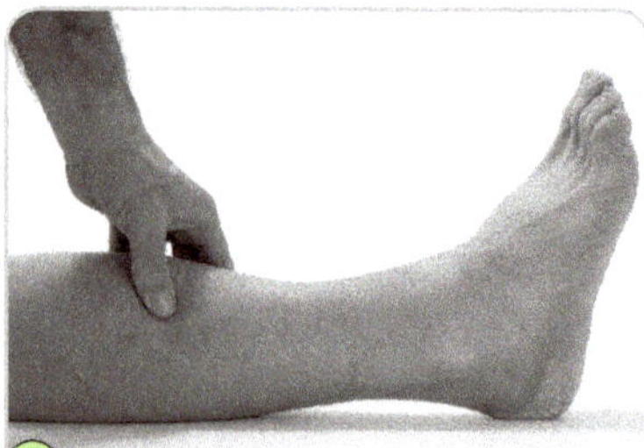
2-ая внешняя-2

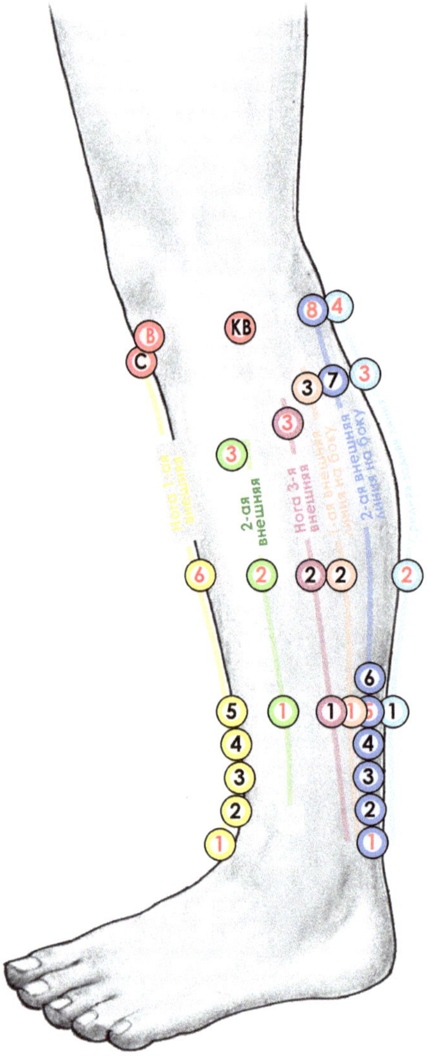

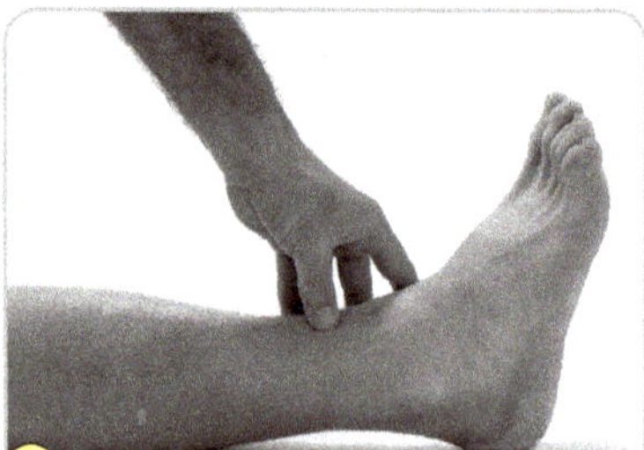
1-ая внешняя-3

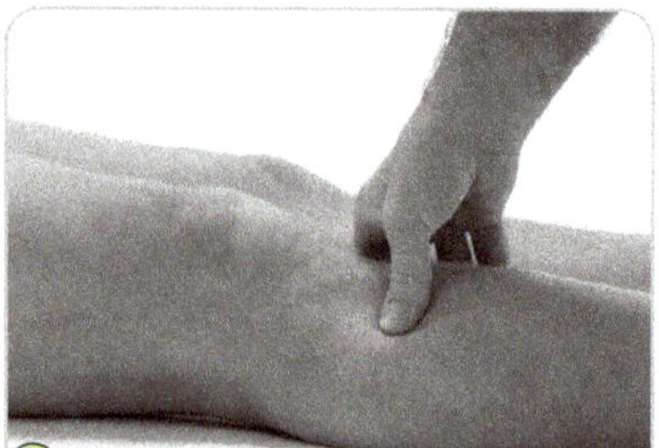
2-ая внешняя-3

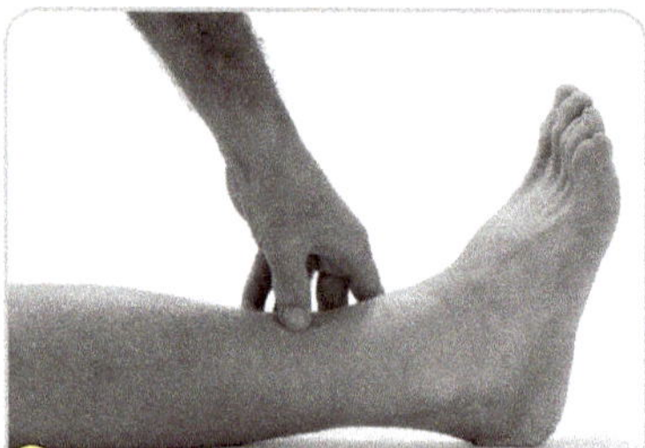
1-ая внешняя-4

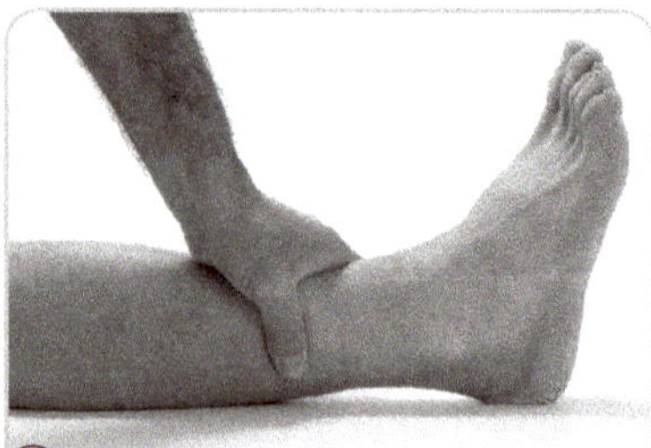
3-я внешняя-1

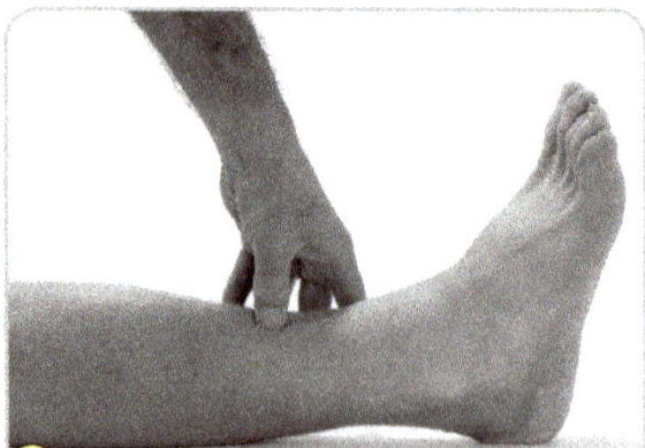
1-ая внешняя-5

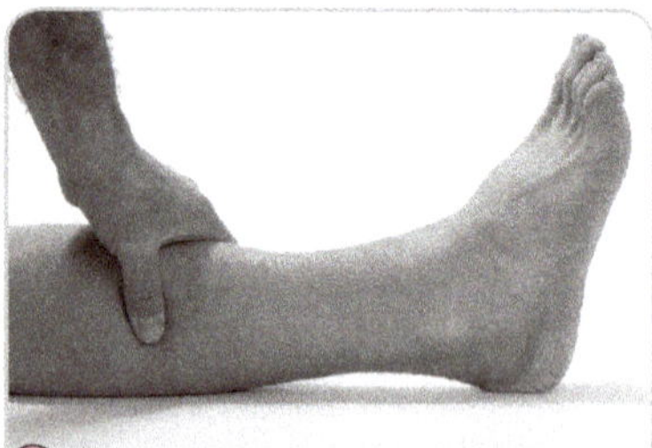
3-я внешняя-2

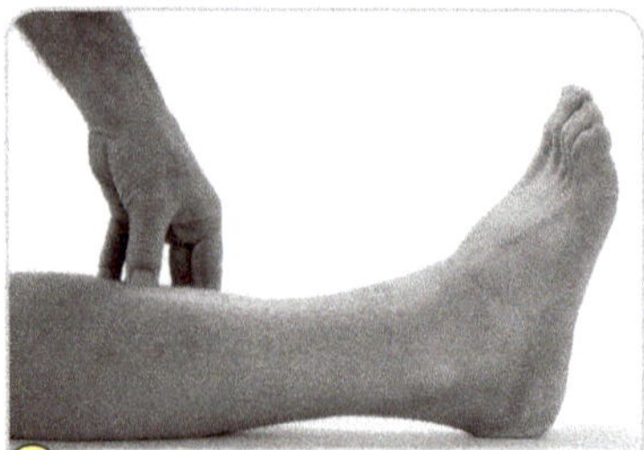
1-ая внешняя-6

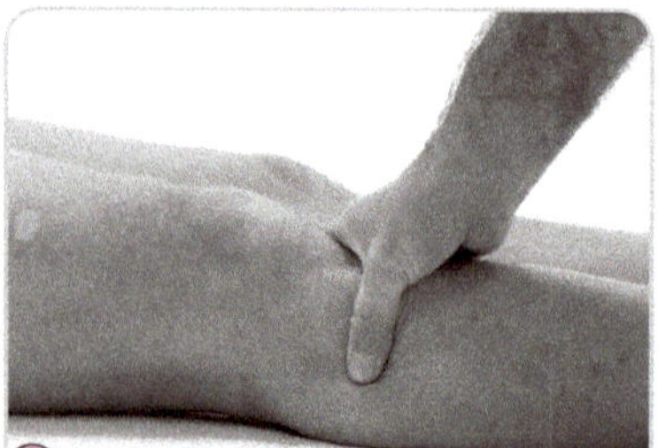
3-я внешняя-3

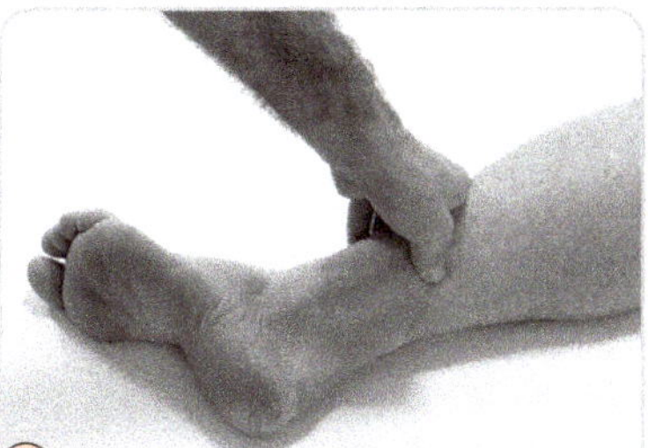

1 1-ая внешняя линия на боку-1

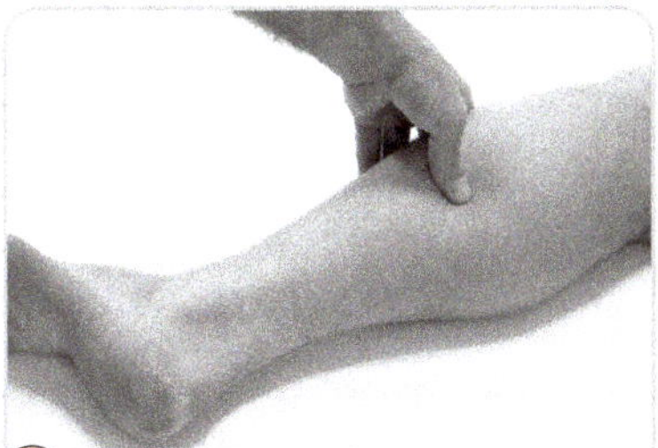

2 1-ая внешняя линия на боку-2

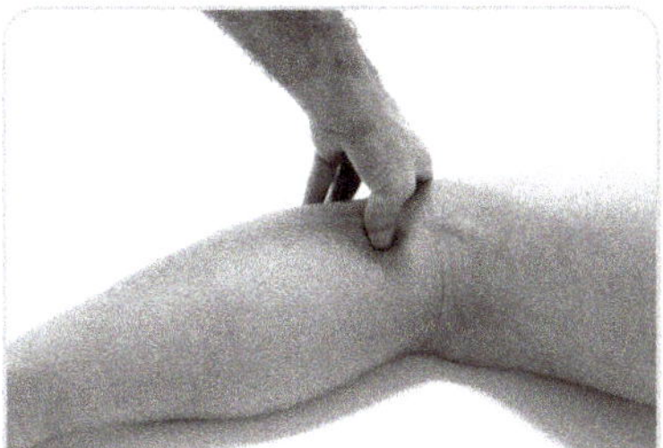

3 1-ая внешняя линия на боку-3

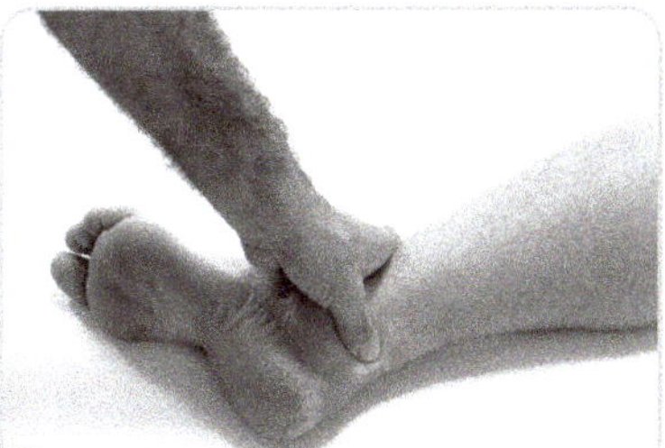

1 2-ая внешняя линия на боку-1

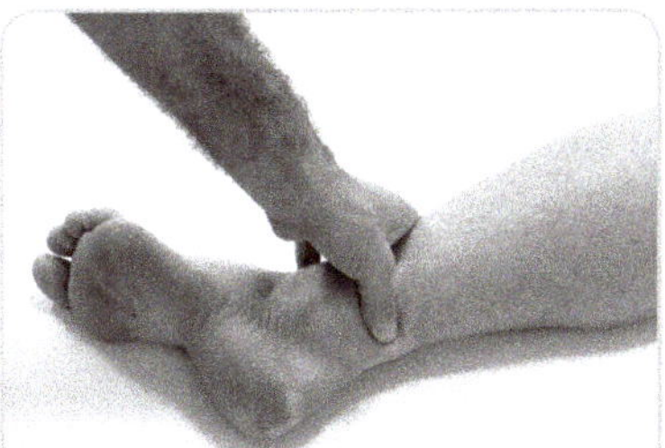

2 2-ая внешняя линия на боку-2

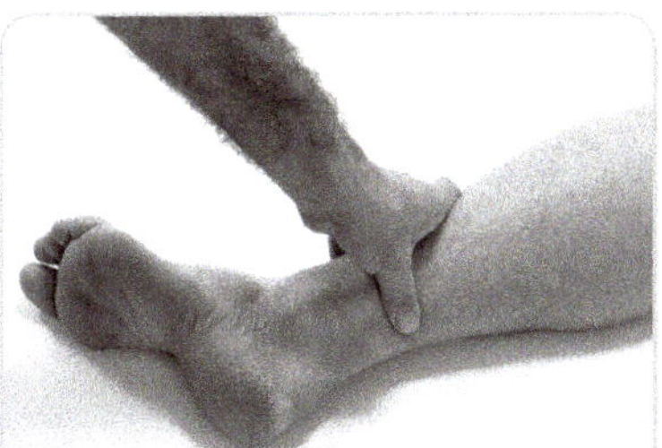

3 2-ая внешняя линия на боку-3

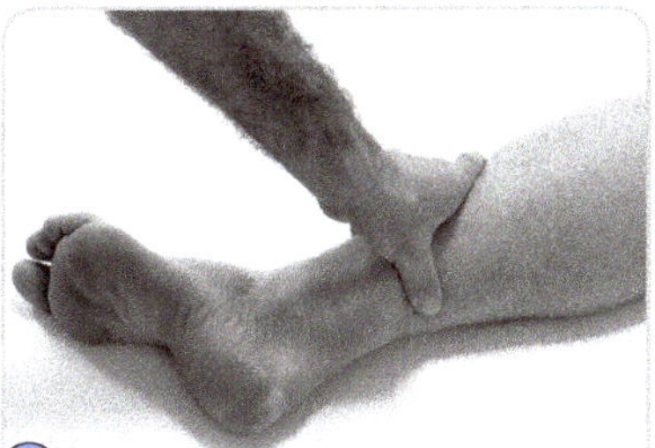

4 2-ая внешняя линия на боку-4

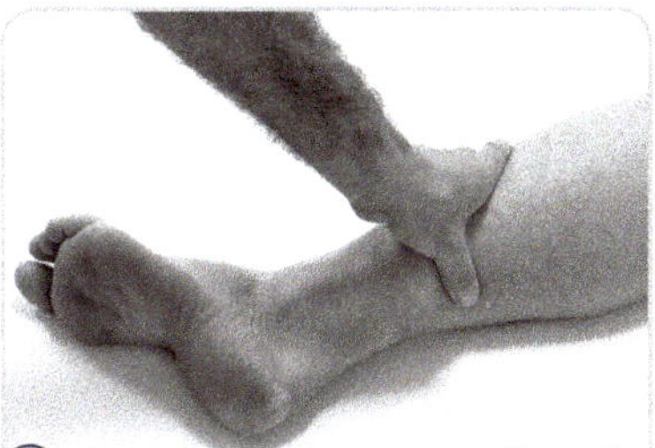

5 2-ая внешняя линия на боку-5

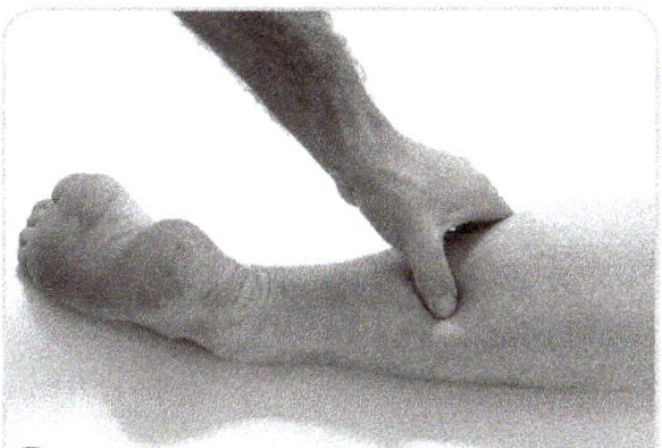

6 2-ая внешняя линия на боку-6

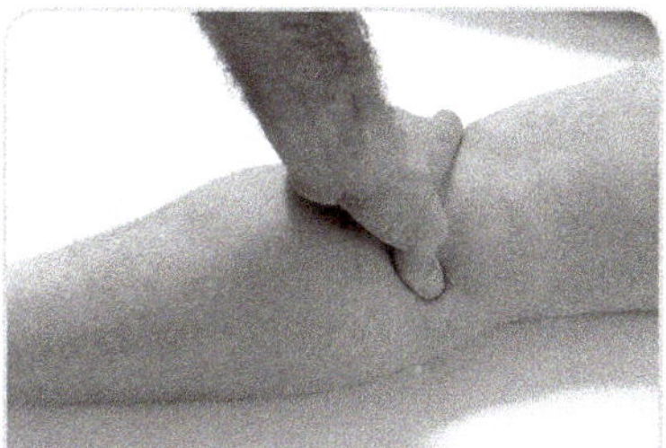

7 2-ая внешняя линия на боку-7

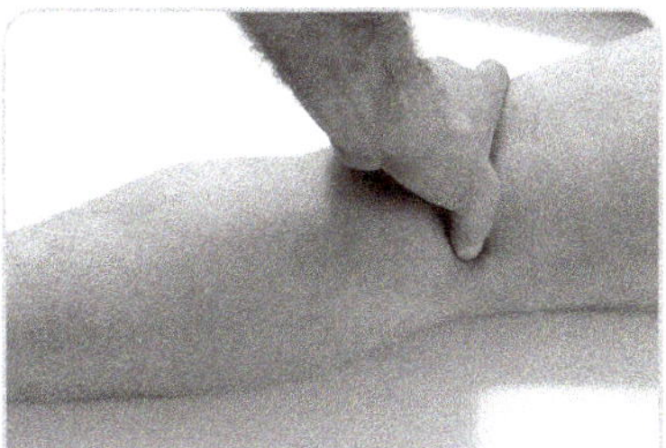

8 2-ая внешняя линия на боку-8

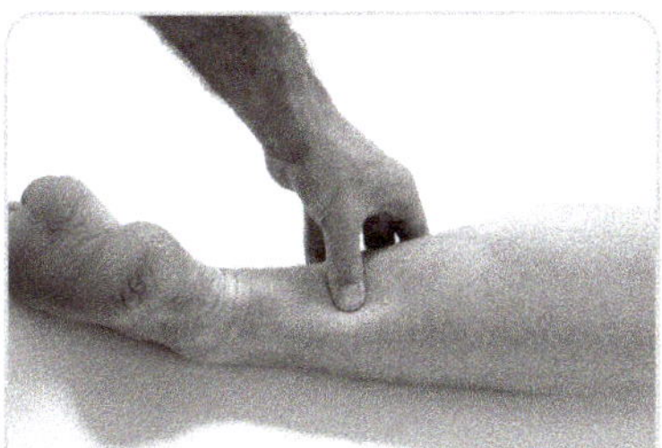

1 Средняя задняя-1

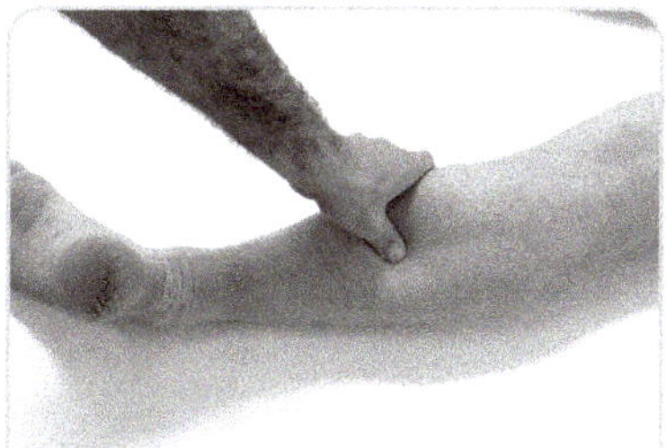

2 Средняя задняя-2

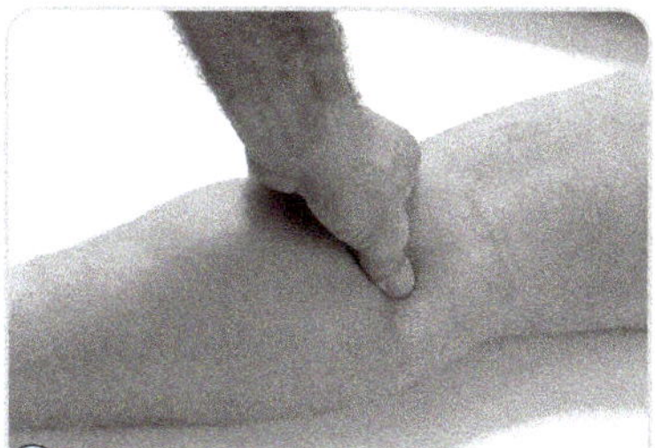

3 Средняя задняя-3

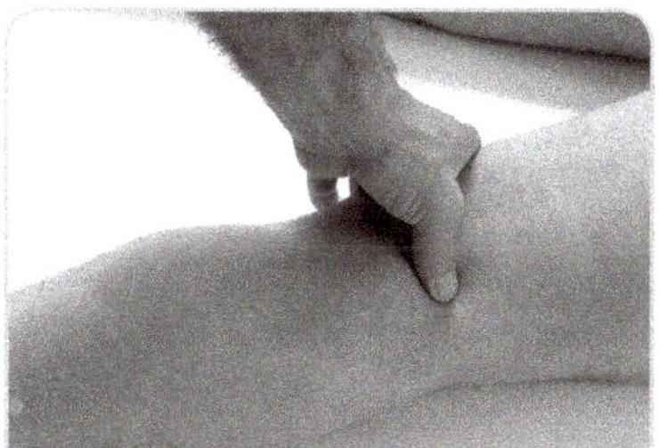

4 Средняя задняя-4

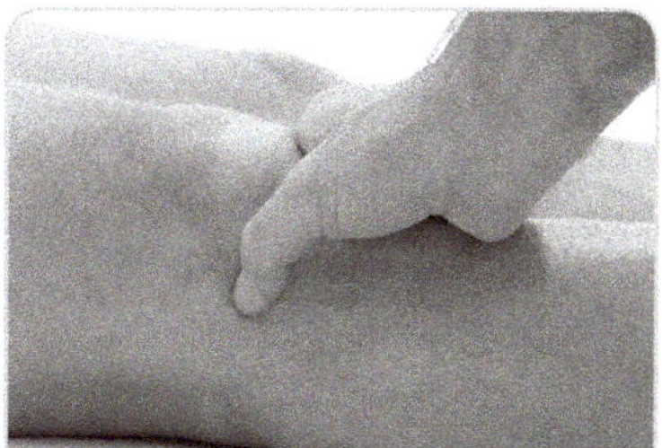

KB Коленный сустав-внешняя

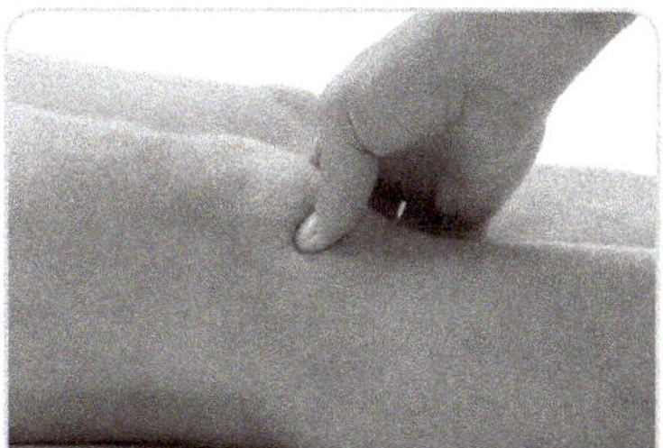

B Коленный глаз-внешний

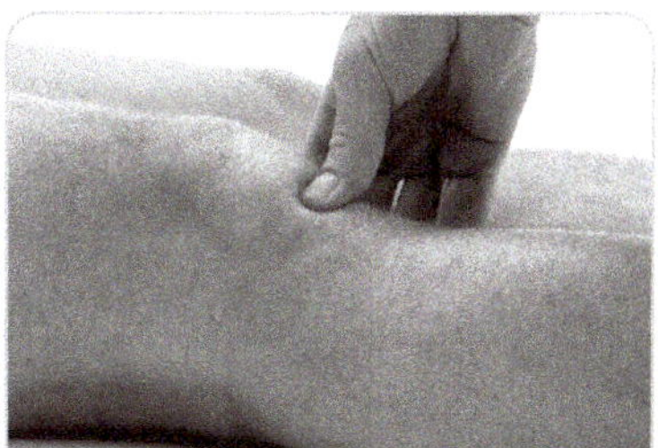

C Коленный глаз-средний

Внутренняя поверхность ноги

нога 1-ая внутр. линия в позиции на спине

Эта линия пролегает через 4 отметки:

1. Задний край внутренней лодыжки
2. Под головкой большеберцовой кости
3. Над верхним медиальным краем коленной чашечки
4. В паху, на одной линии с медиальной границей передней верхней подвздошной ости

- Эта линия начинается в углублении между внутренней лодыжкой и ахилловым сухожилием.
- Далее она движется вверх в углублении, прилегающем к медиальной границе большеберцовой кости, на длинном сгибателе вальцов и затем по камбаловидной мышце, достигая головки большеберцовой кости под коленом.
- Она снова начинается над верхним медиальным краем коленной чашечки и продолжается вверх по косой медиальной широкой мышце бедра вдоль медиальной границы прямой мышцы бедра.
- Линия пролегает по бедру вдоль углубления на линии между медиальным краем коленной чашечки и медиальной границей передней верхней подвздошной ости, заканчиваясь под пахом.

нога 2-ая внутр. линия в позиции на спине

Эта линия пролегает через 4 отметки:

1. Медиальный край ахиллова сухожилия, на одном уровне со внутренней лодыжкой
2. Ниже медиального мыщелка большеберцовой кости, на 2 пальца позади медиального края большеберцовой кости, на медиальной головке икроножной мышцы
3. Над медиальным надмыщелком бедренной кости между медиальной широкой мышцей бедра и приводящими мышцами бедра
4. Складка паха на бедренной артерии, между подвздошно-поясничной и гребенчатой мышцами

- Эта линия начинается на медиальном краю ахиллова сухожилия, на одном уровне с внутренней лодыжкой.
- Продолжается вверх по медиальному брюшку икроножной мышцы, на 2 пальца позади медиальной границы большеберцовой кости.
- Она достигает колена под медиальным надмыщелком большеберцовой кости.
- Линия снова начинается над медиальным надмыщелком бедренной кости между медиальной широкой мышцей бедра и приводящими мышцами бедра.
- И далее продолжается вверх в углублении позади портняжной мышцы, продолжаясь на длинной приводящей мышце бедра и достигая складки паха на бедренной артерии между подвздошно-поясничной и гребенчатой мышцами.

нога 3-я внутр. линия в позиции на спине

Эта линия пролегает через 2 отметки:

1. Над коленом, на тыльной стороне тонкой мышцы
2. Под пахом, на тыльной стороне тонкой мышцы

- Эта линия начинается над коленом.
- Она движется вверх в углублении на тыльной стороне тонкой мышцы и за бедренной костью заканчивается в паху.

нога 1-ая внутр. линия в позиции на боку

Эта линия пролегает через 2 отметки:

1. Над коленом на полуперепончатой мышце
2. Под пахом на большой приводящей мышце

- Линия начинается над коленом.
- Она пролегает по высшей линии бедра, когда пациент лежит на боку.
- Далее она двигается по полуперепончатой и большой приводящей мышцам, заканчиваясь в паху.

нога средняя задняя линия

Эта линия пролегает через 3 отметки:

1. Точка, где встречается ахиллово сухожилие и пятка
2. Центр подколенной впадины
3. Центр ягодичной складки

- Эта линия начинается от пятки, продвигаясь вверх по ахиллову сухожилию и средней линии икроножной мышцы.
- Она достигает центральной точки в подколенной впадине, по середине между сухожилиями двуглавой мышцы бедра и полусухожильной мышцы.
- Она продолжается вверх в углублении на средней линии мышц задней поверхности ног между двуглавой и полусухожильной мышцами.
- Линия заканчивается на ягодичной складке под седалищным бугром.

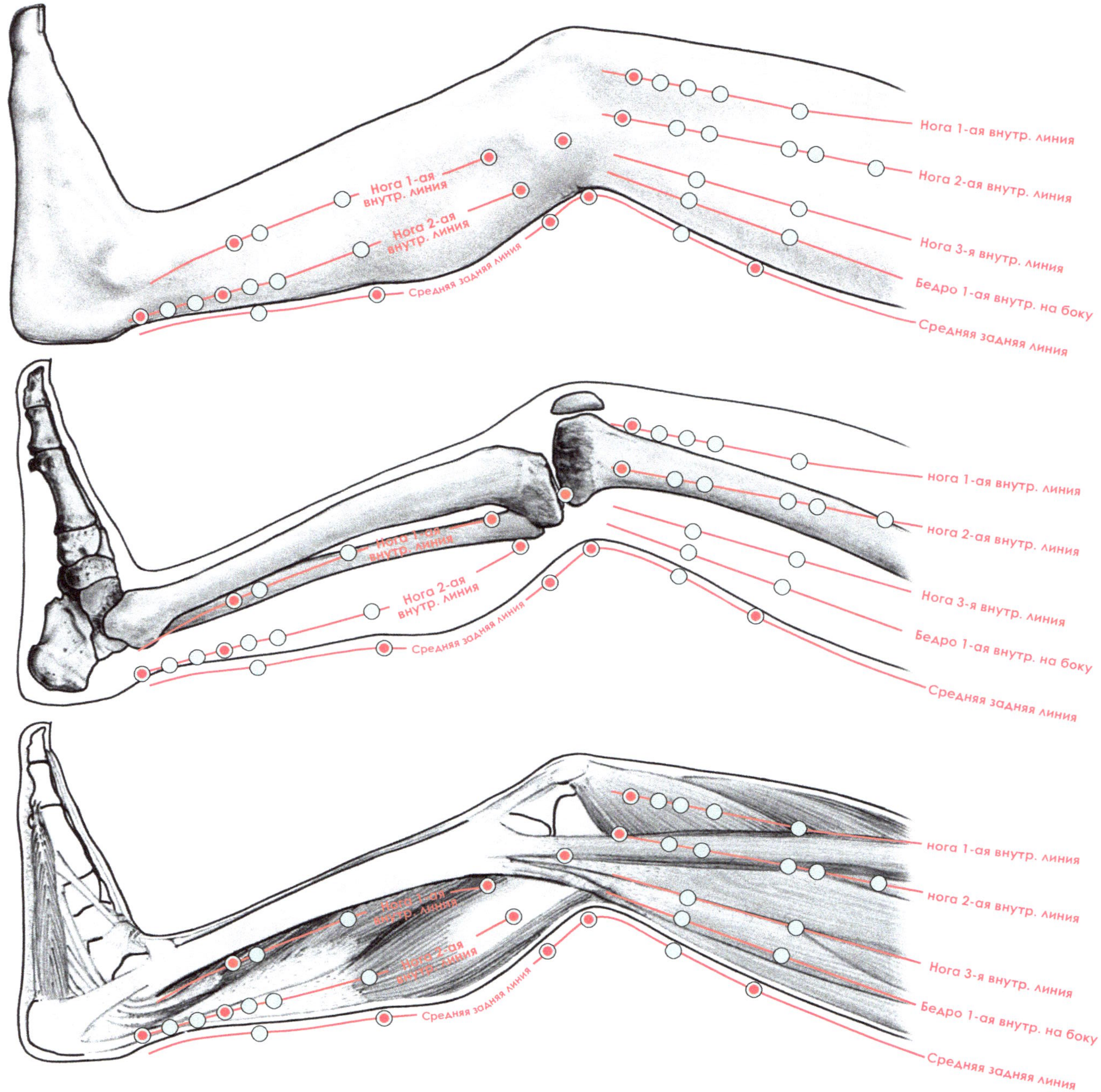

ЛИНИИ ВНУТРЕННЕЙ ПОВЕРХНОСТИ НОГИ

терапевтические точки **ВНУТРЕННЕЙ ПОВЕРХНОСТИ БЕДРА**

Нога 2-ая внутр. линия-14
на 12 пальцев выше медиального надмыщелка бедра • в углублении на длинной приводящей мышце • на линии между медиальным надмыщелком бедра и точкой на складке паха, где пульс бедренной артерии легко прощупывается, между подвздошно-поясничной и гребенчатой мышцами

Нога 2-ая внутр. линия-13
на 10 пальцев выше медиального надмыщелка бедра • в углублении на длинной приводящей мышце • на линии между медиальным надмыщелком бедра и точкой на складке паха, где пульс бедренной артерии легко прощупывается, между подвздошно-поясничной и гребенчатой мышцами

Нога 1-ая внутр. линия-9
на 9 пальцев выше верхнего медиального угла коленной чашечки • по середине между верхней границей коленной чашечки и пахом • на линии между медиальной границей коленной чашечки и медиальным краем верхней передней подвздошной ости, в углублении между косой медиальной широкой мышцей и прямой мышцей бедра

Нога 1-ая внутр. линия-8
на 5 пальцев выше верхнего внутреннего угла коленной чашечки • на линии между медиальной границей коленной чашечки и медиальным краем верхней передней подвздошной ости, в углублении между косой медиальной широкой мышцей и прямой мышцей бедра

Нога 1-ая внутр. линия-7
на 4 пальца выше верхнего медиального угла коленной чашечки • 1/4 расстояния от верхней границы коленной чашечки до паха • на линии между медиальной границей коленной чашечки и медиальным краем верхней передней подвздошной ости, в углублении между косой медиальной широкой мышцей и прямой мышцей бедра

Нога 1-ая внутр. линия-6
на 3 пальца выше верхнего медиального угла коленной чашечки • на линии между медиальной границей коленной чашечки и медиальным краем верхней передней подвздошной ости, в углублении между косой медиальной широкой мышцей и прямой мышцей бедра

Нога 1-ая внутр. линия-5 (SP-10)
на 2 пальца выше верхнего внутреннего угла коленной чашечки • на линии между медиальной границей коленной чашечки и медиальной границей верхней передней подвздошной ости • на косой медиальной широкой мышце бедра

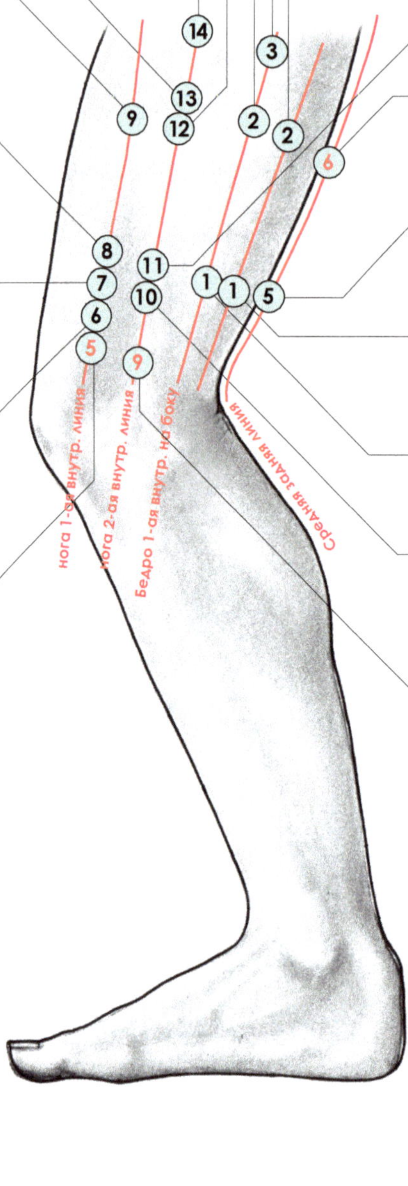

Нога 2-ая внутр. линия-12
на 9 пальцев выше медиального надмыщелка бедра • на длинной мышце, приводящей бедро • надавливать вглубь и вверх на мышцу

нога 3-я внутр. линия-2
на 5 пальцев выше медиального надмыщелка бедра • в углублении позади тонкой мышцы

Нога 3-я внутр. линия- 3
на 12 пальцев выше медиального надмыщелка бедра • в углублении позади длинной приводящей мышцы

Бедро 1-ая внутр. линия на боку-2
на 10 пальцев выше колена, на высшей линии внутренней поверхности бедра, когда пациент лежит на боку • две трети расстояния от колена до паха на полуперепончатой мышце

Нога 2-ая внутр. линия-11
на 5 пальцев выше медиального надмыщелка бедра, в углублении между медиальной широкой мышцей бедра и приводящими мышцами бедра • надавливать вглубь и вверх, толкая медиальную широкую мышцу

Нога средняя задняя линия-6 (BL–37)
на 10 пальцев выше подколенной ямки • в углублении на средней линии мышц задней поверхности бедра • между двуглавой мышцей бедра и полусухожильной мышцей

Нога средняя задняя линия-5
на 5 пальцев выше подколенной ямки, точно над точкой «нога средняя задняя линия-4» • в углублении на средней линии мышц задней поверхности бедра • между двуглавой мышцей бедра и полусухожильной мышцей

Бедро 1-ая внутр. линия на боку-1
на 5 пальцев выше колена, на высшей линии внутренней поверхности бедра (когда пациент лежит на боку) • на одной трети расстояния от колена до паха на полуперепончатой мышце

Нога 3-я внутр. линия-1
на 10 пальцев выше медиального надмыщелка бедра • в углублении позади тонкой мышцы

Нога 2-ая внутр. линия-10
на 4 пальцев выше медиального надмыщелка бедра • в углублении на 1/4 между коленной чашечкой и пахом • в углублении между медиальной широкой мышцей бедра и приводящими мышцами бедра • надавливать вглубь и вверх, толкая медиальную широкую мышцу

Нога 2-ая внутр. линия-9 (LIV-9)
на 2 пальца выше медиального надмыщелка бедренной кости • в углублении между медиальной широкой мышцей бедра приводящими мышцами бедра

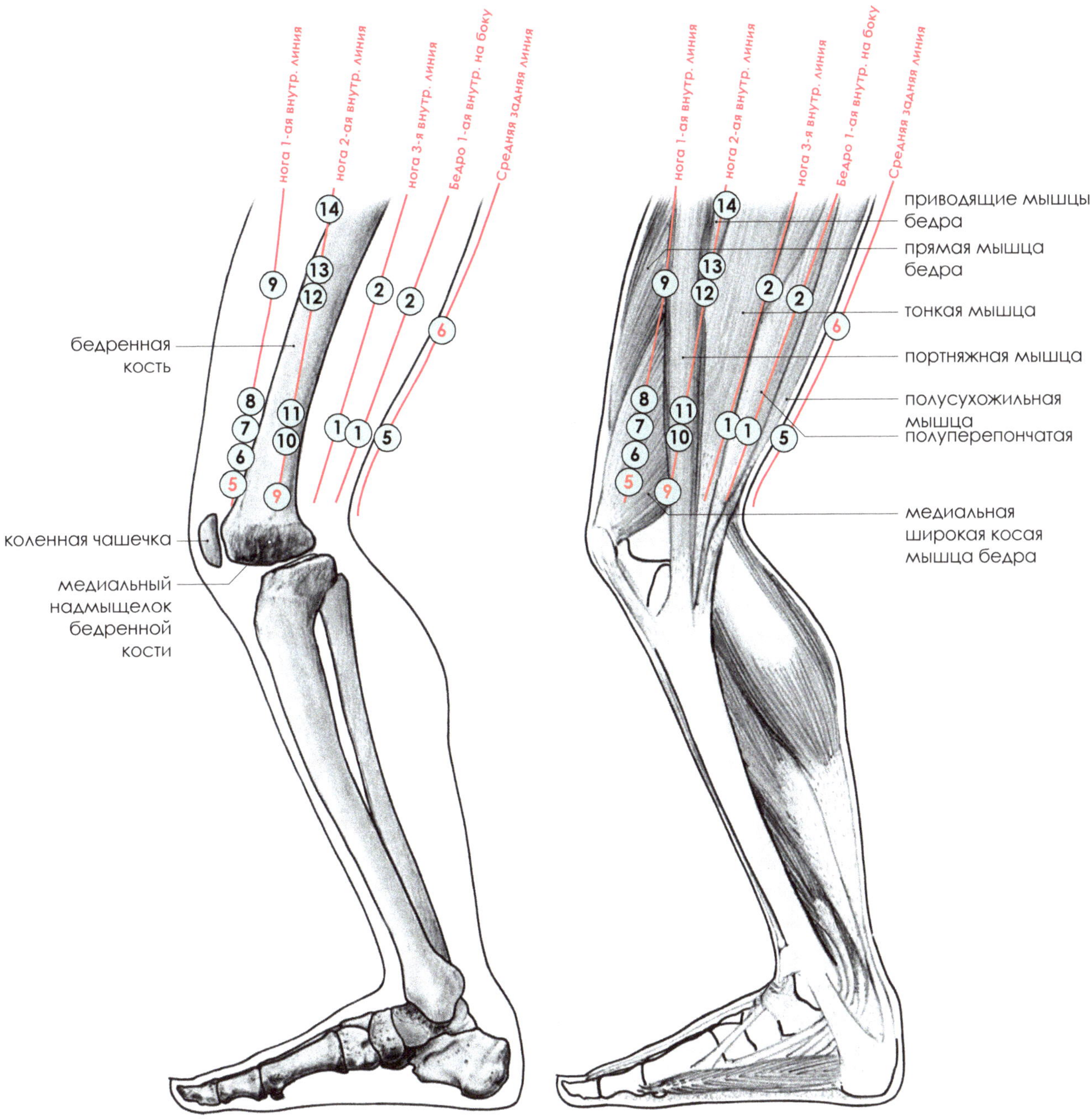
нога 1-ая внутр. линия
нога 2-ая внутр. линия
нога 3-я внутр. линия
Бедро 1-ая внутр. на боку
Средняя задняя линия
бедренная кость
коленная чашечка
медиальный надмыщелок бедренной кости
приводящие мышцы бедра
прямая мышца бедра
тонкая мышца
портняжная мышца
полусухожильная мышца
полуперепончатая
медиальная широкая косая мышца бедра

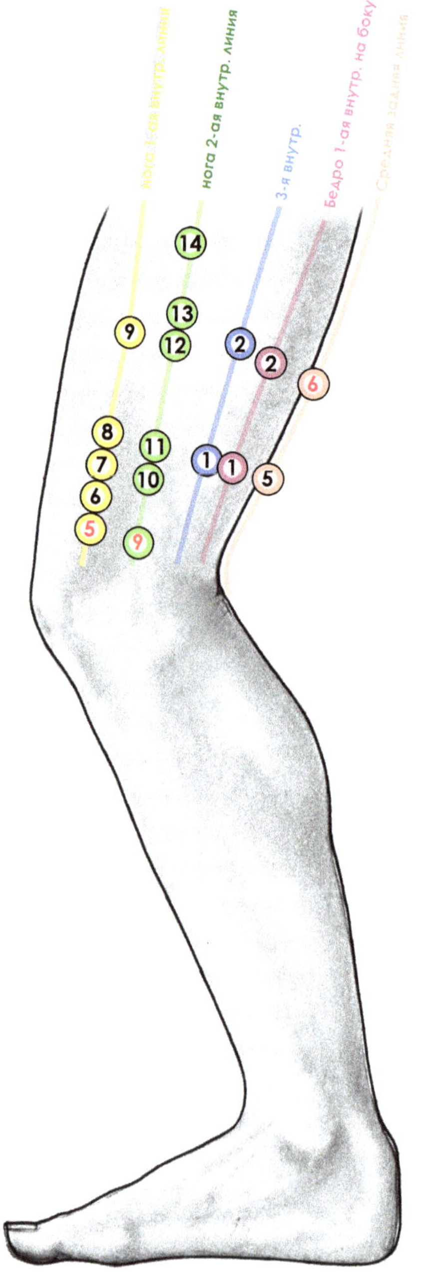

• нога 3-я внутр. линия в положении на спине – дополнительная линия. Её точек 1,2 и 3 нет на фотографиях.

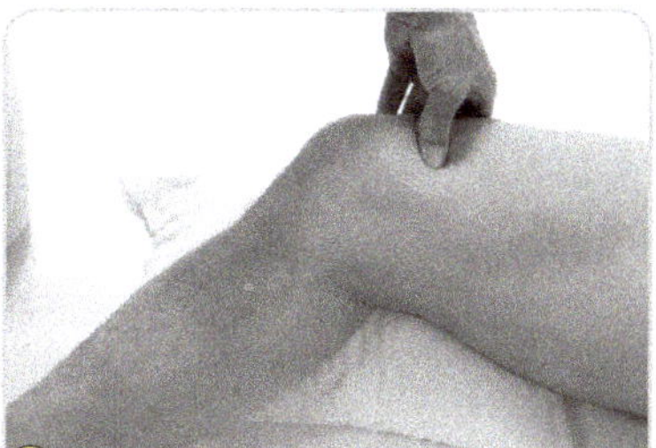
5 1-ая внутр-5

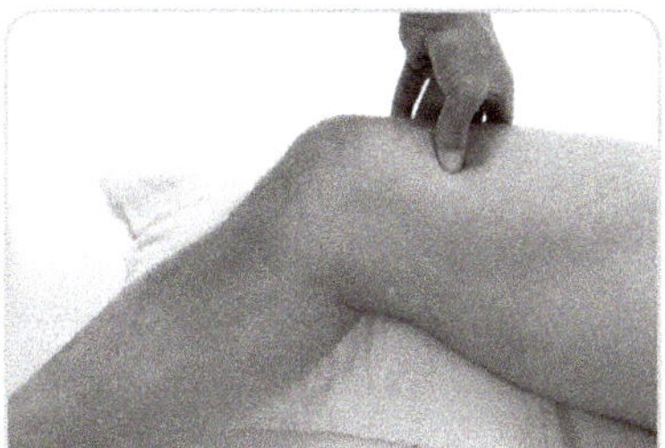
6 1-ая внутр-6

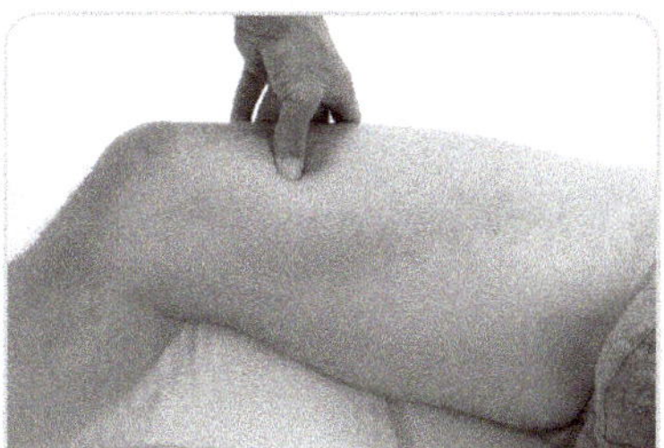
7 1-ая внутр-7

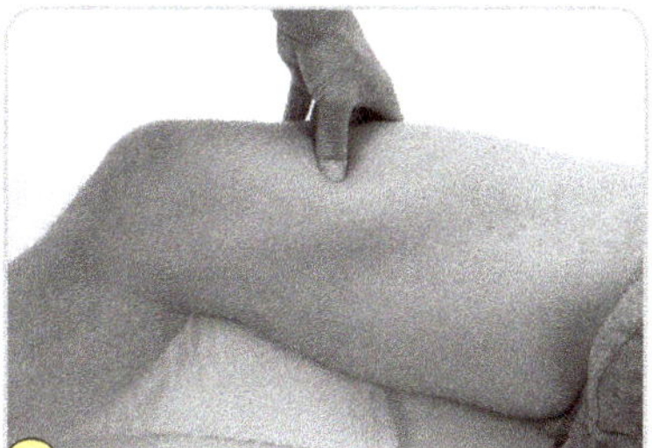
8 1-ая внутр-8

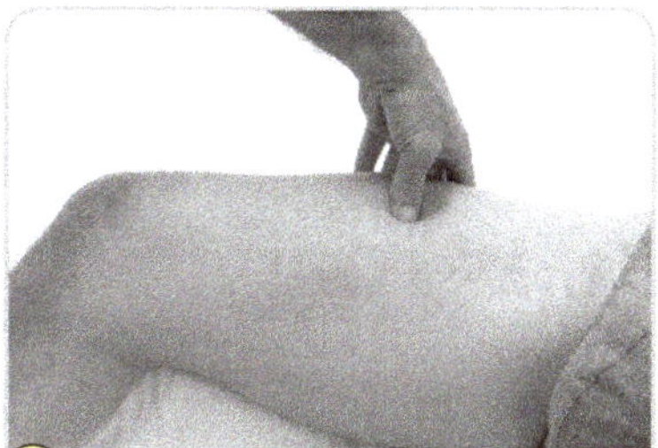
9 1-ая внутр-9

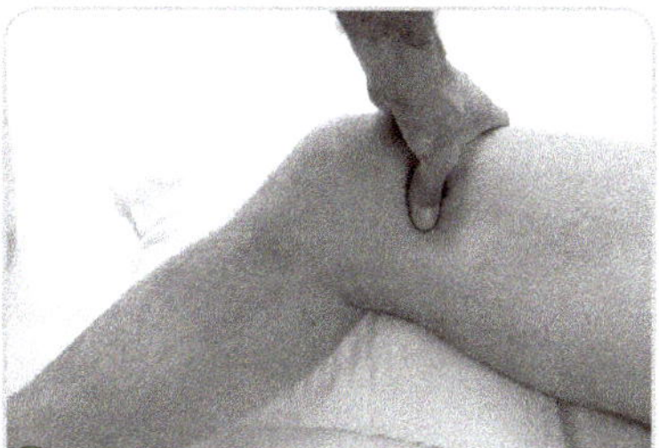
9 2-ая внутр-9

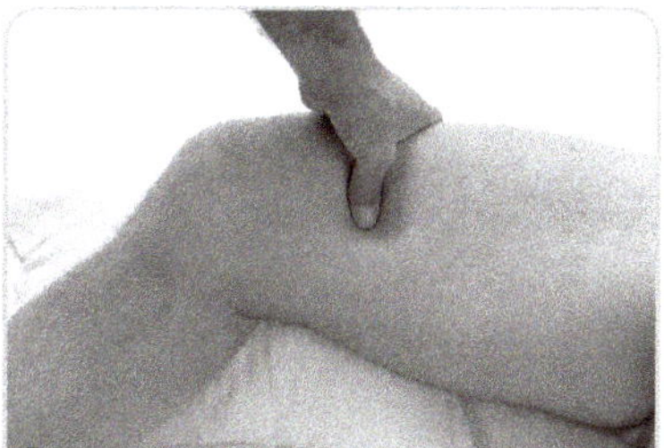
10 2-ая внутр-10

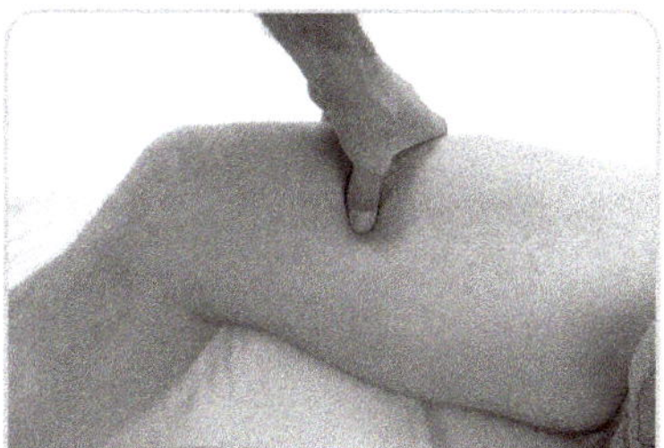
11 2-ая внутр-11

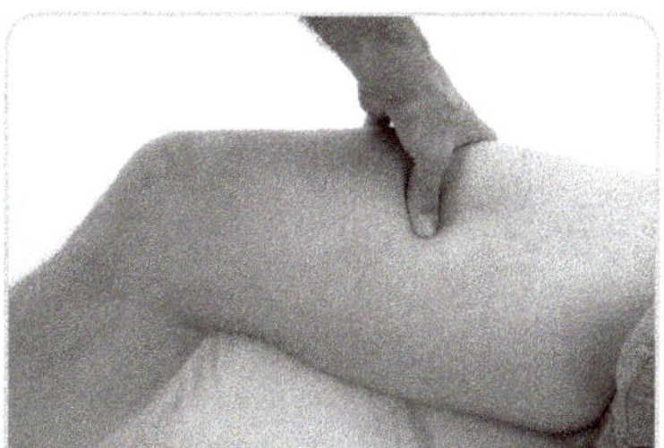
12 2-ая внутр-12

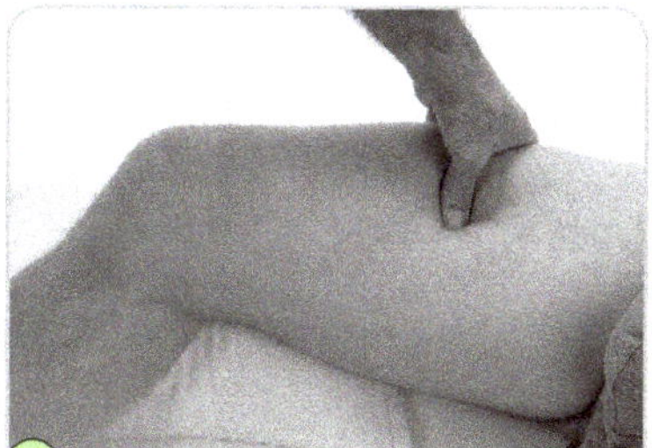
13 2-ая внутр-13

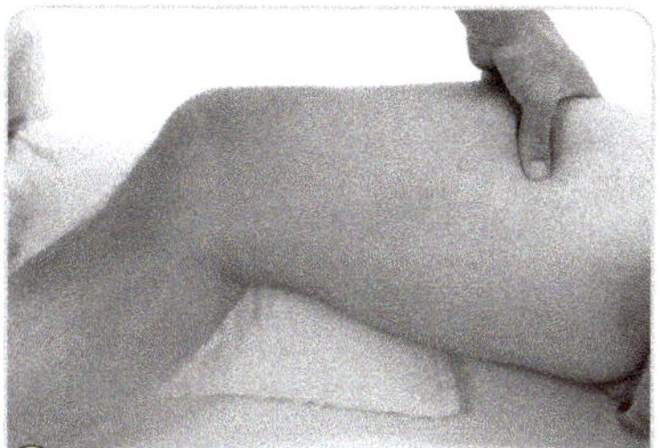
14 2-ая внутр-14

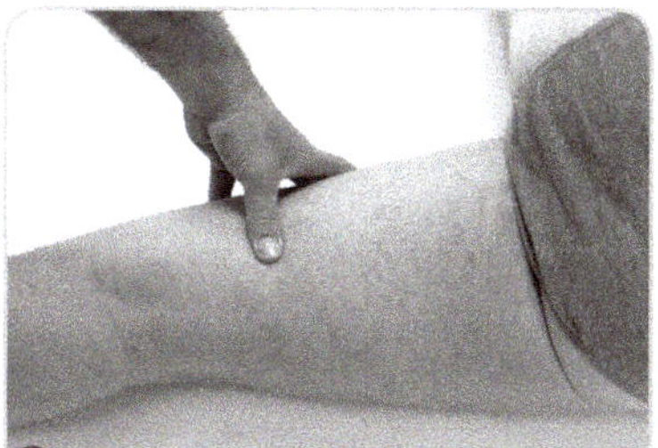
1 1-ая внутр. бедро на боку-1

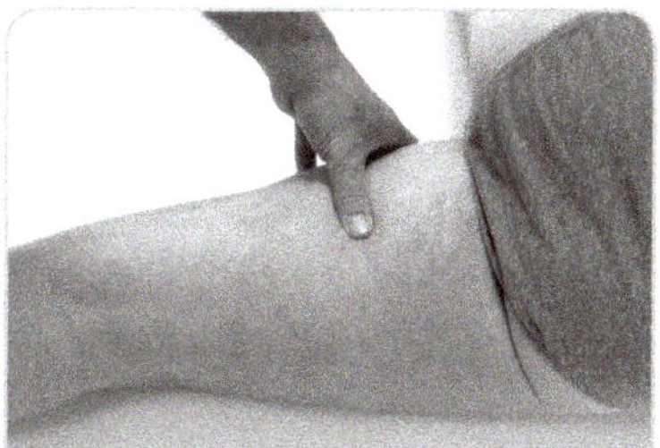
2 1-ая внутр. бедро на боку-2

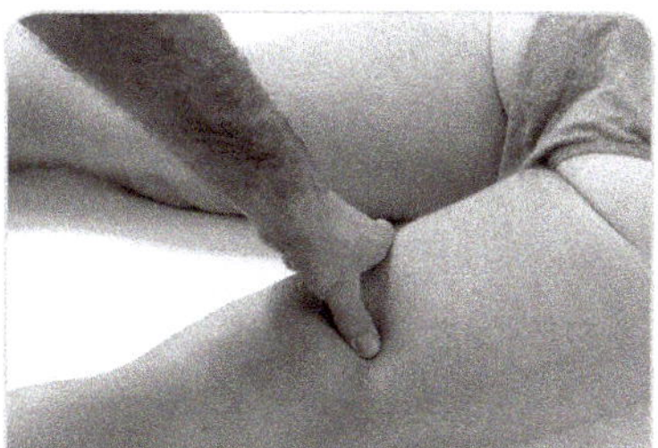
5 Средняя задняя линия-5

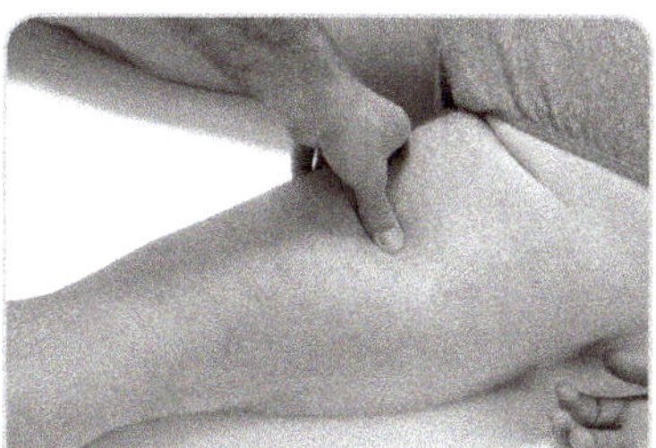
6 Средняя задняя линия-6

терапевтические точки **ВНУТРЕННЕЙ ПОВЕРХНОСТИ ГОЛЕНИ**

Коленный сустав внутренняя (LIV-8)
точно над медиальным коленным суставом • на уровне нижней границы коленной чашечки • в небольшом углублении между бедренной костью и большеберцовой костью

Нога 2-ая внутр. линия-8 (LIV-7)
ниже суставного выступа большеберцовой кости • на 4 пальца ниже колена

Нога 1-ая внутр. линия-4 (SP-9)
на 4 пальца под нижней границей коленной чашечки • прилегает к медиальной границе большеберцовой кости

Нога 2-ая внутр. линия-7
по середине между лодыжкой и коленом • между камбаловидной мышцей и икроножная мышца • под икроножной мышцей (когда она сокращена)

Нога 1-ая внутр. линия-3
по середине между лодыжкой и коленом • прилегает к медиальной границе большеберцовой кости

Нога 1-ая внутр. линия-2
на 4 пальца выше выступа внутренней лодыжки • прилегает к внутренней границе большеберцовой кости

Нога 1-ая внутр. линия-1 (SP-6)
на 3 пальца выше медиальной лодыжки • примыкает к медиальной границе большеберцовой кости

Нога 2-ая внутр. линия-5
на внутренней стороне ахиллова сухожилия • над точкой «нога 2-ая внутр. линия-4» • на 3 пальца выше внутренней лодыжки

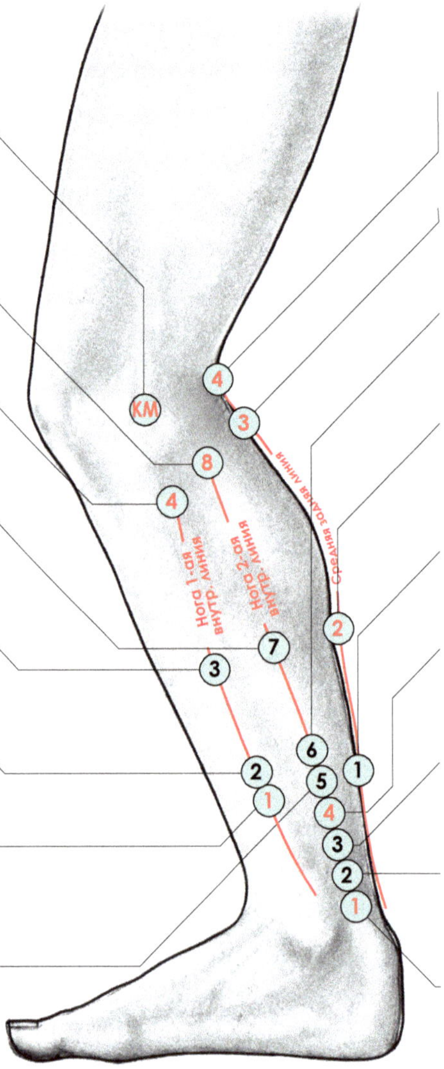

Нога средняя задняя линия-4 (BL-40)
в центре подколенной ямки • между сухожилиями двуглавой мышцы бедра и полусухожильной мышцы • надавливать только при согнутом колене!

Нога средняя задняя линия-3 (BL-55)
на средней линии икроножной мышцы • на 2 пальца ниже подколенной впадины • точно под слегка скованной мышечной тканью

Нога 2-ая внутр. линия-6
на внутренней стороне ахиллова сухожилия • над точкой «нога 2-ая внутр. линия-5» • на 4 пальца выше внутренней лодыжки

Нога средняя задняя линия-2 (BL-57)
на средней линии икроножной мышцы • по середине между коленом и лодыжкой • в углублении под икроножной мышцей (когда она сокращена) • на мышечно-сухожильном сочленении

Нога средняя задняя линия-1
на ахиллесовом сухожилии • 4 пальца над пяткой или 3 пальца над лодыжкой

Нога 2-ая внутр. линия-4 (KID-7)
на внутренней стороне ахиллова сухожилия • над точкой «нога 2-ая внутр. линия-3» • на 2 пальца выше внутренней лодыжки

Нога 2-ая внутр. линия-3
на внутренней стороне ахиллова сухожилия • над точкой «нога 2-ая внутр. линия-1» • на 1 палец выше внутренней лодыжки

Нога 2-ая внутр. линия-2
на внутренней стороне ахиллова сухожилия • над точкой «нога 2-ая внутр. линия-1» • над внутренней лодыжкой

Нога 2-ая внутр. линия-1 (KID-3)
на внутренней стороне ахиллова сухожилия • на одном уровне с внутренней лодыжкой • надавливать на ахиллово сухожилие

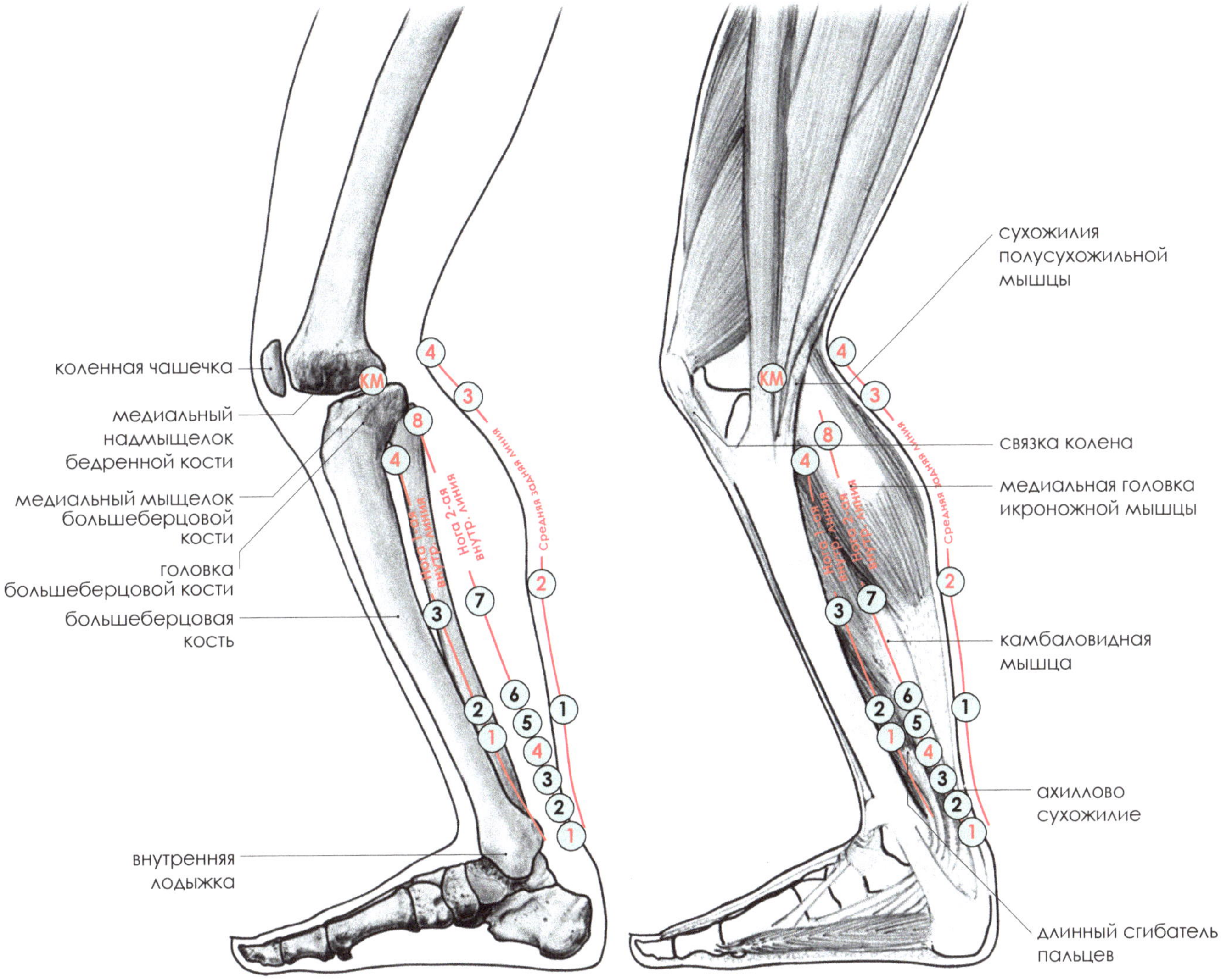
коленная чашечка
медиальный надмыщелок бедренной кости
медиальный мыщелок большеберцовой кости
головка большеберцовой кости
большеберцовая кость
внутренняя лодыжка
КМ
Нога 1-ая внутр. линия
Нога 2-ая внутр. линия
Средняя задняя линия
сухожилия полусухожильной мышцы
связка колена
медиальная головка икроножной мышцы
камбаловидная мышца
ахиллово сухожилие
длинный сгибатель пальцев

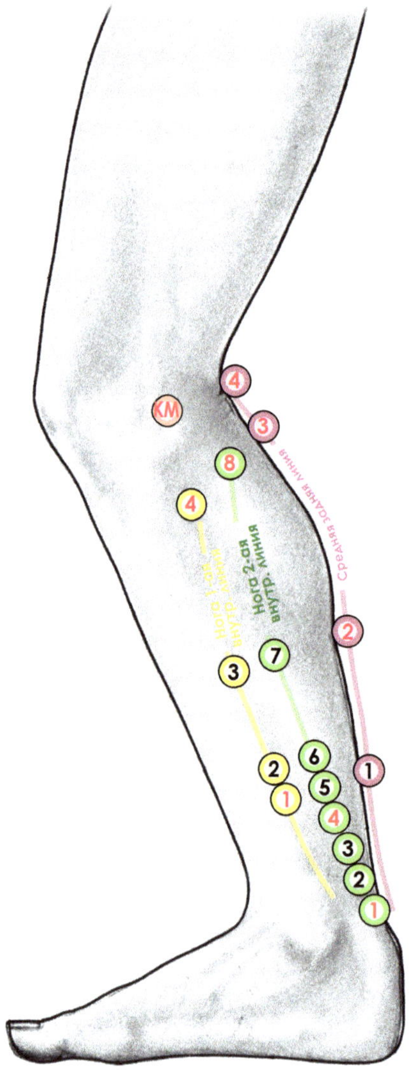
КМ
Нога 1-ая внутр. линия
Нога 2-ая внутр. линия
Средняя задняя линия

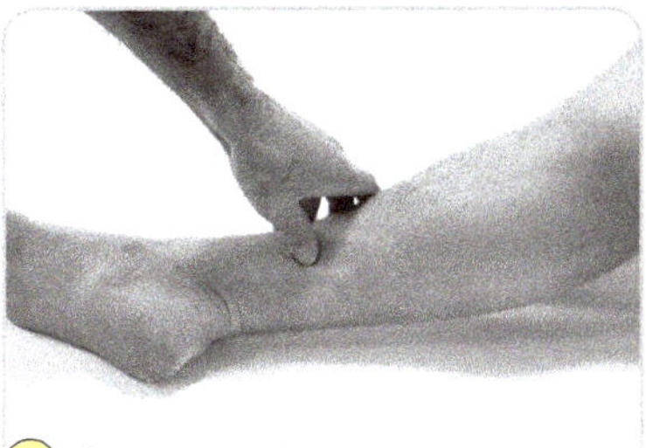

1 2-ая внутр-1

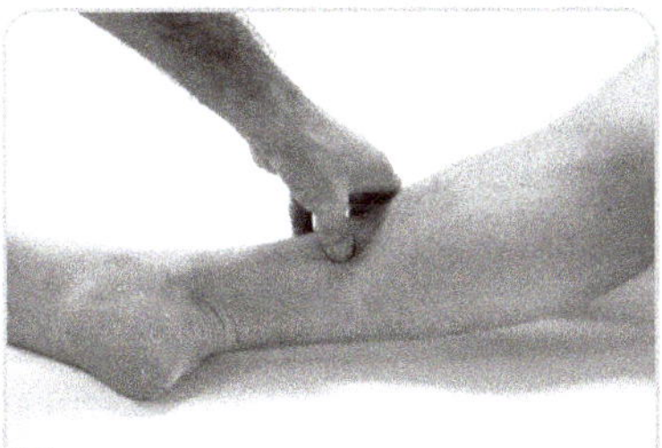

2 1-ая внутр-2

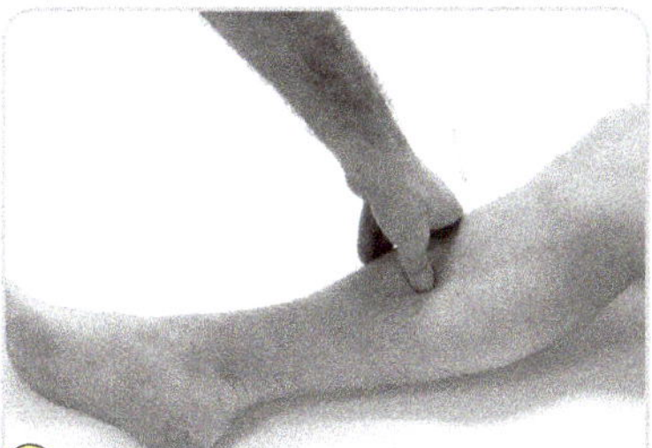

3 1-ая внутр-3

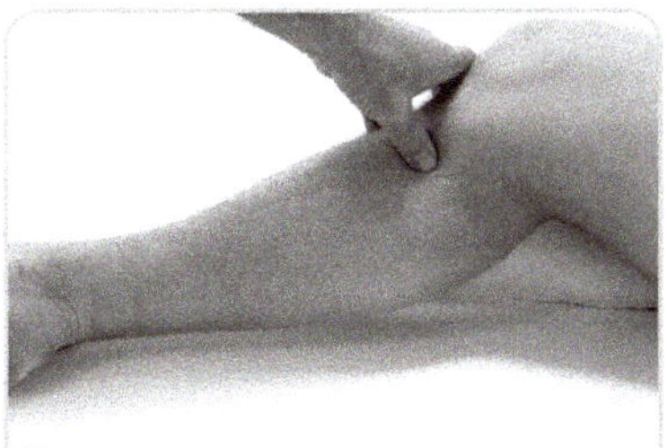

4 1-ая внутр-4

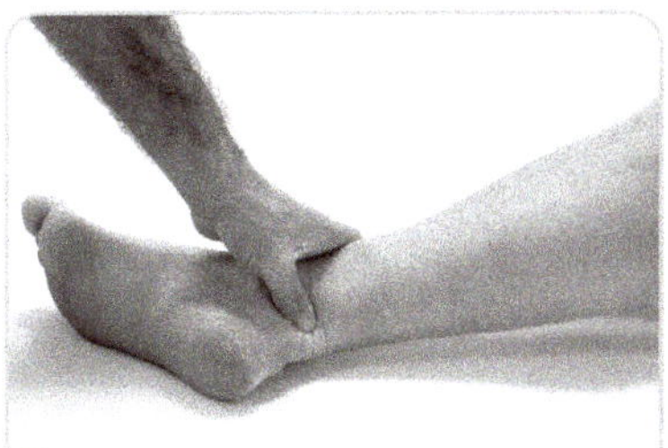

1 2-ая внутр-1

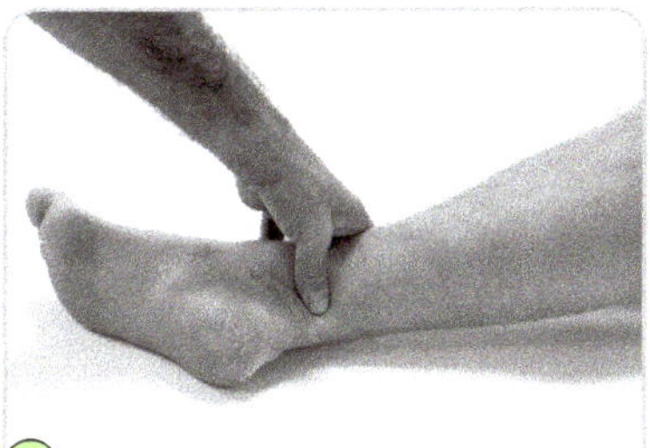

2 2-ая внутр-2

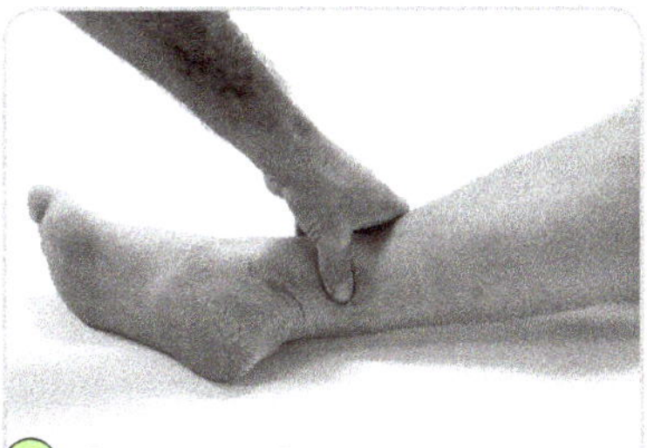

3 2-ая внутр-3

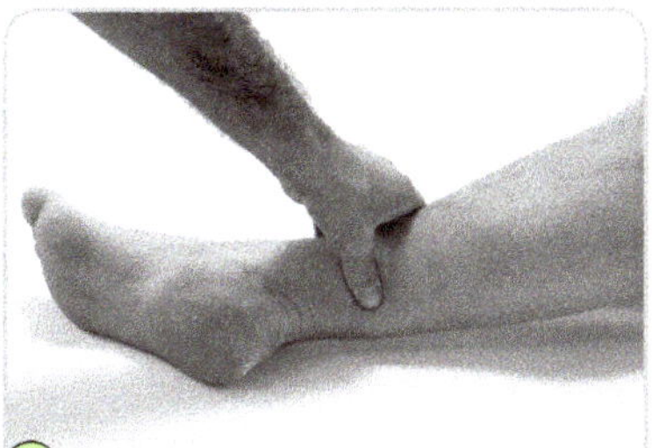

4 2-ая внутр-4

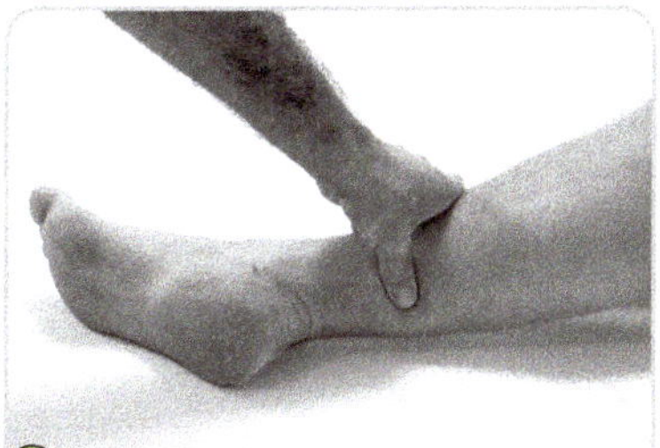

5 2-ая внутр-5

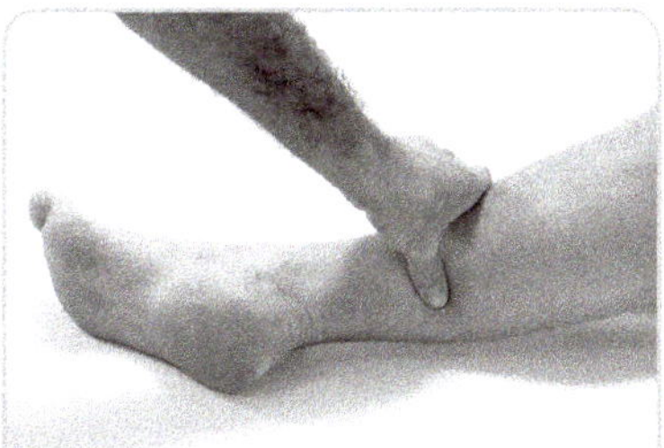

6 2-ая внутр-6

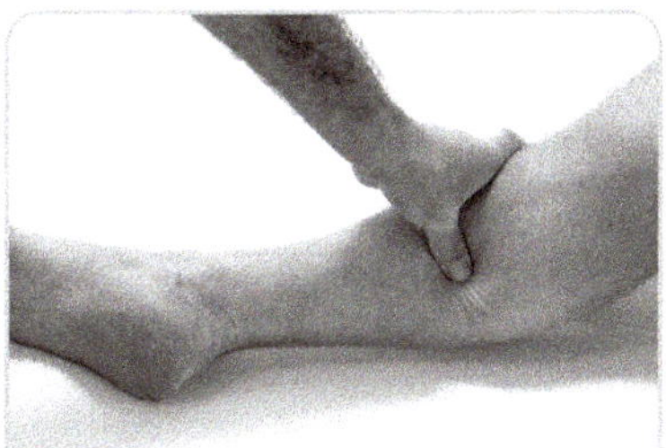

7 2-ая внутр-7

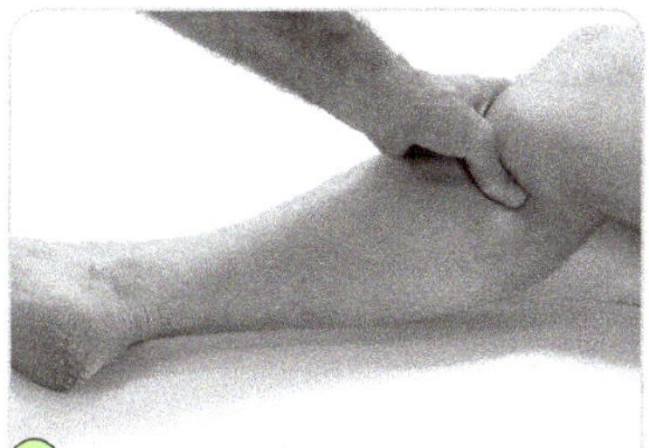

8 2-ая внутр-8

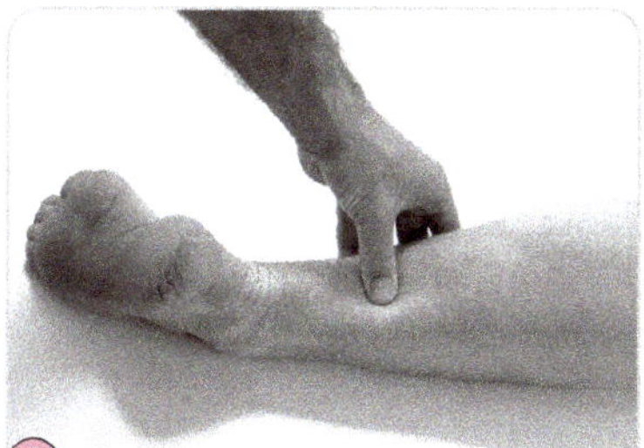

1 Средняя задняя линия-1

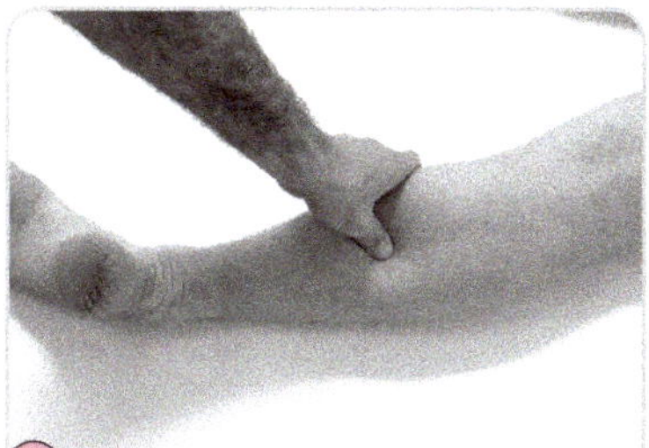

2 Средняя задняя линия-2

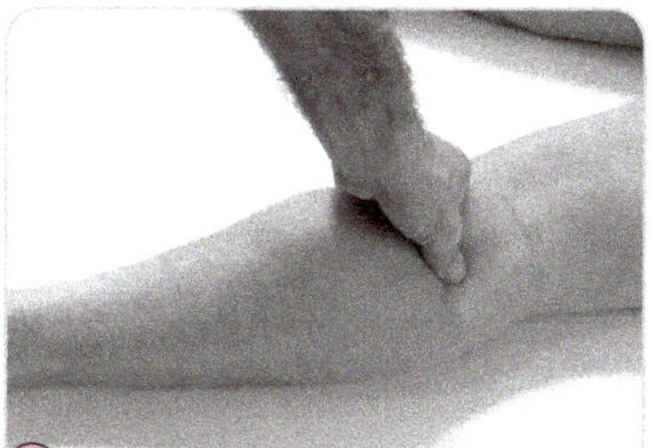

3 Средняя задняя линия-3

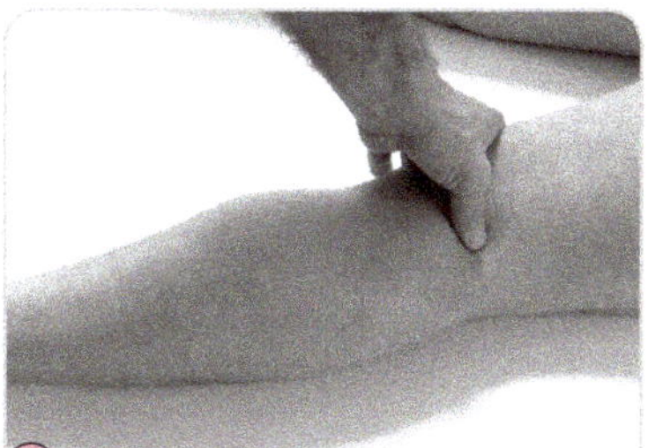

4 Средняя задняя линия-4

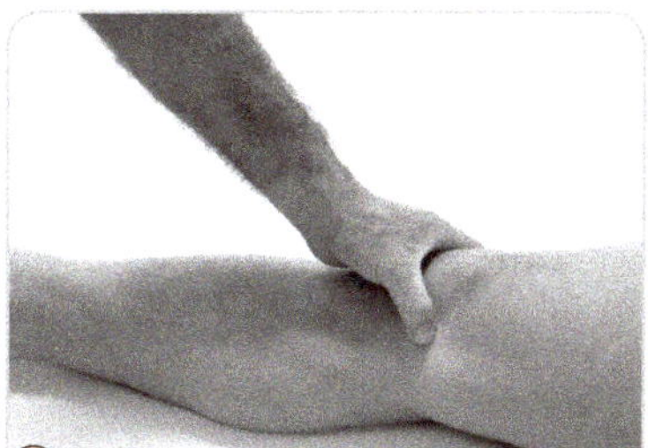

КМ Коленный сустав внутренняя

СТОПА

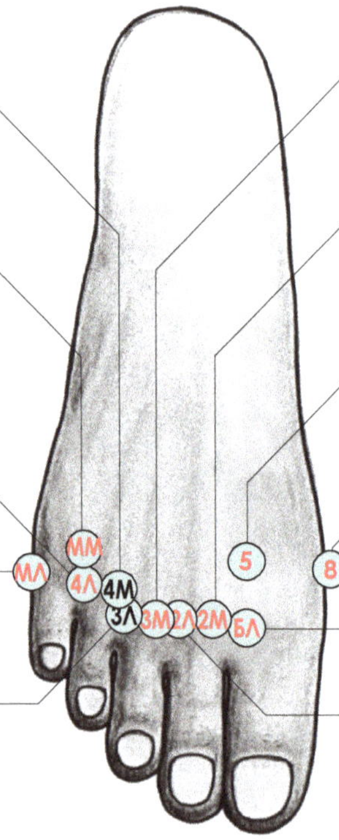

4-й палец ноги-медиальная
ближе к краю перепонки между 3-ым и 4-ым пальцами в тонком углублении, на медиальной стороне четвёртого плюснефалангового сустава • надавливать к суставу

Мизинец ноги-медиальная (зона GB-43)
на пол цуня над точкой GB-43, надавливать к суставу • ближе к краю перепонки между 4-ым и 5-ым пальцами в тонком углублении, на медиальной стороне пятого плюснефалангового сустава • надавливать к суставу

4-й палец ноги-латеральная (зона GB-43)
на пол цуня над точкой GB-43, надавливать к суставу • ближе к краю перепонки между 4-ым и 5-ым пальцами в тонком углублении, на латеральной стороне четвёртого плюснефалангового сустава • надавливать к суставу

Мизинец ноги-латеральная (BL-66)
на внешней стороне мизинца, в тонком углублении на латеральной стороне пятого плюснефалангового сустава • надавливать к суставу

3-й палец ноги-латеральная
ближе к краю перепонки между 2-ым и 3-ым пальцами в тонком углублении, на латеральной стороне первого плюснефалангового сустава • надавливать к суставу

3-й палец ноги-медиальная (зона ST-44)
на пол цуня над точкой ST-44, надавливать к суставу • ближе к краю перепонки между 2-ым и 3-ым пальцами в тонком углублении, на медиальной стороне третьего плюснефалангового сустава • надавливать к суставу

2-ой палец ноги-медиальная (зона LIV-2)
на пол цуня над точкой LIV-2, надавливать к суставу • ближе к краю перепонки между 1-ым и 2-ым пальцами в тонком углублении, на медиальной стороне 2-го плюснефалангового сустава • надавливать к суставу

Стопа внешняя-5 (LIV-3)
чувствительная точка между большим и вторым пальцами, в углублении на 2 пальца ниже разделения плюсневых костей большого и второго пальца ноги

Стопа внутр-8 (SP-3)
найдите углубление спереди он лодыжки • на 1 палец выше линии, проходящей вдоль нижней границы лодыжки

Большой палец ноги-латеральная (зона LIV-2)
на пол ценя над точкой LIV-2, надавливать к суставу • ближе к краю перепонки между 1-ым и 2-ым пальцами в тонком углублении, на латеральной стороне первого плюснефалангового сустава • надавливать к суставу

2-ой палец ноги-латеральная (зона ST-44)
на пол цуня над точкой ST-44, надавливать к суставу • ближе к краю перепонки между 2-ым и 3-ым пальцами в тонком углублении, на латеральной стороне первого плюснефалангового сустава • надавливать к суставу

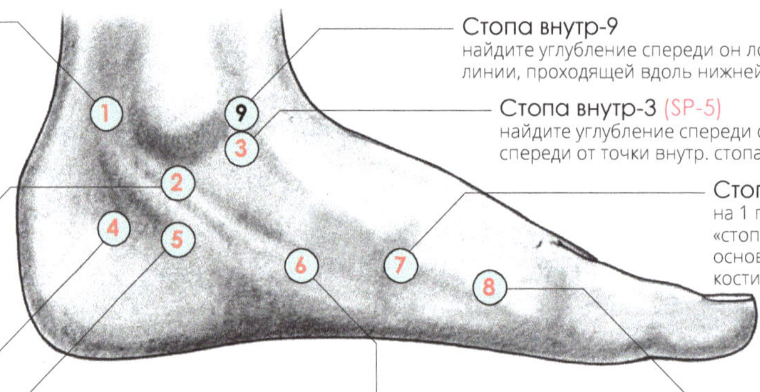

Нога 2-ая внутр. линия-1 (KID-3)
между внутренней лодыжкой и ахилловым сухожилием • на одном уровне с внутренней лодыжкой • надавливать на ахиллово сухожилие при скованной ахилловом сухожилии и в сторону лодыжки при растяжении голеностопного сустава

Стопа внутр-2 (KID-6)
точно под внутренней лодыжкой • найдите углубление между нижней границей лодыжки и таранной костью

Стопа внутр-9
найдите углубление спереди он лодыжки • на 1 палец выше линии, проходящей вдоль нижней границы лодыжки

Стопа внутр-3 (SP-5)
найдите углубление спереди от лодыжки • на пол пальца спереди от точки внутр. стопа-2 и немного выше

Стопа внутр-7 (SP-4)
на 1 палец спереди точки «стопа внутр-6» • ниже основания первой плюсневой кости

Стопа внутр-4 (KID-5)
на 1 палец ниже лодыжки, с внешней стороны от воображаемой линии, проходящей от лодыжки точно вниз

Стопа внутр-5 (KID-6)
на 1 палец ниже нижней границы лодыжки • найдите углубление между двумя пучками связок ниже таранной кости

Стопа внутр-6 (KID-2)
на 2 пальца ниже и на 1 палец спереди от лодыжки • в углублении под бугорком ладьевидной кости

Стопа внутр-8 (SP-3)
очень близко к первому плюснефаланговому суставу большого пальца • ниже плюсневой кости

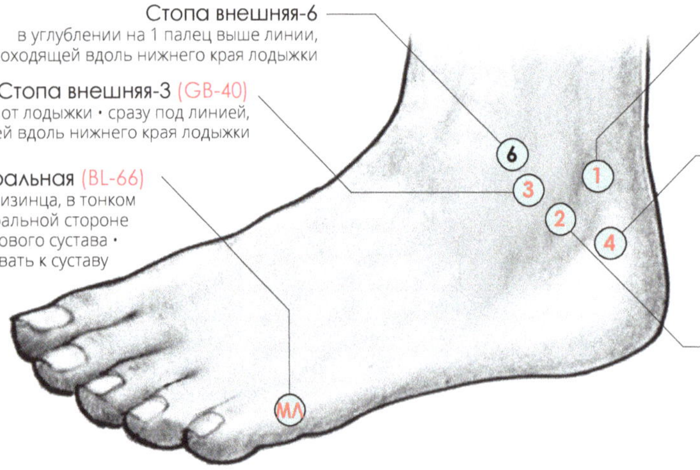

Стопа внешняя-6
в углублении на 1 палец выше линии, проходящей вдоль нижнего края лодыжки

Стопа внешняя-3 (GB-40)
спереди от лодыжки • сразу под линией, проходящей вдоль нижнего края лодыжки

Мизинец ноги-латеральная (BL-66)
на внешней стороне мизинца, в тонком углублении, на латеральной стороне пятого плюснефалангового сустава • надавливать к суставу

2-ая внешняя линия на боку-1 (BL-60)
в углублении на задней границе лодыжки • надавливать к лодыжке

Стопа внешняя-4 (BL-61)
найдите небольшое углубление на пятке, на середине между верхушкой лодыжки и передним-нижним краем пятки • на 1 палец ниже лодыжки, на линии вдоль тыльной стороны лодыжки • надавить и сместить вниз

Стопа внешняя-2 (BL-62)
под выступом лодыжки • в тонком углублении между лодыжкой и сухожилиями задней большеберцовой мышцы

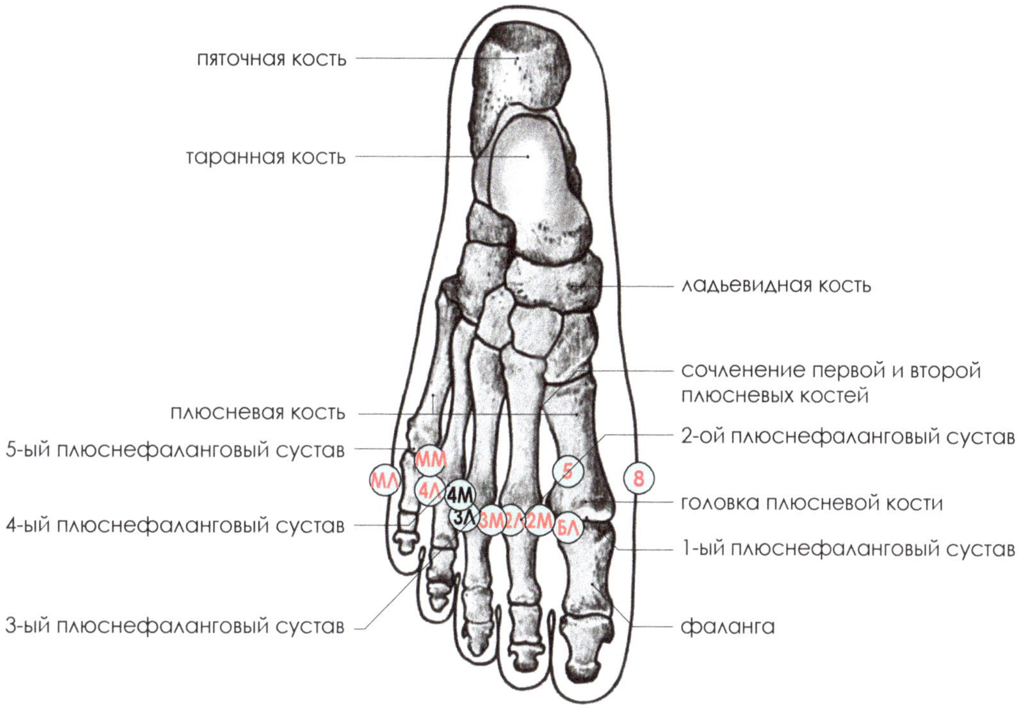
пяточная кость
таранная кость
ладьевидная кость
сочленение первой и второй плюсневых костей
плюсневая кость
5-ый плюснефаланговый сустав
2-ой плюснефаланговый сустав
головка плюсневой кости
4-ый плюснефаланговый сустав
1-ый плюснефаланговый сустав
3-ый плюснефаланговый сустав
фаланга
МЛ
ММ
4Л
4М
3Л
3М
2Л
2М
БЛ
5
8

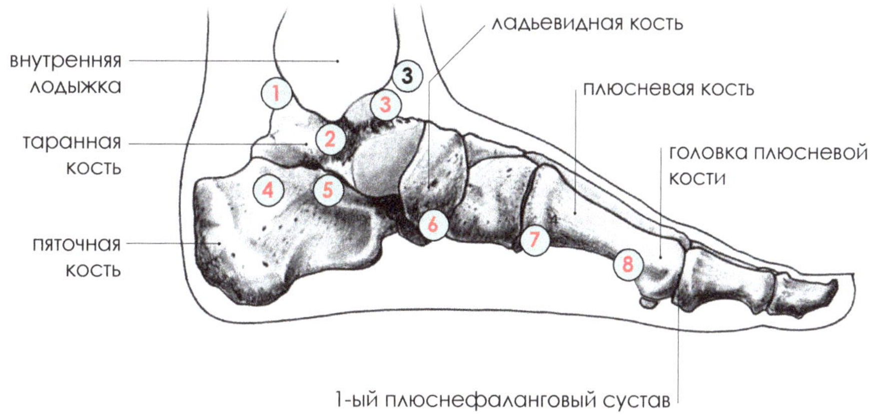
ладьевидная кость
внутренняя лодыжка
плюсневая кость
таранная кость
головка плюсневой кости
пяточная кость
1-ый плюснефаланговый сустав
1
2
3
3
4
5
6
7
8

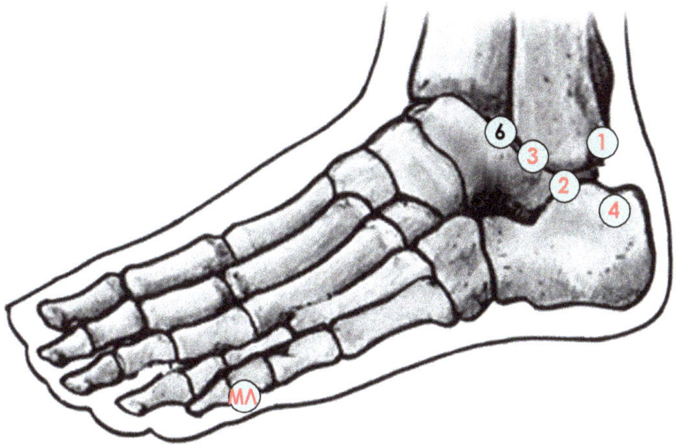
6
3
1
2
4
МЛ

Голубые точки 6 и 9 – дополнительные. Они могут быть эффективны при лечении растяжения пальцев. Для них нет изображения.

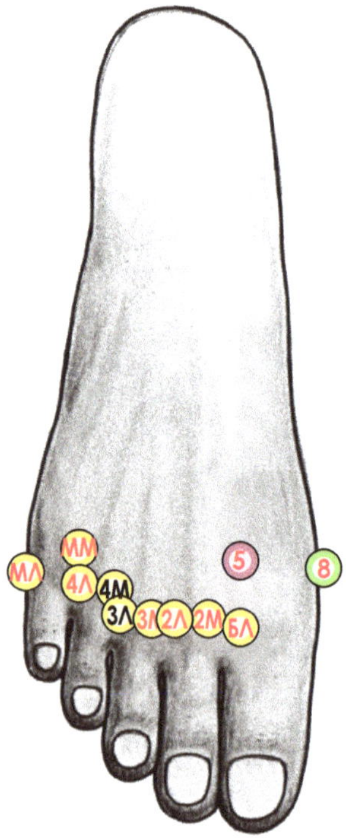

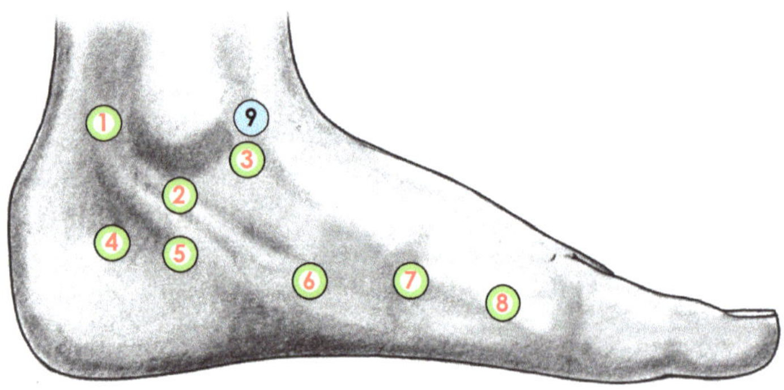

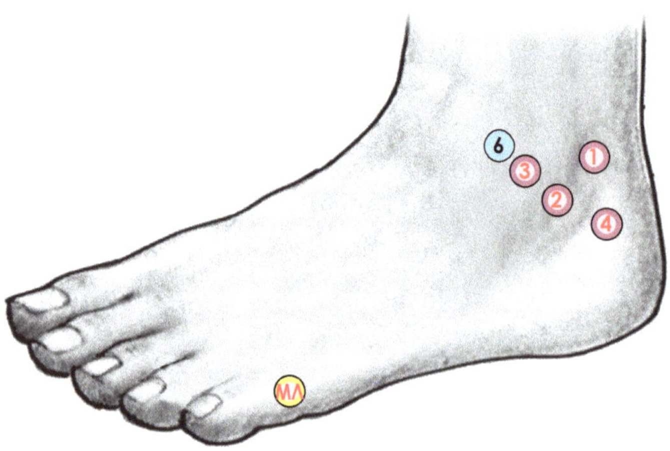

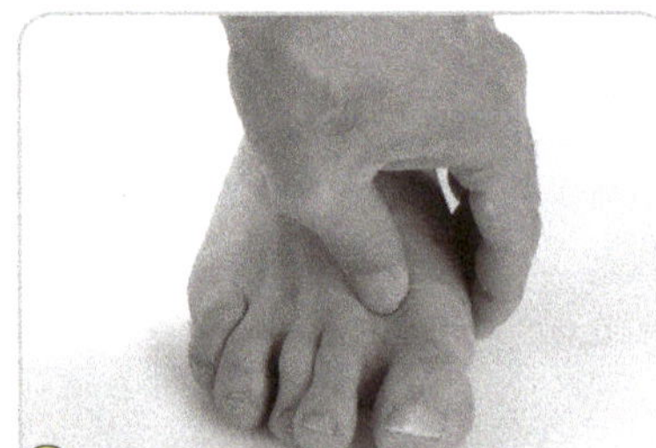
БЛ Большой палец-латеральная

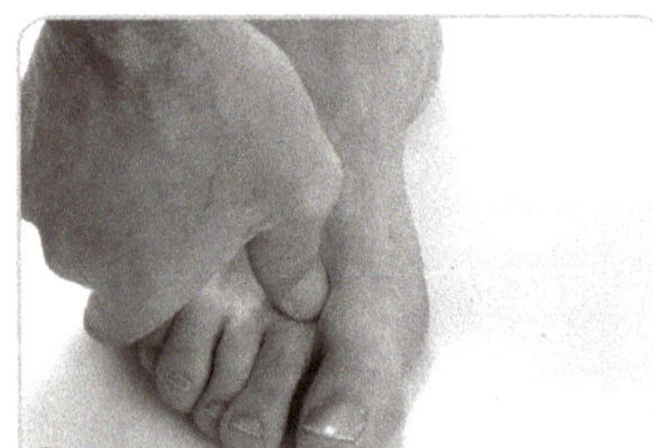
2М 2-ой палец-медиальная

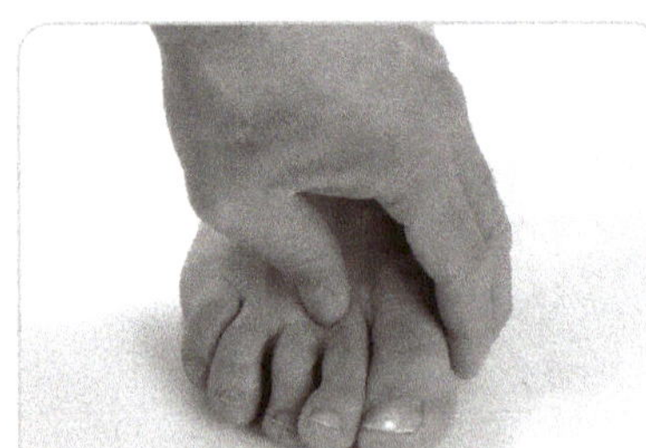
2Л 2-ой палец-латеральная

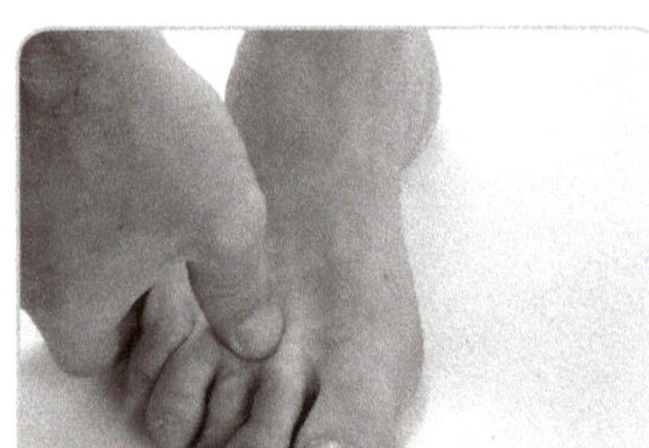
3М 3-ий палец-медиальная

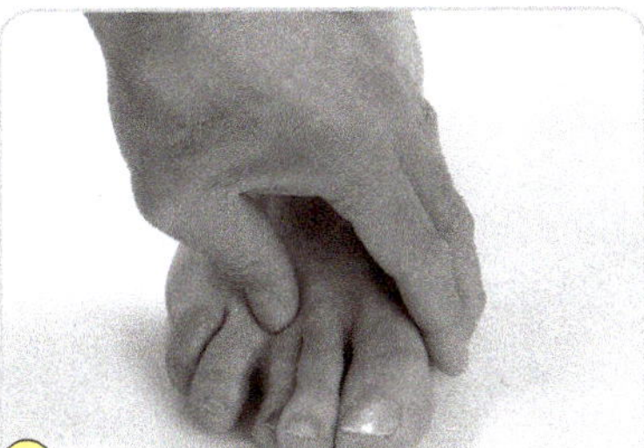
3Л 3-ий палец-латеральная

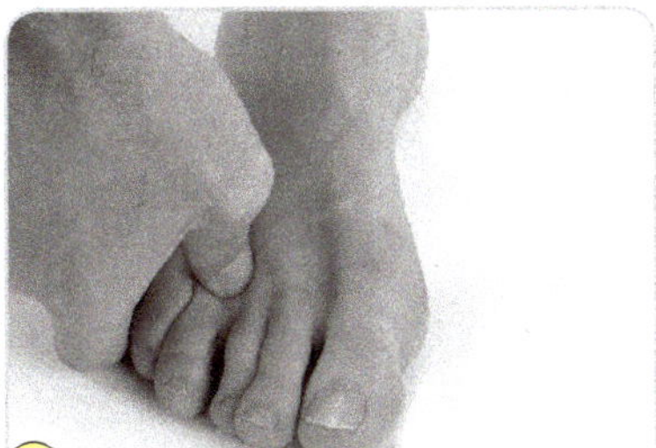
4М 4-ый палец-медиальная

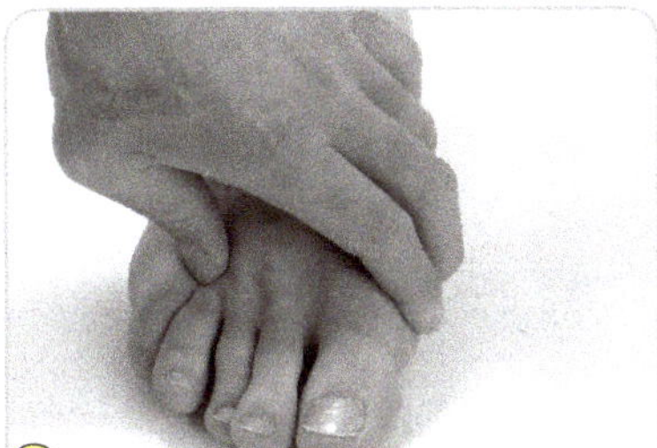
4Л 4-ый палец-латеральная

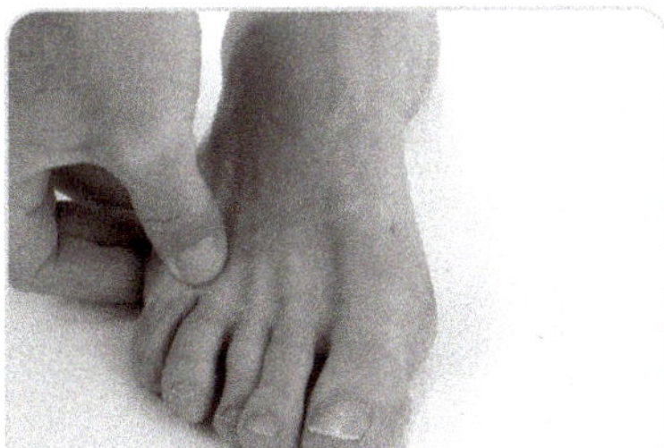
ММ мизинец-медиальная

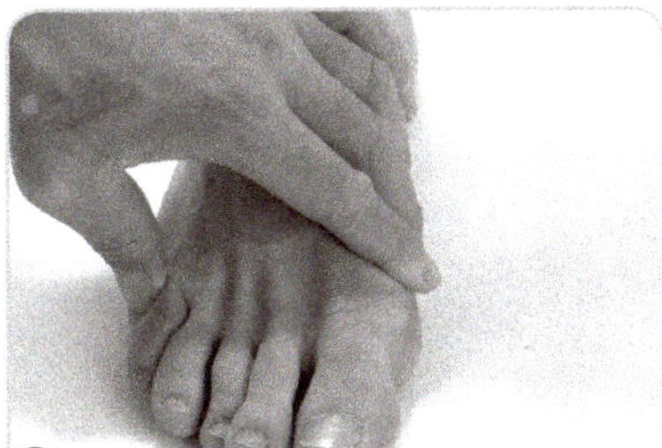
МЛ мизинец-латеральная

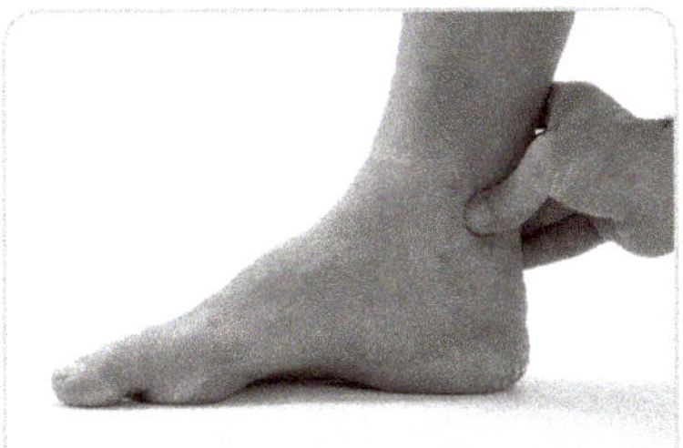
1 Нога 2-ая внутр. линия-1

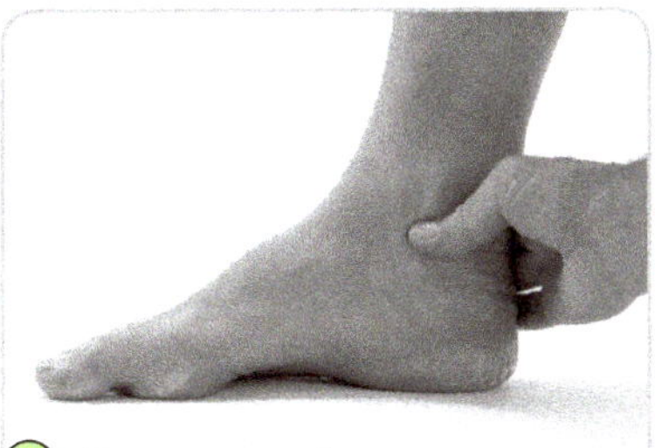
2 Стопа внутр-2

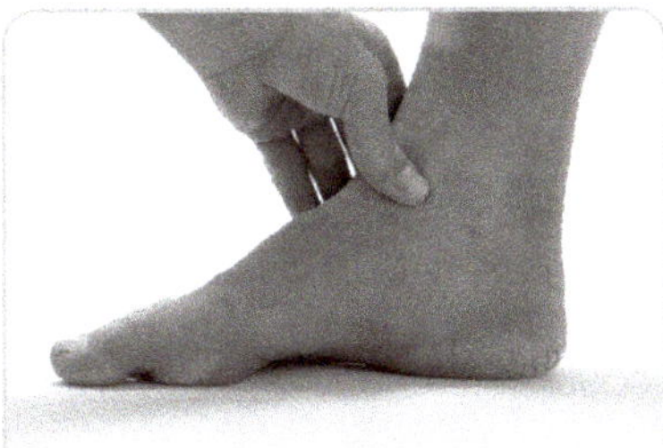
3 Стопа внутр-3

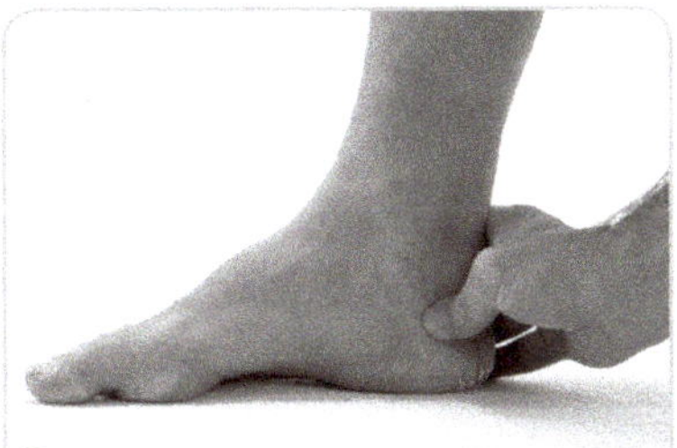
4 Стопа внутр-4

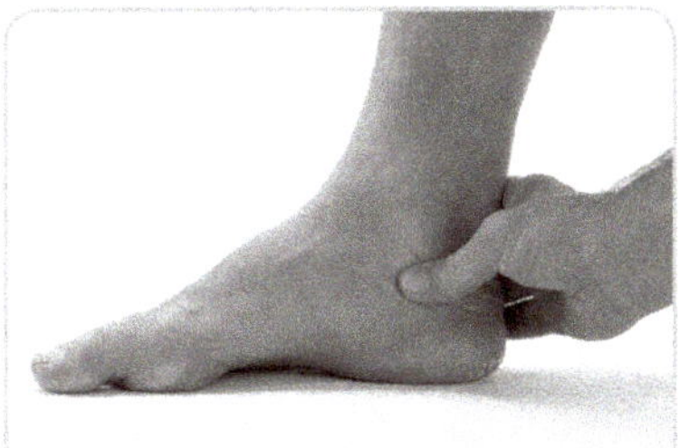
5 Стопа внутр-5

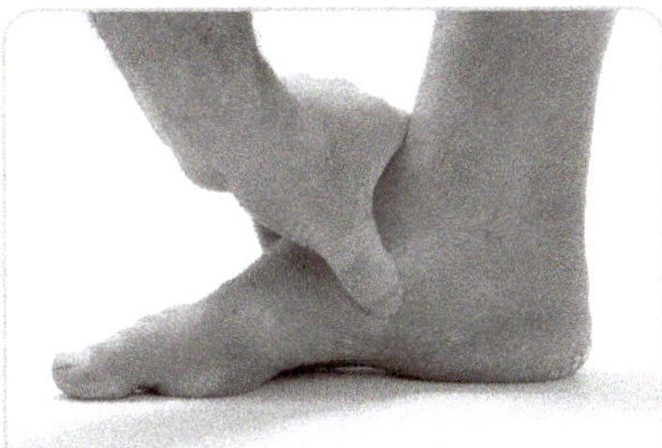
6 Стопа внутр-6

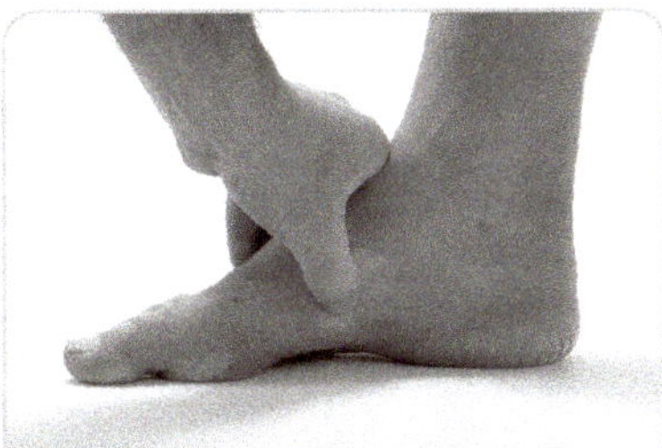
7 Стопа внутр-7

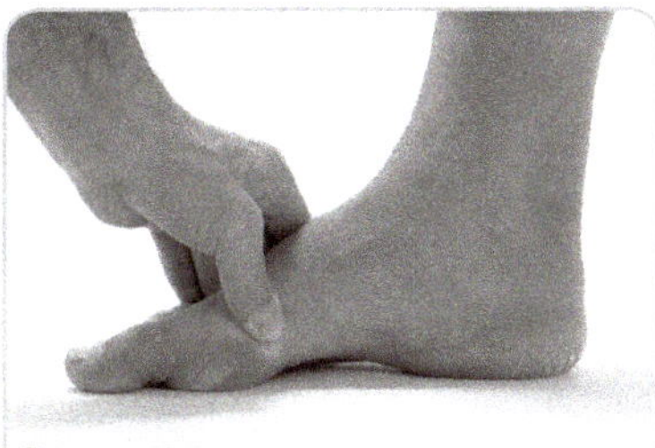
8 Стопа внутр-8

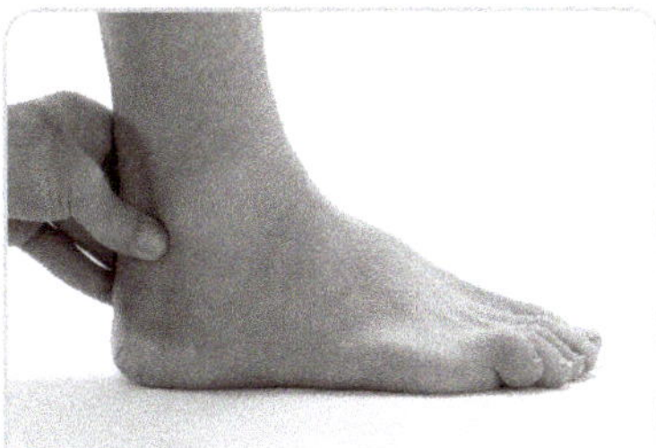
1 2-ая внешняя линия на боку-1

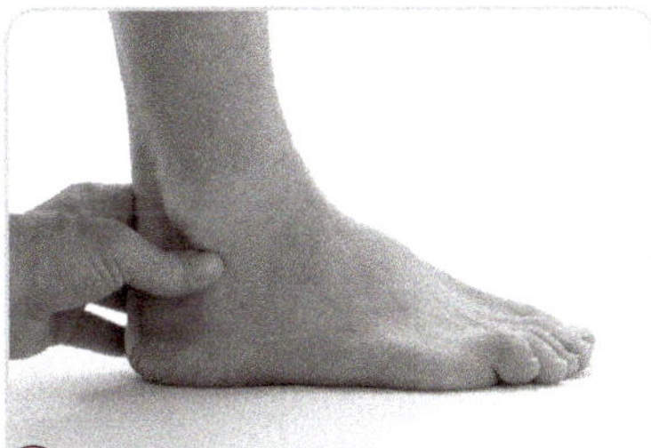
2 Стопа внешняя-2

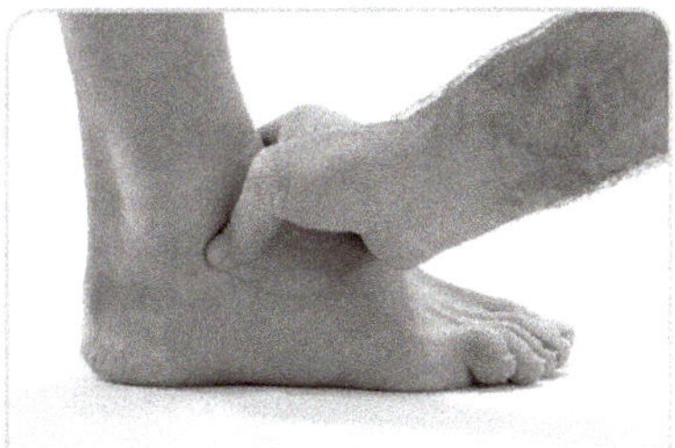
3 Стопа внешняя-3

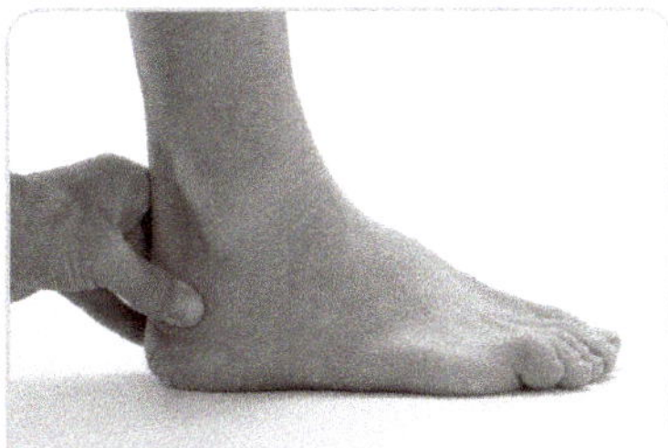
4 Стопа внешняя-4

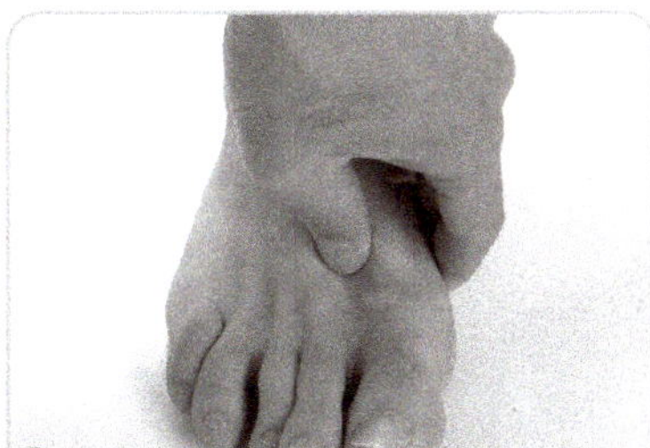
5 Стопа внешняя-5

www.ingramcontent.com/pod-product-compliance
Lightning Source LLC
LaVergne TN
LVHW072245300926
849160LV00017B/1598